Forensische Psychiatrie

Springer Nature More Media App

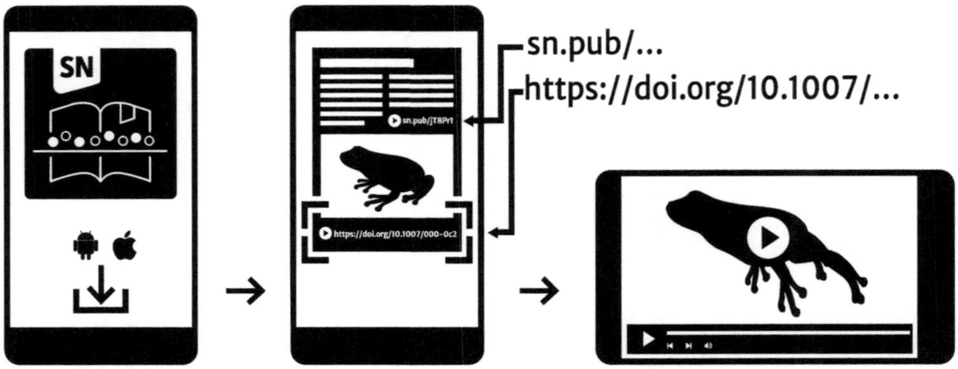

1. Download → **2. Scan Link** → **3. Enjoy Video**

Support: customerservice@springernature.com

Birgit Völlm · Boris Schiffer
Hrsg.

Forensische Psychiatrie

Rechtliche, klinische und ethische Aspekte

Springer

Hrsg.
Birgit Völlm
Klinik für Forensische Psychiatrie
Rostock, Deutschland

Boris Schiffer
Abteilung für Forensische Psychiatrie
und Psychotherapie
LWL-Universitätsklinikum Bochum
c/o LWL-Maßregelvollzugsklinik
Herne, Deutschland

Die Online-Version des Buches enthält digitales Zusatzmaterial, das durch ein Play-Symbol gekennzeichnet ist. Die Dateien können von Lesern des gedruckten Buches mittels der kostenlosen Springer Nature „More Media" App angesehen werden. Die App ist in den relevanten App-Stores erhältlich und ermöglicht es, das entsprechend gekennzeichnete Zusatzmaterial mit einem mobilen Endgerät zu öffnen.

ISBN 978-3-662-64464-5 ISBN 978-3-662-64465-2 (eBook)
https://doi.org/10.1007/978-3-662-64465-2

Die Deutsche Nationalbibliothek verzeichnet diese Publikation in der Deutschen Nationalbibliografie; detaillierte bibliografische Daten sind im Internet über http://dnb.d-nb.de abrufbar.

Planung/Lektorat: Katrin Lenhart
Springer ist ein Imprint der eingetragenen Gesellschaft Springer-Verlag GmbH, DE und ist ein Teil von Springer Nature.
Die Anschrift der Gesellschaft ist: Heidelberger Platz 3, 14197 Berlin, Germany

Vorwort

Die forensische Psychiatrie ist traditionell ein Fach, in dem es schwerpunktmäßig um die Beantwortung von Fragen geht, die von Gerichten im Zusammenhang mit psychisch kranken Menschen an die Psychiatrie herangetragen werden. Insofern verwundert es nicht, dass auch die vorhandenen Lehrbücher sich überwiegend auf das Gutachtenwesen im zivilrechtlichen, sozialrechtlichen und v.a. im strafrechtlichen Bereich konzentriert haben.

Der Maßregelvollzug glich bis Mitte der 1980er-Jahre mehr einem Verwahr- als einem Behandlungsvollzug. Seit dieser Zeit hat es gerade auch im deutschsprachigen Raum jedoch große Bemühungen gegeben, die Unterbringung und Behandlung psychisch kranker Rechtsbrecher*innen zu professionalisieren und im Sinne der Patient*innen so zu gestalten, dass unverhältnismäßig lange Verweildauern vermieden werden. So gibt es inzwischen zahlreiche evidenzbasierte Konzepte für eine im Sinne der Deliktprävention zielführende Behandlung fast aller Delikt- bzw. Störungsgruppen, die im Maßregelvollzug zu finden sind. Auf dem Markt existiert bislang jedoch kaum ein Lehrbuch, welches diese Konzepte auf einem fachlich und wissenschaftlich hohen Niveau gebündelt vermittelt.

Die beiden Herausgeber*innen dieses Buches gehören zu der sehr kleinen Gruppe der universitären Fachvertreter*innen in Deutschland, die gleichzeitig eine forensisch-psychiatrische Einrichtung leiten. Insofern verwundert es vielleicht auch nicht, dass gerade wir uns motiviert sahen, diese Lücke zu schließen und allen im Maßregelvollzug tätigen Personen die notwendigen Kenntnisse zu vermitteln, die es für ein professionelles und erfolgreiches therapeutisches Handeln im Maßregelvollzug braucht.

Als Herausgeber*innen haben wir Wert darauf gelegt, dass die einzelnen Beiträge von ausgewiesenen Expert*innen auf den jeweiligen Gebieten verfasst werden, und haben daher auch eine Reihe internationaler Wissenschaftler*innen und Praktiker*innen gebeten, Beiträge zu einzubringen, die entsprechend übersetzt wurden.[1] Besonders wichtig war uns außerdem die wissenschaftliche Fundierung der Kapitel, die somit als State-of-the-Art-Beiträge des jeweiligen Bereiches verstanden werden können. Das Buch vermittelt neben den relevanten Grundlagen daher auch vertiefende Kenntnisse der entsprechenden Inhalte.

Dieses Buch besteht aus sieben Teilen. Teil I behandelt zunächst die historischen Grundlagen des Fachgebietes der forensischen Psychiatrie. Dabei wird deutlich, dass Fragen des Umgangs mit psychisch kranken Straftäter*innen die Medizin und die Rechtswissenschaften bereits seit Jahrtausenden beschäftigen und der Grundsatz einer Strafminderung bzw. -freiheit bei eingeschränkter oder aufgehobener Zurechnungsfähigkeit ebenfalls schon früh etabliert wurde. Erst viel später wurde auch auf Fragen der Behandlung psychisch kranker Straftäter*innen fokussiert und die forensische Psychiatrie als eigene Subspezialität anerkannt. Weiterhin werden im ersten Teil Ursachen von Kriminalität aus soziologischer, wirtschaftswissenschaftlicher, psychologischer und psychiatrischer Sicht beleuchtet. Erklärungsansätze umfassen Kriminalität als gesellschaftliches Phänomen, rationales Wahlhandeln oder Folge in-

1 Aus dem Englischen übersetzte Beiträge sind die ▶ Kap. 11, 17, 23, 25, 28, 36 und 43.

dividueller (Fehl-)Entwicklungen bzw. psychischer Erkrankungen. Letztere stellen nur einen Faktor in der Verursachung von Kriminalität dar; Schanda et al. (▶ Kap. 3) betonen etwa, dass das Risiko für Gewaltkriminalität bei an Psychosen erkrankten Personen zwar erhöht ist, psychisch Kranke jedoch nur in geringem Ausmaß zur Gesamtkriminalität einer Gesellschaft beitragen.

Teil II befasst sich mit den rechtlichen Grundlagen der forensischen Psychiatrie. Neben den strafrechtlichen Grundlagen der Schuldfähigkeit, der Maßregeln der Besserung und Sicherung, der Verhandlungs-, Haft- und Vernehmungsfähigkeit, einer ausführlichen Darstellung der strafrechtlichen und aussagepsychologischen Begutachtung sowie zivilrechtlichen Fragestellungen war uns insbesondere auch eine Abhandlung zum Thema Menschenrechte ein Anliegen. In Einrichtungen des Maßregelvollzugs sind die Grundrechte der dort Untergebrachten massiv eingeschränkt. Diese erhöhte Vulnerabilität der Patient*innen erfordert eine besondere Sensibilität der Professionellen im Hinblick auf die Achtung der Menschenrechte und die Einhaltung von Standards, die durch verschiedene nationale und internationale Institutionen überprüft werden. Das Kapitel von Feltes (▶ Kap. 4) stellt anhand von Bespielen aus Berichten des Europäischen Komitees zur Verhütung von Folter und unmenschlicher oder erniedrigender Behandlung oder Strafe (CPT) Menschenrechtsverstöße in der forensischen Psychiatrie dar, wie sie auch in Deutschland beobachtet wurden.

In Teil III werden die wichtigsten Krankheitsbilder in der forensischen Psychiatrie behandelt: Störungen durch psychotrope Substanzen, schizophrene Psychosen und affektive Störungen, Persönlichkeitsstörungen sowie Intelligenzminderungen. Dabei werden jeweils die Klassifikation der Störungen, der Zusammenhang zwischen Erkrankung und Delinquenz, insbesondere Gewaltdelinquenz, sowie präventive und therapeutische Ansätze diskutiert.

Teil IV beschreibt besondere Gruppen im Maßregelvollzug jenseits der diagnostischen Einordnung: Frauen, Jugendliche und Heranwachsende, Migrant*innen, Sexualstraftäter sowie Patient*innen mit geringen Entlassaussichten. Frauen stellen sowohl innerhalb des Straf- als auch des Maßregelvollzugs eine, weitgehend konstante, Minderheit dar. Im Vergleich zu Männern sind die von Frauen verübten Delikte oft weniger schwer, Gewalt findet häufiger im Nahfeld und oft in Zusammenhang mit eigenen Gewalterfahrungen in der Beziehung statt. Maaß (▶ Kap. 13) beschreibt die aus der Charakterisierung der im Maßregelvollzug untergebrachten Frauen ableitbare Schwerpunktsetzung in der Behandlung: Bearbeitung eigener traumatisierender Erfahrungen sowie der Themen Partnerschaft, Sexualität und die Rolle als Mutter. Jugendliche und junge Erwachsene stellen eine besonders vulnerable Gruppe im Maßregelvollzug dar. Regelhaft handelt es sich um junge Menschen mit komplexen psychosozialen Herausforderungen, die bis zur Aufnahme im Maßregelvollzug schon zahlreiche Maßnahmen und Behandlungen durchlaufen haben. Neben der psychiatrischen und kriminaltherapeutischen Behandlung müssen hier Entwicklungsaufgaben bewältigt werden, die sich jedoch in dem restriktiven Rahmen des Maßregelvollzugs nur schwerlich verwirklichen lassen. Über wirksame Behandlungsmodelle und langfristige Verläufe ist für diese Gruppe noch weniger bekannt als für Patient*innen im Maßregelvollzug insgesamt. Dies trifft auch für eine weitere Gruppe mit besonderen Vulnerabilitäten und Herausforderungen zu, die der Migrant*innen. Hier handelt es sich um eine zahlenmäßig zunehmende Gruppe, die teilweise die Mehrheit der Patient*innen einer Einrichtung stellt. Ihre seelische

Gesundheit stellt sich insgesamt schlechter dar als die von Patient*innen ohne Migrationshintergrund. Für die Behandlung dieser Gruppe fehlt es an adäquat ausgebildetem Personal sowie an Ressourcen für sprachliche und kulturelle Vermittlung. Weiterhin befasst sich Teil IV mit der Gruppe der Sexualstraftäter, einer besonders stigmatisierten Gruppe. Obgleich das Risiko eines erneuten einschlägigen Deliktes in dieser Gruppe geringer ist als z. B. bei Gewaltstraftäter*innen, sind diese Patient*innen oft besonders lange untergebracht und gelten als schwierig zu therapieren. Sie finden sich daher auch häufig in der Gruppe derer mit geringen Erfolgsaussichten. Für diese "Long-Stay"-Patient*innen bedarf es innovativer Konzepte, um aus der therapeutischen Sackgasse herausfinden zu können oder zumindest eine möglichst hohe Lebensqualität für die Betroffenen zu erreichen.

In Teil V werden die verschiedenen Settings, in denen psychisch kranke Straftäter*innen behandelt werden, vorgestellt. Obgleich psychisch kranke Personen mit eingeschränkter oder aufgehobener Schuldfähigkeit in der Regel im Maßregelvollzug untergebracht werden, befindet sich die zahlenmäßig größte Gruppe von psychisch kranken Straftäter*innen im Gefängnis. Die Prävalenzen insbesondere von Persönlichkeitsstörungen und Störungen durch Konsum psychotroper Substanzen sind im Strafvollzug hoch und die Versorgung dieser Personen unzureichend. Die Kapitel zur Sozialtherapie und Sicherheitsverwahrung, zum Maßregelvollzug und zur forensisch-psychiatrischen Nachsorge zeigen, dass trotz unterschiedlicher Kontexte die Prinzipien der Behandlung nicht unähnlich sind.

Teil VI widmet sich zunächst den theoretischen Grundlagen erfolgreicher Kriminaltherapie (inkl. der RNR und anderer What-works-Prinzipien) sowie dem Thema Risikobeurteilung und -management. Den weitaus größeren Teil machen jedoch die anschließend dargestellten evidenzbasierten Behandlungsprogramme oder -ansätze aus, wie etwa das Reasoning & Rehabilitation Programm, die dialektisch-behaviorale Therapie und die Schematherapie im forensischen Kontext, denen jeweils eigene Beiträgen gewidmet sind. Enthalten in diesem Teil des Buches sind jeweils auch eigene Kapitel zur evidenzbasierten psychotherapeutischen und pharmakologischen Behandlung psychotischer Störungen sowie den Optionen bei Therapieresistenz, wie sie in forensischen Settings recht häufig anzutreffen ist. Darüber hinaus wird auch die Behandlung von Sexual- und Gewaltstraftätern in jeweils eigenen Kapiteln behandelt, und auch die Darstellung des innovativen Ansatzes der präventiven Arbeit zur Vermeidung forensischer Unterbringungen nach dem Ansbacher Modell hat hier ihren Platz.

Der letzte Teil, Teil VII, schließlich umfasst besondere Aspekte, die in anderen Textbüchern oft vernachlässigt werden. Zum einen werden den Berufsgruppen der Pflege und Ergotherapie eigene Kapitel gewidmet. Der Pflege als zahlenmäßig größter Berufsgruppe kommt durch den intensiven Kontakt mit den Patient*innen im Spannungsfeld der dualen Rolle "Fürsorge und Kontrolle" im Maßregelvollzug eine besondere Bedeutung zu. Zu den wesentlichen Aufgaben von Pflegekräften in diesem Setting gehören die Herstellung einer professionellen Beziehung und die Aufrechterhaltung eines therapeutischen Milieus. In ▶ Kap. 36 stellen Pettigrew et al. die Aufgabengebiete der Ergotherapie dar. Dabei wird deutlich, dass diese weit über Beschäftigungs- und Arbeitstherapie hinausgehen und z. B. auch das Training sozialer Kompetenzen, Finanzmanagement, Gesundheit und Fitness, Bewerbungstraining, die Begleitung bei der beruflichen Wiedereingliederung etc. umfassen können. Das zumindest im deutschen Maßregelvollzug noch neue Konzept der Genesungsbegleitung wird in ▶ Kap. 41 vorgestellt. Genesungsbegleiter*innen oder Expert*innen aus Erfahrung sind Personen, die dieselbe Erkrankung durchlebt haben und ihr Leben mit dieser Störung erfolgreich meistern. Sie können ein wichtiges Bindeglied zwischen Professionellen und Patient*innen darstellen und Letzteren Mut machen, dass Änderung möglich ist. Angehörige können wichtige Motivations- und damit protektive Faktoren darstellen und die Wiedereingliederung von Patient*innen unterstützen. Auch für sie stellen das Delikt und die Unterbringung ihres Angehörigen belastende Lebensereignisse dar, die ihr Leben grundlegend verändern können. Daher war es uns wichtig, auch einen Angehörigen in einem eigenen Kapitel zu Wort kommen zu lassen, der viel für die Vernetzung und Information von Angehörigen forensischer Patient*innen geleistet hat. Fortschritt in der Medizin ist ohne Forschung nicht möglich, daher enthält unser Buch auch ein Kapitel zur Forschung in der forensischen Psychiatrie sowie eines, welches die aktuelle Datenlage eines wichtigen Forschungsfeldes, der Rückfallforschung, darstellt. Fortschritt kann aber auch durch Austausch mit anderen entstehen, der Blick über die Grenzen kann überaus inspirierend sein; daher gibt es auch ein Kapitel zu internationalen Aspekten der forensischen Psychiatrie. Das Kapitel zu ethischen Aspekten in Begutachtung, Behandlung und Forschung in der forensischen Psychiatrie rundet den Band ab.

Zum Ende bleibt vielleicht noch zu erwähnen, dass es uns wichtig war, geschlechtergerechte Sprache zu verwenden. Wo die Autor*innen diese Formulierung nicht angewandt haben, haben wir als Herausgeber*innen die Kapitel entsprechend überarbeitet, es sei denn, dies war von den Autor*innen der Kapitel nicht gewünscht. Ausnahmen haben wir auch bei Gruppen gemacht, die zu sehr großen Anteilen aus Männern bestehen (z. B. Sexualstraftäter).

Für die überaus gute verlagsseitige Betreuung danken wir Frau Wilbertz und Frau Lenhart. Ohne ihre tatkräftige und überaus fleißige Mitwirkung wäre das Buch voraussichtlich noch deutlich später fertig geworden.

Wir hoffen, dass dieses Buch seinen Weg in die Praxis des Maßregelvollzuges finden wird und dort vielleicht ein wenig dazu beitragen kann, die Helfer*innen weiter zu professionalisieren und damit die Qualität der Versorgung psychisch kranker Rechtsbrecher*innen weiter zu verbessern.

Birgit Völlm
Rostock und Bochum

Boris Schiffer
Herne, Deutschland
Januar 2023

Inhaltsverzeichnis

VI Behandlung psychisch kranker Straftäter: Theoretische Grundlagen und spezielle Methoden

Autor*innenverzeichnis

Jordan Balfry, MSc Occupational Therapy Faculty of Education and Health Sciences, University of Limerick, Limerick, Republic of Ireland

Dr. med. Dipl. Psych. Petra Bauer Forensische Praxis Marburg, Marburg, Deutschland

Teresa Beling Rechts- und Staatswissenschaftliche Fakultät, Lehrstuhl für Kriminologie, Strafrecht, Strafprozessrecht und vergleichende Strafrechtswissenschaften, Universität Greifswald, Greifswald, Deutschland

Dr. David P. Bernstein Faculty of Psychology and Neuroscience, Clinical Psychological Science, Maastricht University, Maastricht, Niederlande

Dr. phil. Adelheid Bezzel Institut für Qualitätsmanagement des Maßregelvollzugs in Bayern, Klinik für Forensische Psychiatrie und Psychotherapie, medbo KU, Regensburg, Deutschland

Dr. Bernd Borchard Gemeinschaftspraxis für Psychotherapie und Begutachtungen, Hamburg, Deutschland

Prof. Dr. med. Peer Briken Institut für Sexualforschung, Sexualmedizin und Forensische Psychiatrie, Hamburg, Deutschland

PD Dr.med. Jan Bulla Klinik für Forensische Psychiatrie und Psychotherapie, Zentrum für Psychiatrie Reichenau, Reichenau, Deutschland

Dr. med. Deniz Cerci, MBA MRCPsych MSc Klinik für Forensische Psychiatrie, Universitätsmedizin Rostock, Zentrum für Nervenheilkunde, Rostock, Deutschland

Dr. Klaus Elsner Praxisgemeinschaft Rechtspsychologie, Düsseldorf, Deutschland

Prof. Dr. Jérôme Endrass Forschung & Entwicklung, Justizvollzug und Wiedereingliederung Zürich, Zürich, Schweiz

Arbeitsgruppe Forensische Psychologie, Universität Konstanz, Konstanz, Deutschland

Lehrstuhl für Forensische Psychiatrie, Universität Basel, Basel, Schweiz

Dr. Johann Endres Kriminologischer Dienst des Bayerischen Justizvollzugs, Justizvollzugsanstalt Erlangen, Erlangen, Deutschland

Forschung & Entwicklung, Justizvollzug und Wiedereingliederung Zürich, Zürich, Schweiz

Lehrstuhl für Forensische Psychiatrie, Universität Basel, Basel, Schweiz

Prof. Dr. Thomas Feltes, M.A. Ruhr-Universität Bochum, Deutschland

PD Dr. med. Irina Franke Forensische Psychiatrie, Psychiatrische Dienste Graubünden, Chur, Schweiz

Klinik für Forensische Psychiatrie und Psychotherapie, BKH Günzburg/Universität Ulm, Günzburg, Deutschland

Dipl.-Psych. Fritjof von Franqué Institut für Sexualforschung, Sexualmedizin und Forensische Psychiatrie, Hamburg, Deutschland

Dr. med. Jakov Gather, M.A. Klinik für Psychiatrie, Psychotherapie und Präventivmedizin, LWL-Universitätsklinikum, Ruhr-Universität Bochum, Bochum, Deutschland

Dr. Sylvia Gerritsen Department of Ethics, Law & Humanities, Amsterdam UMC, Amsterdam, Niederlande

Kai Gerullis Klinik für Forensische Psychiatrie, Universitätsmedizin Rostock, Rostock, Deutschland

Annika Gnoth Gemeinschaftspraxis für Psychotherapie und Begutachtungen, Hamburg, Deutschland

Prof. Dr. med. Elmar Habermeyer Klinik für Forensische Psychiatrie, Psychiatrische Universitätsklinik Zürich, Zürich, Schweiz

Prof. Dr. Stefan Harrendorf Rechts- und Staatswissenschaftliche Fakultät, Lehrstuhl für Kriminologie, Strafrecht, Strafprozessrecht und vergleichende Strafrechtswissenschaften, Universität Greifswald, Greifswald, Deutschland

Gitte Herwig Klinik für Forensische Psychiatrie und Psychotherapie, Zentrum für Psychiatrie (ZfP) Emmendingen, Emmendingen, Deutschland

Dr. med. Knut Hoffmann Klinik für Psychiatrie, Psychotherapie und Präventivmedizin, LWL-Universitätsklinik Bochum der Ruhr-Universität Bochum, Bochum, Deutschland

Dr. Richard C. Howard Wiesbaden, Deutschland

Dipl. Psych. Alexandra Kirste Vitos Klinik für forensische Psychiatrie Haina, Haina, Deutschland

Prof. Dr. Andrej König FB Angewandte Sozialwissenschaften, Fachhochschule Dortmund, Dortmund, Deutschland

Prof. Dr. med. Norbert Konrad Institut für Forensische Psychiatrie, Campus Virchow-Klinikum, Charité – Universitätsmedizin Berlin, Berlin, Deutschland

Dr. med. Simon Langgartner Abteilung für forensische Psychiatrie, Klinik und Poliklinik für Psychiatrie und Psychotherapie, Klinikum Innenstadt der Ludwig Maximilians Universität München, München, Deutschland

Dr. med. Steffen Lau Klinik für Forensische Psychiatrie, Zentrum für Stationäre Forensische Therapie, Psychiatrische Universitätsklinik Zürich, Zürich, Schweiz

Prof. Dr. rer. medic Michael Löhr Landschaftsverband Westfalen-Lippe (LWL), LWL-Klinikum Gütersloh, Akademisches Lehrkrankenhaus für Pflege- und Gesundheitsfachberufe der Fachhochschule der Diakonie, Gütersloh, Deutschland

Dr. rer. hum. Christina Maaß Forensische Institutsambulanz, Klinik für Forensische Psychiatrie, Universitätsmedizin Rostock, Rostock, Deutschland

Dr. Lars Bang Madsen Forensic and Clinical Psychology Centre, Paddington, Australien

Prof. James McGuire Institute of Population Health, University of Liverpool, Liverpool, Großbritannien

Dr. Gerwald Meesmann Konstanz, Deutschland

Prof. Dr. Stephanie Mehl Klinik für Psychiatrie und Psychotherapie, Universitätsklinikum Gießen und Marburg GmbH, Standort Marburg, Marburg, Deutschland

Prof. Dr. med. Norbert Nedopil Klinik und Poliklinik für Psychiatrie und Psychotherapie, Abteilung für Forensische Psychiatrie, Ludwig-Maximilians-Universität München, Klinikum Innenstadt der Universität München, München, Deutschland

Prof. Dr. med. Joachim Nitschke Bezirkskrankenhaus Straubing, Forensische Psychiatrie (BLÄK, DGPPN), Straubing, Deutschland

Prof. Dr. phil. Dietrich Oberwittler Unabhängige Forschungsgruppe Space, Contexts, and Crime, Max-Planck-Institut zur Erforschung von Kriminalität, Sicherheit und Recht, Freiburg, Deutschland

PD Dr. med. Annette Opitz-Welke Abt. für Psychiatrie und Psychotherapie, Justizvollzugsanstalt Plötzensee, Justizvollzugskrankenhaus Berlin, Berlin, Deutschland

Dr Jillian Peters NBV Enterprise Centre, Tully Forensic Psychology Ltd., Nottingham, Großbritannien

Prof Judi Pettigrew Faculty of Education and Health Sciences, University of Limerick, Limerick, Republic of Ireland

Dr. Benjamin Pniewski Forensische Psychiatrie II, LVR-Klinik Viersen, Viersen, Deutschland

Dr. Jan Querengässer LVR-Institut für Forschung und Bildung, LVR-Institut für Versorgungsforschung, c/o LVR-Klinik Köln, Köln, Deutschland

Dr. Katie Robinson School of Allied Health, Faculty of Education and Health Sciences, University of Limerick, Limerick, Republic of Ireland

Dr. Astrid Rossegger Forschung & Entwicklung, Justizvollzug und Wiedereingliederung Zürich, Zürich, Schweiz

Arbeitsgruppe Forensische Psychologie, Universität Konstanz, Konstanz, Deutschland

Prof. Dr. Thomas Ross Forensische Psychiatrie und Psychotherapie, Zentrum für Psychiatrie Reichenau, Reichenau, Deutschland

Dr. rer. nat. Norbert Schalast Nettetal, Deutschland

Univ.-Prof. Dr. Hans Schanda Wien, Österreich

Dr. Jonas Schemmel Kriminologisches Forschungsinstitut Niedersachsen e. V., Hannover, Deutschland

Univ.-Prof. Dr. Boris Schiffer Abteilung für Forensische Psychiatrie und Psychotherapie, LWL-Universitätsklinikum Bochum c/o LWL-Maßregelvollzugsklinik, Herne, Deutschland

Univ.-Prof. Dr. med. Kolja Schiltz Abteilung für forensische Psychiatrie, Klinik und Poliklinik für Psychiatrie und Psychotherapie, Klinikum Innenstadt der Ludwig-Maximilians-Universität München, München, Deutschland

Dr. med. Dipl.-Jur. Catharina Schmidt Klinik für Forensische Psychiatrie, Psychiatrische Universitätsklinik Zürich, Zürich, Schweiz

Dr. Friedhelm Schmidt-Quernheim Gut Horbell, Köln, Deutschland

Dr. med. David Schneider Abteilung für forensische Psychiatrie, Klinik und Poliklinik für Psychiatrie und Psychotherapie, Klinikum Innenstadt der Ludwig-Maximilians-Universität München, München, Deutschland

Dr. phil. Matthé Scholten Institut für Medizinische Ethik und Geschichte der Medizin, Ruhr-Universität Bochum, Bochum, Deutschland

Univ.-Prof. Dr. Thomas Stompe Medizinische Universität Wien, Universitätsklinik für Psychiatrie und Psychotherapie, Wien, Österreich

Dr. Stefan Suhling Kriminologischer Dienst, Bildungsinstitut des niedersächsischen Justizvollzuges, Celle, Deutschland

Dipl.-Psych. Anett Tamm Psychologische Hochschule Berlin (PHB), Berlin, Deutschland

Jack Tomlin, Ph.D. School of Law and Criminology, Old Royal Naval College, University of Greenwich, London, Großbritannien

Andrea Trost Fachhochschule der Diakonie Bielefeld, Bielefeld, Deutschland

Dr Ruth J. Tully NBV Enterprise Centre, Tully Forensic Psychology Ltd., Nottingham, Großbritannien

Prof. Dr. Renate Volbert Psychologische Hochschule Berlin (PHB), Berlin, Deutschland

Institut für Forensische Psychiatrie, Charité – Universitätsmedizin Berlin, Berlin, Deutschland

Prof. Dr. med. Birgit Völlm, PhD, MRCPsych, DiplForPsych Klinik für Forensische Psychiatrie, Universitätsmedizin Rostock, Rostock, Deutschland

Dr. med. Alexander Voulgaris Institut für Sexualforschung, Sexualmedizin und Forensische Psychiatrie, Hamburg, Deutschland

Peggy Walde, M.Sc. Klinik für Forensische Psychiatrie, Universitätsmedizin Rostock, Rostock, Deutschland

Dr. rer. hum. Anne Wettermann Klinik für Forensische Psychiatrie, Zentrum für Nervenheilkunde, Universitätsmedizin Rostock, Rostock, Deutschland

Prof. Richard Whittington Center for Research and Education in Security, Penology and Forensic Psychiatry, St. Olav's University Hospital, Trondheim, Norwegen

Institute of Mental Health, Norwegian University of Science and Technology (NTNU), Trondheim, Norwegen

Department of Public Health, Policy and Systems, University of Liverpool, Liverpool, Großbritannien

PD Dr. med. David Zilles-Wegner Klinik für Psychiatrie und Psychotherapie, Universitätsmedizin Göttingen, Georg-August-Universität, Göttingen, Deutschland

Einführung

Inhaltsverzeichnis

Forensische Psychiatrie: Historische Aspekte

Norbert Nedopil

Inhaltsverzeichnis

Teile des Beitrags wurden vom Autor bereits in dem Werk J.L. Müller, N. Nedopil (2017) Forensische Psychiatrie (5. Aufl.). Thieme, Stuttgart, New York veröffentlicht; Genehmigung des Thieme-Verlags liegt vor.

B. Völlm, B. Schiffer (Hrsg.), *Forensische Psychiatrie*, https://doi.org/10.1007/978-3-662-64465-2_1

Forensische Psychiatrie ist eine relativ junge akademische Disziplin und ihre praktische Anwendung kaum wesentlich älter. Die Fragen, die heute von diesem Fach zu beantworten sind, wurden jedoch in unterschiedlicher Form und vor dem Hintergrund verschiedener ideologischer und philosophischer Einstellungen und Überlegungen schon seit der Entwicklung der Rechtsprechung vor mehreren tausend Jahren immer wieder gestellt. Die Antworten hingen von gesellschaftlichen Gepflogenheiten und den daraus resultierenden Machtstrukturen, von religiösen Überzeugungen und philosophischen Erkenntnissen, von unterschiedlichen Rechtsvorstellungen und vielem anderen mehr ab. Sie hatten während der längsten Zeit der Geschichte nichts mit medizinischem Wissen oder empirischen Erkenntnissen zu tun. Wenngleich somit eine Geschichtsbetrachtung der forensischen Psychiatrie nicht ohne Berücksichtigung des wesentlichen sozialen, geistes- und rechtsgeschichtlichen Umfelds erfolgen darf (Engstrom 2009), bleibt eine solche Auseinandersetzung aus Platz- und Zeitgründen auf einige wenige Aspekte begrenzt. Der überwiegende Teil des Beitrags widmet sich in chronologischer Form dem rechtlichen Umgang mit psychisch gestörten und kranken Straftäter*innen und der Interaktion zwischen der Rechtsfindung und der Medizin und insbesondere der Psychiatrie.

1.1 Altertum und Mittelalter

Die ältesten schriftlichen Überlieferungen, die sich den Fragen, die heute den forensisch-psychiatrischen Sachverständigen gestellt werden, widmen, stammen wohl aus dem 2. und 3. Jahrtausend vor unserer Zeitrechnung: In Ägypten wurde von Imhotec (ca. 3000 v. Chr.) die Einholung medizinischen Rates für rechtliche Entscheidungen empfohlen. In Babylon im Codex Hamurabi und im Alten Testament (Deuteronomium 5. Buch Mose 19:1–13) wird die Absicht des Täters bzw. der Täterin als Strafkriterium eingeführt und es werden auch (mentale) Einschränkungen in der Absichtsbildung erwähnt (Prosono 2017). In China wurde im 11. Jahrhundert vor unserer Zeitrechnung in den „Gesetzen der Zhou Dynastie" festgelegt, dass bei jenen Verbrecher*innen, die „unfähig, zu erkennen" oder „nachlässig" waren oder unter „Amnesie oder Vergesslichkeit" litten, die Strafe gemildert wird, ebenso bei Kindern, alten Menschen, Kranken oder „Dummen" (Xue et al. 2015).

Aristoteles entwarf im 4. Jahrhundert v. Chr. in der Nikomachischen Ethik die Idee, dass psychisch Kranke nicht bestraft werden sollten, wenn der*die Täter*in aufgrund eines Wahns oder aufgrund von Desorientiertheit handelte (Aristoteles 2003).

Im *römischen Recht* gingen „furiosi" (die Rasenden), „mente capti" (die Verblödeten) und „dementes" (die Toren) straffrei aus (Lex Cornelia 1. Jh. v. Chr.). Bei ihnen war man der Meinung, dass sie durch ihr Schicksal genug gestraft seien („furiosum fati infelicitas excusat, satis furore ipso punitur"; Lenckner 1972). Auch schwerer Affekt und Trunkenheit wirkten sich nach römischem Recht strafmindernd aus. Das römische Recht war in solchen Fällen mehr am Schutz vor solchen Täter*innen als an deren Bestrafung interessiert. Schon in der Zeit von Marc Aurel (1. Jh. n. Chr.) konnte ein*e geistesgestörte*r Täter*in der Obhut des Vaters oder der väterlichen Verwandtschaft anvertraut, diese wiederum aber hart bestraft werden, wenn der*die Täter*in entkam oder erneut Schaden anrichtete (Gutheil 2005).

Unter Justinian (483–565) gab es bereits Kuratoren für Personen, die wegen „imbecillitas" (Verstandesschwäche) in ihrer Verfügungsfreiheit eingeschränkt waren (von Krafft-Ebing 1885).

Nach den Rechtspraktiken der meisten deutschen Reichsstädte und Fürstentümer durften im Mittelalter Geisteskranke nicht mit dem Tode bestraft werden. Sie konnten auf andere Weise (z. B. durch Ausweisung)

„unschädlich gemacht" werden (Lenckner 1972). Durch die Einführung der Constitutio Criminalis Carolina 1532 von Karl V. wurden ab dieser Zeit in Anlehnung an römisch-italienische Rechtsprinzipien auch in Mitteleuropa Geistesgestörte nicht bestraft.

Die Entscheidung über eine Geisteskrankheit und ihre Auswirkung auf die Rechtsfindung oder Strafzumessung wurde in allen bekannten Rechtssystemen des Altertums und Mittelalters ausschließlich vom Richter getroffen. Dies blieb in den abendländischen Rechtssystemen so bis in die Renaissance. Auch im englischen Rechtssystem, das sich traditionell an der vorhergehenden Rechtsprechung orientiert („common law"), wurden die bis heute gültige M'Naughten-Regeln für die Beurteilung der strafrechtlichen Verantwortlichkeit ursprünglich von Gericht und Jury entschieden, obwohl die Täter*innen im Auftrag der Verteidigung ärztlich untersucht wurden; erst später wurden Ärzte auch vor Gericht zur Beurteilung hinzugezogen (Forshaw und Rollin 1990).

1.2 Renaissance – der Einzug medizinischen Sachverstands in die gerichtliche Entscheidungsfindung

Als erster empfahl wahrscheinlich Paolo Zacchia (1584–1659), Leibarzt des Papstes und Berater der Rota Romana – des obersten Gerichtshofes der katholischen Kirche und des Kirchenstaates –, bei bestimmten Verfahren Ärzte hinzuzuziehen. Er schrieb 1621 die „Quaestiones medico-legales". In Quaestio 1 steht: „Dementia, ac similes morbi, passiones cerebri sunt solis medicis notae" (dass Geisteskrankheiten Leiden des Gehirns sind, die nur dem Arzt bekannt sind). Zu dieser Zeit spielten die innerpsychischen Zusammenhänge, die zu einer Tat führten, keine Rolle für die Beurteilung des Täters bzw. der Täterin. Derartige Überlegungen lassen sich erst auf die Naturrechtsbewegung im 17. Jahrhundert zurückführen. Nach der damals entwickelten Imputationslehre war für die Bestrafung das Ergebnis der Tat nur soweit maßgebend, als sie dem*der Täter*in zurechenbar war. Nach dem Rechtsphilosophen Samuel Pufendorf (1632–1694) führt die Differenz zwischen den physischen Gegebenheiten und der Norm zu einer „actio moralis", zur Zurechnung von Schuld und Verdienst. Für die Zurechnung („imputatio") sind sowohl ein „praelucens intellectus" (vorleuchtende Einsicht) wie ein „decernens voluntas" (unterscheidender Wille) Vorbedingung. Ein Willensdefekt führt zur Zurechnungsunfähigkeit. Nach dieser Auffassung ist die Willensfreiheit die Grundlage für die Verantwortung des Menschen.

Wenn auch noch mit vielen Unklarheiten behaftet, war hier zum ersten Mal ein übergreifendes Konzept erarbeitet worden, welches die verschiedenen Formen der Geistesstörungen unter einem forensisch relevanten Gesichtspunkt zusammenfasste.

Diese Denkweise fand sowohl in der Constitutio Criminalis Theresiana von 1768 wie in dem Allgemeinen Preußischen Landrecht von 1794 seinen Niederschlag. Dort heißt es: „Wer frei zu handeln unvermögend ist, bei dem findet kein Verbrechen, also auch keine Strafe statt."

Unter dem Einfluss dieser Überlegungen wurde zunehmend empfohlen, Ärzte bei der gerichtlichen Beurteilung, ob krankhafte Zustände die Willensbildung des Täters bzw. der Täterin bestimmt haben, hinzuzuziehen. Nachhaltig vertreten wurde diese Auffassung in einem 1740 von Joh. Zacharias Platner verfassten Werk mit dem Titel „Programma, quo ostenditur medicos de insanis et furiosis audiendos esse" (Konzept, in dem gezeigt wird, dass Ärzte über Geisteskranke und Rasende zu hören sind; von Krafft-Ebing 1885). Diese Forderung wurde damit begründet, dass die Tollheit eine Krankheit des Körpers ist, die das Gehirn derart beeinträchtigt, dass es die Dinge weder recht bedenken kann noch in der Lage ist, seinem Willen zu befehlen (Janzarik 1972).

Im Laufe des 18. Jahrhunderts bestanden aber weiterhin Zweifel, wer die verminderte Willensfreiheit eines Menschen zu beurteilen hat. Kant (1724–1804) vertrat in seiner Anthropologie (1798) die Auffassung, dass es sich dabei um ein psychologisches und nicht um ein medizinisches Problem handele („eine gerichtliche Arzneikunde betreibt, wenn es auf die Frage ankommt, ob der Gemütszustand des Täters Verrückung oder mit gesundem Verstande genommene Entschließung sei, Einmischung in fremdes Geschäft"; § 41). In der Praxis hatte sich dennoch seit Ende des 18. Jahrhunderts die sogenannte „gerichtliche Arzneywissenschaft" mit jenen zweifelhaften Seelenzuständen zu befassen, die zu Straffreiheit oder Strafminderung führten.

1.3 Psychiatrische Lehrmeinungen und ihr Einfluss auf die Sachverständigentätigkeit

Die Interpretation dieser „Seelenzustände" für Gerichte war naturgemäß wesentlich beeinflusst von dem jeweiligen Erkenntnisstand und der aktuellen Lehrmeinung in der Psychiatrie, die sich seit Beginn des 19. Jahrhunderts rasant entwickelte.

Philippe Pinel (1745–1826) begann die einzelnen Krankheitsbilder detailliert zu beschreiben (Jaspers 1973). Die Autoren jener Zeit stellten häufig neben den sorgfältigen Beschreibungen der Krankheitsbilder auch die Auswirkungen der Krankheiten auf den rechtlichen Umgang mit den Patient*innen dar. Ein Schüler Pinels, Jean Etienne Dominique Esquirol (1772–1840), entwickelte die Monomanienlehre, die zunächst großen Einfluss auf die forensische Psychiatrie ausübte. Begriffe wie Kleptomanie oder Pyromanie erinnern noch heute an den französischen Psychiater. Die Monomanienlehre wurde in den folgenden Jahren heftig angegriffen. Wilhelm Griesinger (1817–1869) schrieb darüber z. B.: „Die Tat selbst zum wesentlichen Kriterium eines anomalen Zustandes zu machen, hat zu der Lehre von den Monomanien geführt, die für die Wissenschaft gleich gefährlich war und nur dazu diente, das ärztliche Urteil mit Recht bei den Richtern in Verruf zu bringen" (Janzarik 1972).

Die damaligen Auseinandersetzungen beleuchteten einen wesentlichen Aspekt des Fachs, der von Roger Smith (1981) als Kampf zwischen Jus und Medizin bezeichnet wurde: „Es schien, als ob Recht und Medizin miteinander darum konkurrierten, psychologische Fakten zu beschreiben" (zitiert nach Skalevag 2006).

Zu Beginn des 19. Jahrhunderts gab es eine große Zahl von Lehrbüchern, kasuistischen Beiträgen und theoretischen Auseinandersetzungen. Bei Letzteren spielte die Frage, ob es aus naturwissenschaftlich-psychiatrischer Sicht überhaupt eine Willensfreiheit gäbe und ob sie somit als Voraussetzung für die Strafbarkeit eines Handelns überhaupt angenommen werden könnte, eine große Rolle. Dieser Determinismus-Indeterminismus-Streit begleitet die wissenschaftlichen Auseinandersetzungen immer noch und tritt bei neuen wissenschaftlichen Erkenntnissen über Hirnfunktionen oder Verhaltenssteuerungen immer wieder in den Vordergrund (Nedopil 2010a, b; Stompe und Schanda 2010; Roth 2006). Die frühen Vertreter der Psychiatrie, insbesondere Johann Christian August Heinroth (1773–1843), ein sogenannter *Psychiker*, hatten in ihren Grundideen eher indeterministische Standpunkte vertreten. Sie hielten den Menschen nicht nur für seine Verbrechen, sondern zum Teil auch für seine psychische Erkrankung für verantwortlich. Heinroth schrieb 1825 (S. 261): „Der Mensch hat es sich jederzeit selbst zuzuschreiben, wenn er melancholisch, verrückt, wahnsinnig etc. wird: denn er hat das köstlichste Gut seines Lebens, die Freiheit, im Widerspruche gegen das Gesetz derselben, dessen er sich gar wohl bewusst ist, nicht bewahrt."

Demgegenüber sahen die *Somatiker* unter den Fachleuten, wie Friedreich (1842), ihre Aufgabe darin, die Erkenntnisse der psychologischen Medizin in die Gesetzgebung und Rechtsprechung einzubringen: „So wollen wir denn hoffen, dass die neue Zeit eine alte, sich oft nur in geistlosen Formen bewegende Juristerei zu Grabe getragen und dafür das Dogma geschaffen hat, dass Gesetzgebung und Rechtspflege ohne Anthropologie und Psychologie nur zu elender Barbarei führen. Möchten Inquirenten und erkennende Richter sich immer bemühen, den ganzen Menschen, welcher als Angeklagter vor ihnen steht, möglichst kennen zu lernen: es ist eine schöne und reichlich lohnende Aufgabe nachzuweisen, dass der Verbrecher nur ein Unglücklicher sei". Die Auseinandersetzung zwischen Psychikern wie Heinroth und Ideler und Somatikern wie Friedreich wirkte sich auch auf die forensisch-psychiatrischen Lehrmeinungen aus. Die Ersteren neigten mehr zu indeterministischen, die Letzteren eher zu deterministischen Anschauungen.

Aus Frankreich kam in der 2. Hälfte des 19. Jahrhunderts mit der Degenerationslehre eine andere, sehr einflussreiche Lehrmeinung auf, welche die Entwicklung der forensischen Psychiatrie des späten 19. und des beginnenden 20. Jahrhunderts maßgeblich beeinflusste: Benedict Augustin Morel (1809–1873) führte 1857 einen Teil der Geisteskrankheiten auf eine von Generation zu Generation zunehmende Abweichung von dem ursprünglichen Menschentyp („type primitif" von Rousseau) zurück. Die milieubedingten Schäden würden durch Degeneration und Vererbung fortschreiten bis zur vorzeitigen Verblödung, die er „demence précoce" nannte. Diese mehr romantische Anschauung wurde durch die Übernahme der Lehren Darwins nach damaliger Anschauung naturwissenschaftlich untermauert. Valentin Magnan (1835–1916) führte die Degeneration auf Fehlentwicklungen der menschlichen Evolution zurück: Das Ausmaß der Störung des seelischen Gleichgewichts entspreche demnach dem Grad der Degeneration.

Die Auswirkungen der *Entartungslehre* zeigten sich besonders in der forensischen Psychiatrie und in der *Kriminalanthropologie:* Bezüglich ihrer Genese wurden Geisteskrankheiten und Kriminalität gleichgesetzt. Erbliche Belastung, ausschweifende Lebensführung und Alkoholismus wurden von den Vertretern dieser Lehre als die häufigsten Voraussetzungen von Kriminalität und Geisteskrankheit angesehen. Der exponierteste Vertreter dieser Auffassung, Cesare Lombroso (1836–1910), verfasste 1876 sein viel zitiertes und bereits damals sehr umstrittenes Werk „delinquente nato", das den deutschen Titel trägt „Der Verbrecher in anthropologischer, ärztlicher und juristischer Beziehung" (Lombroso 1894). Zu Beginn des 20. Jahrhunderts war die Degenerationslehre in der Psychiatrie wissenschaftlich überholt. Sie wurde dennoch später zu einem der Mosaiksteine eines radikalen, menschenverachtenden Umgangs mit psychisch Kranken, der für die forensische Psychiatrie bislang kaum aufgearbeitet wurde (Leonhardt und Foerster 1996; Krupinski 2019).

Gegen Ende des 19. Jahrhunderts war die forensische Psychiatrie ebenso wie die klinische Psychiatrie davon überzeugt, dass durch naturwissenschaftlich-medizinische Erkenntnisse in naher Zukunft die psychischen Erkrankungen erklärt und konkrete Maßnahmen zu ihrer Verhinderung unternommen werden könnten. Zudem glaubte man, dass durch die wissenschaftlichen Erkenntnisse die Verbrechensbekämpfung wesentlich erleichtert werde: Die Identifizierung von Verbrechertypen, ihre spezifische Behandlung oder Verwahrung würden Strafen unnütz und Behandlung möglich machen. Krafft-Ebing schrieb 1885: „Als in nicht ferner Zeit an zu hoffende Fortschritte unserer Wissenschaft sind die Klärung gewisser Zustände, die sich äußerlich wie bloße moralische Verkommenheit anfühlen, in Wirklichkeit aber krankhafte sind, die Verwertung neuerer Forschungen über die Erblichkeit psychischer Gebrechen, über den Einfluss gewisser verborgener Nervenkrankheiten (Epilepsie, Hysterie) auf das Zustandekommen unfreier Geisteszustände zu verzeichnen". Kraepelin (1880) erwartete, dass durch die Einrichtung von Erziehungsanstalten, die lebenslängliche Detention von Unverbesserlichen und die Fürsorge für Entlassene Rückfälligkeit weitgehend vermieden werden könnte. Die positivistischen Anschauungen jener Zeit führten zu einer Vielzahl von Untersuchungen an Verbrecher*innen. Neuroanatomische Studien an Verbrechergehirnen, Studien über Familien von Kriminellen und über die Wirkung des Alkohols auf die Entwicklung von Verbrecher*innen (Zusammenfassung bei Lombroso 1894) führten zu wissenschaftlich nicht haltbaren Schlüssen, die auch von einer Reihe anderer namhafter Psychiater*innen vertreten wurden (Bleuler 1896). Ihre überzogene Propagierung durch Bindig und Hoche (1920) diente später der Rechtfertigung für politisch motivierte Eingriffe in die Freiheit, Unversehrtheit und schließlich in das Leben psychisch Kranker (Dörner 1989).

1.4 Auseinandersetzungen zwischen Justiz und Psychiatrie

Der Einfluss der Medizin und der Psychologie auf die Rechtsfindung blieb im 19. Jahrhundert zunächst noch gering, wenngleich zu Beginn des 20. Jahrhunderts die Auseinandersetzungen zwischen Jurist*innen und den Vertreter*innen der Psychiatrie heftiger wurden. Einer der wesentlichen Streitpunkte war die Forderung einer Reihe von Psychiater*innen nach der Einführung einer Zwischenstufe zwischen Zurechnungsunfähigkeit, wie sie im Reichsgesetzbuch genannt wurde, die von Strafe verschonte, und Zurechnungsfähigkeit. Diese Auseinandersetzung war von Anfang an verbunden mit der Forderung nach einer strafrechtlichen Unterbringung von „geistig abnormen Rechtsbrechern". Karikierend schrieb der Psychiater und spätere Psychiatriepatient Oscar Panizza in seinem Buch *psichopathia criminalis* (Panizza 1898): „Das Prinzip der Humanität, welches bei unseren heutigen, auf allen Gebieten aufgeregten Zeiten, besonders auch im Gerichtssaal immer wieder auf die Spitze gestellt wird, muss einer Krankheitsform die höchste Beachtung zuwenden, die, wenn richtig erkannt und angewandt, eine grosse Zahl von dem Gefängnis und Zuchthaus verfallener Individuen in die milderen Räume und freundlichen Badewannen der Irrenhäuser hinüberführt … Ein mässig grosses Irrenhaus zwischen Nekar und Rhein, etwa von der Grösse der Pfalz und auf eben diesem Boden … errichtet, hätte … unserem Vaterlande viel Leids erspart." Weniger ironisch nahm der Jurist Birkmeier 1910 zu dieser Frage Stellung: „so aber haben Juristentag und IKV durch ihre Beschlüsse alles auf diesem Gebiet in die Hände der Mediziner gelegt", deren „Dichten und Trachten" dahin gehen werde, den Kreis der vermindert Zurechnungsfähigen zu erweitern, um sie letztlich ihrer Grundeinstellung gemäß jeder Bestrafung zu entziehen, womit die letzte Stunde des Strafrechts geschlagen hätte. Die Psychiater, die Feinde des Strafrechts, würden also durch besondere Bestimmungen über verminderte Zurechnungsfähigkeit eine Bresche finden, „durch welche sie in die belagerte Festung eindringen und sie zerstören können" (zitiert nach Haffke 1991).

Andererseits weckte seit dem 19. Jahrhundert nicht nur die Zunahme der psychiatrischen Erkenntnisse, sondern auch eine Reihe von Reformbewegungen der Rechtsprechung das Bedürfnis, psychiatrisches Wissen für die richterliche Wahrheitsfindung nutzbar zu machen. Während zuvor der*die Verbrecher*in eine Person war, der ein Delikt zugeschrieben wurde, begann man jetzt, nach den Charakterzügen und Motiven des Verbrechers bzw. der Verbrecherin zu fragen. Während zuvor die Frage des Gerichts lautete: „Was muss wie bestraft werden?", hieß die Frage jetzt: „Wer kann bestraft werden?" (Foucault 1976). Das Interesse an der Person des Täters bzw. der Täterin und an seinen*ihren Motiven, geweckt durch immer wieder zitierte dramatische Verbrechen, verlangte nach psychologischen und psychiatrischen Erklärungen.

Von Historiker*innen wird das Auftreten von Psychiater*innen in Gerichtsverfahren mit unterschiedlichen Beweggründen interpretiert (Skalevag 2006; Engstrom 2009). Es ging nicht nur um das Wissensbedürfnis des Gerichts und die Aufklärung innerpsychischer Zusammenhänge, sondern auch um die Instrumentalisierung der Psychiatrie durch die Strafverteidigung, um schwerwiegende Sanktionen zu vermeiden (Eigen 1995); es ging aber auch um den Versuch einer Medikalisierung des Strafrechts, um das Renommee der Psychiatrie und ihrer Vertreter*innen zu stärken (Kraepelin 1880; Hoff 1998; Smith 1981). Andere sahen eher den Versuch, die juristische Entscheidungskompetenz mithilfe psychiatrischer Unterstützung auszuweiten (Foucault 1976). Die Bedingungen erscheinen jedoch komplexer. Die vielfachen Wechselwirkungen und Interaktionen, die nicht nur zwischen Jurisprudenz und Psychiatrie, sondern auch mit gesellschaftlichen, weltanschaulichen und politischen Strömungen bestanden, sollten nicht übersehen werden (Engstrom 2009).

1.5 Die Entwicklung der forensischen Psychiatrie zu einer eigenen Fachkunde

In der Psychiatrie wurde die Begutachtung zu einem wichtigen Teil der ärztlichen Tätigkeit. Die älteste deutschsprachige Fachzeitschrift der Psychiatrie erschien 1844 zum ersten Mal. Sie trug den Titel *Allgemeine Zeitschrift für Psychiatrie und psychisch-gerichtliche Medicin.* Das bis 1976 erschienene Lehrbuch von Langelüddecke und Bresser führte das Fach immer noch als gerichtliche Psychiatrie auf. Der Begriff „forensische Psychiatrie" bürgerte sich erst in der Nachkriegszeit allgemein ein, besonders als entsprechende Abteilungen ab 1971 an den Universitäten geschaffen wurden. Das *Handbuch für Forensische Psychiatrie* von Göppinger und Witter (1972) war das erste deutschsprachige Lehrbuch, das diesen Titel trug.

> Der Begriff „forensisch" leitet sich vom Lateinischen ab. Forum war in Rom der Marktplatz, auf dem auch Gericht abgehalten wurde, und er wurde dann auch zu einem Begriff für das Gericht selbst. „Forensisch" bezieht sich auf alle Sachverständigenbereiche, die mit dem Gericht zu tun haben, und hat in Zusammenhang mit der Psychiatrie eine etwas weitergehende Bedeutung gewonnen, weil es auch die Behandlung im Auftrag der Strafjustiz umfasst.

Bis in die Mitte des 20. Jahrhunderts war die Begutachtung für Straf-, Zivil- und Sozialgerichte Teil der psychiatrischen Kompetenz, die von den führenden Psychiatern des Landes wie Emil Kraepelin, Robert Gaupp, Ernst Kretschmer oder Kurt Schneider auch ausgeübt und häufig zur Chefsache gemacht wurde. Die letzte psychiatrische Universitätsklinik, in welcher der Direktor ein wesentliches Augenmerk der forensischen Psychiatrie widmete, war wohl die Klinik in Heidelberg. Kurt Schneider schrieb 1923 über „psychopathische Persönlichkeiten", 1929 über „Typenbildung in der Kriminalistik" und 1948 über „die Beurteilung der Zurechnungsfähigkeit". Auch seine Nachfolger v. Baeyer (von1955 bis 1972) und Janzarik (von 1974 bis 1988) lieferten wichtige Beiträge zu forensisch-psychiatrischen Themen. Als die Psychopharmakologie, die Biologische und die Sozialpsychiatrie in den 60er- und 70er-Jahren des vorigen Jahrhunderts zunehmend an Bedeutung gewannen, wurde die forensische Psychiatrie immer mehr an den Rand gedrängt und nahm an den Universitäten nur noch einen Nischenplatz ein. Forschung und Konzeptbildung traten jahrzehntelang auf der Stelle. Dies mag zum einen daran gelegen haben, dass sich die Forschungsmethoden geändert haben, zum anderen an der Änderung der Forschungsschwerpunkte in der Psychiatrie. Während sich die psychiatrische und insbesondere die forensisch-psychiatrische Forschung lange Zeit an Kasuistiken orientiert hatte, gehörte seit den 1950er-Jahren die Statistik zu den wesentlichen methodischen Instrumentarien der Forschung. Die forensische Psychiatrie, die immer anhand von kleinen Fallzahlen und mit sehr heterogenen Einflussgrößen arbeiten musste, geriet dadurch ins Hintertreffen. Im weiteren Verlauf wurde das Interesse der wissenschaftlich orientierten Psychiater*innen zunehmend auf therapeutische Aspekte gelenkt, wobei insbesondere die sich rasant entwickelnde Psychopharmakologie und die dadurch bedingten Theorienbildungen zur Ätiologie psychischer Krankheiten die wissenschaftlichen Ressourcen auf sich zog und die psychopathologischen Untersuchungen und Einzelfallanalysen an Bedeutung verloren.

Nicht zuletzt spielte auch der „Schulenstreit", der eine Zeitlang nicht nur zwischen psychoanalytisch orientierten und biologischen Psychiater*innen, sondern auch zwischen universitären Instituten und Versorgungseinrichtungen mit nahezu ideologischer Überzeugung geführt wurde (Konrad 1995), eine gewisse Rolle beim Niedergang der Forschung und des Rufs der forensischen Psychiatrie zu Beginn der zweiten Hälfte des vorigen Jahrhunderts. Forensische Psychiatrie wurde vorwiegend eine Disziplin, die damit beschäftigt war, Dienstleistungen zu erbringen und die Bedürfnisse der Auftraggeber zu erfüllen.

Fachleute haben schon damals immer wieder die Notwendigkeit eigenständiger Forschung in diesem Fachgebiet betont (Foerster 1983). 1982 beklagte John Gunn, einer der damals prominentesten Vertreter*innen des Faches in Großbritannien, dass das Fehlen eigener Forschungsergebnisse die Reputation des Faches im Vergleich der wissenschaftlichen Disziplinen sinken lasse. Sofern in diesen Jahren eigenständige Forschung in der forensischen Psychiatrie betrieben wurde, waren ihre Themen durch die Dienstleistungsaufgaben des Faches bestimmt: Qualitätssicherung bei der Begutachtung und Verbesserung der Therapieeffizienz im psychiatrischen Maßregelvollzug waren die Hauptthemen wissenschaftlicher Arbeiten in den 1970er- und 1980er-Jahren. Internationale wissenschaftliche Kommunikation war in diesen Zeiten sehr begrenzt. Unzureichende Forschung hat aber mangelnde Impulse für die Praxis zur Folge. Gunn formulierte dieses Phänomen so: „Eine Wissenschaft, die vorwiegend damit beschäftigt ist, Dienstleistungen zu erbringen, und kaum eigene Forschung betreibt, wird bald verknöchern, welken und schließlich sterben." In Deutschland beschrieb 1975 die „Sachverständigenkommission zur Lage der Psychiatrie in der Bundesrepublik Deutschland" in der Psychiatrie-Enquête die Schlusslichtposition der forensischen Psychiatrie.

Tatsächlich war forensische Psychiatrie bis in die 1980er-Jahre auch an den Universitäten eine Begutachtungskunde und ein Fach der wissenschaftlich begründeten Umsetzung strafrechtlicher und sonstiger Gesetzesvorgaben auf psychisch auffällige und psychisch kranke Rechtsbrecher*innen. Für lange Zeit war das 1972 erschienene zweibändige *Handbuch der Forensischen Psychiatrie* von Göppinger und Witter die einzige fundierte Referenz des Faches. Bis in die 1990er-Jahren war die wissenschaftliche Literatur über die Klientel der forensischen Psychiatrie sehr begrenzt. 1992 musste eine der wenigen Fachzeitschriften, *Forensia*, ihr Erscheinen einstellen.

Dies änderte sich im letzten Jahrzehnt des 20. Jahrhunderts. Bereits ab der Mitte der 1980er-Jahre wurden zunehmend mehr empirische Untersuchungen an psychisch kranken Rechtsbrecher*innen, an delinquenten Jugendlichen, an Gewalt- und Sexualstraftäter*innen durchgeführt. Es wurden internationale Konferenzen organisiert und internationale Fachzeitschriften gegründet. Die Zahl der Universitätsprofessuren in Deutschland wuchs von 1971 bis 1983 von 0 auf 5 und von diesem Zeitpunkt bis 2015 auf insgesamt 11.

2002 wurde „Forensische Psychiatrie" von der Bundesärztekammer als Schwerpunktfach innerhalb der Psychiatrie anerkannt.

Der Bedeutungsgewinn der forensischen Psychiatrie beruht auch auf veränderten Sichtweisen von Justiz, Politik und Öffentlichkeit. Entscheidend für den wissenschaftlichen Fortschritt war der erhebliche Wissenszuwachs über sozial auffällige Menschen und insbesondere psychisch Gestörte, deren Fähigkeit zu normkonformem Verhalten beeinträchtigt sein kann. Dabei wurde nicht nur das Wissen über solche Menschen erweitert, es wurden auch der therapeutische und risikopräventive Umgang mit ihnen verbessert und Interventionen bei ihnen strukturiert und evaluiert. Am augenfälligsten ist dies bei jenen Menschen, die in Konflikt mit strafrechtlichen Normen geraten sind; aber auch jene, die aufgrund psychischer Störungen ihre bürgerlichen Rechte nicht mehr wahrnehmen können, profitieren von den Entwicklungen der forensischen Psychiatrie.

Während seit 1973 kein neues Lehrbuch des Fachs auf dem Markt war, gab es 2017 vier aktuelle Lehrbücher (Foerster und Dreßing 2009; Häßler et al. 2010; Kröber et al. 2007; Müller und Nedopil 2017). Es gibt vier deutschsprachige und noch mehr internationale Fachzeitschriften. Die forensische Psychiatrie und insbesondere die Behandlung psychisch kranker Rechtsbrecher*innen ist aus ihrer autistischen Außenseiterrolle herausgetreten.

Literatur

Aristoteles (2003) Nikomachische Ethik (Übers: Dirlmeier F). Reclam, Stuttgart

Bindig K, Hoche A (1920) Die Freigabe der Vernichtung lebensunwerten Lebens – Ihr Maß und ihre Form. Felix Meiner, Leipzig

Bleuler E (1896) Der geborene Verbrecher. Lehmann, München

Dörner K (1989) Anstaltsalltag in der Psychiatrie und NS-Euthanasie. Dtsch Ärztebl 86:534–538

Eigen JP (1995) Witnessing insanity: madness and mad-doctors in the English court. Yale University Press, New Haven

Engstrom EJ (2009) History of forensic psychiatry. Curr Opin Psychiatry 22(6):576–581. https://doi.org/10.1097/YCO.0b013e3283317ccb

Foerster K (1983) Die Forensische Psychiatrie an den Universitäten in der Bundesrepublik Deutschland. Forensia 4:73–79

Foerster K, Dreßing H (Hrsg) (2009) Psychiatrische Begutachtung: Ein praktisches Handbuch für Ärzte und Juristen (5. Aufl.). Urban und Fischer, München/Jena

Forshaw D, Rollin H (1990) The history of forensic psychiatry in England. In: Bluglass R, Bowden P (Hrsg) Principles and practice of forensic psychiatry. Churchill Livingstone, Melbourne/New York, S 61–101

Foucault M (1976) Überwachen und Strafen. Die Geburt des Gefängnisses. Suhrkamp, Frankfurt

Friedreich IB (1842) System der gerichtlichen Psychologie. Verlag von G. Joseph Manz, Regensburg

Göppinger H, Witter HH (1972) Handbuch der forensischen Psychiatrie. Springer, Berlin/Heidelberg/New York

Gutheil TG (2005) The history of forensic psychiatry. J Am Acad Psychiatry Law 33(2):259–262

Häßler F, Kinze W, Nedopil N (Hrsg) (2010) Praxishandbuch Forensische Psychiatrie des Kindes-,Jugendund Erwachsenenalters. Medizinisch Wissenschaftliche, Verlagsgesellschaft, Berlin

Haffke B (1991) Zur Ambivalenz des Paragraph 21 StGB. Recht Psychiatrie 9:94–108

Hoff P (1998) Emil Kraepelin and forensic psychiatry. Int J Law Psychiatry 21:343–353

Janzarik W (1972) Forschungsrichtungen und Lehrmeinungen in der Psychiatrie: Geschichte, Gegenwart, forensische Bedeutung. In: Göppinger H, Witter H (Hrsg) Handbuch der Forensischen Psychiatrie. Springer, Berlin/Heidelberg/New York, S 588–662

Jaspers K (1973) Allgemeine Psychopathologie, Erstauflage 1913. Springer, Berlin/Heidelberg/New York

Konrad N (1995) Die Wiedereinrichtung des psychiatrischen Maßregelvollzugs in den neuen Bundesländern. Monatsschrift für Kriminologie und Strafrechtsreform 78:245–253

Kraepelin E (1880) Die Abschaffung des Strafmaßes. Ferdinand Enke, Stuttgart
Kröber H-L, Dölling D, Leygraf N, Saß H (Hrsg) (2007) Handbuch der Forensischen Psychiatrie (Bd. 1). Steinkopf Verlag, Heidelberg
von Krafft-Ebing R (1885) Lehrbuch der gerichtlichen Psychopathologie, 1. Aufl.; 3. Aufl. 1900 Aufl. Ferdinand Enke, Stuttgart
Krupinski M (2019) Werner Heyde: Psychiater und Massenmörder. Nervenarzt 90:528–534
Lenckner T (1972) Strafe, Schuld und Schuldfähigkeit. In: Göppinger H, Witter H (Hrsg) Handbuch der Forensischen Psychiatrie. Springer, Berlin/Heidelberg/New York, S 3–286
Leonhardt M, Foerster K (1996) Hermann F. Hoffmann (1891–1944) – Die Tübinger Psychiatrie auf dem Weg in den Nationalsozialismus. Nervenarzt 67:947–952
Lombroso C (1894) Der Verbrecher. In anthropologischer, ärztlicher und juristischer Beziehung (Orginal 1876 Aufl.). Verlagsanstalt u. Druckerei AG, Hamburg
Müller JL, Nedopil N (2017) Forensische Psychiatrie, 5. Aufl. Thieme, Stuttgart/New York
Nedopil N (2010a) Der freie Wille und die Schuldfähigkeit aus der Perspektive des forensisch-psychiatrischen Gutachters. In: Stompe T, Schanda H (Hrsg) Der freie Wille und die Schuldfähigkeit. Medizinisch wissenschaftliche Verlagsgesellschaft, Berlin, S 209–222
Nedopil N (2010b) Freiraum für den menschlichen Willen. Gedanken zu einem überflüssigen und unlösbaren Disput. In: Dölling D, Götting B, Meier B-D, Verrel T (Hrsg) Verbrechen – Strafe – Resozialisierung. In: Festschrift für Heinz Schöch zum 70. Geburtstag am 20. August 2010. De Gruyter, Berlin, S 979–991
Panizza O (1898) Psichopatia criminalis. Anleitung um die vom Gericht für notwendig erkanten Geisteskrankheiten psichjatrisch zu eruieren und wissenschaftlich festzustellen. Für Ärzte, Laien, Juristen Vormünder, Verwaltungsbeamte, Minister, etc. Zürich: Zitiert nach Müller JL (1999) Der Pazjent als Psychiater. edition Narrenschiff. Bonn
Prosono MT (2017) History of forensic psychiatry. In: Rosner R, Scott C (Hrsg) Principles and practice of forensic psychiatry. CRC Press/Taylor and Francis, Boca Raton/London/New York, S 15–31
Roth G (2006) Willensfreiheit und Schuldfähigkeit aus Sicht der Hirnforschung. In: Roth G, Grün K-J (Hrsg) Das Gehirn und seine Freiheit. Göttingen, Vandehoeck & Ruprecht, S 66–85
Skalevag SA (2006) The matter of forensic psychiatry: a historical enquiry. Med Hist 50(1):49–68
Smith R (1981) Trial by medicine: insanity and responsibility in Victorian trials. Edinburgh University Press, Edinburgh
Stompe T, Schanda H (Hrsg) (2010) Der freie Wille und die Schuldfähigkeit. Berlin, Medizinisch Wissenschaftliche Verlagsgesellschaft
Xue L, Shi Y-W, Knoll JL, Zhao H (2015) Chinese forensic psychiatry: history, development and challenges. J Forensic Sci Med 1(1):61–67

Ursachen von Kriminalität

Dietrich Oberwittler

Inhaltsverzeichnis

B. Völlm, B. Schiffer (Hrsg.), *Forensische Psychiatrie*, https://doi.org/10.1007/978-3-662-64465-2_2

2

2.1 Einleitung

Die auf Emile Durkheim (1984 [1895]) zurückgehende Erkenntnis, dass eine Gesellschaft ohne Kriminalität nicht denkbar ist, weil jede Norm, die die Grenzen des erlaubten Verhaltens markiert, auch gebrochen werden kann, bleibt nach über hundert Jahren ein sinnvoller Ausgangspunkt für die Beschäftigung mit diesem sehr vielgestaltigen Phänomen. Welche Verhaltensweisen durch Strafrechtsnormen als kriminell definiert werden, ist historisch wandelbar, wie das Beispiel Homosexualität zeigt. Während der „Labelling Approach" daraus eine scheinbare Beliebigkeit der Definitionen von Kriminalität abgeleitet hat (Singelnstein und Kunz 2021, S. 206), spricht vieles dafür, dass die Verletzung der prosozialen Grundsätze von Fairness und Kooperation, welche den Kitt jeder menschlichen Gesellschaft bilden, einen gemeinsamen Kern zumindest sehr vieler Typen strafbarer Handlungen bildet (Fehr und Schurtenberger 2018). Die größte Gruppe der bekannt gewordenen Straftaten betreffen Eigentums- und Vermögensdelikte, mit denen sich die Täter*innen Vorteile auf Kosten anderer oder der Gemeinschaft verschaffen wollen, und den weitaus größten materiellen Schaden verursachen „Weiße-Kragen"-Täter*innen, die selten die typischen Merkmale aufweisen, die in der personenzentrierten Forschung zu den Ursachen von Kriminalität häufig im Mittelpunkt stehen. Lediglich 2 % der Fälle von Eigentums- und Vermögenskriminalität waren 2005 für 50 % des registrierten Gesamtschadens in Deutschland verantwortlich (BMI und BMJ 2006, S. 22). Spektakuläre Fälle der Wirtschaftskriminalität wie der Wirecard-Bilanzskandal, die Cum-Ex-Dividendengeschäfte oder der VW-Dieselskandal, die jeweils Schäden in Milliardenhöhe und im letzteren Fall auch schwere körperliche Schäden verursacht haben (Oldenkamp et al. 2016), illustrieren dies.

Gewaltkriminalität erscheint weniger zielgerichtet und wird häufig als Ausdruck von Verhaltensstörungen interpretiert. Jedoch verfolgt Aggression oft instrumentelle Ziele, wenn andere Formen der Interessendurchsetzung nicht zur Verfügung stehen (Black 1983). In traditionellen Gesellschaften und bestimmten sozialen Kontexten kann Aggression (ebenso wie die eng verwandte Norm der Ehre) Schutzfunktionen erfüllen oder wird als evolutionär geprägtes Konkurrenzverhalten zwischen Männern um knappe Ressourcen interpretiert (Daly 2016; Eisner 2009).

Am unteren Ende der Schwereskala ist Kriminalität ein ubiquitäres und transitorisches Phänomen vor allem in der Jugendphase. In einer aktuellen Längsschnittstudie hatten 84 % der Jungen und 69 % der Mädchen zwischen dem 13. und 18. Lebensjahr mindestens ein strafbares Delikt begangen, und 61 % der Jungen und 37 % der Mädchen hatten mindestens ein Gewaltdelikt begangen (Boers et al. 2010). Die Mehrheit dieser Jugendlichen bleibt unentdeckt und beendet ihre delinquenten Episoden spontan und ohne Sanktionserfahrung. Eine kleine Minderheit von etwa 5 % der Jugendlichen sind für einen erheblichen Anteil aller Delikte und insbesondere der schweren Delikte wie Raub, Einbruch oder Drogenhandel verantwortlich (Boers 2019).

Viele Länder erleben nach übereinstimmenden Befunden sowohl der offiziellen Kriminalstatistik als auch von Täter*innen- und Opferbefragungen in den letzten Jahrzehnten einen starken Rückgang der „klassischen" Eigentums- und Gewaltkriminalität, während sich neue und schwerer zu fassende Formen der Cyberkriminalität etablieren (Svensson und Oberwittler 2021; Rüdiger und Bayerl 2020).

2.2 Erklärungsansätze

Verschiedene Disziplinen fokussieren auf sehr unterschiedliche Einflussdimensionen menschlichen Verhaltens: Psychologie und Psychiatrie stellen Persönlichkeitsmerkmale und -störungen und deren Prägung durch somatische Prozesse und Kindheitserfahrungen in den Mittelpunkt, die Soziologie betrachtet Kriminalität als ein gesellschaftliches Phänomen und interessiert sich für die Beeinflussung durch soziale Gruppen und Strukturen, und die Wirtschaftswissenschaften untersuchen Kriminalität in Bezug auf rationales Wahlhandeln und Sanktionswirkungen. Einen überzeugenden allgemeingültigen Erklärungsansatz für alle, teils sehr unterschiedliche, Kriminalitätsphänomene kann es daher kaum geben, und die jüngere Forschungsentwicklung lässt die älteren, eher monokausalen Theorien zugunsten integrativer und interdisziplinärer Ansätze hinter sich (Lamnek und Vogl 2017). Dabei wird die Mikroebene der Persönlichkeit und des individuellen Handelns mit den Einflüssen gesellschaftlicher Kontexte verbunden und auch deren Wechselwirkungen untersucht. Die folgende, sehr selektive Übersicht beginnt mit „klassischen" kriminalsoziologischen Theorieansätzen und stellt anschließend psychologische und psychiatrische Ansätze vor. Für deutschsprachige Vertiefungen des neueren Forschungsstands sind Dollinger und Schmidt-Semisch (2018), Hermann und Pöge (2018), Lamnek (2017) und Lamnek und Vogl (2017) zu empfehlen.

2.2.1 Soziologische und ökonomische Erklärungsansätze

In der soziologischen Kriminalitätsforschung spielen die drei „Klassiker" Anomie-, Lern- und Kontrolltheorie immer noch eine wichtige Rolle und erhalten in zeitgemäßen Weiterentwicklungen auch empirische Bestätigungen. Alle drei Ansätze verorten die Ursachen von Kriminalität in den sozialen Positionen und sozialen Beziehungen der Täter*innen, die mehr oder weniger als Produkt ihrer Umwelt gesehen werden. Mit ihrer Fokussierung auf individuelle Entscheidungen und den Einfluss von Sanktionen und Abschreckung setzen die Theorien des rationalen Wahlhandelns einen anderen Akzent. Sie haben ihren Ursprung in der Strafphilosophie der Aufklärung und wurden von dem Wirtschaftswissenschaftler Gary Becker (1968) als Gegenentwurf zu den soziologischen Ansätzen propagiert, sind inzwischen aber auch in der Soziologie weit verbreitet (Eifler und Leitgöb 2020; Opp 2020).

Anomietheorien

Die auf Emile Durkheim und Robert Merton (vgl. Agnew 1992) zurückgehende *Anomietheorie* sieht in der Kombination von sozialen Ungleichheiten und den Werten der modernen Konsum- und Leistungsgesellschaft eine maßgebliche Triebfeder für kriminelles Handeln. Zwar gilt Armut seit der Ausbreitung der Wohlstandsgesellschaften nach dem Zweiten Weltkrieg kaum noch als eine direkte Kriminalitätsursache, aber dennoch belegen Studien bis heute spürbare Zusammenhänge zwischen sozialstrukturellen Benachteiligungen und wirtschaftlichen Konjunkturen einerseits und Kriminalität andererseits – nicht nur in den USA, sondern auch in Europa (z. B. Jennings et al. 2016; Rosenfeld und Messner 2009). Die Einkommensungleichheit gehört zu den robustesten Prädiktoren der Mordraten im weltweiten Vergleich (Fajnzylber et al. 2002; Nivette 2011), während wohlfahrtsstaatlichen Leistungen dämpfende Effekte auf Kriminalität zugeschrieben werden (Hövermann und Messner 2021; Messner und Rosenfeld 1994). In sozial und ethnisch stark segregierten Großstädten ist die Kriminalitätsbelastung in den benachteiligten Wohngebieten häufig besonders hoch, was von der Theorie der kollektiven Wirksamkeit mit einer mangelnden Sozialkontrolle erklärt wird (Sampson et al. 1997; vgl. Oberwittler 2018). Diesen Erklärungsansätzen ist gemein, dass sie Zusammenhänge auf der Ebene von räumlichen Aggregaten wie Stadtvierteln, Regionen oder Nationen untersuchen und

Kriminalität als Resultat gesellschaftlicher Probleme verstehen, sodass die kausalen Mechanismen von Armut und Ungleichheit auf der individuellen Ebene der Täter*innen ungeklärt bleiben (Pratt und Cullen 2005; Savolainen 2010; Scherr 2018). Es gibt Hinweise auf vergleichbare Auswirkungen von Armut und Ungleichheit auch auf psychische Erkrankungen (Ribeiro et al. 2017).

Lerntheorien

Kriminologische *Lerntheorien* stellen die Beeinflussbarkeit jedes Individuums durch seine jeweiligen Peers und soziale Gruppen in den Mittelpunkt. Die von Edwin Sutherland (1945; vgl. Akers und Jennings 2016) begründete „Theorie der differenziellen Assoziation" nimmt an, dass Kriminalität – sowohl in jugendlichen Straßencliquen als auch in Vorstandsetagen – ebenso erlernt wird wie jedes andere soziale Verhalten auch. Nach einer Dominanz in den 1940er- bis 1960er-Jahre wurde den lerntheoretischen Ansätzen ihre offenkundige Schwäche vorgeworfen, dass sie zwar erklären können, wie delinquente Einstellungen und Handlungen in sozialen Interaktionen weiterverbreitet werden, nicht aber, wie sie „ursprünglich" entstehen. Dennoch konnten neuere Studien mithilfe der Methode der sozialen Netzwerkanalyse zeigen, dass es sowohl Selektionseffekte von ähnlich orientierten Jugendlichen in Freundesgruppen als auch anschließende Verstärkungseffekte der Delinquenz durch diese Freundschaften gibt, zumal Jugendliche meistens in Gemeinschaft Straftaten begehen (Faust und Tita 2019; Weerman 2011). Für das Verständnis von kriminellen Banden und extremistischen Terrorgruppen wie z. B. den „Foreign Fighters", die sich in den 2010er-Jahren dem Islamischen Staat angeschlossen haben, sind Lerntheorien und Netzwerkanalysen unverzichtbare Forschungsansätze (Atran et al. 2014; Kruglanski et al. 2018).

Der empirisch gesicherte Gewaltzyklus von elterlicher Gewalterfahrungen während der Kindheit und späterer eigener Gewaltausübung wurde als eine besondere Form des sozialen Lernens interpretiert (Bandura 1973; Braga et al. 2017); die intergenerationale Übertragung von Aggression könnte aber auch neurobiologisch erklärt werden (Tremblay 2010, s. u.).

Kontrolltheorien

Die *Kontrolltheorien* in der Tradition von Travis Hirschi (1969) bilden die dritte und bis heute einflussreiche klassische Strömung in der Kriminalsoziologie. Sie fokussieren auf die sozialen Bindungen, die zuerst durch eine gelungene Sozialisation in der Familie wachsen, und wollen nicht die Motivation zu delinquenten Verhalten erklären, sondern umgekehrt die Hemmungen, die Menschen davon abhalten. Wer enge Bindungen an die konventionelle Gesellschaft („stakes in conformity") bildet – als Kind und Jugendliche*r durch enge Beziehung zu Eltern und Lehrer*innen, als Erwachsene*r durch Partnerschaft und Beruf –, hätte durch strafbares Verhalten und die erwartbaren negative Reaktionen seitens des sozialen Umfelds mehr zu verlieren als jemand, dem diese Bindungen fehlen. Wer nichts zu verlieren hat, ist im Umkehrschluss frei, gegen die Regeln der Gesellschaft zu verstoßen.

In Anschluss an die klassische Kontrolltheorie haben John Laub und Robert Sampson (2003; Sampson und Laub 2009) die „Age-Graded Theory of Informal Social Control" formuliert, die die Perspektive auf die weitere Entwicklung im Erwachsenenalter ausdehnt und dabei die Bedeutung des Verlusts und Wiederaufbaus sozialer Bindungen an den sogenannten biografischen Wendepunkten („turning points") hervorhebt. Ihre empirischen Erkenntnisse basieren auf einer Reanalyse einer der ersten kriminologischen Längsschnittstudien, die das Ehepaar Sheldon und Eleanor Glueck in den 1940er-Jahren mit männlichen Arbeiterkindern begann, deren Lebensweg bis zum 70. Lebensjahr Sampson und Laub weiterverfolgen konnten. Sie kritisieren den impliziten Determinismus der frühkindlichen Psychopathologien in der psychiatrischen Forschung (Moffitt 1993; Moffitt et al. 2011; s. u.) und betonen demgegenüber die Offenheit und soziale Einbettung der biografischen Entwicklung. Neue soziale Bindungen wie Heirat oder Beruf können helfen, kriminelle Karrieren zu beenden, andererseits können schwerere Formen der Delinquenz und die Reaktionen darauf kumulative Benachteiligungen mit sich bringen und dadurch eine negative Dynamik entfalten, z. B. durch die stigmatisierende Wirkung von Gefängnisstrafen in die dauerhafte Arbeitslosigkeit führen. Zu sehr ähnlichen Ergebnissen sind auch deutsche Längsschnittstudien gelangt (Schumann 2018; Thomas und Stelly 2008).

Rational-Choice- und Handlungstheorien

Rational-Choice-Ansätze sehen in einer Abwägung zwischen dem erwarteten subjektiven Nutzen und den Kosten einer strafbaren Handlung den Schlüssel zum Verständnis von Kriminalität (Cornish und Clarke 1986; Opp 2020). Eine besondere Bedeutung hat diese Perspektive für die Analyse der Gelegenheitsstrukturen, die vom „Routine Activities Approach" (Cohen und Felson 1979; Andresen und Farrell 2015) als eigenständige Kriminalitätsursache unabhängig von der Motivation potenzieller Täter*innen angesehen werden. Daraus werden unter anderem kriminalpräventive Ansätze der technischen Überwachung und Sicherung wie z. B. Videoüberwachung abgeleitet.

Wenn die egoistische Nutzenmaximierung als „Normalfall" menschlichen Verhaltens angekommen wird, kommt der Abschreckungswirkung von Sanktionen eine zentrale Bedeutung zu, deren empirische Erforschung jedoch besonders schwierig ist (Nagin et al. 2018). In ökonometrischen Auswertungen von räumlich aggregierten Zeitreihen wurden generalpräventive Effekte von polizeilicher Kontrollintensität, Aufklärungsquoten und Strafsanktionen auf registrierte Kriminalität gefunden (Entorf 2011; Levitt und Miles 2007). Empirische Studien mit Individualdaten haben jedoch gezeigt, dass erstens informelle Sanktionen durch nahestehende Personen wichtiger sind als staatliche Strafsanktionen (was deren Existenz allerdings nicht überflüssig macht), dass zweitens die Schwere von Strafe einen deutlich geringeren Effekt hat als die Wahrscheinlichkeit ihres Eintretens und dass drittens für die meisten Menschen mit fest internalisierten prosozialen Normen Abschreckung irrelevant ist, da ein „moralischer Filter" strafbares Verhalten als Verhaltensoption kategorisch ausschließt (Kroneberg et al. 2010; Svensson 2015). Die „Situational Action Theory" von P.O. Wikström (2010; Wikström et al. 2012) analysiert die Handlungsentscheidungen für oder gegen Normbrüche als Ergebnis der Wechselwirkungen zwischen individuellen delinquenten Neigungen und situativen Gelegenheiten für Kriminalität.

Die spezialpräventive Wirkung von Strafsanktionen insbesondere bei Jugendlichen wird in der Forschung sehr kritisch bewertet. Viele Längsschnittstudien haben gezeigt, dass Polizeikontakte und formelle Sanktionen zur Verfestigung delinquenter Karrieren beitragen und damit eine Ursache von Kriminalität bilden (Motz et al. 2020; Petrosino et al. 2019). Das Jugendstrafrecht trägt diesen Erkenntnissen durch den Ansatz der Diversion, der Vermeidung von formellen Sanktionen, zumindest teilweise Rechnung. In Deutschland werden etwa 70 % der Strafverfahren gegen Jugendliche vor der Gerichtsverhandlung eingestellt (Heinz 2019, S. 2218).

› Die spezialpräventive Wirkung von Strafsanktionen insbesondere bei Jugendlichen ist nicht belegt. Viele Studien haben gezeigt, dass Polizeikontakte und formelle Sanktionen eher zu einer Verfestigung delinquenter Karrieren beitragen.

2.2.2 Psychologische und psychiatrische Erklärungsansätze

Psychologie und Psychiatrie betrachten Kriminalität als eine Facette dissozialer Verhaltensstörungen und konzentrieren sich in der Ursachenforschung auf die individuelle Täter*innenpersönlichkeit und solche Faktoren, die häufig bereits während der Schwangerschaft und in der frühen Kindheit wirksam werden und dauerhafte Verhaltensstörungen bis ins Erwachsenenalter hervorrufen können. Die Entwicklungsperspektive ist daher für diese Forschungsrichtungen konstitutiv, und Erkenntnisgewinne kommen vor allem aus aufwendigen prospektiven Längsschnittstudien vom Kindes- bis ins Erwachsenenalter wie z. B. der neuseeländischen „Dunedin Multidisciplinary Health and Development Study“ (Belsky et al. 2020). Bedingt durch die forensische Perspektive stehen schwerere Formen der Kriminalität und solche im Zusammenhang mit psychischen Störungen in der psychologischen und psychiatrischen Forschung häufig im Vordergrund.

Frühkindliche Risikofaktoren und Persönlichkeitsentwicklung

Der traditionelle und bis heute einflussreiche „Mehrfaktorenansatz" (*„Risk Factor Approach“*) berücksichtigt die Bedeutung vieler sehr unterschiedlicher Einflussfaktoren während der Kindheit, verzichtet jedoch weitgehend auf Annahmen zu den Wirkungsmechanismen und begnügt sich weitgehend mit Rangfolgen der statistischen Korrelationen und der Annahme der kumulativen Verstärkung (Farrington und Ttofi 2012; Stemmler et al. 2018). Besonders häufig bestätigte Risikofaktoren sind familiäre Einflüsse wie Broken Home, inkonsistenter Erziehungsstil, Missbrauch und Gewaltanwendung, elterliche Konflikte und Straffälligkeit, biologische Einflüsse wie Substanzmittelkonsum während der Schwangerschaft, Geburtskomplikationen und langsamer Ruhepuls sowie Persönlichkeitsmerkmale wie niedrige Intelligenz und Empathie und hohe Impulsivität (Lösel und Bender 2006; Murray und Farrington 2010).

Es gilt als gesichert, dass diese *familiären und frühkindlichen Risikofaktoren* die Wahrscheinlichkeit straffälligen Verhaltens vor allem von Jungen im Jugend- und Erwachsenenalter steigern (Bamvita et al. 2021; Broidy et al. 2003; Fagan und Bendini 2019). Dennoch bleibt ihre prädiktive Bedeutung im Einzelfall gering, und sie eignen sich kaum für Prognosen (Baldwin et al. 2021; Boers 2019).

> Familiäre und frühkindliche Risikofaktoren erhöhen die Wahrscheinlichkeit späterer Straffälligkeit. Für eine Prognose im Einzelfall sind sie allerdings kaum geeignet.

Diese Erkenntnis schränkt auch die Bedeutung eines der einflussreichsten Ansätze zur Typisierung von Entwicklungsverläufen dissozialen Verhaltens ein, Terrie Moffitts „Dual Taxonomy“. Moffitt (1993, 2018) entwickelte aus der Unterscheidung von jugendtypischer bagatellhafter Delinquenz einerseits und schwerwiegender chronischer Delinquenz andererseits eine Taxonomie von zwei maßgeblichen Entwicklungspfaden („trajectories“) delinquenten Verhaltens: „Adolescence-limited“ (AL) und „Life-Course-persistent“ (LCP). Während demnach Delinquenz in der größeren AL-Gruppe eine quasi-normale und vorübergehende Begleiterscheinung des Jugendalters darstellt, wird die kleinere LCP-Gruppe als Hochrisikogruppe mit psychopathologischen Defiziten bereits in der frühen Kindheit und einer ins Erwachsenenalter fortgesetzten Delinquenz beschrieben. In aktuellen systematischen Reviews wird sowohl eine ungenaue Definition der Verlaufstypen kritisiert als auch konstatiert, dass sich die LCP- von der AL-Gruppe hinsichtlich ihrer familiären und frühkindlichen Risikofaktoren nicht grundlegend unterscheidet (Jolliffe et al. 2017a, b). Es fanden sich außerdem in neueren Studien sowohl Intensivtäter*innen, die ihre Serie delinquenten Verhaltens am Ende des Jugendalters abbrachen, als auch Personen, die im Jugendalter unauffällig blieben und erstmals im frühen Erwachsenenalter Straftaten begangen („late onset") (Boers 2019; Morizot 2019).

Der Dual-Taxonomy-Ansatz beschreibt zwei maßgebliche Entwicklungspfade delinquenten Verhaltens:

- „Adolescence-limited": In dieser größeren Gruppe stellt die Delinquenz eine quasi-normale und vorübergehende Begleiterscheinung des Jugendalters dar.
- „Life-Course persistent": In dieser kleineren Hochrisikogruppe kommt es zu einem Fortbestehen der Delinquenz im Erwachsenenalter.

In späteren Studien konnte auch eine „Late-Onset"-Gruppe mit Beginn der Delinquenz im Erwachsenenalter beschrieben werden.

Unter den Persönlichkeitsmerkmalen zeigen besonders *Risikoorientierung und Impulsivität* starke Zusammenhänge mit kriminellem Verhalten. Die Kriminologen Michael Gottfredson und Travis Hirschi (1990, 2019) leiteten daraus ihre „General Theory of Crime" ab, in der mangelnde Selbstkontrolle als ein in der frühen Kindheit geformtes stabiles Persönlichkeitsmerkmal beschrieben und als allein maßgebliche Ursache von Kriminalität angesehen wird. Selbstkontrolle befähigt Menschen, die langfristig negativen Folgen von Handlungen zu überblicken und ihre Impulse zu zügeln. Menschen mit niedriger Selbstkontrolle erliegen den „Versuchungen des Augenblicks" und sind daher für drohende Sanktionen weniger empfänglich. In ihrem Allgemeingültigkeitsanspruch konnte sich diese Theorie jedoch nicht durchsetzen. Neuere Studien zeigen z. B., dass niedrige Selbstkontrolle als Prädiktor für Kriminalität nur in Wechselwirkung mit weiteren sozialen und situativen Risikofaktoren relevant ist (Kroneberg und Schulz 2018). Daneben wird insbesondere auch Gefühlskälte und ein Mangel an Empathie als eine möglicherweise neurobiologisch fundierte Persönlichkeitsstörung mit erhöhten Risiken für kriminelles Verhalten diskutiert (Viding und McCrory 2018).

Neurobiologische Erklärungsansätze

Mit der Entwicklung molekularbiologischer Analysen und der funktionellen Magnetresonanztomografie (fMRT) haben *neurobiologische Erklärungsansätze* der Kriminalität an Bedeutung gewonnen. Untersuchungen von Gehirnaktivitäten mit bildgebenden Verfahren unterstützen die älteren Erkenntnisse zur Rolle des präfrontalen Kortex für die Verhaltensregulation (Markowitsch und Siefer 2007). Auch die traditionelle Vorstellung der Jugend als einer besonderen Entwicklungs- und Reifephase, in der Normbrüche alterstypisch häufiger vorkommen, wurde damit neurowissenschaftlich untermauert. Das „Dual-Systems"-Modell sieht die Ursache jugendlicher Delinquenz in einem Ungleichgewicht zwischen zwei Gehirnarealen, dem für Emotionen und Impulse „zuständigen" limbischen System und dem für rationales Denken und Selbstkontrolle „zuständigen" präfrontalen Kortex (Steinberg 2010). Experimentelle Studien haben Hinweise ergeben, dass unterschiedliche Entwicklungsgeschwindigkeiten der limbischen und kortikalen Gehirnareale während der Jugendphase ein Ungleichgewicht zugunsten eher impulsiver und risikoreicher Verhaltensentscheidungen bewirken (Casey et al. 2008).

Große Aufmerksamkeit haben Analysen der Dunedin-Studie durch Caspi et al.

(2002) zu genetischen Ursachen der Gewaltkriminalität gefunden. Durch eine erbliche Genvariation, bei der das Enzym Monoaminooxidase A (MAOA) verringert ist, kommt es zu einem verlangsamten Abbau des Neurotransmitters Serotonin, der eine wichtige Rolle in der Regulierung von Emotionen spielt. Diese Veranlagung kann dann zu einer erhöhten Gewaltneigung im Erwachsenenalter führen, falls die betroffenen Personen im Kindesalter selbst Opfer körperlicher Misshandlungen geworden sind. Ohne diese Missbrauchserfahrungen erhöht sich die spätere Gewaltneigung trotz genetischer Veranlagung nicht. Diese Wechselwirkung zwischen Gewalterfahrungen und Neurobiologie ist eines der wenigen Beispiele einer Gen-Umwelt-Interaktion im Bereich der Kriminalität und wurde inzwischen durch Metaanalysen erhärtet (Byrd und Manuck 2014).

Epigenetische Forschungsansätze bieten neue Erklärungen an, weshalb negative und traumatische Lebensereignisse während der frühen Kindheit Langzeitfolgen für Verhaltensprobleme im Jugend- und Erwachsenenalter nach sich ziehen können. Studien haben z. B. gezeigt, dass frühkindliche Misshandlungen durch die Methylierung des Glukokortikoid-Rezeptors im Hippocampus die hormonelle Stressregulation dauerhaft beeinträchtigt, was mit Depressionen im Erwachsenenalter in Verbindung gebracht wird (McGowan et al. 2009). Ob epigenetische Prozesse in der frühen Kindheit zur Verfestigung von Gewalt und Delinquenz im Jugendalter führen könnten, ist Gegenstand der aktuellen Forschung (Lang et al. 2020; Palumbo et al. 2018).

2.2.3 Integrative Erklärungsansätze

Eine einheitliche Erklärung für Kriminalität ist nicht in Sicht. Unterschiedliche Perspektiven auf verschiedene Kriminalitätsphänomene fokussieren auch auf jeweils andere Ursachenbereiche. Um Unterschiede in der Gewaltkriminalität zwischen mittelamerikanischen und europäischen Ländern oder die Entwicklung der Cyberkriminalität zu erklären, bieten Genetik und Persönlichkeitsmerkmale keine vielversprechenden Ansätze. Wenn es um Erklärung des individuellen Verlaufs krimineller Karrieren geht, spielen im Gegenzug Veränderungen der gesellschaftlichen Makroebene oder des Internets keine zentrale Rolle. Da Forschung meistens an der Klärung konkreter Phänomene interessiert ist, haben Theorien „mittlerer Reichweite" weiterhin ihre Berechtigung. Dennoch hat insbesondere die jüngere Forschung zur Entwicklung von dissozialem Verhalten im Lebenslauf gezeigt, dass integrative Erklärungsansätze dazu beitragen, einen wichtigen Schritt von bloßen korrelativen Zusammenhängen zwischen Risikofaktoren und Kriminalität hin zum Verständnis von Wirkungsmechanismen und einer kausalen Ordnung der verschiedenen personalen und sozialen Dimensionen zu machen. So ist das Verständnis der Wechselwirkungen (Interaktionen) z. B. zwischen neurobiologischen und sozialen Einflussfaktoren gestiegen und hat die früheren Kontroversen über „nature vs. nurture" abgelöst. Das wohl bekannteste Beispiel hierfür ist die Wechselwirkung von genetisch bedingtem Mangel des Hormons MAOA und familiären Gewalterfahrungen (Caspi et al. 2002, s. o.). Weitere Beispiele sind die Wechselwirkung zwischen ungünstigen sozialräumlichen Einflüssen und einer als „Puffer" wirkenden positiven Eltern-Kind-Beziehung (Janssen et al. 2017) sowie zwischen niedriger Selbstkontrolle und moralischen Einstellungen (Kroneberg und Schulz 2018, s. o.). Die neuen Erkenntnisse zu möglichen epigenetischen Auswirkungen von Misshandlungserfahrungen in der frühen Kindheit verändern die bisherigen Vorstellungen der Beziehungen zwischen biologischen Merkmalen und

Umwelteinflüssen: Soziale Einflüsse können biologische Spuren hinterlassen.

Es gibt mehrere, recht ähnliche Versuche, diese verschiedenen Puzzlesteine auf den biologischen, psychologischen und sozialen Ebenen zu einer integrierten Entwicklungstheorie der Kriminalität zusammenzusetzen: das „biopsychosoziale Modell" von Dodge und Petit (2003), das Modell der „Genes-Environment-Brain-Behavior Development" von Tremblay (2010) und das Entwicklungsmodell von Asendorpf (2010). Alle drei Modelle betonen die Wechselwirkungen zwischen individuellen Persönlichkeitsdispositionen und den sozialen Umweltfaktoren in der Genese der Dissozialität. Von den Reaktionen von Eltern, Gleichaltrigen, Lehrer*innen, Polizei und Justiz auf frühe Verhaltensprobleme hängt es entscheidend ab, ob Dissozialität gedämpft oder noch verstärkt wird und welche Richtung die dynamische und prinzipiell offene Entwicklung in der weiteren Jugend- und Erwachsenenphase nimmt. Das Verständnis dieser Zusammenhänge ist eine auch wichtige Basis für Interventionen, die vielleicht am effektivsten in frühen Entwicklungsphasen ansetzen (Farrington und Welsh 2007; Lösel 2012).

Literatur

Agnew R (1992) Foundation for a general strain theory of crime and delinquency. Criminology 30:47–87

Akers RL, Jennings WG (2016) Social Learning Theory. In: Piquero AR (Hrsg), The Handbook of Criminological Theory. John Wiley & Sons, Chichester, S 230–240

Andresen M, Farrell G (Hrsg) (2015) The criminal act. The role and influence of routine activity theory. Palgrave Macmillan, Basingstoke

Asendorpf JB (2010) Langfristige Konsequenzen früher Aggressivität auf antisoziales Verhalten im frühen Erwachsenenalter. In: Böllinger L, Jasch M, Krasmann S (Hrsg) Gefährliche Menschenbilder. Biowissenschaften, Gesellschaft und Kriminalität. Nomos, Baden-Baden, S 64–81

Atran SA, Sheikh H, Gomez A (2014) Devoted actors sacrifice for close comrades and sacred cause Proceedings of the National Academy of Sciences 111(50):17702–17703. https://doi.org/10.1073/pnas.1420474111

Baldwin JR, Caspi A, Meehan AJ, Ambler A, Arseneault L, Fisher HL, Harrington H, Matthews T, Odgers CL, Poulton R, Ramrakha S, Moffitt TE, Danese A (2021) Population vs individual prediction of poor health from results of adverse childhood experiences screening. JAMA Pediatr 175:385–393

Bamvita J-M, Larm P, Vitaro F, Tremblay R, Coté G, Hodgins S (2021) How do childhood conduct problems, callousness and anxiety relate to later offending and adult mental disorder? Crim Behav Ment Health 31:60–76

Bandura A (1973) Aggression: A Social Learning Analysis. Holt, New York

Becker G (1968) Crime and punishment: an economic approach. J Polit Econ 76:169–217

Belsky J, Caspi A, Moffitt TE, Poulton R (2020) The origins of you: how childhood shapes later life. Harvard University Press, Cambridge, MA

Black DJ (1983) Crime as social control. Am Sociol Rev 48:34–45

Boers K (2019) Delinquenz im Altersverlauf. Befunde der kriminologischen Längsschnittforschung. Monatsschr Kriminol Strafrechtsreform 102:3–42

Boers K, Reinecke J, Mariotti L, Seddig D (2010) Explaining the development of adolescent violent delinquency. Eur J Criminol 7:499–520

Braga T, Goncalves LC, Basto-Pereira M, Maia A (2017) Unraveling the link between maltreatment and juvenile antisocial behavior: a meta-analysis of prospective longitudinal studies. Aggress Violent Behav 33:37–50

Broidy LM, Tremblay RE, Brame B, Fergusson D, Dodge KA, Horwood JL, Loeber R, Laird R, Lynam DR, Moffitt TE, Nagin DS, Bates JE, Pettit GS, Vitaro F (2003) Developmental trajectories of childhood disruptive behaviors and adolescent delinquency: a six site, cross-national study. Dev Psychol 39:222–245

Bundesministerium des Innern (BMI), Bundesministerium der Justiz (BMJ) (2006) Zweiter Periodischer Sicherheitsbericht. Bundesministerium des Innern, Bundesministerium der Justiz, Berlin

Byrd AL, Manuck SB (2014) MAOA, childhood maltreatment, and antisocial behavior: meta-analysis of a gene-environment interaction. Biol Psychiatry 75:9–17

Casey B, Getz S, Galvan A (2008) The adolescent brain. Dev Rev 28:62–77

Caspi A, McClay J, Moffitt TE, Mill J, Craig IW, Taylor A, Poulton R (2002) Role of genotype in the

2

cycle of violence in maltreated children. Science 297:851–854
Cohen LE, Felson M (1979) Social change and crime rate trends: a routine activity approach. Am Sociol Rev 44:588–608
Cornish DA, Clarke RV (Hrsg) (1986) The Reasoning criminal: rational choice perspectives on offending. Springer, New York
Daly M (2016) Killing the competition: economic inequality and homicide. Transaction Publisher, New Brunswick
Dodge KA, Pettit GS (2003) A biopsychosocial model of the development of chronic conduct problems in adolescence. Devl Psychol 39(2):349–371. https://doi.org/10.1037/0012-1649.39.2.349
Dollinger B, Schmidt-Semisch H (Hrsg) (2018) Handbuch Jugendkriminalität: Interdisziplinäre Perspektiven, 3. Aufl. VS Verlag für Sozialwissenschaften, Wiesbaden
Durkheim E (1984) Die Regeln der soziologischen Methode. Suhrkamp, Frankfurt am Main
Eifler S, Leitgöb H (2020) Ein zweistufiges Modell zur Erklärung sozialen Handelns – Methodologische Grundlagen, statistische Modellierung und Anwendung auf kriminelles Handeln. In: Mays A, Dingelstedt A, Hambauer V, Schlosser S, Berens F, Leibold J, Höhne JK (Hrsg) Grundlagen – Methoden – Anwendungen in den Sozialwissenschaften: Festschrift für Steffen-M. Kühnel. Springer Fachmedien, Wiesbaden, S 137–159
Eisner M (2009) The uses of violence: an examination of some cross-cutting issues. Int J Confl Violence 3:40–59
Entorf H (2011) Turning 18: what a difference application of adult criminal law makes. IZA discussion paper no 5434. https://ssrn.com/abstract=1745709. Zugegriffen am 25.05.2021
Fagan AA, Bendini KM (2019) Family influences on youth offending. In: Farrington DP, Kazemian L, Piquero AR (Hrsg) The Oxford handbook of developmental and life-course criminology. Oxford University Press, New York, S 379–404
Fajnzylber P, Lederman D, Loayza N (2002) Inequality and violent crime. J Law Econ 45:1–41
Farrington DP, Ttofi MM (2012) Protective and promotive factors in the development of offending. In: Bliesener T, Beelmann A, Stemmler M (Hrsg) Antisocial behavior and crime. Contributions of developmental and evaluation research to prevention and intervention. Hogrefe Publishing, Cambridge, MA, S 71–88
Farrington DP, Welsh BC (2007) Saving children from a life of crime. Early risk factors and effective interventions. Studies in crime and public policy. Oxford University Press, Oxford
Faust K, Tita GE (2019) Social networks and crime: pitfalls and promises for advancing the field. Ann Rev Criminol 2:99–122
Fehr E, Schurtenberger I (2018) Normative foundations of human cooperation. Nat Hum Behav 2:58–468
Gottfredson MR, Hirschi T (1990) General theory of crime. Stanford University Press, Stanford
Gottfredson MR, Hirschi T (2019) Modern control theory and the limits of criminal justice. Oxford University Press, Oxford/New York
Heinz W (2019) Sekundäranalyse empirischer Untersuchungen zu jugendkriminalrechtlichen Maßnahmen, deren Anwendungspraxis, Ausgestaltung und Erfolg: Gutachten im Auftrag des Bundesministeriums für Justiz und Verbraucherschutz. Universität Konstanz. https://www.jura.uni-konstanz.de/ki/sanktionsforschung-kis/gutachten-sekundaeranalyse-empirischer-untersuchungen-zu-jugendkriminalrechtlichen-massnahmen-deren-anwendungspraxis-ausgestaltung-und-erfolg. Zugegriffen am 25.05.2021
Hermann D, Pöge A (Hrsg) (2018) Kriminalsoziologie. Handbuch für Wissenschaft und Praxis. Nomos, Baden-Baden
Hirschi T (1969) Causes of Delinquency. University of California Press, Berkeley
Hövermann A, Messner SF (2021) Institutional imbalance, marketized mentality, and the justification of instrumental offenses: a cross-national application of institutional anomie theory. Justice Q 38:406–432
Janssen HJ, Weerman FM, Eichelsheim VI (2017) Parenting as a protective factor against criminogenic settings? Interaction effects between three aspects of parenting and unstructured socializing in disordered areas. J Res Crime Delinq 54:181–207
Jennings W, Farrall S, Bevan S (2016) The economy, crime and time: an analysis of recorded property crime in England & Wales 1961–2006. Int J Law Crime Justice 40:192–210
Jolliffe D, Farrington DP, Piquero AR, MacLeod JF, van de Weijer S (2017a) Prevalence of life-course-persistent, adolescence-limited, and late-onset offenders: a systematic review of prospective longitudinal studies. Aggress Violent Behav 33:4–14
Jolliffe D, Farrington DP, Piquero AR, Loeber R, Hill KG (2017b) Systematic review of early risk factors for life-course-persistent, adolescence-limited, and late-onset offenders in prospective longitudinal studies. Aggress Violent Behav 33:15–23
Kroneberg C, Schulz S (2018) Revisiting the role of self-control in situational action theory. Eur J Criminol 15:56–76

Kroneberg C, Heintze I, Mehlkop G (2010) The interplay of moral norms and instrumental incentives in crime causation. Criminology 48:259–294

Kruglanski A, Jasko K, Webber D, Chernikova M, Molinario E (2018) The making of violent extremists. Rev Gen Psychol 22:107–120

Lamnek S (2017) Theorien abweichenden Verhaltens I: „Klassische" Ansätze, 10. Aufl. Wilhelm Fink Verlag, Paderborn

Lamnek S, Vogl S (2017) Theorien abweichenden Verhaltens II: „Moderne" Ansätze, 4. Aufl. Wilhelm Fink Verlag, Paderborn

Lang J, McKie J, Smith H, McLaughlin A, Gillberg C, Shiels PG, Minnis H (2020) Adverse childhood experiences, epigenetics and telomere length variation in childhood and beyond: a systematic review of the literature. Eur Child Adolesc Psychiatry 29:1329–1338

Laub JH, Sampson RJ (2003) Shared beginnings, divergent lives: delinquent boys to age 70. Harvard University Press, Cambridge, MA

Levitt SD, Miles TJ (2007) Empirical study of criminal punishment. In: Polinsky MA, Shavell S (Hrsg) Handbook of law and economics, Bd 1. Elsevier, Amsterdam, S 455–495

Lösel F (2012) Entwicklungsbezogene Prävention von Gewalt und Kriminalität. Forens Psychiatr Psychol Kriminol 6:71–84

Lösel F, Bender D (2006) Risk factors for serious and violent anti-social bevaviour in children and youth. In: Hagell A, Jeyarajah-Dent R (Hrsg) Children who commit acts of serious interpersonal violence. Messages for best practice. Jessica Kinsley Publishers, London, S 42–71

Markowitsch HJ, Siefer W (2007) Tatort Gehirn. Auf der Suche nach dem Ursprung des Verbrechens. Campus, Frankfurt am Main

McGowan PO, Sasaki A, D'Alessio AC, Dymov S, Labonté B, Szyf M, Turecki G, Meaney MJ (2009) Epigenetic regulation of the glucocorticoid receptor in human brain associates with childhood abuse. Nat Neurosci 12:342–348

Messner SF, Rosenfeld R (1994) Crime and the American Dream. Wadsworth, Belmont, CA

Moffitt TE (1993) Adolescence-limited and life-course-persistent antisocial behavior: a developmental taxonomy. Psychol Rev 100:674–701

Moffitt TE (2018) Male antisocial behaviour in adolescence and beyond. Nat Hum Behav 2:177–186

Moffitt TE, Arseneault L, Belsky D, Dickson N, Hancox RJ, Harrington HL, Houts R, Poulton R, Roberts BW, Ross S, Sears MR, Thomson WM, Caspi A (2011) A gradient of childhood self-control predicts health, wealth, and public safety. Proc Natl Acad Sci 108:2693–2698

Morizot J (2019) Trajectories of criminal behavior across the life course. In: Farrington DP, Kazemian L, Piquero AR (Hrsg) The Oxford handbook of developmental and life-course criminology. Oxford University Press, New York, S 97–125

Motz RT, Barnes J, Caspi A, Arseneault L, Cullen FT, Houts R, Wertz J, Moffitt TE (2020) Does contact with the justice system deter or promote future delinquency? Results from a longitudinal study of British adolescent twins. Criminology 58:307–335

Murray J, Farrington DP (2010) Risk factors for conduct disorder and delinquency: key findings from longitudinal studies. Can J Psychiatry 55: 633–642

Nagin DS, Cullen FT, Jonson CL (Hrsg) (2018) Deterrence, choice, and crime. Contemporary perspectives. Advances in criminological theory, Bd 23. Routledge, New York

Nivette AE (2011) Cross-national predictors of crime: a meta-analysis. Homicide Stud 15:103–121

Oberwittler D (2018) Stadtstruktur und Kriminalität. In: Hermann D, Pöge A (Hrsg) Kriminalsoziologie. Handbuch für Wissenschaft und Praxis. Nomos, Baden-Baden, S 323–341

Oldenkamp R, van Zelm R, Huijbregts MA (2016) Valuing the human health damage caused by the fraud of Volkswagen. Environ Pollut 212:121–127

Opp K-D (2020) Analytical criminology: integrating explanations of crime and deviant behavior. Routledge, London

Palumbo S, Mariotti V, Iofrida C, Pellegrini S (2018) Genes and aggressive behavior: epigenetic mechanisms underlying individual susceptibility to aversive environments. Front Behav Neurosci 12:1–9

Petrosino A, Petrosino C, Guckenburg S, Terrell J, Fronius TA, Choo K (2019) The effects of juvenile system processing on subsequent delinquency outcomes. In: Farrington DP, Kazemian L, Piquero AR (Hrsg) The Oxford handbook of developmental and life-course criminology. Oxford University Press, New York, S 553–575

Pratt TC, Cullen FT (2005) Assessing macro-level predictors and theories of crime: a meta-analysis. In: Tonry M (Hrsg) Crime and justice, An annual review of research, Bd 32. Chicago University Press, Chicago, S 373–450

Ribeiro WS, Bauer A, Andrade MCR, York-Smith M, Pan PM, Pingani L, Knapp M, Coutinho ESF, Evans-Lacko S (2017) Income inequality and mental illness-related morbidity and resilience: a systematic review and meta-analysis. Lancet Psychiatry 4:554–562

Rosenfeld R, Messner SF (2009) The crime drop in comparative perspective: the impact of the economy and imprisonment on American and European burglary rates. Br J Sociol 60:445–471

Rüdiger T-G, Bayerl PS (Hrsg) (2020) Cyberkriminologie. Kriminologie für das digitale Zeitalter. Springer VS, Wiesbaden

Sampson RJ, Laub JH (2009) A life-course theory and long-term project on trajectories of crime. Monatsschr Kriminol Strafrechtsreform 92:226–239

Sampson RJ, Raudenbush SW, Earls FJ (1997) Neighborhoods and violent crime: a multilevel study of collective efficacy. Science 277:918–924

Savolainen J (2010) Class, inequality, and the etiology of crime. In: Shoham SG, Knepper P, Kett M (Hrsg) International handbook of criminology. CRC Press, Boca Raton, S 541–566

Scherr A (2018) Jugendkriminalität, soziale Benachteiligungen und Belastungen. In: Dollinger B, Schmidt-Semisch H (Hrsg) Handbuch Jugendkriminalität: Interdisziplinäre Perspektiven, 3. Aufl. Springer VS, Wiesbaden, S 281–296

Schumann KF (2018) Jugenddelinquenz im Lebensverlauf. In: Dollinger B, Schmidt-Semisch H (Hrsg) Handbuch Jugendkriminalität. Interdisziplinäre Perspektiven, 3. Aufl. VS Verlag für Sozialwissenschaften, Wiesbaden, S 261–280

Singelnstein T, Kunz K-L (2021) Kriminologie. Eine Grundlegung (8. A.). Haupt Verlag, Bern

Steinberg L (2010) A dual systems model of adolescent risk-taking. Dev Psychobiol 52:216–224

Stemmler M, Wallner S, Link E (2018) Risikofaktoren für die Entwicklung dissozialen Verhaltens in der Kindheit und Jugend. In: Hermann D, Pöge A (Hrsg) Kriminalsoziologie. Handbuch für Wissenschaft und Praxis. Nomos, Baden-Baden, S 247–262

Sutherland EH (1945) Is ‚white collar crime' crime? Am Sociol Rev 10:132–139

Svensson R (2015) An examination of the interaction between morality and deterrence in offending: a research note. Crime Delinq 61:3–18

Svensson R, Oberwittler D (2021) Routine activities and the decline of youth crime: a repeated cross-sectional analysis of self-reported delinquency in Sweden, 1999–2017. Criminology 59:351–386

Thomas J, Stelly W (2008) Kriminologische Verlaufsforschung zu Jugendkriminalität: Entwicklungen und Befunde. Forens Psychiatr Psychol Kriminol 2:199–206

Tremblay RE (2010) Developmental origins of disruptive behaviour problems: the 'original sin' hypothesis epigenetics and their consequences for prevention . J Child Psychol Psychiatry 51(4):341–367. https://doi.org/10.1111/j.1469-7610.2010.02211.x

Viding E, McCrory EJ (2018) Understanding the development of psychopathy: progress and challenges. Psychol Med 48:566–577

Weerman FM (2011) Delinquent peers in context: a longitudinal network analysis of selection and influence effects. Criminology 49:253–286

Wikström P-OH (2010) Explaining crime as moral actions. In: Hitlin S, Vaisey S (Hrsg) Handbook of the sociology of morality. Springer, New York, S 211–239

Wikström P-OH, Oberwittler D, Treiber K, Hardie B (2012) Breaking rules. The social and situational dynamics of young people's urban crime. Clarendon studies in criminology. Oxford University Press, Oxford

Zusammenhänge zwischen funktionellen Psychosen und Kriminalität/Gewalttätigkeit

Hans Schanda und Thomas Stompe

Inhaltsverzeichnis

B. Völlm, B. Schiffer (Hrsg.), *Forensische Psychiatrie*, https://doi.org/10.1007/978-3-662-64465-2_3

3

3.1 Einleitung

Die Ansicht, dass psychisch Kranke – im Besonderen solche, die an Psychosen aus dem schizophrenen Formenkreis leiden – unberechenbar, eben „verrückt" und daher gefährlich sind, gehört seit jeher zum festen „Wissensstand" beträchtlicher Teile der Bevölkerung. Dies gepaart mit dem Umstand, dass (abgesehen von verschiedenen Arten von Schockbehandlungen) erst seit der zweiten Hälfte des 20. Jahrhunderts wirkungsvolle Behandlungsmöglichkeiten zur Verfügung stehen, ist mit einer der Gründe für die Sonderstellung der Psychiatrie innerhalb der medizinischen Wissenschaften. Studien aus der ersten Hälfte des 20. Jahrhunderts widerlegten zunächst die bekannten Vorurteile (z. B. Ashley 1922; Pollock 1938). Ein häufig zitierter Satz aus der 1973 erschienenen Monografie von Böker und Häfner (*Gewalttaten Geistesgestörter. Eine psychiatrisch-epidemiologische Untersuchung in der Bundesrepublik Deutschland*) wurde die längste Zeit als Bestätigung dafür verstanden. Nun stellten Böker und Häfner zwar in sehr allgemeiner Form fest, „dass Geisteskranke und Geistesschwache insgesamt nicht häufiger aber auch nicht wesentlich seltener zu Gewalttätern werden als sogenannte Geistesgesunde" (Böker und Häfner 1973, S. 94), jedoch finden sich in dem Buch eindeutige Belege dafür, dass bei einer Subgruppe psychotischer Patient*innen bereits zu Zeiten der alten Anstaltspsychiatrie ein erhöhtes Risiko für schwere Formen der Gewalttätigkeit zu finden war.

Im amerikanischen Raum, wo erste diesbezügliche Informationen bereits in den 1960er-Jahren auftauchten (z. B. Giovannoni und Gurel 1967; Rappeport und Lassen 1965), wurden diese zunächst mit methodischen Schwächen der betreffenden Untersuchungen entkräftet. Bei Berücksichtigung einfacher Kontrollvariablen wie Alter, Geschlecht, soziale Schicht oder Vorstrafen würden die vermuteten Beziehungen zwischen Kriminalität und psychiatrischen Erkrankungen nicht mehr nachweisbar sein (Monahan und Steadman 1983). Bereits wenige Jahre später musste diese Ansicht allerdings korrigiert werden: „The data …, fairly read, suggest the one conclusion I did not want to reach: … no matter how many social and demographic factors are statistically taken into account, there appears to be a relationship between mental disorder and violent behavior" (Monahan 1992, S. 519).

Im deutschsprachigen Raum wurde vonseiten der Allgemeinpsychiatrie über lange Zeit eine hinhaltende „Defensivtaktik" gegen die zunehmende Fülle zugegebenermaßen unerfreulicher Realitäten angewandt. Nach deren anfänglicher Ignorierung wurden zunächst methodische Defizite einschlägiger Studien ins Treffen geführt. Als die Datenlage schließlich immer eindeutiger wurde – wofür die stetig steigenden Zahlen von Einweisungen in den Maßregelvollzug ein (allerdings nur indirektes) Argument lieferten (s. ▶ Abschn. 3.3) –, wurde dies die längste Zeit ausschließlich mit erhöhten Raten von komorbidem Substanzmissbrauch, dem geänderten Verhalten der Exekutive oder der geänderten Spruchpraxis der Gerichte begründet (Schanda 2018). Und in der Tat macht eine Vielzahl von methodischen Problemen (uneinheitliche diagnostische Kriterien, unterschiedliche Definitionen von Kriminalität und Gewalttätigkeit und deren möglicher Zusammenhang mit psychiatrischen Erkrankungen, unterschiedliche Datenquellen, unterschiedlich lange Untersuchungszeiträume, interferierende Variablen, mathematisch-statistische Fragen und nicht zuletzt die Frage der Übertragbarkeit etwa von Resultaten aus den USA auf den europäischen Raum) eine einheitliche Interpretation der vorliegenden Daten schwierig (Details bei Schanda 2006).

Ein weiteres Problem bei der Untersuchung der Frage nach dem tatsächlichen Einfluss psychischer Störungen auf kriminelles/gewalttätiges Verhalten ist nomenklatorischer Art. Auch bei uns hat sich mittlerweile der Begriff „Störung" (aus dem angloamerikanischen Sprachraum für „disorder") für sämtliche psychiatrischen Auffälligkeiten – schwere gleichermaßen wie minimale – durchgesetzt. Gerade im Zusammenhang mit Aggression und Gewalttätigkeit werden aber vonseiten der Fachleute und vor allem vonseiten der Gesetzgebung sehr wohl bedeutsame Unterschiede gemacht – etwa bei der Frage der Beurteilung der Schuldfähigkeit. Diesbezüglich nehmen „funktionelle Psychosen", im amerikanischen Sprachraum unter dem Begriff Major Mental Disorders (MMD) zusammengefasst, eine besondere Position ein.

Persönlichkeitsstörungen (sowohl als Hauptdiagnose als auch als komorbide Störung) sind für die Entstehung von dissozialem, kriminellem und gewalttätigem Verhalten von ganz entscheidender Bedeutung. In Gefängnispopulationen werden Werte zwischen 30 % und 83 % angegeben (Nedopil und Müller 2012), wobei paranoide, schizoide, Borderline-, narzisstische und vor allem antisoziale Persönlichkeitsstörungen im Vergleich zur Allgemeinbevölkerung deutlich überrepräsentiert sind (Stompe 2008). Aus diesem Grund sind ihnen – wie auch dem Substanzmissbrauch und den Intelligenzminderungen als weiteren kriminogenen Faktoren – in diesem Buch eigene Kapitel gewidmet. Naturgemäß leisten Persönlichkeitsstörungen und Substanzmissbrauch auch bei Patient*innen mit Erkrankungen aus dem schizophrenen und affektiven Formenkreis im Falle von Gewalttätigkeit oder Kriminalität einen entscheidenden Beitrag. Diese Störungen werden aber im vorliegenden Kapitel ausschließlich im Sinne von Komorbidität abgehandelt.

Ein vor Kurzem publizierter Review gibt einen Überblick über die Risiken nicht nur bei Psychosen, Persönlichkeitsstörungen und Substanzmissbrauch, sondern auch bei einer Anzahl weiterer psychiatrischer Erkrankungen/Störungen (Whiting et al. 2021). Ein erhöhtes Gewalttätigkeitsrisiko bei Aufmerksamkeitsdefizitstörungen mit Hyperaktivität (ADHD) bestätigt aus der klinischen Praxis Bekanntes, leichte Erhöhungen wurden teilweise aber auch bei posttraumatischen Belastungsstörungen, Angst- und Zwangsstörungen gefunden (s. auch Stevens et al. 2015).

3.2 Die aktuelle Datenlage

3.2.1 Schizophrene Psychosen

Bereits in den 1980er-Jahren wurden im europäischen Raum im Rahmen von Untersuchungen an Tötungsdelinquenten erhöhte Raten von Schizophrenie beschrieben (Petursson und Gudjonsson 1981; Taylor und Gunn 1984; Gottlieb et al. 1987; Lindqvist 1989). In ◘ Tab. 3.1 sind die Ergebnisse von Publikationen ab den 1990er-Jahren dargestellt. Unterschiedliche Studiendesigns erschweren direkte Vergleiche, auch sind die für die Berechnung der Risiken üblicherweise verwendeten Odds Ratios (ORs) bzw. Relative Risks (RRs) lediglich Maße für einen (u. U. statistisch signifikanten) Zusammenhang, aus dem aber nicht automatisch auf eine „kausale" Beziehung zwischen Krankheit und Kriminalität geschlossen werden darf. Eine solche ist noch am ehesten bei Untersuchungen an begutachteten und im Falle von Schuldunfähigkeit exkulpierten Patient*innen anzunehmen. Diese Untersuchungen behandeln mit einer Ausnahme ausschließlich Tötungsdelinquent*innen (◘ Tab. 3.1C). Bei der Nachuntersuchung hospitalisierter Patient*innen im Hinblick auf (spätere) Eintragungen in einem Straf- oder Arrestregister ist ein solcher Zusammenhang möglich bis wahrscheinlich, jedoch keineswegs in jedem Fall gesichert (◘ Tab. 3.1A), im Besonderen gilt das für die Bearbeitung von Datensätzen ganzer Geburtskohorten mit sehr hohen

Tab. 3.1 Schizophrene Psychosen und Kriminalität/Gewalttätigkeit: Untersuchungsdesigns

		Jede Verurteilung[1)]	Verurteilung[1)] wegen Gewaltdelinquenz	Tötungsdelinquenz
A. Verurteilungen nach psychiatrischen (Erst-)Kontakten				
Lindqvist und Allebeck (1990)[2)]	RR (95 % CI)	*M* – **1,2** (0,7–2,1) *F* – ***2,2*** (1,5–3,6)	*M+F* – ***3,9*** (3,0–5,1)	
Modestin und Ammann (1996)[2)]	OR (95 % CI)	*M* – **0,9** (0,7–1,3)	*M* – ***5,2*** (1,5–18,3)	
Wallace et al. (1998) [3)]	OR (95 % CI)	*M* – ***3,2*** (2,6–3,9) *F* – ***4,2*** (2,1–8,4) *M* – ohne Alkoholmissbrauch ***1,9*** (1,4–2,5) *M* – mit Alkoholmissbrauch ***12,4*** (9,1–16,8)	*M* – ***4,4*** (3,5–5,7) *F* – ***4,3*** (1,6–11,6) *M* – ohne Alkoholmissbrauch ***2,4*** (1,7–3,4) *M* – mit Alkoholmissbrauch ***12,4*** (9,1–16,8)	*M* – ***10,1*** (5,5–18,6) *F* – ***10,6*** (1,4–80,4) *M* – ohne Alkoholmissbrauch ***7,1*** (3,3–15,2) *M* – mit Alkoholmissbrauch ***28,8*** (10,7–77,9)
Mullen et al. (2000) [2)]	RR (95 % CI)	1975-Stichprobe *M* – ***4,6*** (2,2–9,7) 1985- Stichprobe *M* – ***6,3*** (2,5–15,5)	1975- Stichprobe *M* – ***7,4*** (1,7–32,0) 1985- Stichprobe *M* – ***5,3*** (1,2–22,9)	
Wallace et al. (2004) [2)]	OR (95 % CI)	*M+F* – ***4,8*** (3,6–6,2) *M* – ***4,9*** (3,7–6,6) *F* – ***5,0*** (2,3–10,8)	*M+F* – ***7,4*** (4,0–13,5) *M* – ***7,3*** (3,9–13,8)	
B. Geburtskohortenstudien. Eintrag einer Person in einem Diagnoseregister und einem Straf-/Arrestregister				
Hodgins et al. (1996)[1)]	RR (95 % CI)	*M* – ***3,7*** (3,5–4,0) *F* – ***4,5*** (4,1–5,0)	*M* – ***4,5*** (3,9–5,1) *F* – ***8,7*** (6,0–12,4)	
Tiihonen et al. (1997)	OR (95 % CI)	*M* – ***3,0*** (1,4–6,3)	*M* – ***7,2*** (3,1–16,6)	
Räsänen et al. (1998)	OR (95 % CI)		*M* – ***7,0*** (2,8–16,7) *M* – ohne Alkoholmissbrauch **3,6** (0,9–12,3) *M* – mit Alkoholmissbrauch ***25,2*** (6,1–97,5)	
Brennan et al. (2000) [1)]	OR (95 % CI)		*M* – ***1,9*** (1,4–2,6) *F* – ***7,1*** (3,3–15,3)	

Tab. 3.1 (Fortsetzung)

		Jede Verurteilung[1)]	**Verurteilung[1)] wegen Gewaltdelinquenz**	**Tötungsdelinquenz**
C. Exkulpierung wegen Schuldunfähigkeit				
Eronen et al. (1996)	OR (95 % CI)			*M* – ***8,0*** (6,1–10,4) *F* – ***6,5*** (2,6–16,0)
Erb et al. (2001)	OR (95 % CI)			*M+F* – ***16,6*** (11,2–24,5)
Haller et al. (2001)	RR (95 % CI)	*M+F* – ***1,6*** (1,3–1,9)	*M+F* – ***3,2*** (2,4–4,2)	*M+F* – ***38,1*** (17,9–81,0)
Schanda et al. (2004)	OR (95 % CI)			*M+F* – ***8,8*** *(6,7–11,5)* *M* – ***5,9*** (4,3–8,0) *F* – ***18,8*** (11,2–31,6)

1) Die Untersuchungen von Hodgins et al. (1996) und Brennan et al. (2000) beziehen sich auf Daten sowohl aus einem Straf- als auch einem Arrestregister
2) Verurteilungen nach stationären Behandlungen
3) Verurteilungen nach stationären und ambulanten Erstkontakten
M = Männer, *F* = Frauen, RR = Relative Risk, OR = Odds Ratio, CI = Konfidenzintervall
Statistisch signifikante Werte kursiv und unterstrichen
Details (verwendete Diagnosekriterien, Definitionen von (Gewalt-)Kriminalität, teilweise für verschiedene Parameter adjustierte ORs und RRs) in den einzelnen Publikationen

Fallzahlen, wo nicht einmal die zeitliche Sequenz (Straftat nach Diagnose) gesichert ist (Tab. 3.1B).

Lindqvist und Allebeck (1990) untersuchten sämtliche 644 im Jahre 1971 aus Stockholmer Spitälern mit der Diagnose Schizophrenie entlassenen Patient*innen im Hinblick auf etwaige in den folgenden 15 Jahren erfolgte Eintragungen im Strafregister und verglichen diese mit den nach Geschlecht und Alter gematchten Daten der schwedischen Bevölkerung. Bei jeder Art von Straffälligkeit war das Risiko bei Männern nicht, bei Frauen nur minimal erhöht, bei Verurteilungen wegen Gewaltdelinquenz (relativ weit definiert als leichte und schwere Körperverletzung, gefährliche Drohung, Widerstand gegen die Staatsgewalt) zeigte sich eine leichte Risikoerhöhung. Mit einem vergleichbaren Untersuchungsdesign kamen Modestin und Ammann (1996) in der Schweiz bei Männern zu ähnlichen Resultaten (Tab. 3.1A).

Wallace et al. (1998) verknüpften die Daten aller mehr als 18 Jahre alten Personen, die zwischen 1993 und 1995 in Victoria (Australien) von Obergerichten („higher courts") verurteilt wurden (n = 4156, 92 % Männer), mit den Daten des Victorian Psychiatric Case Register, in welchem sowohl stationäre wie auch ambulante psychiatrische Kontakte erfasst werden. Bei Patient*innen mit der Diagnose Schizophrenie zeigte sich (abgesehen von den mit dem Schweregrad der Delinquenz steigenden ORs) der massive Einfluss von komorbidem Substanzmissbrauch. Mullen et al. (2000) untersuchten – ebenfalls in Victoria – im Zusammenhang mit der Frage möglicher Auswirkungen der Deinstitutionalisierung auf die Kriminalität psychisch Kranker in den Jahren 1975 und 1985 mit der Diagnose Schizophrenie ersthospitalisierte Männer in Hinblick auf Strafregistereintragungen während der darauffolgenden zehn Jahre. Auch hier zeigten sich statistisch signifikante Risikoerhöhungen sowohl bei Verurteilungen jeder Art wie auch bei Verurteilungen wegen Gewaltdelikten. Wallace et al. (2004) erfassten bei sämtlichen zwischen 1975 und 1995 erstmals hospitalisierten Patient*innen die Verurteilungen in den darauffolgenden fünf Jahren und kamen zu ähnlichen Ergebnissen (◘ Tab. 3.1A).

In der Studie von Hodgins et al. (1996) wurden vier komplette dänische Geburtsjahrgänge (n = 324.401) prospektiv (über einen Zeitraum von 43 Jahren) im Hinblick auf Eintragungen sowohl im nationalen dänischen Psychiatrieregister (je stationäre Behandlung) als auch im nationalen Arrest- bzw. Strafregister (jede Eintragung und Eintragungen wegen jeder Form körperlicher Gewalt oder deren Androhung) untersucht. (Gerichtlich angeordnete Hospitalisierungen nach einer Straftat, aus denen ein direkter Zusammenhang zwischen Krankheit und Delikt ablesbar wäre, wurden ausgeschlossen.) Die statistisch signifikanten Risikoerhöhungen für Schizophrenie – wiederum etwas deutlicher bei Gewaltdelinquenz – sind mit den zuvor genannten vergleichbar. Die Untersuchung von Brennan et al. (2000) basiert auf einer neuerlichen Analyse der Daten der bereits von Hodgins et al. (1996) bearbeiteten dänischen Geburtskohorte. Die Definition von Gewaltdelinquenz war durch die Einbeziehung von Delikten wie Widerstand gegen die Staatsgewalt oder Hausfriedensbruch sehr weit (◘ Tab. 3.1B). Die Arbeiten von Tiihonen et al. (1997) und Räsänen et al. (1998) beziehen sich auf die prospektive Untersuchung aller männlichen Probanden mit der Diagnose Schizophrenie einer unselektierten Geburtskohorte (Northern Finland Birth Cohort) bis zum 26. Lebensjahr. Auch hier zeigt sich wiederum der enorme Einfluss von komorbidem Alkoholmissbrauch (◘ Tab. 3.1B).

Die deutlichste Risikoerhöhung zeigt sich bei Studien an Tötungsdelinquent*innen, in denen jede*r einzelne Täter*in im Hinblick auf die Frage der Schuldfähigkeit einer psychiatrischen Begutachtung unterzogen wurde (◘ Tab. 3.1C). Haller et al. (2001) verglichen in einem österreichischen Bundesland die Delikte sämtlicher wegen Schuldunfähigkeit in die vorbeugende Maßnahme (Maßregel) eingewiesenen Personen mit den gesamtösterreichischen Verurteilungsraten. Der mit der Schwere der Delinquenz immer deutlicher werdende Zusammenhang mit der Erkrankung ist eindrücklich, mehr als 80 % der Täter*innen hatten vor der Tat bereits (zumeist stationäre) Kontakte zum psychiatrischen Versorgungssystem.

> Der Zusammenhang zwischen Erkrankung und Delinquenz nimmt mit zunehmender Schwere des Deliktes zu. So konnte in einer Studie gezeigt werden, dass mehr als 80 % der schuldunfähigen Tötungsdelinquenten vor der Tat bereits Kontakte zum psychiatrischen Versorgungssystem hatten.

◘ Tab. 3.2, in der die Minimal- und Maximalwerte der zuvor genannten Untersuchungen dargestellt sind, verdeutlicht, dass die Beziehungen zwischen Psychose und kriminellem Verhalten durchaus unterschiedlich sind und – wie teilweise bereits aus ◘ Tab. 3.1 ersichtlich – mit der Schwere der Delinquenz zunehmen. Dem entsprechen die Resultate einer großen epidemiologischen Studie, im Rahmen derer die Daten aller zwischen 1988 und 2000 aus schwedischen psychiatrischen Krankenhäusern mit der Diagnose „Psychose“ entlassenen Patient*innen (n = 98.082) mit den Daten des schwedischen Strafregisters abgeglichen wurden (Fazel und Grann 2006).

Tab. 3.2 Risiko (Minimal- und Maximalwerte) für Kriminalität, Gewaltkriminalität und Tötungsdelinquenz bei Patienten mit schizophrenen Psychosen

	Kriminalität (OR, RR, 95 % CI)		**Gewaltkriminalität (OR, RR, 95 % CI)**		**Tötungsdelinquenz (OR, RR, 95 % CI)**	
	min	**max**	**min**	**max**	**min**	**max**
M	**0,9** (0,7–1,3)[1]	***6,3*** (2,5–15,5)[2]	***1,9*** (1,4–2,6)[6]	***7,4*** (4,0–13,5)[4]	***5,9*** (4,3–8,0)[9]	***10,1*** (5,6–18,6)[7]
F	***2,2*** (1,5–3,6)[3]	***5,0*** (2,3–10,8)[4]	***4,3*** (1,6–11,6)[7]	***8,7*** (6,0–12,4)[8]	***6,5*** (2,6–16,0)[10]	***18,8*** (11,2–31,6)[9]
M+F	***1,6*** (1,3–1,9)[5]	***4,8*** (3,6–6,2)[4]	***3,2*** (2,4–4,2)[5]	***7,4*** (4,0–13,5)[4]	***8,8*** (6,7–11,5)[9]	***38,1*** (17,9–81,0)[5]

[1] Modestin und Ammann (1996); [2] Mullen et al. (2000); [3] Lindqvist und Allebeck (1990); [4] Wallace et al. (2004); [5] Haller et al. (2001); [6] Brennan et al. (2000); [7] Wallace et al. (1998); [8] Hodgins et al. (1996); [9] Schanda et al. (2004); [10] Eronen et al. (1996)

M = Männer, F = Frauen, OR = Odds Ratio, RR = Relative Risk, CI = Konfidenzintervall

Statistisch signifikante Werte kursiv und unterstrichen

Details (verwendete Diagnosekriterien, Definitionen von (Gewalt-)Kriminalität, teilweise für verschiedene Parameter adjustierte ORs und RRs) in den einzelnen Publikationen

Die „population attributable risk fraction", also der Anteil der von Menschen mit psychotischen Störungen begangenen Delikten an sämtlichen Delikten, betrug bei Mord oder Mordversuch 18,2 %, bei schwerer Körperverletzung 6,3 %, bei leichter Körperverletzung jedoch nur 3,1 %.

> Der Anteil der von Menschen mit psychotischen Störungen begangenen Delikte an sämtlichen Delikten beträgt bei Mord- oder Mordversuch unter 20 %, bei schwerer Körperverletzung etwa 6 %, bei leichter Körperverletzung etwa 3 %.

Wie bereits erwähnt, ist Substanzmissbrauch ein wesentlicher Faktor für die Entstehung von aggressivem, gewalttätigem und kriminellem Verhalten. Dies gilt natürlich auch für Patient*innen mit Psychosen. In diesem Zusammenhang ist zu beachten, dass die Raten von (komorbidem) Substanzmissbrauch bei Patient*innen mit Erkrankungen aus dem schizophrenen Formenkreis deutlich über denen der Allgemeinbevölkerung liegen. Jacobi et al. (2004) geben für Alkoholmissbrauch oder -abhängigkeit im Vergleich zur Allgemeinbevölkerung Erhöhungen um den Faktor 2 bis 3 an, für Non-Alkoholmissbrauch oder -abhängigkeit sogar Erhöhungen bis zum Faktor 6. Das bedeutet, dass bei Menschen mit funktionellen Psychosen allein aufgrund ihrer Erkrankung ein deutlich höheres Risiko für einen ganz entscheidenden allgemeinen kriminogenen Faktor besteht. Das eingangs erwähnte sich darauf beziehende Argument, dass das erhöhte Risiko für kriminelles/gewalttätiges Verhalten psychotischer Patient*innen ausschließlich darauf zurückzuführen sei, ist jedoch nicht richtig.

In einigen der zuvor erwähnten Studien wurde das Risiko für Kriminalität getrennt bei psychotischen Patient*innen untersucht, die einen komorbiden Alkoholmissbrauch betrieben, und solchen, die „nur" an einer schizophrenen Psychose litten. Tab. 3.3 zeigt neben der auch in letzterem Fall statistisch signifikanten und mit der Schwere der

3

Tab. 3.3 Schizophrene Psychosen und (Gewalt-)Kriminalität. Der Einfluss von komorbidem Alkohol-[1]/Substanzmissbrauch [2]

			Alle Verurteilungen	Verurteilungen wegen Gewaltkriminalität	Tötungsdelikte
Eronen et al. (1996) [3]	OR (95 % CI)	M			– ***7,3*** (5,4–9,7) + ***17,2*** (12,4–23,7)
	OR (95 % CI)	F			– ***5,1*** (1,9–13,7) + ***80,9*** (25,74–255,0)
Räsänen et al. (1998) [4]	OR (95 % CI)	M		– **3,6** (0,9–12,3) + ***25,2*** (6,1–97,5)	
Wallace et al. (1998) [4]	OR (95 % CI)	M	– ***1,9*** (1,4–2,5) + ***12,4*** (9,1–16,8)	– ***2,4*** (1,7–3,4) + ***18,8*** (13,4–26,5)	– ***7,1*** (3,3–15,2) + ***28,8*** (10,7–77,9)
Schanda et al. (2004) [3]	OR (95 % CI)	M+F			– ***7,3*** (5,4–9,7) + ***17,2*** (12,4–23,7)

[1] Eronen et al. (1996), Räsänen et al. (1998), Schanda et al. (2004)
[2] Wallace et al. (1998)
[3] Exkulpierungen
[4] Eintrag in einem Diagnoseregister und nachfolgender Eintrag in einem Strafregister
– = Schizophrenie ohne Alkohol-/Substanzmissbrauch
+ = Schizophrenie mit Alkohol-/Substanzmissbrauch
M = Männer, F = Frauen, OR = Odds Ratio, CI = Konfidenzintervall
Statistisch signifikante Werte kursiv und unterstrichen
Details (verwendete Diagnosekriterien, Definitionen von (Gewalt-)Kriminalität, teilweise für verschiedene Parameter adjustierte ORs) in den einzelnen Publikationen

Delinquenz zunehmenden Risikoerhöhung die enorme Bedeutung von komorbidem Substanzmissbrauch. Die Unterschiede zwischen Täter*innen mit und ohne Komorbidität erreichen zum Teil statistische Signifikanz.

Im Übrigen sind aus einigen der in ◘ Tab. 3.3 angegebenen Werte die sich durch die geringen Fallzahlen ergebenden mathematisch-statistischen Probleme ablesbar, wenn etwa bei Eronen et al. (1996) eine ganz massive Risikoerhöhung für Tötungsdelikte bei Frauen mit komorbidem Alkoholmissbrauch beschrieben wird (OR = 80,9), das entsprechende Konfidenzintervall (25,74–255,0) jedoch die Aussagekraft des Wertes relativiert. Auf die lange Zeit unterschätzte Bedeutung von Cannabis als Auslöser psychotischer Störungen wurde bereits von Arseneault et al. (2000), Mustonen et al. (2018) und zuletzt von Hjorthøj et al. (2021) hingewiesen.

Die Risikomerkmale für gewalttätiges Verhalten psychotischer Patient*innen sind vielfach repliziert (z. B. Douglas et al. 2013; detailliert bei Stompe et al. 2018). ◘ Tab. 3.4 zeigt die Ergebnisse einer umfassenden, methodisch aufwendigen Meta-Regressions-

Tab. 3.4 Statistisch signifikante Risikofaktoren für kriminelles/gewalttätiges Verhalten von Patienten mit Psychosen. (Nach Witt et al. 2013)

Demografische Faktoren	**OR (95 % CI)**
Gewalttätige Viktimisierung im Erwachsenenalter***	**6,1** (4,0–9,1)
Aktuelle Obdachlosigkeit***	**2,3** (1,5–3,5)
Obdachlosigkeit in der Vorgeschichte***	**2,3** (1,5–3,4)
Männliches Geschlecht***	**1,6** (1,2–2,1)
Nichtweiße Ethnie***	**1,4** (1,2–1,6)
Aktuell niedriger sozioökonomischer Status**	**1,4** (1,1–1,9)
Prämorbide Faktoren	
Körperliche Missbrauchserfahrungen in der Kindheit***	**2,2** (1,5–3,1)
Sexuelle Missbrauchserfahrungen in der Kindheit***	**1,9** (1,5–2,4)
Kriminalität der Eltern***	**1,8** (1,5–2,2)
Alkoholmissbrauch der Eltern***	**1,6** (1,4–1,8)
Kriminelle Vorgeschichte	
Statistisch hochsignifikante Beziehungen mit fast allen eine kriminelle Vorgeschichte betreffenden Faktoren: Körperverletzungen, Festnahmen, Verurteilungen, Gefängnisaufenthalten, Psychopathy, unterschiedlichsten Aggressionsscores	
Psychopathologische Faktoren	
Impulskontrollstörung**	**3,3** (1,5–7,2)
Fehlende Krankheitseinsicht**	**2,7** (1,4–5,2)
Komorbide antisoziale Persönlichkeitsstörung*	**2,1** (1,0–4,3)
Höherer allgemeiner Symptom-Score*	**1,7** (1,1–2,6)
Höherer Gesamtscore in der Positive and Negative Symptom Scale (PANSS)*	**1,5** (1,0–2,2)
Erregung*	**1,6** (1,0–2,6)
Positive Symptome*	**1,2** (1,0–1,5)
Substanzmissbrauch	
Vorgeschichte von Polysubstanzmissbrauch****	**10,3** (2,5–41,5)
Komorbider Substanzmissbrauch (Alkohol u/o Drogen)***	**3,1** (1,9–5,0)
Aktueller Substanzmissbrauch (Alkohol u/o Drogen)***	**2,9** (1,3–6,3)
Vorgeschichte von Alkoholmissbrauch**	**2,3** (1,7–3,3)
Vorgeschichte von Substanzmissbrauch**	**2,2** (1,6–2,9)
Aktueller Alkoholmissbrauch**	**2,2** (1,3–4,0)
Aktueller Drogenmissbrauch**	**2,2** (1,6–3,1)
Vorgeschichte von Drogenmissbrauch**	**2,1** (1,3–3,5)
Suizidalität	
Suizidversuch(e) in der Vorgeschichte*	**1,6** (1,1–2,3)
Behandlungsfaktoren	
Non-Adhärenz bei nichtmedikamentösen Behandlungen***	**6,7** (2,4–19,2)
Medikamentöse Non-Adhärenz**	**2,0** (1,0–3,7)

Meta-Regressionsanalyse aus 110 Studien mit insgesamt 45.533 Patienten, davon 8439 (18,5 %) gewalttätig
Diagnosen: 39.995 (87,8 %) Schizophrenie, 209 (0,4 %) bipolare Störung, 5329 (11,8 %) andere Psychosen
OR = Odds Ratio, CI = Konfidenzintervall
Beziehung zu kriminellem/gewalttätigem Verhalten: * = p < 0,05, ** = p < 0,01, *** = p < 0,001

analyse von 110 Studien an insgesamt 45.533 Personen (Witt et al. 2013). Erwartungsgemäß spielen statische (nicht veränderbare) Faktoren, allen voran kriminelles/gewalttätiges Verhalten und Substanz-/Alkoholmissbrauch in der Vorgeschichte, eine entscheidende Rolle, ebenso prämorbide Faktoren (Elternhaus, Erziehung, Missbrauchserfahrungen etc.) – also das bekannte Bündel allgemeiner kriminogener Faktoren, das auch bei nicht psychisch kranken Straftäter*innen zu finden ist. Unter den dynamischen (veränderbaren) Merkmalen ist es neben aktuellem Substanz-/Alkoholmissbrauch vor allem eine floride psychotische Symptomatik, wohl nicht zuletzt zurückzuführen auf medikamentöse Compliance- und Adhärenzprobleme. Allerdings ist bei der Beurteilung des Einflusses von paranoiden Symptomen weniger deren bloßes Vorhandensein oder Nichtvorhandensein von Bedeutung, sondern vielmehr deren Affektgetragenheit, der sogenannte „delusional drive" (Taylor 1998; Coid et al. 2013). Daher ist ein auf bestimmte Personen oder Personengruppen bezogener systematisierter Verfolgungs-/Beeinträchtigungswahn mit ausgeprägter Wahndynamik in besonderem Maße als Risikofaktor anzusehen. Dementsprechend werden Opfer schwerster Formen der Gewaltdelinquenz häufig – vor allem in Populationen mit niedrigen Kriminalitäts-/Gewalttätigkeitsraten – den Täter*innen nahestehende Personen, zu denen oft enge, ambivalente emotionale Beziehungen bestehen (Stompe et al. 2018).

> Im Hinblick auf die Bedeutung von paranoiden Symptomen als Risikofaktor für Gewaltstraftaten kommt es weniger auf das Vorhandensein als auf die Affektgetragenheit der Symptome („delusional drive") an.

Vor einiger Zeit entwickelten Link und Stueve (1994) das Konzept der Threat-Control-Override (TCO)-Symptome, die mit einem erhöhten Risiko für Gewalttätigkeit verbunden seien. Dies ließ sich in der Folge jedoch nur für die Threat-Symptome nachweisen, nach Link und Stueve Gefühle einer (unter Umständen auch relativ diffusen) Bedrohung, die keineswegs auf Erkrankungen aus dem schizophrenen Formenkreis beschränkt sind. Bei den Control-Override-Symptomen, der Überbewältigung der Selbstkontrolle durch externe Kräfte entsprechend etwa dem Schneider'schen Erstrangsymptom des von anderen „Gemachten" auf dem Gebiet des Fühlens, Strebens und des Wollens (Schneider 1973), konnte ein Zusammenhang mit Gewalttätigkeit nicht nachgewiesen werden (Stompe et al. 2004; Witt et al. 2013; Kritik am TCO-Konzept auch bei Mullen 1997 und Appelbaum et al. 2000).

Mit statischen Faktoren können ganz allgemein Risikopopulationen definiert werden, mit krankheitsspezifischen dynamischen Faktoren (aktuelle) Risikokonstellationen. Je unmittelbarer eine Risikoeinschätzung erforderlich ist, desto wichtiger werden dynamische Faktoren. Die können im Einzelfall ganz unterschiedlich gewichtet sein, was eine individuelle Risikobeurteilung erforderlich macht.

Volavka und Citrome (2011) haben ein die wesentlichen Risikofaktoren und vor allem deren Interdependenzen zusammenfassendes Modell entwickelt, aus dem die unterschiedlichen Wege, auf denen die Psychose Einfluss auf kriminelles/gewalttätiges Verhalten nimmt, ablesbar sind (s. ◘ Abb. 3.1). Die allgemeinen kriminogenen und psychopathologischen Risikofaktoren im unteren bzw. oberen Teil der Abbildung entsprechen den von Hodgins (2000) geprägten Begriffen der Early Starters und der Late Starters: Erstere zeigen ein stabiles Muster dissozialen Verhaltens von Jugend an und weisen Ähnlichkeiten mit Personen auf, die später eine antisoziale Persönlichkeitsstörung entwickeln (vgl. auch Diamantopoulou et al. 2010). Sie haben deutlich häufiger komorbide Persönlichkeitsstörungen,

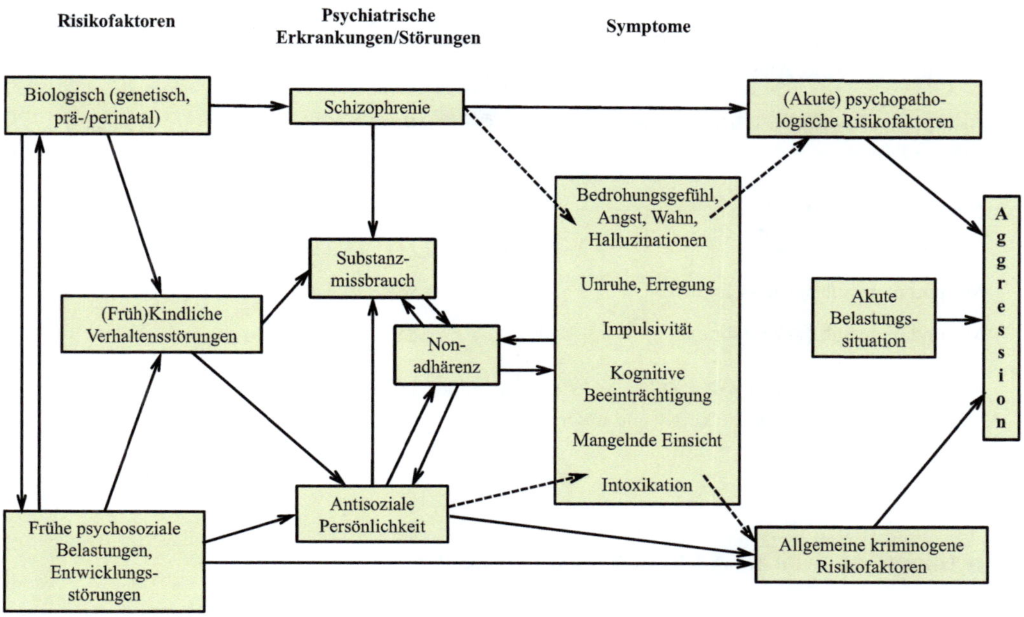

Abb. 3.1 Wege der Entstehung von Aggression und Gewalttätigkeit bei Schizophrenie. (Nach Volavka und Citrome 2011)

komorbiden Substanzmissbrauch und Vorstrafen als Late Starters, bei denen kriminelles Verhalten zumeist erst nach Krankheitsbeginn zu finden ist. In der bereits erwähnten Untersuchung von Wallace et al. (2004) wurden in einer weiteren Analyse nicht nur die Verurteilungen in den fünf Jahren nach einer ersten stationären psychiatrischen Behandlung einbezogen, sondern sämtliche Verurteilungen, also auch solche vor einem ersten Kontakt mit dem psychiatrischen Versorgungssystem. Die entsprechende OR für Verurteilungen wegen Gewaltdelinquenz betrug in diesem Fall bei Männern und Frauen ohne komorbiden Substanzmissbrauch 2,7 (95 % CI 1,9–3,8), bei jenen mit komorbidem Substanzmissbrauch hingegen 14,1 (95 % CI 9,9–20,1). Noch deutlicher sind die Unterschiede bei jeder Art von Verurteilung: ohne komorbiden Substanzmissbrauch OR 1,6 (95 % CI 1,3–1,9), mit komorbidem Substanzmissbrauch OR 25,2 (95 % CI 20,0–31,7). Ähnliche Beobachtungen wurden auch von Wallace et al. (1998) und Mullen et al. (2000) gemacht. Diese Zahlen entsprechen dem im unteren Teil der Abb. 3.1 dargestellten allgemeinen kriminogenen Pfad zur Delinquenz. Ein nicht unbeträchtlicher Teil der psychotischen Patient*innen mit komorbidem Substanzmissbrauch und (oft mehreren) Verurteilungen noch vor ersten Kontakten mit dem psychiatrischen Versorgungssystem dürfte wohl eine bereits früh beginnende „normale“ kriminelle Karriere eingeschlagen haben, die durch das spätere Auftreten einer psychotischen Symptomatik kompliziert wurde.

Eine Metaanalyse der Daten aus 20 Studien mit mehr als 18.000 Indexfällen im Vergleich zu insgesamt 1,7 Mio. Kontrollen aus der Allgemeinbevölkerung fasst das bisher Gesagte zusammen (Fazel et al. 2009) (Tab. 3.5): Der Einfluss von komorbidem Substanzmissbrauch auf gewalttätiges Verhalten psychotischer Patient*innen ist eindrücklich, die dadurch entstehende Risiko-

3

Tab. 3.5 Risiko für Gewalttätigkeit bei Psychosen. Metaanalyse der Daten aus 20 Studien. Indexfälle (n = 18.423) vs. Allgemeinbevölkerung (n = 1,714.904). (Nach Fazel et al. 2009)

Gewalttätigkeitsrisiko bei Schizophrenie und anderen Psychosen		OR (95 % CI)	N Studien
Mit Substanzmissbrauch	M+F	***8,93*** (5,43–14,68)	11
Ohne Substanzmissbrauch	M+F	***2,14*** (1,73–2,66)	11
Mit und ohne Substanzmissbrauch	M	***3,98*** (2,98–5,31)	13
Mit und ohne Substanzmissbrauch	F	***7,85*** (4,00–15,40)	6

M = Männer, F = Frauen, OR = Odds Ratio, CI = Konfidenzintervall
Statistisch signifikante Werte kursiv und unterstrichen

Tab. 3.6 Risiko für Tötungsdelikte bei Schizophrenie

		OR (95 % CI)
Hessen 1992–1996, mit und ohne Alkoholmissbrauch [1)] (Erb et al. 2001)	M+F	***16,6*** (11,2–24,5)
Österreich 1992–1999, mit und ohne Alkoholmissbrauch [2)] (Schanda et al. 2004)	M+F	***10,48*** (7,80–14,04)
Metaanalyse (5 Studien), mit und ohne Substanzmissbrauch (Fazel et al. 2009)	M+F	***19,47*** (14,70–25,87)

1) Inkl. Mordversuche; Verurteilungen vs. Exkulpierungen
2) Nur vollendete Tötungen; inkl. wahnhafte Störung; Verurteilungen vs. Exkulpierungen
M = Männer, F = Frauen, OR = Odds Ratio, CI = Konfidenzintervall
Statistisch signifikante Werte kursiv und unterstrichen

erhöhung statistisch signifikant. Allerdings zeigt sich auch hier bei der Gruppe ohne komorbiden Substanzmissbrauch ein gegenüber der Allgemeinbevölkerung erhöhtes Risiko. In der Metaanalyse von Fazel et al. (2009) liegt das Risiko für Tötungsdelikte (Tab. 3.6) deutlich über dem für Gewalttätigkeit (vgl. Tab. 3.5). Die Resultate der beiden sich ausschließlich auf Tötungsdelikte beziehenden Untersuchungen aus Deutschland und Österreich sind mit den Ergebnissen der Metaanalyse durchaus vergleichbar (Tab. 3.6). Eine Übersicht über die aktuellsten Resultate findet sich bei Whiting et al. (2021).

Das Risiko von Delinquenz ist bei Personen mit Schizophrenie gegenüber dem der Allgemeinbevölkerung mäßig erhöht. Die bekannten allgemeinen statischen und dynamischen Risikofaktoren für Kriminalität/Gewalttätigkeit spielen auch bei dieser Population eine wesentliche Rolle, im Besonderen Substanzmissbrauch (v. a. Alkohol). Die dadurch entstehende Risikoerhöhung ist statistisch signifikant, d. h., Personen mit Schizophrenie und komorbidem Substanzmissbrauch haben ein deutlich höheres Risiko, Straftaten zu begehen als solche ohne Komorbidität.

In einer populationsbasierten Studie aus Schweden fand sich bei an Schizophrenie erkrankten Menschen neben dem (erwartungsgemäß) erhöhten Risiko für Gewaltkriminalität (OR 7,4, 95 % CI 7,1–7,8) auch bei deren nicht erkrankten Geschwistern eine leichte Risikoerhöhung (OR 1,8, 95 % CI 1,7–1,9) (Fazel et al. 2014a). Ein erster Hinweis auf mögliche genetische Beziehungen zwischen Schizophrenie und Gewalttätigkeit stammt jedoch bereits aus den 1960er-Jahren. Heston (1966) stellte in einer frühen, heutigen methodischen Ansprüchen wohl nicht mehr genügenden Adoptionsstudie nicht nur fest, dass 5 (10,6 %) der 47 zur Adoption freigegebenen Kinder von an Schizophrenie erkrankten Frauen ebenfalls an Schizophrenie erkrankten, sondern auch, dass 11 (23,4 %) dieser Kinder später wegen Gewaltkriminalität zu Haftstrafen verurteilt wurden. Die gängige Meinung war aber, dass bei der Entstehung von kriminellem/gewalttätigem Verhalten primär Umweltfaktoren (Erziehung, traumatisierende Ereignisse in Kindheit und Jugend, soziale Schicht etc.) von Bedeutung sind.

Genauer untersucht wurden genetische Faktoren erst in den letzten Jahren: Unter Verwendung des schwedischen nationalen Multi-Generation-Registers erfassten Frisell et al. (2011) die Verurteilungsraten der Verwandten sämtlicher zwischen 1973 und 2004 wegen Gewaltkriminalität verurteilten Personen und verglichen diese Daten mit den Verurteilungsraten der Verwandten von nicht gewalttätigen Personen, gematcht für eine Vielzahl von Variablen. Sie fanden eine deutliche familiäre Häufung von Gewaltkriminalität, wobei die Art des Risikos auf den Einfluss sowohl genetischer wie auch Umweltfaktoren hinweist. In einer Untersuchung aus Dänemark an sämtlichen 15–19 Jahre alten Jugendlichen, die 1992 im nationalen Strafregister erfasst wurden, waren neun Jahre später bereits 3,3 % an Schizophrenie und weitere 4,5 % an anderen Psychosen erkrankt (Gosden et al. 2005). Der Zusammenhang zwischen Gewalttätigkeit in der Spätadoleszenz und einer späteren Erkrankung an einer schizophrenen Psychose war statistisch signifikant (OR = 4,59, 95 % CI 1,54–13,74). Lindberg et al. (2017) untersuchten in Finnland sämtliche 313 jugendlichen Gewalttäter*innen (15–19 Jahre, 90,7 % Jungen), die zwischen 1989 und 2010 im Rahmen eines Strafverfahrens psychiatrisch begutachtet wurden. Als Vergleichsgruppe dienten 1247 nach Alter, Geschlecht und Geburtsort gematchte Kontrollen. Bei 84,7 % der Täter*innen fanden sich Störungen des Sozialverhaltens oder Persönlichkeitsstörungen (v. a. antisozial, Borderline, gemischt), bei 56,5 % Alkoholmissbrauch oder -abhängigkeit, nur 4,5 % hatten keine psychiatrische Diagnose. Innerhalb eines Nachuntersuchungszeitraums von durchschnittlich 15,9 Jahren waren bereits 16 % dieser jungen Menschen verstorben, 12,8 % der Täter, aber nur 0,9 % aus der Kontrollgruppe waren an einer Schizophrenie oder an einer schizoaffektiven Störung erkrankt.

Der aktuelle Wissensstand zur Frage der genetischen Beziehungen zwischen psychiatrischen Erkrankungen und Gewalttätigkeit wurde unlängst von Whiting et al. (2021) zusammengefasst: Zwillings- und Geschwisterstudien bzw. molekulargenetische Untersuchungen weisen auf komplexe Verbindungen hin, bei denen Gen-Umwelt-Interaktionen eine wesentliche Rolle spielen.

3.2.2 Affektive Störungen

Die Zahl der Untersuchungen, die sich mit dem Risiko für Kriminalität/Gewalttätigkeit von Patient*innen mit affektiven Erkrankungen befassen, ist geringer, auch ist die Datenlage bei Weitem nicht so eindeutig wie im Falle schizophrener Psychosen. Die im Zusammenhang mit Untersuchungen an schizophrenen Patient*innen erwähnten methodischen Probleme – unterschiedliche Kollektive, unterschiedliche Definitionen von Kriminalität und Gewalttätigkeit etc. – bestehen auch hier. Gleiches gilt für das zuvor im Zusammenhang mit Erkrankungen aus dem schizophrenen Formenkreis erwähnte erhöhte Risiko für komorbiden Substanzmissbrauch, das auch bei Patient*innen mit affektiven Erkrankungen über dem der Allgemeinbevölkerung liegt (Jacobi et al. 2004). (Besonders eindrücklich sind die Zahlen für Alkoholmissbrauch oder -abhängigkeit bei Manie: bei Männern um den Faktor 10, bei Frauen sogar um den Faktor 17 erhöht.)

1990 fanden Swanson et al. erstmals Hinweise für ein erhöhtes Gewalttätigkeitsrisiko bei Patient*innen mit affektiven Erkrankungen (◘ Tab. 3.7). Allerdings bezog sich diese Publikation, die auf der Befragung von 10.059 Personen im Rahmen der Epidemiological Catchment Area Study basiert, lediglich auf von den Proband*innen selbst berichtete (sehr allgemein definierte und zu einem größeren Teil wohl leichtere Formen von) Gewalttätigkeit. Der Zusammenhang mit affektiven Erkrankungen war in dieser Publikation – im Gegensatz zu Patient*innen mit der Diagnose Schizophrenie und schizophreniforme Störung – moderat, eine deutliche Risikoerhöhung wurde erst bei jenen festgestellt, die einen komorbiden Substanzmissbrauch betrieben. In einer logistischen Regressionsanalyse der Daten sämtlicher Patient*innen fanden sich – kontrolliert für Alter, Geschlecht, sozioökonomischen Status und Ethnie – erwartungsgemäß statistisch signifikante Korrelationen mit männlichem Geschlecht, sozioökonomischem Status und Substanzmissbrauch. Die enge Beziehung zwischen der Zahl positiver (psychotischer) Symptome und Gewalt weist darauf hin, dass die ebenfalls statistisch signifikante Korrelation mit MMD wohl zum überwiegenden Teil Patient*innen mit Erkrankungen aus dem schizophrenen Formenkreis zuzuschreiben ist (Swanson et al. 1990).

In der Untersuchung von Modestin et al. (1997) wurden die Strafregistereinträge von 261 zwischen 1985 und 1987 an der Universitätsklinik Bern stationär behandelten Männern mit den Einträgen einer sorgfältig gematchten Kontrollgruppe aus der Allgemeinbevölkerung verglichen. Bei jeder Art von Strafregistereintrag fand sich bei bipolaren Störungen eine minimale, knapp statistische Signifikanz erreichende Risikoerhöhung, nicht jedoch bei Eintragungen wegen Gewaltdelikten. Bei Patienten mit „Major Depression“ wurde keine einzige Eintragung wegen eines Gewaltdelikts registriert (◘ Tab. 3.7).

Wallace et al. (1998) gaben für die auf die ICD-9-Codes (WHO 1978) 296 und 298 beschränkte Gruppe „Affektive Psychosen“ bei jeder Art von Verurteilung und bei Verurteilungen wegen Gewaltdelinquenz nicht oder kaum erhöhte ORs an, die Risikoerhöhung für Tötungsdelikte von Frauen ist aufgrund der durch die geringen Fallzahlen bedingten enormen Konfidenzintervalle nicht verwertbar. Die Autoren untersuchten auch eine um die ICD-9-Codes (WHO 1978) 300, 301, 309 und 311 erweiterte Gruppe „Affektive Störungen“, wobei bei Männern wiederum der entscheidende Einfluss von Substanzmissbrauch deutlich wird (◘ Tab. 3.7). Ausdrücklich wurde von den Autoren darauf hingewiesen, dass im Falle statistisch signifikanter Risikoerhöhungen die entscheidenden, die Delinquenz bedingenden Faktoren zumeist komorbider Substanzmissbrauch, komorbide Persönlichkeitsstörungen und eine damit zusammenhängende kriminelle Vorkarriere waren. Bei einer großen epidemiologischen Studie aus den USA fanden sich – im Gegensatz zu den Ergebnissen bei schizophrenen Psychosen – keine statistisch signifikanten Risikoerhöhungen (Brennan et al. (2000).

Eine in Neuseeland durchgeführte prospektive Untersuchung einer kompletten Geburtskohorte, die in regelmäßigen Abständen vom 3. bis zum 21. Lebensjahr untersucht wurde (Arseneault et al. 2000), bezog sich sowohl auf Verurteilungen wie auch auf selbstberichtetes gewalttätiges Verhalten im letzten Untersuchungsjahr (◘ Tab. 3.7). Das zunächst statistisch signifikante leicht erhöhte Risiko bei Depression,

Tab. 3.7 Affektive Störungen und Kriminalität/Gewalttätigkeit

		Kriminalität	Gewaltkriminalität	Tötungs-delinquenz
		OR (95 % CI)	OR (95 % CI)	OR (95 % CI)
Swanson et al. (1990)	USA, Epidemiologic Catchment Area Study		**Affektive Störungen** M+F ohne Substanzmissbrauch **x 1,7** M+F mit Substanzmissbrauch **x 14,2**	
Eronen et al. (1996)	Finnland, Gutachten (Exkulpierung) nach Tötungsdelinquenz			**Major Depressive Episode** M – ***1,6*** (1,1–2,4) F – **1,8** (0,7–4,4)
Modestin et al. (1997)	Schweiz, Case-Linkage-Studie	**Bipolare Störungen** M – ***2,07*** (1,09–3,92) **Major Depression** M – **1,15** (0,63–2,08)	**Bipolare Störungen** M – **2,05** (0,36–11,52) **Major Depression** M – 0	
Wallace et al. (1998)	Australien, Case-Linkage-Studie	**Affektive Psychosen** M – ***2,8*** (1,94–4,04) F – ***3,3*** (1,21–8,73) **Affektive Störungen** M – ohne Substanzmissbrauch ***2,6*** (1,93–3,47) M – mit Substanzmissbrauch ***13,5*** (8,52–21,29)	**Affektive Psychosen** M – ***3,1*** (1,86–5,0) F – **3,4** (0,84–13,62) **Affektive Störungen** M – ohne Substanzmissbrauch ***2,9*** (1,95–4,23) M – mit Substanzmissbrauch ***19,0*** (11,15–32,29)	**Affektive Psychosen** M – ***5,0*** (1,25–20,93) F – ***16,9*** (2,2–127,7) **Affektive Störungen** M – ***5,4*** (2,01–14,64) F – ***19,6*** (4,5–86,4) **Affektive Störungen** M – ohne Substanzmissbrauch ***4,4*** (1,40–13,72) M – mit Substanzmissbrauch ***17,45*** (2,44–124,90)
Brennan et al. (2000)	USA, Epidemiologische Studie		**Affektive Psychosen** M – **0,8** (0,4–1,5) F – **1,4** (0,3–6,2)	

(Fortsetzung)

3

Tab. 3.7 (Fortsetzung)

		Kriminalität	Gewaltkriminalität	Tötungs-delinquenz
Arseneault et al. (2000)	Neuseeland, regelmäßige Untersuchungen einer Geburtskohorte bis zum 21. Lebensjahr		**Depression Disorders** M+F – **1,7** (0,9–3,1) **Manic Disorder** M+F – **3,2** (0,9–11,1)	
Schanda et al. (2004)	Österreich, Exkulpierungen vs. Verurteilungen			**Major Depressive Episode** M – **0,43** (0,20–0,90) F- **1,90** (0,88–4,08) **Manic Episode** M – **1,9** (0,9–4,1) **Major Depressive + Manic Episodes** M+F ohne Alkoholmissbrauch **0,37** (0,18–0,74) M+F mit Alkoholmissbrauch ***3,10*** (1,26–7,15)
Elbogen und Johnson (2009)	USA, prospektive epidemiologische Longitudinalstudie		**Major Depression** M+F mit Substanzmissbrauch ***4,04*** (2,60–6,32) **Bipolare Störungen** M+F mit Substanzmissbrauch ***3,53*** (1,97–6,32)	
Van Dorn et al. (2012)	USA, prospektive epidemiologische Longitudinalstudie		**Major Depression** M+F – **1,09** (0,67–1,78) **Bipolare Störungen** M+F – **1,55** (0,77–3,11) **Major Depression** M+F mit Substanzmissbrauch **1,40** (0,77–2,55) **Bipolare Störungen** M+F mit Substanzmissbrauch ***2,34*** (1,16–4,70)	

Tab. 3.7 (Fortsetzung)

		Kriminalität	Gewaltkriminalität	Tötungs-delinquenz
Fazel et al. (2010)	Schweden, populations-basierte Longitudinalstudie		**Bipolare Störungen** M+F ohne Substanz-missbrauch *1,3* (1,0–1,5) M+F mit Substanz-missbrauch *6,4* (5,1–8,1)	
Fazel et al. (2015) [1)]	Schweden, populations-basierte Longitudinalstudie		**Depressive Episode** M+F – *3,0* (2,8–3,3) M – *3,1* (2,9–3,4) F – *2,8* (2,3–3,3)	

[1)] Nur Patienten, die ausschließlich ambulante Kontakte zum psychiatrischen Versorgungssystem hatten, jedoch nie stationär behandelt wurden
M = Männer, F = Frauen, OR = Odds Ratio, CI = Konfidenzintervall
Statistisch signifikante Werte kursiv und unterstrichen
Details (verwendete Diagnosekriterien, Definitionen von (Gewalt-)Kriminalität, teilweise für verschiedene Parameter adjustierte ORs) in den einzelnen Publikationen

Angsterkrankungen und Manie war nach Korrektur für Substanzmissbrauch nicht mehr statistisch signifikant. Als zentral sahen die Autor*innen die (kriminelle) Entwicklung von der Kindheit bis zum frühen Erwachsenenalter an, die mit dem kriminogenen Risikocluster schizophrener Psychosen vergleichbar ist (s. Abb. 3.1) (Volavka und Citrome 2011; vgl. Diamantopoulou et al. 2010).

Zwei epidemiologische US-amerikanische Untersuchungen kamen zu ähnlichen Ergebnissen: Bei Elbogen und Johnson (2009) zeigte sich – in deutlichem Gegensatz zu den statistisch hochsignifikanten Risikoerhöhungen bei Personen mit Substanzmissbrauch – ein erhöhtes Risiko bei Depression bzw. bipolaren Störungen lediglich im Falle von komorbidem Substanzmissbrauch. Ähnliches gilt für die Studie von Van Dorn et al. (2012), die ein gegenüber der Allgemeinbevölkerung leicht erhöhtes Risiko nur im Falle von bipolaren Störungen mit komorbidem Substanzmissbrauch fanden (Tab. 3.7).

Auch bei Studien an exkulpierten Tötungsdelinquent*innen ist die Datenlage nicht mit der bei schizophrenen Psychosen vergleichbar. In einer finnischen Untersuchung erreichten die Zahlen für „Major Depressive Episode" (nur bei Männern) knapp statistische Signifikanz (Eronen et al. 1996), in einer österreichischen Untersuchung fand sich bei depressiven Episoden kein gegenüber der Allgemeinbevölkerung erhöhtes Risiko, bei depressiven plus manischen Episoden nur im Zusammenhang mit komorbidem Alkoholmissbrauch (Schanda et al. 2004) (Tab. 3.7).

Zwei jüngere, methodisch anspruchsvolle populationsbasierte Studien an der schwedischen Bevölkerung zeigen den aktuellen Stand der Forschung zur Frage des Risikos für Kriminalität/Gewalttätigkeit von Patient*innen mit affektiven Erkrankungen: Fazel et al. (2010) verglichen die Daten von

3743 Patient*innen mit einer gesicherten bipolaren Störung (= mindestens zwei Krankenhausaufenthalte mit einer entsprechenden Diagnose) mit denen der 4029 nicht erkrankten Geschwister und einer gematchten Kontrollgruppe aus der Allgemeinbevölkerung (n = 37.429) und kamen zu dem Ergebnis, dass der Unterschied zwischen den Patient*innen ohne komorbiden Substanzmissbrauch und der Kontrollgruppe bezüglich des Risikos für Gewaltdelinquenz (Tötungsdelikte, Körperverletzungsdelikte, Raub, Brandstiftung, jede Art von Sexualdelinquenz, gefährliche Drohung) nur knapp statistische Signifikanz erreicht (OR = 1,3, 95 % CI 1,0–1,5) (◘ Tab. 3.7). Dieses Ergebnis blieb für diagnostische Subgruppen (manisch vs. depressiv, psychotisch vs. nichtpsychotisch) unverändert. Lediglich in der Gruppe der Patient*innen mit komorbidem Substanzmissbrauch erreichten die Zahlen deutlichere statistische Signifikanz. Eine im Rahmen dieser Publikation ebenfalls präsentierte Metaanalyse, in der ein Teil der zuvor zitierten Untersuchungen aufgenommen wurde, ergab allerdings doch eine statistisch signifikante Risikoerhöhung (OR 4,11, 95 %CI 2,90–5,83) (Fazel et al. 2010).

Die Untersuchung von Fazel et al. (2015) bezieht sich auf sämtliche zwischen 1958 und 1994 geborenen 47.158 Patient*innen, die im Untersuchungszeitraum (2001–2009) wegen einer depressiven Episode (ICD-10 F32-F33.9) (WHO 1992) mindestens zweimal in ambulanter Behandlung standen. Patient*innen mit stationären Behandlungen wurden explizit ausgeschlossen. Gewaltkriminalität wurde definiert als Mord, Mordversuch, (schwere) Körperverletzung, Raub, Brandstiftung, jede Art von Sexualdelikt, gefährliche Drohung. Als Kontrollen dienten pro Patient*in bis zu 20 Personen aus der Allgemeinbevölkerung ohne Diagnose einer Depression, gematcht für Geburtsjahr und Geschlecht (n = 898.454). Zusätzlich wurden noch die Kriminalitätsraten bei nicht erkrankten 33.519 Voll- und 8734 Halbgeschwistern der Patient*innen untersucht.

Wenngleich die absoluten Zahlen (vor allem bei Frauen) niedrig waren, fand sich bei beiden Geschlechtern eine statistisch signifikante Erhöhung des Risikos für Gewaltkriminalität (◘ Tab. 3.7). Im Gegensatz zu Daff et al. (2014) blieb die Risikoerhöhung statistisch signifikant auch nach Ausschluss von Patient*innen mit einer Vorgeschichte von gewalttätiger oder nichtgewalttätiger Kriminalität, von Selbstverletzungen und Substanzmissbrauch. Allerdings führten diese Faktoren zu einer deutlichen Erhöhung des absoluten Risikos für Gewaltkriminalität, wobei eine kriminelle Vorgeschichte den größten Einfluss hatte. (Von der Hauptuntersuchung zunächst ausgeschlossene Patient*innen, die sich zwischen 2001 und 2009 zumindest einer stationären Behandlungsepisode unterziehen mussten, hatten ein deutlich höheres Risiko als die ausschließlich ambulant behandelten, OR = 5,7, 95 % CI 5,2–6,2). Die Einbeziehung der nicht erkrankten Voll- und Halbgeschwister in die Untersuchung bot die Möglichkeit, der Frage nach einem möglichen genetischen Anteil bei der Weitergabe gewalttätigen Verhaltens bei affektiven Erkrankungen nachzugehen. Aufgrund der enormen methodischen Probleme lassen die (diskret positiven) Ergebnisse nach Meinung der Autor*innen keine endgültige Aussage zu.

3.3 Kommentar

In der Einleitung wurde die steigende Zahl von Einweisungen in den Maßregel-/Maßnahmenvollzug erwähnt. ◘ Tab. 3.8 zeigt die Prävalenzen in Deutschland und Österreich ab 1995. In Deutschland kam es bis 2010 zu einem kontinuierlichen Anstieg (+126 %), seither ist ein Rückgang zu beobachten. Die Gründe dafür sind zwar nicht im Detail untersucht, nach Ansicht von Expert*innen aus dem Bereich der deutschen forensischen

Tab. 3.8 Prävalenz Untergebrachter im Deutschen Maßregelvollzug [1)] (§ 63 DStGB) und im österreichischen Maßnahmenvollzug [2)] (§§ 21 Abs. 1 und 2 ÖStGB)

	1995	2000	2005	2010	2015	2018
Deutschland [1)] § 63 DStGB	2902	4098	5748	6569	6141	6025
	1995	2000	2005	2010	2015	2020
Österreich §§ 21 Abs. 1 und 2 ÖStGB [3)]	349	437	630	782	779	1210
Österreich § 21 Abs. 1 ÖStGB [3)]	172	218	312	370	375	706

[1)] Deutscher Bundestag (2021), Stichtag jeweils 31.3. eines Jahres

[2)] Fuchs (2020), Parlament Österreich (2022), Stichtag jeweils 31.12. eines Jahres

[3)] Im Gegensatz zu Deutschland existiert in Österreich der Begriff der verminderten Schuldfähigkeit (§ 21 DStGB) nicht. Das österreichische Strafgesetz sah bis vor kurzem für den Fall, dass eine Tat zwar im Zustand erhaltener Zurechnungsfähigkeit (= Schuldfähigkeit), jedoch unter dem Einfluss *einer geistigen oder seelischen Abartigkeit von höherem Grad* begangen wurde, bei gleichzeitigem Ausspruch einer Haftstrafe eine Einweisung nach § 2 Abs. 2 vor. Seit März 2023 lautet die Formulierung … *unter dem maßgeblichen Einfluss einer schwerwiegenden und nachhaltigen psychischen Störung*

[3)] Nur zurechnungs-/schuldunfähige Täter

Psychiatrie dürfte jedoch in den letzten Jahren der Frage nach der Verhältnismäßigkeit sowohl bei Einweisungen wie auch bei Entlassungen größeres Gewicht beigemessen werden. Das könnte einerseits zu einem Rückgang der Neueinweisungen bei gleichzeitig verstärktem Entlassungsdruck geführt haben, wobei Letzterer durch die erhöhte Gutachtenfrequenz bei Patient*innen mit längerer Aufenthaltsdauer noch erhöht wird. Im Gegensatz dazu steigen die Prävalenzen in Österreich nach wie vor an – 2020 bereits um 247 % des Ausgangswertes von 1995 –, wobei gerade in den letzten Jahren ein ganz massiver Zuwachs schuld-/zurechnungsunfähiger Täter*innen zu verzeichnen ist. Dem entsprechen die steigenden Einweisungsinzidenzen: Während zwischen 1980 und 1990 pro Jahr maximal 33 Einweisungen erfolgten, waren es 2015 bereits 97 und 2021 sogar 220 (Eher et al. 2022).

Bemerkenswert ist auch eine Veränderung im diagnostischen Bereich. Patient*innen mit schizophrenen Psychosen waren im österreichischen Maßnahmenvollzug nach § 21 Abs. 1 (Exkulpierung wegen Zurechnungs-/Schuldunfähigkeit) schon immer überrepräsentiert, zuletzt hatten jedoch bereits drei Viertel aller Eingewiesenen Schizophrenie als Erstdiagnose. Ein ähnlicher Trend wird von Kutscher et al. (2009) aufgrund von Daten aus Nordrhein-Westfalen berichtet. Diese Entwicklung ging in Österreich einher mit einer massiven Zunahme vergleichsweise leichter Delikte (Schanda et al. 2009; ähnlich für Deutschland Kutscher et al. 2009; Traub und Weithmann 2014), während das Risiko für Tötungsdelikte bei wegen Schuldunfähigkeit exkulpierten Patient*innen mit Erkrankungen aus dem schizophrenen Formenkreis in Deutschland und Österreich stabil blieb (Tab. 3.9). Die sich verändernde Klientel – bei Erb et al. (2001) eine statistisch signifikante Zunahme von komorbidem Alkoholmissbrauch und Vorstrafen, bei Schanda et al. (2010) eine Zunahme von komorbidem Polysubstanzmiss-

Tab. 3.9 Tötungsdelikte: Schizophrenie und Tötungsdelikte im Laufe der Psychiatriereformen

Erb et al. (2001): Risiko für Tötungsdelikte (inkl. Versuche), Verurteilungen vs. Exkulpierungen		
	BRD 1955–1964	Hessen 1992–1996
OR (95 % CI)	***12,7*** (11,2–14,3)	***16,6*** (11,2–24,5)
Statistisch signifikante Zunahme von komorbidem Alkoholismus (p < 0,001), Vorstrafen (p < 0,01) und Vorstrafen wegen Gewalttätigkeit (p < 0,01) zwischen 1955–1964 und 1992–1996		
Schanda et al. (2010): vollendete Tötungen, inkl. Wahnhafte Störung, Verurteilungen vs. Exkulpierungen		
	1976–1983	1992–1999
OR (95 % CI)	***9,0*** (6,3–12,9)	***10,5*** (7,8–14,0)
Bei gleichbleibenden Raten von komorbidem Alkoholmissbrauch (37,1 % bzw. 38,5 %) deutliche Zunahme von komorbidem Polysubstanzmissbrauch (Alkohol + Drogen) (8,6 % bzw. 23,1 %) zwischen 1976–1983 und 1992–1999		
M = Männer, F = Frauen, OR = Odds Ratio, CI = Konfidenzintervall Statistisch signifikante Werte kursiv und unterstrichen		

brauch – ist mit den internationalen Daten vergleichbar. In Österreich ist die Zahl der von schuldunfähigen Täter*innen verübten Tötungsdelikte (vollendeter Mord) in den letzten beiden Jahrzehnten unverändert (ca. 3,5–4 pro Jahr). Die stabilen Raten bei Tötungsdelikten sind keineswegs auf die beiden Länder beschränkt. Aus Neuseeland (Simpson et al. 2004), Schweden (Sturup und Lindqvist 2014) und Kanada (Penney et al. 2018) werden bei von psychotischen Täter*innen begangenen Tötungsdelikten sogar rückläufige Zahlen angegeben.

Die steigende Zahl von Maßregelpatient*innen entspricht wohl der schon längere Zeit zu beobachtenden Tendenz zum „risk containment“ (Priebe et al. 2005; Chow und Priebe 2016). Wenngleich die Situation in Europa glücklicherweise nicht mit US-amerikanischen Verhältnissen (Rich et al. 2011) vergleichbar ist, dürften schwer psychisch Kranke von dem „enthusiasm for incarceration“ (Wallace et al. 2004, S. 725) offenbar in besonderem Maße betroffen sein. Indizien sprechen dafür, dass in der Allgemeinpsychiatrie zunehmende Probleme bei der Versorgung dieser Patient*innen bestehen. So stellten etwa Lay und Rössler (2011) als Ergebnis einer Langzeituntersuchung in Zürich fest, dass bei psychotischen Patient*innen ein deutlicher Rückgang der Inanspruchnahme stationärer Behandlung (von 6,1 auf 1,0 per 10.000) zu beobachten war, der auf eine erhebliche Umverteilung der Behandlungsressourcen zu Ungunsten schwer kranker psychotischer Patient*innen hin zu leichter Kranken mit geringerem Hilfebedarf hinweist (vgl. auch Lay et al. 2007).

Eine der Ursachen für diese Probleme könnte die geänderte Rolle der Psychiatrie innerhalb der in den letzten Jahrzehnten immer komplizierter werdenden gesellschaftlichen Strukturen sein: Die enormen Fortschritte in Wissenschaft und Technik gehen einher mit einer Überfülle an Information und einer Zunahme des „Tempos“ der Abläufe des täglichen Lebens. Verunsichernden Grauzonen wird mit Formalisierung und Verrechtlichung begegnet, im Rahmen derer sich wohl auch das Selbstverständnis der in der Allgemeinpsychiatrie Tätigen gewandelt hat (Schanda 2018). Nun sind aber die Risikofaktoren für Gewalttätigkeit und Kriminalität psychisch Kranker zum Großteil die gleichen wie die für erhöhte Morbidität, Mortalität, sozialen Abstieg und die damit einhergehende Stigmatisierung – allesamt Bereiche, die zum Kerngebiet psychiatrischer Tätigkeit gehören (sollten). Für eine Subgruppe „schwieriger" Patient*innen sind die aktuellen Behandlungsangebote offenbar nur mehr bedingt geeignet (Walsh et al. 2001; Fisher et al. 2006; Schanda et al. 2009). Hodgins et al. (2006) stellten im Rahmen einer prospektiven Vergleichsuntersuchung von aus forensisch-psychiatrischen und allgemeinpsychiatrischen Einrichtungen entlassenen Patient*innen fest, dass Letztere in der Folge häufiger gewalttätig waren und dass die Ursache dafür primär eine (nicht oder nur unzureichend behandelte) psychotische Symptomatik war. Die Autor*innen kamen zu dem Schluss, „perhaps, general psychiatry in the era of deinstitutionalization neither identifies nor treats such difficulties presented by patients with schizophrenic disorders" (Hodgins et al. 2006, S. 181). Eine kanadische Untersuchung beschrieb unlängst bei an Schizophrenie ersterkrankten Patient*innen gegenüber der Allgemeinbevölkerung 9- bis 13-mal erhöhte Mortalitätsraten (Kurdyak et al. 2021), eine Studie aus Großbritannien kam zu dem Ergebnis, dass sich der seit jeher bekannte „mortality gap" (Übersterblichkeit) bei Patient*innen mit schizophrenen und affektiven Psychosen in den letzten Jahren noch vergrößert hat (Hayes et al. 2017). Die deutlich reduzierte Lebenserwartung psychotischer Patient*innen ist nicht nur auf die (teilweise durch Selbstversorgungsdefizite zu erklärenden) „normalen" Todesursachen zurückzuführen. Die Suizidraten von Patient*innen mit Erkrankungen aus dem schizophrenen Formenkreis übersteigen die der Allgemeinbevölkerung um das 7-fache, bei Patient*innen mit bipolaren Erkrankungen liegen sie sogar um den Faktor 12 höher (Hayes et al. 2017). Die Raten Kranker unter Obdachlosen (Fazel et al. 2008) und die Viktimisierungsraten dieser Menschen sind enorm (Sturup et al. 2011; Crump et al. 2013; Khalifeh et al. 2015; Nilsson et al. 2020). Das Risiko, selbst Opfer eines Tötungsdelikts zu werden, ist bei Patient*innen mit schizophrenen und affektiven Erkrankungen gegenüber dem der Allgemeinbevölkerung statistisch signifikant erhöht (Hiroeh et al. 2001). In einer großen schwedischen Kohortenstudie war das Risiko, getötet zu werden, für Menschen mit Depression 2,6-fach und für solche mit Schizophrenie 1,8-fach erhöht (Crump et al. 2013).

> Das Risiko, selbst Opfer eines Tötungsdeliktes zu werden, ist bei Patient*innen mit schizophrenen und affektiven Erkrankungen gegenüber dem der Allgemeinbevölkerung signifikant erhöht.

Zusammenfassend können die geänderten Versorgungsbedingungen im weitesten Sinn als gesamtgesellschaftliche „Umweltfaktoren" aufgefasst werden, von denen eine Subgruppe schwer kranker, „schwieriger" Patient*innen offensichtlich in besonderem Maße betroffen ist. Diese gesellschaftlichen Faktoren werden bei der Beurteilung des Ausmaßes von Kriminalität und Gewalttätigkeit von Patient*innen mit funktionellen Psychosen oft vernachlässigt. Eine Vielzahl von Untersuchungen aus den letzten Jahren zeigt, dass eine suffiziente sozialpsychiatrische und vor allem medikamentöse Behandlung nicht nur imstande ist, Rückfälle zu verhindern und damit die Lebensqualität zu verbessern (Tiihonen et al. 2011, 2017; Kishimoto et al. 2018; Lähteenvuo et al. 2018; Pacchiarotti et al. 2019; Kane et al. 2020; Kishimoto et al. 2021); sie führt auch zu einer Senkung der Mortalitäts- und im Speziellen der Suizidraten (Tiihonen et al. 2006, 2011, 2017; Taipale et al. 2018; Huang et al. 2021). Gleichsam als „Nebeneffekt" könnte so auch das Risiko für gewalttätiges Verhalten dieser Patient*innen reduziert und auf diese Weise einer „Kriminalisierung" vorgebeugt werden (Fazel et al. 2014b; Rezansoff et al. 2017; Starr et al. 2018).

3

Fazit

Auf Basis der zuvor diskutieren Untersuchungen ergeben sich folgende zusammenfassende Schlussfolgerungen:

1) Der überwiegende Teil der an funktionellen Psychosen (MMD) leidenden Patient*innen ist nicht gewalttätig, schwer psychisch Kranke tragen nur in geringem Ausmaß zur Gesamtkriminalität bei. Eindrucksvoll wurde das im Rahmen einer Untersuchung an sämtlichen zwischen 1988 und 2000 aus schwedischen psychiatrischen Krankenhäusern mit der Diagnose „Psychose" entlassenen Patient*innen (n = 98.082) nachgewiesen: Die bereits zuvor erwähnte „population attributable risk fraction", also der diesen Erkrankungen zuzurechnende Anteil an Gewaltkriminalität, beträgt lediglich 5,2 % – das ist der Prozentsatz, um den sich Gewaltkriminalität (definiert als Mord, Mordversuch, schwere und leichte Körperverletzung, Raub, gefährliche Drohung, Nötigung, Brandstiftung, jede Art von Sexualdelinquenz) bei Nichtexistenz von Erkrankungen aus dem schizophrenen und affektiven Formenkreis reduzieren würde (Fazel und Grann 2006).
2) Allerdings besteht bei an schizophrenen Psychosen Erkrankten ein insgesamt zwar mäßiges, jedoch statistisch signifikant erhöhtes Risiko für Gewalttätigkeit und Kriminalität. Betroffen ist vor allem eine Subgruppe Schwerkranker mit den bekannten allgemeinen kriminogenen Risikofaktoren (Substanzmissbrauch, Persönlichkeitsstörungen). Diese Merkmale haben vor allem bei leichteren Formen der Delinquenz im Sinne von komorbiden Störungen entscheidenden Einfluss, können aber, ebenso wie sozioökonomische Faktoren, die Risikoerhöhung nicht völlig erklären. Mit zunehmender Schwere der Delinquenz wird der „Beitrag" der Grunderkrankung größer. In diesen Fällen kommt florider (nicht oder nur unzureichend behandelter) psychotischer Symptomatik wesentliche Bedeutung zu.
3) Hingegen liegt das Risiko für (Gewalt-)Kriminalität bei affektiven Erkrankungen kaum über dem der Allgemeinbevölkerung und wird hauptsächlich durch die allgemeinen kriminogenen Risikofaktoren, im Besonderen Substanzmissbrauch, gefördert.

Literatur

Appelbaum PS, Robbins PC, Monahan J (2000) Violence and delusions: data from the MacArthur Violence Risk Assessment Study. Am J Psychiatry 157:566–572. https://doi.org/10.1176/appi.ajp.157.4.566

Arseneault L, Moffitt TE, Caspi A, Taylor PJ, Silva PA (2000) Mental disorders and violence in a total birth cohort: results from the Dunedin Study. Arch Gen Psychiatry 57:979–986. https://doi.org/10.1001/archpsyc.57.10.979

Ashley MC (1922) Outcome of 1000 cases paroled from the Middletown State Hospital. N Y State Hosp Q 8:64–70

Böker W, Häfner H (1973) Gewalttaten Geistesgestörter. Eine psychiatrisch-epidemiologische Untersuchung in der Bundesrepublik Deutschland. Springer, Berlin/Heidelberg/New York

Brennan PA, Mednick SA, Hodgins S (2000) Major mental disorders and criminal violence in a Danish birth cohort. Arch Gen Psychiatry 57:494–500. https://doi.org/10.1001/archpsyc.57.5.494

Chow WS, Priebe S (2016) How has the extent of institutional mental health care changed in Western Europe? Analysis of data since 1990. BMJ Open 6:e010188. https://doi.org/10.1136/bmjopen-2015-010188

Coid JW, Ullrich S, Kallis C, Keers R, Barker D, Cowden F, Stamps R (2013) The relationship between delusions and violence: findings from the East London First Episode Psychosis Study. JAMA Psychiatry 70(5):465–471. https://doi.org/10.1001/jamapsychiatry.2013.12

Crump C, Sundquist K, Winkleby MA, Sundquist J (2013) Mental disorders and vulnerability to homicidal death: Swedish Nationwide Cohort Study. BMJ 346:f557. https://doi.org/10.1136/bmj.f557

Daff E, Stuart DM, Thomas DM (2014) Bipolar disorder and criminal offending: a data linkage study.

Soc Psychiatry Psychiatr Epidemiol 49:1985–1991. https://doi.org/10.1007/s00127-014-0882-4
Deutscher Bundestag (2021) Drucksache 19/25692 vom 5.1.2021
Diamantopoulou S, Verhulst FC, van der Erde J (2010) Testing development pathways to antisocial personality problems. J Abnorm Child Psychol 38:91–103. https://doi.org/10.1007/s10802-009-9348-7
Douglas KS, Hart S, Webster CD, Belfrage H (2013) HCR-20. Assessing Risk for Violence, Version 3 (HCR-20 V3). Hogrefe, Oxford. (Deutsche Version: Müller-Isberner R, Schmidbauer WM, Born P (2014) Die Vorhersage von Gewalttaten mit dem HCR-20 V3. Institut f. Forensische Psychiatrie, Haina)
Eher R, Domany S, Engel F (2022) Monitoringbericht 2021, Maßnahmenvollzug nach § 21 Abs. 1 StGB. Bundesministerium für Justiz, Wien
Elbogen EB, Johnson SC (2009) The intricate link between violence and mental disorder: results from the National Epidemiologic Survey on Alcohol and Related Conditions. Arch Gen Psychiatry 66:152–161. https://doi.org/10.1001/archgenpsychiatry.2008.537
Erb M, Hodgins S, Freese R, Müller-Isberner R, Jöckel D (2001) Homicide and schizophrenia: maybe treatment does have a preventive effect. Crim Behav Ment Health 11:6–26. https://doi.org/10.1002/cbm.366
Eronen M, Hakola P, Tiihonen J (1996) Mental disorders and homicidal behavior in Finland. Arch Gen Psychiatry 53:497–501. https://doi.org/10.1001/archpsyc.1996.01830060039005
Fazel S, Grann M (2006) The population impact of severe mental illness on violent crime. Am J Psychiatry 163:1397–1403. https://doi.org/10.1176/ajp.2006.163.8.1397
Fazel S, Khosla V, Doll H, Geddes J (2008) The prevalence of mental disorders among the homeless in Western countries: systematic review and meta-regression analysis. PLoS Med 5(12):e225. https://doi.org/10.1371/journal.pmed.0050225
Fazel S, Gulati G, Linsell L, Geddes JR, Grann M (2009) Schizophrenia and violence: systematic review and meta-analysis. PLoS Med 6(8):e1000120. https://doi.org/10.1371/journal.pmed.1000120
Fazel S, Lichtenstein P, Grann M, Goodwin GM, Långström N (2010) Bipolar disorder and violent crime: new evidence from population-based longitudinal studies and systematic review. Arch Gen Psychiatry 67:931–938. https://doi.org/10.1001/archgenpsychiatry.2010.97
Fazel S, Wolf A, Palm C, Lichtenstein P (2014a) Violent crime, suicide, and premature mortality in patients with schizophrenia and related disorders: a 38-year total population study in Sweden. Lancet Psychiatry 1:44–54. https://doi.org/10.1016/S2215-0366(14)70223-8
Fazel S, Zetterqvist J, Larsson H, Långström N, Lichtenstein P (2014b) Antipsychotics, mood stabilisers, and risk of violent crime. Lancet 384(9949):1206–1214. https://doi.org/10.1016/S0140-6736(14)60379-2
Fazel S, Wolf A, Chang Z, Larsson H, Goodwin GM, Lichtenstein P (2015) Depression and violence: a Swedish population study. Lancet Psychiatry 2:224–232. https://doi.org/10.1016/S2215-0366(14)00128-X
Fisher WH, Silver E, Wolff N (2006) Beyond criminalization: toward a criminologically informed framework for mental health policy and services research. Adm Policy Ment Health Ment Health Serv Res 33:544–557. https://doi.org/10.1007/s10488-006-0072-0
Frisell T, Lichtenstein P, Långström N (2011) Violent crime runs in families: a total population study of 12.5 million individuals. Psychol Med 41:97–105. https://doi.org/10.1017/S0033291710000462
Fuchs S (2020) Maßnahmenvollzug an geistig abnormen Rechtsbrechern gemäß § 21 Abs. 1 StGB. Bericht über das Jahr 2019. Bundesministerium für Justiz, Wien
Giovannoni JM, Gurel I (1967) Socially disruptive behaviour of ex-mental patients. Arch Gen Psychiatry 7:146–153. https://doi.org/10.1001/archpsyc.1967.01730260018003
Gosden NP, Kramp P, Gabrielsen G, Andersen TF, Sestoft D (2005) Violence of young criminals predicts Schizophrenia: a 9-year register-based followup of 15- to 19-year-old criminals. Schizophr Bull 31:759–768. https://doi.org/10.1093/schbul/sbi015
Gottlieb P, Gabrielsen G, Kramp P (1987) Psychotic homicide in Copenhagen from 1959 to 1983. Acta Psychiatr Scand 76:285–292. https://doi.org/10.1111/j.1600-0447.1987.tb02897.x
Haller R, Kemmler G, Kocsis E, Maetzler W, Prunnlechner R, Hinterhuber H (2001) Schizophrenie und Gewalttätigkeit. Ergebnisse einer Gesamterhebung in einem österreichischen Bundesland. Nervenarzt 72:859–866. https://doi.org/10.1007/s001150170020
Hayes JF, Marston L, Walters K, King MB, Osborn DPJ (2017) Mortality gap for people with bipolar disorder and schizophrenia: UK-based cohort study 2000–2014. Br J Psychiatry 211:175–181. https://doi.org/10.1192/bjp.bp.117.202606
Heston LL (1966) Psychiatric disorders in foster-home reared children of schizophrenics. Br J Psychiatry 112:819–825. https://doi.org/10.1192/bjp.112.489.819
Hiroeh U, Appleby L, Mortensen PB, Dunn G (2001) Death by homicide, suicide, and other unnatural causes in people with mental illness. Lancet 358:2110–2112. https://doi.org/10.1016/S0140-6736(01)07216-6
Hjorthøj C, Posselt CM, Nordentoft M (2021) Development over time of the population-attribu-

table risk fraction for cannabis use disorder in schizophrenia in Denmark. JAMA Psychiatry. https://doi.org/10.1001/jamapsychiatry.2021.1471. Online ahead of print

Hodgins S (2000) The etiology and development of offending among persons with major mental disorders. In: Hodgins S (Hrsg) Violence among the mentally ill. Effective treatment and management strategies. Kluwer, Dordrecht, S 89–116

Hodgins S, Mednick SA, Brennan PA, Schulsinger F, Engberg M (1996) Mental disorder and crime: evidence from a Danish birth cohort. Arch Gen Psychiatry 53:486–496. https://doi.org/10.1001/archpsyc.1996.01830060031004

Hodgins S, Müller-Isberner R, Allaire JF (2006) Attempting to understand the increase in the numbers of forensic beds in Europe: a multi-site study of patients in forensic and general psychiatric services. Int J Forensic Ment Health 5:173–184

Huang C-Y, Fang S-C, Joni Shao Y-H (2021) Comparison of long-acting injectable antipsychotics with oral antipsychotics and suicide and all-cause mortality in patients with newly diagnosed Schizophrenia. JAMA Netw Open. https://doi.org/10.1001/jamanetworkopen.2021.8810

Jacobi F, Wittchen H-U, Hölting C, Höfler M, Pfister H, Müller N, Lieb R (2004) Prevalence, comorbidity and correlates of mental disorders in the general population: results from the German General Health Interview and Examination Survey (GHS). Psychol Med 34:597–611. https://doi.org/10.1017/S0033291703001399

Kane JM, Schooler NR, Marcy P, Achytes ED, Gibbons RD, Robinson DG (2020) Effect of long-acting injectable antipsychotics vs usual care on time to first hospitalization in early-phase schizophrenia. A randomized clinical trial. JAMA Psychiatry. https://doi.org/10.1001/jamapsychiatry.2020.2076

Khalifeh H, Johnson S, Howard LM, Borschmann R, Osborn D, Dean K, Hart C, Hogg J, Moran P (2015) Violent and non-violent crime against adults with severe mental illness. Br J Psychiatry 206:275–282. https://doi.org/10.1192/bjp.bp.114.147843

Kishimoto T, Hagi K, Nitta M, St L, Olfson M, Kane JM, Correll CU (2018) Effectiveness of long-acting injectable vs oral antipsychotics in patients with schizophrenia: a meta-analysis of prospective and retrospective cohort studies. Schizophr Bull 44:603–619. https://doi.org/10.1093/schbul/sbx090

Kishimoto T, Hagi K, Kurokawa S, Kane JM, Correll CU (2021) Long-acting injectable versus oral antipsychotics for the maintenance treatment of schizophrenia: a systematic review and comparative meta-analysis of randomised, cohort, and pre–post studies. Lancet Psychiatry. https://doi.org/10.1016/S2215-0366(21)00039-0

Kurdyak P, Mallia E, de Oliveira C, Carvalho AF, Kozloff ZJ, Tempelaar WM, Anderson KK, Correll CU, Voineskos AN (2021) Mortality after the first diagnosis of Schizophrenia-Spectrum Disorders: a population-based retrospective cohort study. Schizophr Bull 47:864–874. https://doi.org/10.1093/schbul/sbaa180

Kutscher S-U, Schiffer B, Seifert D (2009) Schizophrene Patienten im psychiatrischen Maßregelvollzug § 63 StGB) Nordrhein-Westfalens. Entwicklungen und Patientencharakteristika. Fortschr Neurol Psychiat 77:91–96. https://doi.org/10.1055/s-0028-1109080

Lähteenvuo M, Tanskanen A, Taipale H, Hoti F, Vattulainen P, Vieta E, Tiihonen J (2018) Real-world effectiveness of pharmacologic treatments for the prevention of rehospitalization in a Finnish nationwide cohort of patients with bipolar disorder. JAMA Psychiatry 75:347–355. https://doi.org/10.1001/jamapsychiatry.2017.4711

Lay B, Rössler W (2011) Stationär-psychiatrische Behandlungen: Häufigkeit und Veränderungen der Prävalenz über die Lebensspanne. Neuropsychiatrie 25:67–74

Lay B, Nordt C, Rössler W (2007) Trends in psychiatric hospitalisation of people with schizophrenia: a register-based investigation over the last three decades. Schizophr Res 97:68–78. https://doi.org/10.1016/j.schres.2007.07.006

Lindberg N, Miettunen J, Heiskala A, Kaltiala-Heino R (2017) Serious delinquency and later schizophrenia: a nationwide register-based follow-up study of Finnish pretrial 15- to 19-year-old offenders sent for a forensic psychiatric examination. Eur Psychiatry 44:173–178. https://doi.org/10.1016/j.eurpsy.2017.04.011

Lindqvist P (1989) Violence against a person. The role of mental disorder and abuse. Umea University Press, Umea

Lindqvist P, Allebeck P (1990) Schizophrenia and crime. A longitudinal follow-up of 644 schizophrenics in Stockholm. Br J Psychiatry 157:345–350. https://doi.org/10.1192/bjp.157.3.345

Link B, Stueve A (1994) Psychotic symptoms and violent/illegal behavior of mental patients compared to community controls. In: Monahan J, Steadman HJ (Hrsg) Violence and mental disorder. Developments in risk assessment. University of Chicago Press, Chicago, S 137–158

Modestin J, Ammann R (1996) Mental disorder and criminality: male schizophrenia. Schizophr Bull 22:69–82. https://doi.org/10.1192/bjp.157.3.345

Modestin J, Hug A, Ammann R (1997) Criminal behavior in males with affective disorders. J Affect Disord 42:29–38. https://doi.org/10.1016/s0165-0327(96)00093-6

Monahan J (1992) Mental disorder and violent behavior. Perceptions and evidence. Am Psychol 47:511–521. https://doi.org/10.1037//0003-066x.47.4.511

Monahan J, Steadman H (1983) Crime and mental illness: an epidemiological approach. In: Morris N,

Tonry M (Hrsg) Crime and justice, Bd 4. University of Chicago Press, Chicago, S 145–189
Mullen PE (1997) A reassessment of the link between mental disorder and violent behaviour, and its implications for clinical practice. Aust N Z J Psychiatry 31:3–11. https://doi.org/10.3109/00048679709073793
Mullen PE, Burgess P, Wallace C, Palmer S, Ruschena D (2000) Community care and criminal offending in schizophrenia. Lancet 355:614–617. https://doi.org/10.1016/S0140-6736(99)05082-5
Mustonen A, Niemelä S, Nordström T, Murray GK, Mäki P, Jääskälainen E, Miettunen J (2018) Adolescent cannabis use, baseline prodromal symptoms and the risk of psychosis. Br J Psychiatry 212:227–233. https://doi.org/10.1192/bjp.2017.52
Nedopil N, Müller J (2012) Forensische Psychiatrie. Klinik, Begutachtung und Behandlung zwischen Psychiatrie und Recht. Thieme, Stuttgart/New York
Nilsson SF, Nordentoft M, Fazel S, Laursen TM (2020) Homelessness and police-recorded crime victimisation: a nationwide, register-based cohort study. Lancet Public Health. https://doi.org/10.1016/S2468-2667(20)30075-X
Pacchiarotti I, Tiihonen J, Kotzalidis GD, Verdolini N, Murru A, Goikolea JM, Valentía M, Aedo A, Vieta E (2019) Long-acting injectable antipsychotics (LAIs) for maintenance treatment of bipolar and schizoaffective disorders: a systematic review. Eur Neuropsychopharmacol 29:457–470. https://doi.org/10.1016/j.euroneuro.2019.02.003
Parlament Österreich (2022) Maßnahmenvollzugsänderungsgesetz 2022. 1789 der Beilagen XXVII. GP - Regierungsvorlage - Erläuterungen
Penney SR, Prosser A, Grimbos T, Darby P, Simpson AIF (2018) Time trends in homicide and mental illness in Ontario from 1987 to 2012: examining the effects of mental health service provision. Can J Psychiatr 63:387–394. https://doi.org/10.1177/0706743717737034
Petursson H, Gudjonsson GH (1981) Psychiatric aspects of homicide. Acta Psychiatr Scand 64:363–372. https://doi.org/10.1111/j.1600-0447.1981.tb00795.x
Pollock HM (1938) Is the paroled patient a menace to the community? Psychiatry Q 12:236–244
Priebe S, Badesconyi A, Fioritti A, Hansson L, Kilian R, Torres-Gonzales F, Turner T, Wiersma D (2005) Reinstitutionalisation in mental health care: comparison of data on service provision from six European countries. BMJ 330:123–126. https://doi.org/10.1136/bmj.38296.611215.AE
Rappeport J, Lassen G (1965) Dangerousness – arrest rate comparisons of discharged patients and the general population. Am J Psychiatry 121:776–783. https://doi.org/10.1176/ajp.121.8.776
Räsänen P, Tiihonen J, Isohanni M, Rantakallio P, Lehtonen J, Moring J (1998) Schizophrenia, alcohol abuse and violent behavior: a 26-year follow-up study of an unselected birth cohort. Schizophr Bull 24:437–440. https://doi.org/10.1093/oxfordjournals.schbul.a033338
Rezansoff SN, Moniruzzaman A, Fazel S, McCandless L, Somers JM (2017) Adherence to antipsychotic medication and criminal recidivism in a Canadian provincial offender population. Schizophr Bull 43:1002–1010. https://doi.org/10.1093/schbul/sbx084
Rich JD, Wakeman SE, Dickman SL (2011) Medicine and the epidemic of incarceration in the United States. NEJM 364:2081–2083. https://doi.org/10.1056/NEJMp1102385
Schanda H (2006) Untersuchungen zur Frage des Zusammenhangs zwischen Psychosen und Kriminalität/Gewalttätigkeit: Studiendesigns, methodische Probleme, Ergebnisse. Fortschr Neurol Psychiatr 74:85–100. https://doi.org/10.1055/s-2004-830290
Schanda H (2018) Schizophrenie und Gewalt – Justiz und Gesellschaft. In: Stompe T, Schanda H (Hrsg) Schizophrenie und Gewalt. MWV, Berlin, S 11–56
Schanda H, Knecht G, Schreinzer D, Stompe T, Ortwein-Swoboda G, Waldhoer T (2004) Homicide and major mental disorders: a twenty-five year study. Acta Psychiatr Scand 110:98–107. https://doi.org/10.1111/j.1600-0047.2004.00305.x
Schanda H, Stompe T, Ortwein-Swoboda G (2009) Dangerous or merely ‚difficult'? The new population of forensic mental hospitals. Eur Psychiatry 24:365–372. https://doi.org/10.1016/j.eurpsy.2009.07.006
Schanda H, Stompe T, Ortwein-Swoboda G (2010) Steigende Kriminalität schizophrener Patienten: Fiktion, logische Konsequenz oder vermeidbare Folge der Psychiatriereform? Neuropsychiatrie 24:170–181
Schneider K (1973) Klinische Psychopathologie, 10. Aufl. Thieme, Stuttgart
Simpson AIF, McKenna B, Moskowitz A, Skipworth J, Barry-Walsh J (2004) Homicide and mental illness in New Zealand, 1970–2000. Br J Psychiatry 185:394–398. https://doi.org/10.1192/bjp.185.5.394
Starr L, Bermak J, Mao L, Rodriguez S, Alphs L (2018) Comparison of long-acting and oral antipsychotic treatment effects in patients with schizophrenia, comorbid substance abuse, and a history of recent incarceration: an exploratory analysis of the PRIDE study. Schizophr Res 194:39–46. https://doi.org/10.1016/j.schres.2017.05.005
Stevens H, Laursen TM, Mortensen PB, Agerbo E, Dean K (2015) Post-illness-onset risk of offending across the full spectrum of psychiatric disorders. Psychol Med 45:2447–2457. https://doi.org/10.1017/S0033291715000458
Stompe T (2008) Persönlichkeitsstörungen und Gefährlichkeit. Psychiatr Psychother 4:5–13. https://doi.org/10.1007/s11326-008-0001-9

Stompe T, Ortwein-Swoboda G, Schanda H (2004) Schizophrenia, delusional symptoms and violence: the threat/control-override-concept reexamined. Schizophr Bull 30:31–44. https://doi.org/10.1093/oxfordjournals.schbul.a007066
Stompe T, Ritter T, Schanda H (2018) Prädiktoren für Gewaltdelikte bei Schizophrenie. In: Stompe T, Schanda H (Hrsg) Schizophrenie und Gewalt. MWV, Berlin, S 91–154
Sturup J, Lindqvist P (2014) Psychosis and homicide in Sweden – a time trend analysis 1987–2006. Int J Forensic Ment Health 13:1–7
Sturup J, Sorman K, Lindqvist P, Kristiansson M (2011) Violent victimisation of psychiatric patients: a Swedish case–control study. Soc Psychiatry Psychiatr Epidemiol 46:29–34. https://doi.org/10.1007/s00127-009-0167-5
Swanson JW, Holzer CE, Ganju VK, Jono RT (1990) Violence and psychiatric disorder in the community: evidence from the Epidemiologic Catchment Area surveys. Hosp Community Psychiatry 41:761–770. https://doi.org/10.1176/ps.41.7.761
Taipale H, Mittendorfer-Rutz E, Alexanderson K, Majak M, Mehtälä J, Hoti F, Jedenius E, Enkusson D, Leval A, Sermon J, Tanskanen A, Tiihonen J (2018) Antipsychotics and mortality in a nationwide cohort of 29,823 patients with schizophrenia. Schizophr Res 197:274–280. https://doi.org/10.1016/j.schres.2017.12.010
Taylor P (1998) When symptoms of psychosis drive serious violence. Soc Psychiatry Psychiatr Epidemiol 33:S47–S54. https://doi.org/10.1007/s001270050209
Taylor PJ, Gunn JC (1984) Violence and psychosis I: risk of violence among psychotic men. Br Med J 288:1945–1949. https://doi.org/10.1136/bmj.288.6435.1945
Tiihonen J, Isohanni M, Räsänen P, Koiranen M, Moring J (1997) Specific major mental disorders and criminality: a 26-year prospective study of the 1966 northern Finland birth cohort. Am J Psychiatry 154:840–845. https://doi.org/10.1176/ajp.154.6.840
Tiihonen J, Wahlbeck K, Lönnqvist J, Klaukka T, Ioannidis JPA, Volavka J, Haukka J (2006) Effectiveness of antipsychotic treatments in a nationwide cohort of patients in community care after first hospitalisation due to schizophrenia and schizoaffective disorder: observational follow-up study. BMJ 333:224. https://doi.org/10.1136/bmj.38881.382755.2F
Tiihonen J, Haukka J, Taylor M, Haddad PM, Patel MX, Korhonen P (2011) A nationwide cohort study of oral and depot antipsychotics after first hospitalization for schizophrenia. Am J Psychiatry 168:603–609. https://doi.org/10.1176/appi.ajp.2011.10081224
Tiihonen J, Mittendorfer-Rutz E, Majak M, Mehtälä J, Hoti F, Jedenius E, Enkusson D, Leval A, Sermon J, Tanskanen A, Taipale H (2017) Real-world effectiveness of antipsychotic treatments in a nationwide cohort of 29 823 patients with schizophrenia. JAMA Psychiatry 74:686–693. https://doi.org/10.1001/jamapsychiatry.2017.1322
Traub H-J, Weithmann G (2014) Gemeinsame Entwicklung, unterschiedliche Inzidenz. Die Zuweisungen gemäß § 63 StGB von 1995–2009 (in den alten Bundesländern). Forensic Psychiatry Psychol Kriminol 8:199–207
Van Dorn R, Volavka J, Johnson N (2012) Mental disorder and violence: is there a relationship beyond substance use? Soc Psychiatry Psychiatr Epidemiol 47:487–503. https://doi.org/10.1007/s00127-011-0356-x
Volavka J, Citrome L (2011) Pathways to aggression in schizophrenia affect results of treatment. Schizophr Bull 37:921–929. https://doi.org/10.1093/schbul/sbr041
Wallace C, Mullen P, Burgess P, Palmer S, Ruschena D, Browne C (1998) Serious criminal offending and mental disorder. Case linkage study. Br J Psychiatry 172:477–484. https://doi.org/10.1192/bjp.172.6.477
Wallace C, Mullen PE, Burgess P (2004) Criminal offending in schizophrenia over a 25-year period marked by deinstitutionalization and increasing prevalence of comorbid substance use disorders. Am J Psychiatry 161:716–727. https://doi.org/10.1176/appi.ajp.161.4.716
Walsh E, Gilvarry C, Samele C, Harvey K, Manley C, Tyrer P, Creed F, Murray R, Fahy T (2001) Reducing violence in severe mental illness: randomized controlled trial of intensive case management compared with standard care. BMJ 323:1–5. https://doi.org/10.1136/bmj.323.7321.1093
Whiting D, Lichtenstein P, Fazel S (2021) Violence and mental disorders: a structured review of associations by individual diagnoses, risk factors, and risk assessment. Lancet Psychiatry 8:150–161. https://doi.org/10.1016/S2215-0366(20)30262-5
Witt K, van Dorn R, Fazel S (2013) Risk factors for violence in psychosis: systematic review and meta-regression analysis of 110 studies. PLoS One 8(2):e55942. https://doi.org/10.1371/journal.pone.0055942
World Health Organisation (WHO) (1978) Mental disorders: glossary and guide to their classification in accordance with the Ninth Revision of the International Classification of Diseases (ICD-9). WHO, Geneva. (Deutsche Ausgabe Springer, Berlin/Heidelberg/New York, 1980)
World Health Organisation (WHO) (1992) The ICD-10 classification of mental and behavioural disorders. Clinical description and diagnostic guidelines. WHO, Geneva. (Deutsche Ausgabe Huber, Bern 2000)

Rechtliche Grundlagen und Begutachtungsfragen

Inhaltsverzeichnis

Menschenrechte in der Forensik

Thomas Feltes

Inhaltsverzeichnis

B. Völlm, B. Schiffer (Hrsg.), *Forensische Psychiatrie*, https://doi.org/10.1007/978-3-662-64465-2_4

4.1 Einleitung

Menschenrechte sind Rechte, die sich aus der Würde des Menschen herleiten. Sie sind unveräußerlich, unteilbar und unverzichtbar und stehen allen Menschen zu, unabhängig davon, wo sie leben und wie sie leben (BMJV 2021). In unserem Grundgesetz (Art. 1 Abs. 2) haben wir uns „zu unverletzlichen und unveräußerlichen Menschenrechten als Grundlage jeder menschlichen Gemeinschaft, des Friedens und der Gerechtigkeit in der Welt" bekannt. Gefängnis und Psychiatrie sind „totale Institutionen" (Goffman 1973), die einen bestimmten Auftrag erfüllen. Dabei geht es um das Erreichen von Vollzugs- oder Unterbringungszielen, gleichzeitig aber auch um den Schutz der Allgemeinheit. Rechte von Untergebrachten dürfen nur beschränkt werden, um angestrebte Ziele zu erreichen. In diesen Einrichtungen wird schon aufgrund der Freiheitsentziehung an sich intensiv in Menschenrechte eingegriffen. Hinzu kommen zusätzliche Eingriffe aufgrund der Art und Weise der Unterbringung und Betreuung. Zudem erfordert die Vulnerabilität der Patient*innen in psychiatrischen Einrichtungen eine erhöhte Wachsamkeit in Bezug auf die Achtung der Menschenrechte (Meyer-Ladewig und Lehnert 2017, S. 116). Zu den Menschenrechten, die in der forensischen Psychiatrie verletzt werden können, gehören die Menschenwürde, das allgemeine Persönlichkeitsrecht, das Recht auf körperliche Unversehrtheit und Freiheit der Person sowie weitere Rechte. Im folgenden Beitrag werden einige der betroffenen Menschenrechte thematisiert, wobei der Schwerpunkt auf der Menschenwürde, dem Recht auf körperliche Unversehrtheit und dem Schutz vor unmenschlicher oder erniedrigender Behandlung liegt.

> Menschenrechte leiten sich aus der Würde des Menschen her. Sie sind universell, unveräußerlich und unteilbar, d. h., sie stehen allen Menschen jederzeit und überall zu.

4.2 Menschenrechtstandards und ihre Kontrolle

Es gehört zu den Errungenschaften unserer Demokratie, dass die Rechte der in geschlossenen Institutionen Untergebrachten durch Gesetze geschützt werden und den Untergebrachten der Weg zu Gerichten offensteht. Darüber hinaus gibt es unabhängige Institutionen, die prüfen und überwachen, ob in den „totalen Institutionen" Menschenrechte verletzt werden. Weltweit haben verschiedene Organisationen diese Aufgabe, wobei ihre Arbeit vorrangig präventiv ausgerichtet ist. In Deutschland werden solche Besuche vom „Europäischen Komitee zur Verhütung von Folter und unmenschlicher oder erniedrigender Behandlung oder Strafe" (CPT) (Feltes 2020), vom UN-Unterausschuss zur Verhütung von Folter (SPT) (Osterfeld et al. 2018) und von der „Nationalen Stelle zur Verhütung von Folter" (Dopp und Mohsen 2016; Nationale Stelle o. J.) durchgeführt. Der letzte Besuch des SPT in Deutschland fand 2013 statt, der letzte Besuch des CPT Ende 2020, während Mitglieder der „Nationalen Stelle zur Verhütung von Folter" mit Sitz in Wiesbaden mehrmals jährlich Einrichtungen, in denen Menschen untergebracht werden, besuchen. Alle Institutionen veröffentlichen Empfehlungen mit dem Ziel, die Situation der Personen, denen die Freiheit entzogen ist, zu verbessern und Folter und andere grausame, unmenschliche oder erniedrigende Behandlung oder Strafe zu verhindern. Zusätzlich gibt es die Besuchskommissionen, deren Tätigkeit in den PsychKGs der Länder geregelt ist (Osterfeld 2020). Sie kontrollieren selbstständig psychiatrische Einrichtungen und befragen Patient*innen, Mitarbeiter*innen oder Bewohner*innen. Auch die Besuchskommissionen erstellen öffentlich zugängliche Berichte über ihre Tätigkeit.

Konkrete Verletzungen von Menschenrechten können von den Betroffenen vor Gerichten geltend gemacht werden. Der Europäische Gerichtshof für Menschenrechte (EGMR) wurde 1959 errichtet, um die Einhaltung der Europäischen Menschenrechtskonventionsicherzustellen. Er urteilt über Beschwerden einzelner Personen sowie Personengruppen und Staaten, die sich auf Verletzungen der in der Europäischen Menschenrechtskonvention anerkannten Rechte beziehen. Betroffene können sich, nachdem innerstaatliche Rechtswege erschöpft sind, mit Beschwerden an ihn wenden. Die Entscheidungen des EGMR nehmen immer wieder Bezug auf die Feststellungen, die das CPT während seiner Besuche in den Ländern der Antragsteller getroffen hat, und der EGMR verweist auf entsprechende Empfehlungen, die das CPT in diesem Zusammenhang gibt. So hat der EGMR in der Entscheidung Fernandes de Oliveira v. Portugal (Application no. 78103/14) im Januar 2019 ausdrücklich auf die Empfehlung des CPT verwiesen, wonach alle forensischen Abteilungen schriftlich dokumentieren sollten, wie, unter welchen Voraussetzungen und durch wen sie Fixierungen vornehmen. Im Folgenden wird auf diese und andere Feststellungen und Empfehlungen näher eingegangen, die das CPT in den vergangenen Jahren zur Wahrung der Menschenrechte in der Psychiatrie veröffentlicht hat.

4.3 Wahrung der Menschenrechte in der Psychiatrie durch Monitoring-Institutionen

Bei den Besuchen durch Vertreter*innen von CPT, SPT und „Nationaler Stelle" wird vor allem geprüft, wie die Menschen in geschlossenen Institutionen **untergebracht** werden, wie sie **behandelt** werden, welche **Rechtsschutzmöglichkeiten** sie haben und ob ihnen diese auch gewährt werden. Dabei geht es um die Identifizierung von **riskanten Situationen und generell problematischen Strukturen** in den Einrichtungen. Fälle von Misshandlung, nicht angemessener Unterbringung oder Medikamentierung werden dokumentiert und in die Berichte aufgenommen, die nach den Besuchen erstellt werden. Das folgende Beispiel wurde bei dem Besuch eines Gefängnisses und einer Psychiatrie in Irland 2019 dokumentiert.

▶ Beispiele

„Die Delegation traf einen Gefangenen, der kürzlich aus dem Gefängnis in Cork gekommen war. Er hatte ein schwarzes Hämatom um sein rechtes Auge und der Bereich um sein linkes Auge hatte violette Blutergüsse. Nach Angaben des Gefangenen hatte er die Verletzungen erlitten, als er von Gefängnisbeamten in Cloverhill festgehalten wurde. Das Vorfallregister enthielt jedoch keinen entsprechenden Eintrag, und in den Krankenakten wurden bei seiner Ankunft aus Cork keine Verletzungen verzeichnet. Ein anderer Gefangener hatte mehrere blaue Flecken und Schürfwunden am rechten Schienbein, am linken Handgelenk und am rechten Unterarm, Verletzungen, die offenbar vom Begleitpersonal oder von der Polizei verursacht worden waren. Die Verletzungen waren jedoch weder in der Krankenakte noch in einem Ereignisregister verzeichnet."[1]

An anderer Stelle wird zur psychiatrischen Unterbringung festgestellt: „Patientenzimmer waren unpersönlich und mit minimalen Möbeln ausgestattet, die eher eine klinische Umgebung als eine therapeutische Umgebung widerspiegelten." (CoE 2020) ◀

Durch die Dokumentation von intensiv recherchierten Einzelfällen soll verdeutlicht werden, dass es in einem Land, in einem Bereich oder in bestimmten Einrichtungen grundsätzliche Probleme gibt. Die Besuchsberichte werden in der Regel veröffentlicht, nachdem die Regierung des betroffenen Landes zu dem Entwurf des Berichtes Stellung nehmen konnte. In einem Jahresbericht werden einzelne Themenbereiche intensiver

1 Übersetzung hier wie im Folgenden aus dem Englischen vom Autor.

behandelt, wie z. B. zu Fixierungsmaßnahmen („means of restraint"): „In der Regel sollte die Fixierung eines Patient das letzte Mittel sein, eine extreme Maßnahme, um drohende Verletzungen zu verhindern oder akute Unruhe und/oder Gewalt zu verringern. In der Realität stellt das CPT häufig fest, dass die Fixierung von Patienten häufig als Sanktion für wahrgenommenes Fehlverhalten oder als Mittel zur Herbeiführung einer Verhaltensänderung benutzt wird. Das CPT ist der Ansicht, dass bei der Fixierung ständig ein*e geschulte*r Mitarbeiter*in anwesend sein sollte, um Kontakt und die therapeutische Allianz aufrechtzuerhalten und ggf. Hilfe zu leisten"(CoE 2006).

CPT, SPT und die „Nationale Stelle" gehen sehr zurückhaltend mit Anschuldigungen um, die aus Anlass der Besuche erhoben werden. Individuelle Beschuldigungen werden mehrfach geprüft, Akten, Berichte und Aussagen werden verglichen und ein Mitglied der Besuchsdelegation (Rechtsmediziner*in) beschäftigt sich mit Spuren möglicher Misshandlungen, dokumentiert und bewertet diese.

4.4 Beispiele für Verletzungen von Menschenrechten in der Psychiatrie

Die folgenden Beispiele, u.a. aus den Berichten über die Besuche des CPT in Deutschland in den Jahren 2015 (CoE 2017) und 2020 (CoE 2022), sollen beispielhaft Menschenrechtsverstöße in der forensischen Psychiatrie verdeutlichen.

4.4.1 Gewaltanwendung, Beleidigung, Bedrohung, Diskriminierung, Disziplinarmaßnahmen

Das CPT stellt bei seinen Besuchen immer wieder fest, dass Untergebrachte nicht nur **körperlich misshandelt, sondern auch beleidigt, in ihrer Ehre verletzt, entwürdigend behandelt oder aufgrund ihrer Herkunft diskriminiert werden**. Bei den Besuchen Ende 2020 in zwei Kliniken für Forensik in Hamburg und in Sachsen-Anhalt wurden allerdings keine entsprechenden Vorwürfe von Patient*innen gegenüber Mitarbeit*innen erhoben und Gewalt unter den Patient*innen schien, so das CPT, „kein großes Problem zu sein" (CoE 2022). Bei dem Besuch des CPT fünf Jahre zuvor (2015) wurde in einer besuchten Klinik über wiederholte Vorkommnisse **übermäßiger Gewaltanwendung** durch Personal gegenüber einem bestimmten Patienten berichtet. „Einmal habe ihn das Personal angeblich unter Kontrolle gebracht, indem es ihm ins Gesicht geschlagen und ihn mit einem Lappen geknebelt habe. Bei einer anderen Gelegenheit sei dieser Patient gewaltsam zum Isolationsraum gezerrt und mit einem Besenstiel nach unten gedrückt und außerdem geknebelt worden. … Einige Patienten berichteten, es herrsche eine **Atmosphäre der Einschüchterung und Angst**" (CoE 2017). Kritisiert wurde 2017 vom CPT auch, dass in Sachsen-Anhalt zu diesem Zeitpunkt als einem von sehr wenigen deutschen Bundesländern die gesetzliche Möglichkeit der **Verhängung von Disziplinarmaßnahmen** gegen forensisch-psychiatrische Patient*innen möglich war, einschließlich **Arrest für bis zu vier Wochen**. Der CPT „empfiehlt" die Abschaffung dieser Art von Sanktion.Dabei ist an dieser Stelle darauf hinzuweisen, dass das CPT sich generell in seiner Wortwahl sehr zurückhält, wenn es sich um Kritik oder Empfehlungen handelt, da es keine Weisungen geben oder Anordnungen treffen kann. Wenn das CPT also eine „Empfehlung" ausspricht, so geht es allerdings davon aus, dass diese Empfehlung auch von dem entsprechenden Mitgliedsland tatsächlich umgesetzt wird, was bei einem zukünftigen Besuch dann auch kontrolliert wird. In der Klinik in Sachsen-Anhalt wurden neu eingetroffene Patient*innen im Verdachtsfall unter **vollständiger Entkleidung** durchsucht – auch dies ein Punkt, der vom CPT immer wieder kritisiert und als gegen die Menschenwürde verstoßend bezeichnet wird. Ebenso gegen die Menschenwürde verstoßen das Entkleiden eines männlichen Untergebrachten in Anwesenheit einer weiblichen Person (und umgekehrt) sowie der Aufenthalt ohne jegliche Kleidung in einer Zelle, unabhängig davon, wie lange dieser dauert. In diesem Kontext weist das CPT auch immer wieder darauf hin, bei **Verletzungen**, die man bei Patient*innen bei der Aufnahme (s. dazu unten 4.6) feststellt, die Ursachen zu erfragen, die Aussagen der Betroffenen zu protokollieren und der Staatsanwaltschaft unabhängig von der Zustimmung der Betroffenen zu melden.

4.4.2 Unterbringung

In allen Einrichtungen wird vom CPT die Größe und die Ausstattung des Unterbringungsraumes überprüft und es werden Faktoren wie Temperatur, Licht sowie die Verfügbarkeit von Toiletten und Waschräumen dokumentiert. Standards für unterschiedliche Einrichtungen und Situationen hat das CPT veröffentlicht (CoE o. J.). Die Unterbringung von psychisch kranken Personen muss gewissen Mindeststandards entsprechen: Im Einzelfall wurde durch den EGMR die Unterbringung in einem betreuten Wohnprojekt in einem osteuropäischen Land für psychisch kranke Menschen als unmenschliche und erniedrigende Behandlung klassifiziert, da das Gebäude nicht beheizt war und die Personen in ihrer Jacke schlafen mussten, sie nur einmal pro Woche in einem verdreckten Badezimmer duschen konnten und die Toiletten in einem abscheulichen Zustand waren (EGMR 1992). Die **materiellen Bedingungen** waren bei dem Besuch des CPT in Deutschland 2020 in beiden Kliniken „auf hohem Niveau". Allerdings wird in dem Bericht kritisiert, dass in der Akut-/Aufnahmestation in Hamburg Ochsenzoll, wo Patient*innen einige Tage bis hin zu mehreren Jahren untergebracht sein können, **einige Patienten*innen in ihren Zimmern auf Matratzen schliefen, die direkt auf dem Boden lagen. In einigen Räumen fehlte es auch an weiterem grundlegendem Mobiliar (Tisch, Stuhl, Schrank/Regale), weshalb die Patienten*innen „ihre Habseligkeiten in Müllbeuteln aufbewahrten"** (CoE 2022). Das CPT empfiehlt hier, dass im Falle von Sicherheitsbedenken geeignete sichere Möbel bereitgestellt werden sollten. Patient*innen, die sich in der **Einzeleinschließung** (Isolation) befinden, sollten täglich regelmäßige, echte und persönliche zwischenmenschliche Kontakte haben, täglich Zugang zu Aufenthaltsbereichen im Freien erhalten (es sei denn, medizinische Gründe sprechen dagegen) und stets mit geeigneter und erforderlichenfalls suizidsicherer Kleidung ausgestattet werden.

4.4.3 Aufenthalt im Freien

Jeden Tag muss mindestens eine Stunde Bewegung unter freiem Himmel gestattet werden. Es muss sichergestellt sein, dass dies auch bei schlechtem Wetter möglich ist, indem z. B. die erforderliche Kleidung bereitgestellt wird und der Bereich für den Ausgang witterungsgeschützt ist (wozu nicht nur Schutz vor Regen, sondern auch vor Sonne gehört). Immer wieder erhalten die Institutionen Beschwerden, dass Patient*innen dies versagt wird. Bei dem Besuch in Deutschland im Jahr 2015 berichteten einige Patient*innen, dass sie im Winter nur auf die Terrasse, nicht aber in den Gartenbereich gehen könnten. Das CPT stellte dazu fest, dass eine Terrasse zwar ein geeigneter Außenbereich sei, um zu rauchen; sie könne aber keinen Ersatz für die tägliche Bewegung im Freien bieten.

4.4.4 Behandlungspläne

Bei der Erstellung und Überarbeitung von Behandlungsplänen müssen die Patient*innen mit einbezogen werden. Sie sind zudem über ihre Fortschritte auf dem Laufenden zu halten, ebenso wie Rückschritte zu thematisieren sind. Das CPT gab in seinem Bericht 2022 auch konkrete Empfehlungen für Verbesserungen bei der Erstellung individueller Behandlungspläne für Patient*innen und bei den Verfahren für die antiandrogene Behandlung von Sexualstraftätern (sog. „chemische Kastration"). Das CPT hielt es im gleichen Bericht für „bedenklich", dass einige Patient*innen, die nicht einsichtsfähig waren, offenbar **nicht die Behandlung erhielten, die sie benötigten** oder sie erst nach einer Verzögerung von mehreren Wochen oder Monaten erhielten, da einer ausnahmsweisen Behandlung von Personen ohne deren Einwilligung erhebliche rechtliche und/oder praktische Hindernisse im Wege stehen. Zumindest in einigen Fällen soll dieser Zustand dazu geführt haben, dass Patient*innen noch länger an Symptomen litten und **vermehrt Zwangsmittel eingesetzt** werden mussten. Konkret bedeutet dies, dass bei notwendigen Behandlungen, die ohne Einwilligung der Betroffenen durchgeführt werden sollen, umgehend ein richterlicher Beschluss zu beantragen ist.

4.4.5 Therapeutische Maßnahmen

Immer wieder wird festgestellt, dass ein bestimmter Anteil an Patient*innen an keinerlei therapeutischen Maßnahmen teilnimmt. 2015 stellte das CPT fest, dass Patient*innen in einer Klinik „gewöhnlich den ganzen Tag im Flur oder auf der Raucherterrasse der Station (verbrachten), ohne sich in irgendeiner Weise sinnvoll oder therapeutisch zu beschäftigen. Überdies gab es offenbar nicht ausreichend Beschäftigungsangebote für die Patient*innen" (CoE 2017). Zudem wurde und wird immer wieder empfohlen, Patient*innen in geeigneter Weise zu motivieren, an therapeutischen Maßnahmen teilzunehmen.

Verschiedene psychische Erkrankungen sind mit einem Risiko für gewalttätiges Verhalten assoziiert, auch wenn der Zusammenhang zwischen psychischen Erkrankungen und Aggressivität oftmals überschätzt wird. Ein entsprechendes Risiko muss durch **gezielte psychotherapeutische Interventionen** adressiert werden. Aggressive und impulsive Patient*innen lediglich zu isolieren und auf geschützten Stationen aufzunehmen, genügt nicht, zumal dies durch Stigmatisierung und das Schüren von Ängsten aggressives Verhalten begünstigen kann. Zu oft mangelt es an spezifischen psychotherapeutischen Angeboten, die Patient*innen Strategien zur Bewältigung von aggressivem Verhalten vermitteln (Schröter et al. 2021).

Auch Gesundheit ist ein Menschenrecht (Frewer und Bielefeld 2016), und dazu gehört die psychische Verfasstheit. Unter dem Stichwort „Zwangspsychiatrie" (Irren-Offensive 2011) wird die Meinung vertreten, dass (zu) viele Behandlungen und Unterbringungen ohne die explizite Zustimmung der Betroffenen erfolgen. Unstrittig ist, dass es eine Verletzung von Menschenrechten darstellt, wenn nur deshalb eine Unterbringung erfolgt, um jemanden „aus dem Verkehr zu ziehen". Die Abgrenzung zur Sicherungsverwahrung, die vornehmlich dem Schutz der Allgemeinheit dient, muss hier klar und deutlich getroffen werden. Die forensische Psychiatrie hat einen therapeutischen Behandlungsauftrag, der umzusetzen ist. Umgekehrt sind Patient*innen aus der Psychiatrie zu entlassen, wenn der Unterbringungszweck nicht mehr gegeben ist. In solchen Fällen ist eine enge Abstimmung zwischen der psychiatrischen Einrichtung und dem Gericht erforderlich, wobei die Feststellung von Osterfeld, dass manchen Richter*innen „der Schutz der Rechte von psychisch kranken oder behinderten Menschen oft weniger bedeutet als die geschmeidige Zusammenarbeit mit den psychiatrischen Kliniken“ (Osterfeld 2019, S. 183), deutlich macht, dass dieses Spannungsfeld kritisch hinterfragt werden muss.

4.4.6 Medizinische Behandlung und Einwilligung

Neu aufgenommene Patient*innen sollen - so das CPT - innerhalb von 24 Stunden nach ihrer Aufnahme einer somatischen Untersuchung durch eine*n Arzt*Ärztin unterzogen werden. Medizinische Untersuchungen sind generell außer Hör- und Sichtweite von nichtmedizinischem Personal durchzuführen. Unzulässig ist es daher, wenn die Eingangsuntersuchung in Anwesenheit von Polizeibeamt*innen stattfindet. Dazu stellte das CPT nach seinem Besuch in Deutschland 2015 fest:

▶ Beispiel

„Zwar konnte der Teil des Raumes, der für die ärztliche Untersuchung des Patienten genutzt wurde, mit einem Vorhang vom restlichen Raum abgeteilt werden, aber die Gespräche zwischen Arzt und Patient hinter dem Vorhang konnten von den Polizisten problemlos mit angehört werden.“ (CoE 2017). ◀

Vor jeder medizinischen Behandlung ist die freie und „informierte“ **Einwilligung** des betroffenen Patient*innen einzuholen. Die Einwilligung kann jederzeit widerrufen werden. Patient*innen sind außerdem umfassend über sämtliche möglichen **Wirkungen und Nebenwirkungen aufzuklären**, ebenso über die Folgen einer Weigerung, sich der Behandlung zu unterziehen (CoE 2017).

Immer wieder wird festgestellt, dass bestimmte **Medikamente über einen (zu) langen Zeitraum, in (zu) hohen Dosen oder ohne angemessene Dokumentation** verabreicht werden. Das folgende Beispiel stammt aus Irland (CoE 2020).

▶ Beispiel

„Die Akten zeigten, dass bei Patienten, die in den besuchten Einrichtungen über einen langen Zeitraum hohe Dosen Olanzapin erhielten, der Blutzuckerspiegel nicht immer regelmäßig getestet wurde. Eine längere Anwendung einer hohen Dosis dieses Arzneimittels kann jedoch zu hohen Glukosespiegeln und Fettleibigkeit führen. Das CPT empfiehlt, dass alle Patienten, die Olanzapin einnehmen, ordnungsgemäß überwacht werden, auch hinsichtlich ihres Blutzuckerspiegels.“(CoE 2020). ◀

Die allgemein bekannte Tatsache, dass eine **Behandlung mit Psychopharmaka keine Alternative zu einer psychotherapeutischen Behandlung** und als alleinige Maßnahme nicht ausreichend ist, muss im therapeutischen Alltag ebenso beachtet werden wie die in den einschlägigen Veröffentlichungen gegebenen Hinweise zu bestimmten Medikamenten. Auch ethische Aspekte spielen in diesem Kontext eine wichtige Rolle (vgl. Remschmidt und Becker 2020 sowie Schmeck und Schlüter-Müller 2009, S. 93 ff., 107 ff.), worauf der Deutsche Ethikrat (2018) hingewiesen hat (s. dazu Graumann 2019 sowie die Kritik von Osterfeld 2019). Osterfeld beschreibt diese Problematik an einem Beispiel wie folgt: „Wenn die Nationale Stelle zur Prävention von Folter im Jahr 2019 zur Kenntnis nehmen muss, dass in einer psychiatrischen Klinik ein Mensch länger als acht Wochen ohne Kontakt zu Mitpatienten und mit Arztkontakten lediglich einmal pro Woche in einem Isolierzimmer verbleiben muss, wenn dieser Mensch auf dem mit einer Matratze abgepolsterten Fußboden schlafen muss, sein Essen auf Papptellern und seine Getränke aus aufgeschnittenen Tetrapacks serviert bekommt, dann ist zweifellos seine Menschenwürde tangiert.“ (Osterfeld 2019, S. 183).

4.4.7 PRN-Medikamentierung

Auch die sogenannte „pro re nata medication“ (**PRN**, Verabreichung eines Medikaments bei Bedarf) wird immer wieder kritisiert, wie hier bei dem Besuch in Irland.

▶ **Beispiel**

„Die Delegation erfuhr, dass Haloperidol und andere Beruhigungsmittel fast routinemäßig bei der Aufnahme als PRN-Medikamente verschrieben wurden …. Die Sorge ist, dass die Verwendung von PRN-Medikamenten zu einer Übermedikation mit Medikamenten führen kann, die schwerwiegende Nebenwirkungen haben können. Mehrere befragte Patienten sagten, sie seien ständig müde und hätten viel geschlafen. Sie schienen tatsächlich schläfrig zu sein, und die Sprache einiger Patienten wurde während der Interviews verwaschen. Darüber hinaus schien es keine spezifische Überprüfung der PRN-Medikamente zu geben, die den Patienten verabreicht wurden“ (CoE 2020). ◀

PRN-Medikation kann zudem und unter bestimmten Bedingungen eine **unfreiwillige Behandlung** bedeuten. Wenn das der Fall ist, müssen die Richtlinien und rechtlichen Voraussetzungen für solche Behandlungsformen strikt eingehalten werden. Ansonsten sollten PRN-Medikamente „immer von einem*r voll qualifizierten Psychiater*in, vorzugsweise dem*der behandelnden Psychiater*in des*der Patienten*in, mit Zustimmung des*der Patienten*in verschrieben werden. Auf dem Rezept müssen die maximale Dosis für den einmaligen Gebrauch, die Intervalle für die Anwendung über einen Zeitraum von 24 Stunden und die Vorgehensweise bei der Anwendung eindeutig angegeben sein und die Notwendigkeit, die Reaktionen der Patient*innen zu beobachten. Langwirksame Psychopharmaka (Depot- und Retardanwendungen) sollten nicht als PRN-Medikamente verwendet werden. Darüber hinaus sollte jede Verwendung von PRN-Medikamenten dokumentiert und von voll qualifiziertem medizinischem Personal im Dienst verwaltet und regelmäßig überprüft werden“ (CoE 2020).

4.4.8 Zwangsmaßnahmen und Fixierungen; Register

In den vom CPT in Deutschland besuchten Einrichtungen gab es detaillierte interne Anweisungen zur Anwendung von Zwangsmaßnahmen, es fehlte aber sowohl 2015, als auch 2020 ein umfassendes Register in den Einrichtungen. Daher konnte die Delegation keinen Überblick darüber gewinnen, wie oft und für wie lange einzelne Patient*innen der Isolation und/oder Fixierung bzw. medikamentöser Ruhigstellung unterworfen waren, weil die Aufzeichnungen unvollständig, nicht alle Maßnahmen erfasst waren und es keine Zeitangaben zum Beginn und zum Ende der Maßnahmen gab. In einer Klinik wurde 2015 estgestellt, dass ein Patient im Verlauf eines Jahres 50-mal für eine Gesamtdauer von fast 700 Stunden fixiert worden war. Es war jedoch nicht festzustellen, für wie lange er maximal ohne Unterbrechung fixiert worden war.

In allen besuchten Einrichtungen gab es fixierte Patient*innen, die nicht ständig unmittelbar und persönlich von einem Mitglied des medizinischen Personals überwacht wurden (Sitzwache). Eine Überwachung mithilfe einer Videokamera oder durch ein kleines Fenster aus einem angrenzenden Arbeitszimmer genügt hier nicht. Betroffenen Patient*innen sollten nach Beendigung der Maßnahme eine Nachbesprechung mit einer*einem medizinischen Mitarbeiter*in angeboten werden (CoE 2017). Das CPT begrüßte zwar, dass Fixierungen in den beiden 2020 besuchten Kliniken nur selten und üblicherweise nur kurz vorgenommen wurden. Dennoch wird in dem Bericht kritisiert, **dass es in beiden Kliniken relativ häufig und teilweise über Wochen oder gar Monate zu Einzeleinschließungen kam. Darüber hinaus unterlagen die fixierten Personen nicht immer einer ständigen, direkten und persönlichen Überwachung durch Bedienstete (Sitzwache)**. Intern müssen schriftliche Regelungen für den **Einsatz von Zwangsmitteln** vorhanden sein und alle Einsätze (einschließlich chemischer Fixierung) müssen in einem speziellen Register registriert werden. Dazu passt die Aussage in dem Bericht 2019 der „Nationale Stelle“ in Wiesbaden (2019), wo kritisiert wurde, dass es unterschiedliche Auffassungen darüber gibt, bei welcher **Fixierungsform** der Richtervorbehalt gelte, da sich das Urteil des Bundesverfassungsgerichts vom 24. Juli 2018 ausdrücklich auf 5-Punkt und 7-Punkt-Fixierungen bezogen habe. Die Anforderungen an Fixierungsmaßnahmen sind aber aus Sicht der „Nationalen Stelle“ auch bei allen anderen Fixierungsformen erforderlich.

Patient*innen dürfen nicht über mehrere Monate getrennt in einem separaten, spärlich ausgestatteten Raum ohne Zugang zur Gemeinschaft untergebracht werden. **Kriseninterventionsräume** müssen mehr als nur Bett und Toilette haben. Auch darf das Tageslicht nicht eingeschränkt sein. Isolationsräume, die mit Video überwacht werden, müssen ein Mindestmaß an Privatsphäre gewährleisten, z. B. durch verpixelte Darstellung des Toilettenbereichs.

4.4.9 Information über Patient*innenrechte und Beschwerdemöglichkeiten

Immer wieder gibt es Patient*innen, die keine **Informationen über ihre Rechte** erhalten. Es ist sicherzustellen, dass alle neu aufgenommenen Patient*innen und ggf. ihre rechtlichen Vertreter*innen eine Informationsbroschüre erhalten, in der die Abläufe in der Einrichtung und die Rechte der Patient*innen dargestellt sind, einschl. Informationen über die Einwilligung in die Behandlung und Beschwerdeverfahren. Patient*innen, die nicht in der Lage sind, diese Broschüre zu verstehen, sollten angemessene Unterstützung erhalten. In den meisten vom CPT besuchten psychiatrischen Einrichtungen konnten sich die Patient*innen auf den geschlossenen Stationen nicht anonym beschweren und vorhandene **Beschwerdemöglichkeiten** waren nicht bekannt. Hier wird regelmäßig auch kritisiert, dass Anschuldigungen wegen übermäßiger Gewaltanwendung durch Mitarbeitende nicht angemessen und **unabhängig untersucht** werden. Das CPT begrüßte anlässlich seines Besuches in Deutschland 2020 die verbindliche Beteiligung **unabhängiger psychiatrischer Sachverständiger** bei regelmäßigen Überprüfungen von Entscheidungen über die Unterbringung in einer psychiatrischen Einrichtung ebenso wie die Vertretung von Patient*innen in Gerichtsverfahren durch einen Anwalt.

4.4.10 Disziplinarische Maßnahmen und Interventionsteams

Die Praxis der Verhängung **disziplinarischer Maßnahmen** gegen (forensisch-)psychiatrische Patient*innen ist nach der Auffassung des CPT **einzustellen**. Das CPT nahm auch „besorgt zur Kenntnis, dass es in der Klinik XY ein aus männlichen Mitarbeitern bestehendes spezielles Interventionsteam gibt, das mit Schutzschilden, Helmen, Handschuhen und Handschellen ausgestattet ist, um erregte bzw. gewalttätige Patienten unter Kontrolle zu bringen“ (CoE 2017).

4.5 Betreuung während der Unterbringung in einer forensischen Klinik

Der Bundesgerichtshof hat 2015 (Beschluss XII ZB 96/15) festgestellt, dass die Unterbringung einer*eines betreuungsbedürftigen

Betroffenen in einer forensischen Klinik gemäß § 63 StGB den Betreuungsbedarf nicht entfallen lässt. Wenn die*der Betroffene aufgrund einer psychischen Erkrankung nicht in der Lage ist, seine*ihre Krankheit und die daraus folgende Behandlungsbedürftigkeit einzusehen, muss der*die Betreuer*in in die ärztliche Behandlung einwilligen. Dies gilt sowohl für die Anlasserkrankung als auch für die sonstigen Krankheiten der Betroffenen. Der*die Betreuer*in muss die Möglichkeit haben, geplante ärztliche Maßnahmen mit Ärzt*innen und den Betroffenen zu besprechen und die Einwilligung in die Behandlung zu erteilen oder zu verweigern. Dies gilt auch für ärztliche Maßnahmen, die nichts mit der Krankheit zu tun haben, aufgrund derer die Betroffenen untergebracht sind.

4.6 Sedierende Medikamente und Freiheitsbeschränkungen

Bei der Gabe von **sedierenden** Medikamenten handelt es sich um eine (zusätzliche) **genehmigungsbedürftige freiheitsentziehende Maßnahme**, die gerichtlich beantragt werden muss. Werden sedierende Medikamente zur Ruhigstellung von Patient*innen mit starkem Bewegungsdrang benutzt, dann steht auch bei eindeutiger medizinischer Indikation die Wirkung dieser Medikamente, den Bewegungswillen zu dämpfen, im Vordergrund. Dieser Bewegungswille ist jedoch nicht nur Voraussetzung für den Willen, den Aufenthalt zu ändern und eine Einrichtung zu verlassen; er spielt auch in einer gerichtlich bereits angeordneten geschlossenen Unterbringung eine Rolle, denn auch dort stehen den Patient*innen bestimmte Bewegungsmöglichkeiten zu.

Somit ist es nicht der Heilzweck, wohl aber der **Anlass** der Maßnahme, der eine Unterscheidung erlaubt, und zwar danach, ob die Maßnahme der Krankheit gilt, derentwegen die*der Betreute untergebracht wurde, oder ob damit **weitergehende Zwecke** verfolgt werden. Auch bei Medikamenten ist diese Differenzierung sachgemäß: Ein zur Dämpfung des Bewegungsdrangs gegebenes Psychopharmakon ist, wenn es einen Willen zum Aufenthaltswechsel nicht aufkommen lässt, genehmigungsbedürftig, ein Mittel zur Blutdrucksenkung mit ähnlichen Nebenwirkungen wird dagegen zur Heilung einer Krankheit gegeben. Die Gabe von sedierenden Medikamenten muss nur dann nicht gerichtlich genehmigt werden, wenn sie **ausschließlich zu heiltherapeutischen Zwecken** erfolgt.

▶ **Beispiel**

In einem Fall wird ein Mix aus Medikamenten verordnet und gegeben, wobei auch Sedativa enthalten sind, die nicht indiziert sind für die Erkrankung des*der Patient*in.

Hier liegt eine Maßnahme vor, die vom Betreuungsgericht zu genehmigen ist. ◀

Generell muss darauf geachtet werden, dass nur Medikamente verordnet werden, die ausschließlich in Verbindung mit der Krankheit stehen und keine darüber hinausgehenden sedierenden Wirkungen haben. Bei der Verordnung muss klar und deutlich darauf hingewiesen werden, dass diese Medikamente zur Behandlung der konkreten Krankheit unbedingt notwendig sind.

4.7 Checkliste zur Unterbringung in psychiatrischen Einrichtungen

Die Leitung einer Institution ist verantwortlich dafür, dass Menschenrechte nicht verletzt werden und entsprechende Richtlinien existieren, die gewährleisten, dass alle Mitarbeiter*innen die Rechte der Patient*innen achten. Die folgende Checkliste kann zur Überprüfung dienen, ob entsprechende Maßnahmen ergriffen wurden.

Thema	Details
Autopsie	Bei jedem Todesfall
Behandlungsplan	Individuell, unter Beteiligung der Patient*innen, ständig angepasst, einschl. Medikamente
Berichtswesen bei Übergriffen, Gewalt, Suizid, Todesfällen u. a.	Intern und extern (Staatsanwaltschaft)
Beschwerdemanagement	Extern, unabhängig, vertraulich; Beschwerdeboxen; Hinweis auf Möglichkeit der Beschwerde bei Eintritt
Bewegung im Freien (vor Regen geschützt)	Im Rahmen von Freistunden oder Ausgang, außer bei therapeutischen Maßnahmen, angemessene Bekleidung und Schuhe vorhanden
Eingangsuntersuchung	Innerhalb von 24 Std., ohne Anwesenheit von nichtmedizinischem Personal. „Body Maps" zur Dokumentation von Verletzungen, ggf. Strafanzeige bei Staatsanwaltschaft
Elektroschock- bzw. Elektrokonvulsionstherapie	Hier wie bei Medikation und Psychotherapie Zustimmung erforderlich, klare, detaillierte und bindende schriftl. Regeln, nur durch speziell ausgebildetes Personal, Register
Ernährungsstatus Patient*innen	Regelmäßige Überprüfung, ggf. notwendige zusätzliche Ernährungsangebote oder Ergänzungsmittel
Fixierungen (mechan. und chem. Maßnahmen, inkl. Beruhigungsmedikamenten)	Nur als Sicherheitsmaßnahme zulässig, nicht als therapeutische Behandlung und nur als absolute Ausnahme; nicht bei unter 18-Jährigen; Anordnung oder sofortige Zustimmung durch Arzt*Ärztin; Durchführung unter Ausschluss der anderen Patient*innen, unter ständiger Anwesenheit von Pflegekräften; Logbuch, alle 30 Min. Eintrag erforderlich. Medikamente sind nicht als reine Sicherungsmaßnahme zugelassen, sondern es bedarf immer einer medizinischen Indikation (z. B. Behandlung eines psychomotorischen Erregungszustands)
Informationsbroschüre	In allen notwendigen Sprachen, Infos zu Tagesabläufen und Patient*innenrechten (Unterbringung, Behandlung, Beschwerdemöglichkeiten etc.)
Kontakt mit der Außenwelt	Briefe, Telefonate, Besuche
Patientenakte	Einsehbar durch Patient*innen
(PRN-)Medikamentierung	Zu dokumentieren in der Patientenakte und zusätzlich in einem eigenen Register; kann unfreiwillige Behandlung sein, regelmäßige Bluttests bei Clozapin
Register zur Dokumentation von Gewalt und Zwangsmaßnahmen	Datum, Zeit Beginn, Zeit Ende, Gründe, Umstände, Typ, Verletzungen
Suizidprävention	Ausstattung (Matratzen, Kleidung beim Aufenthalt in einem gesicherten Raum)
Trennung zwischen therapeutischen und Expertenaufgaben	Bei Psychiater*innen (Begutachtung) Konflikt, der sich auflösen lässt, indem Psychiater*in keine Begutachtungen bei Patient*innen machen, die sie behandeln oder behandelt haben

Thema	Details
Unterbringung	Eigener abschließbarer Schrank, eigene Dekoration, Licht, Heizung, Belüftung, unter 7qm inkl. Toilette nur eine Person
Videoüberwachung	Toilette gepixelt; bei Fixierungen kein Ersatz für persönliche Kontrolle
Zustimmung der Patient*innen zur Behandlung	„free and informed consent", dokumentiert, einschl. Medikamente: zweite, externe psychiatrische Meinung bei Widerspruch sinnvoll

Fazit

Die Wahrung und Achtung der Menschenrechte in der forensischen Psychiatrie ist vor dem Hintergrund, dass die Betroffenen in einer „totalen Institution" leben, von besonderer Bedeutung. Auch wenn offensichtliche Menschenrechtsverletzungen in deutschen psychiatrischen Einrichtungen die Ausnahme darstellen, sind alle in diesem Bereich Tätigen aufgefordert, beständig daran zu arbeiten, dass Grenzüberschreitungen verhindert werden und Gefährdungen nicht entstehen. Dies betrifft insbesondere die Bereiche der (mechanischen und medikamentösen) Fixierung, der medizinischen und psychologischen Behandlung und Betreuung einschl. notweniger Therapieangebote und den gewalt- und diskriminierungsfreien Umgang mit den Untergebrachten. Jede Institution sollte zudem über die notwendigen Register verfügen, in denen besondere Vorkommnisse wie Hinweise auf Gewalt, Fixierungen oder bestimmte Medikamentierungen unabhängig von der individuellen Krankenakte dokumentiert werden. Eine Checkliste, wie sie hier vorgestellt wird, kann hilfreich sein, die eigene Institution einer kritischen Selbstprüfung zu unterziehen. Sie sollte aber an die jeweilige Institution angepasst und ggf. erweitert werden, denn die kritischen Bereiche der eigenen Einrichtung kennen die dort Arbeitenden am besten.

Literatur

Bundesministerium der Justiz und für Verbraucherschutz (BMJV) (2021) Menschenrechte. Begriff und Geschichte. https://www.bmjv.de/DE/Themen/Menschenrechte/BegriffGeschichte/BegriffGeschichte_node.html. Zugegriffen am 22.03.2021

Council of Europe (CoE) (2002) Europäischen Konvention zur Verhütung von Folter und unmenschlicher oder erniedrigender Behandlung oder Strafe. https://rm.coe.int/16806dbaa2. Zugegriffen am 23.03.2021

Council of Europe (CoE) (2006) 16th General Report on the CPT's activities covering the period 1 August 2005 to 31 July 2006 https://rm.coe.int/1680696a83. Zugegriffen am 23.03.2021

Council of Europe (CoE) (2017) Bericht an die deutsche Regierung über den Besuch des Europäischen Ausschusses zur Verhütung von Folter und unmenschlicher oder erniedrigender Behandlung oder Strafe in Deutschland (CPT) vom 25. November bis zum 7. Dezember 2015. https://rm.coe.int/168071803c. Zugegriffen am 14.11.2020

Council of Europe (CoE) (2020) Report to the Government of Ireland on the visit to Ireland carried out by the European Committee for the Prevention of Torture and Inhuman or Degrading Treatment or Punishment (CPT) from 23 September to 4 October 2019. https://rm.coe.int/1680a078cf. Zugegriffen am 23.03.2021

Council of Europe (CoE) (2022) Bericht an die deutsche Bundesregierung über den Besuch des Europäischen Ausschusses zur Verhütung von Folter und unmenschlicher oder erniedrigender Behandlung oder Strafe in Deutschland (CPT) vom 1. bis 14. Dezember 2020. https://rm.coe.int/1680a80c61. Abgerufen am 17.07.2023

Council of Europe (CoE) (o.J.) Standards and tools (of the CPT). https://www.coe.int/en/web/cpt/standards am 14.11.2020. Zugegriffen am 23.03.2021

4

Deutscher Ethikrat (2018) Hilfe durch Zwang? Professionelle Sorgebeziehungen im Spannungsfeld von Wohl und Selbstbestimmung. Stellungnahme. Deutscher Ethikrat, Berlin

Dopp R, Mohsen S (2016) Überblick über die Arbeit der Nationalen Stelle zur Verhütung von Folter. In: Menschenrechte hinter Gitter. Wiesbaden, S 61–73

EGMR (1992) Herczegfalvyl v. Österreich (App. Nr. 19533/83). http://hudoc.echr.coe.int/eng?i=001-57781. Zugegriffen am 23.03.2021

Feltes T (2020) Die Anti-Folter-Kommission des Europarates besucht Deutschland: Was haben wir zu erwarten? IPA-Journal 2(2020):7–10

Frewer A, Bielefeld H (Hrsg) (2016) Das Menschenrecht auf Gesundheit. transcript, Bielefeld

Goffman E (1973) Asyle. Über die soziale Situation psychiatrischer Patienten und anderer Insassen. Frankfurt am Main

Graumann S (2019) Pro: Hilfe durch Zwang? Professionelle Sorgebeziehungen im Spannungsfeld von Wohl und Selbstbestimmung. Eine Verteidigung der Stellungnahme des Deutschen Ethikrats. Ethik Med 31:175–179

Irren-Offensive e. V. et al (Hrsg) (2011) Handbuch PatVerfü – Geisteskrank? Ihre eigene Entscheidung! https://www.patverfue.de/handbuch. Zugegriffen am 26.03.2021

Meyer-Ladewig J, Lehnert M (2017) Kommentierung Art. 3 Verbot der Folter. In: Meyer-Ladewig, Nettesheim, von Raumer (Hrsg) EMRK, Handkommentar, Bd 2017, 4. Aufl. Baden-Baden, S 91–128

Nationale Stelle zur Verhütung von Folter (2019) Jahresbericht 2019. https://www.nationale-stelle.de/fileadmin/dateiablage/Dokumente/Berichte/Jahresberichte/Jahresbericht_2019_Nationale_Stelle.pdf. Zugegriffen am 23.03.2021

Nationale Stelle zur Verhütung von Folter (o.J.) Kurzinformation. https://www.nationale-stelle.de/fileadmin/dateiablage/Dokumente/Kurzinformation_-_Nationale_Stelle_zur_Verhuetung_von_Folter_neu.pdf. Zugegriffen am 23.03.2021

Osterfeld M (2019) Contra: Der Ruf aus dem Elfenbeinturm. Ethik Med 31:181–185

Osterfeld M (2020) Bessern als Angebot! Sichern als Aufgabe? Eine neue Rolle der Psychiatrie in einer veränderten Gesellschaft. In: Gewalt und Zwang in Institutionen Rettenberger, Dessecker, Rau, Wiesbaden, Eigenverlag Kriminologische Zentralstelle e.V., S. 89–100

Osterfeld M, Lababidi H, Langfeldt M (2018) Einhaltung der Menschenrechte in der Psychiatrie. Nationale und internationale Kontrollmechanismen. Fortschr Neurol Psychiatr 86(08):493–499

Remschmidt H, Becker K (Hrsg) (2020) Kinder- und Jugendpsychiatrie und Psychotherapie, 7. Aufl. Thieme, Stuttgart

Schmeck K, Schlüter-Müller S (2009) Persönlichkeitsstörungen im Jugendalter. Springer, Heidelberg

Schröter R, Lambert M, Karow A et al (2021) Kurze Zündschnur: Ärger – Wut – Aggression. Forens Psychiatr Psychol Kriminol. https://doi.org/10.1007/s11757-021-00655-y

Skeem J, Mulvey E (2019) What role does serious mental illness play in mass shootings, and how should we address it? Criminol Public Policy 19(1):85–108

Vereinte Nationen (1948) Allgemeine Erklärung der Menschenrechte. https://www.un.org/depts/german/menschenrechte/aemr.pdf. Zugegriffen am 23.03.2021

Strafrechtliche Grundlagen: Schuldfähigkeit, Strafen und Maßregeln, Verhandlungs-, Vernehmungs- und Haftfähigkeit

Stefan Harrendorf und Teresa Beling

Inhaltsverzeichnis

B. Völlm, B. Schiffer (Hrsg.), *Forensische Psychiatrie*, https://doi.org/10.1007/978-3-662-64465-2_5

5.1 Normative Grundlagen der Sachverständigengutachten im Strafprozess

Im deutschen Strafverfahren erforscht das Gericht die Wahrheit selbst. Es muss seine Beweisaufnahme auf all die Tatsachen erstrecken, die für seine Entscheidung relevant sind, § 244 Abs. 2 StPO. Voraussetzung für die Wahrheitsfindung ist, dass das Gericht die erforderliche Sachkunde zur Erforschung der Fakten hat. Bei solchen Tatsachen, die nur kraft außerjuristischen Sonderwissens ermittelt werden können, geben Sachverständige aus dem entsprechenden Fachgebiet Auskunft zu einzelnen Beweisfragen.

Ob die Hinzuziehung Sachverständiger notwendig ist, entscheiden die Auftraggebenden im konkreten Einzelfall. Nur ausnahmsweise normiert das Gesetz eine Begutachtungspflicht ausdrücklich, so insbesondere, wenn die Unterbringung Beschuldigter in einem psychiatrischen Krankenhaus, einer Entziehungsanstalt oder der Sicherungsverwahrung in Betracht kommt (vgl. §§ 80a, 81, 246a StPO; zu Besonderheiten im Sicherungsverfahren siehe zudem § 415 StPO; zur vorbehaltenen und nachträglichen Sicherungsverwahrung des Weiteren § 275a StPO). Eine Begutachtung ist zudem obligatorisch bei der Strafrestaussetzung zur Bewährung, sofern die Anlassverurteilung auf lebenslange Freiheitsstrafe lautete oder eine mindestens zweijährige zeitige Freiheitsstrafe wegen einer Katalogtat gemäß § 66 Abs. 3 StGB (also wegen bestimmter, für besonders gefährlich erachteter Taten) verhängt wurde (§ 454 Abs. 2 StPO), sowie in verschiedenen Konstellationen der Aussetzung, Erledigterklärung oder Überprüfung von stationären Maßregeln der Besserung und Sicherung (vgl. § 463 Abs. 2, Abs. 3 StPO). Sachverständige beurteilen für das Gericht aufgrund ihrer überlegenen Sachkunde konkrete Beweisfragen, z. B. bezogen auf den psychischen Zustand Beschuldigter oder die Risikoprognose, und liefern mit dem gefundenen Ergebnis die Befundtatsachen (Hadamitzky 2019a, Rn. 4, Trück 2014a, Rn. 9), mit deren Hilfe die Gerichte zu ihren rechtlichen Wertungen gelangen.

Die wesentlichen Regelungen zur Rolle der Sachverständigen im Strafprozess finden sich in den §§ 72 ff. StPO. Die Auswahl obliegt dem Gericht bzw. im Ermittlungsverfahren der zuständigen Staatsanwaltschaft. Die Beschuldigten und ihre Verteidigung haben selbst kein Auswahlrecht. Stimmt ein*e Gutachter*in der Auftragserteilung zu oder ist er*sie öffentlich als Sachverständige*r bestellt, besteht eine Pflicht zur Gutachtenerstattung, bei deren Nichtbefolgung ein Ordnungsgeld verhängt werden kann. Ist durch das Gericht ein*e bestimmte*r Gutachter*in benannt, hindert dies ihn*sie aber nicht, sich bei Erstellung des Gutachtens Hilfskräften und Hilfssachverständigen zu bedienen, soweit der*die Hauptgutachter*in das Ergebnis der Hilfsbegutachtung kritisch überprüft, es in das Gesamtergebnis wertend einbezieht und so keine Unstimmigkeiten zwischen Haupt- und Hilfsgutachten entstehen (Meyer-Goßner und Schmitt 2021, § 73 Rn. 2–3; Hadamitzky 2019b, Rn. 4).

Auftraggeber*innen und Gutachter*innen haben sich bei Beauftragung auf eine angemessene Frist zu einigen, in der das Gutachten zu erstatten ist. Die Sachverständigen sind bei ihrer Tätigkeit zur Neutralität verpflichtet, vgl. § 74 StPO. Das Gericht hat gegenüber den Sachverständigen eine Leitungsfunktion, § 78 StPO. Diese verpflichtet das Gericht, eine eindeutige, konkrete Auftragsbeschreibung zur Verfügung zu stellen. Die Leitungsfunktion bezieht sich aber nicht auf die fachliche Durchführung der Begutachtung (Bosch 2020a, Rn. 4; Trück 2014b, Rn. 4). In Vorbereitung auf das Gutachten ist den Sachverständigen auf ihr Verlangen hin die Möglichkeit zu geben, die beschuldigte Person zu untersuchen, Akteneinsicht zu nehmen oder durch das Gericht weitere Beweise erheben zu lassen, § 80 StPO. Soweit Beschuldigte nicht zur Mitwirkung an der Begutachtung bereit sind, können im Rahmen der Exploration nötige körperliche Untersuchungen, auch soweit es um körperliche Eingriffe wie z. B. Blutentnahmen geht, auch gegen ihren Willen durchgeführt werden, § 81a StPO. Die Norm statuiert allerdings nur eine Duldungspflicht, die aktive Mitwirkung an einer Untersuchung kann nicht erzwungen wurden, weil Beschuldigte sich nicht selbst belasten müssen und daher schweigen dürfen (BGHSt 36, 39, 46). Gemäß § 81 Abs. 1 StPO kann das Gericht aber nach Anhörung des*der Sachverständigen und der Verteidigung zur Vorbereitung der Begutachtung die Unterbringung in einem psychiatrischen Krankenhaus zur Verhaltensbeobachtung anordnen.

Üblicherweise werden Sachverständige vor der Hauptverhandlung mit der Begutachtung beauftragt. Wegen des Unmittelbarkeits- und Mündlichkeitsgrundsatzes, die im Strafverfahren gelten, ist für das Urteil grundsätzlich allein der Inhalt des mündlich in der Hauptverhandlung erstatteten Gutachtens maßgeblich (Meyer-Goßner und Schmitt 2021, § 82 Rn. 3; Bosch 2020c, Rn. 3). Ein vorbereitendes schriftliches Gutachten wird im Rahmen der psychiatrischen Begutachtung aber fast ausnahmslos sinnvoll sein und insoweit auch in der Auftragserteilung gefordert. Da regelmäßig auch der Eindruck von der angeklagten Person in der Hauptverhandlung für die Beurteilung der psychischen Verfassung entscheidend ist, kann die Teilnahme an der Hauptverhandlung durch den*die Gutachter*in notwendig werden und durch die Gerichte dementsprechend angeordnet werden. Eine gesetzliche Anwesenheitspflicht besteht aber nicht (Bosch 2020b, Rn. 5; Hadamitzky 2019c, Rn. 4).

5.2 Schuldfähigkeit und Verantwortlichkeit

5.2.1 Schuldfähigkeit gemäß §§ 20, 21 StGB

Das deutsche Strafrecht ist so ausgestaltet, dass eine Person nur dann verurteilt werden kann, wenn sie schuldhaft gehandelt hat (Schuldstrafrecht). Das setzt voraus, dass die Tat ihr persönlich zum Vorwurf gemacht werden kann (BVerfGE 20, 323; 25, 269 [285]). Demzufolge versteht die Rechtsprechung Schuld als „Andershandelnkönnen" im Sinne der Fähigkeit, auch eine von der getroffenen Entscheidung divergierende Wahl zu handeln gehabt zu haben (BGHSt 2, 194, 200). Dies setzt voraus, dass Menschen ihre Entscheidungen selbstbestimmt treffen können. Eine solche Willens- bzw. Entscheidungsfreiheit ist indes in einer kausal determinierten Welt kaum vorstellbar. Die durch die Gerichte vertretene Auffassung von Schuld führt mithin zu dem Problem, ob menschliche Entscheidungsfreiheit überhaupt existiert. Um das Schuldstrafrecht und seine Rechtfertigung wurde daher im Strafrecht vor allem in den letzten zwei Dekaden, auch aufbauend auf Erkenntnissen der Hirnforschung, wieder eine teils erbitterte Debatte geführt; einen Überblick bietet und Lösungsansätze diskutiert Merkel (2015).

Für die Schuldfähigkeitsbegutachtung ist aber dessen ungeachtet von der Regelung des § 20 StGB auszugehen, nach der erwachsene Menschen, also Personen ab 18 Jahren (vgl. auch § 3 JGG und dazu sogleich auch hier), grundsätzlich schuldfähig sind, ausnahmsweise die Schuldfähigkeit aber ausgeschlossen sein kann. Strukturell besteht § 20 aus zwei verschiedenen „Stockwerken" (Streng 2020a, Rn. 12; Schild 2017, Rn. 33). Auf der ersten, sogenannten „biologisch-psychologischen" Stufe ist zu prüfen, ob eines der vier Eingangsmerkmale des § 20 zum Zeitpunkt der Tat diagnostizierbar war. Nur wenn eine diagnostizierte psychische Störung einem dieser Merkmale zurechenbar ist, ist der Anwendungsbereich der Norm eröffnet.

Die zweite, „psychologisch-normative" Stufe fragt anschließend, ob die Störung dazu geführt hat, dass zum Tatzeitpunkt die Einsichts- oder Steuerungsfähigkeit des Täters bzw. der Täterin ausgeschlossen war. Da den Gerichten regelmäßig die erforderliche Sachkunde für eine solche Einschätzung fehlen wird, werden auch insofern psychiatrische Sachverständige zur Begutachtung herangezogen, die jeweils die erforderlichen Befundtatsachen ermitteln. Die abschließende normative Entscheidung aufgrund des psychiatrischen Befundes obliegt – bezogen auf beide Stufen – dem Gericht, Sachverständige sollten also – obwohl dies in der Praxis teils anders gehandhabt wird – keine eigenständige Subsumtion ihrer Befunde unter die Merkmale des § 20 vornehmen, sondern nur das Gericht in den Stand versetzen, sachkundig beraten über das Vorliegen der rechtlichen Merkmale zu entscheiden (Schneider et al. 2020, S. 154). Ist die Schuldfähigkeit zum Tatzeitpunkt zwar nicht gänzlich aufgehoben, jedoch erheblich vermindert, so ist § 21 StGB einschlägig. Das Gericht kann die Strafe in diesem Fall mildern. Maßgeblich ist stets der psychische Zustand bei der Begehung der Tat.

Im ersten Schritt sind demnach die Voraussetzungen der gesetzlichen Eingangsmerkmale zu prüfen. Dabei ist zu beachten, dass es sich bei diesen zwar um juristische Termini handelt, ihnen jedoch jeweils einzelne psychiatrische bzw. psychologische Störungen zurechenbar sind. Zu berücksichtigen ist auch, dass nicht jede diagnostizierbare Störung nach einem Klassifikationssystem wie ICD-10 (bzw. künftig ICD-11, die zwar schon zum 01.01.2022 in Kraft getreten ist, deren Implementation für die Morbiditätskodierung in Deutschland aber noch viele Jahre dauern wird: BfArM 2022) oder DSM-5 automatisch zur Bejahung eines Eingangsmerkmals führt. Dem liegt zugrunde, dass bereits auf der ersten biologisch-psychologischen Stufe vom Gericht nicht nur darzulegen ist, ob eine psychische Erkrankung vorliegt, sondern auch, ob sie den zur Bejahung des Eingangsmerkmals erforderlichen Schweregrad auch quantitativ erreicht (BGH NStZ-RR 2017, 165, 166). Dies gilt insbesondere für das zweite und vierte Eingangsmerkmal, bei denen dies schon im Normtext durch die verwendeten Begriffe „tiefgreifend" bzw. „schwer" deutlich wird (BGHSt 37, 397, 401, BGH NStZ-RR 2013, 309; BGH NStZ 1990, 231). Die Rechtsprechung betrachtet das erste Eingangsmerkmal dabei als Referenz- bzw. Vergleichskategorie, mit Bezug auf welche die „Tiefgreifendheit" bzw. „Schwere" zu beurteilen ist (vgl. BGH NStZ 1990, 231; BGHSt 37, 397, 401). Es darf nicht offenbleiben, welche Eingangsmerkmale konkret bejaht werden (BGH NJW 2016, 341, BGH NStZ-RR 2017, 165).

Das erste Eingangsmerkmal ist die „**krankhafte seelische Störung**". Hierunter fallen alle psychischen Abweichungen vom Normalzustand mit pathologischer Bedeutsamkeit, die (hirn)organisch verursacht sind (Schneider et al. 2020, S. 156; Rosenau 2021, S. 95). Dabei unterscheidet man klassischerweise zwischen exogenen Psychosen, die nachweislich auf körperlichen Ursachen beruhen, und endogenen Psychosen, die wenigstens als körperlich begründet postulierbar sind (Streng 2020a, Rn. 31; Fischer 2022, § 20 Rn. 9).

5

▶ **Beispiele**

Exogene Psychosen:

- Intoxikationspsychosen (Streng 2020, Rn. 32; z. B. BGH NStZ-RR 1997, 163)
- Hirnorganische Krampfleiden, also Epilepsie (Perron und Weißer 2019, Rn. 10; z. B. BGH NStZ-RR 2010, 105)
- Psychosen aufgrund von Hirnverletzungen (Schild 2017, Rn. 85; z. B. BGH NJW 1993, 1540)
- Demenz, also (meist altersbedingte) Abbauerscheinungen des Gehirns (Schneider et al. 2020, S. 157; BGH StV 2008, 245)

Endogene Psychosen:

- Schizophrenie (Kaspar 2021a, Rn. 33; z. B. BGH NStZ-RR 2012, 306)
- Bipolare Störungen (Eschelbach 2021, Rn. 21; z. B. BGH NStZ-RR 2019, 202) ◀

Die Zuordnung von Intoxikationen infolge von Drogen- oder Medikamentenmissbrauch zum ersten Merkmal ist wegen der zentralen Wirksamkeit der Substanzen in der Rechtsprechung und herrschenden Lehre anerkannt (BGH NStZ-RR 1997, 163; Eisenberg 2017, Rn. 1747; für die tiefgreifende Bewusstseinsstörung hingegen Perron und Weißer 2019, Rn. 13). Als krankhafte seelische Störung einzuordnen sind nicht nur akute Intoxikationen, sondern auch hirnorganische Folgeerscheinungen von Suchtmittelmissbrauch oder Abhängigkeit (Schneider et al. 2020, S. 157; z. B. drogeninduzierte Psychosen: BGH NStZ-RRR 2017, 165, 166; die bloße psychische Abhängigkeit, sei sie stoffgebunden oder nicht, fällt hingegen unter das vierte Eingangsmerkmal, s. u.). Ob es zudem lohnt, von der normalen Intoxikation noch einen Zustand wie den sogenannten „pathologischen Rausch“ zu unterscheiden, der von der Rechtsprechung als seltene akute Folge von Alkoholkonsum gelegentlich bemüht wurde (so in BGHSt 40, 198), kann aus praktischer Perspektive bezweifelt werden. Einerseits ist an sich jede akute Intoxikation „pathologisch“, sodass der Begriff unpräzise ist (Schneider et al. 2020, S. 161). Zudem liegt in den entsprechenden Fällen medizinisch eher eine durch Alkohol hervorgerufene Psychose vor, die dann auch besser als solche zu bezeichnen ist (zur Kritik näher Konrad 1995, S. 158 f.).

Die in der Praxis größte Rolle bei der Schuldfähigkeitsbegutachtung nimmt die akute Alkoholintoxikation ein. Dabei entwickelte die höchstrichterliche Rechtsprechung Richtwerte für die Blutalkoholkonzentration (BAK), die zwischenzeitlich bedenklich starr im Sinne einer nur ausnahmsweise widerlegbaren Regelvermutung gehandhabt wurden. So sollte bei einer BAK ab 3,0 ‰ bei Tatbegehung die Schuldunfähigkeit (BGHSt 34, 29, 31), bei 2,0 ‰ eine verminderte Schuldfähigkeit nahe liegen (BGHSt 37, 231, 234 f.). Bei schwersten Gewaltdelikten, insbesondere Tötungsdelikten, soll wegen der angeblich höheren Hemmschwelle ein Aufschlag von 10 % hinzukommen, sodass sich hier Richtwerte von 3,3‰ (BGH NStZ 1991, 126, 127) und 2,2 ‰ (BGHSt 37, 231, 235) ergeben (dazu auch Schild 2017, § 20 Rn. 80 ff.).

Mittlerweile ist – auch in der Rechtsprechung – anerkannt, dass die genannten Richtwerte lediglich Indizwirkung haben und ihre Überschreitung für sich allein keine Annahme verminderter oder aufgehobener Schuldfähigkeit rechtfertigt (Fischer 2022, § 20 Rn. 17; Schild 2017, Rn. 80). Der Leitsatz von BGHSt 43, 66 fasst es treffend zusammen: „Es gibt keinen gesicherten medizinisch-statistischen Erfahrungssatz darüber, daß ohne Rücksicht auf psycho-diagnostische Beurteilungskriterien allein wegen einer bestimmten Blutalkoholkonzentration zur Tatzeit in aller Regel vom Vorliegen einer alkoholbedingt erheblich verminderten Steuerungsfähigkeit auszugehen ist […].“ Insbesondere sind bei der Begutachtung Gegenindizien zu berücksichtigen, die auch bei Erreichen der BAK-Richtwerte für eine Schuldfähigkeit sprechen, wie z. B. eine umsichtige Verhaltensanpassung bei Situationsveränderungen, außergewöhnliche Körperbeherrschung, Alkoholgewöhnung und vollständige Erinnerungen (Kaspar 2021a, Rn. 41). Dies bedeutet aber umgekehrt nicht, dass bei alkoholgewohnten Suchterkrankten ein planvolles, gesteuertes Vorgehen allein gewichtig gegen die Annahme von Schuldunfähigkeit bzw. verminderte Schuldfähigkeit spricht (BGH NStZ 2007, 696; BGH NStZ-RR 2018, 136). Im Ergebnis ist also eine Gesamtbewertung der physischen und psychischen Leistungsfähigkeit unter Beachtung der persönlichen Konstitution der untersuchten Person zum Tatzeitpunkt vorzunehmen. Ermittelt wird dabei die Tatzeit-BAK durch rechtsmedizinische Sachverständige mittels Hinrechnung aufgrund der Trinkmengen bzw. Trinkmengenangaben auf der Basis der sogenannten Widmark-Formel oder durch Rückrechnung aus einer nach der Tat abgegebenen Blutprobe (Kaspar 2021a, Rn. 44; Schneider et al. 2020, S. 160). Aufgrund der Anwendung des Zweifelssatzes sind beide Methoden mit erheblichen Unsicherheiten behaftet, bei Hinrechnung insbesondere, wenn die genauen Trinkmengen unbekannt sind, bei Rückrechnung vor allem bei erst später Abnahme der Blutprobe, was die Indizwirkung eines entsprechend ermittelten BAK-Wertes nochmals abschwächt (so auch ausdrücklich BGHSt 35, 308, 314 f.).

Von dem ersten Eingangsmerkmal abzugrenzen ist die „**tiefgreifende Bewusstseinsstörung**“. Darunter zu fassen sind psychische Beeinträchtigungen ohne organische Ursache, die die normale Wahrnehmungs- und Erlebnisfähigkeit beeinträchtigen (Streng 2020a, Rn. 36; Fischer 2022, § 20 Rn. 27). Die Bewusstseinsstörung muss „tiefgreifend“ sein, sodass – wie übrigens auch bei den anderen Eingangsmerkmalen – bereits bei der Prüfung, ob das Merkmal vorliegt, eine Beurteilung des Schweregrades der Beeinträchtigung stattfinden muss (dazu bereits oben). Darunter fällt neben Übermündung, Erschöpfung u. ä. (dazu z. B. BGH NStZ 1983, 280; BGH NJW 1986, 77) sowie der akuten Belastungsreaktion (ICD-10 F43.0) nach traumatischen Ereignissen (Schneider et al. 2020, S. 168) insbesondere der sogenannte normalpsychologische Affekt (ausführlich zu Affekt- und Impulsdelikten Marneros 2007; zur Unterscheidung der beiden Kategorien dort S. 75 ff.). Dieser kann zu einer Verminderung der Steuerungsfähigkeit und somit zur Anwendung des § 21 StGB führen, in den seltensten Fällen ist – vor allem in Verbindung mit anderen konstellativen Faktoren, wie z. B. Alkoholisierung – auch eine Aufhebung der Schuldfähigkeit denkbar (BGH NStZ 1997, 232; Kaspar 2021a, Rn. 56, 61). In die Rechtsprechung Einzug gefunden (vgl. nur BGH NStZ 2016, 670, 671; NStZ-RR 1997, 296; BGH StV 1990, 493) hat insbesondere ein von Saß aufgestellter Kriterienkatalog zur Affekttat, der Umstände für und gegen das Vorliegen eines schuldrelevanten normalpsychologischen Affekts aufführt (Saß 1983, 2008; Abdruck des Kriterienkatalogs auch z. B. bei Schneider et al. 2020, S. 163). Dessen Relevanz wird allerdings kontrovers beurteilt (einen Überblick über die Debatte mit vielen Nachweisen bieten Marneros 2007, S. 7 ff.; Saß 2008, S. 92 f.). Als reine Checkliste sollte er nicht missverstanden werden, es bedarf immer einer gesamtwürdigenden Betrachtung aller Umstände von Tat und Täter*in (Schneider et al. 2020, S. 162 f.).

Das dritte Eingangsmerkmal, die „**Intelligenzminderung**“, ist begrüßenswerterweise durch eine am 01.01.2021 in Kraft getretene Gesetzesreform an die Stelle des vorherigen Begriffs des „Schwachsinns“ getreten. Die abwertende, stigmatisierende Terminologie (s. nur Rösch et al. 2021) wurde dabei ersetzt, ohne dass damit inhaltliche Änderungen verbunden sind (BT Drs. 19/19859, S. 1). Gemeint sind hier gravierende Intelligenzschwächen ohne nachweisbare organische Ursache, bei organischer Ursache läge hingegen bereits das erste

Merkmal („krankhafte seelische Störung") vor. Hauptanknüpfungspunkt für die Feststellung einer Intelligenzminderung ist der Intelligenzquotient (IQ) der untersuchten Person. Bei der Klassifikation des IQ kann sich dabei an der Einordnung durch den ICD-10 (F.70-F.73) orientiert werden, sodass zwischen leichter (IQ 50–69), mittelschwerer (35–49), schwerer (20–34) und schwerster (IQ unter 20) Intelligenzminderung zu unterscheiden ist. Als grober Richtwert lässt sich eine Verminderung der Schuldfähigkeit ab der leichten Intelligenzminderung (IQ unter 70) feststellen, eine Schuldunfähigkeit erst ab einem IQ von unter 50, also bei einer mindestens mittelschweren Intelligenzminderung (Fischer 2022, § 20 Rn. 35a, Kaspar 2021a, Rn. 71). Dabei darf sich die Begutachtung aber nicht auf die Feststellung des Intelligenzquotienten beschränken, es sind daneben auch die in der Exploration ermittelten praktischen und sozialen Fähigkeiten zu berücksichtigen und zu beachten, in welchen Bereichen ggf. Teilleistungsschwächen bestehen (Müller und Nedopil 2017, S. 258 f., Kaspar 2021a, Rn. 71).

Das vierte Eingangsmerkmal, die „**schwere andere seelische Störung**", beinhaltet all die psychischen Störungen, die sich keinem der anderen Merkmale zuordnen lassen, dabei in Abgrenzung zum ersten Eingangsmerkmal nur solche, die nicht auf eine organische Ursache zurückzuführen sind (s. o.). Auch bei diesem Merkmal wurde zum 01.01.2021 die Terminologie geändert; zuvor war – abwertend und diskriminierend (s. erneut Rösch et al. 2021) – von einer „schweren anderen seelischen Abartigkeit" die Rede. Auch das vierte Eingangsmerkmal beinhaltet mit seiner Formulierung „schwer" eine erste Quantifizierung, die eine Ausuferung von De- und Exkulpationen verhindern soll. Die psychische Störung muss einen mit einer krankhaften seelischen Störung vergleichbaren Einfluss auf das Leben des*der Täters*Täterin sowie insbesondere auf seine*ihre Fähigkeit zum normgerechten Verhalten haben (BGHSt 49, 45, 52; s. auch bereits oben mit weiteren Nachweisen). Unter dieses Merkmal fallen Persönlichkeitsstörungen, Verhaltensstörungen (sog. „Neurosen" sowie Anpassungs- und Belastungsstörungen), Störungen der Sexualpräferenz sowie Abhängigkeitserkrankungen (Kaspar 2021a, Rn. 74 ff., Schneider et al. 2020, S. 166 ff.). Praktisch relevant ist das Eingangsmerkmal vor allem im Bereich der Persönlichkeitsstörungen. Darunter sind alle auffälligen Persönlichkeitsstrukturen zu fassen, die sich in einem dauerhaften, gefestigten abnormen Verhaltensmuster manifestieren (Streng 2020a, Rn. 88 ff., Kaspar 2021a, Rn. 80). Das Klassifikationssystem der ICD-10 unterscheidet insofern verschiedene Idealtypen (F60.0 bis F60.9), von denen vor allem die dissoziale (bzw. gem. DSM-5: antisoziale) Persönlichkeitsstörung häufig mit Delinquenz assoziiert ist (De Brito und Hodgins 2009), was nicht verwundert, da antisoziales Verhalten dort zu den Diagnosekriterien zählt (vgl. ICD-10 F60.2). Dissoziale Delinquente werden allerdings häufig als dennoch voll schuldfähig eingestuft und finden sich daher vor allem im Strafvollzug (De Brito und Hodgins 2009) sowie in der Sicherungsverwahrung (Kröber und Bauer 2017). Im ICD-11 werden die Idealtypen zugunsten einer dimensionalen Klassifikation aufgegeben. Auch für die Überprüfung, ob eine Persönlichkeitsstörung vorliegt, die hinreichend schwer erscheint für das vierte Eingangsmerkmal, hat Saß (1987, S. 118 f.) einen Kriterienkatalog entwickelt.

Daneben spielen auch die sexuellen Präferenzstörungen eine größere Rolle (ICD-10 F65.0 bis F65.9). Forensisch relevant sind vor allem die Pädophilie und der männliche Exhibitionismus, aber auch die anderen Präferenzstörungen, namentlich Sadismus, Voyeurismus und einzelne der „sonstigen" Störungen, z. B. Nekrophilie, können zu Straftaten führen. Auch hier genügt die Diagnose einer abweichenden Sexualpräferenz als solches nicht, hinzu kommen muss schon für die Bejahung des Eingangsmerkmals eine durch die Präferenzstörung bedingte Veränderung der Persönlichkeit, die zu einer gravierenden Beeinträchtigung des Hemmungsvermögens geführt hat, sodass der*die Täter*in „bei der Begehung der Sexualtaten aus einem starken, mehr oder weniger unwiderstehlichen Zwang heraus handelt" (BGH NStZ 2016, 144). Einen ausführlicheren Kriterienkatalog für die Beurteilung des Schweregrades findet man bei Boetticher et al. (2005, S. 62). Insgesamt kommt es auf eine „Gesamtschau der Täterpersönlichkeit und seiner Taten" an (BGH StV 2017, 29, 30). Für eine auf der Präferenzstörung beruhende Beeinträchtigung der Steuerungsfähigkeit stellt die Rechtsprechung darauf ab, ob das abweichende Sexualverhalten zu einer „eingeschliffenen Verhaltensschablone" geworden ist, und nennt dafür die Kriterien „abnehmende Befriedigung, zunehmende Frequenz, [...] Ausbau von Raffinements und [...] gedankliche Einengung auf diese Praktiken" (BGH NStZ 2016, 144, 145; st. Rspr., s. z. B. auch BGH StV 2017, 29, 30).

Zu nennen sind darüber hinaus auch Abhängigkeitserkrankungen, wobei für das vierte Merkmal allein die psychische (Seite der) Abhängigkeit relevant sein kann. Hier können neben stoffgebundenen auch nicht stoffgebundene Abhängigkeiten relevant werden (Kaspar 2021a, Rn. 77 ff.). Der BGH legt erneut einen strengen Maßstab an, es werden schwerste Persönlichkeitsveränderungen oder starke Entzugserscheinungen – bei Heroin auch die Angst vor starken Entzugserscheinungen – verlangt (zur Substanzabhängigkeit z. B. BGH StV 2001, 564; zur „Spielsucht" BGHSt 49, 365, 369 f.).

Nur äußerst selten den nötigen Schweregrad erlangen schließlich die Verhaltensstörungen. Zu nennen sind hier insbesondere die Angst- und Zwangsstörungen, Anpassungsstörungen sowie posttraumatische Belastungsstörungen (Schneider et al. 2020, S. 168; Kaspar 2021a, Rn. 87 ff.).

Beurteilung der Schuldfähigkeit

Die Beurteilung der Schuldfähigkeit verläuft in zwei Stufen. Es sind folgende Fragen zu prüfen:

1. Lag zum Zeitpunkt der Tat eines der vier Eingangsmerkmale vor?
   - Krankhafte seelische Störung
   - Tiefgreifende Bewusstseinsstörung
   - Intelligenzminderung
   - Schwere andere seelische Störung
2. Führte diese Störung zum Tatzeitpunkt zu einer Aufhebung oder Einschränkung von
   - Einsichtsfähigkeit oder
   - Steuerungsfähigkeit?

Stellt der*die Sachverständige das Vorliegen einer Störung fest, die unter eines der Eingangsmerkmale fällt, ist auf der zweiten, psychologisch-normativen Stufe zu ermitteln, ob der*die Beschuldigte zum Zeitpunkt der Tatbegehung aufgrund der psychischen Störung unfähig war, das Unrecht der Tat einzusehen oder das Verhalten entsprechend dieser Einsicht zu steuern. Liegt eine Kumulation von Eingangsmerkmalen vor, so sind diese mit ihren Auswirkungen auf das zweite „Stockwerk" dabei im Rahmen einer Gesamtwürdigung zu bewerten. Maßgeblich ist keine generelle Betrachtung der Anpassungsfähigkeit im Leben des Täters oder der Täterin. Es kommt darauf an, wie sich die psychische Störung in der konkreten Situation auf die Einsichts- oder Steuerungsfähigkeit ausgewirkt hat. Dabei kann die Beurteilung bei mehreren begangenen Delikten auch jeweils unterschiedlich ausfallen (BGHSt 14, 114, 116). Nach ständiger Rechtsprechung darf auch nicht offengelassen werden, ob eine Einschränkung der Einsichts- oder der Steuerungsfähigkeit vorlag (BGHSt 40, 341, 349; Fischer 2022, § 20 Rn. 3). Kann eine Person bereits das Unrecht der Tat nicht erfassen, erübrigt sich die Frage nach ihrer Steuerungsfähigkeit. Eine Aufhebung oder Einschränkung der Einsichtsfähigkeit kommt dabei insbesondere bei (z. B. auf einer Intelligenzminderung basierenden) kognitiven Defiziten oder (z. B. wahnhaften) inhaltlichen Denkstörungen in Betracht (Schneider et al. 2020, S. 169). Eine Aufhebung oder Einschränkung der Steuerungsfähigkeit erfordert, dass die zu begutachtende Person im Vergleich zu dem erfahrungsgemäßen Verhalten eines durchschnittlichen Menschen in der Situation der Tat nicht mehr zu einer ausreichend differenzierten Willensbildung in der Lage war (Schneider et al. 2020, S. 170 f.). Indizien dafür können sich aus dem Tatablauf ergeben (Ausmaß an Impulsivität, Absicherung vor Entdeckung, etc.). Ist die Einsichts- oder Steuerungsfähigkeit aufgehoben, liegt Schuldunfähigkeit gemäß § 20 StGB, ist sie immerhin erheblich eingeschränkt, verminderte Schuldfähigkeit gemäß § 21 StGB vor.

Nach Rechtsprechung und weiten Teilen der Literatur sind die Rechtsfolgen der §§ 20, 21 StGB nicht anwendbar, wenn den*die Täter*in ein relevantes Vorverschulden an dem Schuldunfähigkeit begründenden oder schuldmindernden Zustand trifft (z. B. vorsätzliche Berauschung, um ein Tötungsdelikt im Zustand der Schuldunfähigkeit begehen zu können; zum Sonderfall des Vorverschuldens beim Affektdelikt s. zudem BGHSt 3, 194, 198; BGHSt 35, 143). Diese (nach hier vertretener Auffassung abzulehnende, weil gegen Art. 103 Abs. 2 GG verstoßende) „actio libera in causa" ist in ihrer Begründung und ihrer Reichweite dabei stark umstritten (ausführlich zum Streitstand mit vielen weiteren Nachweisen Streng 2020a, Rn. 114 ff.); die Problematik ist aber eine rein normative, die daher forensisch-psychiatrische Sachverständige nicht unmittelbar betrifft und hier nicht näher ausgeführt werden soll. Bei Fahrlässigkeitsdelikten stellt sich das Problem dabei schon im Ausgangspunkt nicht, da hier jedes beliebige Verhalten, also z. B. auch ein bloßes Sich-Berauschen, zum Gegenstand eines Vorwurfs gemacht werden kann, wenn daraus resultierend vorhersehbar eine strafbare Rechtsgutsverletzung (z. B. fahrlässige Tötung) erwächst (Kaspar 2021a, Rn. 110). Auch bei § 21 StGB ist es möglich, die Tatsache einer vorwerfbar herbeigeführten erheblichen Schuldminderung unabhängig von der Frage der Anerkennung der Rechtsfigur darüber zu berücksichtigen, dass die dort nur fakultative Strafmilderung aufgrund Vorverschuldens versagt wird (ausführlich Streng 2020b, Rn. 23 ff.).

Eine Expert*innengruppe aus Jurist*innen, Psychiater*innen, Psycholog*innen und Sexualmediziner*innen hat im Jahr 2005 Empfehlungen zur Erstellung von forensischen Gutachten zur Schuldfähigkeit erarbeitet (Boetticher et al. 2005). Dabei handelt es sich nicht um rechtlich verbindliche Regeln (vgl. Fischer 2022, § 20 Rn. 64a), die Beachtung der Empfehlungen wird aber regelmäßig zu einem transparenten und gründlichen Gutachten beitragen können.

5.2.2 Verantwortlichkeit gemäß §§ 3, 105 JGG

Im Gegensatz zum Grundsatz der strafrechtlichen Verantwortlichkeit von erwachsenen Menschen verlangt § 3 JGG, dass diese für Jugendliche durch die Gerichte positiv festzustellen ist. Jugendlich im Sinne des Gesetzes ist, wer bei der Tatbegehung zwar schon vierzehn, aber noch nicht achtzehn Jahre alt ist, § 1 Abs. 2 JGG. War die Person bei Begehung der Tat hingegen noch keine vierzehn Jahre alt, handelt sie als Kind nach der unwiderleglichen gesetzlichen Vermutung (BT-Drs. IV/650, 137) des § 19 StGB schuldlos und kann nicht bestraft werden. Voraussetzung für die Annahme der strafrechtlichen Verantwortlichkeit gemäß § 3 JGG ist, dass der*die Jugendliche zur Zeit der Tat nach der sittlichen und geistigen Entwicklung reif genug ist, das Unrecht der Tat einzusehen und nach dieser Einsicht zu handeln.

Der § 3 JGG weist damit vergleichbare Strukturen wie § 20 StGB auf. So ist auf der ersten Ebene die sittliche und geistige Verantwortungsreife des*der Jugendlichen zu untersuchen und auf zweiter Stufe zu prüfen, ob er*sie kraft dieser bei Tatbegehung Einsichts- und Steuerungsfähigkeit hatte. Verbleiben nach Ausschöpfung anderer Ermittlungsmöglichkeiten ernsthafte Zweifel an der strafrechtlichen Verantwortlichkeit des*der Jugendlichen, ist durch die Gerichte zu prüfen, ob ein Sachverständigengutachten einzuholen ist (§ 3 Nr. 1 der 2. Richtlinie zum JGG). Die strafrechtliche Verantwortlichkeit ist für den Tatzeitpunkt zu bestimmen; etwaige Nachreifungen, die bis zur Hauptverhandlung eingetreten sind, sind daher für die Beurteilung nach § 3 JGG außer Betracht zu lassen (Ostendorf 2021, § 3 Rn. 11). Darüber hinaus ist sie für jedes Delikt selbstständig zu prüfen, da es sich ergeben kann, dass für einzelne Deliktskategorien die Einsichtsfähigkeit noch fehlt, in anderen Bereichen aber bereits vorliegt (Eisenberg und Kölbel 2021, § 3 Rn. 12 f.).

Wird die Einsichts- oder Steuerungsfähigkeit nach § 3 JGG verneint, sind nicht nur die jugendstrafrechtlichen Sanktionen, sondern auch Maßregeln der Besserung und Sicherung komplett ausgeschlossen, sodass sich relevante Abgrenzungsprobleme in Fällen ergeben, in denen sich ein Zustand sowohl als Reifeverzögerung als auch als psychische Störung i. S. d. § 20 einstufen lässt oder nebeneinander Reifeverzögerung und psychische Störung vorliegen. Richtigerweise muss hier § 3 JGG aus systematischen Gründen Vorrang haben (zutr. Eisenberg und Kölbel 2021, § 3 Rn. 51 f; für Vorrang der §§ 20,21 hingegen die h.M., z. B. BGHSt 26, 67, 69; für Wahlrecht des Gerichts Meier 2019, § 5 Rn. 18).

Ist der*die Beschuldigte bei Tatbegehung zwar schon über achtzehn, aber noch keine einundzwanzig Jahre alt, gilt er*sie als Heranwachsende*r, § 1 Abs. 2 JGG. Bei Heranwachsenden kommt die Anwendung von Jugendstrafrecht oder allgemeinem Strafrecht in Betracht, § 105 JGG. Jugendstrafrecht ist anzuwenden, wenn die Gesamtwürdigung der Persönlichkeit des Täters oder der Täterin unter Berücksichtigung der Umweltbedingungen ergibt, dass er*sie zur Zeit der Tat nach der sittlichen und geistigen Entwicklung noch einem*einer Jugendlichen gleichstand (Reifeverzögerung) oder es sich nach der Art, den Umständen oder den Beweggründen der Tat um eine Jugendverfehlung handelt. Die beiden Alternativen stehen gleichrangig zueinander. Ein Gutachten wird vom Gericht indes dann in Auftrag gegeben werden, wenn es nach Ausschöpfung anderer Ermittlungsmöglichkeiten Zweifel hat, ob eine Reifeverzögerung im Sinne der Nr. 1 vorliegt. Entscheidungsmaßstab dafür ist, ob die entwicklungspsychologischen Prozesse der Adoleszenz noch in vollem Gange sind oder sich bereits dem Abschluss nähern. Ist Zweiteres der Fall, besteht kein Raum für das als erzieherische Einwirkung konzipierte Jugendstrafrecht (Eisenberg und Kölbel 2021, § 105 Rn. 15). In der Vergangenheit sind zu dieser Frage immer wieder Kriterienkataloge entwickelt worden, an denen sich eine Gesamtwürdigung des Einzelfalls freilich nur orientieren kann (Eisenberg und Kölbel 2021, § 105 Rn. 20 ff., Ostendorf 2021, § 105 Rn. 10 ff.).

5.3 Maßregeln der Besserung und Sicherung

5.3.1 Überblick

Die Maßregeln der Besserung und Sicherung bilden neben den Strafen die „zweite Spur" (Fischer 2022 vor § 61 Rn. 1, Kaspar 2021b, Rn. 2) des deutschen Strafrechts. Im

Gegensatz zur Strafe sind sie nicht von der Schuld des Täters oder der Täterin abhängig, sondern dienen dem Schutz der Allgemeinheit vor gefährlichen Personen. Die Maßregeln sind damit reine Präventionsmaßnahmen im Sinne der Gefahrenabwehr und können aus diesem Grund sowohl statt als auch neben einer Strafe angeordnet werden. Das Strafgesetzbuch normiert in § 61 StGB sechs Maßregeln der Besserung und Sicherung. In den Nummern eins bis drei finden sich die freiheitsentziehenden bzw. stationären Maßregeln: die Unterbringung in einem psychiatrischen Krankenhaus, in einer Entziehungsanstalt und die Sicherungsverwahrung (auch in der Form der vorbehaltenen Sicherungsverwahrung, vgl. § 66a StGB). In den Nummern vier bis sechs sind die ambulanten Maßregeln geregelt: die Führungsaufsicht, die Entziehung der Fahrerlaubnis sowie das Berufsverbot. Im Jugendstrafrecht sind gemäß § 7 Abs. 1 JGG nur die Unterbringung in einem psychiatrischen Krankenhaus und einer Entziehungsanstalt, die Führungsaufsicht und die Entziehung der Fahrerlaubnis zulässig; darüber hinaus gibt es aber unter engen Voraussetzungen auch eine vorbehaltene Sicherungsverwahrung gegen Jugendliche und Heranwachsende (§ 7 Abs. 2 JGG). Als einzige Maßregel ist die Sicherungsverwahrung selbst gegen Heranwachsende, auf die Erwachsenenstrafrecht Anwendung findet, unzulässig (§ 106 Abs. 3 S. 1 JGG); auch hier erlaubt das Gesetz aber die vorbehaltene Sicherungsverwahrung (§ 106 Abs. 3 S. 2, Abs. 4 JGG). Die Maßregelanordnungen sind durch den Verhältnismäßigkeitsgrundsatz, § 62 StGB, begrenzt, was bedeutet, dass die begangenen Taten, die zu erwartenden Taten und der Grad der Gefährlichkeit des Täters oder der Täterin zu einem Überwiegen der Sicherungsinteressen der Allgemeinheit gegenüber der Schwere des mit der Anordnung verbundenen Eingriffs in die Freiheitsrechte der unterzubringenden Person führen muss. Kommt eine Kumulation von Maßregeln in Betracht, bestimmt § 72 StGB, dass unter mehreren Maßregeln, die gleich geeignet sind, die für die untergebrachte Person am wenigsten belastende auszuwählen ist. Es darf nur dann mehr als eine Maßregel angeordnet werden, wenn alle Voraussetzungen der einzelnen Maßregeln erfüllt sind und sich nicht feststellen lässt, dass der Maßregelzweck schon durch die Anordnung einer einzigen Maßregel erreichbar ist (Jehle und Harrendorf 2021f, Rn. 5; Kinzig 2019e, Rn. 5). Die Anordnung der freiheitsentziehenden Maßregeln setzt voraus, dass ein*e Sachverständige*r über den Zustand der angeklagten Person und deren Behandlungsaussichten vernommen wird, § 246a Abs. 1 StPO.

Stellt sich im Laufe der Hauptverhandlung heraus, dass der*die Angeklagte die Tat im Zustand der Schuldunfähigkeit begangen hat, kann er*sie nicht verurteilt und muss freigesprochen werden. Das Gericht kann dennoch gemäß § 71 StGB selbstständig, das heißt unabhängig vom Schuldspruch, die Unterbringung im psychiatrischen Krankenhaus oder der Entziehungsanstalt, die Entziehung der Fahrerlaubnis oder ein Berufsverbot anordnen.

Maßregeln der Besserung und Sicherung

Stationäre Maßregeln
- Unterbringung in einem psychiatrischen Krankenhaus
- Unterbringung in einer Entziehungsanstalt
- Sicherungsverwahrung

Ambulante Maßregeln
- Führungsaufsicht
- Entziehung der Fahrerlaubnis
- Berufsverbot

Steht bereits im Vorfeld der Hauptverhandlung fest, dass der*die Beschuldigte die Tat im Zustand der Schuldunfähigkeit begangen hat, darf die Hauptverhandlung nicht durchgeführt werden, da keine überwiegende Wahrscheinlichkeit der Verurteilung besteht (§ 170 Abs. 1 StPO). Die Staatsanwaltschaft hat aber gemäß den §§ 413 ff. StPO im so genannten Sicherungsverfahren die Möglichkeit, einen Antrag auf selbstständige Anordnung der Maßregeln zu stellen.

Sind schon vor der Verurteilung dringende Gründe für die Annahme vorhanden, dass der*die Beschuldigte seine Tat im Zustand der Schuldunfähigkeit oder verminderten Schuldfähigkeit begangen hat und dass seine Unterbringung in einem psychiatrischen Krankenhaus oder einer Entziehungsanstalt angeordnet werden wird, kann das Gericht durch Unterbringungsbefehl die einstweilige Unterbringung in einer dieser Anstalten anordnen, wenn die öffentliche Sicherheit es erfordert, § 126a Abs. 1 StPO (s. zur Unterbringung zur Beobachtung gem. § 81 StPO zudem bereits oben unter 1.). Auch für die einstweilige Unterbringung ist damit eine Gefährlichkeitsprognose zu stellen. Die einstweilige Unterbringung erfordert gesetzlich keine zwingende Vernehmung eines*einer Sachverständigen, doch wird es oftmals sinnvoll sein, den Zustand der untergebrachten Person und das Vorliegen der Anordnungsvoraussetzungen zeitnah beurteilen zu lassen (Schneider et al. 2020, S. 339).

5.3.2 Unterbringung in einem psychiatrischen Krankenhaus

Die Unterbringung in einem psychiatrischen Krankenhaus setzt voraus, dass eine rechtswidrige Anlasstat vorliegt, die der*die Täter*in im Zustand der verminderten Schuldfähigkeit oder Schuldunfähigkeit begangen hat. Nicht ausreichend dafür ist es, dass nicht ausgeschlossen werden kann, dass der*die Täter*in vermindert schuldfähig war. Vielmehr müssen die Voraussetzungen zumindest des § 21 StGB sicher feststehen (BGH NStZ-RR 2009, 198). Gefordert wird weiterhin ein symptomatischer Zusammenhang zwischen der psychischen Störung und der Anlasstat in der Weise, dass der der Schuldunfähigkeit oder verminderten Schuldfähigkeit zugrunde liegende Defekt zumindest mitursächlich für die Tatbegehung geworden ist (Pollähne 2017a, Rn. 52, van Gemmeren 2020, Rn. 47). Auch die weiteren drohenden Taten, die die Gefährlichkeit des Täters oder der Täterin begründen, müssen auf diesem Symptomzusammenhang basieren (Pollähne 2017a, Rn. 52; van Gemmeren 2020, Rn. 56).

Die Anordnung setzt weiterhin voraus, dass eine negative Legalprognose nach Gesamtwürdigung der Umstände zu stellen ist. Maßgeblich ist hierfür nicht der Zeitpunkt der Tat, sondern der Zeitpunkt der richterlichen Entscheidung. Es müssen durch den*die Täter*in zukünftig weitere erhebliche rechtswidrige Taten drohen. Eine bloße Möglichkeit der Begehung weiterer Taten reicht nicht aus. Da bei Prognoseentscheidungen aber immer Restunsicherheiten verbleiben, ist eine „Wahrscheinlichkeit höheren Grades" genügend (BGH NStZ-RR 2009, 306; Fischer 2022, § 63 Rn. 35). Die zu erwartenden Taten müssen erheblich sein, es scheiden also Straftaten der „leichten" Kriminalität aus (Kaspar 2021c; Rn. 25; van Gemmeren 2020, Rn. 50). Die Einordnung wird durch die Norm weiter konkretisiert, indem eine erhebliche körperliche oder seelische Opferschädigung oder schwerer wirtschaftlicher Schaden durch die zu erwartenden Taten drohen muss. Dies ist jeweils für den Einzelfall zu prüfen (Kinzig 2019a, Rn. 18a). Für den schweren wirtschaftlichen Schaden hat der Gesetzgeber einen drohenden Schaden von über 5000 € zum Richtwert erklärt (BT-Drs. 18/7244, S. 21).

Neben der Schwere der zu erwartenden Taten und dem Grad der Gefährlichkeit sind die Art und das Ausmaß der psychischen Erkrankung ebenso in die Prognose einzubeziehen wie die bisherige Lebens- und Kriminalitätsentwicklung des*der Begutachteten und Risiko- und Schutzfaktoren, die sich neben dem psychischen Defekt aus der Persönlichkeit oder den Lebensumständen des Täters oder der Täterin ergeben (BGH Beschl. v. 04.04.2018 – 1 StR 116/18; van Gemmeren Rn. 62). Statistisch-aktuarische Prognoseinstrumente können auf erster Ebene zur Bestimmung der Gefährlichkeit herangezogen werden, vermögen indes nicht die Einzelfallbetrachtung zu ersetzen (BGH NStZ-RR 2010, 203; BGH NStZ-RR 2014, 42). Auch für die Gefährlichkeitsprognose gibt es anerkannte Mindestanforderungen, auf die an dieser Stelle verwiesen sei (Boetticher et al. 2006, 2019).

§ 63 StGB schränkt seinen Anwendungsbereich weiterhin dadurch ein, dass durch die zu erwartenden Taten der*die Täter*in eine Gefahr für die Allgemeinheit darstellt. Probleme diesbezüglich können sich ergeben, wenn sich die zu erwartende Tat nur gegen eine bestimmte Person richten würde (z. B. Erzfeind*in, Ehepartner*in). Die Prüfung der Allgemeingefährlichkeit bedarf in solchen Fällen jedenfalls der besonders sorgfältigen Prüfung (BGH NStZ-RR 2018, 139). Zur Vollstreckungsreihenfolge sowie zu § 67a StGB s. am Ende von ▶ Abschn. 5.3.3.

5.3.3 Unterbringung in einer Entziehungsanstalt

In § 64 StGB ist die Unterbringung in der Entziehungsanstalt als zweite freiheitsentziehende Maßregel des StGB normiert. Der Schutz der Allgemeinheit soll in der Entziehungsanstalt durch die Besserung des Täters oder der Täterin mittels Abhängigkeitsbehandlung erfolgen, sodass sich sowohl eine Behandlung ungefährlicher abhängiger Täter*innen als auch eine bloße Verwahrung nicht therapiefähiger Abhängiger im Rahmen des § 64 StGB verbietet (BVerfGE, 91, 1, 28; Kinzig 2019b, Rn. 1). Voraussetzung für die Unterbringung ist, dass der*die Täter*in den Hang hat, alkoholische Getränke oder andere berauschende Mittel im Übermaß zu sich zu nehmen und er*sie wegen einer im Zusammenhang mit dem Hang stehenden rechtswidrigen Tat verurteilt oder nur deshalb nicht verurteilt wurde, weil die Schuldfähigkeit bei Tatbegehung erwiesen oder nicht auszuschließen ist. Im Gegensatz zur Maßregel nach § 63 StGB ist also auch die Unterbringung voll schuldfähiger Täter*innen zulässig. Weiterhin muss die Gefahr weiterer erheblicher rechtswidriger Taten aufgrund dieses Hanges bestehen. Einschränkendes Erfordernis ist zudem, dass eine konkret positive Behandlungsaussicht besteht.

Für die Anordnung der Unterbringung ist zunächst erforderlich, dass ein Hang zum übermäßigen Suchtmittelkonsum besteht. Dieser „Hang“ ist ein juristischer Terminus und beinhaltet nach ständiger höchstrichterlicher Rechtsprechung „eine chronische, auf körperlicher Sucht beruhende Abhängigkeit oder zumindest eine eingewurzelte, auf psychischer Disposition beruhende oder durch Übung erworbene intensive Neigung, immer wieder Alkohol oder andere Rauschmittel zu sich zu nehmen“ (BGH NStZ 2005, 210; NStZ-RR 2012, 204; vgl. auch BGHR StGB § 64 I Hang 1, 4 und 5). Von dieser Definition grundsätzlich ausgenommen ist der Gelegenheitskonsum, der noch nicht die Stufe einer psychischen Abhängigkeit erreicht (Kinzig 2019b, Rn. 5). Es liegt ein Hang zum übermäßigen Konsum dann nahe, wenn das Konsumverhalten bereits erhebliche Auswirkungen auf die Gesundheit, das Sozial- oder Berufsleben einer Person hat oder diese im Rahmen der Beschaffungskriminalität straffällig wird (BGH NStZ-RR 2011, 242; BGH NStZ-RR 2012, 204; BGH NStZ-RR 2016, 246). Als berauschende Mittel kommen neben dem explizit genannten Alkohol alle weiteren psychotropen Substanzen in Betracht. Die Anlasstat muss entweder im Rausch, d. h. in einem akuten Intoxikationsstadium, oder im Zusammenhang mit dem Hang begangen worden sein. Letzteres ist der Fall, wenn die Tat Symptomwert für die hangbedingte Gefährlichkeit des Täters oder der Täterin hat, der Hang also zumindest mitursächlich für die Tatbegehung war (Kinzig 2019b, Rn. 10, Pollähne 2017b, Rn. 51).

Auch für die Anordnung der Unterbringung in einer Entziehungsanstalt ist die Gefährlichkeit des Täters oder der Täterin Voraussetzung. Anknüpfungspunkt ist, dass das Risiko besteht, dass infolge des festgestellten Hanges erhebliche rechtswidrige Taten begangen werden. Insoweit gilt das für die Gefahrenprognose im Rahmen des § 63 StGB Erläuterte entsprechend. Der § 64 S. 2 StGB setzt weiterhin eine positive Behandlungsprognose voraus. Es muss eine hinreichend konkrete Aussicht auf Heilung oder zumindest auf eine Stabilisierung bestehen, die über eine erhebliche Zeitspanne vor einem suchtmittelbedingten Rückfall schützt (BGH NStZ-RR 2014, 172, 173; Kaspar 2021d, Rn. 34). Die Behandlung muss innerhalb der Höchstdauer der Maßregel Aussicht auf Erfolg haben (Fischer 2022, § 64 Rn. 19a, Kaspar 2021d, Rn. 35). Dies bestimmt sich nach § 67d StGB (vgl. dazu ► Abschn. 5.4.4). Therapieunwilligkeit allein negiert nicht die positive Behandlungsprognose, es ist vielmehr zu prüfen, ob die Motivation zur Therapie in der Unterbringung hervorrufbar ist (BGH NStZ-RR 2011, 309; BGH, Urt. v. 31.07.2013 – 2 StR 620/12, BeckRS 2013, 15324). Grundlegende Kenntnisse der deutschen Sprache genügen für die Therapiefähigkeit (BGH StV 2019, 267; BGH NStZ-RR 2019, 174).

Liegen die Voraussetzungen des § 64 StGB vor, ordnet das Gericht die Unterbringung an, es sei denn, es liegt ein besonderer Ausnahmefall vor (Soll-Regelung; BGH NStZ-RR 2010, 307; BGH StV 2019, 676, 677). Im Verhältnis zu der vollstreckungsrechtlich ausgestalteten Sonderregelung des § 35 BtMG genießt der § 64 StGB Anwendungsvorrang (van Gemmeren 2020, Rn. 144).

Ordnen die Gerichte die Unterbringung in der Entziehungsanstalt oder im psychiatrischen Krankenhaus neben der Verurteilung zu einer Freiheitsstrafe an, stellt sich die Frage der Vollstreckungsreihenfolge. Grundsätzlich gilt gemäß § 67 Abs. 1 StGB, dass die Maßregel vor der Strafe vollzogen wird. Die Zeit in der Maßregelunterbringung wird in diesem Fall gemäß § 67 Abs. 4 StGB auf die Strafe angerechnet, bis zwei Drittel der Strafe erledigt sind. In bestimmten Fällen kann das Gericht auch anordnen, dass die Strafe vor der Maßregel vollzogen wird (näher Jehle und Harrendorf 2021a, § 67 Rn. 8 ff.)

§ 67a Abs. 1 StGB erlaubt schließlich den Wechsel zwischen Entziehungsanstalt und psychiatrischem Krankenhaus, soweit dies der Förderung der Resozialisierung des*der Untergebrachten dient. Zu beachten ist dabei, dass sich aus dem Wechsel der Unterbringungsart keine Änderungen der rechtlichen Rahmenbedingungen der Maßregeln ergeben (Jehle und Harrendorf 2021b, Rn. 15), insoweit richten sich auch die Fristen für die Dauer der Unterbringung und ihre Überprüfung nach den Regelungen der ursprünglich im Urteil angeordneten Unterbringungsart (§ 67a Abs. 4 S. 1 StGB). Zu § 67a Abs. 2 StGB s. zudem am Ende von ► Abschn. 5.3.4.

5.3.4 Unterbringung in der Sicherungsverwahrung

Die Sicherungsverwahrung dient als dritte stationäre Maßregel primär der Verwahrung von gefährlichen Täter*innen und damit dem Schutz der Allgemeinheit. Es steht aber eindeutig fest, dass auch die Sicherungsverwahrung besserungs- und freiheitsorientiert ausgestaltet sein muss (s. nur BVerfGE 128, 326 und § 66c StGB). Durch die bewegte Gesetzgebungsgeschichte der letzten Jahre (dazu Harrendorf 2021a) haben sich die Regelungen der §§ 66 ff. StGB zu einem schwer zu überschauenden, komplexen System entwickelt, sodass in dem vorliegenden Rahmen nur auf die für die gutachterliche Praxis notwendigen Grundlagen eingegangen werden kann.

Der § 66 StGB, der den Grundfall der Anordnung der Sicherungsverwahrung regelt, lässt sich hinsichtlich seiner formellen Anordnungsvoraussetzungen unterteilen: Abs. 1 betrifft die Anordnung nach zwei Vorverurteilungen, Abs. 2 die Anordnung ohne Vorverurteilung bei Begehung dreier Anlasstaten, Abs. 3 S. 1 die Anordnung bei einer Vorverurteilung wegen einer speziellen Katalogtat und Abs. 3 S. 2 die Anordnung ohne Vorverurteilung bei Begehung von zwei speziellen Katalogtaten. Die Anwendung von Abs. 1 ist gegenüber den anderen drei Varianten vorrangig (Kinzig 2019c, Rn. 46). In § 66a StGB findet sich der Vorbehalt der Sicherungsverwahrung, einerseits für den Fall, dass ein Hang (noch) nicht mit hinreichender Sicherheit festzustellen ist (§ 66a Abs. 1 StGB), andererseits für Ersttäter*innen besonders schwerer Anlasstaten (§ 66a Abs. 2 StGB). Die nachträgliche Anordnung der Sicherungsverwahrung ist in § 66b StGB nur noch in einem speziellen Ausnahmefall vorgesehen. Hinzu kommen wenig übersichtliche Übergangsvorschriften für Altfälle in Art. 316e, 316f EGStGB.

Dreh- und Angelpunkt der psychiatrischen Begutachtung im Rahmen der Anordnung der Sicherungsverwahrung ist, dass eine Gesamtwürdigung des Täters oder der Täterin und seiner*ihrer Taten ergibt, dass er*sie infolge eines Hangs zu erheblichen Straftaten (namentlich zu solchen, durch welche die Opfer seelisch oder körperlich schwer geschädigt werden) zum Zeitpunkt der Verurteilung für die Allgemeinheit gefährlich ist. Daraus ergeben sich insoweit begriffliche Schwierigkeiten, als dass sich der Hang als Beschreibung eines Zustandes partiell mit der erst noch zu treffenden Gefahrenprognose deckt (Harrendorf 2021b, Rn. 20; Drenkhahn und Morgenstern 2020, Rn. 94). Trotz dieser teilweisen Überschneidungen ist auf eine Trennung von Hang und Gefährlichkeit zu achten. Terminologisch enthält der Hang eine Zustandsbeschreibung in Form der individuellen Disposition zur Begehung von Straftaten und die Gefährlichkeit eine in die Zukunft gerichtete Verhaltensprognose (BGHSt 50, 188, 196; Harrendorf 2021b, Rn. 21). Der BGH definiert den Hang bei § 66 als einen „eingeschliffenen inneren Zustand", der den*die Täter*in immer wieder Straftaten begehen lässt, sei es, weil dauerhaft ein Tatentschluss gegeben ist oder weil es aufgrund einer „fest eingewurzelten Neigung" bei entsprechender Gelegenheit zu Rechtsbrüchen kommt (BGHSt 50, 188, 196; BGH NStZ 2003, 201; BGH NStZ-RR 2008, 337). Der Hang ist ein juristischer Begriff, dessen Grundlagen zwar durch psychiatrische Sachverständige erforscht werden. Die normative Entscheidung über sein Vorliegen treffen aber die Gerichte eigenständig (BGH NStZ-RR 2019, 140; Harrendorf 2021b Rn. 24). Er muss sich auf erhebliche rechtswidrige Taten beziehen, das Gesetz nennt beispielhaft Delikte, „durch welche die Opfer seelisch oder körperlich schwer geschädigt werden", womit auch für alle anderen denkbaren Bezugstaten, z. B. aus dem Bereich der Wirtschaftsdelinquenz, ein Schweremaßstab gesetzt ist. In Frage kommen nur (nach BGH NStZ 202, 84 hingegen: „vornehmlich") Taten aus dem Deliktkatalog des § 66 Abs. 1 S. 1 Nr. 1 StGB (Harrendorf 2021b, Rn. 26).

Liegen die Voraussetzungen für die Anordnung nach Abs. 1 vor, so ist diese für das Gericht zwingend. Die Anordnung nach Abs. 2 oder Abs. 3 steht in dessen Ermessen. Die Anordnung erfolgt im Urteil gleichzeitig mit der Strafe. In den Fällen des § 66a StGB erfolgt hingegen nur ein Vorbehalt; die Anordnung ist dann erst in einem Nachverfahren möglich (§ 66a Abs. 3 StGB). Die

Unterbringung in der Sicherungsverwahrung erfolgt in speziell auf die Bedürfnisse der Untergebrachten zugeschnittenen Einrichtungen, d. h. getrennt vom normalen Strafvollzug, vgl. § 66c Abs. 1 StGB. Der Vollzug der Sicherungsverwahrung als „letztes Mittel" zum Schutz der Allgemeinheit vor gefährlichen Täter*innen erfolgt erst nach der Strafe. Hat bereits der Strafvollzug zur hinreichenden Resozialisierung des Hangtäters oder der Hangtäterin geführt, kann die Sicherungsverwahrung bereits vor Beginn ihres Vollzugs zur Bewährung ausgesetzt werden (§ 67c StGB). Dies zu erreichen, ist erklärtes Ziel des BVerfG (BVerfGE 128, 326, 386) und des Gesetzgebers (§ 66c Abs. 2 StGB).

Der am Ende von ▶ Abschn. 5.3.3 schon erwähnte § 67a StGB ermöglicht in Abs. 2 S. 1 auch die Überweisung einer in der Sicherungsverwahrung untergebrachten Person in ein psychiatrisches Krankenhaus oder eine Entziehungsanstalt, wenn dies der Resozialisierung besser dient. Die Überweisung ist zudem bei Personen mit angeordneter oder vorbehaltener Sicherungsverwahrung bereits dann möglich, wenn diese sich noch im Strafvollzug befinden, vgl. § 67a Abs. 2 S. 2 StGB. Umgekehrt ist hingegen keine Überweisung von gemäß §§ 63, 64 StGB Untergebrachten in die Sicherungsverwahrung oder den Strafvollzug möglich.

5.3.5 Ambulante Maßregeln

Kommt die Anordnung einer ambulanten Maßregel in Betracht, bedarf es nicht zwingend der Begutachtung. Eine solche ist nur nach allgemeinen Maßstäben angezeigt (dazu oben in ▶ Abschn. 5.1). In den §§ 68-68g StGB findet sich die Führungsaufsicht. Sie richtet sich vor allem an rückfallgefährdete Entlassene aus Straf- und Maßregelvollzug, die „im Besserungs- und im Sicherungsinteresse in besonderem Maße kontrollierender Begleitung und Unterstützung bedürfen" (BT-Drucks. 16/1993, S. 1). Sie kann unter den Voraussetzungen des § 68 Abs. 1 StGB durch das Gericht angeordnet werden. Praktisch weitaus häufiger tritt die Führungsaufsicht automatisch kraft Gesetzes ein, und zwar nach Vollverbüßung einer längeren Freiheits- oder Jugendstrafe (§ 68f StGB, auch i. V. m. § 2 Abs. 2 JGG), nach Entlassung aus einer freiheitsentziehenden Maßregel zur Bewährung (§ 67d Abs. 2 S. 3) oder aufgrund ihrer Erledigung (§ 67d Abs. 3 S. 2, Abs. 4 S. 3, Abs. 5 S. 2, Abs. 6 S. 4 StGB), zudem auch bei der unmittelbaren Aussetzung von Maßregeln zur Bewährung (§§ 67b Abs. 2, 67c Abs. 1 S. 1, Abs. 2 S. 4). Im Rahmen der Führungsaufsicht wird der verurteilten Person eine Aufsichtsstelle und ein*e Bewährungshelfer*in zugeteilt, die das gesamte Verhalten der Person sowie insbesondere das Erfüllen von Weisungen überwachen; hinzutreten kann zudem noch eine Forensische Ambulanz, vgl. §§ 68a, 68b StGB.

In §§ 69–69b StGB findet sich die auf speziell verkehrstypische Gefahren zugeschnittene Maßregel der Entziehung der Fahrerlaubnis, nach § 70 StGB kann zudem unter engen Voraussetzungen ein Berufsverbot ausgesprochen werden, wenn eine berufsspezifische Gefahr hinsichtlich der Begehung von weiteren Straftaten vorliegt. Forensisch-psychiatrische Begutachtungsbedarfe ergeben sich bei diesen beiden Maßregeln meist nicht.

5.4 Vollstreckung und Vollzug von Strafen und Maßregeln

Auch nach der Verurteilung eines*r Angeklagten bzw. der Anordnung von Maßregeln der Besserung und Sicherheit spielt die forensische Begutachtung weiterhin eine Rolle, insbesondere wenn es um die (Rest-) Aussetzung von Strafen oder Maßregeln zur Bewährung, um die Erledigung von Maßregeln oder um vollzugsöffnende Maßnahmen (Lockerungen) geht.

5

5.4.1 Strafaussetzung zur Bewährung und Maßregelaussetzung bei Anordnung

Eine Begutachtung kommt in Betracht, wenn die Vollstreckung einer durch Urteil bestimmten Strafe zur Bewährung ausgesetzt wird. Diese Aussetzung ist in den § 56 ff. StGB geregelt. Nach § 56 Abs. 1 S. 1 StGB setzt das Gericht eine Freiheitsstrafe von nicht mehr als einem Jahr zur Bewährung aus, wenn zu erwarten ist, dass sich der*die Verurteilte schon die Verurteilung zur Warnung dienen lässt und insofern die begründete Erwartung besteht, dass auch ohne die Einwirkung des Strafvollzugs ein straffreies Leben möglich wird. Voraussetzung für die Aussetzung ist also eine günstige Legalprognose. Nach § 56 Abs. 1 S. 2 StGB sind in dieser die Persönlichkeit des*der Verurteilten sowie das Vorleben, die Tat- und Lebensumstände sowie das Nachtatverhalten zu berücksichtigen. Bleiben beim Gericht Zweifel an der Legalprognose, weil sich die Persönlichkeitsentwicklung des Täters oder der Täterin als so indifferent erweist, dass das Gericht selbst nicht zu ihr begründet Stellung nehmen kann, so hat es ausnahmsweise ein Sachverständigengutachten zu dieser Frage in Auftrag zu geben (Fischer 2022, § 56 Rn. 3; Groß und Kett-Straub 2020, Rn. 58). Die abschließende Bewertung der Legalprognose obliegt aber den Gerichten, sie können diese Frage nicht auf Gutachter*innen auslagern. Wie bereits bei den oben genannten Prognoseentscheidungen gilt auch für die Aussetzung zur Bewährung, dass die bloße Möglichkeit eines straffreien Lebens nicht ausreicht, es andererseits aber auch nicht einer an Sicherheit grenzenden Wahrscheinlichkeit hierfür bedarf (Claus 2021, Rn. 24; Fischer 2022, § 56 Rn. 4).

Beträgt die Freiheitsstrafe mindestens sechs Monate bis zu einem Jahr, ist zusätzlich gemäß § 56 Abs. 3 StGB zu beachten, dass eine Aussetzung ausscheidet, soweit die Verteidigung der Rechtsordnung die Vollstreckung der Freiheitsstrafe gebietet. Dies ist dann der Fall, wenn die Aussetzung im konkreten Einzelfall „für das allgemeine Rechtsempfinden der Bevölkerung schlechthin unverständlich erscheinen und das Vertrauen in die Unverbrüchlichkeit des Rechts erschüttern" würde (BGHSt 24, 40, 46).

Bei Freiheitsstrafen von einem Jahr bis zu zwei Jahren kommt als zusätzliche Voraussetzung für eine Aussetzung gemäß § 56 Abs. 2 StGB dazu, dass besondere Umstände nach Würdigung von Tat und Persönlichkeit des*der Verurteilten vorliegen. Dies beinhaltet Milderungsgründe von besonderem Gewicht, die eine Aussetzung trotz der Strafhöhe als nicht unangemessen erscheinen lassen (BGHSt 29, 370, 371; BGH NStZ-RR 2014, 138). Die Bewährungszeit dauert zwei bis fünf Jahre (§ 56a Abs. 1 S. 2 StGB). Das Gericht kann zudem zur „Genugtuung für das begangene Unrecht" Auflagen erteilen (§ 56b StGB) sowie Weisungen erteilen, wenn der*die Verurteilte ihrer „Hilfe bedarf, um keine Straftaten mehr zu begehen" (§ 56c StGB). Namentlich kann es die verurteilte Person für die Bewährungszeit oder für Teile davon der Bewährungshilfe unterstellen (§ 56d StGB). Nachträgliche Änderungen sind möglich (§§ 56a Abs. 2 S. 2, 56e, 56f Abs. 2 StGB). Widerrufsgründe regelt § 56f Abs. 1 StGB, den Straferlass nach erfolgreicher Bewährungszeit § 56g StGB.

Besondere Regelungen zur Aussetzung der Jugendstrafe zur Bewährung (§§ 21 ff. JGG), zur Aussetzung der Verhängung der Jugendstrafe (§§ 27 ff. JGG) sowie zur „Vorbewährung" (§§ 61 ff. JGG) kennt das Jugendstrafrecht. Auf diese wird hier aus Platzgründen nicht näher eingegangen; forensisch-psychiatrischer Begutachtungsbedarf kann sich auch hier nur im Ausnahmefall, insbesondere bezüglich der Legalbewährungsprognose, ergeben.

Auch die Vollstreckung der Unterbringung im psychiatrischen Krankenhaus oder in der Entziehungsanstalt kann unmittelbar mit ihrer Anordnung zur Bewährung ausgesetzt werden, § 67b StGB. Nach Abs. 1 S. 1 ist dafür Voraussetzung, dass besondere Umstände vorliegen, die die Erwartung begründen, dass der Maßregelzweck auch ohne Unterbringung erreichbar ist. Mit der Aussetzung tritt Führungsaufsicht ein. Als besonderer Umstand kommt insbesondere eine außervollzugliche Behandlungsmöglichkeit der Erkrankung in Betracht. Dies ist anerkannt für die stationäre Behandlung in einer geschlossenen oder offenen Einrichtung (BGH NStZ-RR 2020, 275; BGH NStZ 2010, 692). Infrage kommt auch eine grundlegende Änderung der Lebensumstände, z. B. durch Heirat oder Aufnahme einer Arbeitsstelle (Fischer 2022, § 67b Rn. 4). Eine Aussetzung kommt zudem z. B. in Betracht, wenn die Möglichkeit der Betreuung oder Heimunterbringung besteht (BGH NStZ-RR 2019, 173; BGH NStZ-RR 2008, 8). Die Aussetzung ist aber gemäß Abs. 1 S. 2 dann ausgeschlossen, wenn der*die Täter*in zu einer Freiheitsstrafe verurteilt wird, die nicht zur Bewährung ausgesetzt wird, was bei vermindert schuldfähigen Täter*innen zutreffen kann. Auch für die Sicherungsverwahrung gilt die Norm nicht.

Mit der Aussetzung tritt Führungsaufsicht ein (§ 67b Abs. 2 StGB); dazu bereits oben. Aus ähnlichen Gründen wie die Strafaussetzung zur Bewährung kann auch die Maßregelaussetzung widerrufen werden, § 67g StGB, nämlich dann, wenn die verurteilte Person während der Führungsaufsicht eine rechtswidrige Tat begeht, sie gegen Weisungen gröblich oder beharrlich verstößt oder sich der Aufsicht und Leitung der Bewährungshilfe oder der Aufsichtsstelle beharrlich entzieht und sich aus einem dieser Anlässe ergibt, dass der Zweck der Maßregel eine Unterbringung wieder erforderlich macht. Es gelten insofern dieselben Maßstäbe wie für die ursprüngliche Anordnung der Unterbringung (Jehle und Harrendorf 2021e, Rn. 5; Rosenau 2021, S. 141).

5.4.2 Späterer Beginn der Maßregelunterbringung

Von der Aussetzung der Maßregel direkt mit ihrer Anordnung ist der spätere Beginn der Maßregelunterbringung gemäß § 67c StGB zu unterscheiden. Dies betrifft den Fall, dass eine Freiheitsstrafe vor der Maßregel vollzogen wird. Abgesehen von den Sonderfällen nach § 67 Abs. 2 StGB, in denen die Unterbringung gemäß §§ 63 oder 64 StGB erst nach der Strafe vollzogen wird, ist die Norm also insbesondere für die Sicherungsverwahrung (§ 66 StGB) relevant. Ergibt eine Prüfung vor Ende des Strafvollzugs, dass entweder der Zweck der Maßregel eine Unterbringung nicht mehr erfordert oder die Unterbringung der Sicherungsverwahrung unverhältnismäßig wäre, weil es im Freiheitsentzug keine ausreichende Betreuung im Sinne des § 66c Abs. 2 StGB gab, wird die Unterbringung zur Bewährung ausgesetzt. Auch hier tritt kraft Gesetzes Führungsaufsicht ein (§ 67c Abs. 1 S. 1 StGB). Die Erforderlichkeitsprüfung nach der ersten Alternative ist bei der Sicherungsverwahrung gemäß § 67 Abs. 1 S. 2 StGB nicht notwendig, wenn die Unterbringung in der Sicherungsverwahrung im ersten Rechtszug weniger als ein Jahr vor dem Ende des Vollzuges der Strafe angeordnet worden ist, was bei vorbehaltener oder nachträglicher Sicherungsverwahrung in Betracht kommt.

Erforderlich ist die Unterbringung dann, wenn weiterhin eine negative Legalprognose vorliegt, die die Unterbringung rechtfertigt (Jehle und Harrendorf 2021c, Rn. 7; Kinzig 2019d, Rn. 7). Übersteigt die verhängte Strafe und damit die Unterbringung im Strafvollzug zwei Jahre, ist entsprechend §§ 463 Abs. 3 S. 3, 454 Abs. 2 S. 1 StPO ein Gutachten über die Gefährlichkeit des*der Gefangenen einzuholen, wenn das Gericht eine Aussetzung erwägt (Fischer 2022, § 67c Rn. 4).

Abs. 2 betrifft den Sonderfall der Verzögerung des Vollzugs einer Unterbringung um drei Jahre oder mehr. Die ursprüngliche Gefährlichkeitsprognose vermag ab dann keine Grundlage für die Unterbringung mehr zu sein, wenn der*die Täter*in trotz der längeren Zeit in Freiheit keine weiteren erheblichen Straftaten begangen hat (Jehle und Harrendorf 2021c, Rn. 14). Liegt ein solcher Fall vor, kann das Gericht entweder, soweit wegen der neuerlich gestellten Gefährlichkeitsprognose erforderlich, die Unterbringung anordnen, die Maßregel unter den Voraussetzungen des § 67b Abs. 1 S. 1 StGB zur Bewährung aussetzen oder bei Zweckerreichung die Maßregelanordnung für erledigt erklären.

Mit der Aussetzung tritt auch hier Führungsaufsicht ein (§ 67c Abs. 1 S. 1, Abs. 2 S. 4 StGB); dazu bereits oben.

5.4.3 Aussetzung des Strafrests

Ein weiterer Anknüpfungspunkt für die psychiatrische Begutachtung von Gefangenen kann die vorzeitige Entlassung sein. Für die Aussetzung des Strafrests bei zeitigen Freiheitsstrafen gilt § 57 StGB. Gemäß Abs. 1 S. 1 StGB setzt das Gericht nach Verbüßung von zwei Dritteln der Strafe diese zur Bewährung aus, soweit dies unter Berücksichtigung des Sicherheitsinteresses der Allgemeinheit verantwortet werden kann und die verurteilte Person einwilligt. Auch hier ist also eine günstige Legalprognose erforderlich. Die Kriterien einer solchen Prognose statuiert § 57 Abs. 1 S. 2 StGB. Es sind die Umstände zu berücksichtigen, die bei einer Aussetzung zur Bewährung im Urteil gemäß § 56 Abs. 1 S. 2 StGB relevant sind (s. dazu ► Abschn. 5.4.1). Die Einholung eines Gutachtens zur Legalprognose ist dann gemäß § 454 Abs. 2 Nr. 2 StPO zwingend, wenn eine Freiheitsstrafe von mehr als zwei Jahren wegen einer der in § 66 Abs. 3 StGB genannten Taten ausgesetzt werden soll. Von solch einem Gutachten können die Gerichte nur absehen, wenn auszuschließen ist, dass Gründe der öffentlichen Sicherheit einer Aussetzung entgegenstehen.

§ 57 Abs. 2 StGB regelt, dass die Freiheitsstrafe ausnahmsweise bereits nach Verbüßung der Hälfte der Freiheitsstrafe, mindestens aber von sechs Monaten, ausgesetzt werden kann. Nach Nr. 1 ist dies möglich bei verurteilten Personen, die erstmals eine Freiheitsstrafe von nicht mehr als zwei Jahren verbüßen. Nr. 2 erfasst die übrigen Gefangenen. Hier müssen sich aus der Gesamtwürdigung von Tat, Persönlichkeit und der Entwicklung während des Strafvollzugs (d. h. insbesondere unter Beachtung von Resozialisierungserfolgen) besondere Umstände ergeben, die eine frühzeitige Aussetzung rechtfertigen.

In § 57a StGB findet sich schließlich der Fall der Aussetzung einer lebenslangen Freiheitsstrafe. Voraussetzung dafür ist, dass mindestens fünfzehn Jahre der Strafe verbüßt sind, die besondere Schwere der Schuld einer Aussetzung nicht entgegensteht, die Aussetzung unter Berücksichtigung des Sicherheitsinteresses der Allgemeinheit verantwortet werden kann und die verurteilte Person einwilligt. Die Legalbewährungsprognose ist hier gemäß § 454 Abs. 2 Nr. 1 StPO zwingend durch eine*n Sachverständige*n zu erstellen.

Kommt es zur Aussetzung, gelten die Regelungen zur Bewährungszeit, zu Auflagen, Weisungen, Bewährungshilfe, nachträglichen Entscheidungen, Widerruf und Straferlass im Wesentlichen entsprechend dem in ► Abschn. 5.4.1 Dargestellten (vgl. §§ 57 Abs. 3, Abs. 5, 57a Abs. 3), wobei die Bewährungszeit bei lebenslanger Freiheitsstrafe immer fünf Jahre dauert (§ 57a Abs. 3 S. 1 StGB) und bei zeitiger Freiheitsstrafe die Länge des Strafrestes nicht unterschreiten darf (§ 57 Abs. 3 S. 1 StGB).

Zur Strafrestaussetzung im Jugendstrafrecht siehe § 88 JGG.

5.4.4 Aussetzung und Erledigung von Maßregeln

§ 67d StGB regelt, unter welchen Voraussetzungen der Vollzug der Unterbringung in einer Maßregel beendet werden kann. Eine Aussetzung ist gemäß § 67d Abs. 2 S. 1 StGB bei allen stationären Maßregeln möglich, wenn zu erwarten ist, dass der*die Untergebrachte in Freiheit keine weiteren erheblichen rechtswidrigen Taten mehr begehen wird. Voraussetzung ist also auch hier eine günstige Legalprognose, sodass nunmehr ungefährliche Täter*innen entlassen werden können. Wichtig ist hierbei, dass nach dem Wortlaut der Norm keine weiteren „erheblichen“ rechtswidrigen Taten von dem*der Untergebrachten zu erwarten sein sollen, sodass Maßstab der Prognose nicht ein vollends straffreies Leben ist, sondern sich die zu erwartenden Delikte in dem Bereich der für die Anordnung der Maßregeln notwendigen Schwere bewegen müssen, um gegen eine Aussetzung zu sprechen (Fischer 2022, § 67d Rn. 10; Jehle und Harrendorf 2021d, Rn. 4). Als Beurteilungskriterien kommen all solche in Betracht, die auch bei einer Aussetzung der Unterbringung zeitgleich mit ihrer Anordnung in die Betrachtung einzubeziehen sind (s. dazu ▶ Abschn. 5.4.1). Einen selbstständigen Aussetzungsgrund, der mit § 67c Abs. 1 S. 1 Nr. 2 StGB korrespondiert, bietet für die Sicherungsverwahrung § 67d Abs. 2 S. 2, der bei unzureichender Betreuung während des Vollzugs eingreift (vgl. auch § 66c Abs. 1 StGB).

Die einzige freiheitsentziehende Maßregel, die befristet ist, ist die Unterbringung in einer Entziehungsanstalt. § 67 Abs. 1 S. 1, Abs. 4 StGB regelt eine grundsätzlich Unterbringungshöchstfrist von 2 Jahren. Dahinter steht die gesetzgeberische Erwägung, dass Behandlungsversuche grundsätzlich nur bis dahin therapeutisch sinnvoll sind (BGH NStZ-RR 2011, 5, 7); § 64 S. 2 StGB verdeutlicht aber durch Verweis auf § 67d Abs. 1 S. 3 StGB, dass im Ausnahmefall auch einmal längere Therapiedauern im Rahmen des § 64 StGB erforderlich sein können (NStZ-RR 2019, 136). Die Höchstfrist verlängert sich gemäß § 67d Abs. 1 S. 3 StGB, soweit die Maßregel vor einer parallel verhängten Freiheitsstrafe vollzogen wird, um die nach § 67 StGB auf die Strafe anrechenbare Unterbringungszeit, d. h. um bis zu zwei Drittel der Strafe; dies dient vor allem dazu, ggf. den Therapieerfolg gefährdende Rückverlegungen in den Strafvollzug nach Therapieende zu vermeiden (Jehle und Harrendorf 2021d, Rn. 16). Mit Ablauf der Höchstfrist erledigt sich die Unterbringung automatisch. Die Unterbringung in der Entziehungsanstalt erledigt sich nach Abs. 5 auch dann, wenn keine hinreichend konkrete Aussicht auf einen Behandlungserfolg mehr besteht. Die Unterbringung in der Sicherungsverwahrung wird gemäß Abs. 3 durch das Gericht für erledigt erklärt, wenn sie zehn Jahre vollzogen wurde und keine Gefahr besteht, dass die untergebrachte Person weitere erhebliche rechtswidrige Taten begeht, durch welche die Opfer schwer seelisch oder körperlich geschädigt werden. Die Unterbringung in einem psychiatrischen Krankenhaus kann unter den Voraussetzungen des Abs. 6 für erledigt erklärt werden. Die Norm betrifft Fälle, in denen sich nach Beginn der Vollstreckung herausstellt, dass die Voraussetzungen der Maßregelanordnung nicht mehr bestehen, d. h. bei Fehleinweisung, Wegfall der psychischen Störung oder der Gefährlichkeit (Jehle und Harrendorf 2021d, Rn. 27), oder dass die weitere Vollstreckung unverhältnismäßig wäre. Eine Unverhältnismäßigkeit ist nach sechs Jahren in der Regel gegeben, „wenn nicht die Gefahr besteht, dass der Untergebrachte infolge seines Zustandes erhebliche rechtswidrige Taten begehen wird, durch welche die Opfer seelisch oder körperlich schwer geschädigt werden oder in die Gefahr einer schweren körperlichen oder seelischen Schädigung gebracht werden“

(§ 67d Abs. 6 S. 2 StGB). Nach zehn Jahren gilt der Maßstab, der auch nach zehn Jahren Sicherungsverwahrungsvollzug gilt (§ 67d Abs. 6 S. 3 StGB)

Verfahrensrechtlich wird die Regelung durch den § 67e StGB flankiert, der den Gerichten Prüffristen für die Aussetzung der Maßregeln auferlegt. Die Fristen betragen grundsätzlich für die Unterbringung in der Entziehungsanstalt sechs Monate, für die Unterbringung im psychiatrischen Krankenhaus ein Jahr und für die Unterbringung in der Sicherungsverwahrung ein Jahr bzw. neun Monate, soweit die Sicherungsverwahrung bereits zehn Jahre vollzogen wird.

Mit der Aussetzung oder Erledigterklärung tritt Führungsaufsicht ein (§ 67d Abs. 2 S. 3, Abs. 3 S. 2, Abs. 4 S. 3, Abs. 5 S. 2, Abs. 6 S. 4 StGB); dazu bereits oben.

Ergänzt wird die Norm durch § 67h StGB, der eine Krisenintervention ermöglicht, indem das Gericht während der Dauer der Führungsaufsicht die ausgesetzte Unterbringung nach § 63 oder § 64 für eine Dauer von höchstens drei Monaten wieder in Vollzug setzen kann, wenn eine akute Verschlechterung des Zustands der aus der Unterbringung entlassenen Person oder ein Rückfall in ihr Suchtverhalten eingetreten und die Maßnahme erforderlich ist, um einen Widerruf nach § 67g zu vermeiden (§ 67h Abs. 1 S. 1 StGB). Die Maßnahme kann verlängert oder erneut angeordnet werden, aber nur bis zu insgesamt maximal sechs Monaten (§ 67h Abs. 1 S. 2 StGB).

5.4.5 Vollzugsöffnende Maßnahmen und offener Vollzug

Die forensische Begutachtung kann auch im Strafvollzug selbst eine Rolle spielen. Erwägt die Anstaltsleitung die Gewährung von vollzugsöffnenden Maßnahmen (Lockerungen), kann eine Begutachtung notwendig werden. Die Strafvollzugsgesetzgebung ist Ländersache, sodass 16 einzelne Ländergesetze nebeneinander bestehen. Je nach Landesrecht ist eine Begutachtung bei vollzugsöffnenden Maßnahmen für bestimmte Täter*innengruppen (z. B. Gewalt- und Sexualstraftäter*innen) obligatorisch. Teilweise gibt es Vorgaben zur Begutachtung in den Verwaltungsvorschriften zu den Strafvollzugsgesetzen (näher zum Ganzen Harrendorf und Ullenbruch 2020, Rn. 41 ff.). Materieller Maßstab für die vollzugsöffnenden Maßnahmen ist, dass bei Gewährung der vollzugsöffnenden Maßnahme weder eine Flucht noch der Missbrauch der Maßnahme zu Straftaten zu besorgen ist (näher dazu Harrendorf und Ullenbruch 2020, Rn. 49 ff.; Burkhardt 2022, Rn. 48).

Die Strafvollzugsgesetze kennen verschiedene Arten der vollzugsöffnenden Maßnahmen: Die Ausführung beinhaltet, dass der*die Gefangene die Anstalt zu einer bestimmten Tageszeit unter Aufsicht eines*einer Vollzugsbediensteten verlassen darf, und dient dazu, der entsozialisierenden Wirkung des Strafvollzugs dann entgegenzuwirken, wenn andere vollzugsöffnende Maßnahmen (noch) nicht in Betracht kommen (Harrendorf und Ullenbruch 2020, Rn. 6). Die Außenbeschäftigung erfasst die regelmäßige Beschäftigung des*der Gefangenen außerhalb der Anstalt zur Arbeit, Aus- und Weiterbildung oder auch Freizeit unter Aufsicht von Vollzugsbediensteten (Harrendorf und Ullenbruch 2020, Rn. 9). Geht der*die Gefangene einer solchen Beschäftigung außerhalb der Anstalt nach und wird dabei nicht beaufsichtigt, handelt es sich um sogenannten Freigang (Harrendorf und Ullenbruch 2020, Rn. 27; Burkhardt 2022, Rn. 34).

Die Erlaubnis, dass sich der*die Gefangene ohne Aufsicht von Vollzugsbediensteten von der Anstalt entfernen darf, erfasst der Ausgang. Zu unterteilen ist zwischen dem unbegleiteten und dem Begleitausgang. Die Begleitung erfolgt bei Letzterem entweder durch eine externe

Bezugsperson oder durch eine*n Vollzugsbedienstete*n. In Abgrenzung zur Ausführung ist beim Ausgang keine Aufsicht, sondern gerade nur eine Begleitung des*der Gefangenen vorgesehen (näher dazu Harrendorf und Ullenbruch 2020, Rn. 14; Burkhardt 2022, Rn. 5). Ein weiterer Unterfall des Ausgangs ist der sogenannte Langzeitausgang, der im Grundsatz einen Ausgang über die in den einzelnen Gesetzen normierte Höchstdauer des einfachen Ausgangs hinaus gewährt (in der Regel länger als 24 Stunden, vgl. dazu Harrendorf und Ullenbruch Rn. 19 ff.; Burkhardt 2022, Rn. 17 ff.). Teilweise benutzen die Ländergesetze anstelle des Terminus „Langzeitausgang" die Begriffe „Urlaub" oder „Freistellung aus der Haft", die insoweit synonym verstanden werden können.

Ebenfalls eine externe sachverständige Begutachtung mit Blick insbesondere auf die Flucht- und Missbrauchsgefahr erfordern kann die Verlegung in den offenen Vollzug (näher Lindner 2020, Rn. 11), d. h. in eine Vollzugsform, die keine oder nur geringe Vorkehrungen gegen Entweichung bietet (vgl. § 141 Abs. 2 StVollzG Bund und die entsprechenden Regelungen der Landesgesetze).

Vollzugsöffnende Maßnahmen sind auch nach den Maßregelvollzugsgesetzen bzw. Gesetzen zur Unterbringung psychisch Kranker der einzelnen Bundesländer für die Unterbringung gemäß §§ 63, 64 StGB vorgesehen. Auch hier kann die Entscheidung, ob im Einzelfall eine vollzugsöffnende Maßnahme gewährt werden kann – vor allem bei Erstgewährung –, ggf. eine externe Prognosebegutachtung erfordern (Pollähne 2018, Rn. F 60). Die im Maßregelvollzug verfügbaren vollzugsöffnenden Maßnahmen entsprechen (freilich unter Beachtung der jeweils unterschiedlichen Rahmenbedingungen) im Grundsatz denen des Strafvollzugs (vgl. Pollähne 2018, Rn. F 33 ff.). Ähnliches gilt für den offenen Vollzug (vgl. Pollähne 2018, Rn. F 47 ff.).

Wiederum eigene Regelungen zu vollzugsöffnenden Maßnahmen finden sich für die Sicherungsverwahrung in den Sicherungsverwahrungsvollzugsgesetzen der Länder.

5.5 Verhandlungs-, Vernehmungs- und Haftfähigkeit

Ein weiterer Aufgabenbereich für psychiatrische Gutachter*innen im Rahmen des Strafverfahrens kann die Beurteilung der Verhandlungs-, Vernehmungs- oder Haftfähigkeit sein.

5.5.1 Verhandlungsfähigkeit

Die Durchführung der Hauptverhandlung im Strafrecht setzt voraus, dass der*die Angeklagte in der Lage ist, „in und außerhalb der Verhandlung seine Interessen vernünftig wahrzunehmen, die Verteidigung in verständiger und verständlicher Weise zu führen sowie Prozesserklärungen abzugeben oder entgegenzunehmen" (BGH NStZ-RR 2013, 154; s. auch BVerfG NJW 1995, 1951; BGHSt 41, 16, 18). Eine solche Verhandlungsfähigkeit kann durch eine psychische Erkrankung ausgeschlossen sein, wobei diese so gravierend sein muss, dass sie die Fähigkeiten des*der Angeklagten nach der obigen Definition aufhebt. Dabei ist die strafprozessuale Verhandlungsfähigkeit weder mit der strafrechtlichen Schuldfähigkeit noch mit der zivilrechtlichen Geschäftsfähigkeit gleichzusetzen. Verhandlungsunfähigkeit liegt erst dann vor, wenn auch die strafprozessualen Hilfen wie insbesondere die Bereitstellung einer Pflichtverteidigung gemäß § 140 StPO nicht mehr genügen, um die Einschränkungen der angeklagten Person zu kompensieren (BVerfG NJW 1995, 1951, 1952; BGH NStZ-RR 2018, 320). Nach den Vorgaben von Art. 6 EMRK für ein faires Verfahren muss allerdings jedenfalls gewährleistet sein, dass die angeklagte Person ein grobes Verständnis von der Art des gegen sie geführten Verfahrens hat, nachvollziehen kann, was auf dem Spiel steht, insbesondere, welche Strafen möglicherweise drohen, fähig ist, dem*der Verteidiger*in die eigene Version der Geschehnisse zu schildern, Widerspruch gegenüber abgegebenen Erklärungen zu äußern und auf Fakten aufmerksam zu machen, die zur Verteidigung vorgebracht werden können (EGMR, 08.01.2008, 30443/03, Liebreich gegen Deutschland). Diese Komponente der Verhandlungsfähigkeit, die sogenannte Verteidigungsfähigkeit, wird bei erwachsenen Beschuldigten grundsätzlich vermutet. Bestehen aber aufgrund einer Erkrankung oder Behinderung Zweifel an der Verhandlungsfähigkeit, muss das Gericht dazu in der Regel ein Sachverständigengutachten in Auftrag geben und kann nicht aus eigener Sachkunde entscheiden (BVerfG NJW 1995, 1951, 1952 f.).

Die Verhandlungsfähigkeit kann zudem dann verneint werden, wenn die Durchführung der Hauptverhandlung in Anwesenheit der angeklagten Person für diese zu unvertretbaren gesundheitlichen Risiken führt. Dies ist nach der Rechtsprechung dann der Fall, wenn die naheliegende konkrete Gefahr des Todes oder schwerer Gesundheitsschädigungen besteht (BVerfGE 51, 324, 346; BVerfG NJW 2005, 2382). Auch hier sind mögliche kompensierende Gegenmaßnahmen in Rechnung zu stellen (BVerfG EuGRZ 2009, 645 f.).

Die Verhandlungsfähigkeit (sowohl im Sinne der Verteidigungsfähigkeit als auch aufgrund schwerwiegender gesundheitlicher Risiken) kann auch eingeschränkt bestehen. Dem ist in der Hauptverhandlung durch geeignete Maßnahmen wie eine tägliche Stundenbegrenzung oder längere Pausen Rechnung zu tragen (Schneider et al. 2020, S. 212). Von der Verhandlungsfähigkeit abzugrenzen ist die sogenannte Terminfähigkeit, die besteht, wenn die angeklagte Person, ein Zeuge oder eine Zeugin oder ein*e Sachverständige*r gesundheitlich in der Lage ist, an einem konkreten Termin der Hauptverhandlung teilzunehmen, also dort zu erscheinen und der Verhandlung am Termin zu folgen (näher dazu Schneider et al. 2020, S. 212 f.).

Bejaht das Gericht die generelle Verhandlungsunfähigkeit des*der Angeklagten oder dessen Terminunfähigkeit, gilt diese*r als nicht erschienen im Sinne des § 230 Abs. 1 StPO. Das Verfahren muss bei längerfristiger Verhandlungsunfähigkeit gemäß § 205 StPO vorläufig eingestellt werden. Unter bestimmten Umständen ist allerdings ausnahmsweise eine Abwesenheitsverhandlung möglich. Dies gilt gemäß § 231 Abs. 2 StPO dann, wenn der*die Angeklagte bereits zur Anklage vernommen wurde, das Gericht die Anwesenheit nicht für erforderlich erachtet, in der Ladung auf die Möglichkeit der Fortführung hingewiesen wurde und der*die Angeklagte den zur Verhandlungsunfähigkeit führenden Zustand selbst vorsätzlich und schuldhaft herbeigeführt hat (BGH NJW 1991, 2917; Grube 2020b, Rn. 17). Diese Ausnahme erweitert § 231a Abs. 1 StPO auf Fälle, in denen eine Vernehmung zur Sache noch nicht stattgefunden hat, wenn der*die Angeklagte nicht nur die Verhandlungsunfähigkeit vorsätzlich und schuldhaft herbeigeführt, sondern zudem wissentlich die ordnungsgemäße Durchführung oder Fortsetzung der Hauptverhandlung verhindert hat. Vorausgesetzt ist allerdings, dass das Gericht die Anwesenheit der angeklagten Person nicht für unerlässlich hält. Zudem muss aus Gründen der Verfahrensfairness der*die Angeklagte nach Eröffnung der Hauptverhandlung zumindest bereits die Gelegenheit gehabt haben, sich vor dem Gericht oder einem*r beauftragten Richter*in zur Anklage zu äußern. Weiterhin muss gemäß § 231a Abs. 3 S. 1 StPO ein*e ärztliche*r Sachverständige*r gehört werden, wenn das Gericht eine solche Abwesenheitsverhandlung durchführen will.

5.5.2 Vernehmungsfähigkeit

Die Vernehmungsfähigkeit bezieht sich neben der Gruppe der Beschuldigten auch auf Zeug*innen und Sachverständige. Unter der Vernehmungsfähigkeit versteht man die kognitive Leistungsfähigkeit eines*r Befragten, den Sinngehalt der Fragen, aber auch den der vorgeschalteten Belehrung zu erfassen, der Vernehmung zu folgen und in verständlicher Weise zu antworten (Eisenberg 2017, Rn. 539; Schneider et al. 2020, S. 213 ff.). Die Vernehmungsfähigkeit kann aufgehoben sein durch Alkohol- oder Drogeneinfluss, starke Entzugssymptome, schwere Belastungsreaktionen oder auch durch sonstige psychische Erkrankungen (Oefele 2019, S. 70). Insgesamt sind die an die Vernehmungsfähigkeit zu stellenden Anforderungen jedenfalls bei Zeug*innen und Sachverständigen geringer als die, die an die Verhandlungsfähigkeit von Beschuldigten zu stellen sind, da hier nicht die gesamte Komplexität des Strafverfahrens durch den*die Vernommene*n erfasst werden muss (Schneider et al. 2020, S. 215). Anderes gilt aber nach richtiger Auffassung für Beschuldigte, da aufgrund des engen Sinnzusammenhangs schon vor dem Hintergrund der Verfahrensfairness ohne Verteidigungsfähigkeit auch keine Vernehmungsfähigkeit bestehen kann (Schneider et al. 2020, S. 214); jedenfalls sind an die Vernehmungsfähigkeit Beschuldigter erheblich höhere Anforderungen zu stellen als bei Zeug*innen und Sachverständigen (Schuhr 2014, Rn. 18).

5.5.3 Haftfähigkeit

Auch die Haftfähigkeit ist im Gesetz nicht ausdrücklich definiert. In § 455 StPO sind aber einzelne Gründe, die zu einem Aufschub bzw. einer Unterbrechung der Freiheitsstrafe führen, aufgeführt. Über die Verweisung des § 463 Abs. 1, Abs. 5 StPO gilt die Norm modifiziert auch für die Unterbringung in stationären Maßregeln der Besserung und Sicherung. Danach ist ein Vollstreckungsaufschub für den Strafvollzug zwingend gegeben, wenn der*die Gefangene „in Geisteskrankheit verfällt" (§ 455 Abs. 1 StPO). Der Begriff umschreibt all solche psychischen Erkrankungen, die so schwerwiegend sind, dass die verurteilte Person sich nicht mehr für den Behandlungsvollzug eignet; ein Zustand i. S. d. § 20 muss dafür aber nicht erreicht werden (Hanft 2020, Rn. 2). Berücksichtigt werden muss auch, ob ggf. Behandlungsmöglichkeiten in einer psychiatrischen Abteilung eines Vollzugskrankenhauses bestehen (Oefele 2019, S. 73 f.). Bei Unterbringung in den Maßregeln gemäß §§ 64, 66 StGB steht der Aufschub der Vollstreckung hingegen im Ermessen der Vollstreckungsbehörde (§ 463 Abs. 5 S. 2 StPO), bei Unterbringung nach § 63 StGB ist eine psychische Erkrankung nachvollziehbarerweise nie Grund für einen Vollstreckungsaufschub (§ 463 Abs. 5 S. 1 StPO).

Nach § 455 Abs. 2 ist ein Aufschub zudem zwingend begründet bei Krankheiten, die bei Vollstreckung eine „nahe" Lebensgefahr begründen würden; diese Variante gilt uneingeschränkt auch im Maßregelvollzug (vgl. § 463 StPO). Die Besorgnis naher Lebensgefahr setzt voraus, dass sich eine Krankheit des*der Verurteilten im direkten Bezug durch die Haft so verschlimmern würde, dass diese lebensbedrohlich wird (Schneider et al. 2020, S. 220). Nach der abzulehnenden herrschenden Meinung genügt ein Suizidrisiko hierfür nicht, weil dieses nicht auf die Haft, sondern auf die gefangene Person zurückzuführen sei (OLG Hamm NStZ-RR 2010, 191; Meyer-Goßner und Schmitt 2021, § 455 Rn. 5; andere Ansicht Schneider et al. 2020, S. 220 f.).

Ein Aufschub liegt schließlich gemäß § 455 Abs. 3 im Ermessen der Vollstreckungsbehörde, wenn aufgrund des körperlichen Zustands des*der Verurteilten „eine sofortige Vollstreckung mit der Einrichtung der Strafanstalt unverträglich ist“. Der Aufschubgrund kommt sowohl für den Straf- als auch für den Maßregelvollzug in Betracht (vgl. § 463 StPO). Auch hier kommt es darauf an, ob sich der*die Verurteilte in einem solch schlechten Zustand befindet, dass nicht einmal die Unterbringung in einem Vollzugskrankenhaus mit diesem verträglich ist oder dies die Vollzugsanstalten vor kaum überbrückbare Herausforderungen stellen würde, wie z. B. bei einer schweren Behinderung eines*einer Gefangenen (Hanft 2020, Rn. 4, Meyer-Goßner und Schmitt 2021, § 455 Rn. 6). Die Haftfähigkeit setzt damit einen geistigen und körperlichen Zustand des*der Verurteilten voraus, der zumindest eine angemessene Unterbringung im Vollzugskrankenhaus erlaubt.

Unter vergleichbaren Umständen wie beim Haftaufschub ist auch eine Unterbrechung einer bereits begonnenen Vollstreckung bei Strafen (§ 455 Abs. 4 StPO) bzw. Maßregeln (§ 463 Abs. 1 StPO) möglich. Allerdings steht die Unterbrechung stets im Ermessen der Vollstreckungsbehörde und ist zudem an die zusätzliche Voraussetzung gekoppelt, dass „zu erwarten ist, daß die Krankheit voraussichtlich für eine erhebliche Zeit fortbestehen wird. “ Zudem wird eine Unterbrechung hier gemäß § 455 Abs. 4 S. 2 StPO versagt, „wenn überwiegende Gründe, namentlich der öffentlichen Sicherheit, entgegenstehen“. Die Unterbrechungsgründe des § 455 Abs. 4 S. 1 Nr. 1 und 2 entsprechen im Übrigen den Aufschubgründen der Abs. 1 und 2; Abs. 4 S. 1 Nr. 3 ist hingegen gegenüber Abs. 3 enger gefasst und erfordert, dass die verurteilte Person „sonst schwer erkrankt und die Krankheit in einer Vollzugsanstalt oder einem Anstaltskrankenhaus nicht erkannt oder behandelt werden kann“.

Auf die Untersuchungshaft ist § 455 StPO nicht anwendbar; Aufschub oder Unterbrechung wegen Haftunfähigkeit gibt es nicht als eigenständigen Prüfungspunkt im Recht der Untersuchungshaft (§§ 112 ff. StPO). Hier kann eine schwere Erkrankung aber je nach ihren Auswirkungen zur Verneinung des Haftgrundes (z. B. bei Fluchtgefahr) oder jedenfalls zur Außervollzugsetzung des Haftbefehls gemäß § 116 StPO führen (näher Schneider et al. 2020, S. 217 f.).

Literatur

Boetticher A, Nedopil N, Bosinski H, Saß H (2005) Mindestanforderungen für Schuldfähigkeitsgutachten. NStZ 2005:57 ff

Boetticher A, Kröber H-L, Müller-Isberner R, Böhm K, Müller-Metz R, Wolf T (2006) Mindestanforderungen für Prognosegutachten. NStZ 2006:537 ff

Boetticher A, Koller M, Böhm K, Brettel H, Dölling D, Höffler K, Müller-Metz R, Pfister W, Schneider U, Schöch H, Wolf T (2019) Empfehlungen für Prognosegutachten. NStZ 2019:553 ff

Bosch N (2020a) § 78. In: Satzger H, Schluckebier W (Hrsg) Strafprozessordnung, 4. Aufl. Carl Heymanns, Köln

Bosch N (2020b) § 80. In: Satzger H, Schluckebier W (Hrsg) Strafprozessordnung, 4. Aufl. Carl Heymanns, Köln

Bosch N (2020c) § 82. In: Satzger H, Schluckebier W (Hrsg) Strafprozessordnung, 4. Aufl. Carl Heymanns, Köln

Bundesinstitut für Arzneimittel und Medizinprodukte (BfArM) (2022) ICD-11: Internationale statistische Klassifikation der Krankheiten und verwandter Gesundheitsprobleme, 11. Revision. https://www.bfarm.de/DE/Kodiersysteme/Klassifikationen/ICD/ICD-11/_node.html. Zugegriffen am 21.02.2022

Burkhardt S (2022) § 38 LandesR – Lockerungen zur Erreichung des Vollzugsziels. In: Feest J, Lesting W, Lindemann M (Hrsg) Strafvollzugsgesetze Kommentar, 8. Aufl. Carl Heymanns, Köln

Claus S (2021) § 56. In: Satzger H, Schluckebier W (Hrsg) StGB Kommentar, 4. Aufl. Carl Heymanns, Köln

De Brito SA, Hodgins S (2009) Die Antisoziale Persönlichkeitsstörung des DSM-IV-TR – Befunde, Untergruppen und Unterschiede zu Psychopathy. Forensische Psychiatrie, Psychologie, Kriminologie 3:116–128

Drenkhahn K, Morgenstern C (2020) § 66. In: Joecks W, Miebach K (Hrsg) Münchener Kommentar zum Strafgesetzbuch, 4. Aufl. C.H. Beck, München

Eisenberg H (2017) Beweisrecht der StPO, 10. Aufl. C.H. Beck, München

Eisenberg H, Kölbel R (2021) Jugendgerichtsgesetz, 22. Aufl. C.H. Beck, München
Eschelbach R (2021) § 20. In: v. Heintschel-Heinegg B (Hrsg) BeckOK StGB, 51. Aufl., Stand: 1.11.2021. C.H. Beck, München
Fischer T (2022) Strafgesetzbuch, 69. Aufl. C.H. Beck, München
Groß K-H, Kett-Straub G (2020) § 56. In: Joecks W, Miebach K (Hrsg) Münchener Kommentar zum Strafgesetzbuch, 4. Aufl. C.H. Beck, München,
Grube A (2020a) § 80. In: Satzger H, Schluckebier W (Hrsg) Strafprozessordnung, 4. Aufl. Carl Heymanns, Köln
Grube A (2020b) § 231. In: Satzger H, Schluckebier W (Hrsg) Strafprozessordnung, 4. Aufl. Carl Heymanns, Köln
Hadamitzky A (2019a) vor § 72. In: Hannich R (Hrsg) Karlsruher Kommentar zur Strafprozessordnung, 8. Aufl. C.H. Beck, München
Hadamitzky A (2019b) § 73. In: Hannich R (Hrsg) Karlsruher Kommentar zur Strafprozessordnung, 8. Aufl. C.H. Beck, München
Hadamitzky A (2019c) § 80. In: Hannich R (Hrsg) Karlsruher Kommentar zur Strafprozessordnung, 8. Aufl. C.H. Beck, München
Hanft C (2020) § 455. In: Satzger H, Schluckebier W (Hrsg) Strafprozessordnung, 4. Aufl. Carl Heymanns, Köln
Harrendorf S (2021a) vor §§ 66 ff. In: Satzger H, Schluckebier W (Hrsg) StGB Kommentar, 5. Aufl. Carl Heymanns, Köln
Harrendorf S (2021b) § 66. In: Satzger H, Schluckebier W (Hrsg) StGB Kommentar, 5. Aufl. Carl Heymanns, Köln
Harrendorf S, Ullenbruch T (2020) Vollzugsöffnende Maßnahmen zur Erreichung des Vollzugsziels. In: Schwind H-D, Böhm A, Jehle J-M, Laubenthal K (Hrsg) Strafvollzugsgesetze Bund und Länder, 7. Aufl. De Gruyter, Berlin/Boston
Jehle J-M, Harrendorf S (2021a) § 67. In: Satzger H, Schluckebier W (Hrsg) StGB Kommentar, 5. Aufl. Carl Heymanns, Köln
Jehle J-M, Harrendorf S (2021b) § 67a. In: Satzger H, Schluckebier W (Hrsg) StGB Kommentar, 5. Aufl. Carl Heymanns, Köln
Jehle J-M, Harrendorf S (2021c) § 67c. In: Satzger H, Schluckebier W (Hrsg) StGB Kommentar, 5. Aufl. Carl Heymanns, Köln
Jehle J-M, Harrendorf S (2021d) § 67d. In: Satzger H, Schluckebier W (Hrsg) StGB Kommentar, 5. Aufl. Carl Heymanns, Köln
Jehle J-M, Harrendorf S (2021e) § 67g. In: Satzger H, Schluckebier W (Hrsg) StGB Kommentar, 5. Aufl. Carl Heymanns, Köln
Jehle J-M, Harrendorf S (2021f) § 72. In: Satzger H, Schluckebier W (Hrsg) StGB Kommentar, 5. Aufl. Carl Heymanns, Köln
Kaspar J (2021a) § 20. In: Satzger H, Schluckebier W (Hrsg) StGB Kommentar, 4. Aufl. Carl Heymanns, Köln
Kaspar J (2021b) vor §§ 61 ff. In: Satzger H, Schluckebier W (Hrsg) StGB Kommentar, 5. Aufl. Carl Heymanns, Köln
Kaspar J (2021c) § 63. In: Satzger H, Schluckebier W (Hrsg) StGB Kommentar, 5. Aufl. Carl Heymanns, Köln
Kaspar J (2021d) § 64. In: Satzger H, Schluckebier W (Hrsg) StGB Kommentar, 5. Aufl. Carl Heymanns, Köln
Kinzig J (2019a) § 63. In: Schönke A, Schröder H (Hrsg) Strafgesetzbuch Kommentar, 30. Aufl. C.H. Beck, München
Kinzig J (2019b) § 64. In: Schönke A, Schröder H (Hrsg) Strafgesetzbuch Kommentar, 30. Aufl. C.H. Beck, München
Kinzig J (2019c) § 66. In: Schönke A, Schröder H (Hrsg) Strafgesetzbuch Kommentar, 30. Aufl. C.H. Beck, München
Kinzig J (2019d) § 67c. In: Schönke A, Schröder H (Hrsg) Strafgesetzbuch Kommentar, 30. Aufl. C.H. Beck, München
Kinzig J (2019e) § 72. In: Schönke A, Schröder H (Hrsg) Strafgesetzbuch Kommentar, 30. Aufl. C.H. Beck, München
Konrad N (1995) Der sogenannte Schulenstreit: Beurteilungsmodelle in der forensischen Psychiatrie. Psychiatrie-Verlag, Bonn
Kröber H-L, Bauer A (2017) Vorgeschichte und Merkmale der Berliner Sicherungsverwahrten: Marker von Gefährlichkeit? Forensische Psychiatrie, Psychologie, Kriminologie 11:3–12
Lindner TA (2020) Offener Vollzug und Einrichtungen für die Entlassung. In: Schwind H-D, Böhm A, Jehle J-M, Laubenthal K (Hrsg) Strafvollzugsgesetze Bund und Länder, 7. Aufl. de Gruyter, Berlin/Boston
Marneros A (2007) Affektaten und Impulstaten: Forensische Beurteilung von Affektdelikten. Schattauer, Stuttgart/New York
Meier B-D (2019) Persönlicher und sachlicher Anwendungsbereich des Jugendstrafrechts. In: Meier B-D, Bannenberg B, Höffler K (Hrsg) Jugendstrafrecht, 4. Aufl. C.H. Beck, München, S 88–109
Merkel R (2015) Willenfreiheit und rechtliche Schuld, 2. Aufl. Nomos, Baden-Baden
Meyer-Goßner L, Schmitt B (2021) Strafprozessordnung, 64. Aufl. C.H. Beck, München
Müller J, Nedopil N (2017) Forensische Psychiatrie, 5. Aufl. Thieme, Stuttgart/New York
Ostendorf H (2021) Jugendgerichtsgesetz, 11. Aufl. Nomos, Baden-Baden
Perron W, Weißer B (2019) § 20. In: Schönke A, Schröder H (Hrsg) Strafgesetzbuch Kommentar, 30. Aufl. C.H. Beck, München

Pollähne H (2017a) § 63. In: Kindhäuser U, Neumann U, Paeffgen H-U (Hrsg) Nomos-Kommentar Strafgesetzbuch, 5. Aufl. Nomos, Baden-Baden
Pollähne H (2017b) § 64. In: Kindhäuser U, Neumann U, Paeffgen H-U (Hrsg) Nomos-Kommentar Strafgesetzbuch, 5. Aufl. Nomos, Baden-Baden
Pollähne H (2018) Das Maß des Freiheitsentzugs (Vollzugslockerungen). In: Kammeier H, Pollähne H (Hrsg) Maßregelvollzugsrecht, 4. Aufl. de Gruyter, Berlin/Boston
Rösch D, Ruckelshaußen S, Kirsch J, Gerhards S, Sroka LA, Imhoff R (2021) Schwachsinnig und abartig? Wahrgenommene Stigmatisierung und tatsächliche Etikettierungseffekte der alten und modernisierten Eingangsmerkmale in § 20 Strafgesetzbuch (StGB). Forensische Psychiatrie, Psychologie, Kriminologie 15:159–168
Rosenau H (2021) Rechtliche Grundlagen der psychiatrischen Begutachtung. In: Dreßing H, Habermeyer E (Hrsg) Psychiatrische Begutachtung, 7. Aufl. Elsevier, München
Saß H (1983) Affektdelikte. Nervenarzt 54:557–572
Saß H (1987) Psychopathie – Soziopathie – Dissozialität: Zur Differentialtypologie der Persönlichkeitsstörungen. Springer, Berlin u. a
Saß H (2008) Tötung mit und ohne tiefgreifende Bewusstseinsstörung. Forensische Psychiatrie, Psychologie, Kriminologie 2:85–95
Schild W (2017) § 20. In: Kindhäuser U, Neumann U, Paeffgen H-U (Hrsg) Nomoskommentar Strafgesetzbuch, 5. Aufl. Nomos, Baden-Baden
Schneider F, Frister H, Olzen D (2020) Begutachtung psychischer Störungen, 4. Aufl. Springer, Berlin/Heidelberg
Schuhr JC (2014) § 136a. In: Knauer C, Kudlich H, Schneider H (Hrsg) Münchener Kommentar zur Strafprozessordnung. C.H. Beck, München
Streng F (2020a) § 20. In: Joecks W, Miebach K (Hrsg) Münchener Kommentar zum Strafgesetzbuch, 4. Aufl. C.H. Beck, München
Streng F (2020b) § 21. In: Joecks W, Miebach K (Hrsg) Münchener Kommentar zum Strafgesetzbuch, 4. Aufl. C.H. Beck, München
Trück T (2014a) § 72. In: Kudlich H (Hrsg) Münchener Kommentar zur Strafprozessordnung, 1. Aufl. C.H. Beck, München
Trück T (2014b) § 78. In: Kudlich H (Hrsg) Münchener Kommentar zur Strafprozessordnung, 1. Aufl. C.H. Beck, München
v. Gemmeren G (2020) § 63. In: Joecks W, Miebach K (Hrsg) Münchener Kommentar zum Strafgesetzbuch, 4. Aufl. Beck, München
v. Oefele K (2019) Forensische Psychiatrie, 2. Aufl. Springer, Berlin/Heidelberg

Die strafrechtliche Begutachtung

Catharina Schmidt und Elmar Habermeyer

Inhaltsverzeichnis

B. Völlm, B. Schiffer (Hrsg.), *Forensische Psychiatrie*, https://doi.org/10.1007/978-3-662-64465-2_6

Die Begutachtung im strafrechtlichen Kontext stellt eine zentrale forensisch-psychiatrische Aufgabe dar. In der Regel werden die Gutachten durch die Staatsanwaltschaften während des Ermittlungsverfahrens in Auftrag gegeben. Sachverständige treten als Hilfspersonen des Gerichts bzw. der Richter*innen auf (BGH Beschl. vom 05.12.1975, X ZR 52/73), um dem Gericht das Fachwissen ihrer Disziplin zu vermitteln. Psychiatrische Sachkunde ist dabei insbesondere gefragt, wenn die diagnostische Beurteilung psychischer Erkrankungen für die Prüfung juristischer Fragestellungen z. B. zur Beurteilung der Schuldfähigkeit (§§ 20, 21 StGB) im Raum steht. Aber auch zur Beurteilung der Glaubhaftigkeit von Zeug*innen (s. Kap. 7) oder in Bezug auf kriminalprognostische Entscheidungen kann eine Begutachtung notwendig sein. Eine weitere häufige Fragestellung ist die Beurteilung der Persönlichkeitsreife bei Jugendlichen und Heranwachsenden (§§ 3, 105 JGG).

6.1 Allgemeine Aspekte

6.1.1 Die Person des*der psychiatrischen bzw. psychologischen Sachverständigen

Die StPO stellt an die begutachtende Person keine speziellen Anforderungen. Grundsätzlich kann jeder approbierte Arzt und jede approbierte Ärztin und jeder Psychologe und jede Psychologin zur sachverständigen Person berufen werden. Der Auswahl der sachverständigen Person kommt im Strafprozess eine große Bedeutung zu, insbesondere da bei bekannten Einstellungen der Sachverständigen vielfach erhofft wird, das Gutachten in eine bestimmte Richtung beeinflussen zu können (Konrad et al. 2019). Allerdings ist die sachverständige Person verpflichtet, das Gutachten unparteilich und nach bestem Wissen und Gewissen zu erstatten (§ 79 II StPO). Einen Gutachtenauftrag sollte sie nur dann annehmen, wenn die Beurteilung innerhalb ihres fachlichen Kompetenzgebietes liegt. Es besteht die Pflicht zur persönlichen Gutachtenerstattung. Das Delegationsverbot schließt jedoch nicht aus, dass die sachverständige Person zur Erstellung des Gutachtens Hilfspersonen heranziehen kann. Persönlich verantwortlich für das Gutachten bleibt jedoch der*die Auftragnehmer*in.

6.1.2 Vorbereitung der Begutachtung

Gutachterliche Aufträge sind innerhalb einer vereinbarten Frist zu erstellen. Versäumnisse in diesem Zusammenhang können ein Ordnungsgeld zur Folge haben (§ 77 II StPO). Mit der Übernahme des Begutachtungsauftrags und der Kenntnisnahme der Rechtsbelehrungen empfiehlt sich zunächst die Prüfung etwaiger Befangenheitsgründe. Sollten diese vorliegen, erfolgt die Rückmeldung an den*die Auftraggeber*in. Fragestellungen, deren Beantwortung außerhalb des Fachgebiets der sachverständigen Person liegen, sollten ebenfalls rückgemeldet werden. Dabei können auch Vorschläge zur Anpassung der Fragen unterbreitet werden.

Die umfassende Kenntnis der **Aktenlage** ist für eine Begutachtung essenziell. Bereits im Gutachtenauftrag sind sogenannte Anknüpfungstatsachen enthalten. Mit der Überstellung der Aktenlage werden diese dem*der Sachverständigen bekannt gegeben. Es empfiehlt sich, vor Durchführung des ersten Begutachtungstermins die Aktenlage zusammengefasst zu haben. So ist sichergestellt, dass die sachverständige Person umfassende Kenntnisse vom Deliktgeschehen hat, ggf. erste Eindrücke hinsichtlich etwaiger psychischer Auffälligkeiten bekommt und die Untersuchung entsprechend ausrichten kann. Die Zusammenfassung der Aktenlage sollte nur für die Beurteilung relevante Informationen beinhalten. Von zentraler Bedeutung sind Angaben über die psychische Verfassung, aber auch die Kenntnis der von unterschiedlichen Personen gemachten Angaben zum Deliktgeschehen. Eine unvollständige Aktenlage stellt eine häufige Fehlerquelle bei der forensisch-psychiatrischen Begutachtung dar. Widersprüchliche Angaben des Probandn oder der Probandin zum Tatgeschehen können bei der Begutachtung nur auf Basis umfangreicher sachlicher Aktenkenntnisse auffallen. Diese sollten nicht unkommentiert bleiben, sie sind bei der Untersuchung anzusprechen.

Es existiert kein rechtlicher Anspruch auf die **Anwesenheit Dritter** während der Begutachtung (LSG München Beschl. vom 04.04.2019, L 7 U 396/16). Auch die Verteidigung hat nach der Rechtsprechung keinen Anspruch darauf, bei der gutachterlichen Untersuchung anwesend zu sein (BGH Beschl. vom 08.08.2002, 3 StR 239/02). Im Einzelfall kann dies jedoch gestattet werden (LSG München Beschl. vom 04.04.2019, L 7 U 396/16). Zu beachten ist in diesem Zusammenhang, dass die psychiatrische Untersuchung keine Vernehmung ist, bei der es um die Sicherung eines juristischen Tatbestandes geht. Ziel der gutachterlichen Untersuchung ist es, einen Zugang zu den individuellen Erlebnisweisen des*der Angeklagten zu finden, um auf diese Weise die Persönlichkeit der beschuldigten Person sichtbar werden zu lassen, was durch die Anwesenheit Dritter erschwert sein kann (Kröber 2015).

6.1.3 Durchführung der Begutachtung

Die psychiatrische Begutachtung beginnt mit der **Aufklärung** über die Gutachtenmodalitäten. Vor Beginn der Begutachtung muss der*die Proband*in durch die sachverständige Person über sein*ihr prozessuales Recht zu schweigen in Kenntnis gesetzt werden aber auch darüber, dass er*sie sich nicht selbst belasten muss. Ist ein*e Proband*in nicht bereit, an der Begutachtung mitzuwirken, können gutachterliche Einschätzungen ggf. auf Aktenbasis getroffen werden. Des Weiteren hat die begutachtende Person ihre Stellung gegenüber dem*der Auftraggeber*in einschließlich der diesbezüglich eingeschränkten ärztlichen bzw. therapeutischen Schweigepflicht zu erläutern.

Eine gründliche gutachterliche Untersuchung erfordert in der Regel mehrere Termine, bei denen die begutachtete Person die Möglichkeit hat, ihr Befinden und insbesondere das deliktische Verhalten, aber auch ihre biografische Entwicklung frei zu berichten. Zeitdruck kann an dieser Stelle hinderlich sein.

Das zu erstellende schriftliche Gutachten entspricht einer vorläufigen Einschätzung. Erst nach der Beweisaufnahme während der Hauptverhandlung können alle festgestellten Tatsachen berücksichtigt werden. Die eigentliche gutachterliche Stellungnahme wird daher mündlich während der Hauptverhandlung abgegeben. Treten anlässlich der Begutachtung sogenannter Zusatztatsachen zutage, so kann der*die Sachverständige auch als Zeug*in vernommen werden.

Die sachverständige Person kann gemäß § 81 StPO die Unterbringung des Probanden oder der Probandin in einer Klinik anfragen, dies ist allerdings nur bei dringendem Tatverdacht möglich (§ 81 II StPO). Bei Vorliegen akuter Gefährdungsmomente, sei es selbst- oder fremdgefährdungsbezogen, sollte der*die Auftraggeber*in zeitnah informiert werden, damit geeignete Maßnahmen getroffen werden können.

6.1.4 Erstellung des schriftlichen Gutachtens

Für den Aufbau des schriftlich abgefassten (vorläufigen) Gutachtens empfiehlt sich eine Orientierung an folgenden Punkten:

Aufbau des schriftlichen Gutachtens

I. Formalitäten (Adressat*in/Auftraggeber*in, Aktenzeichen, Widergabe von Begutachtungsanlass und Fragestellung, Einverständnis und Aufklärung des Probanden oder Probandin)
II. Aktenlage
III. Eigene Erhebungen
IV. Befunde (psychopathologischer Befund und Verhaltensbeobachtung, Zusammenfassung etwaiger zusätzlich erhobener Testbefunde, Resultate Risikoprognoseinstrumente)
V. Diagnose gem. ICD-10/DSM-5
VI. Zusammenfassung und vorläufige Beurteilung
VII. Fragenbeantwortung
VIII. Literaturangaben

6.1.5 Diagnostik und psychopathologischer Befund

Die **Anamneseerhebung** sollte Informationen zum aktuellen Befinden, zur Biografie, zur psychiatrischen und allgemeinen medizinischen Vorgeschichte, zur Medikation, zu eingenommenen Substanzen sowie zu psychiatrischen Erkrankungen in der Familie beinhalten. Auch Angaben zu Plänen und Perspektiven sind bedeutsam. Die Persönlichkeitsdiagnostik stellt bei der forensisch-psychiatrischen Begutachtung nicht selten eine Herausforderung dar. Hier kommt es darauf an, eine Einschätzung von Auffälligkeiten im Lebenslängsschnitt vorzunehmen. Der Beziehungs- und Konfliktfähigkeit kommt dabei eine besondere Bedeutung zu.

Die Erhebung einer **Sexualanamnese** ist nicht nur bei Sexualdelikten relevant. Sie sollte folgende Punkte beinhalten: sexuelle Aufklärung und familiärer Umgang mit Sexualität, körperliche und psychische Sexualentwicklung, Entwicklung der Geschlechts- und sexuellen Identität, Erleben von sexueller Gewalt, Erfassen sexueller Kontakte einschließlich ihrer zeitlichen Einordnung und Dauer, Inhalte sexueller Fantasien, Kontakte zu Sexarbeiter*innen, Pornografiekonsum, Beziehungsanamnese einschließlich der Ausgestaltung der Paarbeziehung, Exploration paraphiler Tendenzen, sexuelle Delinquenz, Substanzkonsum und Sexualität sowie bisherige Behandlungen hinsichtlich sexueller Probleme (Hill et al. 2009).

Bzgl. der **Deliktanamnese** sollten die deliktische Vorgeschichte und auch eine entsprechende Sozialisation, Haftaufenthalte, Verurteilungen, Weisungen etc. erfragt werden. Zum **Anlassdelikt** ist es essenziell, sich ein Bild von der psychischen Verfassung des Probanden oder der Probandin in Zusammenhang mit den vorgeworfenen Taten zu machen. Die begutachtete Person sollte die Möglichkeit erhalten, ihr subjektives Erleben während, vor und nach den inkriminierten Taten zu schildern. Insbesondere psychosoziale Belastungen und sich daraus ergebende Einschränkungen des Funktionsniveaus sind möglichst exakt festzuhalten. Die Angaben zum Deliktgeschehen und der deliktischen Vorgeschichte bilden die Grundlage für die Delinquenzhypothese, die eine entscheidende Rolle für kriminalprognostische Überlegungen spielt.

Auch die **Beschreibung des Verhaltens bei der Begutachtung** geht in die Sachverständigenbeurteilung ein. Relevant sind das äußere Erscheinungsbild der begutachteten Person, ihr Auftreten und Kontaktverhalten. Aber auch der Umgang der betroffenen Person mit der Begutachtungssituation sollte genau erfasst werden. Besondere Berücksichtigung finden dabei die Kooperations-, Reflexions- und Kritikfähigkeit sowie die emotionale Erreichbarkeit. Verhaltensänderungen in bestimmten Gesprächssituationen oder über mehrere in der Regel zeitlich auseinander liegende Termine sollten möglichst exakt beschrieben werden.

Die Erfassung des **psychopathologischen Befundes** steht im Zentrum der psychiatrischen Begutachtung. Dafür bietet sich eine leitfadenorientierte Einteilung des psychopathologischen Befundes, z. B. nach der Arbeitsgemeinschaft für Methodik und Dokumentation in der Psychiatrie (AMDP 2018), an. Dieser Befund umfasst die Einschätzung von Bewusstseins- und Orientierungsstörungen, die Überprüfung von Aufmerksamkeits- und Gedächtnisstörungen, die Erfassung von Auffälligkeiten, die das formale Denken betreffen, Befürchtungen und Zwänge, Wahnsymptome und Sinnestäuschungen, Ich-Störungen, Störungen der Affektivität und Antriebsstörungen. Zudem sind Aspekte, die eine Selbst- und Fremdgefährdung betreffen, relevant. Die Erfassung der Krankheitseinsicht und Behandlungsakzeptanz ist prognostisch bedeutsam, ebenso die Akzeptanz einer möglichen Behandlung.

Selbst- bzw. Fremdbeurteilungsbögen können bei der Diagnostik hilfreich sein, z. B. das Beck-Depressions-Inventar (BDI, Upton 2013) bei depressiven Erkrankungen oder die ADHS-Selbstbeurteilungsskala (ADHS-SB, Rösler et al. 2004) bzw. die Wender Utah Rating Scale (WUKRS-K, Retz-Junginger 2003) zur Einschätzung eines Aufmerksamkeitsdefizit-/Hyperaktivitätssyndroms.

Zusätzliche Informationen bzgl. psychischer Funktionen etwa im Rahmen einer standardisierten **testpsychologischen Beurteilung** sollten nur eingeholt werden, wenn diese Informationen für die Fragenbeantwortung notwendig sind. Dies ist z. B. der Fall, wenn sich in der eigenen Untersuchung oder aus der Vorgeschichte konkrete Hinweise auf das Vorliegen einer Minderbegabung oder hirnorganischer Störungen ergeben. Sofern noch nicht erfolgt, sollten im Falle eines deliktrelevanten Substanzkonsums **Haar- und Blutanalysen** angefragt werden.

Zu einer gründlichen psychiatrischen Begutachtung gehört mit Blick auf klinisch-neurologische Befunde auch die körperliche Untersuchung. Bei einem Verdacht auf hirnorganische Prozesse ist auch an die Durchführung **apparativer Zusatzdiagnostik** zu denken (kranielles MRT, ggf. auch Liquordiagnostik oder EEG). Ggf. ist auch der Beizug anderer Fachdisziplinen erforderlich.

Bei der Diagnostik sollte auf international **anerkannte Klassifikationssysteme** wie z. B. das ICD-10 (WHO 2004) oder DSM-5 (APA 2013) zurückgegriffen werden. Sie bilden die Grundlage der fachkundigen forensisch-psychiatrischen Beurteilung. Allein aus der psychiatrischen Diagnose lassen sich jedoch keine Rückschlüsse auf eine forensische Relevanz ziehen. Diese ergibt sich erst aus einem engen Zusammenhang mit der von der Erkrankung verursachten Beeinträchtigung psychischer Funktionen zum Tatzeitpunkt.

Auch die Erhebung der für **standardisierte Risikoprognoseinstrumente** relevanten Informationen sollte bei der Untersuchung berücksichtigt werden. Prognoseinstrumente (z. B. HCR-20 oder PCL-R) sind mittlerweile fester Bestandteil psychiatrischer Gutachten (Mokros et al. 2021).

6.2 Die Beurteilung der Schuldfähigkeit

Die gutachterliche Beurteilung der **Schuldfähigkeit** wird in Auftrag gegeben, wenn Hinweise auf eine aufgehobene oder verminderte Schuldfähigkeit vorliegen, etwa dann, wenn sich aus den Akten psychisch auffälliges Verhalten des*der Beschuldigten entnehmen lässt. Nur wenn besondere Gründe vorliegen, kommt eine Schuldminderung bzw. -unfähigkeit in Betracht. Die verminderte Schuldfähigkeit stellt dabei keine dritte Kategorie zwischen den Polen Schuldfähigkeit und Schuldunfähigkeit dar, sondern lediglich einen besonderen Schuldminderungsgrund.

Die Frage der Schuldfähigkeit ist stets mit der konkreten Tathandlung verknüpft. Sie muss also bei verschiedenen Delikten jeweils gesondert geprüft werden. **Schuldunfähigkeit** ist dann anzunehmen, wenn das Unrecht der Tat aufgrund einer der genannten Gründe **nicht erkannt** bzw. **nicht** entsprechend **gehandelt werden kann (§ 20 StGB). Eine verminderte Schuldfähigkeit (§ 21 StGB)** besteht, wenn aus einem der in § 20 StGB genannten Gründe die Einsichtsfähigkeit bzw. Fähigkeit, nach dieser Unrechtseinsicht zu handeln, bei Begehung der Tat erheblich vermindert war.

6.2.1 Eingangsmerkmale § 20 StGB – diagnostisch-normative Stufe

Die Beurteilung der Schuldfähigkeit erfolgt in einem zweistufigen Schema, einer diagnostisch-normativen Stufe und einer psychopathologisch-normativen Stufe. Im ersten Schritt wird festgestellt, ob die diagnostizierte Störung so ausgeprägt ist, dass die Schwelle eines der rechtlich festgelegten **Eingangskriterien** des § 20 StGB überschritten werden kann (Müller et al. 2021). Die Frage, ob die beschriebenen psychiatrischen Auffälligkeiten letztlich unter die Eingangskriterien fallen, ist allerdings eine juristische.

Das psychopathologische Referenzsystem (Saß 1985) bietet in diesem Zusammenhang eine Orientierung: Entscheidend ist der Vergleich der auffälligen Symptome mit den Beeinträchtigungen, die bei Menschen mit hirnorganischen oder psychotischen Störungsbildern auftreten. Eine florid-psychotische Entgleisung stellt das Kernbild für eine anzunehmende Schuldunfähigkeit dar.

Am 01.01.2020 trat eine Gesetzesänderung des § 20 StGB in Kraft, die bislang verwendete Begrifflichkeiten der schweren seelischen Abartigkeit und des Schwachsinns durch den Begriff der seelischen Störung und den einer Intelligenzminderung ersetzt.

§ 20 StGB (Neufassung ab 01.01.2020)

Ohne Schuld handelt, wer bei Begehung der Tat wegen einer *krankhaften seelischen Störung*, wegen einer *tiefgreifenden Bewusstseinsstörung* oder wegen einer *Intelligenzminderung* oder einer *schweren anderen seelischen Störung* unfähig ist, das Unrecht der Tat einzusehen oder nach dieser Einsicht zu handeln.

Die **krankhafte seelische Störung** umfasst exogene Psychosen und endogene Psychosen, sofern eine körperliche Ursache vermutet werden kann. Entsprechende Störungen sollten zu einer „Zerrüttung der Persönlichkeit" (Schöch 2007) geführt haben. Insgesamt handelt es sich um ein heterogenes Feld psychiatrischer Erkrankungen: Organisch bedingte Krankheiten bzw. Psychosen sind ebenso unter dieses Merkmal zu subsumieren wie schwere Intoxikationen und körperliche Abhängigkeitssyndrome, aber auch genetische Syndrome und Epilepsieerkrankungen.

Eine **tiefgreifende Bewusstseinsstörung** bezieht sich in der Regel auf affektive Ausnahmezustände, d. h. impulsive Gewaltdelikte Gesunder unter hoch gespannter affektiver Erregung („Affektdelikte"). Pathologische Bewusstseinsstörungen, wie sie etwa durch eine schwere Alkoholintoxikation hervorgerufen werden, sind als krankhaft seelische Störung einzustufen. Der Kriterienkatalog von Saß (1983) ist für die Einschätzung einer Affekthandlung hilfreich. Für eine Affekttat sprechen nach Saß eine spezifische Vorgeschichte bei affektiver Ausgangssituation und psychopathologischer Disposition der Persönlichkeit, konstellative Faktoren, ein enger Zusammenhang zwischen Provokation und einer Tat ohne Sicherungstendenzen, eine Einengung des Wahrnehmungsfeldes, Zeichen heftiger Affekterregung, ein charakteristischer Affektauf- und -abbau und ein Folgeverhalten mit schwerer Erschütterung. Gegen eine entsprechende Affekthandlung sprechen etwa Tatankündigungen, eine durch den*die Täter*in konstellierte, vorbereitete Tat mit zielgerichteter Gestaltung des Tatablaufs, ein komplexer, oft länger hingezogener Tatablauf sowie eine detailreiche Erinnerung.

Als **Intelligenzminderung** werden angeborene Beeinträchtigungen der geistigen Fähigkeiten ohne nachweisbare Ursache zusammengefasst. Der testpsychologisch einordenbare Intelligenzquotient stellt die Grundlage für die Einschätzung von Minderbegabungen dar. Entscheidend sind letztlich jedoch die defizitären Auswirkungen auf alltagspraktische Fähigkeiten bzw. die selbstständige Lebensbewältigung (▶ Kap. 12). Genetisch begründete Einbußen der intellektuellen Leistungsfähigkeit wie demenzielle Erkrankungen werden der krankhaften seelischen Störung zugeordnet.

Unter den Begriff der **schweren anderen seelischen Störung** können sexuelle Deviationen, Impulskontrollstörungen, Persönlichkeitsstörungen und neurotische Störungen, aber auch sexuelle Deviationen subsumiert werden, wenn entsprechende Voraussetzungen vorliegen. Die Beeinträchtigung infolge einer schweren anderen seelischen Störung muss ähnlich schwer ausgeprägt sein wie bei einer krankhaften seelischen Störung (Saß 1985).

Am Beispiel der Pädophilie lässt sich skizzieren, dass die Zuordnung zu den Eingangsmerkmalen nicht allein durch die diagnostische Entität festgelegt wird, denn nicht jede sexuelle Deviation ist ohne weiteres dem vierten Eingangskriterium zuzuordnen. Nach der Rechtsprechung wäre die sachverständige Einordnung in diese Kategorie erst dann möglich, wenn „Sexualpraktiken zu einer eingeschliffenen Verhaltensschablone geworden sind, die sich durch eine abnehmende Befriedigung, zunehmende Frequenz der devianten Handlungen, Ausbau des Raffinements und gedankliche Einengung des Täters auf diese Praktik auszeichnen“ (BGH Beschl. vom 12.12.2017 2 StR 414/17).

Orientiert am psychopathologischen Referenzsystem wird auch im Bereich der Persönlichkeitsstörungen die Schweregradbeurteilung gemessen am klinischen Erfahrungswissen relevant (Saß und Habermeyer 2007). Hinweise für entsprechende Beeinträchtigungen sind z. B. eine eingeengte Lebensführung oder schwer ausgeprägte psychosoziale Leistungseinbußen. Nicht jeder Konflikt oder jede zeitlich umschriebene Verhaltensauffälligkeit (z. B. im Gefolge von Belastungssituationen) muss Folge bzw. Ausdruck der diagnostizierten Persönlichkeitsstörung sein (Habermeyer 2004).

6.2.2 Beeinträchtigungen der Einsichts- und Steuerungsfähigkeit – psychopathologisch-normative Stufe

Der zweite Schritt der Schuldfähigkeitsbeurteilung beinhaltet Aussagen zur Einsichts- und Steuerungsfähigkeit. Grundlagen für die Prüfung dieser Funktionen bzw. Funktionsbeeinträchtigungen sind der Ausprägungsgrad der Störung und deren Einfluss auf die soziale Anpassungsfähigkeit in der konkreten Tatsituation. Die sich daraus ergebende Frage der Erheblichkeit der Beeinträchtigung des Hemmungsvermögens ist eine Rechtsfrage, die das Gericht zu beantworten hat.

Einsichtsfähigkeit meint die Fähigkeit zur Einsicht in das Unrecht der Tat. Die Einsichtsfähigkeit kann durch Störungen der kognitiven Funktionen, Störungen, die den motivationalen Bereich der Einsichtsbildung betreffen, und Störungen, die sich auf die Willensbildung beziehen, aufgehoben sein. Kognitive Beeinträchtigungen der Einsichtsfähigkeit können sich ergeben, wenn schwere Aufmerksamkeits-, Gedächtnisstörungen oder Störungen der Exekutivfunktionen eine Desorganisation bzw. eine gestörte Informationsverarbeitung bedingen. Entscheidend für die Beurteilung ist der Ausprägungsgrad der Beeinträchtigungen zum Tatzeitpunkt.

Wahn und Halluzinationen können zu einer Fehlinterpretation der Realität mit einer sich daraus ergebenden veränderten Wertorientierung führen und die Einsichtsfähigkeit aus motivationaler Sicht aufheben. Hinweise für entsprechende Einbußen ergeben sich dabei aus der Eigenweltlichkeit bzw. fehlenden Überstiegsfähigkeit eines Täters oder einer Täterin (Habermeyer und Hoff 2004).

Die Beurteilung der **Steuerungsfähigkeit** bezieht sich auch auf eine Einschätzung des Hemmungsvermögens zum Tatzeitpunkt. Sie erfordert eine umfassende Analyse sämtlicher Tatumstände, einschließlich einer Vorlaufzeit und des Nachtatverhaltens sowie handlungsleitender Motive. Beeinträchtigungen des Antriebs sowie eine Desaktualisierungsschwäche (Janzarik 1991) können die Fähigkeit zur Steuerung erschweren und dadurch, je nach Ausprägungsgrad, Hemmungsfunktionen beeinträchtigen. Kröber (2016) unterteilt eine exekutive Steuerungsfähigkeit und eine volitionale (motivationale) Steuerungsfähigkeit. Dabei werden neben der Fähigkeit einer kontrollierten Handlungsdurchführung auch Prozesse der Desaktualisierungsfähigkeit, also der Fähigkeit zum Zurückhalten irrelevanter Impulse z. B. emotional stark besetzter, ggf. auch wahnhafter Inhalte relevant. Eine erhebliche Beeinträchtigung der Steuerungsfähigkeit ergibt sich demnach, wenn die betroffenen Personen aufgrund einer psychischen Erkrankung nicht mehr in der Lage sind, regelwidrige Handlungsintentionen zurückzuweisen oder zu entschärfen. Dies kann auch bei geordneten Handlungssequenzen Einbußen der Steuerungsfähigkeit begründen.

Bei den Begrifflichkeiten des § 20 StGB (Einsichts- oder Steuerungsfähigkeit) handelt es sich um Rechtsbegriffe. Die strikte Unterteilung in einsichts- und steuerungsbezogene Defizite lässt sich aus forensisch-psychiatrischer Sicht nicht immer vornehmen. Entsprechend wurde von Janzarik (1991) vorgeschlagen, von Einsichtssteuerung zu sprechen: Dabei geht es auf der Einsichtsebene um reflexive Prozesse, die spätere Handlungen auf der Basis von in die seelische Struktur aufgenommenen sozialen Normen und Erwartungen begründen, während Prozesse, die mit der Annäherung an eine Handlung verbunden sind, der Steuerungsfähigkeit zugeordnet werden. Die Explorationsmöglichkeiten solch detaillierter innerpsychischer Vorgänge können jedoch je nach Störungsbild stark eingeschränkt sein. Dadurch, dass § 20 StGB Beeinträchtigungen der Einsichts- **oder** Steuerungsfähigkeit voraussetzt, ist für die gutachterliche Praxis in diesem Zusammenhang relevant, dass sich im Falle einer aufgehobenen Einsichtsfähigkeit die Prüfung von Beeinträchtigungen der Steuerungsfähigkeit erübrigt.

6.2.3 Psychiatrische Störungsbilder und mögliche Beeinträchtigung der Einsichts- und Steuerungsfähigkeit

In diesem Abschnitt wird ein kurzer Überblick über forensisch relevante psychiatrische Störungsgruppen gegeben und relevante Faktoren für die Einschätzung der Einsichts- bzw. Steuerungsfähigkeit werden dargestellt.

Bzgl. Beeinträchtigungen der Einsichtsfähigkeit ist zunächst festzuhalten, dass diese zumeist bei schweren kognitiven Störungen, etwa im Rahmen von Intelligenzminderungen bzw. organischen psychischen Störungen und psychotischen Syndromen unterschiedlicher Genese, relevant werden können. Die Abgrenzung von Defiziten der Einsichts- bzw. Steuerungsfähigkeit bei akut psychotischen Symptomen zum Tatzeitpunkt kann in diesem Zusammenhang erschwert sein (s. o.) und bedarf der genauen Exploration motivationaler Prozesse und Hemmungsfunktionen zum Tatzeitpunkt. Intelligenzgeminderte Personen können u. a. Schwierigkeiten haben, eine Unrechtseinsicht intuitiv zu entwickeln. Als Beispiel lässt sich ein Sexualdelikt skizzieren, dem ein (normalpsychologisch) nachvollziehbarer Beziehungswunsch zugrunde liegen kann, wobei jedoch kein Wissen darüber vorhanden ist, welche Formen der Kontaktaufnahme und Sexualitätsausübung erlaubt sind, bzw. die Fähigkeit fehlt, soziale Interaktionen richtig zu deuten.

Die Ursachen einer möglichen Beeinträchtigung der Steuerungsfähigkeit sind vielfältiger. Dabei lassen sich aus dem bloßen Vorliegen eines Störungsbildes keineswegs direkte Hemmungseinbußen ableiten.

Persönlichkeitsstörungen sind in der Regel nicht geeignet, forensisch relevante Einbußen der Steuerungsfähigkeit hervorzurufen. Bestimmte Konstellationen können jedoch für eine Beeinträchtigung der Steuerungsfähigkeit sprechen, etwa deutlich nachweisbare Störungen der Affekt- und Impulskontrolle. In den Mindeststandards zur Schuldfähigkeitsbegutachtung (Boetticher et al. 2007) werden eine konflikthafte Zuspitzung und emotionale Labilisierung im Vorfeld des Delikts, ein abrupter, impulshafter Tatablauf, konstellative Faktoren sowie ein enger Zusammenhang zwischen Störungscharakteristik und Tatablauf als bedeutsame Hinweise für steuerungsrelevante Einbußen von Personen mit Persönlichkeitsstörungen eingeschätzt. Demgegenüber sprechen die Vorbereitung einer (geplanten) Tat, ein mehrschrittiger Handlungsablauf bei Tatbegehung, Maßnahmen zur Verhinderung einer Entdeckung und erhaltene Verhaltensspielräume gegen solche Einbußen.

Straftaten gegen die sexuelle Selbstbestimmung (wie Exhibitionismus, pädosexuelle Handlungen bzw. aggressiv-übergriffige Sexualdelikte) können von präferenzgestörten, persönlichkeitsgestörten oder aber schwer psychisch erkrankten Personen begangen werden. **Paraphilien** sind nur in Ausnahmefällen mit steuerungsrelevanten Einbußen verbunden. Bei sexuell motivierten Taten sollte dennoch das Vorliegen einer paraphilen Störung geprüft werden. Selbst wenn ein Eingangskriterium bejaht werden kann, ist im nächsten Schritt bedeutsam, inwieweit ein spezieller Zusammenhang mit der diagnostizierten Störung besteht, etwa dann, wenn sich im Vorfeld der Tat eine Zuspitzung der konflikthaft erlebten Symptomatik ergibt, die durch eine triebdynamische Ausweglosigkeit (Boetticher et al. 2007) geprägt ist.

Dabei können auch geplante, ritualisiert wirkende Tatabläufe für eine relevante Beeinträchtigung der Handlungssteuerung sprechen. Als Beispiel seien Personen mit einer sexuell sadistischen Störung genannt, bei denen die Fähigkeit zu warten und/oder ein lang hingezogenes Tatgeschehen nicht gegen eine erheblich verminderte Steuerungsfähigkeit sprechen (Briken und Müller 2014).

Substanzbezogene Störungen sind in Zusammenhang mit deliktischem Verhalten häufig. Intoxikationserscheinungen können zu einer Enthemmung beitragen, nicht selten sind sie auch konstellativer Faktor im Deliktgeschehen. Das bedeutet jedoch nicht, dass sie per se gegen eine Schuldfähigkeit sprechen. Vielmehr sind das Ausmaß der Intoxikation und die daraus folgende individuelle Beeinträchtigung zum Tatzeitpunkt von entscheidender Bedeutung für die Beurteilung steuerungsrelevanter Einbußen. Hinzu kommen situative Faktoren und die konkreten Substanzwirkungen. Die früher von juristischer Seite postulierte Annahme, dass Blutalkoholkonzentrationen ab 2,00 Promille für eine verminderte Schuldfähigkeit und Werte ab 3,00 Promille für eine Schuldunfähigkeit sprechen (BGH-Beschluss vom 22.11.1990 4 StR 117/90), lässt sich (auch) in der psychiatrischen Einschätzung nicht halten, vielmehr sind neurologisch-kognitive Beeinträchtigungen zum Tatzeitpunkt ausschlaggebend für ein relevantes Intoxikationsgeschehen. Insbesondere Planungshandlungen, komplexe Handlungsabläufe bei der Tatumsetzung sowie erhaltene Introspektionsfähigkeit und eine exakte, detailreiche Erinnerung (Kröber 2001) sprechen gegen steuerungsrelevante Einbußen in Zusammenhang mit Substanzeinflüssen. Bei Mischintoxikationen sind Potenzierungen der Wirkungsweisen zu beachten. Abhängigkeitssyndrome, die zu einer Persönlichkeitsdepravation führen, sind in der Regel geeignet, die geforderte „Schwere" der Störung zu erfüllen, insbesondere dann, wenn im Vorfeld der Tat eine Einengung der Lebensführung auf den Erhalt und Erwerb der Substanzen erfolgte. Im Rahmen von Beschaffungskriminalität ist vor allem das Zusammenspiel von Suchtdruck und/oder Entzugssymptomen relevant.

> Die Blutalkoholkonzentration zum Tatzeitpunkt lässt keine eindeutigen Rückschlüsse auf die Schuldfähigkeit zu. Vielmehr kommt es auf die konkreten neurologisch-kognitiven Beeinträchtigungen an. Dabei sprechen Planungshandlungen, komplexe Handlungsabläufe, erhaltene Introspektion und Erinnerung eher gegen eine substanzbedingte Beeinträchtigung der Steuerungsfähigkeit.

Mit der Einführung der ICD-11 ab 2022 werden die Glücksspiel- und die Computerspielsucht den **Verhaltenssüchten** zugeordnet. Trotz Kritik werden auch die Pyromanie und Kleptomanie in ICD-11 beibehalten. Hinzukommen wird zudem die Sexsucht („compulsive sexual behaviour disorder"). Die forensische Relevanz von Verhaltenssüchten bzw. wiederholten problematischen Verhaltens richtet sich nach Grad und Ausmaß der psychopathologischen Symptomatik und deren psychosozialen Folgen. Aus einer unklaren Motivlage, also z. B. einer vermeintlich ohne Bereicherungsabsicht durchgeführte Stehlhandlung (Habermeyer und Heekeren 2004), lässt sich nicht zwingend eine forensisch-psychiatrische Konsequenz ableiten.

Akute **psychotische Syndrome** z. B. im Rahmen von Erkrankungen aus dem schizophrenen Formenkreis können sinnesgesetzliche Zusammenhänge zerreißen und zu einer Fehlinterpretation der Realität führen. Daraus können Einschätzungen und Ziele resultieren, die nicht mit der Realität vereinbar sind. Die Diagnose einer schizophrenen Störung rechtfertigt per se keine steuerungsrelevanten Einbußen. Vielmehr ist die Psychopathologie zum Tatzeitpunkt bedeutsam. Straftaten von Personen mit **Schizophrenie** können jedoch nicht nur in Zusammenhang mit einer Positivsymptomatik (etwa Wahn, Halluzination) stehen, auch eine soziale Randständigkeit infolge einer entweder früh beginnenden Erkrankung oder einer mangelnden Teilhabe am Versorgungssystem kann zu kriminellen Handlungen beitragen. Hier sind insbesondere eine reduzierte Kritikfähigkeit und Einschränkungen der Sozialkompetenz relevant. In diesem Zusammenhang kommt es häufig zu Bagatelldelikten wie leichteren Körperverletzungen, Beleidigungen, Diebstahl oder Hausfriedensbruch. Ein zusätzlicher Substanzkonsum erhöht (Short et al. 2013) das Risiko für Gewaltanwendung deutlich.

Affektive Störungen können beträchtliche Auswirkungen auf Kognitionen, Emotionalität, aber auch auf den Antrieb der betroffenen Personen haben. Bei der forensisch-psychiatrischen Beurteilung **depressiver Episoden** ist der Schweregrad entscheidend. Insbesondere dem Ausmaß einer formalgedanklichen Einengung, etwa auf belastende Konfliktsituationen im Rahmen eines depressiven Erlebens, kommt eine besondere Bedeutung zu. Dabei ist zu klären, inwieweit übliche Denk- und Verhaltensmuster durch eine zusätzlich depressive Symptomatik beeinträchtigt waren. Ggf. besteht eine zusätzliche Persönlichkeitsproblematik, etwa in Form einer ausgeprägten Kränkbarkeit. Konstellative Faktoren wie eine vorbestehende reduzierte allgemeine Intelligenz oder ein Alkoholkonsum können zusätzlich ins Gewicht fallen. Wahnhafte Symptome im Rahmen einer (schweren) depressiven Episode können, ähnlich wie bei psychotischen Störungen, bereits die Einsichtsfähigkeit aufheben.

Manische Episoden sind in der forensisch-psychiatrischen Begutachtungspraxis häufig. Eine gesteigerte Risikobereitschaft und eine sexuelle Enthemmung, zunehmende Reizbarkeit sowie eine reduzierte bis aufgehobene Kritikfähigkeit können dazu beitragen, dass strafrechtlich relevante Handlungen entstehen. Dabei ist der überwiegende Anteil der Straftaten von manischen Personen einem Bagatellbereich zuzuordnen. Insbesondere Betrugshandlungen, aber auch Straßenverkehrsdelikte werden in diesem Zusammenhang häufig begangen (Habermeyer 2021). Die Phasenhaftigkeit des Störungsbildes führt nicht selten dazu, dass eine im Tatzeitraum deliktrelevante manische Episode zum Begutachtungszeitpunkt bereits abgeklungen ist. Manische Episoden führen häufig zu Beeinträchtigungen der Steuerungsfähigkeit, denn im Vollbild der Manie können die Betroffenen, auch ohne Hinzutreten etwaiger psychotischer Symptome, ihr Handeln häufig nicht mehr normengetreu ausrichten. Zeugenaussagen geben wichtige Hinweise auf manische Episoden, denn häufig sind Betroffene stark selbstüberschätzend und zu einer realitätsbezogenen Einschätzung eigener Fähigkeiten kaum in der Lage.

Aggressive Erregungszustände können Ausdruck psychiatrischer Störungen sein. Ein Hinweis dafür kann ein zum Tatzeitpunkt von früheren Reaktionsweisen abweichendes Reaktionsmuster darstellen, entsprechend zeigen sich Betroffene im Vorfeld des Deliktes habituell nicht aggressiv. Bei den sogenannten „**Affektdelikten**" steht eine spezifische Täter*innen-Opfer-Beziehung im Zentrum des Konflikts. Die Darstellung der prädeliktischen Anlaufzeit im Sinne einer Affektentwicklung, aber auch das Nachtatverhalten ist in diesem Zusammenhang von besonderer Bedeutung.

Die Beurteilung **intelligenzgeminderter Täter*innen** darf nicht auf den festgestellten Intelligenzquotienten reduziert werden. Die Symptomausprägung und das klinische Bild fallen nicht zuletzt im Bereich der Grenzbegabungen oder leichteren Intelligenzstörungen individuell sehr unterschiedlich aus. Nicht nur die kognitive Leistungsfähigkeit ist eingeschränkt, sondern auch die Impulsivität, die Anpassungsfähigkeit und das emotionale Erleben können betroffen sein und bei identischem Intelligenzquotienten unterschiedliche Defizite bei der Lebensgestaltung bedingen. Schwere und mittelgradige Intelligenzminderungen haben in der Regel eine aufgehobene Einsichtsfähigkeit zur Folge. Steuerungsrelevante Einbußen werden daher vor allem bei den leichtgradigen Intelligenzminderungen bzw. Grenzbegabungen bedeutsam, hier ist unter Berücksichtigung der individuellen Beeinträchtigungen darzulegen, inwieweit diese zu einer Einschränkung der Freiheitsgrade geführt haben. Außerdem ist eine häufig bestehende Überempfindlichkeit hinsichtlich Substanzwirkungen zu beachten.

6.3 Maßregelindikationen

Neben der Schuldfähigkeitsbegutachtung ergibt sich im Anlassverfahren nicht selten auch die Frage nach den Voraussetzungen einer psychiatrischen Maßregel. Dies erfordert kriminalprognostische Überlegungen dahingehend, ob eine fortbestehende Störung ein strafrechtlich relevantes Risiko bedingt. Die Aktenanalyse und Analyse des Anlassdelikts bilden die Grundlage für die Erstellung der Delikthypothese. Dabei handelt es sich um ein Fallkonzept, welches die individuellen Hintergründe strafrechtsrelevanten Verhaltens skizziert und in diesem Zusammenhang relevante kriminalitätsbegünstigende Faktoren benennt, an denen dann Strategien zum Risikomanagement ansetzen können. Als Beispiel lässt sich ein Muster von unter Substanzkonsum auftretender Intimpartnergewalt nennen, bei dem eine nahe Täter*innen-Opfer-Beziehung und häufig auch emotionale Verstrickungen im Vorfeld der Tat eine Rolle spielen können, was den Kreis potenzieller Opfer von Gewalthandlungen ggf. einschränken kann.

6

Maßregeln dienen der Besserung der Täter*innen mit dem Zweck ihrer Resozialisierung, aber auch der öffentlichen Sicherheit. Unterbringungen psychisch kranker Personen im Maßregelvollzug erfolgen in der Regel, wenn eine Schuldunfähigkeit oder geminderte Schuldfähigkeit zum Tatzeitpunkt festgestellt wurde. Nicht alle Maßregeln setzen jedoch eine Schuldunfähigkeit oder verminderte Schuldfähigkeit voraus.

Vor Rechtkraft des tatbezogenen Strafurteils kann durch den*die Richter*in die Unterbringung des Täters oder der Täterin in einem psychiatrischen Krankenhaus oder einer Entziehungsanstalt angeordnet werden, wenn ein dringender Tatverdacht besteht und die Anordnung einer stationären Maßregel naheliegt (§ 126a StGB). In diesem Fall sind die Vorschriften über Untersuchungshaft analog anzuwenden, Lockerungen sind mit dem*der Auftraggeber*in abzusprechen.

Zudem besteht die Möglichkeit, die Vollstreckung der Maßregel zur Bewährung auszusetzen (§ 67d II StGB). Konkret kommt eine solche Vorgehensweise in Betracht, wenn sich aus der Psychopathologie zum Zeitpunkt der Hauptverhandlung keine Gefährlichkeit nachweisen lässt, wie etwa im Falle einer zum Tatzeitpunkt manischen Personn, die bei der Hauptverhandlung unter einer depressiven Symptomatik leidet. Darüber hinaus können Auflagen und Weisungen erteilt werden, z. B. sich in ärztliche Behandlung bzw. in eine Klinik zu begeben.

6.3.1 Unterbringung in einem psychiatrischen Krankenhaus gemäß § 63 StGB

Liegen die Voraussetzungen der §§ 20, 21 StGB bei einer Anlasstat vor und besteht ein länger andauernder krankhafter psychischer Zustand, kann die betroffene Person – zunächst zeitlich unbegrenzt – nach **§ 63 StGB** in einer Maßregelvollzugseinrichtung untergebracht werden. § 63 StGB bezieht sich auf erhebliche rechtswidrige Straftaten, die von der begutachteten Person infolge ihres Zustands zu erwarten sind.

Für die Anordnung ist ferner erforderlich, dass eine Wahrscheinlichkeit höheren Grades besteht, dass infolge des psychischen Zustands zukünftig erneut erhebliche rechtswidrige Taten begangen werden. Dies erfordert eine prognostische Einschätzung unter Würdigung der Persönlichkeit, des Vorlebens und der Anlasstat (BGH Beschl.

vom 02.082016 2 StR 195/16). Allein von der psychischen Erkrankung kann nicht auf die Gefährlichkeit geschlossen werden (BGH Beschl. vom 31.08.2017 4 StR 221/17).

Bei Unerheblichkeit der Taten erfolgt eine Unterbringung nur dann, wenn besondere Umstände es nahelegen, dass der*die Täter*in zukünftig erhebliche rechtswidrige Taten begehen wird. Wenn trotz bestehender psychischen Störung jahrelang keine oder geringfügige rechtswidrige Taten begangen wurden, spricht dies gegen die Wahrscheinlichkeit künftiger erheblicher Taten (BGH Beschl. vom 22.08.2017 3 StR 249/17). Zur Orientierung bzgl. der Relevanz bestehender Straftaten findet sich bei Müller und Nedopil (2017) eine Darstellung von Deliktgruppen in Anlehnung an die polizeiliche Kriminalstatistik, bei der neben Tötungsdelikten Körperverletzungsdelikte, Sexualstraftaten sowie Diebstahl und Raub, Betäubungsmitteldelikte sowie Entführung und Menschenhandel vermerkt sind.

6.3.2 Unterbringung in einer Entziehungsanstalt gemäß § 64 StGB

Die Unterbringung nach **§ 64 StGB** kommt auch für schuldfähige Personen in Betracht, sie ist prinzipiell auf 2 Jahre begrenzt. Zwar wird grundsätzlich die Maßregel vor der Strafe vollzogen, bei einer Freiheitsstrafe von mehr als 3 Jahren können hier jedoch Teile der Strafe vorgezogen werden. Voraussetzung der Maßregel nach § 64 StGB ist, dass eine rechtswidrige Tat mit einem sogenannten **„Hang“** zum Konsum berauschender Substanzen in Verbindung steht und erwartet wird, dass mittels Behandlung dieser Hang gebessert werden kann. Unter Hang ist eine intensive Neigung zum Konsum zu verstehen, eine Abhängigkeit muss nicht vorliegen (BGH Beschl. vom 21.03.2019 1 StR 582/18). Der Hang-Begriff korreliert nicht mit den medizinischen Begrifflichkeiten einer Substanzgebrauchsstörung. Eine Hang-induzierte „soziale Gefährlichkeit“ des Täters bzw. der Täterin soll für die Anordnung des § 64 StGB ausreichen, was einen gegenüber den medizinischen Störungsbegriffen weiten und infolgedessen auch kritisch eingeschätzten Anwendungsbereich bedingt (Radtkte 2020).

> Unter „Hang“ ist eine intensive Neigung zum Konsum zu verstehen, eine Abhängigkeit muss nicht vorliegen.

Für eine Anordnung nach § 64 StGB ist neben der Gefahr erheblicher rechtswidriger Taten auch eine konkrete Erfolgsaussicht erforderlich (BVerfG Beschl. vom 16.03.1994 2 BvR 400/90). Eingeschränkte Behandlungsaussichten sind vor allem dann zu erwarten, wenn kein ausreichendes Problembewusstsein besteht, wiederholte Behandlungsabbrüche erfolgten, die Identität des*der Betroffenen eng mit der Begehung krimineller Taten verwoben ist und sich infolge der schweren Substanzgebrauchsstörung eine sogenannte **Persönlichkeitsdepravation** entwickelt hat. Darunter ist ein Zustand zu verstehen, der infolge eines schrittweisen Abbaus prämorbider Hemmungsfunktionen eine Nivellierung des Wertegefüges bedingt und den Normenübertritt erleichtert (Dreßing und Foerster 2020) und eine vollständige Einengung auf den Substanzkonsum und -erwerb bedeutet. Paradoxerweise ist also aufgrund eingeschränkter Behandlungsaussichten der Zugang zur Maßregel nach § 64 StGB für schwer suchtkranke Personen erschwert, während der weite Hang-Begriff die Anwendung für eine nicht suchtkranke Personengruppe öffnet.

Die Durchführung der Maßregel nach § 64 StGB kann auch gegen den Willen des*der Proband*in empfohlen werden. Ein überdauernder **Unwille** kann sich jedoch als echtes Therapiehindernis erweisen, was zum Abbruch der Behandlung führen kann.

6.3.3 Sicherungsverwahrung gemäß § 66 StGB

Die Sicherungsverwahrung nach **§ 66 StGB**nimmt insofern eine gesonderte Stellung ein, als dass sie einerseits ebenfalls bei Schuldfähigkeit verhängt und andererseits zusätzlich zu Freiheitsstrafen und anderen Maßregeln angeordnet werden kann. Sie dient allein Sicherungsinteressen der Allgemeinheit, d. h. der Vorbeugung von künftigen Straftaten gefährlicher Hangtäter*innen. Aus diesem Grund ist ein merklicher Unterschied zur Gestaltung des Vollzugs im Gegensatz zur Freiheitsstrafe erforderlich, die Umsetzung des sogenannten **Abstandsgebots**.

Nicht alle in § 66 StGB genannten formalen Anordnungsmöglichkeiten setzen entsprechende Vorverurteilungen entsprechender Katalogtaten (§ 66 I StGB) voraus, allerdings ist für alle Varianten des § 66 StGB erforderlich, dass „die Gesamtwürdigung des Täters und seiner Taten ergibt, daß er infolge eines Hanges zu erheblichen Straftaten, namentlich zu solchen, durch welche die Opfer seelisch oder körperlich schwer geschädigt werden oder schwerer wirtschaftlicher Schaden angerichtet wird, für die Allgemeinheit gefährlich ist".

Für die gutachterliche Einschätzung im Rahmen einer Prüfung von § 66 StGB ist die Darstellung von Persönlichkeitsmerkmalen bedeutsam, die einen Hang zur Begehung gefährlicher Straftaten bedingen und die daraus abzuleitende Gefährlichkeitsprognose beeinflussen. Habermeyer und Saß (2004) entwickelten einen Kriterienkatalog, der für die Einschätzung des beschriebenen Hangs in Zusammenhang mit § 66 StGB herangezogen werden kann: Genannt werden u. a. eine Ich-syntone Haltung zur Delinquenz, Schuldzuweisungen an das Opfer, begünstigende Konflikte, eine progrediente Rückfallneigung, eine aktive Gestaltung der Tatumstände sowie eine Spezialisierung auf einen bestimmten Delinquenztyp bei Integration in eine kriminelle Subkultur, eine augenblicksgebundene Lebensführung und eine „Psychopathy" nach Hare (1991). Auch wenn die Diagnosestellung keine notwendige Voraussetzung für die Anordnung einer Sicherungsverwahrung darstellt, können bei einer Vielzahl Sicherungsverwahrter psychiatrische Diagnosen gestellt werden (Gairing et al. 2013; Habermeyer et al. 2008), überwiegend handelt es sich um antisoziale Persönlichkeitsstörungen.

6.4 Problembereiche und Fehlerquellen bei der strafrechtlichen Begutachtung

Betroffene können die Mitwirkung an der Begutachtung ablehnen. Deshalb ist die **Ablehnung** zu akzeptieren. Ggf. ist eine aktenbasierte Einschätzung möglich. Aus einer Tatleugnung oder einem Schweigen des Täters lassen sich dagegen keine weiteren Folgerungen ableiten. **Leugnen** erschwert die gutachterliche Anamneseerhebung, die Aktenauswertung und auch die Erstellung einer Delinquenzhypothese. Eine Tatleugnung, wie sie z. B. bei Sexualstraftätern häufig anzutreffen ist, ist bei dieser Delinquenzform aus kriminalprognostischer Sicht jedoch nicht zwangsläufig relevant (Hanson und Morton-Bourgon 2005). Wird eine **Erinnerungslücke** angegeben, lassen sich daraus keine sicheren Schlüsse auf das Vorliegen einer Intoxikation zum Tatzeitpunkt oder eine Affekttat konstruieren. Vielmehr ist in solchen Fällen ein besonderer Wert auf Zeugenaussagen zu richten, die weitere Auffälligkeiten nahelegen oder unwahrscheinlich machen.

> Betroffene können die Mitwirkung an der Begutachtung ablehnen. Dies ist vom Gutachter zu akzeptieren.

Die Gesprächsinhalte in der gutachterlichen Untersuchung sind komplex, und eine Sprachbarriere kann zu Verzerrungen bei der Einschätzung des Intelligenzniveaus des Probanden oder der Probandin führen, daher sollte auch nur bei Zweifeln an der Sprachkompetenz der zu untersuchenden Person ein*e Dolmetscher*in hinzugezogen werden.

Bricht der Proband oder die Probandin die gutachterliche Untersuchung ab, kann dies Ausdruck einer psychischen Störung etwa in Form einer reduzierten Belastbarkeit oder besonderen Kränkbarkeit sein. Hier sollten Versuche zur erneuten Gesprächsaufnahme ggf. nach einer zeitlichen Latenz erfolgen.

Abweichungen der diagnostischen Einschätzung und Empfehlungen von Maßnahmen sowie Risikobeurteilungen zu vorherigen gutachterlichen Einschätzungen sollten transparent gemacht und diskutiert werden.

Literatur

AMDP (Arbeitsgemeinschaft für Methodik und Dokumentation in der Psychiatrie) (2018) Das AMDP-System. Manual zur Dokumentation psychiatrischer Befunde, 10. Aufl. Hogrefe, Göttingen

American Psychiatric Association, APA (2013) Diagnostic and Statistical Manual of Mental Disorders. DSM-5, 5. Aufl. American Psychiatric, Washington, DC. Deutsche Fassung: Falkai P und Wittchen HU (Hrsg.) (2015) Göttingen, Hogrefe

Boetticher A, Nedopil N, Bosinski HAG, Saß H (2007) Mindestanforderungen für Schuldfähigkeitsgutachten. Forensische Psychiatr Psychol Kriminol 1(1):3–9

Briken P, Müller J (2014) Beurteilung der Schuldfähigkeit bei paraphiler Störung. Nervenarzt 85:304–311

Dreßing H, Foerster K (2020) Störungen durch Alkohol. In: Dreßing H, Habermeyer E (Hrsg) Psychiatrische Begutachtung, 7. Aufl. Urban & Fischer, München

Gairing SK, de Tribolet-Hardy F, Vohs K, Habermeyer E (2013) Sicherungsverwahrte (§ 66 StGB): Merkmale der Täter und ihre Bedeutung für die Erfolgsaussichten eines therapeutischen Vollzugs. Nervenarzt 84(1):65–71

Habermeyer E (2004) Typische Fallstricke bei der Begutachtung von Persönlichkeitsstörungen. Persönlichkeitsstörungen – Theorie Ther 8:85–92

Habermeyer E (2021) Affektive Störungen (und Anpassungsstörungen). In: Dreßing H, Habermeyer E (Hrsg) Psychiatrische Begutachtung, 7. Aufl. Urban & Fischer, München

Habermeyer E, Heekeren K (2004) Anmerkungen zum unkritischen Umgang mit der Diagnose „Kleptomanie". Psychiatr Prax 31(01):40–42

Habermeyer E, Hoff P (2004) Zur forensischen Anwendung des Begriffs Einsichtsfähigkeit. Fortschr Neurol Psychiatr 72:615–620

Habermeyer E, Saß H (2004) Maßregel der Sicherungsverwahrung nach § 66 StGB. Nervenarzt 75(11):1061–1067

Habermeyer E, Passow D, Puhlmann P, Vohs K (2008) Die Maßregel der Sicherungsverwahrung: Empirische Befunde zu den Insassen und der psychiatrischen Gutachtenpraxis. Fortschr Neurol Psychiatr 76(11):672–677

Hanson RK, Morton-Bourgon KE (2005) The characteristics of persistent sexual offenders: a meta-analysis of recidivism studies. J Consult Clin Psychol 73(6):1154–1163

Hare RD (1991) The Hare Psychopathy Checklist-Revised (PCL-R). Multi-Health Systems, Toronto

Hill A, Briken P, Berner W (2009) Sexuelle Deviationen. Psychiatr Psychother Up2date 3(01):33–48

Janzarik W (1991) Desaktualisierung als Prinzip von Steuerung und Handlung. In: FS G Schewe. Springer, Berlin/Heidelberg/New York/Tokyo

Konrad N, Huchzermeier C, Rasch W (2019) Forensische Psychiatrie und Psychotherapie. Rechtsgrundlagen, Begutachtung und Praxis, 5. Aufl. Kohlhammer, Stuttgart

Kröber HL (2001) Die Beeinflussung der Schuldfähigkeit durch Alkoholkonsum, Sucht, 341–349

Kröber HL (2015) Aufzeichnung der psychiatrischen Untersuchung. Forensische Psychiatr Psychol Kriminol 9:192–193

Kröber HL (2016) Die Beurteilung der Steuerungsfähigkeit bei psychischen Störungen. Forensische Psychiatrie, Psychologie, Kriminologie, 10(3):181–188

Mokros A, Dreßing H, Habermeyer E (2021) Die Begutachtung der Kriminalprognose (Risikobeurteilung und -handhabung). In: Dreßing H, Habermeyer E (Hrsg) Psychiatrische Begutachtung, 7. Aufl. Urban & Fischer, München

Müller JL, Nedopil N (2017) Forensische Psychiatrie: Klinik, Begutachtung und Behandlung zwischen Psychiatrie und Recht. Georg Thieme, Stuttgart

Müller JL, Briken P, Dreßing H, Muysers J, Hill A (2021) Der Sachverständige im Straf- und Vollstreckungsverfahren. Auftrag, Qualifikation, Kompetenzabgrenzung. Fortschr Neurol Psychiatr 89(01/02):48–55

Radtke H (2020) Für und Wider: Bemerkungen auf der Grundlage der Rechtsprechung. In: Müller J, Koller M (Hrsg) Reformansätze zur Unterbringung nach § 64 StGB, 1. Aufl. Kohlhammer, Stuttgart

Retz-Junginger P (2003) Reliabilität und Validität der Wender-Utah-Rating-Scale. Nervenarzt 74:987–993

Rösler M, Retz W, Retz-Junginger P et al (2004) Instrumente zur Diagnostik der Aufmerksamkeitsdefizit-/Hyperaktivitätsstörung (ADHS) im Erwachsenenalter. Nervenarzt 75:888–895

Saß H (1983) Affektdelikte. Nervenarzt 54(11):557–572

Saß H (1985) Ein psychopathologisches Referenzsystem zur Beurteilung der Schuldfähigkeit. Forensia 6:33–43

Saß H, Habermeyer E (2007) Die Begutachtung von Persönlichkeitsstörungen aus psychopathologischer Sicht. Forensische Psychiatr Psychol Kriminol 1:s156–s161

Schöch H (2007) Die Schuldfähigkeit. In: Kröber HL, Dölling D, Leygraf N, Saß H (Hrsg) Handbuch der Forensischen Psychiatrie, Bd 1. Steinkopff, Darmstadt

Short T, Thomas S, Mullen P, Ogloff JRP (2013) Comparing violence in schizophrenia patients with and without comorbid substance-use disorders to community controls. Acta Psychiatr Scand 128(4):306–313

Upton J (2013) In: Gellman MD, Turner JR (Hrsg) Beck Depression Inventory (BDI). Encyclopedia of Behavioral Medicine. Springer, New York, S 178–179

WHO (2004) Internationale Klassifikation psychischer Störungen. ICD-10. Diagnostische Kriterien für Forschung und Praxis, 3. korrigierte Aufl. Hans Huber, Bern/Göttingen/Toronto/Seattle

Zur Glaubhaftigkeit von Zeug*innenaussagen: Die aussagepsychologische Begutachtung

Jonas Schemmel, Anett Tamm und Renate Volbert

Inhaltsverzeichnis

B. Völlm, B. Schiffer (Hrsg.), *Forensische Psychiatrie*, https://doi.org/10.1007/978-3-662-64465-2_7

7

7.1 Einführung

Die Beurteilung der Glaubhaftigkeit von Zeug*innenaussagen in Deutschland obliegt prinzipiell dem Tatgericht. Dennoch können Staatsanwaltschaften und Gerichte aussagepsychologische Sachverständige mit einem Glaubhaftigkeitsgutachten beauftragen, wenn sie in einem konkreten Fall nach eigenem Dafürhalten nicht über die notwendige Sachkunde verfügen. Erfahrungsgemäß tritt dies vor allem dann ein, wenn die belastende Aussage des vermeintlichen Opfers als einziges Beweismittel sorgfältig geprüft werden muss (Aussage-gegen-Aussage-Konstellation) und diese Prüfung wiederum durch besondere Umstände erschwert ist, z. B. durch ein junges Alter der zu begutachtenden Person, psychische Auffälligkeiten oder einen viele Jahre zurückliegenden Tatzeitraum (Barton 2018; Pfister 2008). Diese Konstellation findet sich gehäuft bei Sexualstraftaten. Aussagepsychologische Sachverständige begutachten daher sehr häufig die Aussagen von Opferzeug*innen, die eine Sexualstraftat berichten. Gegenstand der Begutachtung ist in der Regel, ob eine spezifische Aussage auf tatsächlichem Erleben beruht.

7.2 Methodisches Vorgehen

Der Bundesgerichtshof hat mit einem Grundsatzurteil am 30.06.1999 Mindestanforderungen an aussagepsychologische Gutachten definiert (BGHSt 45, 164). Dabei stützte er sich auf die aussagepsychologische Literatur sowie zwei eigens eingeholte psychologische Expertisen (Fiedler und Schmid 1999; Steller und Volbert 1999). Das methodische Grundprinzip der aussagepsychologischen Begutachtung besteht demnach in der systematischen Entwicklung und Prüfung von Gegenhypothesen zur Wahrannahme. Erst wenn die vorliegende Aussage mit hinreichend hoher Wahrscheinlichkeit nicht auch anders als durch einen tatsächlichen Erlebnishintergrund zustande gekommen sein könnte, gilt sie aussagepsychologisch als belegt.

Dieses Vorgehen ist angelehnt an das wissenschaftliche Prinzip des Nullhypothesentestens. Dabei wird eine Annahme (Aussage ist erlebnisbasiert) so lange negiert, also von der Nullhypothese (Aussage ist nicht erlebnisbasiert) ausgegangen, bis diese Negation nicht mehr mit empirischen Daten vereinbar ist und die Nullhypothese verworfen werden kann. Kann die Nullhypothese nicht verworfen werden, bedeutet dies jedoch nicht, dass der fehlende Erlebnisbezug positiv belegt ist, sondern dass die gesammelten Informationen prinzipiell auch mit einer nicht erlebnisbasierten Aussage vereinbar wären. Insofern kann die positive Feststellung, dass eine Aussage erfunden wurde, in der Regel nicht erfolgen. Allenfalls kann auf der Basis der erhobenen Informationen die Möglichkeit nicht verworfen werden, dass der Zeuge oder die Zeugin die Aussage auch erfunden haben könnte. Eine solche Schlussfolgerung schließt die Wahrannahme in der Regel nicht aus. Da sie in einem solchen Fall jedoch nicht die einzige Erklärungsmöglichkeit für die erhobenen Daten ist, gilt sie aus aussagepsychologischer Perspektive auch nicht als bestätigt. Diese eher konservative Prüfstrategie korrespondiert mit den Prinzipien eines Strafverfahrens, bei dem von der Unschuld eines*r Angeklagten ausgegangen wird, bis die ihm*ihr zu Last gelegte Tat mit hinreichender Sicherheit positiv belegt werden kann.

> Die positive Aussage, dass eine Aussage erfunden wurde, kann in der Regel nicht getroffen werden. Allenfalls kann festgestellt werden, dass die erhobenen Daten prinzipiell auch mit einer nicht erlebnisbasierten Aussage vereinbar wären, dies schließt die Wahrannahme für gewöhnlich aber nicht aus.

Die jeweiligen Gegenhypothesen sind fallspezifisch herzuleiten und zu untersuchen. Insofern stellt dieser Prozess bereits einen wesentlichen Teil der Begutachtung dar (Greuel et al. 1998). Obwohl prinzipiell verschiedene Gegenhypothesen denkbar sind, können diese grundsätzlich unterschieden werden in **Falschbezichtigungshypothesen**, bei denen eine intentionale Täuschung geprüft wird, und **Suggestionshypothesen**, bei denen Hinweisen auf falsche, subjektiv wahre Erinnerungen nachgegangen wird (Steller et al. 1993). Im Folgenden soll auf das methodische Vorgehen bei der Prüfung beider Hypothesen eingegangen werden. Dem wird ein kurzer Abschnitt zur Aussagetüchtigkeit als Grundvoraussetzung für die Produktion verwertbarer Aussagen vorangestellt.

7.3 Aussagetüchtigkeit

Die Aussagetüchtigkeit ist definiert als die Fähigkeit des Zeugen oder der Zeugin, einen spezifischen Sachverhalt zuverlässig wahrzunehmen, im Gedächtnis zu behalten, angemessen abzurufen, in der Befragungssituation verbal wiederzugeben und Erlebtes von anders generierten Vorstellungen zu unterscheiden (Greuel et al. 1998; vgl. auch Lau et al. 2008). Sie ist Voraussetzung dafür, dass die Aussage einer Zeugin oder eines Zeugen im weiteren rechtlichen Prozess verwendet werden kann. Obwohl Erinnerungen aufgrund von Vergessensprozessen oder üblichen Verzerrungen immer mehr oder weniger vom faktischen Ereignis abweichen, dürfte Aussagetüchtigkeit in der Regel gegeben sein, sobald eine Zeuge oder eine Zeugin eine grundsätzlich mit dem Ursprungsereignis korrespondierende Aussage machen kann und insoweit eine untere Mindestschwelle nicht unterschreitet (Volbert und Steller 2020). Vor diesem Hintergrund dürften Einschränkungen der Aussagetüchtigkeit spätestens ab dem Grundschulalter nur im Falle gravierender psychopathologischer und entwicklungsbedingter Beeinträchtigungen vorliegen. Ohne explizite Beauftragung oder konkrete Hinweise auf eine psychische Störung, eine Beeinflussung durch psychotrope Substanzen oder kognitive Auffälligkeiten im Rahmen der biografischen Anamnese erscheint eine ausführliche Prüfung der Aussagetüchtigkeit insofern kaum angebracht.

Sollten sich in Einzelfällen Hinweise auf eine tatsächliche Beeinträchtigung der Aussagetüchtigkeit finden, so ist diese gesondert zu begutachten. Eine beeinträchtigte Aussagetüchtigkeit kann zum einen zu einer Aussage ohne Erlebnishintergrund führen (z. B. aufgrund einer Psychose oder durch psychotrope Substanzen) oder umgedreht zum Fehlen einer Erinnerung (z. B. bei einer alkoholbedingten Amnesie) oder zur Unfähigkeit zur Aussage trotz Erlebnishintergrund (z. B. bei einer schweren Intelligenzminderung). Dabei ist die Aussagetüchtigkeit immer mit Bezug auf den relevanten Tatzeitraum zu untersuchen. So kann eine aussagende Person nur vorübergehend aussageuntüchtig sein, z. B. weil sie nur vorübergehend während einer Vernehmung unter dem Einfluss psychotroper Substanzen stand. Kinder können zwar in der Regel spätestens ab einem Alter von sechs Jahren, häufig auch früher, als aussagetüchtig gelten, dürften jedoch an ihre früheste Kindheit kaum Erinnerungen haben (Volbert 2005, 2014). Ebenfalls zu beachten sind die spezifischen Aufgabenanforderungen, die die Produktion der relevanten Aussage mit sich bringen (Zeit zwischen Erleben und Abruf, Komplexität des Ereignisses, Art der Befragung). Zeug*innen mit kognitiven Einschränkungen sind z. B. in den meisten Fällen prinzipiell aussagetüchtig, allerdings – ebenso wie jüngere Kinder – anfälliger gegenüber suggestiver Beeinflussung durch ungünstige Befragungen (für eine detailliertere Ausarbeitung des Themas s. Volbert und Steller 2020; Volbert 2005 und Lau et al. 2008).

> Kinder sind in der Regel spätestens ab einem Alter von sechs Jahren aussagetüchtig.

7.4 Die Falschbezichtigungshypothese

Im Zentrum der Prüfung der Falschbezichtigungshypothese steht der inhaltsanalytische Ansatz. Dessen Grundannahme lautet, dass erlebnisbasierte Aussagen von höherer Qualität sind als erfundene (sog. Undeutsch-Hypothese; vgl. Steller 1989; Undeutsch 1967). Dies leitet sich daraus ab, dass eine lügende Person im Bewusstsein der Unwahrheit ihrer Aussage gezielt eine Falschbeschuldigung konstruieren muss. Gemäß der Konzeption einer Aussage als geistige Leistung (Stern 1904) wird davon ausgegangen, dass dies größere Anforderungen an die kognitive Leistungsfähigkeit stellt als der Abruf einer erlebnisbasierten Erinnerung (Zuckerman et al. 1981). So sieht sich eine lügende Person mit zwei wesentlichen kognitiven Herausforderungen konfrontiert: Zum einen muss sie auf der Basis ihres Schemawissens inhaltlich eine widerspruchsfreie verbale Darstellung erfinden, diese auf Nachfrage (spontan) ergänzen und ggf. zu mehreren Befragungszeitpunkten reproduzieren, wobei bestenfalls überprüfbare Informationen vermieden werden sollten (primäre Täuschung gemäß Köhnken 1990). Zum anderen gilt es, mithilfe einer strategischen Selbstpräsentation einen glaubwürdigen Eindruck zu vermitteln und somit Äußerungen zu vermeiden, die diesem abträglich sein könnten (sekundäre Täuschung gemäß Köhnken 1990). Zur Beschreibung der Aussagequalität in der aussagepsychologischen Forschung und Praxis hat sich die merkmalsorientierte Inhaltsanalyse etabliert (Niehaus 2008; Steller und Köhnken 1989; Volbert und Steller 2014), bei der die Aussage hinsichtlich bestimmter Qualitätsmerkmale untersucht wird. Deren Ergebnisse werden in der Begutachtung unter Berücksichtigung der Aussagekonstanz mit personalen und situativen Variablen in Beziehung gesetzt, um zu prüfen, ob die Zeugin oder der Zeuge die vorliegende Aussage mit seinen*ihren individuellen Voraussetzungen und unter Berücksichtigung der situativen Gegebenheiten auch hätte erfinden können.

7.4.1 Aussagequalität – Realkennzeichen als Indikatoren für den Erlebnisgehalt einer Aussage

Steller und Köhnken (1989) haben mit ihrer Zusammenstellung sogenannter Realkennzeichen eine englischsprachige Systematisierung und Zusammenfassung der bis dahin vor allem in der deutschsprachigen Literatur vorgeschlagenen inhaltlichen Merkmale zur Erfassung der Aussagequalität vorgenommen (Arntzen 1970; Dettenborn et al. 1984; Undeutsch 1967). Volbert und Steller (2014) haben auf der Basis von Niehaus (2008) diesen Realkennzeichenkatalog neu organisiert, indem sie die Realkennzeichen anhand der angenommenen psychologischen Prozesse sortiert haben (vgl. Tab. 7.1; s. auch Volbert und Steller 2020). Diese prozessorientierte Darstellung begünstigt das inhaltliche Verständnis der Realkennzeichen und daher ihre korrekte Anwendung in der Begutachtung.

Auf der Basis der oben beschriebenen primären Täuschungsanforderung werden dabei zunächst sogenannte erinnerungsbezogene Merkmale definiert, die aus kognitiver Perspektive eher in erlebnisbasierten Aussagen vorkommen sollten, da ein lügender Zeuge oder eine lügende Zeugin sie erst erfinden muss. Diese Merkmale werden in drei Untergruppen unterteilt:

- *Merkmale autobiografischer episodischer Erinnerungen* beziehen sich auf kontext-, selbst- und handlungsbezogene Details,

Tab. 7.1 Modifizierte Zusammenstellung der Realkennzeichen. (Vgl. Volbert und Steller 2014, 2020; erweitert nach Niehaus 2008)

Primäre Täuschung		**Sekundäre Täuschung**
Episodische Erinnerung	**Schemaabweichung**	**Fehlen strategischer Selbstpräsentation**
Merkmale episodischer Erinnerungen, z. B. - Detailreichtum - kontextuelle Einbettung - Interaktionen - Gespräche - eigenpsychische Vorgänge - fremdpsychische Vorgänge	*Schema-inkonsistente/-irrelevante Informationen, z. B.* - Handlungskomplikationen - ungewöhnliche Details - nebensächliche Details - indirekt handlungsbezogene Schilderungen - deliktspezifische Details - *Unverstandene Details (fehlendes Schemawissen), z. B.* - phänomengemäße Darstellung unverstandener Handlungselemente	*Hinweise auf erinnerungsbezogene Prozesse und Mängel, z. B.* - chronologisch unstrukturierte Darstellung - spontane Präzisierungen und Korrekturen - Zugeben von Erinnerungslücken und -unsicherheiten *Glaubwürdigkeitsabträgliche Äußerungen, z. B.* - Einwände gegen die Glaubwürdigkeit der eigenen Person und der Aussage -*Problematische Inhalte, z. B.* - Selbstbelastungen - Inschutznahme des*der Beschuldigten

die die Plastizität einer Schilderung erhöhen. Allerdings ist zu beachten, dass die aufgeführten Details zum Teil recht leicht zu erfinden sind, da sie nahe liegen (z. B. Angst als einfache Darstellung eigenpsychischer Vorgänge) oder für das Verständnis des Vorgangs selbst schlicht notwendig sein können (einfache kontextuelle Einbettung). Insofern können die Merkmale in schwacher Ausprägung prinzipiell in einer Aussage vorliegen, aber dennoch nicht gegen eine Falschbezichtigung sprechen. Es bedarf hier insofern einer besonders gründlichen Abwägung des Sachverständigen vor dem Hintergrund personaler und situativer Faktoren (s. u.), inwieweit ein Merkmal auch erfunden sein könnte.

- Eine lügende Person greift bei der Konstruktion einer erfundenen Aussage auf ihr Schemawissen zurück, also auf ihre Annahmen bezüglich des durchschnittlichen, prinzipiell zu erwartenden Ablaufs des zu erfindenden Vorgangs. *Details, die von diesem im Schema gespeicherten durchschnittlichen Ablauf abweichen*, weil sie ungewöhnlich, irrelevant, spezifisch oder handlungsunterbrechend sind, sind daher in erfundenen Aussagen eher nicht zu erwarten.
- *Phänomengemäße Schilderungen unverstandener Handlungselemente* treten dann auf, wenn eine Handlung nachvollziehbar auf der Basis unmittelbarer Wahrnehmung geschildert wird, deren Bedeutung jedoch nicht verstanden wird. Ein gutes Beispiel sind naive Beschreibungen sexueller Vorgänge durch Kinder, die sie zwar wahrnehmen, aber nicht einordnen können. Dieses Merkmal kann insofern nicht erfunden werden, solange das relevante Wissen bzgl. der vermeintlich unverstandenen Handlung fehlt, was dessen Erhebung besonders relevant macht (z. B. das Sexualwissen von Kindern, s. personale Faktoren).

Ferner werden Merkmale unter dem Begriff der fehlenden strategischen Selbstdarstellung subsumiert, die ein lügender Zeuge oder eine lügende Zeugin zu vermeiden sucht, da sie aus Laiensicht seine*ihre Glaubwürdigkeit in Frage stellen könnten (sekundäre Täuschung; s. auch Maier et al. 2018).

- Unter *Hinweise auf erinnerungsbezogene Mängel* werden solche Merkmale gefasst, die als Hinweise auf den tatsächlichen Abruf episodischer Gedächtnisinhalte verstanden werden können, z. B. eine unstrukturiert-assoziative Darstellung oder das spontane Einräumen von Gedächtnislücken. Da Falschaussagende den Gedächtnisabruf nur vortäuschen, sollten diese Merkmale bereits aus kognitiven Gründen selten vorkommen. Vor allem aber können Erinnerungsmängel und eine chaotisch anmutende Darstellung beim Gegenüber Skepsis hervorrufen, sodass insbesondere Falschaussagende diese vermeiden dürften.
- *Glaubwürdigkeitsabträgliche Äußerungen* beziehen sich auf das Infragestellen der eigenen Person oder Aussage, was insbesondere aus strategischen Gesichtspunkten dem Anliegen einer intentionalen Falschbezichtigung entgegenläuft.
- Gleiches gilt für *problematische Inhalte,* die vor allem Selbstbelastungen eines Aussagenden oder direkte Entlastungen eines*r Beschuldigten betreffen.

Aktuelle Metaanalysen bestätigen den prinzipiellen Qualitätsunterschied zwischen wahren und erfundenen Aussagen im Sinne der Realkennzeichen (Amado et al. 2015, 2016; Oberlader et al. 2016, 2021), wobei die Effekte in Feldstudien größer ausfielen als in Laborstudien, was vermutlich auf die höhere und realistischere kognitive und motivationale Beanspruchung im Feld zurückzuführen ist. Demgegenüber ist zu betonen, dass die Effekte keinesfalls so groß sind, dass der Merkmalsgehalt von wahren und erfundenen Aussagen nicht auch überlappen kann. Zudem handelt es sich hier um quantitative Untersuchungen, die absolute Häufigkeiten von Merkmalen oder deren Ratings zwischen wahren und erfundenen Aussagen vergleichen, was den aussagepsychologischen Beurteilungsprozess nicht vollständig abbildet. Denn die Aufgabe eines*r aussagepsychologischen Sachverständigen ist es, die durch die einzelnen Merkmale beschriebene Aussagequalität idiografisch und letztlich intraindividuell einzuordnen. Bei der Beurteilung gilt es, insbesondere personale und situative Faktoren zu berücksichtigen.

7.4.2 Personale Faktoren

Aus dem Postulat der erhöhten kognitiven Anforderungen einer Falschaussage ergibt sich, dass die Aussagequalität zunächst vor dem Hintergrund der individuellen kognitiven Fähigkeiten beurteilt werden muss. Für die Produktion einer (erfundenen) Aussage dürfte vor allem die verbale Intelligenz, aber auch die Leistungsfähigkeit des autobiografischen Gedächtnisses relevant sein. Prinzipiell gilt, dass eine geringere kognitive Leistungsfähigkeit sich zwar auch auf die Qualität erlebnisbasierter Schilderungen auswirken kann, aber vor allem die Erfindung einer falschen Aussage erschweren dürfte. So fehlen insbesondere jüngeren Kindern die erforderlichen Fähigkeiten, komplexe Falschbezichtigungen zu erfinden (Volbert 2014). Ebenfalls von Bedeutung sind das (delikt- und ereignisspezifische) Wissen sowie einschlägige Vorerfahrungen der aussagenden Person. Dies ist wiederum insbesondere bei Kindern relevant, deren fehlendes Sexualwissen die Erfindung bestimmter Handlungen unter Umständen von vornherein ausschließen kann (vgl. phänomengemäße Schilderung unverstandener Handlungselemente). An diesem Beispiel zeigt sich die Relevanz des Bezugs auf personale Faktoren bei der Bewertung der Aussagequalität besonders deutlich, da hier möglicherweise aufgrund eines einzigen Realkennzeichens die Falschbezichtigungshypothese verworfen werden kann.

Aussagende mit Persönlichkeitsakzentuierungen, -störungen oder ggf. passageren Besonderheiten des Erlebens und Verhaltens können in Einzelfällen Sachverhalte verzerrt wahrnehmen, umdeuten oder aggravieren, z. B. aufgrund einer Selbstwertproblematik oder emotionaler Instabilität. Dies kann Auswirkungen auf die inhaltliche Analyse der Aussage haben, z. B. wenn Merkmale fehlender strategischer Selbstpräsentation bewertet werden. Darüber hinaus können sich Persönlichkeitsbesonderheiten auf die Bereitschaft einer falschen Beschuldigung auswirken. Hier sind insbesondere die dissoziale, histrionische und emotional-instabile Persönlichkeitsstörung zu nennen (für eine ausführlichere Behandlung des Themas s. Böhm und Lau 2005; Steller und Böhm 2008).

7.4.3 Situative Faktoren

Zentrale Bedingung für die Verwertbarkeit der Aussage für die merkmalsorientierte Inhaltsanalyse ist eine offene, suggestionsfreie Befragung, sodass relevante Kennzeichen von der Zeugin oder dem Zeugen in freiem Bericht produziert werden (s. Exkurs: Die fachgerechte Befragung). Insofern ist die fachgerechte Befragung selbst elementarer Bestandteil der Begutachtung. Ferner ist zu berücksichtigen, dass die Komplexität des Ereignisses selbst die Aussagequalität bzw. die in der Aussage enthaltenen Details limitiert. Wenn sich die Aussage nur auf ein kurzes Geschehen bezieht, das nur wenig Raum für ein eigenes Erleben oder bestimmte Handlungen lässt, so schlägt sich das auch in einer fehlenden Aussagequalität nieder. Darüber hinaus kommen gerade schemaabweichende Details zwar regelmäßig, aber auch nicht zwangsläufig vor und können in diesen Fällen auch nicht berichtet werden. Auch zeitliche Aspekte können sich auf die inhaltliche Ausgestaltung der Aussage auswirken, indem die Erinnerung an länger zurückliegende Ereignisse mit der Zeit verblassen und Aussagende immer weniger Details berichten können. Da aussagepsychologische Begutachtungen sich nicht selten mit Vorgängen beschäftigen, die mehr als 10 Jahre zurückliegen, ist dies häufig relevant (Steller 2020). Insofern besteht eine methodische Schwäche des inhaltsanalytischen Ansatzes darin, dass er bei kurzen, verhältnismäßig ereignisarmen sowie lange zurückliegenden Geschehnissen an diagnostischem Wert einbüßen kann, da auch erlebnisbasierte Aussagen in diesen Konstellationen von niedriger Aussagequalität sein können. Umso wichtiger ist es, dass Sachverständige auf diesen Umstand explizit verweisen und betonen, dass eine niedrige Aussagequalität zwar eine Lüge womöglich nicht widerlegen kann, sie aber andererseits auch nicht belegt, sondern auch z. B. durch ein unterkomplexes Ereignis und den langen Zeitraum seit dem Erleben erklärt werden kann (Greuel 2009).

7.4.4 Konstanzanalyse

Wie bereits dargelegt, besteht eine kognitive Anforderung für eine lügende Person darin, die Falschbeschuldigung über mehrere Befragungszeitpunkte hinweg konstant zu berichten. Allerdings besteht eine besondere Schwierigkeit bei der Analyse der Aussagekonstanz darin, dass auch erlebnisbasierte Aussagen aufgrund von Vergessensprozessen und Erinnerungsverzerrungen Veränderungen unterliegen können. Arntzen (2011) hat ein Modell zur Aussagekonstanz entwickelt, das erwartete von unerwarteten Inkonstanzen in erlebnisbasierten Aussagen unterscheidet. Obwohl hierzu im Vergleich zur merkmalsorientierten Inhaltsanalyse noch wenig systematische Forschung vorliegt, kann der Erkenntnisstand wie folgt zusammengefasst werden (Lange et al. 2020): Inkonstanzen in erlebnisbasierten Aussagen sind zum einen zu erwarten bezüglich des Randgeschehens, das für das eigentlich zentrale Geschehen von untergeordneter Bedeutung ist oder von vornherein nicht im Fokus der Aufmerksamkeit stand (Kleidung, Seiten- oder Wetterverhältnisse, ggf. von Gesprächen). Darüber hinaus können Angaben abweichen, die sich nicht auf Beobachtungen beziehen, sondern auf internale Prozesse (eigene Motive, Schmerzempfinden) oder von vornherein rekonstruiert werden mussten (Schätzungen). Zudem ergeben sich Besonderheiten bei multiplen ähnlichen Ereignissen, z. B. wenn ein Missbrauch häufiger über einen gewissen Zeitraum hinweg stattfand, da hier Häufigkeitsangaben oder die Zuordnung einzelner Handlungen zu bestimmten Episoden erschwert ist, und eine generische Repräsentation gebildet werden kann, sodass spezifische Details zugunsten eines typischen Ablaufs nicht mehr erinnert werden.

Daraus ergibt sich im Umkehrschluss, dass wahre Aussagen bezüglich des Kerngeschehens (Handlungspartner*innen, Ort des Geschehens, zentrale Handlungscharakteristika, relevante Gegenstände, prinzipielle Körperposition) in der Regel konstant sein dürften, solange keine bedeutsamen Wahrnehmungseinschränkungen vorlagen. Da allerdings auch erfundene Aussagen vor allem bezüglich wenig komplexer Geschehen eine gewisse Konstanz erreichen dürften, handelt es sich dabei jedoch eher um eine Mindestanforderung an die Aussage (Greuel et al. 1998; Volbert und Steller 2020). Einzig eine hohe Konstanz sehr detaillierter Angaben kann in manchen Fällen als Hinweis auf einen Erlebnisbezug gewertet werden.

7.4.5 Das Lügenmotiv

In den wenigen vorliegenden Untersuchungen zu falschen Beschuldigungen bei Sexualstraftaten haben sich zusammengefasst drei konsistente Motivschwerpunkte gezeigt: Verheimlichen bzw. Ablenken von eigenem vermeintlichem Fehlverhalten (z. B. einvernehmliche, aber vom Umfeld möglicherweise als anstößig empfundene Sexualkontakte oder Regelverstöße), ein Bedürfnis nach Aufmerksamkeit und Mitgefühl (vonseiten enger Freund*innen oder Verwandter) sowie Rache/Wut (z. B. nach erlittener Kränkung) (De Zutter et al. 2018; Kanin 1994; McNamara et al. 2012; O'Neal et al. 2014). Insofern sollten im Zentrum der Überlegungen bezüglich eines Lügenmotivs die Beziehung(sgeschichte) von aussagender und beschuldigter Person, die psychologische Situation der aussagenden Person bei erstmaligem Aufbringen der Anschuldigungen sowie die positiven und negativen Konsequenzen der Beschuldigung für die Beteiligten stehen. Dabei ist jedoch zu beachten, dass Informationen, die ein Lügenmotiv nahelegen, oft auch mit einer Erlebnisbasiertheit der Aussage vereinbar sind. So können Rachegefühle zwar eine Falschbeschuldigung motivieren, aber auch den Ausschlag für die Anzeige eines tatsächlich erlebten Übergriffes geben. Eine Falschaussage aus einem Streit heraus kann der Ablenkung vom eigentlichen Streitgegenstand dienen; andererseits kann eine emotionale Auseinandersetzung Hemmschwellen senken und die impulsive Offenbarung eines tatsächlichen Erlebnisses begünstigen.

Schließlich ist gut möglich, dass Motivinformationen und Wahrheitsstatus gar nicht zusammenhängen, z. B. wenn die Beziehung zum*zur Beschuldigten bereits aus verschiedenen Gründen erheblich angeschlagen ist und zusätzlich die fragliche Tat geschieht. Insofern sind Hinweise auf ein Lügenmotiv in vielen Fällen nicht aussagekräftig und schließen eine erlebnisbasierte Aussage in jedem Fall nicht aus (Offe 2014). Umgedreht erscheint aber unwahrscheinlich, dass Falschbeschuldigungen ohne Motiv vorgebracht werden (Levine 2014; Walczyk et al. 2014). Von daher dürften eher die Abwesenheit eines Lügenmotivs bzw. vorhersehbare negative Konsequenzen für dien Zeugn oder die Zeugin durch das Verfahren relevant sein. Hier ist jedoch zu beachten, dass die Abwesenheit eines Sachverhalts streng genommen nicht belegbar ist, zumal Sachverständige unter Umständen nur über eine eingeschränkte Informationsgrundlage verfügen (Köhnken 2007). Zusammenfassend ermöglicht die Motivanalyse eine erste Einordnung der psychosozialen Bedingungskonstellation; ihre methodischen Schwierigkeiten sollten jedoch stets mitgedacht, transparent gemacht und im weiteren Verlauf berücksichtigt werden.

7.4.6 Bewertung der Falschbezichtigungshypothese

Für eine abschließende Bewertung der Falschbezichtigungshypothese ist die Aussagequalität vor dem Hintergrund der kognitiven Fähigkeiten, des Wissens sowie personaler Besonderheiten des Aussagenden zu bewerten, wobei auch die situativen Rahmenbedingungen und etwaige gedächtnispsychologische Auffälligkeiten bezüglich der Konstanz berücksichtigt werden müssen (Qualitäts-Kompetenz-Vergleich; Steller 2008). Kann aus sachverständiger Sicht negiert werden, dass die aussagende Person die vorliegende Aussage unter den gegebenen Umständen auch erfunden haben könnte, kann die Falschbezichtigungshypothese verworfen werden. Ergibt sich demgegenüber eine Aussage, die die aussagende Person auch erfunden haben könnte, kann nicht von einem positiven Beleg einer Lüge gesprochen werden. In diesem Fall ist der Befund transparent zu erläutern und ggf. auf die Frage nach einem Lügenmotiv zu verweisen, die vom Sachverständigen aufgrund der obig erörterten methodischen Probleme jedoch nur aufbereitet und dem Gericht zur beweiswürdigenden Entscheidung überlassen werden kann (Volbert und Dahle 2010).

7.5 Die Suggestionshypothese

Im Unterschied zur Falschbezichtigungshypothese wird mit der Suggestionshypothese eine unabsichtliche Falschaussage geprüft. In diesem Fall geht die aussagende Person selbst von erlebnisbasierten Angaben aus. Tatsächlich aber basieren diese auf mentalen Bildern oder Episoden, die aufgrund eines Suggestionsprozesses zustande gekommen sind und fälschlicherweise für Erinnerungen gehalten werden. Es handelt sich also um eine Scheinerinnerung. Da insofern keine bewusste Falschaussage konstruiert wird, sind die Grundannahmen einer höheren kognitiven Beanspruchung, die sich im Ergebnis in der inhaltlichen Ausgestaltung der Aussage niederschlägt, hier nicht anwendbar. Die Hypothese einer falschen Erinnerung wird daher nicht mithilfe der merkmalsorientierten Inhaltsanalyse geprüft, sondern indem mögliche Hinweise auf einen fremd- oder autosuggestiven Prozess identifiziert werden, der die Aussage erklären könnte (Volbert et al. 2019). Dieser zeichnet sich stets dadurch aus, dass das Umfeld und/oder die aussagende Person selbst davon ausgeht, ein tatsächliches Erlebnis könne nicht ohne Weiteres berichtet werden. Solche Vorannahmen sind vor allem bezüglich erlittener sexueller Übergriffe verbreitet, weshalb im Folgenden darauf Bezug genommen wird. Anschließend werden vermeintlich erinnerungsförderliche Interventionen erörtert, die aufgrund ihres suggestiven Potenzials falsche Erinnerungen auslösen können.

7.5.1 Suggestive Prozesse bei Kindern

Ausgangspunkt für suggestive Prozesse bei Kindern ist in der Regel der Verdacht erwachsener Bezugspersonen, ein sexueller Missbrauch habe stattgefunden, obwohl das Kind selbst keine diesbezüglichen Angaben gemacht hat. Ein solcher Verdacht entsteht besonders häufig, wenn bestimmte Verhaltensweisen oder (pathologisch relevante) Verhaltensänderungen (Einnässen, motorische Unruhe, Konzentrationsprobleme etc.) als Signale für einen erlittenen Missbrauch gedeutet werden. Dem liegt nicht selten die Annahme zugrunde, dass beobachtete Symptome spezifisch auf einen sexuellen Missbrauch zurückgeführt werden können, obwohl kein sexuelles Missbrauchssyndrom bekannt ist (Kendall-Tackett 2012; Volbert und Kuhle 2019) und psychopathologische Entwicklungsverläufe bei Kindern generell sehr unterschiedliche Ursachen haben können.

Im Anschluss an eine erste Verdachtsbildung setzt in diesen Fällen zumeist ein Prozess ein, der einseitig auf die Bestätigung der Ursprungsannahme eines sexuellen Missbrauchs abzielt und Alternativhypothesen ignoriert (konfirmatorisches Hypothesentesten; vgl. Schulz-Hardt und Köhnken 2000; vom Schemm et al. 2008). Dieser wird u. a. dadurch begünstigt, dass die Hypothese eines sexuellen Missbrauchs in der Regel nicht eindeutig widerlegt werden kann. Eine klar hypothesenkonträre Information wäre aber häufig notwendig, um bei einem solchen Vorgehen einen Verdacht auszuräumen, zumal das Thema sexueller Missbrauch mit erheblicher emotionaler Beteiligung einhergeht. Andersherum gibt es in vielen Fällen auch keine klar positive Evidenz für einen Missbrauch, was dazu führen kann, dass auch sachverhaltsirrelevante Indikatoren als verdachtsbestätigend eingeschätzt werden. Dies kann dazu beitragen, dass im Laufe weiterer, verdachtsgetriebener Beobachtungen unspezifische Verhaltensweisen als missbrauchsbedingt oder andere Indikatoren als klares Indiz für einen Missbrauch überinterpretiert werden (z. B. Kinderzeichnungen oder ein bestimmtes Spielverhalten), sodass eine regelrechte Überzeugung entsteht, es liege ein Missbrauch vor (Volbert und Steller 2020).

Eine besondere Rolle spielt häufig die Auffassung, dass Kinder von sich aus ein sexuelles Missbrauchserlebnis nicht berichten oder auf Nachfrage sogar leugnen würden, z. B. weil sie sich schämen, sich aus Angst an ein Schweigegebot des Täters oder der Täterin halten oder sie die Vorgänge nicht in Worte fassen können. In der Tat offenbaren sich viele Missbrauchsopfer zunächst nicht, sondern – wenn überhaupt – erst im Erwachsenenalter. In den vorliegenden Studien dazu wurde als ein Haupthinderungsgrund genannt, dass den Kindern keine erwachsene Vertrauensperson bzw. kein entsprechendes Gesprächsangebot zur Verfügung stand. Andersherum habe die Ansprache durch eine*n Erwachsene*n häufig zur Mitteilung eines erlebten Missbrauchs geführt. Die direkte Thematisierung eines möglichen Missbrauchs durch die erwachsene Person sei dabei nicht entscheidend gewesen; es genügte in der Regel die Möglichkeit, mit einer vertrauenswürdigen, emotional unterstützenden Person über Befinden und Belastungen sprechen zu können. Zudem thematisieren viele Kinder Missbrauchserlebnisse auch von sich aus (zusammenfassend hierzu Lemaigre et al. 2017; London et al. 2005, 2008; McElvaney 2015; Schaeffer et al. 2011). Insofern scheint es vor allem auf die kontinuierliche Präsenz ansprechbarer Vertrauenspersonen anzukommen, damit Kinder über Missbrauchserlebnisse sprechen. Es bedarf ansonsten keiner hartnäckigen Fragetechnik. Im Gegenteil können Befragungen, bei der die Befragenden a priori von einem Missbrauch überzeugt sind, suggestive Prozesse bei Kindern in Gang setzen, die im Ergebnis zu einer falschen Erinnerung führen (Volbert 1995, 2015).

Ein fremdsuggestiver Prozess ist zunächst davon gekennzeichnet, dass er von der Erwartungshaltung des*der Befragenden ausgeht, ein Missbrauch habe stattgefunden und müsse nun „nur noch" vom Kind geschildert werden. Dies sorgt für die bereits erwähnte konfirmatorische Befragungsstruktur, bei der selektiv Informationen gesucht werden, die mit einem Missbrauch in Einklang gebracht werden können, und Informationen, die gegen die Annahme sprechen, ignoriert oder uminterpretiert werden. In einer solchen Konstellation kann es dazu kommen, dass die Verneinung eines Missbrauchs durch das Kind nicht ernst genommen und als Ausdruck einer bewussten oder unbewussten Verleugnungshaltung gedeutet wird, die es zu überwinden gilt. Dabei wird übersehen, dass ein nicht missbrauchtes Kind gar keine andere Möglichkeit hat, als den Missbrauch zu verneinen. Wenn dies jedoch von vornherein nicht als Antwort akzeptiert und mehrfach nachgefragt wird, bis sich die Antwort ändert, ist die Missbrauchsannahme immun, d. h. nicht mehr widerlegbar. Ein weiteres Kennzeichen einer solchen Befragungsstruktur ist die selektive Verstärkung bzw. Ermutigung des Kindes, sobald es vermeintlich hypothesenbestätigende Informationen zur Verfügung stellt (Lob, Kopfnicken). Vor dem Hintergrund der obig skizzierten Annahme, man müsse Kindern das Sprechen über Missbrauch erleichtern, kommt es zudem häufig zu geschlossenen Befragungsformen, bei denen bestimmte theoretisch mögliche Handlungen oder Geschehnisse vorgegeben werden, die nur bestätigt oder näher beschrieben werden sollen, oder zumindest Fragen gestellt werden, deren Antworten von vornherein in jedem Fall als missbrauchsbestätigend interpretiert werden können (Volbert und Steller 2020).

In einem solchen Befragungsprozess sehen sich Kinder einem besonderen suggestiven Druck ausgesetzt, vor allem wenn Befragungen mehrfach vorgenommen werden (Erdmann et al. 2004). So registrieren auch nicht missbrauchte Kinder nicht nur recht schnell die prinzipielle Ernsthaftigkeit und erhöhte Anspannung, mit der die Befragung geführt wird, sondern müssen feststellen, dass die Antworten, die sie auf der Grundlage ihres autobiografischen Wissens geben, offenbar nicht ausreichend sind. Dies sorgt für eine suggestiv wirksame Verunsicherung, sodass sie empfänglich werden für einen Rekonstruktionsprozess, der maßgeblich auf die Bestätigung der Vorannahme des Erwachsenen abzielt. Begünstigt wird dies durch die Tatsache, dass Kinder häufig erleben, dass sie sich an autobiografische Ereignisse nur vage oder gar nicht erinnern können, und Erinnerungen nicht selten mithilfe von Erwachsenen rekonstruiert und ausgeschmückt werden. Zudem reagieren die meisten Kinder sensibel und in der Regel mit Compliance auch auf implizit kommunizierte Erwartungshaltungen Erwachsener. Es liegt mittlerweile robuste empirische Evidenz dafür vor, dass Kinder, insbesondere wenn sie über einen längeren Zeitraum mehrfach solchen suggestiven Befragungssituationen ausgesetzt sind, falsche Erinnerungen entwickeln können (Bruck und Ceci 1999; Ceci et al. 2016; Ceci und Bruck 1993; Erdmann et al. 2004). Da es sich hierbei um subjektiv wahre Schilderungen handelt, daher keine Falschaussage unter kognitivem Aufwand konstruiert werden muss und suggerierte Aussagen folgerichtig eine ähnliche Qualität aufweisen können wie erlebnisbasierte (Erdmann et al. 2004), kann die merkmalsorientierte Inhaltsanalyse in Fällen nicht angewendet werden, in denen sich suggestive Faktoren rekonstruieren lassen.

Für die Prüfung der Suggestionshypothese bei Kindern sind in der aussagepsychologischen Begutachtung daher vor allem Informationen zur Aussagegeschichte zu sammeln.

> Für einen suggestiven Prozess bei Kindern spricht, wenn
> - die Aussage auf der Basis einer spezifischen Vorannahme eines*r Erwachsenen vorgebracht wurde,
> - ein oder vor allem mehrere Gespräche mit dem Ziel geführt wurden, dass der vermutete Missbrauch berichtet wird,
> - sich eine konfirmatorische Befragungsstruktur nachzeichnen lässt, die einseitig auf die Bestätigung des Verdachts ausgerichtet war,

- Fragen mit inhaltlichen Vorgaben verwendet wurden,
- eine Verneinung des Verdachts nicht akzeptiert, aber hypothesenkonforme Informationen bestärkt wurden,
- sodass mit der Zeit immer detailliertere Beschreibungen des Vorgangs entstanden.

7.5.2 Suggestive Prozesse bei Jugendlichen und Erwachsenen

Der suggestive Prozess läuft bei Jugendlichen und Erwachsenen nicht prinzipiell anders ab als bei Kindern. Es bestehen jedoch zwei wesentliche Unterschiede, die sich vor allem auf die Entstehung der Aussage beziehen. Während bei Kindern – wie oben dargelegt – in vielen Fällen angenommen wird, sie könnten über Missbrauchserlebnisse nicht *sprechen*, liegt Suggestionsprozessen bei Erwachsenen zumeist die Überzeugung zugrunde, sie könnten die Erlebnisse nicht *erinnern* (Volbert und Steller 2020). Zudem wird diese zentrale Annahme in der Regel von außen fremdsuggestiv an die Kinder herangetragen, während sich bei erwachsenen Personen neben fremd- auch autosuggestive Prozesse finden, durch die es bei Betroffenen durch eine intensive Beschäftigung mit der Missbrauchsthematik zu falschen Erinnerungen kommen kann.

Dabei steht auch bei Erwachsenen am Anfang eines Suggestionsprozesses zumeist ein erklärungsbedürftiges Erleben oder Verhalten. Dies kann sehr unterschiedliche Phänomene wie eine anhaltende Depressions- oder Angstsymptomatik, Beziehungsprobleme oder auch psychosomatische Beschwerden betreffen. In der Regel zeichnen sie sich dadurch aus, dass sie bei den Betroffenen selbst einen gewissen Leidensdruck und ein Bedürfnis nach eindeutigen Erklärungen erzeugen, während sie tatsächlich zumeist auf unterschiedliche Ursachen zurückzuführen sein können. Diese emotional-kognitive Bedürfnisstruktur macht die Betroffenen empfänglich für vereinfachende Erklärungsmuster. Ein solches Erklärungsmuster besteht darin, dass die Symptome durch ein traumatisches Ereignis ausgelöst worden sein könnten. Dass an ein solches Ereignis zumeist keine Erinnerung besteht, wird mit Verdrängung oder Dissoziation erklärt (Otgaar et al. 2019, 2020; Rubin und Berntsen 2007). In aussagepsychologisch relevanten Fällen wird dabei zumeist ein sexueller Missbrauch in der Kindheit vermutet und dieses Erklärungsmuster wird fremdsuggestiv in der Psychotherapie oder der Beratung an die Betroffenen herangetragen. Es gibt aber, wie oben erwähnt, auch Verläufe, bei denen die Betroffenen selbst eine solche Vermutung hegen und sich autosuggestiv damit auseinandersetzen (zum Ganzen Volbert 2018).

Dass traumatische Erlebnisse regelmäßig nicht erinnert werden können, hat jedoch in der Forschung bislang keine empirische Bestätigung gefunden (McNally 2003; Otgaar und Patihis 2020; Rubin et al. 2008; Volbert 2004, 2011). Im Gegenteil liegen sogar Befunde vor, denen zufolge posttraumatische Belastungssymptome und die Bewertung eines erlebten sexuellen Missbrauchs als besonders traumatisch mit einer besseren Erinnerung einhergehen (Alexander et al. 2005). Gleichwohl unterliegen auch traumatische Erfahrungen üblichen gedächtnispsychologischen Prozessen, sodass einzelne Details mit der Zeit verzerrt bzw. fehlerhaft erinnert oder vergessen werden können (Strange und Takarangi 2015). Zudem kann eine besondere Stressreaktion zum Erlebniszeitpunkt die Wahrnehmung auf Kosten einzelner Details fokussieren und die Gedächtnisenkodierung beeinträchtigen (Sommer und Gamer 2018). Dies beeinflusst jedoch vor allem die inhaltliche Ausgestaltung der Erinnerung. Eine vollständige psychogene Amnesie, bei der selbst das deklarative Wissen fehlt, dass eine bestimmte traumatische Erfahrung gemacht wurde, ist hingegen äußerst selten (Ehlers et al. 2012). Für die

Konzepte einer systematischen Verdrängung oder Dissoziation von traumatischen Gedächtnisinhalten finden sich dementsprechend bis heute keine überzeugenden Belege (Lynn et al. 2014; McNally 2003, 2004). Vereinzelte Fälle, bei denen auch Missbrauchs- oder Gewalterfahrungen nicht erinnert werden können, sind häufig mit normalpsychologischen Vergessensprozessen erklärbar, z. B. weil die Betroffenen zum Tatzeitpunkt zu jung waren, um eine Erinnerung zu bilden (Clancy und McNally 2005; Goodman et al. 2003; McNally 2007).

Werden Jugendliche und Erwachsene dennoch mit der Auffassung konfrontiert, ihre Probleme könnten eine Folge verdrängter Traumata sein, so liefert dies nicht nur eine Erklärung für eine zuvor nicht verstandene Symptomatik. Sie kann in emotionaler Hinsicht sogar für Entlastung sorgen, da äußere Umstände oder eine konkrete dritte Person für vorhandene Probleme verantwortlich gemacht werden können, und ermöglicht manchen Betroffenen die Erfüllung eines bewussten oder unbewussten Wunsches nach Zuwendung und Anerkennung (Stoffels 2004; s. auch Conway et al. 2004). Wenn darüber hinaus die Hypothese eines nicht mehr erinnerlichen Traumas von Autoritätspersonen wie dem eigenen Psychotherapeuten oder der Psychotherapeutin vorgetragen wird, erlangt diese eine besondere Plausibilität, vor allem wenn sie mehrfach und mit Nachdruck thematisiert wird (Mazzoni et al. 2001). Hat sich auf diesem Wege eine erste Vermutung zu einer plausiblen Annahme oder sogar einer Gewissheit verdichtet, ist aus der Perspektive der Betroffenen nachvollziehbar, dass nach dem eigentlichen Ereignis gesucht wird. Dies gilt umso mehr, wenn von psychotherapeutischer Seite signalisiert wird, dass eine Aufdeckung des Ereignisses mithilfe spezieller Techniken möglich wäre. Diese Techniken sind in der Regel mit der expliziten oder impliziten Aufforderung verbunden, sich bestimmte Geschehnisse bildlich vorzustellen, z. B. Imaginationstechniken, Hypnose oder Konfrontationstechniken wie EMDR. Übersehen wird dabei häufig, dass Menschen nicht nur tatsächlich Erlebtes aufrufen können, sondern auch auf der Basis von Vermutungen oder Überzeugungen mentale Vorstellungen generieren können (De Rivera und Sarbin 1998; Houben et al. 2018; Loftus und Davis 2006; Lynn et al. 2015). Diese Vorstellungen werden mit der Zeit bildhafter, vertrauter, leichter abrufbar und verdichten sich zu ganzen mentalen Episoden, sodass Betroffene im Ergebnis einem Quellenverwechslungsfehler unterliegen. Dabei werden die mentalen Episoden fälschlicherweise für Erinnerungen gehalten, obwohl sie auf den suggestiven Prozess selbst zurückzuführen sind. Dieser Fehler kann durch Bestätigungen von außen begünstigt werden (z. B. durch den Psychotherapeuten oder die Psychotherapeutin), dass es sich um eine erlebnisbasierte Erinnerung handeln muss (Hyman und Loftus 1998; zum Ganzen Loftus 1997; Volbert 2018).

Dass solche suggestiven Prozesse auch bei Erwachsenen zur Ausbildung von Scheinerinnerungen führen können, ist mittlerweile empirisch gut belegt (Oeberst et al. 2021; für Übersichten s. Brewin und Andrews 2017; Muschalla und Schönborn 2021). Zu betonen ist, dass es sich hierbei nicht um eine pathologische Dysfunktion des Gedächtnisses handelt. Vielmehr ist das Phänomen falscher Erinnerungen auf die prinzipiell rekonstruktive Natur von Erinnerungen zurückzuführen (Conway und Pleydell-Pearce 2000; Howe et al. 2017). Es ist davon auszugehen, dass jeder Gedächtnisabruf von aktuellen Stimmungen, Haltungen oder extern erworbenem Zusatzwissen beeinflusst ist, was den Inhalt dieser Erinnerungen verändern oder sogar verfälschen kann. Insofern ist eine Vermischung von Elementen, die auf einem tatsächlichen Erleben beruhen, mit solchen, die intern generiert wurden, nicht ungewöhnlich (Hyman und Kleinknecht 1999). Auch bei der Ausbildung von Scheinerinnerungen in dem obig beschriebenen Prozess geschieht es nicht selten, dass die neu generierten Bilder in ein tatsächlich erlebtes Ereignis eingebettet oder damit verknüpft werden. Insofern wird auch innerhalb der klinischen Psychologie davor gewarnt, Symptome auf ein nicht erinnerliches Trauma zu attribuieren, Patient*innen aufzufordern, sich nicht erinnerliche Traumata vorzustellen, und das so entstandene Material unkritisch als erlebnisbasiert zu akzeptieren (Brewin und Andrews 2017).

In der aussagepsychologischen Begutachtung ist vor diesem Hintergrund zu prüfen, ob sich Hinweise auf einen diskontinuierlichen Erinnerungsverlauf finden lassen, der gedächtnispsychologisch nicht plausibel ist. Ähnlich wie bei Kindern ist dafür die Aussagegeschichte zu rekonstruieren.

> Für einen suggestiven Verlauf bei Jugendlichen/Erwachsenen spricht,
> - wenn zunächst keine Erinnerungen an ein traumatisches Ereignis bestanden haben und auch ein diesbezügliches deklaratives Wissen fehlte,
> - dann die Vermutung aufkam, dass Symptome auf ein nicht erinnerliches Trauma zurückzuführen sein könnten,
> - und auf dieser Basis eine aktive Suche nach Erinnerungen in Gang gesetzt wurde,
> - wobei über einen längeren Zeitraum suggestionsförderliche Techniken angewendet wurden und
> - zunächst nur vage Vorstellungen sich zu bildlichen und umfangreichen Episoden verdichteten.

Häufig kommt es zu einer Interaktion von fremd- mit autosuggestiven Faktoren, z. B. wenn Patient*innen bereits im Vorfeld einer Psychotherapie davon ausgehen, dass ihre Symptome mit einem nicht erinnerlichen Trauma zusammen hängen könnten (Rubin und Boals 2010). Prinzipiell sind solche Verläufe aber auch rein autosuggestiv möglich, z. B. indem sich eigeninitiativ intensiv mit dem Thema sexueller Missbrauch auseinandergesetzt wird.

Dabei dürfen wiederentdeckte Erinnerungen nicht automatisch mit falschen Erinnerungen gleichgesetzt werden. So kann es im Falle von einmaligen, verhältnismäßig leichten Übergriffen zu einem zeitweiligen Vergessen von Missbrauchserlebnissen kommen (Schooler et al. 1997; Shobe und Schooler 2001). Dies ist vor allem der Fall, wenn erinnerungsauslösende Faktoren zuvor fehlten und das Ereignis zum Erlebniszeitpunkt nicht als traumatisch erfahren bzw. der sexuelle Charakter der Handlung nicht begriffen wurde (McNally und Geraerts 2009). In solchen Fällen kann es ebenfalls zu Wiedererinnerungen kommen, die jedoch zumeist spontan erfolgen, ohne dass eine explizite Suche erfolgte.

7.5.3 Bewertung der Suggestionshypothese

Wenn eine sorgfältige Rekonstruktion der Aussagegeschichte Hinweise auf einen suggestiven Verlauf ergibt, kann die Suggestionshypothese nicht zurückgewiesen werden. Es ist wiederum darauf hinzuweisen, dass es insbesondere bei Kindern auch im Falle eines Erlebnishintergrunds zu suggestiven Prozessen kommen kann, die die Aussage jedoch kontaminiert haben, sodass sowohl ein erlebnisbasierter als auch ein suggestiver Hintergrund theoretisch möglich ist. Insofern ist auch hier der aussagepsychologische Schluss nicht gleichzusetzen mit einem positiven Beleg für die Suggestionshypothese, der aber in Einzelfällen bei objektiv unmöglichen oder psychologisch fernliegenden Aussageelementen diskutiert werden kann.

Exkurs: Die fachgerechte Befragung – Voraussetzung für eine qualifizierte Beurteilung

Eine fachgerechte Befragung der zu begutachtenden Person ist elementarer Bestandteil einer aussagepsychologischen Begutachtung, da sie die Voraussetzungen für eine qualifizierte Analyse der Aussage ist. Dabei ist es Aufgabe des*der Sachverständigen, ein Befragungssetting herzustellen, das den Personen mit Erlebnishintergrund eine möglichst valide Reproduktion ihrer Erinnerungen an das Erlebte ermöglicht. Gleichzeitig stellt dies eine erhebliche Herausforderung für die Sachverständigen dar, zumal einige aussagende Personen zunächst motivationale und kognitive Hindernisse überwinden müssen, bevor sie eine verwertbare Aussage produzieren. Dies gilt vor allem für Kinder und wenn die Aussage – wie häufig der Fall – eine Sexualstraftat behandelt (zusammenfassend für die optimale Befragung von Kindern siehe Brubacher et al. 2019; Niehaus et al. 2017; Lamb et al. 2008). In der Befragung müssen Sachverständige

- den Erinnerungsabruf der zu begutachtenden Person über den gesamten Befragungsverlauf bestmöglich anregen,
- insbesondere die relevanten Teile der Aussage möglichst genau explorieren,
- dabei jedoch auf jegliche Befragungstechnik verzichten, die eine suggestive bzw. beeinflussende Wirkung haben könnte.

Konkret zeichnet sich eine fachgerechte Befragung durch drei zentrale Aspekte aus: Transparenz, sozioemotionale Unterstützung und Förderung des eigenständigen Abrufs.

- *Transparenz* einer Befragung stellen Sachverständige her, indem sie über Hintergrund, Ablauf und Freiwilligkeit der Befragung informieren sowie über die Tatsache, dass sie zwar der Schweigepflicht unterliegen, dem*der Auftraggeber*in aber Bericht erstatten müssen.
- Durch *sozioemotionale Unterstützung* der zu begutachtenden Person soll dieser ermöglicht werden, über potenziell aversive, ängstigende oder schambesetzte Inhalte zu sprechen. Bei aussageambivalenten Personen ist dem Aufbau von Rapport und unterstützendem Verhalten von Beginn an Aufmerksamkeit zu widmen, da sie sich sonst noch mehr verschließen (Hershkowitz et al. 2006). Untersuchungen zeigen, dass unsystematisch, also sachverhaltsunabhängig eingesetzte sozioemotionale Unterstützung bei Erwachsenen und Kindern zu einer verringerten Suggestibilität und zu einer Verbesserung der Aussageleistung beiträgt (Saywitz et al. 2019; Vallano und Compo 2011).
- Zur Förderung des eigenständigen Abrufs sind Sachverständige angehalten, vor allem auf offene Fragen, Erzählaufforderungen und aktives Zuhören zurückzugreifen sowie ausreichend Zeit für den Erinnerungsabruf zu lassen. Je stärker geschlossene Fragen verwendet werden, desto mehr werden die zu begutachtenden Personen vom eigenständigen Erinnerungsabruf abgebracht, was sich negativ auf die Detailliertheit und Korrektheit der Aussage auswirken kann (Brubacher et al. 2019). Zudem bergen geschlossene Fragen die Gefahr der suggestiven Beeinflussung (Howe et al. 2017). Müssen spezifische Aspekte des Geschehens erfragt werden, sollte die Befragung trichterförmig erfolgen. Dabei wird mit offenen Fragen begonnen. Nur wenn es nötig ist, sollten die folgenden Fragen dann schrittweise graduell spezifiziert werden.

7.6 Abschließende Beurteilung

Am Schluss eines aussagepsychologischen Gutachtens sind die Ergebnisse der jeweiligen Prüfprozesse zu integrieren. Hierfür ist die Leitfrage der aussagepsychologischen Begutachtung zu beantworten: Könnte die aussagende Person mit den gegebenen individuellen Voraussetzungen unter den gegebenen Befragungsumständen und unter Berücksichtigung der im konkreten Fall möglichen Einflüsse von Dritten diese spezifische Aussage machen, ohne dass sie auf einem realen Erlebnishintergrund basiert (Volbert 1995)? Wie bereits dargelegt, gilt die Wahrannahme erst dann als belegt, wenn alle relevanten Gegenhypothesen mit hinreichend hoher Wahrscheinlichkeit zurückgewiesen werden können. Im Falle der Falschbezichtigungshypothese ist dies der Fall, wenn die Aussagequalität so hoch ist, dass sie die aussagende Person unter den situativen Gegebenheiten nicht auch hätte erfinden können. Die Suggestionshypothese kann verworfen werden, wenn sich ein kontinuierlicher Erinnerungsprozess nachzeichnen lässt und keine relevanten suggestiven Einflüsse erkennbar sind.

7

Literatur

Alexander KW, Quas JA, Goodman GS, Ghetti S, Edelstein RS, Redlich AD, Cordon IM, Jones DPH (2005) Traumatic impact predicts long-term memory for documented child sexual abuse. Psychol Sci 16(1):33–40. https://doi.org/10.1111/j.0956-7976.2005.00777.x

Amado BG, Arce R, Farina F (2015) Undeutsch hypothesis and criteria based content analysis: a meta-analytic review. Eur J Psychol Appl Legal Context 7:3–12. https://doi.org/10.1016/j.ejpal.2014.11.002

Amado BG, Arce R, Fariña F, Vilariño M (2016) Criteria-Based Content Analysis (CBCA) reality criteria in adults: a meta-analytic review. Int J Clin Health Psychol 16(2):201–210. https://doi.org/10.1016/j.ijchp.2016.01.002

Arntzen F (1970) Psychologie der Zeugenaussage – System der Glaubhaftigkeitsmerkmale, 1. Aufl. Beck, Munchen

Arntzen F (2011) Psychologie der Zeugenaussage – System der Glaubhaftigkeitsmerkmale, 5. Aufl. Beck, Munchen

Barton S (2018) Benötigen wir psychologische Sachverständige für die Glaubhaftigkeitsbeurteilung? In: Barton S, Dubelaar M, Kölbel R, Lindemann M (Hrsg) Vom hochgemuten, voreiligen Griff nach der Wahrheit. Nomos, Baden-Baden, S 9–30. https://doi.org/10.5771/9783845290805-199

Böhm C, Lau S (2005) Persönlichkeitsstörungen: Entwicklungspsychopathologie und Aussagepsychologie. In: Dahle K-P, Volbert R (Hrsg) Entwicklungspsychologische Aspekte der Rechtspsychologie. Hogrefe, Berlin, S 330–343

Brewin CR, Andrews B (2017) Creating memories for false autobiographical events in childhood: a systematic review. Appl Cogn Psychol 31(1):2–23. https://doi.org/10.1002/acp.3220

Bruck M, Ceci SJ (1999) The suggestibility of children's memory. Annu Rev Psychol 50:419–439. https://doi.org/10.1146/annurev.psych.50.1.419

Brubacher SP, Peterson C, La Rooy D. Dickinson, JJ, Poole DA (2019) How children talk about events: Implications for eliciting and analyzing eyewitness reports Developmental Review 51:70–89. https://doi.org/10.1016/j.dr.2018.12.003

Ceci SJ, Bruck M (1993) Suggestibility of the child witness: a historical review and synthesis. Psychol Bull 113(3):403–439. https://doi.org/10.1037/0033-2909.113.3.403

Ceci SJ, Hritz A, Royer C (2016) Understanding suggestibility. In: Forensic interviews regarding child sexual abuse. Springer International Publishing, Cham, S 141–153. https://doi.org/10.1007/978-3-319-21097-1_8

Clancy SA, McNally RJ (2005) Who needs repression? Normal memory processes can explain forgetting of childhood sexual abuse. Sci Rev Mental Health Pract 4(2):66–73. https://psycnet.apa.org/record/2008-00021-009

Conway MA, Pleydell-Pearce CW (2000) The construction of autobiographical memories in the self-memory system. Psychol Rev 107(2):261–288. http://www.ncbi.nlm.nih.gov/pubmed/10789197

Conway MA, Meares K, Standart S (2004) Images and goals. Memory 12(4):525–531. https://doi.org/10.1080/09658210444000151

De Rivera J, Sarbin TR (1998) Believed-in imaginings: the narrative construction of reality. 345. https://www.apa.org/pubs/books/431718A?tab=2

De Zutter AWEA, Horselenberg R, van Koppen PJ (2018) Motives for filing a false allegation of rape. Arch Sex Behav 47(2):457–464. https://doi.org/10.1007/s10508-017-0951-3

Dettenborn H, Fröhlich H-H, Szewczyk H (1984) Forensische Psychologie. Ein Lehrbuch der gerichtlichen Psychologie für Juristen, Kriminalisten,

Psychologen, Pädagogen und Mediziner. VEB Deutscher Verlag der Wissenschaften, Berlin

Ehlers A, Ehring T, Kleim B (2012) Information processing in posttraumatic stress disorder. Oxford University Press, Oxford. https://doi.org/10.1093/oxfordhb/9780195399066.013.0014

Erdmann K, Volbert R, Böhm C (2004) Children report suggested events even when interviewed in a non-suggestive manner: what are its implications for credibility assessment? Appl Cogn Psychol 18(5):589–611. https://doi.org/10.1002/acp.1012

Entwicklungsgerechte Befragung von Kindern in Strafverfahren

Fiedler K, Schmid J (1999) Gutachten über Methodik für psychologische Glaubwürdigkeitsgutachten. Praxis Rechtspsychol 9(2):5–45

Goodman GS, Ghetti S, Quas JA, Edelstein RS, Alexander KW, Redlich AD, Cordon IM, Jones DPH (2003) A prospective study of memory for child sexual abuse: new findings relevant to the repressed-memory controversy. Psychol Sci 14(2):113–118. https://doi.org/10.1111/1467-9280.01428

Greuel L (2009) Was ist Glaubhaftigkeitsbegutachtung (nicht)? Zum Problem der Dogmatisierung in einem wissenschaftlichen Diskurs. Kindesmisshandlung Vernachlässigung 12:70–89

Greuel L, Offe S, Fabian A, Wetzels P, Fabian T, Offe H, Stadler M (1998) Glaubhaftigkeit der Zeugenaussage. Beltz, Weinheim

Hershkowitz I, Orbach Y, Lamb M, Sternberg K, Horowitz D (2006) Dynamics of Forensic Interviews with Suspected Abuse Victims Who Do Not Disclose Abuse. Child Ab Negl 30(7): 753–769. https://doi.org/10.1016/j.chiabu.2005.10.016

Houben STL, Otgaar H, Roelofs J, Merckelbach H (2018) Lateral eye movements increase false memory rates. Clin Psychol Sci 6(4):610–616. https://doi.org/10.1177/2167702618757658

Howe ML, Knott LM, Conway MA (2017) Memory and miscarriages of justice. Psychology Press, London. https://doi.org/10.4324/9781315752181

Hyman IE, Kleinknecht EE (1999) False childhood memories: research, theory, and applications. In: Williams LM, Banyard VL (Hrsg) Trauma and memory. SAGE, Thousand Oaks, S 175–188

Hyman IE, Loftus EF (1998) Errors in autopbiographical memory. Clin Psychol Rev 18(8):933–947. https://doi.org/10.1016/S0272-7358(98)00041-5

Kanin EJ (1994) False rape allegations. Arch Sex Behav 23(1):81–92. https://doi.org/10.1007/BF01541619

Kendall-Tackett K (2012) The long-term health effects of child sexual abuse. In: Goodyear-Brown P (Hrsg) Handbook of child sexual abuse: identification, assessment, and treatment. Wiley, Hoboken, S 49–67

Köhnken G (1990) Glaubwürdigkeit. Psychologie Verlags Union, Weinheim

Köhnken G (2007) Fehlerquellen in aussagepsychologischen Gutachten. In: Deckers R, Köhnken G (Hrsg) Die Erhebung von Zeugenaussagen im Strafprozess. Berliner Wissenschaftsverlag, Berlin

Lamb ME, Hershkowitz I, Orbach Y, Esplin PW (2008) Tell me what happened. Wiley-Blackwell, Oxford. https://doi.org/10.1002/9780470773291

Lange T, Bell R, Buchner A (2020) Differential mnemonic consistency differs between experienced and fabricated incidents experienced and fabricated incidents. Psychol Crime Law 1–16. https://doi.org/10.1080/1068316X.2020.1744601

Lau S, Böhm C, Volbert R (2008) Psychische Störung und Aussagetüchtigkeit. Nervenarzt 79(1):60–66. https://doi.org/10.1007/s00115-007-2357-2

Lemaigre C, Taylor EP, Gittoes C (2017) Barriers and facilitators to disclosing sexual abuse in childhood and adolescence: a systematic review. Child Abuse Negl 70:39–52. https://doi.org/10.1016/j.chiabu.2017.05.009

Levine TR (2014) Truth-default theory (TDT). J Lang Soc Psychol 33(4):378–392. https://doi.org/10.1177/0261927X14535916

Loftus EF (1997) Creating false memories. Sci Am 277:70–75. https://doi.org/10.2307/24995913

Loftus EF, Davis D (2006) Recovered memories. Annu Rev Clin Psychol 2:469–498. https://doi.org/10.1146/annurev.clinpsy.2.022305.095315

London K, Bruck M, Ceci SJ, Shuman DW (2005) Disclosure of child sexual abuse: what does the research tell us about the ways that children tell? Psychol Public Policy Law 11(1):194–226. https://doi.org/10.1037/1076-8971.11.1.194

London K, Bruck M, Wright DB, Ceci SJ (2008) Review of the contemporary literature on how children report sexual abuse to others: findings, methodological issues, and implications for forensic interviewers. Memory 16(1):29–47. https://doi.org/10.1080/09658210701725732

Lynn SJ, Lilienfeld SO, Merckelbach H, Giesbrecht T, McNally RJ, Loftus EF, Bruck M, Garry M, Malaktaris A (2014) The trauma model of dissociation: inconvenient truths and stubborn fictions. Comment on Dalenberg et al. (2012). Psychol Bull 140(3):896–910. https://doi.org/10.1037/a0035570

Lynn SJ, Krackow E, Loftus EF, Locke TG, Lilienfeld SO (2015) Constructing the past: problematic memory recovery techniques in psychotherapy. In: Lilienfeld SO, Lynn SJ, Lohr JM (Hrsg) Science and pseudoscience in clinical psychology. The Guilford Press, New York, S 210–244

Maier BG, Niehaus S, Wachholz S, Volbert R (2018) The strategic meaning of CBCA criteria from the perspective of deceivers. Front Psychol 9:855. https://doi.org/10.3389/fpsyg.2018.00855

Mazzoni G, Loftus EF, Kirsch I (2001) Changing beliefs about implausible autobiographical events: a little plausibility goes a long way. J Exp Psychol Appl 7(1):51–59. http://www.ncbi.nlm.nih.gov/pubmed/11577619
McElvaney R (2015) Disclosure of child sexual abuse: delays, non-disclosure and partial disclosure. What the research tells us and implications for practice. Child Abuse Rev 24:159–169. https://doi.org/10.1002/car.2280
McNally RJ (2003) Remembering trauma. Belknap Press/Harvard University Press, Cambridge
McNally RJ (2004) Is traumatic amnesia nothing but psychiatric folklore? Cogn Behav Ther 33(2):97–101. https://doi.org/10.1080/16506070410021683
McNally RJ (2007) Dispelling confusion about traumatic dissociative amnesia. Mayo Clin Proc 82(9):1083–1087. https://doi.org/10.4065/82.9.1083
McNally RJ, Geraerts E (2009) A new solution to the recovered memory debate. Perspect Psychol Sci 4(2):126–134. https://doi.org/10.1146/annurev.psych.50.1.419
McNamara JJ, McDonald S, Lawrence JM (2012) Characteristics of false allegation adult crimes. J Forensic Sci 57(3):643–646. https://doi.org/10.1111/j.1556-4029.2011.02019.x
Muschalla B, Schönborn F (2021) Induction of false beliefs and false memories in laboratory studies – a systematic review. Clin Psychol Psychotherapy cpp.2567. https://doi.org/10.1002/cpp.2567
Niehaus S (2008) Merkmalsorientierte Inhaltsanalyse. In: Volbert R, Steller M (Hrsg) Handbuch der Rechtspsychologie. Hogrefe, Berlin, S 311–321
Niehaus S (2018) Im Interesse kindlicher Opfer. Praxis Rechtspsychol 28(2):99–120
Niehaus S, Volbert R, Fegert J M (2017) Entwicklungsgerechte Befragung von Kindern in Strafverfahren. Springer, Berlin
O'Neal EN, Spohn C, Tellis K, White C (2014) The truth behind the lies: the complex motivations for false allegations of sexual assault. Women Crim Just 24(4):324–340. https://doi.org/10.1080/08974454.2014.890161
Oberlader VA, Naefgen C, Koppehele-Gossel J, Quinten L, Banse R, Schmidt AF (2016) Validity of content-based techniques to distinguish true and fabricated statements: a meta-analysis. Law Hum Behav 40:440–457. https://doi.org/10.1037/lhb0000193
Oberlader VA, Laura Q, Banse R, Volbert R, Schmidt AF, Schönbrodt FD (2021) Validity of content-based techniques for credibility assessment – how telling is an extended meta-analysis taking research bias into account? Appl Cogn Psychol 35(2):393–410. https://doi.org/10.1002/acp.3776
Oeberst A, Madita M, Imhoff R, Blank H (2021) Rich false memories of autobiographical events can be reversed. 118(13):1–8. https://doi.org/10.1073/pnas.2026447118
Offe H (2014) Zum Stellenwert der Aussagemotivation in aussagepsychologischen Gutachten. In: Deckers R, Köhnken G (Hrsg) Die Erhebung und Bewertung von Zeugenaussagen im Strafprozess. Berliner Wissenschaftsverlag, Berlin, S 87–98
Otgaar H, Patihis L (2020) What science tells us about false and repressed memories. Memory. https://doi.org/10.1080/09658211.2020.1870699
Otgaar H, Howe ML, Patihis L, Merckelbach H, Lynn SJ, Lilienfeld SO, Loftus EF (2019) The return of the repressed: the persistent and problematic claims of long-forgotten trauma. Perspect Psychol Sci 14(6):1072–1095. https://doi.org/10.1177/1745691619862306
Otgaar H, Howe M, Dodier O, Lilienfeld S, Loftus E, Lynn S, Merckelbach H, Patihis L (2020) Belief in unconscious repressed memory persists. Perspect Psychol Sci. https://doi.org/10.1177/1745691621990628
Pfister W (2008) Was ist seit BGHSt 45, 164 geschehen? Ein Überblick über die neuere Rechtsprechung des Bundesgerichtshofs zur Beurteilung der Glaubhaftigkeit von Zeugenaussagen. Forens Psychiatr Psychol Kriminol 2(1):3–11. https://doi.org/10.1007/s11757-008-0054-z
Rubin DC, Berntsen D (2007) People believe it is plausible to have forgotten memories of childhood sexual abuse. Psychon Bull Rev 14(4):776–778. https://doi.org/10.3758/BF03196836
Rubin DC, Boals A (2010) People who expect to enter psychotherapy are prone to believing that they have forgotten memories of childhood trauma and abuse. Memory 18(5):556–562. https://doi.org/10.1080/09658211.2010.490787
Rubin DC, Berntsen D, Bohni MK (2008) A memory-based model of posttraumatic stress disorder: evaluating basic assumptions underlying the PTSD diagnosis. Psychol Rev 115(4):985–1011. https://doi.org/10.1037/a0013397
Saywitz KJ, Wells CR, Larson RP, Hobbs SD (2019) Effects of interviewer support on children's memory and suggestibility: systematic review and meta-analyses of experimental research. Trauma Viol Abuse 20(1):22–39. https://doi.org/10.1177/1524838016683457
Schaeffer P, Leventhal JM, Asnes AG (2011) Children's disclosures of sexual abuse: learning from direct inquiry. Child Abuse Negl 35(5):343–352. https://doi.org/10.1016/j.chiabu.2011.01.014
Schooler JW, Bendiksen M, Ambadar Z (1997) Taking the middle line: can we accommodate both fabricated and recovered memories of sexual abuse? In: Conway MA (Hrsg) Recovered memories and false memories. Oxford University Press, Oxford, S 251–292

Schulz-Hardt S, Köhnken G (2000) Wie ein Verdacht sich selbst bestätigen kann: konfirmatorisches Hypothesentesten als Ursache von Falschbeschuldigungen wegen sexuellen Kindesmißbrauchs. Praxis Rechtspsychol 10(1):60–88

Shobe KK, Schooler JW (2001) Discovering fact and fiction: case-based analyses of authentic and fabricated discovered memories of abuse. In: Davies GM, Dalgleish T (Hrsg) Recovered memories. Seeking the middle ground. Wiley, Hoboken, S 95–151

Sommer T, Gamer M (2018) Einfluss traumatischer Ereignisse auf das Gedächtnis. Praxis Rechtspsychol 28(1):97–122

Steller M (1989) Recent developments in statement analysis. In: Yuille JC (Hrsg) Credibility assessment. Kluwer Academic Publishers, Amsterdam, S 135–154

Steller M (2008) Glaubhaftigkeitsbegutachtung. In: Volbert R, Steller M (Hrsg) Handbuch der Rechtspsychologie. Hogrefe, Berlin, S 300–310

Steller M (2020) Stand und Herausforderungen der Aussagepsychologie. Forens Psychiatr Psychol Kriminol. https://doi.org/10.1007/s11757-020-00589-x

Steller M, Böhm C (2008) Glaubhaftigkeitsbegutachtung bei Persönlichkeitsstörungen. Forens Psychiatr Psychol Kriminol 2(1):37–45. https://doi.org/10.1007/s11757-008-0058-8

Steller M, Köhnken G (1989) Criteria-based statement analysis. In: Raskin DC (Hrsg) Psychological methods in criminal investigation and evidence. Springer, New York, S 217–245

Steller M, Volbert R (1999) Forensisch-aussagepsychologische Begutachtung (Glaubwürdigkeitsbegutachtung). Wissenschaftliches Gutachten für den Bundesgerichtshof. Praxis Rechtspsychol 9(2):46–112

Steller M, Volbert R, Wellershaus P (1993) Zur Beurteilung von Zeugenaussagen: Aussagepsychologische Konstrukte und methodische Strategien. In: Montada L (Hrsg) Bericht über den 38. Kongreß der Deutschen Gesellschaft für Psychologie in Trier 1992, Bd 2. Hogrefe, Berlin, S 367–376

Stern W (1904) Die Aussage als geistige Leistung und als Verhörsprodukt (Beiträge zur Psychologie der Aussage). Barth, München

Stoffels H (2004) Pseudoerinnerungen oder Pseudologien? Von der Sehnsucht, Traumaopfer zu sein. In: Vollmoeller W (Hrsg) Grenzwertige psychische Störungen. Thieme, Stuttgart, S 33–45

Strange D, Takarangi MKT (2015) Memory distortion for traumatic events: the role of mental imagery. Front Psychiatry 6:27. https://doi.org/10.3389/fpsyt.2015.00027

Undeutsch U (1967) Beurteilung der Glaubhaftigkeit von Zeugenaussagen. In: Undeutsch U (Hrsg) Handbuch der Psychologie – Forensische Psychologie. Hogrefe, Göttingen, S 26–181

Vallano JP, Compo NS (2011) A comfortable witness is a good witness: rapport-building and susceptibility to misinformation in an investigative mock-crime interview. Appl Cogn Psychol 25(6):960–970. https://doi.org/10.1002/acp.1789

Volbert R (1995) Glaubwürdigkeitsbegutachtung bei Verdacht auf sexuellen Mißbrauch. Z Kinder Jugendlichenpsychiatrie 23:20–26

Volbert R (2004) Beurteilung von Aussagen über Traumata. Huber, München

Volbert R (2005) Die Entwicklung von Aussagefähigkeiten. In: Dahle K-P, Volbert R (Hrsg) Entwicklungspsychologische Aspekte der Rechtspsychologie. Hogrefe, Göttingen, S 241–247

Volbert R (2011) Aussagen über traumatische Erlebnisse. Forens Psychiatr Psychol Kriminol 5(1):18–31. https://doi.org/10.1007/s11757-010-0090-3

Volbert R (2014) Besonderheiten bei der aussagepsychologischen Begutachtung von Kindern. In: Bliesener T, Lösel F, Köhnken G (Hrsg) Lehrbuch der Rechtspsychologie. Huber, München, S 408–421

Volbert R (2015) Gesprächsführung mit von sexuellem Missbrauch betroffenen Kindern und Jugendlichen. In: Fegert JM, Hoffmann U, König E (Hrsg) Sexueller Missbrauch von Kindern und Jugendlichen. Ein Handbuch zur Prävention und Intervention für Fachkräfte im medizinischen, psychotherapeutischen und pädagogischen Bereich. Springer, Berlin, S 185–194

Volbert R (2018) Scheinerinnerungen von Erwachsenen an traumatische Erlebnisse und deren Prüfung im Rahmen der Glaubhaftigkeitsbegutachtung. Praxis Rechtspsychol 28(1):61–96

Volbert R, Dahle K-P (2010) Forensisch-psychologische Diagnostik im Strafverfahren. Hogrefe, Göttingen

Volbert R, Kuhle LF (2019) Sexueller Missbrauch. In: Volbert R, Huber A, Jacob A, Kannegießer A (Hrsg) Empirische Grundlagen der familienrechtlichen Begutachtung. Hogrefe, Göttingen, S 233–262

Volbert R, Steller M (2014) Is this testimony truthful, fabricated, or based on false memory? Eur Psychol 19(3):207–220. https://doi.org/10.1027/1016-9040/a000200

Volbert R, Steller M (2020) Die Begutachtung der Glaubhaftigkeit. In: Venzlaff U, Foerster K, Dreßing H, Habermeyer E (Hrsg) Psychiatrische Begutachtung, 7. Aufl. Urban & Fischer, München

Volbert R, Schemmel J, Tamm A (2019) Die aussagepsychologische Begutachtung: Eine verengte Perspektive? Forens Psychiatr Psychol Kriminol 13(2):108–124. https://doi.org/10.1007/s11757-019-00528-5

vom Schemm K, Dreger B, Köhnken G (2008) Suggestion und konfirmatorisches Testen sozialer Hypo-

thesen in Befragungssituationen. Forens Psychiatr Psychol Kriminol 2(1):20–27. https://doi.org/10.1007/s11757-008-0056-x
Walczyk JJ, Harris LL, Duck TK, Mulay D (2014) A social-cognitive framework for understanding serious lies: activation-decision-construction-action theory. New Ideas Psychol 34:22–36. https://doi.org/10.1016/J.NEWIDEAPSYCH.2014.03.001
Zuckerman M, DePaulo BM, Rosenthal R (1981) Verbal and nonverbal communication of deception. Adv Exp Soc Psychol 14:1–59. https://doi.org/10.1016/S0065-2601(08)60369-X

Zivilrechtliche Fragestellungen (Zivil-, Betreuungs-, Unterbringungsrecht, einschließlich Geschäftsfähigkeit, Testierfähigkeit, Prozessfähigkeit)

Kolja Schiltz, Simon Langgartner und David Schneider

Inhaltsverzeichnis

B. Völlm, B. Schiffer (Hrsg.), *Forensische Psychiatrie*, https://doi.org/10.1007/978-3-662-64465-2_8

Gemeinhin wird der Begriff „forensische Psychiatrie" mit der Tätigkeit von Ärzt*innen für Psychiatrie und Nervenärz*tinnen im Rahmen strafrechtlicher Verfahren oder mit der Behandlung von psychiatrisch erkrankten Menschen in einem Krankenhaus für forensische Psychiatrie gleichgesetzt, was häufig mit verschlossenen Türen oder sogar einem Gefängnis assoziiert wird. Wenngleich der*die psychiatrische Gutachter*in in seiner*ihrer Tätigkeit als Gerichtssachverständige*r sich in vielen Fällen mit strafrechtlichen Fragestellungen auseinanderzusetzen hat, ergeben sich auch in zivilrechtlichen (oder privatrechtlichen) und öffentlich-rechtlichen Verfahren Fragestellungen, die psychiatrischer Beurteilung bedürfen. Letztlich sind diese Fragestellungen insgesamt sogar deutlich häufiger als solche in strafrechtlichen Verfahren. Insbesondere bei Fragen zur Notwendigkeit einer gesetzlichen Betreuung, zur Unterbringung, aber auch bei infrage stehender Geschäfts-, Testier- und Prozessfähigkeit werden regelmäßig psychiatrische Sachverständigengutachten in Auftrag gegeben.

Bei betreuungsrechtlichen Fragen oder Fragen zur Unterbringung geht es für den*die psychiatrisch sachverständige*n Arzt bzw. Ärztin zentral darum, ob eine Person krankheitsbedingt ihre Angelegenheiten nur eingeschränkt besorgen kann oder ob wegen einer psychischen Krankheit eine freiheitsentziehende Maßnahme oder eine Behandlung gegen den Willen einer Person notwendig ist.

Gutachten zur Geschäftsfähigkeit (genauer: zur Geschäftsunfähigkeit) haben die Frage zum Gegenstand, inwieweit die zu beurteilende Person bei möglicherweise vorliegender psychiatrischer Erkrankung durch eine „krankhafte Störung der Geistestätigkeit" (§ 104 BGB) an der „freien Willensbestimmung" gehindert ist oder war. Daraus kann abgeleitet werden, ob eine von ihr vorgenommene rechtliche Handlung Gültigkeit hat, was im Normalfall vorausgesetzt wird, oder ob dies im jeweiligen Spezialfall eben nicht so ist. Abhängig von der Art der rechtlichen Handlung ergeben sich mehrere Unterformen der Geschäftsfähigkeit. Diese umfassen neben der Geschäftsfähigkeit (§ 104 ff. BGB) Testierfähigkeit (§ 2229 BGB), Ehegeschäftsfähigkeit (§ 1304 BGB), Deliktsfähigkeit (§ 827 BGB) und Prozessfähigkeit (§ 52 ZPO). Als Unterformen können diese (aus psychiatrischer Sicht) deshalb bezeichnet werden, weil es inhaltlich um die Frage der freien Willensbestimmung geht, die Beurteilung nach grundsätzlich ähnlichen Kriterien erfolgt und Unterschiede lediglich die juristische Nomenklatur betreffend bestehen.

8

8.1 Die Geschäftsfähigkeit und ihre Unterformen

> In Deutschland gelten grundsätzlich alle erwachsenen Personen als geschäftsfähig. Ab dem 7. Geburtstag bis zum 18. Geburtstag besteht beschränkte Geschäftsfähigkeit.

Beschränkte Geschäftsfähigkeit bedeutet vereinfacht, dass Rechtsgeschäfte von dem*der gesetzlichen Vertreter*in (im Regelfall den Eltern) bewilligt werden müssen. Grundlage für eine psychiatrische Begutachtung der Geschäftsfähigkeit und ihrer Unterformen bieten die §§ 104 ff. BGB. Dort sind die Ausnahmefälle der Geschäfts**unfähigkeit** geregelt.

> Gemäß § 104 BGB sind Personen geschäftsunfähig, die das siebente Lebensjahr noch nicht vollendet haben oder an einer nicht nur vorübergehenden krankhaften Störung der Geistestätigkeit leiden, die zur Aufhebung der freien Willensbestimmung führt oder geführt hat (§ 104 BGB, Abs. 2).

Damit auch Zustände erfasst werden, die gemäß der vorangegangenen Definition „nur vorübergehend“ sind, wurde für diese ein spezifischer weiterer Paragraf ins Bürgerliche Gesetzbuch eingeführt. Gemäß § 105 BGB, Abs. 2 sind auch Willenserklärungen nichtig, wenn sie „im Zustand der Bewusstlosigkeit oder einer vorübergehenden Störung der Geistestätigkeit abgegeben“ werden.

Wenngleich Rechtsgeschäfte, die von geschäftsunfähigen Personen getätigt werden, nichtig sind, ist anzumerken, dass hiervon „geringwertige Geschäfte des täglichen Lebens“ ausgenommen sind. Hierunter wird beispielsweise der Erwerb von Nahrungsmitteln, kosmetischen Artikeln oder Zeitschriften, die zum zeitnahen Verbrauch bestimmt sind, verstanden (MüKoBGB/Spickhoff BGB § 105a Rn. 6–8). Für den*die ärztliche*n Gutachter*in bedeutend ist die Tatsache, dass es eine „allgemeine“ Geschäftsunfähigkeit nicht gibt. Die Geschäftsunfähigkeit ist immer ein konkretes Rechtsgeschäft betreffend zu beurteilen.

Als partiell geschäftsunfähig gelten Personen, bei denen sich eine zum verfahrensgegenständlichen Zeitpunkt bestehende krankhafte Störung ausschließlich auf einen umschriebenen Teilbereich rechtlichen Handelns im Sinne einer *qualitativ-kategorialen* Einteilung auswirkt und daher beschränkt auf diesen Teilbereich eine Geschäftsunfähigkeit besteht. Betroffene Personen sind zum gleichen Zeitpunkt für andere Bereiche rechtlichen Handelns uneingeschränkt geschäftsfähig. Als Prototyp der partiellen Geschäftsunfähigkeit wird in der Literatur häufig das Szenario beschrieben, bei dem eine Person an einem Eifersuchtswahn leidet und deshalb in davon betroffenen Bereichen (z. B. eherechtliche Auseinandersetzungen, Scheidungsverfahren) als (partiell) geschäftsunfähig eingestuft wird (Cording und Nedopil 2014).

Die Komplexität eines Rechtsgeschäfts, eine *quantitativ-dimensionale* Einteilung, wirkt sich gemäß aktueller Rechtsauffassung nicht im Sinne einer „relativen“ Geschäftsunfähigkeit aus (BayObLG NJW 1989, 1678). Begründet wird dies damit, dass auch Personen mit hohem Bildungsstand, die sicherlich als geschäftsfähig anzusehen sind, nicht alleine in der Lage sind, komplexe Rechtsgeschäfte vollständig zu durchschauen. Vielmehr holen sie bei komplexeren Rechtsgeschäften den Rat von Expert*innen (Steuerberater*innen, Anwält*innen o. ä.) ein (Cording und Nedopil 2014). Weiterhin hätte eine solche relative Geschäftsunfähigkeit zur Folge, dass die Rechtssicherheit im Geschäftsverkehr eindeutig leiden würde, da alle Geschäfte auf das Verhältnis ihrer Komplexität zur Auffassungsfähigkeit der Geschäftspartner*innen zu prüfen wären, bevor man sich ihrer Gültigkeit sicher sein könnte.

Entsprechende psychiatrische Fragestellungen ergeben sich in der Praxis zumeist in Verfahren, bei denen es um Vermögensangelegenheiten geht. Am häufigsten ist von dem*der psychiatrischen Gutachter*in die Frage zu beantworten, ob eine Person zum Zeitpunkt eines Vertragsabschlusses geschäftsunfähig war oder nicht. Die Frage der Testierfähigkeit stellt sich regelmäßig bei Nachlassverfahren, wenn von einer Partei, häufig posthum, die Wirksamkeit einer Testamentserstellung angefochten wird. Gutachten zur Ehegeschäftsfähigkeit, Deliktsfähigkeit und Prozessfähigkeit sind in der gutachterlichen Praxis verhältnismäßig seltener. Von großer praktischer Bedeutung ist bei entsprechenden Gutachten, dass in zivilrechtlichen Verfahren Sachverhalte „bewiesen“ werden müssen. Die „Möglichkeit“ oder „überwiegende Wahrscheinlichkeit“, dass ein Sachverhalt zutrifft, reicht hier nicht aus. Als „bewiesen“ gelten Sachverhalte, wenn ein „Grad der Gewissheit, der keine vernünftigen Zweifel zulässt“, besteht. Zivilrechtliche Verfahren unterscheiden sich in diesem Punkt also maßgeblich von strafrechtlichen Verfahren, wo der Grundsatz „in dubio pro reo“ gilt.

Die Beurteilung der Geschäftsfähigkeit durch die*den medizinische*n Sachverständige*n erfolgt im Zivilrecht auf zwei Ebenen, analog zur Beurteilung der §§ 20, 21 StGB im Strafrecht. Das Grundprinzip ist das gleiche. Allerdings weichen die Begriffe voneinander ab, beispielsweise wenn im Gegensatz zu den Eingangsmerkmalen gemäß § 20 StGB in § 104 BGB von „krankhafter Störung der Geistestätigkeit" die Rede ist.

Die Beurteilung der Geschäftsfähigkeit erfolgt auf zwei Beurteilungsebenen:
- Feststellung, ob zum verfahrensgegenständlichen Zeitpunkt ein krankhafter Zustand vorlag
- Beurteilung, inwieweit sich die konkrete Psychopathologie zu diesem Zeitpunkt auf die freie Willensbestimmung ausgewirkt hat

8.1.1 Erste Beurteilungsebene

Auf der ersten Ebene ist festzustellen, ob zum verfahrensgegenständlichen Zeitpunkt ein krankhafter Zustand vorlag, der einem rechtlichen Krankheitsbegriff zugeordnet werden kann. Dies hat den Zweck, zuerst festzustellen, ob zum verfahrensgegenständlichen Zeitpunkt überhaupt eine krankhafte Störung mit einem Ausprägungsgrad vorlag, die Einschränkungen der Geschäftsfähigkeit vorstellbar macht. Konkrete diagnostische Zuordnungen unter Verwendung gängiger Diagnostikmanuale (ICD-10/-11, DSM-5) spielen hierbei keine Rolle. Es geht weniger um ätiologische Gesichtspunkte als um die Feststellung psychopathologisch-syndromaler Einschränkungen, um davon Auswirkungen auf die Geschäftsfähigkeit abzuleiten. Krankheitsbilder, die aus psychiatrischer Sicht als krankhafte Störung der Geistestätigkeit einzuordnen sind, umfassen grundsätzlich klassisch organisch bedingte Störungen, Intoxikationen, Erkrankungen aus dem schizophrenen Formenkreis, affektive Störungen mit stärkerer Ausprägung und Intelligenzminderungen (Saß und Cording 2021). Dass Störungen aus anderen Bereichen als krankhafte Störung im Sinne des § 104 BGB einzuordnen sind, ist die Ausnahme, kann im Einzelfall gut begründet jedoch zutreffend sein. So sind beispielsweise Persönlichkeitsstörungen und Abhängigkeitserkrankungen hier nur dann zu verorten, wenn sie einen Störungsgrad aufweisen, der beispielsweise einem psychotischen Zustand oder einer tiefgreifenden Veränderung der Persönlichkeit gleicht. Auf der ersten Beurteilungsebene darf abschließend nicht übersehen werden, dass es sich bei einer „krankhaften Störung der Geistestätigkeit" um einen Rechtsbegriff handelt, der letztlich juristischer Würdigung bedarf (Cording und Saß 2017).

8.1.2 Zweite Beurteilungsebene

Auf der zweiten Beurteilungsebene folgt dann eine fallspezifische und individuelle Beurteilung, inwieweit sich eine *konkrete Psychopathologie zum verfahrensgegenständlichen Zeitpunkt* auf die freie Willensbestimmung ausgewirkt hat oder nicht. Als geschäftsunfähig gilt eine Person, bei der krankheitsbedingt eine Aufhebung der freien Willensbestimmung besteht. Unter einer Aufhebung der freien Willensbestimmung wird verstanden, „wenn jemand nicht imstande ist, seinen Willen frei und unbeeinflusst von der vorliegenden Geistesstörung zu bilden und nach den gewonnenen Erkenntnissen zu handeln" (MüKoBGB/Spickhoff BGB § 104 Rn. 47–49). Freie Willensbestimmung bedeutet, dass eine Entscheidung frei von Einflüssen Dritter, infolge einer Abwägung des Für und Wider und in Kenntnis der für die Entscheidung wesentlichen Gesichtspunkte getroffen werden kann. Die Person muss imstande sein, sich an wesentliche Sachverhalte und Ereignisse zu erinnern, wesentliche Informationen aufzunehmen und zu verarbeiten und Zusammenhänge zu erfassen. Im Abschnitt der zweiten Beurteilungsebene verbieten sich Pauschalformulierungen selbst in Fällen, in denen eine Geschäftsunfähigkeit offensichtlich zu sein scheint. So muss die Aufhebung der freien Willensbestimmung selbst bei einer schweren Demenz von einer konkreten Psychopathologie abgeleitet und begründet werden. Wenn dies nicht erfolgt, ist ein Gutachten rechtlich nicht bindend (BayObLG 05.12.1991, NjW 1992, 2100). Auch ist es notwendig, einen kausalen Zusammenhang zwischen der Psychopathologie und der Beeinträchtigung einer betroffenen Person beim verfahrensgegenständlichen Rechtsgeschäft zu begründen. Die alleinige Feststellung einer wahnhaften Symptomatik reicht also nicht aus, um von einer Aufhebung der freien Willensbestimmung auszugehen. So können wahnhafte Personen in Bereichen, die vom Wahn nicht betroffen sind, durchaus normal und vernünftig denken und handeln (BayObLGZ 1999, 205, 209).

Für die*den psychiatrische*n Sachverständige*n ist es zudem von Bedeutung, dass aus einer irrationalen Entscheidung per se eine Geschäftsunfähigkeit nicht abgeleitet werden kann. Es ist vielmehr von Bedeutung, ob die betroffene Person krankheitsbedingt nicht die kognitiven Fähigkeiten hatte, die für die freie Willensbestimmung notwendig sind. Ob vorhandene Fähigkeiten auch angewendet wurden, ist letztlich unerheblich. Eine geschäftsunfähige Person kann rationale Entscheidungen treffen und dennoch als geschäftsunfähig eingeordnet werden. Eine geschäftsfähige Person kann dagegen auch von außen betrachtet irrational erscheinende Entscheidungen treffen, ohne dass hieraus auf eine Geschäftsunfähigkeit geschlossen werden kann (Cording und Nedopil 2014; Cording und Saß 2017).

8.1.3 Prozessfähigkeit

Analog zur Verhandlungsfähigkeit im Strafrecht gibt es im Zivilrecht den Begriff der Prozessfähigkeit. Im Grunde handelt es sich um die Fähigkeit, seine Interessen in einem Zivilverfahren ausreichend wahrnehmen zu können. Sie ist in der Zivilprozessordnung geregelt (§ 52 Abs. 1 ZPO). Demnach ist eine Person dann prozessfähig, wenn sie sich durch Verträge verpflichten kann. Analog zur Geschäftsunfähigkeit sollen durch die Feststellung der Prozessunfähigkeit ebenfalls Personen geschützt werden, die den Anforderungen an die Interessenvertretungen in einem Zivilverfahren nicht gewachsen sind. Von Bedeutung ist die Prozessfähigkeit deshalb, weil Klagen von und gegen Personen, die nicht prozessfähig sind, nur über eine gesetzliche Vertretung (beispielsweise Betreuer*in oder Bevollmächtigte) möglich sind. Wenn Eile besteht, kann durch das Gericht auf Antrag ein*e Prozesspfleger*in bestellt werden (§ 57 ZPO).

Die Prozessfähigkeit ist insbesondere im Fall von akut exazerbierten psychiatrischen Erkrankungen zu prüfen. Hier ist an Fälle zu denken, in denen aufgrund von Krankheitssymptomen Ansprüche gegen andere geltend gemacht werden. Von sachverständiger Seite muss bei Fragen zur Prozessfähigkeit nach dem grundsätzlich anzuwendenden zweistufigen Schema geprüft werden, ob 1) eine Erkrankung vorliegt und ob diese 2) mit der Fähigkeit der betroffenen Person interferiert, ihre Interessen in der zivilrechtlichen Auseinandersetzung adäquat wahrzunehmen.

Der partiellen Geschäftsunfähigkeit entsprechend kann auch eine partielle Prozessunfähigkeit vorliegen, die sich dann auf bestimmte Angelegenheiten beschränkt, während in allen anderen Bereichen Prozessfähigkeit besteht.

Personen, die geschäftsunfähig sind (§ 104 BGB), sind auch prozessunfähig. Liegt nur eine „vorübergehende Störung der

Geistestätigkeit“ (§ 105 BGB) vor, so sind sie nur für den Zeitraum des Vorliegens dieser Störung und deren Auswirkungen prozessunfähig.

8.2 Betreuungsrechtliche Fragestellungen

8.2.1 Rechtliche Betreuung

Nach umfangreicher Reform im Jahre 1992 sind an die Stelle von Entmündigung und Vormundschaft Unterstützung, Schutz und Hilfe von hilfsbedürftigen Erwachsenen getreten, welche aufgrund einer psychischen Krankheit oder einer körperlichen, geistigen oder seelischen Behinderung nicht mehr in der Lage sind, ihre Angelegenheiten ganz oder teilweise selbst zu besorgen. Diesen soll im Bedarfsfall durch die Einrichtung einer rechtlichen Betreuung Unterstützung zukommen.

Eine Einrichtung einer rechtlichen Betreuung kann von den Betroffenen selbst, durch Dritte oder „von Amts wegen“ angeregt werden. Sofern die Voraussetzungen für die Einrichtung einer Betreuung erfüllt sind, kann das Gericht eine*n gesetzliche*n Betreuer*in bestellen und genau festlegen, in welchen Aufgabenbereichen diese*r den*die Betreute*n vertritt.

Für die Einrichtung einer rechtlichen Betreuung müssen folgende Voraussetzungen erfüllt sein:

Voraussetzungen für eine rechtliche Betreuung

1. Volljährigkeit und Vorliegen einer der folgenden Störungen:
   - Psychische Krankheit
   - Geistige Behinderung
   - Seelische Behinderung
   - Körperliche Behinderung
2. Der*die Betroffene kann aufgrund einer dieser Störungen seine*ihre Angelegenheiten nicht selbst besorgen.

Typische Aufgabenkreise sind
- Gesundheitssorge
- Vermögenssorge
- Aufenthaltsbestimmung
- Vertretung gegenüber Behörden bzw. Gerichten

Für die gerichtliche Anordnung einer Betreuung gibt es mehrere Voraussetzungen, die in § 1896 BGB geregelt sind:

1. Der*die Betroffene muss volljährig sein und unter einer psychischen Störung leiden, welche einer der folgenden im Gesetzestext (§ 1896, Abs. 1 BGB) genannten Störungen zuzuordnen ist:

   „**Psychische Krankheit**“: Hierunter fallen organische, also körperlich begründbare Erkrankungen (z. B. die Anti-NMDA-Rezeptor-Enzephalitis) und nichtorganische schizophrene oder affektive Erkrankungen (z. B. paranoide Schizophrenie, manische Episode), aber auch Abhängigkeitserkrankungen und Persönlichkeitsstörungen (sofern dadurch die soziale und berufliche Funktions-/Leistungsfähigkeit derart stark beeinträchtigt wird wie bei schweren psychischen Störungen).

   „**Geistige Behinderung**“: Hiermit sind angeborene bzw. während der Geburt oder durch frühkindliche Hirnschädigung entstandene Intelligenzminderungen gemeint.

   „**Seelische Behinderung**“: Anhaltende psychische Beeinträchtigungen, welche als Folge von psychischen Erkrankungen entstanden sind, wie z. B. das schizophrene Residuum, aber auch Auswirkungen des geistigen Abbaus im Alter werden unter „Seelische Behinderung“ subsumiert.

„Körperliche Behinderung“: Auch körperliche Einschränkungen, welche zu einem Verlust oder einer Verminderung der Fähigkeit führen, eigene Angelegenheiten zu besorgen, stellen eine Grundlage für die Einrichtung einer Betreuung dar.

2. Der*die Betroffene ist wegen einer der unter § 1896, Abs. 1 BGB genannten Störungen nicht in der Lage, seine*ihre Angelegenheiten ganz oder teilweise zu besorgen.
3. Ein*e Betreuer*in darf nur für Aufgabenkreise bestellt werden, in denen die Betreuung erforderlich ist und keine ausreichenden vorrangigen anderen Hilfen zur Verfügung stehen (Erforderlichkeitsgrundsatz). Typische Aufgabenkreise sind die Gesundheitssorge, Vermögenssorge, Aufenthaltsbestimmung und Vertretung gegenüber Behörden bzw. Gerichten. Sofern hier Angelegenheiten zu besorgen sind, welche nicht mit Hilfe und Unterstützung von Einrichtungen wie z. B. den sozialpsychiatrischen Diensten oder ambulanten Hilfsdiensten erledigt werden können und keine Familienangehörigen, Vertrauten oder Freund*innen zur Verfügung stehen, ist die Bestellung eines Betreuers bzw. einer Betreuerin erforderlich. Sobald die Voraussetzungen der Betreuung nicht mehr gegeben sind, muss die Betreuung wieder aufgehoben werden.

> Gegen den *freien* Willen eines*einer Erwachsenen darf kein*e Betreuer*in bestellt werden.

Die Anregung der Betreuung kann – unabhängig von der Geschäftsfähigkeit – durch den*die Betroffene*n selbst, durch Dritte (z. B. Familienangehörige, Bekannte, Nachbar*innen und Behörden) oder durch das Betreuungsgericht erfolgen. Sofern ausschließlich eine körperliche Behinderung vorliegt, kann der*die Betroffene nur auf eigene Anregung eine Betreuung erhalten.

Das Gesetz ermöglicht so bei der Betreuungseinrichtung ein abgestuftes Vorgehen, welches je nach Schweregrad der vorliegenden psychischen Beeinträchtigung dem*der Betroffenen einen möglichst großen Handlungsspielraum einräumen soll.

Die Prüfung der Betreuungsbedürftigkeit durch das Betreuungsgericht beinhaltet eine persönliche Anhörung der betroffenen Person. Stimmt der*die einwilligungsfähige Betroffene einer Betreuung zu und wurde diese von ihm*ihr beantragt, ist ein ärztliches Zeugnis ausreichend, wenn er*sie auf eine Begutachtung verzichtet. Alternativ kann unter Zustimmung des*der Betroffenen ein ärztliches Gutachten des Medizinischen Dienstes der Krankenversicherung verwendet werden, wenn daraus hervorgeht, dass aufgrund einer psychischen Krankheit oder einer geistigen oder seelischen Behinderung die Voraussetzungen für die Bestellung eines Betreuers oder einer Betreuerin erfüllt sind.

In allen anderen Fällen muss vor der Bestellung eines Betreuers oder einer Betreuerin ein Sachverständigengutachten über die Notwendigkeit der Maßnahme eingeholt werden (§ 280 FamFG Einholung eines Gutachtens), da gegen den freien Willen eines*einer Erwachsenen keine Betreuung eingerichtet werden darf (§ 1896 Abs. 1a BGB). Ohne die Zustimmung des*der Betroffenen kann das Betreuungsgericht nur dann eine*n Betreuer*in bestellen bzw. eine Betreuung einrichten, wenn er*sie sich aufgrund einer psychischen Störung in einem „den freien Willen ausschließenden Zustand“ befindet. Das Gesetz schreibt vor, dass der*die Sachverständige „Arzt für Psychiatrie oder Arzt mit Erfahrung auf dem Gebiet der Psychiatrie“ sein und den*die Betroffene*n persönlich untersuchen oder befragen muss (§ 280 FamFG, Einholung eines Gutachtens).

Im Gutachten zu adressierende Fragen

Das Gutachten muss laut Gesetz zu folgenden Fragen Stellung beziehen:
1. Krankheitsbild einschließlich Krankheitsentwicklung
2. Durchgeführte Untersuchungen und diesen zugrunde gelegte Forschungserkenntnisse
3. Körperlicher und psychiatrischer Zustand des*der Betroffenen
4. Umfang des Aufgabenkreises des Betreuers bzw. der Betreuerin
5. Voraussichtliche Dauer der Maßnahme

Der*die psychiatrische Sachverständige muss neben der sorgfältigen diagnostischen Einordnung auch den Schweregrad der vorliegenden psychischen Störung erfassen. Wichtig ist, die konkreten psychopathologischen Symptome des zugrunde liegenden Erkrankungsbildes herauszuarbeiten und deren Auswirkungen und Ausmaß der Beeinträchtigungen auf die psychosoziale Funktionsfähigkeit des*der Betroffenen darzulegen. Keinesfalls darf die Feststellung des*der Sachverständigen über die Notwendigkeit einer Betreuung allein auf der klinischen Diagnosestellung und deren bloßen Zuordnung zu einem der juristischen Begriffe gemäß § 1896 BGB erfolgen. Im Einzelfall müssen folgende Punkte verständlich und nachvollziehbar dargelegt werden (Müller und Nedopil 2017; Dreßing und Habermeyer 2021):

1. Zeitpunkt und Umfang der durchgeführten Untersuchung sowie Angaben weiterer Informationsquellen, auf welche sich das Gutachten stützt
2. Darstellung des verfahrensgegenständlichen Sachverhalts
3. Klinische Diagnose und Zuordnung zu einem der erforderlichen Rechtsbegriffe gemäß § 1896 Abs. 1 BGB: psychische Krankheit, körperliche, geistige oder seelische Behinderung
4. Auswirkungen der psychischen Erkrankung auf die positive und negative Funktions- und Leistungsfähigkeit, bestimmte Angelegenheiten zu regeln
5. Schilderung von Behandlungs- und Rehabilitationsmöglichkeit
6. Erörterung der konkret zu regelnden Aufgabenkreise, falls nach Ansicht des*der Sachverständigen eine Betreuung in Betracht kommt. Dabei sollte i. d. R. an den Aufgabenkreisen Vermögenssorge, Gesundheitsfürsorge und Aufenthaltsbestimmung festgehalten werden. Eine Totalbetreuung sollte so weit als möglich vermieden werden.
7. Erörterung möglicher Alternativen zur Betreuung, z. B. Bevollmächtigung eines*einer Vertrauten
8. Voraussichtliche Dauer der Betreuung. Von Amts wegen wird spätestens nach 7 Jahren überprüft, ob die Betreuung verlängert werden muss oder aufgehoben werden kann.
9. Stellungnahme, ob gesundheitliche Schäden zu befürchten sind, wenn der Gutachteninhalt und der Betreuungsbeschluss dem Betroffenen mitgeteilt werden
10. Optional: Notwendigkeit und voraussichtliche Dauer eines Einwilligungsvorbehalts für bestimmte Aufgabenkreise
11. Optional: Vorliegen der Voraussetzungen für eine Geschäftsunfähigkeit

8.2.2 Einwilligungsvorbehalt

Sofern keine Geschäftsunfähigkeit vorliegt, hindert grundsätzlich weder die Bestellung eines Betreuers oder einer Betreuerin noch eine vorhandene Vorsorgevollmacht den*die Betroffene*n daran, selbstständig gültige Rechtsgeschäfte zu tätigen. Wenn ein*e Betreute*r in einem oder mehreren Aufgabenkreisen nicht imstande ist, selbstverantwortlich zu handeln, und hierdurch eine erhebliche Gefahr für den*die Betreute*n oder sein*ihr Vermögen entsteht, kann für den betroffenen Bereich/Aufgabenkreis ein sogenannter Einwilligungsvorbehalt eingerichtet werden. Dieser muss geeignet sein, die etwaige Gefahr abzuwenden. Häufig werden Einwilligungsvorbehalte für den Bereich Vermögenssorge eingerichtet, wenn sonst das Risiko besteht, dass sich der*die Betreute in seiner*ihrer wirtschaftlichen Existenz gefährdet. Ein häufiges Beispiel in der Praxis ist der Mensch mit bipolar-affektiver Störung, der im Rahmen manischer Episoden Verbindlichkeiten eingeht, die seine finanziellen Möglichkeiten übersteigen. In der Realität stellt sich dies dann so dar, dass Ausgaben, die einen gewissen Betrag überschreiten (beispielsweise 200 €), zunächst schwebend unwirksam sind und erst bei Genehmigung durch den*die Betreuer*in als wirksames Geschäft gelten. Der*die Betreute kann trotz eines Einwilligungsvorbehaltes wirksam Rechtsgeschäfte tätigen, die ihm*ihr lediglich einen rechtlichen Vorteil bringen. Außerdem gilt der*die Betreute trotz des Einwilligungsvorbehaltes für geringfügige Geschäfte des täglichen Lebens als handlungsfähig, z. B. Lebensmitteleinkäufe und ähnliche Bedarfsgegenstände.

8.2.3 Vorsorgevollmacht und Patientenverfügung

Die Erstellung einer Vorsorgevollmacht bietet den Vorteil, dass der*die Betroffene im Vorfeld festlegt, welche Vertrauensperson für den Fall der rechtlichen Betreuungsbedürftigkeit als rechtliche*r Vertreter*in eingesetzt wird. Eine Vorsorgevollmacht kann sich, wie die rechtliche Betreuung auch, auf einzelne oder aber auch alle rechtlichen Angelegenheiten beziehen. Der*die Bevollmächtigte wird in der Regel erst dann aktiv, wenn die betroffene Person nicht mehr in der Lage ist, über die eigenen Angelegenheiten zu entscheiden. Eine Vorsorgevollmacht muss zu einem Zeitpunkt erstellt werden, zu dem keine Beeinträchtigungen der Geschäftsfähigkeit des Vollmachtgebers vorliegen. Laut Urteil des Bundesgerichtshofs ist es jedoch ausreichend, wenn der*die Vollmachtgeber*in nur partiell geschäftsfähig ist. Er*sie muss aber noch erfassen können, welche Auswirkungen das Ausstellen seiner*ihrer Vollmacht hat (Bundesgerichtshof Beschluss vom 29.07.2020, BGH XII ZB 106/20).

Die Patientenverfügung dient dem Zweck, dass der*die Betroffene bei klarem Verstand über seine*ihre Behandlung entscheiden kann, die zu einem späteren Zeitpunkt erfolgen soll, an dem er*sie möglicherweise nicht mehr in der Lage ist, für solche Entscheidungen einen freien Willen zu bilden. Sie soll zu einem Zeitpunkt verfügt werden, zu dem der*die Betroffene noch zu einer freien Willensbestimmung im Stande ist, und damit seinen*ihren Willen auf verschiedene Themen bezogen schriftlich festlegen kann. Ein*e Bevollmächtigte*r oder rechtliche*r Betreuer*in muss dann dem formulierten Willen des*der Betroffenen entsprechend handeln, wenn der*die Betroffene seinen Willen nicht mehr äußern kann.

8.3 Freiheitsentziehende Unterbringung

Jenseits der strafrechtlichen Unterbringung, die z. B. in den §§ 63 ff. StGB geregelt ist, besteht in Deutschland die Möglichkeit der öffentlich-rechtlichen Unterbringung (Psychisch-Kranken-Gesetze der Länder), die bei akuter Eigengefährdung oder akuter Fremdgefährdung angewendet werden kann. Die zivilrechtliche Unterbringung hingegen ist in § 1906 BGB geregelt und kommt nur bei akuter Eigengefährdung, nicht aber bei Fremdgefährdung in Betracht (Pajonk et al. 2020).

Es ist wichtig, sich stets vor Augen zu führen, dass jede Unterbringung gegen den Willen einer Person einen massiven Eingriff in das Grundrecht der „Freiheit der Person" (Art. 2 Abs. 2 Satz 2 und Art. 104 Grundgesetz) und eine Freiheitsberaubung (§ 239 StGB) darstellt, auch wenn diese zum Wohl und der Schadensabwendung der Betroffenen dient. Der Nutzen der Schadensabwendung mittels einer solchen ungewollten Unterbringung muss für den*die psychisch Kranke*n in einem angemessenen Verhältnis stehen (Verhältnismäßigkeitsgrundsatz) (Schalast 2014).

Die Unterbringung dient in erster Linie der Gefahrenabwehr und stellt an sich keine therapeutische Intervention dar, bietet dem*der Betroffenen jedoch einen situativen Rahmen, in dem er*sie sich auf ein Therapieangebot einlassen kann. Es muss dabei berücksichtigt werden, dass gemäß Bundesverfassungsgericht allen Menschen, insbesondere eben aber auch psychisch kranken Personen, ein Recht auf unvernünftige Entscheidungen (Entschließungsfreiheit Art. 2 Abs. 2 Grundgesetz) bzw. ein „Recht auf Krankheit" (BVerfG, Beschluss vom 23.03.2011 – 2 BvR 882/09 –, a.a.O., Abs. 48) zusteht. Sofern keine krankheitsbedingte Einsichtsunfähigkeit oder Unfähigkeit zu einsichtsgemäßem Verhalten vorliegt, darf auch eine psychisch kranke Person – wie jeder gesunde Grundrechtsträger – auch solche Entscheidungen über die eigene Gesundheit treffen, welche aus ärztlicher Sicht oder nach Vorstellung der Mehrheit als unvernünftig oder sogar schädlich angesehen werden. Entscheidend ist, dass die Entscheidung des*der Betroffenen auf Grundlage seiner*ihrer *freien* Willensbildung beruht und diese nicht durch krankheitsbedingte Störgefühle, Fehlwahrnehmungen oder verzerrte bzw. fehlgeleitete Kognitionen beeinträchtigt wurde. Eine aus ärztlicher Sicht notwendige medizinische Behandlungsbedürftigkeit allein rechtfertigt somit keine Unterbringung (Pollmächer 2019). In diesem Zusammenhang sei auch auf die anhaltende Debatte zum Begriff der Einwilligungsfähigkeit verwiesen (Snellgrove und Steinert 2017).

8.3.1 Zivilrechtliche Unterbringung (§ 1906 BGB)

Der*die zuständige rechtliche Betreuer*in kann eine unter rechtlicher Betreuung stehende Person zivilrechtlich nach § 1906 BGB unterbringen. Die zivilrechtliche Unterbringung greift nur, wenn eine Eigengefährdung des*der Betreuten besteht. Fremdgefährdungsaspekte stellen hier keine Grundlage dar. Voraussetzung ist, dass der*die Betreuer*in die Aufgabenkreise Aufenthaltsbestimmungsrecht und Gesundheitsfürsorge innehat oder das Aufenthaltsbestimmungsrecht ausdrücklich die Unterbringung in einer geschlossenen Abteilung miteinschließt. Die Unterbringung muss außerdem zum Wohl des*der Betroffenen sein und ist nur mit Genehmigung des Betreuungsgerichts zulässig. Dem Wortlaut des § 1906 BGB zufolge muss:

> » 1. auf Grund einer psychischen Krankheit oder geistigen oder seelischen Behinderung des Betreuten die Gefahr bestehen, dass er*sie sich selbst tötet oder sich erheblichen gesundheitlichen Schaden zufügt, oder
>
> 2. zur Abwendung eines drohenden erheblichen gesundheitlichen Schadens eine Untersuchung des Gesundheitszustands, eine Heilbehandlung oder ein ärztlicher Eingriff notwendig sein, die Maßnahme ohne die Unterbringung des*der Betreuten nicht durchgeführt werden können und der*die Betreute auf Grund einer psychischen Krankheit oder geistigen oder seelischen Behinderung die Notwendigkeit der Unterbringung nicht erkennen oder nicht nach dieser Einsicht handeln können.

Bei besonderer Dringlichkeit oder wenn bei Aufschub Gefahr besteht, kann die Unterbringung durch den*die Betreuer*in auch ohne vorherige gerichtliche Genehmigung erfolgen. Diese muss jedoch unverzüglich nachgeholt werden (§ 1906 Abs. 2 BGB). Hält sich der*die Betroffene außerhalb einer geschlossenen Abteilung einer psychiatrischen Klinik in einem Krankenhaus, einem Heim oder einer sonstigen Einrichtung auf und sind aus den gleichen, oben genannten Gründen zum Wohl des*der Betroffenen freiheitsentziehende Maßnahmen erforderlich, so können sogenannte **unterbringungsähnliche Maßnahmen** nach entsprechender gerichtlicher Genehmigung durchgeführt werden. Diese beinhalten mechanische Beschränkungen z. B. durch ein Bettgitter, einen Bauchgurt oder andere Vorrichtungen wie z. B. einen Stecktisch am Stuhl, aber auch ruhigstellende Medikamente, wenn diese über einen längeren Zeitraum oder regelmäßig angewendet werden. Vorübergehende, akute unterbringungsähnliche Maßnahmen, welche unregelmäßig und selten bei Bedarf durchgeführt werden, bedürfen keiner gerichtlichen Genehmigung, wenn diese absehbar die Dauer von ungefähr einer halben Stunde unterschreiten (BGH, Urteil vom 24.07.2018 2BvR 309/15). Ebenfalls bedarf es keiner gerichtlichen Genehmigung, wenn der*die Betroffene nicht in der Lage ist, sich frei fortzubewegen oder den Willen zu bilden, dies zu tun. Das ist beispielsweise bei Gebrechlichkeit, einer Tetraplegie z. B. nach einem überlebten Suizidversuch durch Sprung aus der Höhe oder einem apallischen Syndrom der Fall. Ferner sind unterbringungsähnliche Maßnahmen in einer Einrichtung erlaubt, wenn der*die Betreute einer solchen Maßnahme zustimmt und nicht in seiner Einsichts- und Einwilligungsfähigkeit beeinträchtigt ist.

Während für die gerichtliche Genehmigung einer unterbringungsähnlichen Maßnahme und einer vorläufigen Unterbringung ein ärztliches Zeugnis ausreicht, ist für die Unterbringung des*der Betreuten in einer psychiatrischen Klinik ein psychiatrisches Gutachten erforderlich. Dieses muss, im Gegensatz zum ärztlichen Zeugnis, von einem*einer Arzt*Ärztin für Psychiatrie oder mit Erfahrungen auf dem Gebiet der Psychiatrie nach persönlicher Untersuchung und Befragung erstellt werden. Das Gutachten muss neben dem anlassbedingten Beschwerdebild auch die psychiatrische Vorgeschichte abbilden und einen ausführlichen, aus den Angaben und der Verhaltensbeobachtung des*der Betroffenen erhobenen psychopathologischen Befund sowie eine diagnostische Einschätzung enthalten. Die medizinischen Befunde und Diagnosen müssen zudem der im Gesetzestext enthaltenen Terminologie (psychische Krankheit, geistige oder seelische Behinderung) zugeordnet werden. Darüber hinaus sind krankheitsbedingte Gefährdungsaspekte darzustellen und neben einer Therapieempfehlung auch eine prognostische Einschätzung zu treffen. Dem Gutachten sollte auch zu entnehmen sein, ob der Inhalt des Sachverständigengutachtens dem*der Betroffen bekannt gegeben werden darf oder ob sich hieraus gesundheitliche Nachteile für den*die Betreute*n ergeben würden. Es ist darauf zu achten, dass bei der Beurteilung hinsichtlich erforderlicher ärztlicher Zwangsmaßnahmen der*die Sachverständige nicht der*die zwangsbehandelnde Arzt*Ärztin ist (§ 321 FamFG).

8.3.2 Öffentlich-rechtliche Unterbringung

Die öffentlich-rechtliche Unterbringung ermöglicht es, eine psychisch kranke Person zur Gefahrenabwehr in ein psychiatrisches Krankenhaus einzuweisen, sofern eine akute Eigen- und/oder Fremdgefährdung vorliegt. Im Gegensatz zur zivilrechtlichen Unterbringung können so Betroffene, die krankheitsbedingt in ihrer Einsichts- und

Steuerungsfähigkeit erheblich beeinträchtigt sind, auch dann gegen ihren Willen untergebracht werden, wenn ausschließlich Rechtsgüter Anderer oder der Allgemeinheit erheblich gefährdet sind. Da es sich bei der Unterbringung um einen Eingriff in die persönliche Freiheit des*der Betroffen handelt, muss jedoch eine erhebliche Gefährdung bedeutender Rechtsgüter anderer vorliegen (z. B. Gefahr von Leib und Leben oder der körperlichen Unversehrtheit), um die Verhältnismäßigkeit eines solchen Eingriffs zu rechtfertigen (Pollmächer 2015; Vollmann 2014).

Die Unterbringung muss in jedem Fall durch einen Beschluss des jeweils zuständigen Amtsgerichts genehmigt werden. Beantragt werden diese i. d. R. durch die zuständigen Behörden, z. B. durch die Kreisverwaltungsbehörde bzw. das örtlich zuständige Gesundheitsamt. Das Vorgehen wird auf Länderebene in den jeweiligen Unterbringungs- bzw. Psychisch-Kranken-Gesetze geregelt. Im Eilfall und wenn mit Aufschub Gefahr verbunden ist, z. B. bei akutem Realitätsverlust im Rahmen einer akuten schizophrenen oder affektiven Psychose und hoher affektiver Beteiligung des*der Betroffenen mit unberechenbar impulskontrollgestörtem Verhalten, kann auch eine sofortige vorläufige Unterbringung durch die entsprechenden Behörden angeordnet werden, wenn kein*e Richter*in erreichbar oder verfügbar ist. Je nach Bundesland erfolgt die Anordnung und Durchführung der Unterbringung durch das Ordnungsamt, die aufnehmende Einrichtung (psychiatrisches Krankenhaus) oder die Polizei. Die richterliche Anordnung durch das jeweils zuständige Amtsgericht muss jedoch unverzüglich nachgeholt werden. Der*die Richter*in muss den*die Betroffene*n innerhalb einer Frist (i. d. R. bis zum Ende des Folgetages der Unterbringung) anhören und sich selbst von der Notwendigkeit der Unterbringung überzeugen. Sofern innerhalb der gesetzten Frist kein richterlicher Beschluss vorliegt, muss der*die Betroffene, sofern dies seinem*ihrem Wunsch entspricht, entlassen werden. Ordnet das Gericht eine Unterbringung an, ist diese zeitlich begrenzt, kann jedoch aufgrund eines psychiatrischen Sachverständigengutachtens verlängert werden. Erlangt der*die Betroffene aufgrund einer erfolgreichen Therapie oder eines raschen selbstlimitierenden Krankheitsverlaufs wieder seine Einsichts- und Steuerungsfähigkeit, muss das Gericht umgehend darüber informiert werden, sodass eine vorzeitige Aufhebung der Unterbringung erfolgen kann.

8

Literatur

Cording C, Nedopil N (Hrsg) (2014) Psychiatrische Begutachtungen im Zivilrecht. Ein Handbuch für die Praxis. Pabst Science Publishers, Lengerich

Cording C, Saß H (2017) Standards und Fehler bei der Begutachtung der Geschäfts- und Testierfähigkeit. Forens Psychiatr Psychol Kriminol 11(3):228–233. https://doi.org/10.1007/s11757-017-0425-4

Dreßing H, Habermeyer E (Hrsg) (2021) Psychiatrische Begutachtung. Ein praktisches Handbuch für Ärzte und Juristen. Urban-&-Fischer-Verlag. 7., neu bearb. u. erw. Aufl.. Elsevier, München

Müller JL, Nedopil N (2017) Forensische Psychiatrie. Klinik, Begutachtung und Behandlung zwischen Psychiatrie und Recht. 5. überarbeitete Auflage. Thieme, Stuttgart. http://nbn-resolving.org/urn:nbn:de:bsz:24-epflicht-1928362

Pajonk F-G, Messer T, Berzewski H (Hrsg) (2020) S2k-Leitlinie Notfallpsychiatrie. Deutsche Gesellschaft für Psychiatrie und Psychotherapie, Psychosomatik und Nervenheilkunde, 1. Aufl. Springer, Berlin/Heidelberg; Imprint Springer (Springer eBook Collection)

Pollmächer T (2015) Moral oder Doppelmoral? Das Berufsethos des Psychiaters im Spannungsfeld zwischen Selbstbestimmung, Rechten Dritter und Zwangsbehandlung. Nervenarzt 86(9):1148–1156. https://doi.org/10.1007/s00115-015-4303-z

Pollmächer T (2019) Zur Legitimität fremdnützigen Handelns in der Medizin und speziell in der Psychiatrie. Forens Psychiatr Psychol Kriminol 13(1):4–12. https://doi.org/10.1007/s11757-018-00517-0

Saß H, Cording C (2021) Psychiatrische Diagnosesysteme, Konzepte psychischer Störungen, der zivilrechtliche Krankheitsbegriff und das Problem der neurokognitiven Störungen in ICD-11. Forens Psychiatr Psychol Kriminol 15(1):4–12. https://doi.org/10.1007/s11757-020-00639-4

Schalast N (2014) Aggression, Gewalt und die Psychiatrie. In: Recht & Psychiatrie 32:179–188

Snellgrove BJ, Steinert T (2017) Einwilligungsfähigkeit vor dem Hintergrund der UN-Behindertenrechtskonvention. Forens Psychiatr Psychol Kriminol 11(3):234–243. https://doi.org/10.1007/s11757-017-0427-2

Vollmann J (2014) Zwangsbehandlungen in der Psychiatrie: Eine ethische Analyse der neuen Rechtslage für die klinische Praxis. Nervenarzt 85(5):614–620. https://doi.org/10.1007/s00115-013-3866-9

Die wichtigsten Krankheitsbilder in der forensischen Psychiatrie

Inhaltsverzeichnis

Störungen durch psychotrope Substanzen

Jan Querengässer

Inhaltsverzeichnis

B. Völlm, B. Schiffer (Hrsg.), *Forensische Psychiatrie*, https://doi.org/10.1007/978-3-662-64465-2_9

9.1 Einleitung: Begrifflichkeit und Konzept

Psychische Störungen, die auf den Konsum von psychotropen Substanzen zurückgehen oder damit zumindest zusammenhängen, sind in der Gesellschaft weit verbreitet und spielen auch im forensischen Kontext eine große Rolle. Akute Intoxikationen als direkte Folgen des Konsums psychotroper Substanzen und Entzugssyndrome, die gewissermaßen die Folgen eines „Nicht"-Konsums bei Personen beschreiben, die an diesen Konsum gewöhnt sind, können zusammengefasst werden als Störungen, die mit der *direkten* Substanzwirkung zusammenhängen. Entsprechend unterscheiden sie sich phänomenologisch deutlich je nach der konsumierten Substanz.

Darüber hinaus finden sich Störungen, die sich auf die Umstände, den Hintergrund und die Folgen eines von der Norm abweichenden Konsummusters der Substanzen beziehen. Dabei spiegelt sich die Komplexität dieser Störungsgruppe schon in den diversen Begrifflichkeiten wider. Während in jüngerer Vergangenheit eher technisch anmutende Begriffe wie etwa „Substanzgebrauchsstörung" (s. DSM-5, Falkai und Wittchen 2015) eingeführt wurden, sind die Begriffe „Missbrauch" und „Abhängigkeit" im gesamtgesellschaftlichen und auch im klinischen Kontext weit verbreitet. Dies gilt ebenso für den sehr populären „Sucht"-Begriff, der zwar im individual-medizinischen Kontext zuletzt immer seltener Gebrauch findet, aber wegen seiner sozialen Dimension in anderen Kontexten (z. B. dem Suchthilfesystem, der Suchtberatung etc.) nach wie vor primär verwendet wird.

Die neueren und präziseren Begriffe bieten in jedem Fall eine saubere Abgrenzung zu „abhängigem" Verhalten, das nicht im Kontext des Konsums psychotroper Substanzen steht. Hierunter fallen etwa die Kaufsucht, Essstörungen, Glückspiel, je nach Sichtweise auch Internet-, Sex- oder gar Arbeitssucht. Auch beugen sie historisch bedingten Ungenauigkeiten vor, so findet sich etwa der Begriff Sucht bis heute noch in völlig anderen Kontexten wieder, wie etwa in Gelb- oder Schwindsucht. Diese Präzisierung der Konzepte, die mit der Fokussierung auf die psychotrope Substanz einhergeht, birgt andererseits jedoch die Gefahr, dass der soziale und funktionale Aspekt, der bei den entsprechenden Störungen gerade im forensischen Kontext eine entscheidende Rolle spielt, aus den Augen verloren wird.

Aus diesem Grund wurde im vorliegenden Kapitel der Terminus „substanzbezogene Abhängigkeitserkrankung" als zentraler Überbegriff gewählt.

9.1.1 Die vier Ebenen einer substanzbezogenen Abhängigkeitserkrankung

Das Konzept einer substanzbezogenen Abhängigkeitserkrankung umfasst vier Ebenen, die miteinander interagieren, sich je nach psychotroper Substanz teilweise sogar bedingen, strukturell jedoch weitgehend unkorreliert sind. So weist nicht jede betroffene Person Einschränkungen auf jeder dieser Ebenen auf. Dennoch ist es für ein umfassendes Verständnis wichtig, sich nicht nur auf die prominente biomedizinische Ebene zu beziehen bzw. bei Diagnosestellung darauf zu fokussieren. Denn neben der körperlichen bzw.

Tab. 9.1 Vier Ebenen einer substanzbezogenen Abhängigkeitserkrankung

Ebene	Eine substanzbezogene Abhängigkeitserkrankung zeichnet sich aus durch …
Körperlich	einen Zustand, bei dem körperlich nach einer Substanz verlangt wird, bei deren Abwesenheit schmerzhafte Entzugserscheinungen wie Zittern, Schweißausbrüche, Übelkeit bis hin zum Tod auftreten können (angelehnt an Zimbardo 1995, S. 248).
Psychisch	ein unabweisbares Verlangen nach einem bestimmten Gefühls-, Erlebnis- oder Bewusstseinszustand (angelehnt an Witt 2005, S. 172).
Verhalten	einen Prozess, in welchem Verhaltensmuster von Menschen einen immer zwanghafteren Charakter annehmen, bis hin zu dem Zustand, in welchem Dinge getan werden, die im Widerspruch zu eigenen Werten und Vorstellungen stehen und das Bedürfnis auftritt, sich selbst und andere zu täuschen, zu vertuschen, zu leugnen und zu lügen (angelehnt an Schenk-Danzinger 2006, S. 310).
Biosozial	einen Zustand periodischer oder chronischer Intoxikation, der für das Individuum und die Gesellschaft schädlich ist (angelehnt an Tewes und Wildgrube 1992, S. 357).

9

Symptomebene spielen auch die psychische, die Verhaltens- und die biosoziale Ebene eine wichtige Rolle für ein ganzheitliches Verständnis einer Abhängigkeitsproblematik (s. Tab. 9.1).

> Substanzkonsum und substanzspezifische Wirkungen auf Erleben und Verhalten sind immer eine notwendige, aber keine hinreichende Voraussetzung für die Vergabe einer Störungsdiagnose.

9.1.2 Der ungleiche Zusammenhang zwischen Konsum und Abhängigkeitserkrankung

Selbstverständlich kann sich eine substanzbezogene Abhängigkeitserkrankung nur entwickeln, wenn die entsprechende Substanz in wirksamer Menge konsumiert wird. Dennoch ist der Umkehrschluss unzulässig. In den meisten Fällen findet der Konsum psychotroper Substanzen jenseits einer Abhängigkeitsproblematik statt. Obwohl dieser Anteil unproblematischen Konsums je nach Substanz deutlich differiert, ist nicht nur die Art der Substanz verantwortlich dafür, ob sich aus dem Konsum eine Abhängigkeit entwickelt. Dies hängt mindestens ebenso sehr von sozialen, gesellschaftlichen, situationalen und Faktoren der genetischen Prädisposition ab.

9.2 Klassifikation und Diagnosekriterien in ICD und DSM

In den wichtigsten medizinisch-psychiatrischen Klassifikationssystemen, in der International Classification of Diseases, Injuries and Causes of Death (ICD) der Weltgesundheitsorganisation (WHO) und im Diagnostic and Statistical Manual of Mental Disorders (DSM) der American Psychiatric Association (APA), erlebten Störungen durch psychotrope Substanzen konzeptuell wie von der Begrifflichkeit her in den letzten Jahrzehnten einen Wandel. Zu beobachten ist eine Entwicklung weg von dichotom kategorialen Ansätzen hin zu einem dimensionalen Verständnis bzw. einer Ausdifferenzierung der Störungen. Für einen Überblick s. Tab. 9.2.

Tab. 9.2 Überblick über die Klassifikationssysteme DSM und ICD

Klassifikationssystem	ICD-10	DSM-IV	DSM-5	ICD-11*
Modell	Prototyp	Prototyp	Dimensional	Prototyp
Mögliche Diagnosen	Schädlicher Gebrauch, Abhängigkeitssyndrom	Missbrauch, Abhängigkeit	Milde, moderate und schwere Substanzgebrauchsstörung	Episode schädlichen Gebrauchs; schädliches Gebrauchsmuster, Abhängigkeit
Zeitkriterium	1 Monat	12 Monate	12 Monate	1 Monat
Besonderheit bei Diagnosestellung	Schädlicher Gebrauch ist sehr unspezifisch angelegt; für Abhängigkeitssyndrom mind. 3 aus 6 Kriterien erforderlich	Für Missbrauch mind. 1 aus 4, für Abhängigkeit mind. 3 aus 7 Kriterien erforderlich	Aus 9 Kriterien müssen für eine milde Form 2 oder 3, für eine moderate 4 oder 5 und für eine schwere mind. 6 erfüllt sein	Gebrauchsmuster und Abhängigkeit je als episodisch oder kontinuierlich zu spezifizieren

Anmerkung: * Basierend auf Version 09/2020 der WHO, übersetzt durch Autor

9.2.1 ICD-10

Die gegenwärtig gültige zehnte Version des ICD (ICD-10-GM Version 2021) ist das in Deutschland gebräuchlichste bzw. bei der Abrechnung mit Krankenkassen verpflichtende System zur Vergabe klinischer Diagnosen. Psychische und Verhaltensstörungen durch psychotrope Substanzen finden sich dort im ▶ Kap. 5 (psychische und Verhaltensstörungen) unter den Codenummern F10 bis F19 (DIMDI 2021). Die Codierungslogik sieht vor, dass an der dritten Stelle (F1x) angegeben wird, um welche Substanz es sich handelt. An der vierten Stelle (F1x.x) wird das klinische Erscheinungsbild beschrieben, dem ggf. über die fünfte und sechste Stelle noch Zusatzinformationen angehängt werden können.

▶ **Beispiel**

F12.201: Abhängigkeitssyndrom durch Cannabinoide, gegenwärtig abstinent in Teilremisson ◀

Als nähere Beschreibung des klinischen Erscheinungsbildes können unter anderem eine akute Intoxikation, ein schädlicher Gebrauch, ein Abhängigkeits- und ein Entzugssyndrom codiert werden. Während sich Intoxikation und Entzugssyndrom ausschließlich auf den gegenwärtigen Zustand beziehen, müssen die Symptome des schädlichen Gebrauchs und die Symptome des Abhängigkeitssyndroms mindestens einen Monat vorliegen oder alternativ im Laufe von 12 Monaten wiederholt aufgetreten sein. Die Diagnose eines schädlichen Gebrauchs sieht klar benennbare körperliche oder psychische Schäden vor, die auf den Substanzgebrauch zurückgehen.

Für die Vergabe eines Abhängigkeitssyndroms erfordert das ICD-10, dass mindestens 3 der folgenden 6 Kriterien erfüllt sein müssen:

1. Craving
2. Verminderte Kontrolle über den Substanzgebrauch
3. Körperliches Entzugssyndrom
4. Toleranzentwicklung
5. Psychische Einengung auf den Substanzgebrauch
6. Substanzgebrauch trotz schädlicher Folgen

9.2.2 Rückblick: DSM-IV

Aus der Vorläuferversion des aktuellen DSM stammen die Begriffe „Missbrauch“ und „Abhängigkeit von Suchtmitteln“, die im klinischen Alltag immer noch eine große Rolle spielen. Die 4 Kriterien für die Missbrauchsdiagnose lauteten:

1. Versagen bei wichtigen Verpflichtungen
2. Konsum in Gefahrensituationen
3. Probleme mit dem Gesetz
4. Konsum trotz sozialer Probleme von je mind. 12 Monaten Dauer

Die Kriterien einer Abhängigkeit, für die mind. 3 erfüllt sein mussten, lauteten:

1. Toleranzentwicklung
2. Entzugssymptome
3. Kontrollverlust in Bezug auf Dauer und Menge
4. Unfähigkeit des Absetzens oder Verringerns der Konsummenge
5. Hoher Zeitaufwand für Beschaffung und Konsum
6. Aufgabe von Aktivitäten
7. Konsum trotz körperlicher/psychischer Probleme

9.2.3 DSM-5

Die seit 2015 gültige fünfte Version des DSM (Falkai und Wittchen 2015) unterscheidet zwischen substanzinduzierter Störung und Substanzgebrauchsstörung. Für Letztere wurde erstmals ein dimensionaler Ansatz gewählt. Die elf Kriterien im Einzelnen entsprechen weitgehend jenen des DSM-IV, es wurden die vier Kriterien der Missbrauchsdiagnose (abzüglich des Kriteriums „Probleme mit dem Gesetz“) mit den sieben Kriterien der Abhängigkeitsdiagnose zusammengefasst und zusätzlich das Kriterium „Craving“ aufgeführt.

Substanzgebrauchsstörung nach DSM-5

Für die Substanzgebrauchsstörung nach DSM-5 müssen für die Diagnose einer leichten bzw. milden Substanzgebrauchsstörung 2 bis 3 Kriterien, für eine moderate 4 bis 5 bzw. für eine schwere Substanzgebrauchsstörung 6 oder mehr Kriterien vorliegen.

Die 11 Kriterien sind:

1. Versagen bei wichtigen Verpflichtungen
2. Konsum in Gefahrensituationen
3. Konsum trotz sozialer Probleme
4. Toleranzentwicklung
5. Entzugssymptome
6. Kontrollverlust in Bezug auf Dauer und Menge
7. Unfähigkeit des Absetzens oder Verringerns der Konsummenge
8. Hoher Zeitaufwand für Beschaffung und Konsum
9. Aufgabe von Aktivitäten
10. Konsum trotz körperlicher/psychischer Probleme
11. Craving

9.2.4 Ausblick: ICD-11

Für die Nachfolgeversion ICD-11, die im Januar 2022 in Kraft getreten ist, existiert noch keine autorisierte deutsche Übersetzung. Auch der Zeitpunkt, wann diese Version in Deutschland verbindlich eingeführt wird, ist noch unklar. Bezüglich substanzbezogener Abhängigkeitserkrankungen kann jedoch schon jetzt gesagt werden, dass sich die Begrifflichkeiten weiter am ICD-10 orientieren werden: So ist weiterhin von „schädlichem Gebrauch" und „Abhängigkeit" (allerdings ohne den Zusatz „-syndrom") die Rede (WHO 2021a – alle Übersetzungen erfolgten aus der englischen Originalversion durch den Autor). Allerdings wird bei Ersterem ausdifferenziert, ob es sich um eine „Episode schädlichen Gebrauchs" oder um ein „schädliches Gebrauchsmuster" handelt. Dieses schädliche Gebrauchsmuster und die Abhängigkeit können für manche Substanzklassen wiederum näher spezifiziert werden als „episodischer Gebrauch" oder „kontinuierlicher Gebrauch".

9.3 Psychotrope Substanzen

> Angelehnt an die Definition der Weltgesundheitsorganisation (WHO 2021b) handelt es sich bei einer psychotropen Substanz grundsätzlich um eine Substanz, die direkt im Gehirn auf Ebene der Neurotransmission wirkt, dabei Denkprozesse oder Emotionen beeinflusst und sich somit indirekt auf das normale Erleben, Wahrnehmen und/oder Verhalten einer Person auswirkt.

Ein solches Verständnis bietet ausreichend Abgrenzung zu Substanzen, die nur auf indirektem Wege das Erleben beeinflussen (wie es etwa Hormone tun) – ist aber zugleich offen genug, um neue wissenschaftliche Evidenz zu integrieren. Exemplarisch hierfür steht die in den letzten Dekaden geführte Diskussion, ob exzessives Essen, das im Englischen auch als „food addiction" bezeichnet wird, auf eine psychotrope Wirkung von Zucker zurückzuführen sei (Avena et al. 2008). Gerade weil sich die Evidenz häufte, dass es sich um evolutionär bedingtes abhängiges *Verhalten* handelt, das von Zucker nur ausgelöst wird, aber eben nicht auf die vermeintlich psychotrope Wirkung von Zucker zurückgeht (Westwater et al. 2016), bleibt Zucker aus dem Kreis der psychotropen Substanzen ausgeschlossen.

Breit und unübersichtlich wirkt die Riege an Begriffen, die vermeintlich synonym für psychotrope Substanzen verwendet werden. Eine solche Substanz wird als Droge, als Mittel, als Stoff benannt – teilweise mit dem Vorsatz „Sucht-" oder „Rausch-", – deren Eigenschaft mal als berauschend, als psychotrop oder als psychoaktiv bezeichnet. Diese Vielfalt ist nicht nur verwirrend, sondern auch riskant, da jeder Begriff Implikationen und Überschneidungen mit sich bringt, die es im Sinne wissenschaftlicher Eindeutigkeit zu vermeiden gilt.

9.3.1 Einteilung nach Wirkung vs. Stoffklasse

Die wohl gängigste Einteilung psychotroper Substanzen ist die nach ihrer Wirkung. Dabei muss unterschieden werden zwischen der *biochemischen* Wirkung, die davon abhängt, auf welches Neurotransmittersystem die psychotrope Substanz auf welche Weise wirkt, und der *phänomenologischen* Wirkung auf Erleben, Verhalten und Kognition des Konsumierenden. Hierauf zielen die meisten der gängigen Einteilungen.

> Grundlegend werden psychotrope Substanzen in drei Überkategorien nach halluzinogener bzw. psychedelischer, erregender bzw. aktivierender und dämpfender Wirkung eingeteilt.

Als psychedelisch bzw. halluzinogen werden Substanzen bezeichnet, die „normale“ Sinneswahrnehmungen verstärken und verschärfen oder gar zusätzliche Sinneseindrücke vortäuschen. Auch Substanzen mit Auswirkungen auf formale Denkabläufe oder gar dissoziativen Effekten werden unter dieser Gruppe subsumiert.

▶ Beispiel

Unter halluzinogene Substanzen fallen LSD, Meskalin und Ketamin. ◀

Erregende bzw. aktivierende Substanzen hingegen aktivieren in der Regel den Stoffwechsel und wirken wachmachend, konzentrationsfördernd und leistungssteigernd, manchmal auch stimmungsaufhellend. Darunter fallen auch Substanzen, die Auswirkungen auf die soziale Wahrnehmung bzw. das Sozialverhalten haben und die daher auch als empathogen beschrieben werden.

▶ Beispiel

Als aktivierende Substanzen gelten Kokain, Amphetamin und MDMA („Ecstasy“). ◀

Dämpfende Substanzen wiederum wirken eher beruhigend und verlangsamend auf den Stoffwechsel, sie machen müde und/oder entspannt.

▶ Beispiel

Unter dämpfende Substanzen fallen alle Opioide (v. a. Heroin) und Benzodiazepine. ◀

Innerhalb der Gruppe dämpfender Substanzen erfolgt zusätzlich noch eine Untergruppierung in Sedativa und Hypnotika.

9.3.2 Kritik an der Einteilung nach Wirkung

Auch wenn die Einteilung psychotroper Substanzen nach ihrer Wirkung intuitiv sinnvoll erscheint, ist sie nicht frei von Fallstricken. Zunächst lässt sich etwa die Stoffgruppe der Cannabinoide nicht eindeutig einer Übergruppe zuordnen, da sie sowohl eine dämpfende als auch eine psychedelische Wirkung aufweist. Darüber hinaus handelt es sich bei den vermeintlich eindeutig zuzuordnenden Substanzen um eine Kategorisierung nach der *typischen* Wirkung. Im Einzelfall sind subjektiv sehr unterschiedliche Wirkungen ein und derselben Substanz keine Seltenheit. Die (Aus-)Wirkungen von Substanzkonsum sind nämlich immer auch psychisch moderiert und hängen neben den chemischen Eigenschaften der Substanz und der Applikationsform von Situation und der Konstitution der konsumierenden Person ab. Ein weiterer Kritikpunkt an der ausschließlichen Einteilung nach (phänomenologischer) Wirkung ist die Besonderheit, dass manche Substanzen je nach Konsum*menge* unterschiedliche Wirkungen aufweisen.

▶ Beispiel

Alkohol wirkt in geringen Dosen meist aktivierend, in höheren hingegen dämpfend. ◀

Jenseits der Wirkungen lassen sich psychotrope Substanzen nach ihrer chemischen Beschaffenheit gruppieren. Bei einer solchen toxikologischen Einteilung ergibt sich jedoch der Nachteil, dass einige Substanzen, die chemisch grundverschieden aufgebaut sind, beinahe identische Wirkungen aufweisen. Dies hängt wiederum mit den betroffenen Neurotransmittersystemen zusammen.

9.3.3 Einteilung der psychotropen Substanzen in den gängigen Klassifikationssystemen

Die Einteilung der psychotropen Substanzen der Klassifikationssysteme ICD und DSM stellt eine Mischform aus Wirkung und Stoffgruppe dar, bei der auch soziale und historische Faktoren eine Rolle spielen. ◘ Tab. 9.3 gibt die Einteilung des ICD-10 wieder.

Tab. 9.3 Einteilung psychotroper Substanzen nach ICD-10

Störung durch …	Ggf. Beispiel	Code	Ggf. Abweichung zu DSM-5
Alkohol		F10	
Opioide	Heroin, opiathaltige Schmerzmittel, Methadon, Codein	F11	
Cannabinoide	Marihuana, Haschisch	F12	
Sedativa oder Hypnotika	Benzodiazepine, Barbiturate	F13	Zusätzlich „Anxiolytika“
Kokain	Kokain, Crack	F14	Wird subsummiert unter Kategorie „Stimulanzien“
andere Stimulanzien einschließlich Koffein	Ecstasy, GHB, Koffein, Amphetamine	F15	Koffein ist eigenständige Kategorie
Halluzinogene	LSD, Meskalin, Psilocybin	F16	
Tabak		F17	
flüchtige Lösungsmittel	Kommen in Farben, Klebstoffen oder auch Benzin vor	F18	Alternativbegriff: „Inhalanzien“

Zu beachten ist, dass diese Einteilung den aktuellen Stand der Substanzentwicklung bzw. der Konsumwirklichkeit psychotroper Substanzen nicht mehr abbildet – neuere psychotrope Substanzen finden darin keinen Niederschlag. Insofern wird im ICD-11 nachvollziehbarerweise eine Änderung und Ausweitung der Stoffklassen um „synthetische Cannabinoide“, „synthetische Cathinone“, „MDMA und ähnliche Substanzen“ sowie „dissoziative Substanzen inklusive Ketamine und Phencyclidine“ erfolgen (WHO 2021a – Übersetzung durch den Autor).

9.3.4 Neue psychoaktive Substanzen als Herausforderung

Unter den neuen psychoaktiven Substanzen (NPS – umgangssprachlich auch oft als „neue Drogen“ bezeichnet) wird eine heterogene Gruppe verschiedener Suchtmittel zusammengefasst, die seit ca. 15 Jahren „klassische“ Suchtmittel ergänzen und teilweise zu verdrängen scheinen. Ihr Aufkommen ist eng mit neuen synthesechemischen Möglichkeiten, globalem Handel und dem Internet als Vertriebsweg verknüpft. Zur Wirkweise von NPS, ihrer chemischen Beschaffenheit und Gefährlichkeit wurde in den vergangenen 10 Jahren umfangreich publiziert (z. B. Peacock et al. 2019; Schifano et al. 2019; Baumann et al. 2014; Scherbaum et al. 2014).

Leider scheint die zunehmende Bedeutung von NPS sowohl in professionellen Behandlungskontexten als auch auf gesellschaftlicher Ebene jedoch immer noch unterschätzt zu werden. Denn die standardmäßig eingesetzten immunchemischen Tests zum Nachweis von Drogenkonsum erfassen zwar „klassische“ legale wie illegale Drogen relativ zuverlässig, jedoch nicht bzw. nur in Ausnahmefällen NPS und insbesondere synthetische Cannabinoide, die zu den am weitesten verbreiteten NPS gehören. Daher bleibt der Konsum von NPS häufig unentdeckt. Dabei gibt es beispielsweise Anhaltspunkte dafür, dass insbesondere synthetische Cannabinoide in Justizvollzugseinrichtungen relativ weit verbreitet sind (Neumeier et al. 2019).

9.3.5 Individuelles und gesellschaftliches Schadenspotenzial psychotroper Substanzen

Aus sozialer Sicht ist es, unabhängig von der Wirkung und der chemischen Struktur von psychotropen Substanzen, sinnvoll, diese nach ihrem individuellen „Schadenspotenzial" einzuteilen. Dieses Potenzial unterscheidet sich je nach Substanz und bezieht sich neben den drohenden psychischen und sozialen Folgen des Substanzkonsums auf das Risiko somatischer Erkrankungen, die komorbid oder als Folge des Konsums auftreten können. Letztere können nicht nur die konsumierende Person selbst betreffen, sondern auch andere Personen in deren Umfeld.

▶ **Beispiel**

Lungenschädigungen durch Passivrauchen oder das Vorliegen eines fetalen Alkoholsyndroms bei Neugeborenen sind Beispiele für indirekte somatische Folgen von Substanzkonsum. ◀

Ein Modell für eine umfassende Gefährlichkeitseinschätzung psychotroper Substanzen erstellten Domenig und Cattacin (2014): Als Kriterien identifizierten sie neben der Substanzart die Dosis, die Applikationsform, den Konsumkontext, die Prädisposition und den Konsumbeginn.

Als eine einfache handhabbare „Faustformel" für das individuelle Schadenspotenzial kann der Anteil an Nutzern einer Substanz gelten, die eine Abhängigkeitserkrankung entwickeln. Dieser Anteil unterscheidet sich deutlich je nach Substanz und variiert zwischen Inhalanzien und Halluzinogenen (weniger als 10 %) und Heroin (über 50 %) um den Faktor 6. Alkohol imponiert mit rund 12 %, Kokain mit ca. 25 % (Koop und Le Moal 2006). Für einige NPS werden auf Basis von Fallstudien sogar noch höhere Anteile geschätzt (Shafi et al. 2020).

Auf gesellschaftlicher Ebene relevant ist jedoch weniger das individuelle Schadenspotenzial einer psychoaktiven Substanz als vielmehr deren Verbreitung, mithin die Epidemiologie. Wie viele Personen die entsprechende Substanz in welchem Ausmaß nutzen, lässt Rückschlüsse zu, welcher volkswirtschaftliche Schaden (etwa durch Kosten für Behandlung und Rehabilitation, Krankheitsfehltage, vorzeitige Todesfälle etc.) auf die Substanz zurückgeht. Führt man sich die Verbreitung des klinisch relevanten Konsums psychotroper Substanzen vor Augen, von dem Hochrechnungen zufolge 700.000 Deutsche in Bezug auf illegale Drogen und knapp 10 Mio. in Bezug auf Alkohol betroffen sind (de-Matos et al. 2016), wird diese volkswirtschaftliche Bedeutung deutlich. Dies gilt nicht nur für Deutschland und Europa, sondern weltweit – wenn auch mit regionalen Unterschieden (Peacock et al. 2018).

> Die epidemiologisch betrachtet „tödlichste" Droge ist weder eine der illegalen Drogen noch Alkohol, sondern Tabak (Peacock et al. 2018). Die meisten vorzeitigen Todesfälle, die im Zusammenhang zu Substanzkonsum stehen, gehen nämlich darauf zurück.

9.3.6 Zugangsregelungen zu psychotropen Substanzen durch Gesetze und soziale Konventionen

Alle bisher vorgestellten Einteilungen bzw. Kategorisierungen psychotroper Substanzen basieren auf empirischen Faktoren. Mindestens ebenso wichtig sind aber soziale und kulturelle Einteilungen. Diese sind weitgehend unkorreliert zum Schadenspotenzial oder zu den Wirkweisen der Substanzen und stattdessen oft das Resultat historischer (und teilweise auch religiöser) Kontrollversuche des Substanzkonsums.

Waren es zu früheren Zeiten meist geistliche Autoritäten, die den Zugang zu – und den Gebrauch von – psychotropen Substanzen durch Riten (die Substanz wird als göttlich betrachtet und ist nur einem eingeschränkten Personenkreis zu ausgewählten Anlässen vorbehalten) oder religiöse Ge- und Verbote regelten (als prominentes Beispiel kann das Alkoholverbot im Islam gelten), sind es heute zumindest in den postmodernen westlichen Staaten finanzielle Vorschriften (Steuern oder teure Konzessionen auf Produktion und/oder Verkauf) und die Gesetzesbücher, die bis ins kleinste Detail regeln, wer was wann und zu welchen Anlässen herstellen und konsumieren darf (s. schon Farber 1982).

In Deutschland übernehmen diese Funktion das Betäubungsmittelgesetz (BtMG), das Strafgesetzbuch (StGB) sowie seit Kurzem auch das Neue-psychoaktive-Stoffe-Gesetz (NpSG). Dabei reicht die Spanne hierzulande von komplett verboten (z. B. Kokain, Ecstasy) über teilweise und zweckgebunden erlaubt (etwa Morphine oder Benzodiazepine für medikamentöse Zwecke) oder auch altersgebunden erlaubt (Tabak und alkoholhaltige Getränke ab dem 18. Lebensjahr) bis hin zu uneingeschränkt erlaubt (Koffein). Die Effektivität dieser Praxis ist dabei – zumindest für Alkohol – wissenschaftlich belegt. Sowohl die gesetzliche Einschränkung der Verfügbarkeit von Suchtmitteln als auch die Preiskontrolle über Steuern oder Mindestpreise sind effektive Präventionsstrategien (Babor et al. 2005).

Obwohl sich gesetzliche Regelungen mittlerweile in allen Staaten finden, sollte auch die Wirkung sozialer Konventionen auf die Kontrolle des Substanzgebrauchs nicht unterschätzt werden. Am sichtbarsten wird dies bei Kulturvergleichen etwa zum Alkoholkonsum. Gilt der exzessive Konsum von hochprozentigen Alkoholika in den skandinavischen Ländern zu wichtigen Anlässen (etwa an Familienfesten) als normal und sozial adäquat, ist der alltägliche Konsum eher „verpönt". Ganz anders stellt sich die Situation in mediterranen Kulturen dar, in denen das Glas Rotwein zum Mittagessen gewissermaßen dazu gehört, offensichtlich betrunkene Personen aber geächtet werden.

9.4 Genese, Ätiologie und Aufrechterhaltung substanzbezogener Abhängigkeitserkrankungen

Der Konsum psychotroper Substanzen findet auch im Tierreich statt. Insbesondere für den auch durch natürliche Reifungsprozesse entstehenden Wirkstoff Ethanol sind zahlreiche Beispiele „freiwilligen" Konsums durch Tiere belegt (Bachteler und Spanagel 2005). Zur Erklärung dieses Umstandes werden zwei Hypothesen genannt: Dass Tiere v. a. dann konsumieren, wenn sie gestresst sind oder sich mit einem plötzlichen Wandel ihrer Lebensverhältnisse konfrontiert sehen, deutet auf eine Motivation hin, psychotrope Substanzen im Sinne einer intendierten Regulation des Stresssystems zu konsumieren (Pohorecky 1990). Eine ganz andere Hypothese führt den Konsum von Ethanol auf evolutionäre Prozesse zurück. Da die Bildung von Alkohol nur in reifen, nährstoffhaltigen Früchten bzw. Pflanzenteilen stattfindet, könnte der Geruch bzw. Geschmack von vergorenen Früchten assoziiert worden sein mit nährstoffreicher Kost. Individuen, die sich diese Hinweisfunktion zunutze machten, könnten dadurch einen evolutionären Vorteil gehabt haben (Dudley 2000). Eine solche Belohnung bei Alkoholkonsum in Form von Nahrungsaufnahme könnte somit auch die evolutionäre Wurzel des menschlichen Konsumverhaltens gebildet haben (Dudley 2002).

Historisch betrachtet ist Suchtmittelkonsum so alt wie die Menschheit. Erste Nachweise für Alkoholkonsum finden sich in der Jungsteinzeit. Schriftliche Hinweise zur Herstellung alkoholischer Getränke wurden in Altägypten verfasst (2700 v. Chr.). Missbräuchlicher Konsum ist spätestens in der mesopotamischen Hochkultur verbrieft – und auch in der Bibel heißt des Buches Sirach nicht umsonst „Sei nicht ein Weinsäufer!".

Unabhängig vom tierischen Konsum psychotroper Substanzen und der Suche nach der Motivation dafür scheint es sich bei substanzbezogener Abhängigkeit jedoch um ein rein menschliches Phänomen zu handeln. Zwar können die im engeren Sinne biologischen Symptome einer Abhängigkeitserkrankung (Toleranz, Entzug und zu einem gewissen Teil auch Craving) auch in Tierversuchen durch entsprechende Experimentaldesigns provoziert werden, doch sind für keine Tierart Belege bekannt, dass etwa der Konsum alkoholhaltiger Früchte aus der Motivation heraus entstand, „wirksame" Blutalkoholkonzentrationen zu erreichen (Dudley 2004). Die Beobachtungen abhängiger Verhaltensweisen bei Tieren in freier Wildbahn gehen über eher zweifelhafte anekdotische Berichte nicht hinaus (Bachteler und Spanagel 2005). Daher erscheinen psychologische Ansätze zur Erklärung der individuellen Ätiologie von Abhängigkeitserkrankungen nützlicher als der Fokus auf die Biologie.

9.4.1 Biopsychologische Aspekte

Alle psychotropen Substanzen entfalten ihre primäre Wirkung im Gehirn. Psychotrope Substanzen wirken entweder als Agonisten oder Antagonisten körpereigener Neurotransmitter (Uhl et al. 2019). Eine zentrale Rolle spielt dabei das mesolimbische Dopaminsystem, aber auch andere Neurotransmittersysteme (Glutamat, GABA und Serotonin) sind (je nach Substanz) mehr oder weniger betroffen. Bereits in den 1950er-Jahren wurde die Rolle des Belohnungspfades („reward pathway" – Olds und Milner 1954), in dem Dopamin als „Glücksbotenstoff" fungiert, bei der Entwicklung von Suchtverhalten entdeckt. Eingriffe in dieses System haben also einen sehr aversiven bzw. positiven Effekt. Lerntheoretisch gesprochen findet eine starke operante Konditionierung statt.

▶ Beispiel

Kokain hemmt die Wiederaufnahme von Dopamin aus dem synaptischen Spalt. Glücksgefühle werden länger und intensiver, der Konsum von Kokain wird positiv verstärkt. ◀

Allerdings führt regelmäßiger Konsum psychotroper Substanzen zu einer Störung des gewissermaßen inhärenten Transmitter-Gleichgewichts. Auf zellulärer Ebene „merkt" die Zelle die Störung des Neurotransmitterhaushaltes und steuert dagegen: sei es durch Auf- oder Abbau der Rezeptoren oder durch eine Zu- oder Abnahme der Verfügbarkeit des betreffenden Neurotransmitters. Somit kommt es zu einem reaktiven Ungleichgewicht für den Zustand *ohne* Konsum der Substanz. Die so entstandene Toleranzentwicklung wird noch unterstützt durch einen Prozess auf metabolischer Ebene: Der Körper erkennt die psychotrope Substanz als Fremdstoff und reguliert den Abbau hoch, d. h. die Verstoffwechslung der Substanz wird (antizipativ) schneller.

9.4.2 Psychosoziale Aspekte

Nun können durch diese biologischen Aspekte die Kriterien des Verlangens, der Dosissteigerung und der Toleranzentwicklung erklärt werden – eine ganzheitliche Perspektive auf die Entstehung einer Abhängigkeitserkrankung gelingt aber erst durch den Einbezug anderer Faktoren. So ergeben sich aus Zwillings- und Adoptionsstudien keine unerheblichen Einflüsse der

Genetik auf die Entwicklung einer Abhängigkeitserkrankung. Ebenfalls korrelieren manche *Persönlichkeitsfaktoren* (z. B. Sensation Seeking) und andere *komorbide psychische Störungen* (z. B. dissoziale Persönlichkeitsstörung, Traumafolgestörungen) mit der Wahrscheinlichkeit einer Abhängigkeitsentwicklung. Auf der Ebene der *Umweltfaktoren* wird dem sozialen Milieu, den Einstellungen und dem Konsumverhalten in Peer Group und Herkunftsfamilie sowie der sozialen Einbettung insgesamt eine große Rolle zugesprochen.

Insbesondere bei der Aufrechterhaltung einer Abhängigkeitserkrankung spielen psychosoziale Faktoren sogar die entscheidende Rolle. Es kommt mit zunehmender Chronifizierung zu einer Eigendynamik: Sobald es durch Substanzkonsum zu einer Schädigung körperlicher, sozialer oder psychischer Art gekommen ist, steigt die Wahrscheinlichkeit, dass diese Schädigung durch weiteren Substanzkonsum zu kompensieren versucht wird. Wurde die Substanz initial aus anderen Gründen konsumiert, ergibt sich nun eine Verselbstständigung, und die ursprüngliche Motivation zum Konsum tritt immer weiter in den Hintergrund. Konzeptionell ist dieser Prozess gut beschreibbar durch das im tiefenpsychologischen Kontext verbreitete Modell der Suchtspirale (Arbeitskreis OPD 2017).

> Der Entstehung einer substanzbezogenen Abhängigkeitserkrankung liegt ein komplexes Geflecht aus der Wirkweise der psychotropen Substanz, individuellen Vorbelastungen, bestimmten Lebensumständen, Erfahrungen im Umgang mit anderen Menschen, Störungen im emotionalen Gleichgewicht, dem Einfluss wichtiger Bezugspersonen und der Verfügbarkeit der Substanz zugrunde (angelehnt an den Drogen- und Suchtbericht 2019, Drogenbeauftragte der Bundesregierung, S. 9).

Literatur

Arbeitskreis OPD (2017) OPD-2 – Modul Abhängigkeitserkrankungen, 2. Aufl. Hogrefe, Göttingen

Avena NM, Rada P, Hoebel BG (2008) Evidence for sugar addiction: behavioral and neurochemical effects of intermittent, excessive sugar intake. Neurosci Biobehav Rev 32(1):20–39

Babor T, Caetano R, Casswell S, Edwards G, Giesbrecht N, Graham K, Grupbe J, Gruenewald P, Hill L, Holder H, Homel R, Österberg E, Rhem J, Room R, Rossow I (2005) Alkohol – Kein gewöhnliches Konsumgut. Hogrefe, Göttingen

Bachteler D, Spanagel R (2005) Experimentelle Modelle der Alkoholsucht. In: Singer MV, Teyssen S (Hrsg) Alkohol und Alkoholfolgekrankheiten. Springer, Berlin/Heidelberg, S 99–107

Baumann MH, Solis E, Watterson LR, Marusich JA, Fantegrossi WE, Wiley JL (2014) Baths salts, spice, and related designer drugs: the science behind the headlines. J Neurosci 34(46):15150–15158

DIMDI (2021) ICD-10 online coding tool. https://www.dimdi.de/static/de/klassifikationen/icd/icd-10-gm/kode-suche/htmlgm2021/block-f10-f19.htm. Zugegriffen am 12.03.2021

Domenig D, Cattacin S (2014) Sind Drogen gefährlich? Gefährlichkeitsabschätzungen psychoaktiver Substanzen. I. A. der Eidgenössischen Kommission für Drogenfragen (EKDF), Université de Genève (Sociograph -Sociological Research Studies, 22a), Genève

Drogenbeauftragte der Bundesregierung (2019) Drogen- und Suchtbericht 2019. https://www.bundesgesundheitsministerium.de/fileadmin/Dateien/5_Publikationen/Drogen_und_Sucht/Berichte/Broschuere/Drogen-_und_Suchtbericht_2019_barr.pdf. Zugegriffen am 12.03.2021

Dudley R (2000) Evolutionary origins of human alcoholism in primate frugivory. Q Rev Biol 75(1):3–15

Dudley R (2002) Fermenting fruit and the historical ecology of ethanol ingestion: is alcoholism in modern humans an evolutionary hangover? Addiction 97(4):381–388

Dudley R (2004) Ethanol, fruit ripening, and the historical origins of human alcoholism in primate frugivory. Integr Comp Biol 44(4):315–323. https://doi.org/10.1093/icb/44.4.315

Falkai P, Wittchen H-U (2015) Diagnostisches und Statistisches Manual Psychischer Störungen DSM-5. Hogrefe, Göttingen

Farber W (1982) Drogen im alten Mesopotamien – Sumerer und Arkadier. In: Völger G, Welck K, Legnano A (Hrsg) Rausch und Realität: Drogen im Kulturvergleich. Rowohlt, Reinbek, S 270–291

Koop G, Le Moal M (2006) Neurobiology of addiction. Wiley, New York

de Matos EG, Atzendorf J, Kraus L, Piontek D (2016) Substanzkonsum in der Allgemeinbevölkerung in Deutschland. Sucht 62(5):271–281

Neumeier E, Kühnl R, Maspero S, Ehrlenspiel A, Dauber H, Lochbühler K (2019) Der Konsum etablierter sowie neuer psychoaktiver Substanzen in unterschiedlichen Risikopopulationen. Ergebnisse des Projekts Phar-Mon plus aus dem Jahr 2019. Online-Projektbericht. https://legal-high-inhaltsstoffe.de/sites/default/files/uploads/aktuelles_phar-mon_plus_jahresbericht_2019.pdf. Zugegriffen am 28.06.2020

Olds J, Milner P (1954) Positive reinforcement produced by electrical stimulation of septal area and other regions of rat brain. J Comp Physiol Psychol 47(6):419–427

Peacock A, Leung J, Larney S, Colledge S, Hickman M, Rehm J, … Degenhardt L (2018) Global statistics on alcohol, tobacco and illicit drug use: 2017 status report. Addiction 113(10):1905–1926

Peacock A, Bruno R, Gisev N, Degenhardt L, Hall W, Sedefov R, White J, Thomas KV, Farrell M, Griffiths P (2019) New psychoactive substances: challenges for drug surveillance, control, and public health responses. Lancet 394(10209):1668–1684

Pohorecky LA (1990) Interaction of ethanol and stress: research with experimental animals – an update. Alcohol Alcohol 25(2–3):263–276

Schenk-Danzinger L (2006) Entwicklungspsychologie. G&G Verlagsgesellschaft, Wien mbH

Scherbaum N, Schifano F, Siemann H (2014) Neue psychotrope Substanzen – „Legal Highs". Fortschr Neurol Psychiatr 82:532–543

Schifano F, Napoletano F, Chiappini S, Guirguis A, Corkery JM, Bonaccorso S, Ricciardi A, Scherbaum N, Vento A (2019) New/emerging psychoactive substances and associated psychopathological consequences. Psychol Med. https://doi.org/10.1017/S0033291719001727. (Online ahead of print)

Shafi A, Berry AJ, Sumnall H, Wood DM, Tracy DK (2020) New psychoactive substances: a review and updates. Ther Adv Psychopharmacol 10:1–21. https://doi.org/10.1177/2045125320967197

Tewes U, Wildgrube K (1992) Psychologie-Lexikon. Oldenbourg Verlag GmbH, München

Uhl GR, Koob GF, Cable J (2019) The neurobiology of addiction. Ann N Y Acad Sci 1451(1):5–28. https://doi.org/10.1111/nyas.13989

Westwater ML, Fletcher PC, Ziauddeen H (2016) Sugar addiction: the state of the science. Eur J Nutr 55(2):55–69

WHO (2021a) ICD-11 for mortality and morbidity statistics (Version: 09/2020). https://icd.who.int/browse11/l-m/en#/http%3a%2f%2fid.who.int%2ficd%2fentity%2f590211325. Zugegriffen am 12.03.2021

WHO (2021b) Psychoactive substances. https://www.who.int/substance_abuse/terminology/psychoactive_substances/en/. Zugegriffen am 12.03.2021

Witt R (2005) Sucht. In: Frey D, Hoyos C (Hrsg) Psychologie in Gesellschaft, Kultur und Umwelt, Handbuch. Beltz, Weinheim, S 172–180

Zimbardo P (1995) Psychologie. Springer, Berlin

Schizophrene Psychosen und affektive Störungen

Steffen Lau

Inhaltsverzeichnis

Herr Dr. Lau ist nach der Erstellung dieses Kapitels verstorben.

B. Völlm, B. Schiffer (Hrsg.), *Forensische Psychiatrie*, https://doi.org/10.1007/978-3-662-64465-2_10

10.1 Zusammenhang von Straffälligkeit und „Psychose"

Ein Beitrag, der sich im Rahmen „forensisch-relevanter Störungsbilder" mit Psychosen beschäftigt, nimmt unweigerlich die schizophrenen Psychosen in den Fokus. Unstrittig ist, insbesondere für die behandlungsorientierte forensische Psychiatrie, dass Betroffene von Erkrankungen aus dem Schizophreniespektrum einen bedeutenden Teil der Behandlungspopulation ausmachen. Aber auch im Rahmen der Beurteilung der strafrechtlichen Verantwortlichkeit kommt den akut-psychotischen Psychosen ein besonderer Stellenwert zu, da die akut-psychotische Verfassung mit einer Aufhebung der Voraussetzungen der Steuerungsfähigkeit einhergehen kann und somit den wesentlichen Bezugspunkt für die Voraussetzungen aufgehobener Schuldfähigkeit im Rahmen eines psychopathologischen Referenzsystems bildet. Die Tatsache, dass in beiden Zusammenhängen die Diagnose einer Störung aus dem schizophrenen Formenkreis eine zentrale Rolle einnimmt, ist mit hoher Wahrscheinlichkeit dadurch begründet, dass Psychosen – und insbesondere darin die schizophrenen Psychosen – mit einem erhöhten Risiko für die Begehung von Straftaten einhergehen. Allerdings ist in einem nicht unerheblichen Teil von Studien, die sich der Forschung des Zusammenhangs zwischen psychischen Erkrankungen und Straffälligkeit widmeten, nicht klar definiert, wie „Psychose" definiert wurde. Ein nicht unwesentlicher Teil von Veröffentlichungen untersuchte den Zusammenhang zwischen den weit gefassten „severe mental illnesses" (SMI) und Straffälligkeit bzw. Gewalttätigkeit. Der Begriff SMI umfasst gelegentlich Störungen aus dem Kapitel F2 sowie aus dem Kapitel F3, aber auch substanzinduzierte psychotische Störungen gemäß einem Teil des Kapitels F1 der ICD-10. Andere Studien hingegen legten den Untersuchungen sehr eng allein eine Diagnose gemäß ICD-10 F20 zugrunde und fokussierten auf den Begriff einer Psychose vom schizophrenen Typus und bezogen affektive Psychosen nicht in die Analysen ein. Zudem weisen die wissenschaftlichen Befunde zum Zusammenhang von Kriminalitätsbelastung bei Personen mit schizophrenen Psychosen wahrscheinlich Inkonsistenzen auf, da für die Beantwortung der Forschungsfrage in verschiedenen Untersuchungen unterschiedliche methodische Zugänge gewählt wurden. Trotz dieser Limitationen erscheint es gerechtfertigt, unter den Begriff „Psychose" als forensisch relevantem Störungsbild vor allem die Psychosen aus dem schizophrenen Formenkreis zu verstehen und daher in diesem Abschnitt zunächst den Zusammenhang von Schizophrenie und Straffälligkeit näher zu beleuchten. Der Zusammenhang mit affektiven Störungen ist weniger intensiv untersucht, die Ergebnisse dazu werden hier nur knapp dargestellt.

10.2 Straffälligkeit und schizophrene Psychosen

10.2.1 Erscheinungsformen schizophrener Psychosen

Schizophrene Psychosen sind schwere psychische Störungen mit einer unterschiedlichen Kombination von psychopathologischen Symptomen bzw. Syndromen mit einer Lebenszeitprävalenz von ca. 1 %. Am vertrautesten sind Psychiater*innen mit dem als paranoid-halluzinatorisches Syndrom auftretenden klinischen Bild dieser Psychose. Die revidierten Fassungen der Diagnosemanuale der Amerikanischen Psychiatrischen Vereinigung APA – Diagnostisches und Statistisches Manual in seiner 5. Revision, DSM 5 – und auch das Klassifikationssystem der Weltgesundheitsorganisation – International Classification of Diseases in ihrer 11. revidierten Fassung, ICD-11, die 2022 in Kraft getreten, aber noch nicht vollständig implementiert ist – haben gegenüber dem traditionellen Ansatz allerdings aufgegeben, für die schizophrenen Psychose Verlaufstypologien zu definieren (paranoid, hebephren, kataton, simplex, undifferenziert). Diese Änderung wurde deshalb vorgenommen, weil eine Fülle von Studien darauf hinwies, dass eine solche Subtypisierung wenig relevant für den Verlauf dieser psychischen Störungen ist und sich daher aus dieser lange praktizierten Typisierung wenige verlässliche Informationen für die Therapieplanung und Vorhersage des Behandlungsergebnisses ableiten lassen (Biedermann und Fleischhacker 2016). Auch die der klinischen Psychiatrie lange Zeit vertrauten „Erstrangsymptome" nach Schneider (Gedankenlautwerden, interpretierende Stimmen, Gedankenentzug, Wahnwahrnehmung etc.) verlieren in den revidierten Klassifikationssystemen für die Diagnosestellung an Bedeutung, weil auch für sie kein wirklich guter Zusammenhang in Bezug auf das prognostische Outcome des Verlaufs schizophrener Psychosen nachgewiesen werden konnte.

In Zukunft wird eine schizophrene Psychose daher voraussichtlich anhand folgender Symptome (die über vier Wochen bestehen müssen) diagnostiziert: persistierender Wahn, persistierende Halluzinationen, formale Denkstörungen, Erlebnisse der Beeinflussung, Passivität oder Fremdkontrolle, Negativsymptome, grob desorganisiertes Verhalten, psychomotorische Störungen (katatone Unruhe, Agitation, Haltungsstereotypien, wächserne Flexibilität, Negativismus, Mutismus, Stupor). Möglicherweise wird sich durch das Wegfallen der Typisierung (die noch zusätzliche symptomatische Beschreibungen von besonderen Entwicklungen beinhaltete und spezielle psychopathologische Phänomene benannte) die Tendenz verstärken, dass der Variantenreichtum schizophrener Verlaufsformen jüngeren psychiatrisch Tätigen nicht mehr geläufig sein wird. Dies mag dazu führen, dass unangepasstes Verhalten vor allem in der Jugendzeit fast ausschließlich als entwicklungspsychologische Auffälligkeit im Sinne einer delinquent-dissozialen Persönlichkeitsentwicklungen verstanden werden wird, ohne die Möglichkeit in Betracht zu ziehen, dass sich hier ein schizophrenpsychotischer Prozess anbahnt. Durch die Betonung der Bedeutung der Produktivsymptomatik in den Revisionen der Klassifikationssysteme geht somit möglicherweise Wissen darum verloren, dass früh beginnende schizophrene Psychosen keineswegs mit dem klassischen Syndrom von Verfolgungswahn und Halluzinationen einhergehen müssen, sondern vielmehr mit Eigentümlichkeiten, die sich klinisch viel subtiler darstellen und viel weniger klar abgrenzbar sind von entwicklungsphasisch auftretenden Besonderheiten (Lau 2021).

Die von einer schizophrenen Störung Betroffenen erkranken häufig in einer relevanten Phase der Persönlichkeitsentwicklung, die Störung beeinträchtigt daher in erheblichem Maße ihre Fähigkeit, die Anforderung des täglichen Lebens zu bewältigen, sodass Betroffene häufig sozial isoliert leben und immer wieder ohne Beschäftigung sind. Personen mit einer schizophrenen Erkrankung haben zudem ein erhöhtes Risiko, durch Suizid oder andere unnatürliche Todesursachen zu versterben (Fazel et al. 2014). Dass sich hierbei ein erhöhtes Maß an somatischen Erkrankungen (teilweise iatrogen durch die medikamentöse Behandlung), aber auch eine hohe Belastung der Betroffenen mit Opfererfahrungen manifestiert, gerät in der forensischen Psychiatrie gelegentlich aus dem Blickfeld, weil der Fokus hier mehr auf dem*der Erkrankten als Täter*in liegt. Zu dem Zeitpunkt, zu dem ein*e Straftäter*in mit Schizophrenie identifiziert wird, hat er*sie jedoch schon eine lange Geschichte von emotionalen und Verhaltensproblemen hinter sich, mit motorischen Auffälligkeiten, häufig tendenziell niedrigerer Intelligenz und Schwierigkeiten in der sozialen Kompetenz (Hodgins 2020). Diese Schwierigkeiten sind häufig verknüpft mit schulischen Schwierigkeiten und einem niedrigeren Niveau der psychosozialen Funktionsfähigkeit; viele schizophrene Menschen berichten auch über Viktimisierungserfahrungen (s. o.). All diese Faktoren begünstigen eine Entwicklung hin zur Schizophrenie, jedoch ebenso auch zur Straffälligkeit (Kinoshita et al. 2011).

10.2.2 Zusammenhang zwischen schizophrenen Psychosen und Straffälligkeit

Der Zusammenhang mit anderen allgemeinen Faktoren für Straffälligkeit ist zwar deutlicher, trotzdem erhöht die Diagnose einer Schizophrenie das Risiko für die Begehung von (Gewalt-)Delikten (Witt et al. 2013). Es konnte wiederholt nachgewiesen werden, dass im Vergleich zur Allgemeinbevölkerung sowohl Männer als auch Frauen mit Störungen aus dem Schizophreniespektrum ein erhöhtes Risiko haben, verurteilt zu werden für mindere Delikte, jedoch auch ebenso für Gewaltdelikte, insbesondere für Tötungsdelikte (Fazel et al. 2009a; Wallace et al. 2004). Entgegen einer früher häufig vertretenen Auffassung, dass Personen mit Schizophrenie eher selten mit sexuell grenzverletzendem Verhalten auffallen, ist mittlerweile auch hierfür nachgewiesen, dass die Diagnose Schizophrenie das Risiko für Sexualstraftaten relevant erhöht (Fazel et al. 2007; Lewis und Dwyer 2018).

> Personen mit Schizophrenie haben gegenüber der Allgemeinbevölkerung ein erhöhtes Risiko, für Gewaltdelikte und Sexualdelikte verurteilt zu werden. Dabei spielen aber auch zahlreiche andere Risikofaktoren eine Rolle.

Prävalenzraten von gewalttätigem Verhalten bei Patient*innen mit Schizophrenie zeigen in Abhängigkeit davon, ob selbstberichtetes, fremdbeobachtetes oder abgeurteiltes Verhalten als Berechnungsgrundlage gewählt wurde, Werte zwischen 9,2 % und 19,6 %. Metaanalysen wiesen nach, dass die Diagnose „Psychose" die Odd-Ratio für Gewaltdelikte zwischen 49 und 68 % erhöht (Douglas et al. 2009). Die Diagnose „Schizophrenie" erhöht das Risiko einer Gewaltstraftat um ca. das 4-Fache bei Männern, bei Frauen sogar um das knapp 8-Fache (Whiting et al. 2021). Dieser Wert wirkt auf den ersten Blick hoch, es darf jedoch nicht vergessen werden, dass lediglich ein kleiner Teil dieser Patient*innen tatsächlich aggressiv handelt und der weitaus größte Anteil an Gewaltdelikten auf Personen ohne psychiatrische Diagnose zurückzuführen ist.

Es gibt somit einen verlässlich nachgewiesenen Zusammenhang zwischen „Psychose" und einem erhöhten Risiko für die Begehung von Straftaten. Insbesondere chronische Verläufe einer Schizophrenie mit überdauernder, intensiver und unkorrigierbarer Wahnsymptomatik können zu aufsehenerregenden Straftaten führen, wie z. B. bei Attentaten gegen Politiker*innen, bei denen psychotische Menschen die gefährlichen Straftaten über lange Zeit geplant hatten (Kröber und Lau 2010). Der Zusammenhang von Diagnose und Straffälligkeit ist jedoch sehr komplex, Straftäter*innen mit Schizophrenie bilden eine sehr heterogene Gruppe, daher hat es unterschiedliche Bemühungen gegeben, diese Heterogenität zu strukturieren. Dies soll dazu dienen, bei dieser Patient*innengruppe unterschiedliche Entwicklungswege hin zu Straffälligkeit zu identifizieren. Daraus könnten sich dann unterschiedliche Konsequenzen für Prävention und Ausgestaltung der Behandlung ergeben.

Einer dieser Versuche, die unterschiedlichen Verläufe von Straftäter*innen mit Schizophrenie zu ordnen, bildet die Typologie von Hodgins (Hodgins 2008).

Typologie von Verläufen der Entwicklung von Straffälligkeit nach Hodgins

- „Early Starters (ES)“: Diese Personen mit im Kindesalter beginnender Störung des Sozialverhaltens zeigen zeitlich schon weit vor wie auch nach der Diagnosestellung einer Schizophrenie antisoziales und aggressives Verhalten
- „Late Starters (LS)“: Betroffene ohne Vorgeschichte von Verhaltensproblemen, die mit Entwicklung psychotischer Symptome gewalttätig werden
- „Late Late Starters (LLS)“. Erkrankungsverlauf bei Personen, die erst nach langem und bekanntem Krankheitsprozess unvermittelt schwere Gewalthandlungen begehen

10.2.3 Erklärungen für den Zusammenhang zwischen schizophrener Psychose und Straffälligkeit

Unklar ist, wie das erhöhte Risiko für Gewalttaten bzw. Straffälligkeit bei Menschen mit psychotischen Erkrankungsbildern begründet ist. Tatsächlich ist noch nicht einmal sicher, dass psychotische Störungen und Gewalttätigkeit kausal miteinander verbunden sind. Als konfundierende Faktoren werden vorlaufende dissoziale oder kriminelle Verhaltensweisen (bei deren Klassifikation als „Persönlichkeitsstörung“ man Vorsicht walten lassen sollte, s. oben), Substanzkonsumstörungen und insbesondere die insuffiziente Therapie ins Spiel gebracht. Dennoch gibt es überzeugende Forschungsbefunde dazu, dass spezifische Symptome des psychotischen Zustandes zumindest teilweise für das Auftreten von Gewalttätigkeit bei psychotischen Menschen verantwortlich gemacht werden können (s. u.). Nicht außer Acht gelassen werden sollte aber auch, dass Veränderungen in der psychiatrischen Behandlungslandschaft (die Institutionalisierung bzw. De-Institutionalisierung) und Diskriminierung bzw. Stigmatisierung durch das Gesundheitssystem bzw. das Vollzugssystem zu einer erhöhten Rate von Straffälligkeiten bei psychotisch kranken Personen beitragen kann (Lamsma und Harte 2015). Es erscheint aber unwahrscheinlich, dass allen empirisch nachgewiesen relevanten Faktoren jeweils nur eine Mediatorfunktion für die Assoziation zwischen Psychose und Gewalttätigkeit zukommt.

Folgende Risikofaktoren für gewalttätiges Verhalten im Zusammenhang mit psychotischen Zuständen werden in der Forschungsliteratur als relevant betrachtet (Hodgins 2008; Wallace et al. 2004; Lamsma und Harte 2015; Adams und Yanos 2020): demografische Faktoren, soziale Faktoren, Auswirkungen der akuten Psychopathologie, komorbide antisoziale Persönlichkeitspathologie, Substanzkonsum, „Einsicht“ und unzureichende Behandlung (Non-Adherence).

Risikofaktoren für gewalttätiges Verhalten bei psychotischen Zuständen

- Demografische Faktoren: Wie auch in Bezug auf Straffälligkeit insgesamt ist bei psychotisch kranken Menschen Gewalttätigkeit assoziiert mit männlichem Geschlecht, jungem Alter, dem Status als unverheiratet, Obdachlosigkeit, Arbeitslosigkeit, niedrigem Bildungsabschluss, niedrigem sozioökonomischem Status, Zugehörigkeit zu einer ethnischen Minderheit, früheren Behandlungen aufgrund einer Psychose, früheren Verurteilungen im Zusammenhang mit einer Psychose und früheren Verurteilungen wegen eines gewalttätigen Delikts (Bo et al. 2011; Modestin 1998; Witt et al. 2013).

- Soziale Faktoren: Psychotische Patient*innen, die sich gewalttätig verhalten, kommen häufig aus benachteiligten Familien mit einer belasteten Familienanamnese mit Straffälligkeit, Substanzkonsumstörungen und körperlicher und sexueller Misshandlung und Vernachlässigung (Fazel et al. 2009; Witt et al. 2013). Bei diesen Faktoren spielen möglicherweise soziale Lernprozesse im Zusammenspiel mit genetischen Einflussfaktoren eine Rolle. Ganz besonders im angloamerikanischen Raum wird auch immer wieder ins Spiel gebracht, dass die Wohnumgebung, in der sich Personen aufhalten, zur Kriminalitätsbelastung bestimmter Gruppen beitragen kann. Der Einfluss sozialer Faktoren auf die Entwicklung von gewalttätigem Verhalten bei Menschen mit psychotischen Erkrankungen ist insgesamt sehr komplex, weil vielerlei Aspekte im Zusammenspiel miteinander die Entwicklung hin zu Straffälligkeit begünstigen. Relativ pauschal lässt sich sagen, dass die Belastung mit Stressfaktoren bei Menschen mit psychotischen Störungen einerseits den Erkrankungsverlauf ungünstig beeinflusst, anderseits aber auch für eine Entwicklung hin zur Straffälligkeit prädisponiert (Kirchebner et al. 2020).
- Akute Psychopathologie: In Bezug auf die Beantwortung der Frage des Zusammenhangs von akuter Psychopathologie wie Halluzinationen, Wahnüberzeugungen und Ich-Störungen mit der Entwicklung gewalttätigen Verhaltens muss methodisch beachtet werden, dass es im Grunde nicht möglich ist, genaue Aussagen über den psychopathologischen Befund eines Straftäters bzw. einer Straftäterin zum Zeitpunkt der Straftaten zu machen, da die handelnde Person nicht im Moment des Delikts exploriert werden kann. Die relevanten Untersuchungen stützen sich somit auf retrospektiv erhobene Befunde und unterliegen damit einem Ergebnis-Bias. Dennoch wurde immer wieder ein Zusammenhang zwischen der Ausprägung psychotischer Symptome („Akuität"), Verfolgungsideen und imperativen Phonemen gefunden (Bo et al. 2011; Hodgins 2008; Volavka und Citrome 2008). In jüngeren Untersuchungen fanden sich vermehrt Hinweise darauf, dass wahnhaft bedingte Gewalttätigkeit wahrscheinlich getriggert wird durch zusätzlich relevante und subjektiv negativ empfundene Gefühlszustände wie Angst, Ärger und Wut (Coid et al. 2013). Weiterhin haben sogenannte Threat-Control-Override (TCO)-Symptome Relevanz für ein erhöhtes Risiko für gewalttätiges Verhalten von Personen in akut schizophren-psychotischer Verfassung (Chan und Shehtman 2019).
- Eine komorbide antisoziale Persönlichkeitspathologie wird immer wieder in Zusammenhang gebracht mit dem Auftreten von Gewalttätigkeit bei Menschen mit Psychosen. Im Speziellen trifft dies zu für die Diagnose einer Störung des Sozialverhaltens im Kindesalter, einer antisozialen Persönlichkeitsstörung und einer Psychopathy im Sinne von Hare (Hodgins et al. 2008; Witt et al. 2013). Die als antisozial zu bezeichnenden Persönlichkeitsauffälligkeiten können auf unterschiedlichem Wege Gewalttätigkeit bei Menschen mit psychotischen Störungen begünstigen, z. B. durch eine Erniedrigung der Schwelle für gewalttätiges Verhalten durch

10

prädisponierende Persönlichkeitsfaktoren, eine erhöhte Anfälligkeit für Substanzkonsum und Schwierigkeiten in der Aufrechterhaltung eines kontinuierlichen Therapieprozesses. Die antisoziale Persönlichkeitsstörung und die Symptome von Psychosen begünstigen aber auch unabhängig voneinander die Entwicklung von gewalttätigem Verhalten (Hodgins et al. 2008; McGregor et al. 2012).

- Substanzkonsum: Zahlreiche Studien beschreiben einen Zusammenhang zwischen einem zusätzlichen Substanzkonsum bei Patient*innen, die von psychotischen Störungen betroffen sind, und Straffälligkeit (Nielssen et al. 2007; Fazel et al. 2009; Short et al. 2013; Large und Nielssen 2011). Dabei spielt der Typ der Substanz wahrscheinlich keine Rolle (Witt et al. 2013). Ebenso spielt wohl nicht nur der direkte Einfluss von enthemmenden Substanzen bei der Begehung von Straftaten eine Rolle, es werden auch komorbide bzw. konfundierende Faktoren ins Spiel gebracht (Impulsivität, störungsbedingte Veränderungen des sozial unterstützenden Systems, Assoziation an kriminogenes Milieu).
- „Einsicht": Das Fehlen von Einsicht in die Störung wurde ebenfalls in Zusammenhang gebracht mit der Entwicklung von gewalttätigem Verhalten bei Personen mit Psychosen (Calatayud et al. 2012; Nederlof et al. 2013; Witt et al. 2013). Möglicherweise mediiert eine defizitäre Einsicht in den erkrankten Zustand die Non-Adherence bezüglich der Behandlung bei gewalttätigen Menschen mit Psychosen.
- Non-Adherence: Denn diese Non-Adherence bezüglich der Behandlung und insbesondere der Medikation ist eindeutig gebunden an ein erhöhtes Risiko für gewalttätiges Verhalten bei Menschen mit Psychosen (Bo et al. 2011; Witt et al. 2013). Auch hier spielt möglicherweise wieder die erhöhte Inzidenz für einen komorbiden Substanzkonsum und prämorbide antisoziale Auffälligkeiten eine Rolle.

10.3 Affektive Psychosen und Straffälligkeit

Viel weniger umfangreich als bei schizophrenen Psychosen ist der Zusammenhang zwischen Erkrankung und Straffälligkeit bei anderen „Psychosen" untersucht. In diesen Untersuchungen wird jedoch keine scharfe Trennung zwischen den einerseits eindeutig psychotischen affektiven Störungen im Sinne einer „endogenen Depression" oder bipolaren Störung und den anderen affektiven Störungen getroffen.

Nimmt man den bisherigen Forschungsstand, so muss man konstatieren, dass die lange Zeit bestehende Annahme, affektive Störungen würden aufgrund der darin auftretenden psychopathologischen Veränderungen keinen eindeutigen Zusammenhang mit (schweren Formen der) Straffälligkeiten bieten, so nicht mehr gehalten werden kann. Frühere empirische Untersuchungen zeigten zwar zunächst keine relevanten Zusammenhänge zwischen affektiven Störungen und Gewaltstraftaten. Eine Studie von Modestin et al. etwa fand zwar einen Zusammenhang zwischen affektiver Störung und Strafregistereinträgen bei 261 Männern, die unipolare Depression wurde jedoch nicht als relevanter Risikofaktor für die Ausübung einer Gewaltstraftat identifiziert. Vielmehr fielen männliche depressive Patienten durch die Begehung von Eigentumsdelikten auf. Eine weitere Studie aus dem Jahre 2009 (Graz et al. 2009) fand ebenfalls nur einen niedrigen Prozentsatz von Gewalttätigkeiten von gut 700 Patient*innen, die unter einer „Depression" litten. Hingegen fand eine Studie aus der Arbeitsgruppe um Fazel et al. (2015) in einer schwedischen Patient*innenkohorte von über 40.000 Patient*innen mit einer depressiven Erkrankung ein 3-fach höheres Risiko für eine Gewaltstraftat. Dieses Risiko war bei Männern noch deutlicher ausgeprägt als bei depressiv erkrankten Frauen.

Abgesehen davon, dass die forensische Praxis seit langer Zeit fremdaggressive Handlungen im Sinne „erweiterter Suizide" bei nihilistisch wahnkranken Personen kennt, können depressive Episoden, insbesondere wenn sie mit Agitiertheit einhergehen, zusätzlich zu Autoaggressionen auch fremdaggressive Handlungen begünstigen. Vor allem bei intrafamiliären Belastungen bzw. in Beziehungen treten dann Gewaltdelikte gegen nahe Angehörige oder Partner*innen auf. Möglicherweise ist dieses erhöhte Risiko vermittelt über die Neigung von männlichen Personen mit Depressionen, zur Konfliktlösung auf dysfunktionale Bewältigungsstrategien wie Alkohol- oder Substanzkonsum zurückzugreifen (Hodgins et al. 1999). Eventuell sind aber auch andere Faktoren für die erhöhte Gewaltdeliktbelastung bei Menschen mit affektiven Auffälligkeiten verantwortlich, wie sie auch für die anderen psychischen Störungen nachgewiesen wurden: soziale Isolation, situativ auftretende Konflikte, Verlust von Bezugspersonen, Waffenbesitz oder bestimmte Persönlichkeitsaspekte oder Persönlichkeitsstörungen.

Nichtsdestotrotz ist die behandlungsorientierte forensische Psychiatrie in Bezug auf Psychosen am häufigsten mit Störungen aus dem schizophrenen Spektrum konfrontiert, affektiv-psychotische Zustände sind selten. Möglicherweise werden sie auch prognostisch als besser behandelbar eingeschätzt, sodass die Anordnung zur Unterbringung im Maßregelvollzug seltener erfolgt. Insgesamt erscheint die gesamtprognostische Beurteilung in solchen Fällen eventuell eindeutiger, weil sich das Gewaltrisiko bei affektiven Psychosen vor allem in Phasen von schweren depressiv-suizidalen Zuständen manifestiert und für Episoden mit leichterer symptomatischer Ausprägung ein hohes Risiko für gefährliche Straftaten nicht anzunehmen ist.

Für das andere Ende des bipolaren Spektrums muss man konstatieren, dass die Datenlage zum Zusammenhang zwischen insbesondere manischen Zuständen und Sexual- und Gewaltdelikten weiterhin uneindeutig ist und sich zu einem großen Teil auf klinische Erfahrungsberichte stützt (Kröber und Lau 2010). Allerdings wird auch für affektive bzw. bipolare Störungen und daraus resultierende Straffälligkeit ein komplexes Zusammenspiel von Faktoren auch jenseits von eigentlicher Psychopathologie diskutiert (Lamberti et al. 2020; Whiting et al. 2021).

10.4 Behandlungsaspekte

10.4.1 Medikamentöse Therapie

Ein wesentlicher Baustein der Behandlung straffällig gewordener psychotisch erkrankter Menschen bildet die psychopharmakologische Therapie. Diese sollte sich an modernen und leitliniengerechten Therapieprinzipen orientieren und unterscheidet sich zunächst nicht prinzipiell von den Behandlungsstrategien in der Allgemeinpsychiatrie. Wichtige Therapieziele sind die Symptomreduktion und die Wiederherstellung der psychosozialen Funktionsfähigkeit bzw. Recovery. Zusätzlich muss die forensische Behandlung auch risikoorientiert bzw. risikoreduzierend gestaltet werden. Daher sollte auch die pharmakologische Therapie forensischer Patient*innen eingebettet sein in einen differenzierten Gesamtbehandlungsplan, dem ein umfassend tragfähiges forensisches Fallverständnis zugrunde liegt. Dieses Fallverständnis sollte zwingend unterschiedliche Problembereiche benennen, in einer Vielzahl von Fällen in der forensischen Psychiatrie erschöpft sich die „Erklärung" des straffälligen Verhaltens eines Menschen mit Psychose eben nicht in der Diagnose. Für die Benennung dieser Problembereiche sind die oben genannten Ausführungen zum Zusammenhang verschiedener Aspekte und Faktoren mit Gewalttätigkeit bei Menschen mit psychotischen Erkrankungen bedeutsam. Denn wenn jenseits von psychopathologischen Besonderheiten noch andere wichtige kriminogene Faktoren das Auftreten von Straffälligkeit und Gewalttätigkeit bei psychotischen Menschen begünstigen, so sollte man nicht allein auf die psychiatrische Behandlung der psychotischen Erkrankung fokussieren, sondern regelmäßig prüfen, inwieweit sich jenseits psychopharmakologischer Intervention aus anderen Einflussgrößen noch andere Behandlungsstrategien ableiten lassen. Hilfreich ist dabei eine Analyse der Anlasstat unter der Frage, wie Psychopathologie, Persönlichkeitsaspekte und situative Gegebenheiten zusammengewirkt haben und welche Besonderheiten durch psychiatrisch-psychologische Therapie günstig beeinflusst werden können. Es ist dies nichts anderes als eine Orientierung an den kriminogenen „Needs" aus dem RNR-Modell, dessen Konzept modernen forensischen Behandlungen zugrunde gelegt werden sollte (Bonta und Andrews 2007).

Bei vielen psychotisch Kranken in der forensischen Psychiatrie genügt die therapeutische Fokussierung auf die Behandlung ihrer psychotischen Grunderkrankung, weil das Auftreten von Straffälligkeiten sehr eng verknüpft ist mit der Psychopathologie, und eine relevante (Teil-)Remission von Symptomatik führt daher zu einer günstigeren Risikoeinschätzung. In nicht wenigen Fällen waren die Straftäter*innen im Rahmen psychotischer Verfassung aber „enthemmt", und dabei erreichten beispielsweise deliktfördernde Kognitionen (nicht nur paranoid-psychotische Überzeugungen) Handlungsrelevanz. Eine solche Fallkonzeption sollte in forensischer Behandlung dazu zwingen zu prüfen, ob auch in (teil-)remittiertem Zustand deliktfördernde Kognitionen anhaltend das Risiko zukünftiger Straftaten ungünstig beeinflussen. Wenn diese Frage bejaht wird, so sollte die forensische Therapie sich auch der therapeutischen Beeinflussung dieser auffälligen und risikorelevanten Denkauffälligkeiten widmen.

Gelegentlich zeigen sich in der in der Behandlung von Straftäter*innen mit psychotischen Erkrankungen die Hindernisse, die auch jenseits der Diagnose die Arbeit mit Straffälligen erschweren. In der behandlungsorientierten forensischen Psychiatrie findet sich eine besondere Selektion des Patient*innenkollektivs, das relevante Therapieerschwernisse aufweist (Lau 2017). Komplex begründet ist dabei die bei forensischen Patient*innen immer wieder nachzuweisende und anamnestisch nachzuzeichnende fehlende Adhärenz an Therapie. Diese ist häufig nicht allein begründet in der fehlenden Einsicht der Patient*innen in ihre Störung oder in das bestehende Delinquenzrisiko. Vielmehr erlaubt die Rekonstruktion der Vorgeschichte vieler psychotischer Rechtsbrecher*innen die Schlussfolgerung, dass ihren besonderen Bedürfnissen zuvor in der Allgemeinpsychiatrie nicht ausreichend Rechnung getragen wurde oder getragen werden konnte. Eine besondere Herausforderung für die Arbeit auf allgemeinpsychiatrischen Stationen stellt die Konfrontation mit störendem oder schädigendem (also dissozial imponierendem) Verhalten dar. Die Motivation, sich um „schwierige" Patient*innen zu kümmern, hält sich bei Behandler*innen, die sich nicht bewusst für eine solche Arbeit entschieden haben, nachvollziehbar in Grenzen. Die von forensischen Patient*innen geschilderten Erfahrungen über frühere stationäre Behandlungen sollten Anlass geben, nunmehr den Therapieprozess in der forensischen Klinik anders zu gestalten und die Patient*innen andere Erfahrungen machen zu lassen als in früheren stationären Behandlungen. Nur so gelingt es, die Grundannahmen der Patient*innen, die einer ausreichenden Therapieadhärenz zuwider laufen, zu widerlegen und so eine bessere therapeutische Bindung herzustellen. Diese ist mittel- bis langfristig mit einem besseren Outcome im Hinblick auf Wiedererkrankung und Wiederaufnahme verknüpft. Aufgrund der längeren Behandlungszeiträume in der forensischen Psychiatrie erscheint es auch viel besser möglich, solche langfristig angelegten Strategien umzusetzen.

Angesichts der oft chronisch kranken und zu hohem Maße für bestimmte pharmakologische Strategien auch als therapieresistent einzuschätzenden Patient*innen ist die Polypharmazie in der forensischen Pharmakotherapie keine Seltenheit (Günther et al. 2020). Nebenwirkungen reduzieren die Medikamentenadhärenz und müssen adressiert werden, da das Ziel der zukünftigen Deliktfreiheit häufig eng mit einer effektiven Symptomkontrolle verknüpft ist. Eine gute Adhärenz an die Verordnung an ein wirksames Medikament ist dann effektiv deliktpräventiv. Zur Förderung der Medikamentenadhärenz können die Analyse von medikamentösen Interaktionsrisiken (hilfreich können hier online-basierte Programme sein) und der Einsatz besonderer Routinekontrollschemata zur Früherkennung problematischer Entwicklungen eingesetzt werden. Hilfreich können auch individualisierte Eindosierungsstrategien sein, unterstützt durch therapeutisches Drug-Monitoring. Die optimale Lösung zur Vermeidung potenziell schwerwiegender unangenehmer Arzneimittelwirkungen ist aber der regelmäßig wiederholte Versuch, die Indikation zu Polypharmazie und Kombinationsbehandlungen durch Reduktions- oder Absetzversuche auf ihre Notwendigkeit hin zu prüfen. Nicht unerwähnt bleiben darf bei einer Darlegung psychopharmakologischer Strategien zur Behandlung von Straftäter*innen mit Schizophrenie der Hinweis auf Clozapin, wie in ▶ Kap. 34 zur Behandlung therapieresistenter Psychosen dargelegt.

Auch in Bezug auf die Therapie unerwünschter Arzneimittelwirkungen hat es zuletzt neuere Entwicklungen gegeben. Insbesondere die Behandlung des metabolischen Syndroms mittels unterschiedlicher medikamentöser Strategien (H2-Blocker, Antidepressiva, Metformin, Omega-3-Fettsäuren) hat in der Psychiatrie Bedeutung erlangt (z. B. Ellul et al. 2018). Bei Nebenwirkungen, die sich in Beeinträchtigungen der sexuellen Funktionsfähigkeit manifestieren, sollte auch die Option einer erektionssteigernden Medikation nicht außer Acht gelassen werden (Gopalakrishnan et al. 2006). Zuletzt soll verwiesen werden auf die Möglichkeit, mittels Botulinumtoxin den z. B. unter Clozapin häufig beobachteten ausgeprägten Speichelfluss zu beeinflussen (Meyer und Stahl 2019).

Es zeigt sich, dass gerade in der forensischen Psychiatrie eine hohe psychopharmakologische Kompetenz gefordert ist, um dem therapeutischen Ziel einer ausreichenden Maßnahmenadhärenz näherzukommen durch Überwindung der in der forensischen Psychiatrie häufiger auftretenden Therapiehindernisse.

Unter Umständen könnte es notwendig werden, zur Erreichung des Maßregelziels über Zwang eine kontinuierliche Medikamenteneinnahme zu gewährleisten. Für den bundesdeutschen Maßregelvollzug hat es zeitweilig Schwierigkeiten gegeben, eine solche Zwangsmedikation durchzusetzen. Zumindest war sie mit ausgesprochen hohen Hürden verbunden, sodass in den forensischen Kliniken eine Zeitlang die Befürchtung um sich griff, durch die verfassungsrechtlichen Entscheidungen sei die Anordnung von Zwangsmaßnahmen und insbesondere die Zwangsmedikation gänzlich unmöglich geworden. Das Bundesverfassungsgericht hatte jedoch in seinem Entscheid darauf hingewiesen, dass viele

Bundesländer keine ausreichende gesetzliche Grundlage geschaffen hatten, um Zwangsmedikation durchführen zu können, und daher das Verfahren dazu unzureichend geregelt war. Mittlerweile hat aber ein weiterer Verfassungsgerichtsentscheid dazu geführt, dass die Dauer der Zwangsbehandlung (hier vor allem die Fixierung) raschestmöglich von gerichtlicher Seite zu überprüfen sei. Diese Vorgabe stellt die Kliniken vor besondere Herausforderungen. Trotzdem erscheint es sinnvoll, bei Patient*innen, von denen psychosebedingt eine Gefährlichkeit ausgeht, gegenüber der Justiz klar die Haltung zu vertreten, dass die psychotische Erkrankung die freie Willensbestimmung eines Menschen schwer beeinträchtigt. Ein sich in verbalisierter Abwehr gegen Zwangsmaßnahmen vermeintlich manifestierender „natürlicher" Wille hat keine Entsprechung auf der Ebene der Willensbildung. Der akut psychotische Mensch ist gemäß den Konzepten der forensischen Psychiatrie nicht in der Lage, abwägend eine Entscheidung in Hinblick auf die Notwendigkeit einer Behandlung zu treffen. Die psychotische Verfassung bedeutet Leid, das aus medizinischer Sicht behandelt werden sollte. Gerade die forensische Psychiatrie sollte daher die Option nicht verstreichen lassen, unter Umständen eine adäquate medikamentöse Behandlung gegen den Willen des betroffenen Patienten bzw. der Patientin in in die Wege zu leiten.

10.4.2 Psychotherapeutische Behandlung

Wegen des hohen Anteils psychotischer Patient*innen mit chronifizierten Behandlungsverläufen in der forensischen Psychiatrie sollten dort auch darauf ausgerichtete psychotherapeutische Interventionen Anwendung finden. Solche Interventionen verfolgen einerseits edukative Ansätze und anderseits Ansätze zur Verbesserung des Symptommanagements. Sie verfolgen die Förderung einer nichtresignativen Krankheitsauseinandersetzung sowie eine freudvollere und sinnstiftendere Ausrichtung der Lebensführung. Gezielte Interventionen in Bezug auf die Beeinflussung einer chronifizierten Positivsymptomatik sollten ebenfalls zum Einsatz kommen.

Im Bereich der *Psychoedukation* geht es um Informationsvermittlung über die Krankheit, ggf. auch unter Einbezug von Angehörigen bzw. des nahen sozialen Umfelds. Dieser Einbezug ermöglicht dem therapeutischen Team auch, sich ein Bild vom sozialen Empfangsraum (in den ein*e psychotische*r Patient*in rehabilitiert werden soll) zu verschaffen und ggf. therapieskeptische oder antisozial eingestellte Bezugspersonen zu identifizieren und den Kontakt mit diesen zusammen mit den Patient*innen zu thematisieren oder ggf. zu problematisieren. Ganz besonders wichtig für Patient*innen der forensischen Psychiatrie ist Psychoedukation zum Zusammenhang von Psychose und dem Konsum von Suchtmitteln.

Bei der Verbesserung des *Symptommanagements* hat sich die kognitive Remediation bei der Bearbeitung des Umgangs mit kognitiven Störungen als vielversprechender Ansatz etabliert (Darmedru et al. 2017). Gerade für die Gruppe von chronisch Wahnkranken bzw. chronisch halluzinierenden Patient*innen der forensischen Psychiatrie sollten die dort tätigen Mitarbeiter*innen auch erfahren sein in der Anwendung von verhaltenstherapeutischen Konzepten zur Beeinflussung chronischen Wahns und chronischen Stimmenhörens (beispielsweise Nelson 2010).

In Hinblick auf die *Verbesserung sozialer Kognitionen* haben das Soziale Kompetenztraining (SKT) (Wölwer und Eißler 2018), das Metakognitive Training (MKT) (Moritz et al. 2017), das Integrierte Psychologische Therapieprogramm für schizophren Erkrankte (IPT) (Roder et al. 2008) sowie das daraus zur Integrierten Neurokognitiven

Therapie (INT) (Roder und Müller 2013) weiterentwickelte Gruppenprogramm Bedeutung erlangt.

Ein in der Behandlung von Straftäter*innen entwickeltes Behandlungsprogramm, das u. a. ebenfalls die Verbesserung metakognitiver Fähigkeiten adressiert, ist das Reasoning-and-Rehabilitation-Programm, das sogar für die Behandlung von psychotischen Personen adaptiert wurde und sich auch hier als effektiv erwiesen hat (Young et al. 2016).

10.5 Institutionelle Aspekte

Von institutioneller Seite sollte darauf geachtet werden, dass die langen Behandlungszeiträume in der forensischen Psychiatrie nicht dazu führen, dass Mitarbeitende resignieren. Es gilt, deutlich zu machen, dass in den meisten vermeintlich stillstehenden Prozessen durchaus Veränderungen (wenn auch kleinteilig) zu erkennen sind. Die Außensicht durch Einholung externen Sachverstands kann bei festgefahrenen Therapieprozessen hilfreich sein, um einen vermeintlich blockierten Therapieprozess wieder „in Schwung zu bringen". Dazu braucht es allerdings auch externe Sachverständige, die die Bedingungen der Behandlung forensischer Patient*innen gut kennen. Die Auseinandersetzung mit und Anerkennung von externer Kritik ist kein Zeichen von Schwäche, sondern von therapeutischer Souveränität und Professionalität.

All die hier skizzierten therapeutischen Strategien können Mitarbeiter*innen nur umsetzen, wenn sie von Vorgesetzten befähigt werden, diese modernen Ansätze zu verfolgen. Evtl. hilft dabei, die immer wieder in der forensischen Psychiatrie auftretenden Hindernisse als Herausforderung zu verstehen, die keineswegs allein durch ihre Sichtbarkeit bedeuten, dass sie nicht gemeistert werden können. In der forensischen Psychiatrie steht relativ viel Zeit für die Behandlung von Patient*innen zur Verfügung, diese muss aber auch aktiv genutzt werden, um insbesondere den nach der Revision der Gesetzesvorschriften des Maßregelvollzugs betonteren Anspruch auf kürzere Verweildauer zu verwirklichen.

10.6 Zusammenfassung

Das Auftreten gewalttätigen Verhaltens bei Menschen mit Psychosen unterliegt komplexen Einflüssen. Es wird wahrscheinlich durch eine Vielzahl miteinander interagierender Risikofaktoren begünstigt. Aus der Befundlage zu den Entstehungsbedingungen von Straffälligkeit und Gewalttätigkeit bei Menschen mit Psychosen ergeben sich vielerlei Überlegungen im Hinblick auf primär präventive Ansätze, sekundär präventive Ansätze und für die Schwerpunktsetzung in einer adäquaten deliktpräventiven Therapie. Die Behandlung psychotischer Rechtsbrecher*innen begegnet besonderen Herausforderungen und stützt sich auf einen plausiblen Behandlungsplan mit den beiden wichtigen „Therapiesäulen" Psychopharmakologie und Psychotherapie, die die besonderen Bedingungen der Arbeit in der forensischen Psychiatrie berücksichtigen müssen.

Literatur

Adams SW, Yanos PT (2020) Pathways to aggression and violence in psychosis without longstanding antisocial behavior: a review and proposed psychosocial model for integrative clinical interventions. Psychiatry Res 293:113427

Biedermann F, Fleischhacker WW (2016) Psychotic disorders in DSM-5 and ICD-11. CNS Spectr 21:349–354

Bo S, Abu-Akel A, Kongerslev M, Haahr UH, Simonsen E (2011) Risk factors for violence among patients with schizophrenia. Clin Psychol Rev 31:711–726

Bonta J, Andrews DA (2007) Risk-need-responsivity model for offender assessment and rehabilitation. Rehabilitation 6:1–22

Calatayud GL, Sebastián NH, García-Iturrospe EA, Piqueras JCG, Arias JS, Cercós CL (2012) Relationship between insight, violence and diagnoses in psychotic patients. Rev Psiquiatr Salud Ment 5:43–47

Chan B, Shehtman M (2019) Clinical risk factors of acute severe or fatal violence among forensic mental health patients. Psychiatry Res 275:20–26

Coid JW, Ullrich S, Kallis C, Keers R, Barker D, Cowden F, Stamps R (2013) The relationship between delusions and violence: findings from the East London first episode psychosis study. JAMA Psychiatry 70:465–471

Darmedru C, Demily C, Franck N (2017) Cognitive remediation and social cognitive training for violence in schizophrenia: a systematic review. Psychiatry Res 251:266–274

Douglas KS, Guy LS, Hart SD (2009) Psychosis as a risk factor for violence to others: a meta-analysis. Psychol Bull 135:679

Ellul P, Delorme R, Cortese S (2018) Metformin for weight gain associated with second-generation antipsychotics in children and adolescents: a systematic review and meta-analysis. CNS Drugs 32:1103–1112

Fazel S, Sjöstedt G, Långström N, Grann M (2007) Severe mental illness and risk of sexual offending in men: a case-control study based on Swedish National Registers. J Clin Psychiatry 68:588–596

Fazel S, Gulati G, Linsell L, Geddes JR, Grann M (2009a) Schizophrenia and violence: systematic review and meta-analysis. PLoS Med 6:e1000120

Fazel S, Grann M, Carlström E, Lichtenstein P, Långström N (2009b) Risk factors for violent crime in schizophrenia. A national cohort study of 13,806 patients. J Clin Psychiatry 70:362–369

Fazel S, Wolf A, Palm C, Lichtenstein P (2014) Violent crime, suicide, and premature mortality in patients with schizophrenia and related disorders: a 38-year total population study in Sweden. Lancet Psychiatry 1:44–54

Fazel S, Wolf A, Chang Z, Larsson H, Goodwin GM, Lichtenstein P (2015) Depression and violence: a Swedish population study. Lancet Psychiatry 2:224–232

Gopalakrishnan R, Jacob KS, Kuruvilla A, Vasantharaj B, John JK (2006) Sildenafil in the treatment of antipsychotic-induced erectile dysfunction: a randomized, double-blind, placebo-controlled, flexible-dose, two-way crossover trial. Am J Psychiatr 163:494–499

Graz C, Etschel E, Schoech H, Soyka M (2009) Criminal behaviour and violent crimes in former inpatients with affective disorder. J Affect Disord 117:98–103

Günther MP, Kirchebner J, Kling S, Lau S (2020) Antipsychotic overdosing and polypharmacy in schizophrenic delinquents explored. Int J Offender Ther Comp Criminol 64:938–952

Hodgins S (2008) Violent behaviour among people with schizophrenia: a framework for investigations of causes, and effective treatment, and prevention. Philos Trans R Soc B 363:2505–2518

Hodgins S (2020) Antisocial and aggressive behaviour amongst persons with schizophrenia: evidence and propositions for prevention. In: The Wiley handbook of what works in violence risk management: theory, research and practice. Wiley, Hoboken, S 419–436

Hodgins S, Lapalme M, Toupin J (1999) Criminal activities and substance use of patients with major affective disorders and schizophrenia: a 2-year follow-up. J Affect Disord 55:187–202

Hodgins S, Cree A, Alderton J, Mak T (2008) From conduct disorder to severe mental illness: associations with aggressive behaviour, crime and victimization. Psychol Med 38:975

Kinoshita Y, Shimodera S, Nishida A, Kinoshita K, Watanabe N, Oshima N, Okazaki Y (2011) Psychotic-like experiences are associated with violent behavior in adolescents. Schizophr Res 126:245–251

Kirchebner J, Sonnweber M, Nater UM, Günther M, Lau S (2020) Stress, schizophrenia, and violence: a machine learning approach. J Interpers Violence. https://doi.org/10.1177/0886260520913641

Kröber HL, Lau S (2010) Psychosen aus dem schizophrenen Formenkreis. Psychopathologische Grundlagen und Praxis der Forensischen Psychiatrie im Strafrecht. In: Handbuch der Forensischen Psychiatrie, Bd 2. Springer, Berlin/Heidelberg/New York, S 312–338

Lamberti JS, Katsetos V, Jacobowitz DB, Weisman RL (2020) Psychosis, mania and criminal recidivism: associations and implications for prevention. Harv Rev Psychiatry 28:179–202

Lamsma J, Harte JM (2015) Violence in psychosis: conceptualizing its causal relationship with risk factors. Aggress Violent Behav 24:75–82

Large MM, Nielssen O (2011) Violence in first-episode psychosis: a systematic review and meta-analysis. Schizophr Res 125:209–220

Lau S (2017) Herausforderungen in der Behandlung schizophrener Rechtsbrecher. Forens Psychiatrie Psychol Kriminol 11:39–45

Lau S (2021) Die Schizophrenie im Entwurf der ICD-11 und Implikationen für die Beurteilung der Schuldfähigkeit. Forens Psychiatrie Psychol Kriminol 15:13–19. https://doi.org/10.1007/s11757-020-00650-9

Lewis ET, Dwyer RG (2018) Psychosis and sexual offending: a review of current literature. Int J Offender Ther Comp Criminol 62:3372–3384

McGregor K, Castle D, Dolan M (2012) Schizophrenia spectrum disorders, substance misuse, and the four-facet model of psychopathy: the relationship to violence. Schizophr Res 136:116–121

Meyer JM, Stahl SM (2019) The Clozapine handbook: Stahl's handbooks. Cambridge University Press,

Modestin J (1998) Criminal and violent behavior in schizophrenic patients: an overview. Psychiatry Clin Neurosci 52:547–554

Moritz S, Krieger E, Bohn F, Veckenstedt R (2017) MKT+: Individualisiertes metakognitives Therapieprogramm für Menschen mit Psychose. Springer, Heidelberg

Nederlof AF, Muris P, Hovens JE (2013) The epidemiology of violent behavior in patients with a psychotic disorder: a systematic review of studies since 1980. Aggress Violent Behav 18:183–189

Nelson HE (2010) Kognitiv-behaviorale Therapie bei Wahn und Halluzinationen. Schattauer, Stuttgart

Nielssen OB, Westmore BD, Large MM, Hayes RA (2007) Homicide during psychotic illness in New South Wales between 1993 and 2002. Med J Aust 186:301–304

Roder V, Müller DR (2013) INT – Integrierte neurokognitive Therapie bei schizophren Erkrankten. Springer, Berlin/Heidelberg

Roder V, Brenner H, Kienzle N (2008) Integriertes Psychologisches Therapieprogramm bei schizophren Erkrankten IPT. Julius Beltz, Bern

Short T, Thomas S, Mullen P, Ogloff JR (2013) Comparing violence in schizophrenia patients with and without comorbid substance-use disorders to community controls. Acta Psychiatr Scand 128(4):306–313

Volavka J, Citrome L (2008) Heterogeneity of violence in schizophrenia and implications for long-term treatment. Int J Clin Pract 62:1237–1245

Wallace C, Mullen PE, Burgess P (2004) Criminal offending in schizophrenia over a 25-year period marked by deinstitutionalization and increasing prevalence of comorbid substance use disorders. Am J Psychiatr 161:716–727

Whiting D, Lichtenstein P, Fazel S (2021) Violence and mental disorders: a structured review of associations by individual diagnoses, risk factors, and risk assessment. Lancet Psychiatry 8:150–161

Witt K, Van Dorn R, Fazel S (2013) Risk factors for violence in psychosis: systematic review and meta-regression analysis of 110 studies. PLoS One 8:e55942

Wölwer W, Eißler L (2018) Verbesserung der sozialen Funktionsfähigkeit schizophren Kranker. Nervenheilkunde 37:335–339

Young S, Das M, Gudjonsson GH (2016) Reasoning and rehabilitation cognitive skills programme for mentally disordered offenders: predictors of outcome. World J Psychiatry 6:410

Persönlichkeitsstörungen

Richard C. Howard

Inhaltsverzeichnis

B. Völlm, B. Schiffer (Hrsg.), *Forensische Psychiatrie*, https://doi.org/10.1007/978-3-662-64465-2_11

11.1 Einleitung

Im forensischen Kontext haben wir es hauptsächlich mit Individuen zu tun, die mit anderen auf maladaptive, selbstzerstörerische oder antisoziale Weise interagieren. In extremen Fällen kann sich dies in interpersoneller Gewalt äußern. In diesem Kapitel wird die Verbindung zwischen Persönlichkeitsstörungen (PS) und Straftaten, insbesondere Gewaltstraftaten, kritisch hinterfragt. Wenn auch impulsive Gewalt die häufigste Form der durch Straftäter*innen ausgeübten Gewalt darstellt, sollten wir dennoch nicht außer Acht lassen, dass eine nicht unerhebliche Minderheit der Gewalttaten vorsätzlich geschieht und von Motiven wie Bedürfnisbefriedigung oder Rache geleitet ist (Howard 2015). Es wird argumentiert, dass paranoides Denken und emotionale Impulsivität intrapersonelle Schlüsselfaktoren für das Verständnis der Verbindung zwischen PS und Gewalttaten darstellen, der interpersonelle Kontext jedoch ebenso wichtig ist. Zunächst werden kürzliche Änderungen darin, wie PS in den dominierenden Klassifikationssystemen DSM-5 (APA 2013) und ICD-11 (WHO 2018) beurteilt werden, angeschnitten. Es wird vorgeschlagen, dass eine angemessene Diagnostik von PS weiter gehen sollte als kategoriale und merkmalsbasierte Konzepte, indem ein nomothetischer (merkmalsbasierter) Ansatz mit einem idiografischen (personenzentrierten) Ansatz kombiniert wird. Es ist nötig, bei der Diagnose von PS Motivation (und Emotion als Aspekt dieser) als wesentliches Element zu betrachten. Das Good Lives Model (GLM; Purvis und Ward 2020) ist hier der favorisierte Rehabilitationsansatz für an PS erkrankte Straftäter*innen, da es Motivation als zentralen Aspekt der Rehabilitation sieht.

11.2 Neue Tendenzen in der PS-Diagnostik

Mit der Überarbeitung des DSM zu DSM-5 und der ICD zu ICD-11 haben die letzten 10 Jahre grundlegende Veränderungen mit sich gebracht, wie PS gedacht und diagnostiziert werden. In diesen Überarbeitungen haben sich zwei Ideenschwerpunkte hervorgetan: Erstens wird größere Aufmerksamkeit auf die Schwere der PS gelegt, zweitens hat sich der Konsens herausgebildet, dass *interpersonelle Dysfunktion* Kern von PS ist.

Probleme mit den traditionellen Kategorien von Persönlichkeitsstörungen

- Ihre hohe *Komorbidität*: Die Grenzen zwischen den PS-Kategorien sind verschwommen und lassen Eindeutigkeit vermissen. Verschiedene Kategorien überschneiden sich bei den Symptomen.
- Ihre *Heterogenität:* Da PS durch mehrere Kriterien bestimmt werden, von denen keines für eine Diagnose erforderlich ist, gibt es enorme Heterogenität innerhalb der Kategorien.
- Ihr *Schweregrad*: In den kategorialen Systemen werden Unterschiede im Schweregrad nicht hinreichend gewichtet. Die Schwere der PS ist ein entscheidender Aspekt, der viele Konsequenzen nach sich zieht, so etwa den Schweregrad der Psychopathologie insgesamt, einen schlechteren Verlauf und ein schlechteres Ergebnis der Behandlung der Symptome der PS sowie auch komorbider klinischer Syndrome und verschiedene Arten psychosozialer Dysfunktion (Clark et al. 2018).

- Ihre *begrenzten Kriterien:* Die Definitionen von PS im DSM greifen zu kurz und tendieren dazu, Aspekte der inneren Erfahrung oder des seelischen Lebens, die entscheidende Grundmerkmale von PS darstellen, zu vernachlässigen.
- Ihre *zeitliche Instabilität:* Neuere Studien weisen auf beträchtliche Schwankungen bei der Manifestation von PS-Symptomen hin, sowohl von Tag zu Tag als auch über Jahre hinweg (Wright und Simms 2016; Zanarini et al. 2004).
- Ihr *begrenzter klinischer Nutzen*: Vor allem aber geht ein kategoriales System nicht zufriedenstellend auf diese zwei Fragen der klinischen Praxis ein, nämlich: Was ist die Prognose für die jeweilige Erkrankung und wie sollte sie behandelt werden?

11.3 DSM-5

Trotz dieser Mängel des kategorialen Systems von PS hat sich die Arbeitsgruppe des DSM-5 letztendlich dafür entschieden, die meisten der PS-Kategorien des DSM-IV beizubehalten. Es wurde jedoch ein „Alternatives DSM-5-Modell für Persönlichkeitsstörungen" in Abschnitt III des DSM-5, der Modelle in Entwicklung beschreibt („Emerging measures and models"), aufgenommen. Die wesentlichen Voraussetzungen zur Diagnose einer Persönlichkeitsstörung nach diesem alternativen Modell sind erstens moderate oder stärkere Beeinträchtigungen im Funktionsniveau der Persönlichkeit (Kriterium A) und zweitens das Vorliegen pathologischer Persönlichkeitsmerkmale (Kriterium B). Nach Definition dieses Modells besteht Persönlichkeitsfunktion aus dem Grad, zu welchem ein intaktes Selbstbild besteht (eine klare, kohärente Identität und effektive Selbststeuerung), sowie aus interpersonellen Funktionen (gutes Empathievermögen und die Fähigkeit, reife, gegenseitig bereichernde Beziehungen zu anderen zu erhalten). Dieses Hybridmodell erfordert die Einschätzung des Schweregrads der Beeinträchtigung in Bezug auf sechs Persönlichkeitsstörungstypen (antisozial, vermeidend, Borderline, narzisstisch, zwanghaft und schizotyp). Es gibt auch die Möglichkeit einer merkmalsspezifizierten Diagnose. Pathologische Persönlichkeitsmerkmale werden in fünf Merkmalsdomänen eingeteilt (negative Affektivität, Distanziertheit, Antagonismus, Enthemmtheit und Psychotizismus), die in weiteren Facetten näher differenziert werden, die einzelne Aspekte der jeweiligen Domäne widerspiegeln.

Kritik am DSM-5

Livesley (2018) und Huprich (2018) haben die Revision des DSM-5 scharf kritisiert. Um die Defizite aktueller Diagnosesysteme aufzufangen, plädieren beide Autoren für eine gründliche Überarbeitung des PS-Konstrukts, die das Fach sowohl über Merkmale als auch über PS-Kategorien hinaus führt. Livesley lehnt merkmalsbasierte Modelle ab, da Merkmale größtenteils deskriptiv, atheoretisch und aussageschwach sind. Ein enger Fokus auf maladaptive Merkmale lässt die für das Verständnis und die Behandlung von PS entscheidenden Persönlichkeits*prozesse* außer Acht. Um zu verstehen, wie Menschen sind und warum sie sich auf bestimmte Weise verhalten, müssen wir sowohl Merkmale als auch Werte, d. h. *Ziele, die Menschen für erstrebenswert erachten und die sie als Richtschnur für ihr Handeln in verschiedenen Situationen nutzen*, betrachten (Fischer 2017). Basierend auf empirischen Daten identifiziert Fischer eine Dimension von Werten, mit *Selbstwert-*

erhöhung an einem und *Selbsttranszendenz* am anderen Ende. Erstere ist gekennzeichnet durch das Streben nach persönlichem Erfolg und persönlicher Interessensverfolgung (auch auf Kosten anderer) sowie dem Wunsch, andere und die Umwelt zu beherrschen. Dagegen steht bei Selbsttranszendenz eine Bereitschaft, egoistische Anliegen hinter sich zu lassen und das Wohlergehen anderer und der Umwelt zu fördern, im Vordergrund. Fischer argumentiert, dass Merkmale und Werte eng miteinander verbunden sind; so ist etwa die Big-5-Dimension Verträglichkeit (vs. Antagonismus) der Wertedimension Selbsttranszendenz (vs. Selbstwerterhöhung) sehr ähnlich. Vielleicht etwas kontroverser ist Fischers These, dass sowohl Werte als auch Merkmale von denselben zugrunde liegenden genetischen und neurokognitiven Prozessen beeinflusst werden.

Livesley (2018) und Huprich (2018) plädieren beide für eine Neukonzeption von PS mit Fokus auf phänomenologische Aspekte der Persönlichkeitspathologie. Nach Ansicht des Autors dieses Kapitels sollte größeres Augenmerk auf motivationale Determinanten der Persönlichkeitspathologie gelegt werden, indem die motivationalen und emotionalen Treiber hinterfragt werden. In Übereinstimmung mit Livesley wird vorgeschlagen, dass eine angemessene Diagnostik von PS einen nomothetischen (merkmalsbasierten) Ansatz mit einem idiografischen (personenzentrierten) Ansatz kombinieren sollte. Wie von McAdams (2020) prägnant formuliert, heißt das Selbst vollständig zu kennen die Merkmale, Ziele und Geschichten zu kennen. Der personenzentrierte Ansatz findet sich in den letzten zwei Mitgliedern von McAdams' Triade des Selbst wieder: das *„self as motivated agent"* und das *„self as autobiographical author"* (McAdams 2020). Dieser Teil der Beurteilung sollte darauf abzielen, erstens die jeweiligen Motive, Werte und Ziele, die das Verhalten der Person lenken, und zweitens Kontinuität, Kohärenz sowie Selbstwirksamkeit, die in der Lebensgeschichte der Person zum Ausdruck kommen, zu ermitteln. Der letzte Teil der Beurteilung sollte dann den dritten Teil von McAdams' Triade des Selbst, *„self as social actor"*, erfassen: die Persönlichkeitsmerkmale, die die Person von sich glaubt zu besitzen.

11.4 ICD-11

Im Gegensatz zum DSM-5 ist die ICD-11 (WHO 2018) radikaler vorgegangen, hat sämtliche PS-Kategorien verworfen und nimmt stattdessen eine Einschätzung des Schweregrads der PS vor.

> Die ICD-11 hat alle PS-Kategorien verworfen und nimmt stattdessen eine Einschätzung des Schweregrads – leicht, mittelgradig und schwer – der PS vor. Bei der Einschätzung des Schweregrads spielen interpersonelle Probleme eine entscheidende Rolle.

Die Ausprägungsgrade reichen von leicht bis schwer und werden jeweils mithilfe von fünf Merkmalsdomänen näher bestimmt (negative Affektivität, Enthemmtheit, Dissozialität, Zwanghaftigkeit und Distanziertheit). Die ICD-11 hebt wesentliche Probleme in der psychosozialen Funktionsfähigkeit hervor, die in interpersonellen Beziehungen besonders sichtbar und nicht auf bestimmte Beziehungen oder Situationen begrenzt sind. Die Schwere der PS wird zum großen Teil von der Schwere der interpersonellen Probleme bestimmt, von **leicht** *(merkliche Probleme in vielen interpersonellen Beziehungen)* über **mittelgradig** *(ausgeprägte Probleme in den meisten interpersonellen Beziehungen)* bis **schwer** *(starke Probleme in der interpersonellen Funktionsfähigkeit, die sich auf alle Lebensbereiche erstrecken)*.

Im Diagnoseprozess den Fokus auf den Grad der Einschränkung der Persönlichkeitsfunktion zu legen, kann Leistungserbringer*innen dabei helfen, die Patient*innen mit dem höchsten Schweregrad der Störung von jenen mit schwächerer Ausprägung zu unterscheiden und somit Maßnahmen zielgerichteter einzusetzen. Wie Bach und First (2018) nahelegen, benötigen Personen mit schwerer Persönlichkeitsstörung möglicherweise eine intensivere Behandlung, etwa eine stationäre Behandlung oder multimodale Ansätze (z. B. kombinierte Gruppen- und Einzeltherapie). Zudem ist es hilfreich, die Hauptmerkmale der Patient*innen zu kennen, um eine positive Behandlungsbeziehung zu etablieren, Psychoedukation anzubieten, Selbsterkenntnisse der Patient*innen zu fördern, realistische Behandlungsziele zu formulieren und die Therapie auf die Persönlichkeit der Patient*innen abzustimmen (z. B. Gruppen- oder Einzeltherapie). Kurz gesagt kann die Klassifikation des Schweregrads die klinische Prognose sowie die Behandlungsintensität beeinflussen, wohingegen die Klassifikation von Qualifizierungsmerkmalen helfen kann, den Fokus und die Ausführung der Behandlung zu gestalten.

Die ICD-11 stellt, indem sie den kategorialen Ansatz (wenn auch mit Ausnahme der Borderline-PS, die als Qualifizierungsmerkmal beibehalten wurde)[1] hinter sich lässt, im Vergleich zum DSM-5 das radikalere und wohl überlegene Klassifikationsmodell dar. Es legt größeren Fokus auf PS als interpersonelle Dysfunktion als das DSM-5. Wie jedoch oben unter „Kritik am DSM-5“ erwähnt, wird ein ausschließlich merkmalsbasierter Ansatz der PS-Beurteilung nicht dem nötigen Verständnis der motivationalen und emotionalen Grundlagen gerecht. Wir wenden uns nun dem Zusammenhang zwischen PS und Gewaltdelikten zu.

11.5 Persönlichkeitsstörungen und Gewaltdelikte

Für jegliche Diskussion über den Zusammenhang zwischen PS und Gewaltverhalten sind einige Vorwegnahmen vonnöten. Zunächst sollte von der unbedarften Vorstellung, dass alle Menschen mit PS gewalttätig seien, Abstand genommen werden. Gewalttätigkeit scheint insbesondere mit PS in Cluster B – „dramatisch, emotional und launisch“, z. B. antisoziale PS – assoziiert zu sein (Coid et al. 2017) sowie mit den misstrauischen Einstellungen, bizarren Denkmustern und der sozialen Isolation der PS in Cluster A, „sonderbar und exzentrisch“ sowie, besonders bei Straftäterinnen (Warren et al. 2002). Die hohe Prävalenz von PS im Strafrechtssystem weist auf eine eindeutige Verbindung zwischen PS und dem Begehen von Straftaten hin. In einem Review von 28 weltweit durchgeführten Gefängnisstudien war bei 65 % der Männer (irgend-)eine PS und bei 47 % eine antisoziale PS diagnostizierbar, bei den Frauen waren es jeweils 42 % und 21 % (Fazel und Danesh 2002). Die Borderline-PS ist mit einem Vorkommen in 25 % der Frauen unter Gefängnisinsassinnen ebenfalls recht verbreitet. Bei etwa der Hälfte der im österreichischen Strafvollzugssystem aufgrund einer Verurteilung wegen eines Kontakt-Sexualdelikts gegen Erwachsene untergebrachten Personen konnten PS, insbesondere aus dem Cluster B, festgestellt werden (Eher et al. 2019). Bei jenen, die Straftaten gegen Kinder begangen hatten, wurden häufiger paraphile Störungen diagnostiziert. In forensischen Stichproben sind jedoch nicht alle PS mit Gewalt assoziiert. Beispielsweise konnte bei Straftäter*innen mit PS mit schizoiden Merkmalen ein negativer Zusammenhang mit Gewalt festgestellt werden (Howard

---

1 Der Vorschlag der ICD-Arbeitsgruppe, vollständig auf PS-Kategorien zu verzichten, rief beträchtlichen Widerstand bei denjenigen hervor, die daran interessiert waren, die Borderline-PS beizubehalten (Livesley 2021). Ihre Lobbyarbeit führte zu der Entscheidung, BPS als eigenständige kategoriale Diagnose in der ICD-11 beizubehalten.

et al. 2014). Auch waren inhaftierte Jugendliche in den USA mit diagnostizierter schizoider PS nicht aggressiver, verstörter, zorniger, delinquenter oder enthemmter als solche, die keine PS-Diagnose aufwiesen (Kaszynski et al. 2014). In einer britischen Haushaltsbefragung (Coid et al. 2017) konnte festgestellt werden, dass das Gewaltrisiko linear mit der Anzahl komorbider PS anstieg, was nahelegt, dass die Wahrscheinlichkeit von Gewalttaten ansteigt, je höher die allgemeine Schwere der Persönlichkeitspathologie ist. Wesentlich ist, dass in dieser Studie nicht bei allen PS-Kategorien Verbindungen zu gewalttätigem Verhalten festgestellt werden konnten und dass eine vermeidende PS vor der Ausübung von Gewaltdelikten schützte.

Der zweite Vorbehalt adressiert den Mangel an Evidenz, dass PS und Gewalt kausal zusammenhängen – es sollte nicht angenommen werden, dass eine PS einen *kausalen* Risikofaktor für Gewalt darstellt. Verschiedene Reviews (z. B. Davison und Janca 2012) betonen den Mangel an Beweisen für eine kausale Verbindung.

Kausalzusammenhang zwischen Persönlichkeitsstörung und Gewalt

Um einen Kausalzusammenhang zwischen PS und dem Begehen von Straftaten feststellen zu können, müssen die folgenden drei Kriterien erfüllt sein:

(i) Die PS muss vor dem Begehen von Straftaten auftreten und es sollte möglich sein, einen Entwicklungsweg zu bestimmen, aus dem der strafrechtliche Werdegang im Kontext einer vorhergehenden PS hervorgeht.

(ii) Alternative Erklärungen („Drittvariablen") müssen berücksichtigt werden, so sind beispielsweise Alkohol und andere Substanzen eng mit Aggression und Gewalt verbunden, besonders bei Männern und Personen mit einer psychotischen Erkrankung (Duke et al. 2018). Alkoholmissbrauch wurde als kausaler Risikofaktor für die Ausübung von Gewaltdelikten bei jungen Männern, insbesondere in Bezug auf Körperverletzung, aufgezeigt (Boden et al. 2012, 2013). PS allgemein und antisoziale PS und Borderline-Persönlichkeitsstörung (BPS) im Besonderen sind hochgradig komorbid mit lebenslanger Alkoholabhängigkeit (Guy et al. 2018). Es ist daher möglich, dass häufiger bzw. übermäßiger Alkoholkonsum durch Personen mit PS verantwortlich für den Zusammenhang von PS und Gewalt ist.

(iii) Eine überzeugende Antwort auf die Frage, *wie* PS kriminelles Verhalten auslöst, bedarf der Identifizierung eines Kausalmechanismus, der die beiden miteinander verbindet.

Mehrere Faktoren haben das Verständnis der Art der Verbindung zwischen PS und Gewalt erschwert. Zunächst haben es die meisten Untersuchungen versäumt, die verschiedenen möglichen Motivationen, die einem bestimmten kriminellen Verhalten zugrunde liegen können – z. B. Habgier, Rache, Selbstschutz oder Stimulationsbedürfnis –, zur Kenntnis zu nehmen (Howard 2011, 2015). Zweitens basieren existierende Studien auf den traditionellen (z. B. DSM) PS-Kategorien und setzen voraus, dass diese „natürlich" gegeben sind. Umfangreiche Forschungen zeigen die Vorteile dimensionaler gegenüber kategorialen Ansätzen zur Messung von PS auf (Ofrat et al. 2018). Ein dritter Faktor, der das Verständnis des Zusammenhangs zwischen PS und Gewalt hindert, ist die hohe Komorbidität von PS unter Straftäter*innen, bei denen antisoziale, narzisstische, paranoide und Borderline-PS häufig gemeinsam auftreten.

Das Problem der Komorbidität bei Straftäter*innen mit PS wurde von Duggan und Howard (2009) hervorgehoben, als sie sich bezüglich eines Patienten mit mehreren, gleichzeitig auftretenden Störungen einschließlich narzisstischer und paranoider PS, Substanzmissbrauch und posttraumatischer Belastungsstörung fragten: „Sieht man eine Verletzung des Selbstwertgefühls (Narzissmus), ein Misstrauen gegenüber den Motiven anderer (paranoide Merkmale), Substanzmissbrauch oder die Aktivierung posttraumatischer Symptome bei der Erklärung des gewalttätigen Verhaltens einer Person als entscheidend an? " (S. 25). Anders gefragt: Welche Erkrankung hat den kausalen Vorrang bei der Bestimmung der Verbindung zwischen psychischen Störungen und gewalttätigem Verhalten? So formuliert unterstellt diese Frage, vielleicht etwas naiv, dass ein Verständnis von psychischen Störungen – insbesondere über ihre allgegenwärtige Komorbidität und Verbindung zu Straftaten – am besten durch das Zerlegen der Psychopathologie auf der Ebene der Störungen oder Syndrome zu erlangen sei. Dass dies möglicherweise nicht der Fall ist, wird in dem kürzlich vorgestellten hierarchischen Modell der Psychopathologie (HiTOP; Kotov et al. 2017) ersichtlich. Das HiTOP-Modell berücksichtigt diagnostische Komorbidität, indem es Dimensionen aufstellt, die mehrere diagnostische Kategorien umfassen. Im Lichte dieses Modells wird PS-Komorbidität den Verbindungen zwischen breiteren Anfälligkeitsfaktoren wie Externalisierung und Internalisierung zugeschrieben anstatt störungsspezifischen Aspekten. Dem internalisierenden Spektrum liegen Angst- und Depressionserkrankungen zugrunde, wohingegen das externalisierende Spektrum durch eine Anfälligkeit für Substanzgebrauch und antisoziale Verhaltensstörungen charakterisiert ist (Eaton et al. 2015). Von Conway et al. (2019a) untersuchte Daten legen nahe, dass psychische Störungen sich in vielen Fällen besser über transdiagnostische Dimensionen in Begriffe fassen lassen. Es sei dabei darauf hingewiesen, dass Gewalt selbst über bestimmte psychiatrische Diagnosen hinausgeht; sie tritt deutlich prävalenter bei Personen mit klinisch diagnostizierter Depression (Chancenverhältnis [OR] = 3,0 [Fazel et al. 2015]), Schizophrenie (OR = 4,7 [Fazel et al. 2009]) und bipolarer Störung (OR = 5,8 [Fazel et al. 2010]) auf. Neben diesen Zahlen müssen auch die Ergebnisse eines metaanalytischen Reviews (Yu et al. 2012) berücksichtigt werden, in dem PS gesamtheitlich mit einem deutlich erhöhten Gewaltrisiko assoziiert waren (OR = 3,0, 95 % KI – 2,6, 3,5), das bei antisozialer PS auf ein Chancenverhältnis von 12,8 (95 % KI – 7,9, 20,7) anstieg. Außerdem deckte diese Metaanalyse einen wichtigen Geschlechtsunterschied auf; Frauen mit antisozialer PS wiesen ein höheres Gewaltrisiko auf (OR = 13,1) als ihre männlichen Pendants (OR = 7,9).

11.6 Komorbidität von antisozialer und Borderline-PS

Die oben erwähnte Metaanalyse von Yu und Kollegen berücksichtigte allerdings nicht die Komorbidität zwischen PS, somit ist es möglich, dass das hohe Gewaltrisiko von weiblichen Strafgefangenen mit antisozialer PS einer gleichzeitig auftretenden Borderline-PS zuzuschreiben ist. Das gemeinsame Auftreten von antisozialer und Borderline-PS kann häufig bei weiblichen Strafgefangenen beobachtet werden (Warren et al. 2002) und ist unter Straftäter*innen allgemein hochprävalent, insbesondere unter Personen, die unter Hochsicherheitsbedingungen untergebracht sind (s. Review von Howard 2017).

Verschiedene Hinweise deuten darauf hin, dass die Komorbidität von antisozialer und Borderline-PS eine Klasse schwer persönlichkeitsgestörter Straftäter*innen abbildet, die eine große Herausforderung für Behandlungsansätze zur Reduktion des Gewaltrisikos darstellen. Erstens begehen sie nach ihrer Entlassung in die Gesellschaft mit höherer Wahrscheinlichkeit nach kürzerer Zeit weitere Straftaten (Tikkanen et al. 2009) als Straftäter*innen ohne diese Eigenschaften. Zweitens ist es wahrscheinlicher, dass sie im Laufe ihrer kriminellen Karriere gewalttätig waren und dass sie einen hohen Schweregrad der PS aufweisen, zu erkennen am Ausmaß der PS-Komorbidität (Howard et al. 2014). Drittens liegen bei ihnen mit höherer Wahrscheinlichkeit als bei Personen mit nur antisozialer oder Borderline-PS oder keiner PS eine *schwere* Störung des Sozialverhaltens im Kindesalter (Howard et al. 2013a) sowie eine komorbide Substanzabhängigkeit vor (Freestone et al. 2012). Eine Multimorbidität, die eine schwere antisoziale PS (einschließlich einer schweren Störung des Sozialverhaltens), eine schwere BPS sowie Substanzmissbrauch kombiniert, ist indikativ für frühere Wiederholungstaten bei Patient*innen mit PS, die aus einer geschlossenen Einrichtung in die Gesellschaft entlassen werden (Howard et al. 2013b). Viertens weisen PS-Patient*innen mit komorbider antisozialer und Borderline-PS einen besonders hohen „dissozial-impulsiv"-Wert auf, ein Faktor höherer Ordnung, bestimmt durch die Faktoranalyse individueller PS-Symptome (Howard et al. 2008). Dieser Faktor war signifikant mit Wut, Impulsivität, Drogen-/Alkoholproblemen und Kriminalität, einschließlich Gewaltkriminalität, assoziiert. Schließlich zeigte eine Bevölkerungsstichprobe von 311 männlichen Personen, die im Alter von 6–33 Jahren wissenschaftlich begleitet wurden und von denen ein Drittel im Alter von 18–24 Jahren strafrechtlich in Erscheinung getreten ist, dass Straftäter mit BPS und ASPS durchschnittlich viermal häufiger aufgrund von Gewaltdelikten als solche mit ausschließlich antisozialer PS und siebenmal häufiger als Täter ohne Diagnose einer antisozialen oder Borderline-PS verurteilt wurden (Robitaille et al. 2017). In dieser Studie wurde mehr als die Hälfte der Probanden mit BPS und ASPS im Alter zwischen 18 und 33 aufgrund eines Gewaltdelikts verurteilt.

In einer nordamerikanischen Bevölkerungsstichprobe konnte beobachtet werden, dass der Kontakt mit der Justiz stark mit Drogen- und Alkoholmissbrauch assoziiert war (Moore et al. 2019a, b). In derselben Stichprobe war Substanzmissbrauch unter Personen mit ASPS und BPS besonders stark ausgeprägt (Howard et al. 2020). In letzterer Studie war die Wahrscheinlichkeit eines Kontakts mit der Justiz und einer Substanzabhängigkeit für Personen mit ASPS und BPS etwa fünfmal höher als bei denjenigen, die nur eine der beiden Diagnosen hatten. Diese Ergebnisse legen nahe, dass Substanzmissbrauch für den Zusammenhang zwischen komorbider antisozialer/Borderline-PS und Kriminalität, einschließlich Gewaltkriminalität, verantwortlich ist. Sie weisen außerdem darauf hin, dass eine Therapie für Personen mit einer komorbiden antisozialen/Borderline-PS sich auf ihren Substanzmissbrauch konzentrieren sollte, um so das Risiko eines Kontakts mit der Justiz zu reduzieren.

11.7 Sind Personen mit gemeinsam auftretender antisozialer und Borderline-PS „psychopathisch"?

In zwei voneinander unabhängigen Studien von Varlamov et al. (2010) und Robitaille et al. (2017) wiesen Individuen mit gleichzeitiger Erkrankung an antisozialer und Borderline-PS hohe Werte von *Psychopathy*,[2] erfasst mittels der Psychopathy Checklist-Revised (PCL-R: Hare 2003), auf.

2 *Psychopathy* wird hier entsprechend der Definition von Hare verwendet.

Man kann somit sagen, dass sie auf eine Art psychopathisch sind, aber angesichts der hohen Heterogenität von Psychopathy stellt sich die Frage: auf welche Art? Genauer formuliert: Welcher der verschiedenen Aspekte von „Psychopathy“ begründet den erhöhten PCL-R Psychopathy-Wert?

Der hohe Grad an Heterogenität, maskiert durch einen hohen PCL-R-Psychopathy-Wert, wurde in kürzlichen Studien aufgezeigt, die mehrere Subtypen der Psychopathy unter Straftäter*innen sichtbar machten, z. B. Dargis und Koenigs (2018), Driessen et al. (2018). Beispielsweise führten Driessen et al. (2018) eine Analyse der PCL-R-Werte von Straftäter*innen auf Facettenebene durch und arbeiteten vier Subtypen heraus: *generisch* (niedrige Werte bei allen Psychopathy-Facetten); *impulsiv-antisoziale Merkmale* (hohe Werte bei den Facetten antisozial und Lebenswandel); *nicht-antisoziale psychopathische Merkmale* (hohe Werte bei den Facetten interpersonell, affektiv und Lebenswandel und niedrige Werte bei der antisozialen Facette) und *psychopathische Merkmale* (hohe Werte bei allen Facetten von Psychopathy). Straftäter*innen mit impulsiv-antisozialen Merkmalen waren gekennzeichnet durch aggressives, impulsives und rücksichtsloses Verhalten und begingen die höchste Anzahl an Gewaltstraftaten im Vergleich zu den anderen Profilen.

Im Einklang mit dem triarchischen Psychopathie-Modell (TriPM) nach Patrick et al. (2009) gibt es drei Hauptdimensionen der Psychopathy (zusammen auch „Triade der Psychopathy“ genannt).

Triade der Psychopathy

(1) Gefühllosigkeit/Gemeinheit (*callousness/meanness;* mangelnde Empathie, fehlende Bindungsfähigkeit und Verachtung anderen gegenüber)

(2) Narzissmus/Grandiosität (*narcissism/grandiosity*; Tendenzen, nach Bewunderung und Aufmerksamkeit zu streben, ein übersteigertes und doch verletzliches Selbstbild; Eitelkeit und Arroganz, Exhibitionismus und Charme, Manipulation und Ausnutzung sowie Überlegenheitsgefühle und Anspruchsdenken)

(3) Enthemmtheit (*disinhibition*; allgemeine externalisierende Neigungen, z. B. Impulsivität und negative Affektivität)

Von diesen drei Dimensionen der Psychopathy ist Enthemmtheit am deutlichsten mit Substanzmissbrauch assoziiert, und es zeigen sich solide Verbindungen mit Symptomzahlen für Alkohol-, Cannabis- und andere Drogenabhängigkeiten (Nelson und Foell 2018) sowie mit schwerergradigen Substanzmissbrauchssymptomen (Joyner et al. 2019).

Die enge Verbindung zwischen komorbider antisozialer und Borderline-PS und schwerer Substanzabhängigkeit (wie oben erwähnt) legt nahe, dass die Psychopathy-Dimension der Enthemmtheit diejenige mit der höchsten Relevanz bei Personen mit gemeinsam auftretender antisozialer und Borderline-PS ist. Hierbei ist zu beachten, dass Enthemmtheit im triarchischen Psychopathie-Modell nach Patrick und Kollegen die Schnittstelle zwischen einer generalisierten und erblichen *Externalisierungs*veranlagung und affektgesteuerten Formen der Impulsivität bildet (Joyner et al. 2020). Wir bezeichnen diese Verflechtung von Externalisieren und Impulsivität als emotionale Impulsivität, wie im Folgenden näher ausgeführt. Es wird angenommen, dass Enthemmtheit mit einem schwierigen Temperament in der Kindheit verbunden ist („eine Unfähigkeit, unerwartete Stressoren zu bewältigen und emotionale Reaktionen zu regulieren – geringe Frustrationstoleranz und Wutausbrüche“ [Patrick und Brislin 2018, S. 434]). Dabei tritt Enthemmtheit nicht nur bei Psychopathy auf, sondern ist mit mehreren sich überschneidenden Erkrankungen verbunden, einschließlich Aufmerksamkeitsdefizit-/Hyperaktivitätsstörung, substanzbedingten Problemen, anderen Abhängigkeiten (z. B. Spielen, Sex) sowie Borderline-PS (Patrick 2018). Insgesamt erscheint es somit wahrscheinlich, wenn auch bislang nicht empirisch bestätigt, dass es die transdiagnostische Dimension der Enthemmtheit ist, die für Personen mit komorbider antisozialer und Borderline-PS kennzeichnend ist, sowie auch deren hohen PCL-R-Psychopathy-Werte.

11.8 Emotionale Impulsivität

Oben wurde bereits die enge konzeptuelle Überschneidung von Enthemmtheit im TriPM und emotionaler Impulsivität, also der Tendenz, in Momenten emotionaler Erregung unbesonnen und unverhältnismäßig zu handeln, angesprochen. Charakteristisch für eine emotional impulsive Person ist, dass sie auf einen Reiz oder ein Ereignis auf Basis der unmittelbaren emotionalen Reaktion wie Verlangen oder Wut reagiert und dabei langfristige Konsequenzen, wenn überhaupt, nur am Rande berücksichtigt. Emotionale Impulsivität wird als wesentliches Merkmal „impulsiv-antisozialer" Straftäter*innen nach Driessen et al. (2018) sowie von Straftäter*innen mit hohen PCL-R-Werten, die in der Studie von Dargis und Koenigs (2018) durch hohe negative Affektivität gekennzeichnet waren, angesehen. Ein Review der derzeitige Evidenz durch den Autor dieses Textes (Howard 2018a, b) weist darauf hin, dass emotionale Impulsivität ein Kernaspekt schwerer PS ist, der zum Teil für deren Verbindung zu Gewaltverhalten verantwortlich ist. Weiterhin zeigte sich, dass emotionale Impulsivität (so wie die oben erwähnte Enthemmtheit) innerhalb des hierarchischen Modells der Psychopathologie (HiTOP; Kotov et al. 2017) ein Konstrukt darstellt, das über psychiatrische Diagnosen hinausgeht und zu einem breiten Spektrum der Psychopathologie beiträgt. Hiermit übereinstimmend beschreiben Conway et al. (2019b) „Impulsivität" nach ihrer Definition als abgegrenzte Dimension, die innerhalb eines breiten Spektrums der Externalisierung in einem hierarchischen transdiagnostischen Modell der Psychopathologie existiert. Die Dimension „Impulsivität" war assoziiert mit dem Konsum von Alkohol und Marihuana, Stimulationsbedürfnis, ungeduldiger Hastigkeit, Mangel planender Kontrolle, rebellischem Verhalten und Risikobereitschaft und lässt sich wohl zutreffender als „Enthemmtheit" oder emotionale Impulsivität bezeichnen.

11.9 Die Bedeutung des Kontexts

Distale Persönlichkeitsfaktoren wie Enthemmtheit können auf proximale Kontextfaktoren treffen und so das Gewaltrisiko erhöhen. Die Bedeutung kontextueller Faktoren wird durch die Ergebnisse von Studien hervorgehoben, die den Ort der Gewalthandlung berücksichtigen, z. B. zu Hause oder in der Öffentlichkeit (Gonzalez et al. 2016). Gewalt ereignet sich mit höherer Wahrscheinlichkeit im Kontext interpersoneller Spannung und in öffentlichen Räumen wie Bars, in denen Alkohol frei zugänglich ist (Forsyth 2013). Kontextfaktoren beeinflussen insbesondere alkoholbedingte Gewalt und reichen dabei von eher proximalen (sich im unmittelbaren Umfeld befindlichen) bis hin zu eher distalen (sozialen und kulturellen) Hemmnissen und Katalysatoren (Howard und McMurran 2013). Persönlichkeitsfaktoren mit ihren physiologischen Korrelaten können für sich genommen Gewalt nur mit einem geringen Genauigkeitsgrad vorhersagen, da, wie Forde (2018) aufzeigt, „diese (impulsive) Art von Verhalten ungemein von der Situation, in der er sich befindet, bestimmt wird. Wir können nicht vorhersagen, in welche Situationen er hineingeraten wird … Somit ist unsere Fähigkeit, seine Handlungen vorherzusagen, stark eingeschränkt“ (S. 66–67).

11.10 Paranoides Denken und Gewalt

Menschen mit paranoider Persönlichkeit hegen tiefgreifenden Argwohn gegen andere, sind misstrauisch, übermäßig wachsam gegenüber Anzeichen von „Respektlosigkeit“ und suchen aktiv nach Beweisen für ihre erwartete Zurückweisung oder Missachtung durch andere; bedeutsam ist, dass sie gegenüber Hinweisen, die ihre paranoiden Erwartungen widerlegen würden, absolut resistent sind (Dutton et al. 2013). In einer Bevölkerungsstichprobe zeigte sich eine Verbindung zwischen Paranoia und dem Risiko, an einer PS erkrankt zu sein, die für Borderline-PS am stärksten war (Muñoz-Negro et al. 2019). Die methodologischen Beschränkungen dieser Studie sollten erwähnt werden. Es wurde ein kurzes Selbstbeurteilungsinstrument genutzt, um PS im Allgemeinen zu beurteilen. Spezifische PS, abgesehen von Borderline-PS, auf die ihrerseits mittels eines kurzen (12-Item-)Screenings geprüft wurde, wurden nicht bestimmt. Unter Straftäterinnen ist die paranoide PS hochgradig komorbid mit PS aus Cluster B, insbesondere mit antisozialer und Borderline-PS (Warren et al. 2002). Somit kann davon ausgegangen werden, dass paranoides Denken, analog zu emotionaler Impulsivität, einen transdiagnostischen Faktor darstellt, der sich mehr oder weniger durch alle PS zieht.

In Conways et al.‘s (2019b) metastrukturellem Modell trat „Misstrauen“, im Sinne feindseliger Attributionsstile und Misstrauen anderen gegenüber, als abgegrenzter Faktor innerhalb der Internalisierungsdimension auf. In einer Stichprobe von 224 ambulanten Patient*innen trugen paranoide Symptome (z. B. Misstrauen oder paranoide Gedanken) signifikant zu einem PS-Faktor höherer Ordnung, „impulsiv/dissozial“, bei (Howard et al. 2008). Ein hoher Ausprägungsgrad dieses Faktors war signifikant assoziiert mit mindestens einer Verurteilung aufgrund eines Gewaltdelikts. Coid et al. (2016) führten für eine Untersuchung zu paranoiden Gedanken als Risikofaktor für Gewalt in der allgemeinen Bevölkerung (des Vereinigten Königreichs) eine Metaanalyse der gesammelten Daten von sieben allgemeinen UK-Bevölkerungsumfragen durch (n = 23.444). Herausstechend unter Psychosesymptomen waren paranoide Gedanken stark mit einem Gewaltrisiko assoziiert. Auch nach Kontrolle auf mit Gewalt verbundene soziodemografische Faktoren (jung, alleinstehend, männlich und arm) sowie komorbide psychiatrische Störungen (einschließlich antisozialer PS) blieb paranoides Denken signifikant mit einer Reihe von mit Gewalt einhergehenden Outcomes assoziiert, einschließlich Gewalt jeglicher Art, wiederholter Gewalt, Gewalt in berauschtem Zustand, Gewalt mit Verletzungsfolge bei Täter*in oder Opfer sowie Gewalt gegen Fremde.

11.11 Paranoia und „anger rumination“

Vermeintliche Zurückweisung durch andere ist für Personen mit Borderline-PS ein wichtiger Auslöser von Grübeln in Verbindung mit Wut sowie von aggressiven Impulsen. Dies zeigte sich in einer aktuellen Studie von Scott et al. (2017), in der PS-Symptome bei 117 jungen Frauen (im Alter von 18–24) mit jüngerer Vorgeschichte aggressiven Verhaltens untersucht wurden. Aggressive Impulse, Drohungen und aggressives Verhalten im Alltag wurden über eine Dauer von drei Wochen mittels eines „Ecological Momentary Assessment (EMA)“ gemessen. Es konnte festgestellt werden, dass Borderline-Symptome die Auswirkungen vermeintlicher Zurückweisung (das Maß, in dem sie sich zurückgewiesen, im Stich gelassen, ausgegrenzt oder ausgeschlossen fühlten) auf die Wutintensität (das Maß, in dem sie sich feindselig, gereizt, wütend, genervt oder böse auf andere fühlten) verstärkten. Wutintensität wiederum beeinflusste das Ausmaß, in welchem sie Impulse wahrnahmen, Drohungen aussprachen oder Handlungen unternahmen, um jemandem sozial, emotional oder physisch zu schaden. Auch wenn es nicht möglich ist, anhand dieser Studie festzustellen, welche Eigenschaften der Borderline-PS für die Verstärkung der Auswirkungen von Zurückweisung auf Wut verantwortlich waren, kann aufgrund der erhöhten Wachsamkeit gegenüber Anzeichen von Zurückweisung, die mit Paranoia verbunden ist, angenommen werden, dass flüchtiges, stressbedingtes paranoides Denken der ausschlaggebende Faktor war. Da Angst vor Zurückweisung neben Borderline auch bei weiteren PS auftritt, ist ferner anzunehmen, dass sich diese Erkenntnisse auf andere PS außer Borderline-PS verallgemeinern lassen.

In der sozialpsychologischen Literatur (s. z. B. Kramer 1994) wird davon ausgegangen, dass Rumination eine wichtige Rolle für die Entwicklung und Aufrechterhaltung paranoider Wahrnehmung oder „unbegründeten Misstrauens" spielt. Experimentelle Beweise stützen die Annahme, dass Grübeln eine Funktion für die Aufrechterhaltung paranoiden Denkens hat (Martinelli et al. 2013). Im „Emotional Cascade Model" nach Selby und Joiner (2009), gezeigt in Abb. 11.1, löst Zurückweisung eine sich zunehmend verschlechternde, aversive emotionale und kognitive Erfahrung aus, die nur schwer von der Person zu durchbrechen ist. Dieses Modell legt einen eingängigen Mechanismus nahe, bei dem feindseliges Grübeln, ausgelöst durch eine das Selbst bedrohende Provokation wie eine Kränkung oder Zurückweisung, Personen mit Borderline oder anderen PS anfällig dafür macht, in eine Endlosspirale zunehmender Rumination, Paranoia und negativer Affektivität einzutreten, die sie dazu bringt, eine vergeltende Gewalttat zu begehen.

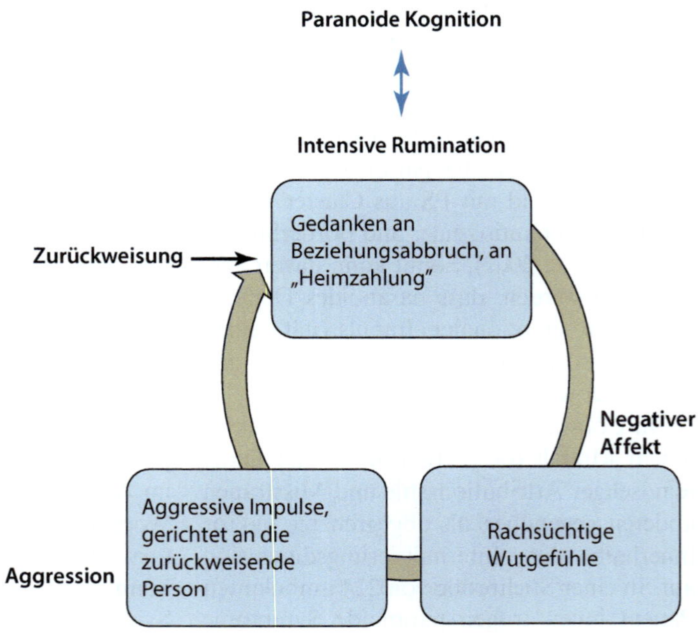

Abb. 11.1 Eine emotionale, durch Zurückweisung ausgelöste Kaskade führt zu intensiver Rumination, die durch positive Rückkopplung die Intensität der negativen Emotion (Rachegefühle) und aggressiven Impulse verstärkt

Der interpersonelle Kontext ist wesentlich für das Auslösen sowohl von Rumination als auch von emotionaler Reaktivität bei Menschen mit Borderline-Symptomen. Dies wurde in einer kürzlichen Studie von Yaroslavsky et al. (2019) gezeigt, die mithilfe der oben genannten Methode des Ecological Momentary Assessment die Wahrnehmung von Alltagsereignissen in einer Stichprobe junger Frauen mit unterschiedlichen Ausprägungen einer Borderline-Symptomatik festhielt. Die Autoren nutzten EMA, um negative interpersonelle Ereignisse, z. B. Meinungsverschiedenheiten, Zurückweisungen oder Enttäuschungen, sowie Gefühle emotionaler Belastung (verärgert, wütend, frustriert sein) zu erfassen. Die Analyse der Autoren zeigte, dass Personen mit stärkerer Ausprägung einer Borderline-PS auf dem Höhepunkt der Belastung mit achtmal höherer Wahrscheinlichkeit als Reaktion auf einen interpersonellen Auslöser zu grübeln begannen als solche mit schwacher Ausprägung. Dabei ist zu beachten, dass eine stärker ausgeprägte Borderline-Symptomatik *nur im Kontext eines negativen interpersonellen Ereignisses* indikativ für eine ruminative Reaktion war. Ohne ein solches Ereignis standen BPS-Eigenschaften wie Ruminieren nicht in Zusammenhang. Im Einklang mit dem Emotional Cascade Model weisen diese Ergebnisse darauf hin, dass Grübeln als Reaktion auf interpersonelle Stressoren einen Schlüsselmechanismus für die Eskalation negativer Affektivität bei Personen mit Borderline-Symptomatik darstellt.

11.12 Abschließende Bemerkungen und Implikationen für die Rehabilitation

In jüngsten Ideenentwicklungen im Bereich von PS haben sich zwei Kerngedanken herauskristallisiert: erstens, dass der Schweregrad eine wesentliche Dimension von PS ist, zweitens, dass interpersonelle Schwierigkeiten ein Hauptmerkmal von PS darstellen. Dennoch bleiben PS-Diagnostik und -Konzeptualisierung ein „work in progress". Sowohl die ICD-11 als auch das alternative Modell im DSM-5 können für einen zu starken Rückgriff auf merkmalsbasierte Beurteilungen kritisiert werden, und beide lassen eine gründliche Beurteilung der Motivationen (Ziele und Werte), auf die sich die Persönlichkeitspathologie gründet, vermissen. Die Entwicklung eines Diagnoseinstruments, das einen nomothetischen (merkmalsbasierten) mit einem idiografischen (personenzentrierten Ansatz) vereint, stellt eine Herausforderung für die Zukunft da. Letzterer sollte sich auf die Werte und Ziele, die ein Verhalten bedingen, sowie auf die narrative Identität einer Person – das Gefühl von Kontinuität, Kohärenz und Selbstwirksamkeit, die in der Lebensgeschichte einer Person zum Ausdruck kommen – konzentrieren.

Der Zusammenhang von PS und Gewalt wurde ausführlich untersucht und es wurden mehrere Gründe aufgezeigt, weshalb dabei nicht von einer kausalen Beziehung ausgegangen werden sollte. Ferner wurden Beweise vorgebracht, die darauf schließen lassen, dass Kontextfaktoren für diesen Zusammenhang entscheidend sind, insbesondere der interpersonelle Kontext sowie zwei wesentliche intrapersonelle Faktoren: emotionale Impulsivität (in der Psychopathy-Literatur auch als „Enthemmtheit" bezeichnet) und paranoides Denken. Es ist wichtig, die motivationale Heterogenität von Gewalt zu erkennen.

Motivationale Heterogenität von Gewalt

Gewalt kann durch eines mehrerer *Emotionsziele* beeinflusst sein:
- Bedürfnis nach Stimulation und Nervenkitzel (bei Langeweile)

- Sicherheitsbedürfnis (bei interpersoneller Bedrohung)
- Rachebedürfnis (bei Kränkungen und Groll gegen andere)
- Befriedigung der eigenen Bedürfnisse (bei Gier und Verlangen)
(Howard 2015)

Diese Ziele sind nicht inhärent antisozial; *es sind die gewaltsamen Mittel, die genutzt werden, um sie zu erreichen*, nicht die Ziele selbst, die antisozial sind. Die Verwirklichung dieser Emotionsziele kann ebenso auf prosoziale Weise angegangen werden. Bei der Rehabilitation von Straftäter*innen mit Persönlichkeitsstörungen sollten somit alternative Wege der Zielerreichung mit den Klient*innen erschlossen werden. So kann er* sie z. B. lernen, auf prosoziale Art mit Gefühlen wie Langeweile oder Ärger umzugehen.

Der Rehabilitationsansatz, der am besten zu der oben vorgestellten Art der Beurteilung passt, ist das das Good Lives Model (GLM; s. Purvis und Ward 2020 für einen Überblick). Das GLM stellt einen Paradigmenwechsel in der forensischen Psychiatrie dar, bei dem im Gegensatz zur Risikoreduktion und/oder der Behandlung einer psychischen Erkrankung die Person im Mittelpunkt steht (Barnao et al. 2016). Das GLM stützt sich auf den wesentlichen Gedanken, dass die Einbeziehung von Straftäter*innen und deren Motivation zur Veränderung abhängig davon sind, ihnen die Möglichkeit eines besseren Lebens zu bieten. Die Grundannahme ist, dass alle bedeutungsvollen menschlichen Handlungen Versuche darstellen, primäre Güter *(Primary Human Goods* [PHG]) zu erlangen. Diese Versuche spannen sich über übergeordnete Ziele und elementare Anliegen, die sich in den vielen verschiedenen Zielen, die wir uns setzen, widerspiegeln. Besonders hervorzuheben ist, dass laut GLM Personen zwar zur Erreichung von PHG straffällig werden können, das Modell begründet dies aber mit *ihren individuellen internen und externen Defiziten und Hindernissen*. Der Rehabilitationsansatz des GLM liegt im Wesentlichen darin, die Person entlang des Kontinuums antisozial-prosozial in eine prosoziale Richtung zu bewegen, indem ihr internes Leistungsvermögen und ihre Fähigkeiten gestärkt und ihre externen Ressourcen und soziale Unterstützung erhöht werden. Wie Purvis und Ward (2020) angeben, zielt das GLM darauf ab, Fähigkeiten, Wahlmöglichkeiten und Chancen sowie das Wohlergehen und die Behandlungsergebnisse zu verbessern. Der Aufbau der Person erlaubt es ihr dann, Güter auf prosoziale Weise zu erreichen, die inhärent vorteilhaft und bedeutsam sind.

Literatur

American Psychiatric Association (APA) (2013) Diagnostic and statistical manual of mental disorders, 5. Aufl. American Psychiatric Association, Arlington

Bach B, First MB (2018) Application of the ICD-11 classification of personality disorders. BMC Psychiatry 18:351. https://doi.org/10.1186/s12888-018-1908-3

Barnao M, Ward T, Robertson P (2016) The Good Lives Model: a new paradigm for forensic mental health. Psychiatry Psychol Law 23:288–301

Boden JM, Fergusson DM, Horwood LJ (2012) Alcohol misuse and violent behavior: findings from a 30-year longitudinal study. Drug Alcohol Depend 122:135–141

Boden JM, Fergusson DM, Horwood LJ (2013) Alcohol misuse and criminal offending: findings from a 30-year longitudinal study. Drug Alcohol Depend 128:30–36

Clark LA, Nuzum H, Ro E (2018) Manifestations of personality impairment severity: comorbidity, course/prognosis, psychosocial dysfunction, and ‚borderline' personality features. Curr Opin Psychol 21:117–121

Coid JW, Ullrich S, Bebbington P, Fazel S, Keers R (2016) Paranoid ideation and violence: meta-analysis of individual subject data of 7 population surveys. Schizophr Bull 42:907–915

Coid JW, Gonzalez R, Igoumenou A, Zhang T, Yang M, Bebbington P (2017) Personality disorder and violence in the national household population of

Britain. J Forensic Psychiatry Psychol 28(5):620–638. https://doi.org/10.1080/14789949.2016.1152590

Conway CC, Forbes MK, Forbush KT, Fried EI, Hallquist MN, Kotov R et al (2019a) A hierarchical taxonomy of psychopathology can transform mental health research. Perspect Psychol Sci 14(3):419–436

Conway CC, Latzman RD, Krueger RF (2019b) A meta-structural model of common clinical disorder and personality disorder symptoms. J Personal Disord 33. https://doi.org/10.1521/pedi_2019_33_383

Dargis M, Koenigs M (2018) Personality traits differentiate subgroups of criminal offenders with distinct cognitive, affective, and behavioral profiles. Crim Justice Behav 45:984–1007

Davison S, Janca A (2012) Personality disorder and criminal behaviour. What is the nature of the relationship? Curr Opin Psychiatry 25:39–45

Driessen JMA, Fantic KA, Glennon JC, Neumann CS, Baskin-Sommers AR, Brazil IA (2018) A comparison of latent profiles in antisocial male offenders. J Crim Just 57:47–55

Duggan C, Howard RC (2009) The ‚functional link' between personality disorder and violence: a critical appraisal. In: McMurran M, Howard RC (Hrsg) Personality, personality disorder and violence. Wiley, Chichester, S 19–37

Duke AA, Smith KMZ, Oberleitner LMS, Westphal A, McKee SA (2018) Alcohol, drugs, and violence: a meta-meta-analysis. Psychol Violence 8:238–249

Dutton DG, White KR, Fogarty D (2013) Paranoid thinking in mass shooters. Aggress Violent Behav 18(5):548–553

Eaton NR, Rodriguez-Seijas C, Carragher N, Krueger RF (2015) Transdiagnostic factors of psychopathology and substance use disorders: a review. Soc Psychiatry Psychiatr Epidemiol 50:171–182

Eher R, Rettenberger M, Turner D (2019) The prevalence of mental disorders in incarcerated contact sexual offenders. Acta Psychiatr Scand 139:572–581

Fazel S, Danesh J (2002) Serious mental disorder in 23,000 prisoners: a systematic review of 62 surveys. Lancet 359:545–550

Fazel S, Gulati G, Linsell L, Geddes JR, Grann M (2009) Schizophrenia and violence: systematic review and meta-analysis. PLoS Med. https://doi.org/10.1371/journal.pmed.1000120

Fazel S, Lichtenstein P, Frisell T, Grann M, Goodwin G, Langstrom N (2010) Bipolar disorder and violent crime: time at risk reanalysis. Arch Gen Psychiatry 67:1325–1326

Fazel S, Wolf A, Chang Z, Larsson H, Goodwin GM, Lichtenstein P (2015) Depression and violence: a Swedish total population study. Lancet Psychiatry 2:224–232

Fischer R (2017) Personality, values, culture: an evolutionary perspective. Cambridge University Press, Cambridge, UK

Forde RA (2018) Bad psychology. How forensic psychology left science behind. Jessica Kingsley Publishers, London/Philadelphia

Forsyth AJM (2013) Barroom approaches to prevention. In: McMurran M (Hrsg) Alcohol-related violence. Prevention and treatment. Wiley, Chichester, S 125–150

Freestone M, Howard RC, Coid JW, Ullrich S (2012) Antisocial personality with co-morbid borderline personality disorder is associated with antisocial and violent outcomes. Personal Ment Health. https://doi.org/10.1002/pmh.1203

Gonzalez RA, Igoumenou A, Kallis C, Coid JW (2016) Borderline personality disorder and violence in the UK population: categorical and dimensional trait assessment. BMC Psychiatry 16:180

Guy N, Newton-Howes G, Ford H, Williman J, Foulds J (2018) The prevalence of comorbid alcohol use disorder in the presence of personality disorder: systematic review and explanatory modelling. Personal Ment Health 12:216–228

Hare RD (2003) The Hare psychopathy checklist, 2. Aufl. Multi-Health Systems, Toronto

Howard RC (2011) The quest for excitement: a missing link between personality disorder and violence? J Forensic Psychol Psychiatry 22:692–705

Howard RC (2015) Personality disorders and violence: what is the link? Borderline Personal Disord Emot Dysregulat 2:12. https://doi.org/10.1186/s40479-015-0033-x

Howard RC (2017) Co-occurring antisocial and borderline personality disorders: a single syndrome? Ann Psychiatry Mental Health 5(6):1120

Howard RC (2018a) Emotional impulsiveness. In: Braddon C (Hrsg) Understanding impulsive behavior: assessment, influences and gender differences. Nova Science Publishers, New York, S 79–98

Howard RC (2018b) Emotional impulsiveness: a link to violent criminality in the personality disordered? Psychol Res Int J 3(2):000152

Howard RC, McMurran M (2013) Alcohol and violence in developmental perspective. In: McMurran M (Hrsg) Alcohol-related violence. Prevention and treatment, Wiley, Chichester, S 81–102

Howard RC, Huband N, Mannion A, Duggan C (2008) Exploring the link between personality disorder and criminality in a community sample. J Personal Disord 22:589–603

Howard RC, Huband N, Duggan C (2013a) Adult antisocial syndrome with comorbid borderline pathology: association with severe childhood conduct disorder. Ann Clin Psychiatry 24:127–134

Howard RC, McCarthy L, Huband N, Duggan C (2013b) Re-offending in forensic patients released from secure care: the role of antisocial/borderline co-morbidity, substance dependence, and severe childhood conduct disorder. Crim Behav Ment Health 23:191–202

Howard RC, Khalifa N, Duggan C (2014) Antisocial personality disorder comorbid with borderline pathology and psychopathy is associated with severe violence in a forensic sample. Crim Behav Ment Health. https://doi.org/10.1080/14789949.2014.943797

Howard RC, Hasin D, Stohl M (2020) Substance use disorders and criminal justice contact among those with co-occurring antisocial and borderline personality disorders: findings from a nationally representative sample. Personal Ment Health. https://doi.org/10.1002/pmh.1491

Huprich SK (2018) Moving beyond categories and dimensions in personality pathology assessment and diagnosis. Br J Psychiatry 213:685–689. https://doi.org/10.1192/bjp.2018.149

Joyner KJ, Bowyer CB, Yancey JR, Venables NC, Foell J, Worthy DA, Hajcak G, Bartholow BD, Patrick CJ (2019) Blunted reward sensitivity and trait disinhibition interact to predict substance use problems. Clin Psychol Sci 7:1109–1124

Joyner KJ, Daurio AM, Perkins ER, Patrick CJ, Latzman RD (2020) The difference between trait disinhibition and impulsivity – and why it matters for clinical psychological science. Psychol Assess. https://doi.org/10.1037/pas0000964

Kaszynski K, Kallis DL, Karnik N, Soller M, Hunter S, Haapanen R et al (2014) Incarcerated youth with personality disorders: prevalence, comorbidity and convergent validity. Personal Ment Health 8:42–51

Kotov R, Krueger RF, Watson D, Achenbach TM, Althoff RR, Bagby RM et al (2017) The hierarchical taxonomy of psychopathology (HiTOP): a dimensional alternative to traditional nosologies. J Abnorm Psychol 26:454–477. https://doi.org/10.1037/abn00002582017

Kramer RM (1994) The sinister attribution error: paranoid cognition and collective distrust in organizations. Motivat Emot 18:199–229

Livesley WJ (2018) Integrated modular treatment. In: Livesley WJ, Larstone R (Hrsg) Handbook of personality disorders, 2. Aufl. The Guilford Press, New York, S 645–675

Livesley WJ (2021) Why is an evidence-based classification of personality disorder so elusive? Personal Ment Health 15:8–25. https://doi.org/10.1002/pmh.1471

Martinelli C, Cavanagh K, Dudley REJ (2013) The impact of rumination on state paranoid ideation in a nonclinical sample. Behav Ther 44:385–394

McAdams DP (2020) Psychopathology and the self: human actors, agents, and authors. J Pers 88:146–155

Moore KE, Oberleitner LMS, Zonana HV, Buchanan AW, Pittman BP, Verplaetse TL et al (2019a) Psychiatric disorders and crime in the US population: results from the national epidemiologic survey on alcohol and related conditions Wave III. J Clin Psychiatry 80(2):18m12317. https://doi.org/10.4088/JCP.18m12317

Moore KE, Oberleitner LMS, Pittman BP, Roberts W, Verplaetse TL, Hacker RL et al (2019b) The prevalence of substance use disorders among community-based adults with legal problems in the U.S. Addict Res Theory. https://doi.org/10.1080/16066359.2019.1613524

Muñoz-Negro JE, Prudent C, Gutiérrez B, Cervilla J (2019) Paranoia and risk of personality disorder in the general population. Personal Ment Health 13:107–116

Nelson LD, Foell J (2018) Externalizing proneness and psychopathy. In: Patrick CJ (Hrsg) Handbook of psychopathy, 2. Aufl. Guilford Press, New York, S 127–143

Ofrat S, Krueger F, Clark LA (2018) Dimensional approaches to personality disorder classification. In: Livesley WJ, Larstone R (Hrsg) Handbook of personality disorders. Theory, research and treatment, 2. Aufl. The Guilford Press, New York, S 72–87

Patrick CJ (2018) Psychopathy as masked pathology. In: Patrick CJ (Hrsg) Handbook of psychopathy, 2. Aufl. Guilford Press, New York, S 3–21

Patrick CJ, Brislin SJ (2018) Theoretical perspectives on psychopathy and antisocial personality disorder. In: Livesley WJ, Larstone R (Hrsg) Handbook of personality disorders, 2. Aufl. Guilford Press, New York, S 426–443

Patrick CJ, Fowles DC, Krueger RF (2009) Triarchic conceptualization of psychopathy: developmental origins of disinhibition, boldness and meanness. Dev Psychopathol 21:913–938

Purvis M, Ward T (2020) An overview of the Good Lives Model. Theory and evidence. In: Ugwudike P, Graham H, McNeill F, Raynor P, Taxman FS, Trotter C (Hrsg) The Routledge companion to rehabilitative work in criminal justice. Routledge, New York

Robitaille M-P, Checknita D, Vitaro F, Tremblay RE, Paris J, Hodgins S (2017) A prospective, longitudinal, study of men with borderline personality disorder with and without comorbid antisocial personality disorder. Borderline Personal Disord Emot Dysregulat 4:25–37. https://doi.org/10.1186/s40479-017-0076-2

Scott LN, Wright AGC, Beeney JE, Lazarus SA, Pilkonis PA, Stepp SD (2017) Borderline personality disorder symptoms and aggression: a within-

person process model. J Abnorm Psychol 126:429–440. https://doi.org/10.1037/abn0000272
Selby EA, Joiner TE (2009) Cascades of emotion: the emergence of borderline personality disorder from emotion and behavioural dysregulation. Rev Gen Psychol 13:219–229. https://www.ncbi.nlm.nih.gov/pmc/articles/PMC2818662/
Tikkanen R, Holi M, Lindberg N, Tiihonen J, Virkkunen M (2009) Recidivistic offending and mortality in alcoholic violent offenders: a prospective follow-up study. Psychiatry Res 168:18–25
Varlamov A, Khalifa N, Liddle P, Duggan C, Howard RC (2010) Cortical correlates of impaired self-regulation in personality disordered patients with traits of psychopathy. J Personal Disord 25(1):74–87
Warren JI, Burnette M, South SC, Chauhan P, Bale R, Friend R (2002) Personality disorders and violence among female prison inmates. J Am Acad Psychiatry Law 30:502–509
World Health Organization (WHO) (2018) International classification of diseases for mortality and morbidity statistics (11th Revision). https://www.who.int/classifications/icd/en/. Zugegriffen am 19.06.2020
Wright AGC, Simms LJ (2016) Stability and fluctuation of personality disorder features in daily life. J Abnorm Psychol 125:641–656
Yaroslavsky I, Napolitano SC, France CM (2019) Ruminative responses to interpersonal precipitants mediate borderline personality disorder features' effects on distress reactivity and recovery in daily life. J Clin Psychol 1–22. https://doi.org/10.1002/jclp.22839
Yu R, Geddes JR, Fazel S (2012) Personality disorders, violence, and antisocial behaviour: a systematic review and meta-regression analysis. J Personal Disord 26:775–792
Zanarini MC, Frankenburg FR, Vujanovic AA, Hennen J, Reich DB, Silk KR (2004) Axis II comorbidity of borderline personality disorder: description of 6-year course and prediction to time-to-remission. Acta Psychiatr Scand 110:416–420

Menschen mit Störung der Intelligenzentwicklung im Maßregelvollzug

Knut Hoffmann

Inhaltsverzeichnis

B. Völlm, B. Schiffer (Hrsg.), *Forensische Psychiatrie*, https://doi.org/10.1007/978-3-662-64465-2_12

12.1 Einführung

12.1.1 Definition

Laut ICD-11[1] handelt es sich bei Störungen der Intelligenzentwicklung „um eine Gruppe ätiologisch unterschiedlicher Zustände, die während der Entwicklungsperiode entstehen und durch deutlich unterdurchschnittliche intellektuelle Leistungen und adaptives Verhalten gekennzeichnet sind, die etwa zwei oder mehr Standardabweichungen unter dem Mittelwert liegen (etwa weniger als das 2,3. Perzentil), basierend auf angemessenen normierten, individuell durchgeführten standardisierten Tests". Stehen keine entsprechend normierten und standardisierten Tests zur Verfügung, muss sich die Diagnose von Störungen der Intelligenzentwicklung stärker auf das klinische Urteil stützen, das auf einer angemessenen Bewertung vergleichbarer Verhaltensindikatoren beruht (BfArM 2022).

12

In dieser Definition finden sich keine konkreten Angaben bzgl. IQ-Werten, es wird lediglich auf die Standardabweichungen verwiesen. Es werden aber konkrete Hinweise bezüglich der vorhandenen Einschränkungen gegeben (vgl. ◘ Tab. 12.1). In der ICD-10 findet eine Unterscheidung anhand von IQ-Werten statt. So spricht man im Bereich eines IQ von 50–69 von einer leichten Intelligenzminderung (F70), im Bereich von 35–49 von einer mittelgradigen Intelligenzminderung (F71) und im Bereich von 20–34 von einer schweren Intelligenzminderung (F72). Weiter differenziert die ICD-10 noch eine schwerste Intelligenzminderung (IQ < 20), aus klinischer Sicht ist dies sicher nur bedingt sinnvoll, da auch keine weiterführenden Diskriminierungskriterien angegeben werden.

SD: Standardabweichung, MW: Mittelwert, n.n.B.: nicht näher benannt

12.1.2 Grundsätzliche Anmerkungen zur Quantifizierung der Intelligenzminderung

Grundsätzlich handelt es bei dem Begriff der Intelligenz um ein statistisches Konstrukt, das versucht, die kognitiven Fähigkeiten – und ausschließlich diese – unterschiedlicher Personen vergleichbar zu machen. Es wird von einer Normalverteilung der Intelligenz ausgegangen, was aber letztlich so nicht haltbar ist. Der Bereich der ersten Standardabweichung (68 % des Kollektivs) reicht von einem IQ von 85 bis 115. Dieses Konstrukt lässt allerdings außer Acht, dass es vielfältige Risikofaktoren für eine niedrige Intelligenz (genetische Syndrome, Schwangerschaft- und Geburtskomplikationen, Infektionen, Traumata, fetales Alkoholsyndrom etc.), aber keine bekannten „Risikofaktoren" für eine hohe Intelligenz gibt. Die genaue Messung des Intelligenzquotienten im Erwachsenenalter führt zu nicht unwesentlichen methodischen Problemen, da die allermeisten Intelligenztests im unteren Bereich eine zunehmende Messunschärfe aufweisen. Nach den ersten Versuchen einer objektiven Quantifizierung von Intelligenz durch Binet 1905 (Binet-Simon-Test), der die Intelligenz noch in ein Verhältnis zum Lebensalter gesetzt hat (Intelligenzalter), führte Stern 1912 den Begriff des Intelligenzquotienten ein. Der heute übliche Standardtest ist der WIE (Wechsler-Intelligenztest für Erwachsene), der letztendlich auf dem Hamburg-Wechsler-Intelligenztest für Erwachsene (HAWIE, 1956) basiert. Der Test enthält 15 Skalen, die vier Aufgabengruppen zugeordnet sind.

1 In der aktuell einsehbaren Version der ICD-11 ist der Terminus „Störung der Intelligenzentwicklung" (6A00) vorgesehen als Unterkapitel des Kapitels "Neuronale Entwicklungsstörungen" (6A).

Tab. 12.1 Übersicht über die Schweregrade der intellektuellen Entwicklungsstörung gemäß ICD-11

Kategorie	Bezeichnung	SD unter MW Perzentile	Beeinträchtigungen
6A00.0	Leichtgradige Störung der Intelligenzentwicklung	2–3 SD 0,1–2,3	Schwierigkeiten beim Erwerb und Verstehen komplexer sprachlicher Konzepte und akademischer Fähigkeiten. Grundlegende Fähigkeiten zur Selbstversorgung meist vorhanden. Personen, die von einer leichten Störung der geistigen Entwicklung betroffen sind, können im Allgemeinen als Erwachsene ein relativ unabhängiges Leben führen und einer Erwerbstätigkeit nachgehen, benötigen aber möglicherweise angemessene Unterstützung.
6A00.1	Mittelgradige Störung der Intelligenzentwicklung	3–4 SD 0,003–0,1	Die Sprache und die Fähigkeit zum Erwerb akademischer Fähigkeiten von Personen mit einer mittelgradigen Störung der intellektuellen Entwicklung sind unterschiedlich, beschränken sich jedoch im Allgemeinen auf Grundfertigkeiten. Einige beherrschen grundlegende Selbstversorgungs-, Haushalts- und praktische Tätigkeiten. Die meisten Betroffenen benötigen erhebliche und konsequente Unterstützung, um als Erwachsene ein unabhängiges Leben und eine Beschäftigung zu erreichen.
6A00.2	Schwergradige Störung der Intelligenzentwicklung	≥ 4 SD <0,003	Betroffene Personen weisen eine sehr eingeschränkte Sprache und Fähigkeit zum Erwerb akademischer Fähigkeiten auf. Sie können auch motorische Beeinträchtigungen haben und benötigen in der Regel tägliche Unterstützung in einer beaufsichtigten Umgebung für eine angemessene Pflege, können aber mit intensivem Training grundlegende Fähigkeiten zur Selbstversorgung erwerben. Schwergradige und tiefgreifende Störungen der intellektuellen Entwicklung werden ausschließlich auf der Grundlage von Unterschieden im Anpassungsverhalten unterschieden, da die vorhandenen standardisierten Intelligenztests keine zuverlässige oder gültige Unterscheidung zwischen Personen mit einer intellektuellen Leistungsfähigkeit unterhalb der 0,003 Perzentile ermöglichen.
6A00.3	Tiefgreifende Störung der Intelligenzentwicklung	≥ 4 SD <0,003	Die Betroffenen verfügen über sehr eingeschränkte kommunikative Fähigkeiten, und ihre Fähigkeit, akademische Fähigkeiten zu erwerben, ist auf grundlegende konkrete Fertigkeiten beschränkt. Sie können auch gleichzeitig motorische und sensorische Beeinträchtigungen haben und benötigen in der Regel tägliche Unterstützung in einer beaufsichtigten Umgebung, um angemessen versorgt zu werden. Schwere und tiefgreifende Störungen der intellektuellen Entwicklung werden ausschließlich auf der Grundlage von Unterschieden im Anpassungsverhalten unterschieden, da die vorhandenen standardisierten Intelligenztests keine zuverlässige und gültige Unterscheidung zwischen Personen mit einer intellektuellen Leistungsfähigkeit unterhalb der 0,003 Perzentile ermöglichen.
6A00.4	Vorläufige Störung der Intelligenzentwicklung	Keine Angabe	Kategorie für Personen unter 4 Jahren mit zusätzlichen körperlichen oder sensorischen Einschränkungen
6A00.Z	Störung der Intelligenzentwicklung, n.n.B.	Keine Angaben	Keine Angaben

Immer wieder gab es Kritik an grundsätzlichen Verfahren der Intelligenzmessung, insbesondere an der sehr deutlichen Bildungsabhängigkeit und einem kulturellen Bias. Es gab immer wieder auch Versuche, hier eine größere Unabhängigkeit zu erzielen; exemplarisch genannt sei hier der CFT-20 (Culture Fair Test), der auf dem Modell der Grundintelligenz nach dem Modell der fluiden Intelligenz nach Catell und Catell (1963) beruht. Nachteilig ist hier, dass nur Normen bis zum 20. Lebensjahr vorliegen.

Angemerkt sei an dieser Stelle, dass durch die American Psychological Association (APA) im Rahmen einer juristischen Auseinandersetzung bezogen auf den 8. Zusatz zur amerikanischen Verfassung (Verbot von grausamen und ungewöhnlichen Bestrafungen, in diesem Falle: Verbot der der Hinrichtung von Menschen mit geistiger Behinderung; Fall Atkinson vs. Virginia) von einem Messfehler von bis zu 10 IQ-Punkten auszugehen ist.

Eine Übersicht über die verfügbaren Testverfahren und deren Wertigkeit in Bezug auf Menschen mit Störung der Intelligenzentwicklung findet sich in der aktuellen S2k-Praxisleitlinie der AWMF (Registernummer: 028-042; Häßler et al. 2021). Intelligenztests, die vor allem im Kindesalter Anwendung finden, scheinen hier teilweise geeigneter zu sein, allerdings liegen Probanden der Forensik dann im nicht normierten Altersbereich. Ein Testverfahren, welches hier grundsätzlich geeignet wäre, ist das SON-R-6-40 (Tellegen et al. 2012), welches sich aber in der Praxis bisher nicht durchgesetzt hat. Seifert und Neuschmelting (2021) empfehlen die Anwendung der sogenannten Werdenfelser Testbatterie, eines Verfahrens, das insbesondere in Förderschulen und Werkstätten für Menschen mit Behinderung (WfbM) eingesetzt wird, um differenzierte Aussagen über die Erfassung von Teilleistungsstärken und -schwächen zu erhalten. Ein Intelligenzquotient im eigentlichen Sinne kann mit diesem Verfahren allerdings nicht generiert werden.

Laut Seifert (2021) finden sich lediglich in 50–70 % der im Maßregelvollzug untergebrachten Menschen mit Intelligenzentwicklungsstörung bzw. der Angabe des Eingangsmerkmals Intelligenzminderung i. S. d. § 20 StGB ausführliche testpsychologische Befunde. Weitere somatische Untersuchungen wie eine zerebrale Bildgebung oder eine humangenetische Untersuchung liegen noch viel seltener vor.

12.1.3 Ursachen der Störung der Intelligenzentwicklung

Von Bedeutung ist die Ursache der Störung der Intelligenzentwicklung letztendlich vor allem im Rahmen der gutachterlichen Einordnung. Eine Besonderheit in der Anwendung des § 20 StGB liegt darin, dass, wenn die Ursache der Intelligenzminderung bekannt ist, z. B. ein genetisches Syndrom, hier nicht das Eingangsmerkmal „Intelligenzminderung" zur Anwendung kommt, sondern das Eingangsmerkmal „krankhafte seelische Störung". Dies mag aus juristisch-systematischer Sicht logisch sein, aus klinischer Sicht ist dies nicht hilfreich.

Klinisch ist die Ursache manchmal bei sogenannten Verhaltensphänotypen (Dykens 2000) relevant, dabei handelt es sich um relativ klar definierte Verhaltensmuster, die bei bestimmten genetischen Syndromen vorkommen können. Für einige dieser Verhaltensphänotypen liegen auch spezifische therapeutische Ansätze vor, z. B. für das Prader-Willi-Syndrom.

Grundsätzlich lässt sich hier eine Unterscheidung von drei Kategorien vornehmen, die sich vornehmlich auf den Zeitpunkt der postulierten Ursache der Störung der Intelligenzentwicklung beziehen. Unterschieden werden hier pränatale, perinatale und postnatale Ursachen. Typische pränatale Ursachen wären hier z. B. der Alkoholkonsum während der Schwangerschaft (resultierend in dem fetalen Alkoholsyndrom [FAS]) oder auch maternale Infektionen oder Traumata, die ggf. die Plazentafunktion beeinträchtigen. Gentische Syndrome wären ebenfalls hier einzuordnen. Typische perinatale Ursachen sind Geburtskomplikationen im Sinne eines Sauerstoffmangels o. ä. Sollte ein derartiges Ereignis im Raum stehen, könnte der Versuch unternommen werden, den Geburtsbericht aus der entsprechenden Klinik zu erhalten; findet sich in diesem ein normwertiger APGAR-Score, wäre ein solches Ereignis zumindest sehr unwahrscheinlich. Typische postnatale Ursachen sind Unfälle und Traumata, die die Hirnfunktion beeinträchtigen, zerebrale Infektionen wie Meningitiden oder Enzephalitiden, aber auch Vernachlässigung sowohl auf emotionaler als auch körperlicher Ebene. Fehlen dem ja noch in keinster Weise ausgereiften Gehirn in dieser Phase entscheidende Nährstoffe wie z. B. Vitamine oder auch Aminosäuren, kann dies zu irreversiblen Schäden führen. Es scheint aber zunehmend so zu sein, dass sich mit der Fortentwicklung u. a. der humangenetischen Untersuchungsmethoden immer mehr Ursachen im Bereich der pränatalen Schädigungen verorten lassen. In einer populationsbasierten Untersuchung in Norwegen konnten Stromme und Hagberg (2000) z. B. nachweisen, dass sich 96 % der schweren Behinderungen und 68 % der mittelgradigen Behinderungen kausal aufklären ließen, bei 15 % der Proband*innen musste allerdings auch eine vorbestehende Diagnose verändert werden.

Anzumerken ist an dieser Stelle, dass im Gendiagnostikgesetz (GenDG) von 2010 für die Durchführung bzw. Veranlassung humangenetischer Untersuchungen der Nachweis einer Fachkunde eingeführt worden ist. Die medizinische Fachdisziplin Psychiatrie und Psychotherapie findet sich nicht in der Liste der medizinischen Fachdisziplinen, welche für den Erwerb berechtigt sind. Eine umfassende Übersicht der Syndrome findet sich bei Neuhäuser (2007) und bei Witkowski et al. (2003). Es steht auch eine frei zugängliche Online-Datenbank zur Eingrenzung von genetischen Syndromen bei bestimmten somatischen Stigmata zur Verfügung (OMIM: Mendelian Inheritance in Man; ► www.omim.org).

12.1.4 Zur Epidemiologie der Störung der Intelligenzentwicklung

Wie oben erwähnt, gehört die Störung der Intelligenzentwicklung zu den Phänomenen, die nicht statistisch normal verteilt sind. Die Angaben zur Prävalenz schwanken stark von 0,6 bis 3 % der Gesamtbevölkerung der jeweiligen Erhebungspopulationen (David et al. 2014; McGuire et al. 2019; Maulik et al. 2011; Pomona 2008; Reichenberg et al. 2016), entsprechende landesweite statistische Erhebungen liegen jedoch nicht vor. Es ist lediglich indirekt möglich, über die Anzahl von Personen, welche Leistungen der Eingliederungshilfe im Sinne des Sozialgesetzbuches (SGB) IX erhalten, auf die Anzahl der Betroffenen zu schließen. Leider wird in den offiziell zugänglichen Statistiken hier nicht zwischen verschiedenen Formen von Behinderung, welche zur Leistungsberechtigung führen, unterschieden. Einzelne Autoren postulieren zumindest für die leichtgradige Störung der Intelligenzentwicklung auch eine Korrelation mit dem sozioökonomischen Status (Stromme und Magnus 2000).

12.1.5 Komorbiditäten

Menschen mit Störung der Intelligenzentwicklung sind oft von weiteren gesundheitlichen Einschränkungen bzw. Komorbiditäten betroffen. Diese können zum einen im Bereich der körperlichen Fähigkeiten begründet sein, was aber hier nicht Thema sein soll. Eine Ausnahme stellt die deutlich erhöhte Prävalenz von Anfallsleiden dar – zunehmend mit zunehmender Schwere der

Störung der Intelligenzentwicklung –, da diese bisweilen auch forensische Relevanz haben können (z. B. im Rahmen eines postiktalen Dämmerzustandes oder anderer anfallsbezogener Verhaltensstörungen).

Zum anderen treten gehäuft komorbide psychische Störungen auf. In einer Untersuchung von Cooper et al. (2007) konnte an einer Stichprobe von 1023 Menschen mit Störung der Intelligenzentwicklung in verschiedenen Settings in Großbritannien gezeigt werden, dass die Punktprävalenz bei entsprechender klinisch-diagnostischer Qualifikation verschiedenster psychiatrischer Störungen gegenüber der Allgemeinbevölkerung deutlich erhöht ist, u. a. handelte es sich hier um Psychosen, affektive Störungen, aber auch Autismus-Spektrum-Störungen (ASS) und Verhaltensstörungen. In einer aktuellen Untersuchung anhand von Routine-Krankenkassendaten fanden Weih et al. (2022) ebenfalls deutlich erhöhte Prävalenzen für Autismus-Spektrum-Störungen (OR 83,85), Störungen aus dem schizophrenen Formenkreis (OR 16,51) und emotional instabile Persönlichkeitsstörungen (OR 9,84), weniger ausgeprägt war die Erhöhung der Prävalenz für affektive Störungen (OR 1,66). Interessant in diesem Zusammenhang ist auch, dass die Wahrscheinlichkeit, psychopharmakologisch behandelt zu werden, gegenüber einer Vergleichsgruppe ebenfalls deutlich erhöht war (kumulative OR 19,4).

12

Verhaltensstörungen werden hier im Allgemeinen als sogenanntes herausforderndes Verhalten (Challenging Behavior bezeichnet und lassen sich in der ICD-10 an der vierten Stelle kodieren. In der ICD-11 ist dies nicht mehr vorgesehen; möglichweise wäre dann hier der Code MB23.8 zu verwenden (disruptives Verhalten), welcher Verhalten beschreibt, welches „bei anderen oder in der eigenen Umgebung Unordnung und Unruhe verursacht, z. B. Wutausbrüche, Streit, Ungehorsamkeit". Die strikte Anwendung von ICD-10- oder DSM-IV-Kriterien führt zu einer deutlichen Unterdiagnostik von psychischen Störungen bei Menschen mit Intelligenzminderung. Verantwortlich sind hier insbesondere zwei Mechanismen: zum einen das sogenannte Diagnostic Overshadowing (Sovner und Hurley), zum anderen das Underreporting (Sturmey 1999). Diese Mechanismen werden umso relevanter, je ausgeprägter die Intelligenzminderung ist.

Definition

Diagnostic Overshadowing besagt, dass jegliche Form von psychopathologischer Symptomatik der Intelligenzminderung zugeschrieben wird und die Möglichkeit einer zusätzlichen psychischen Störung außer Acht gelassen wird.

Underreporting beinhaltet, dass Menschen mit Intelligenzminderung nicht in typischer Weise über psychopathologische Symptome berichten.

Eine wichtige Komorbidität sind Autismus-Spektrum-Störungen (ASS, ICD-11: 6A02). Hier wurde im Rahmen der ICD-11 die Systematik der ICD-10 deutlich verlassen, und es werden jetzt rein deskriptiv ASS mit diversen Zusatzsymptomen unterschieden (Störungen der Intelligenzentwicklung, Beeinträchtigungen der funktionellen Sprache). Von Bedeutung sind ASS im forensischen Kontext insbesondere deshalb, weil ein Kernsymptom von ASS ist, dass die Betroffenen gekennzeichnet sind durch anhaltende Defizite in der Fähigkeit, wechselseitige soziale Interaktionen und soziale Kommunikation zu initiieren und aufrechtzuerhalten. Dies beinhaltet Störungen vor allem in der Theory of Mind bzw. der Empathie mit der Konsequenz, dass sich Betroffene nur sehr schlecht oder gar nicht in ein Gegenüber einfühlen können und damit schlichtweg auch nicht wahrnehmen können, dass möglicherweise Handlungen ihrerseits, z. B. Handlungen mit sexueller Konnotation, beim Gegenüber nicht auf Akzeptanz stoßen bzw. auch Leid verursachen könnten. Der Abwägungsprozess in der Handlungsplanung der Umsetzung der eigenen Bedürfnisse kann in erheblicher Weise beeinträchtigt sein.

Im Rahmen der zunehmenden Abkehr von großen Komplexeinrichtungen in der Behindertenhilfe und damit einer Zunahme von weniger kustodialen Wohn- und Lebensformen erlangen auch Suchtprobleme, vornehmlich Alkohol, zunehmend aber auch Cannabinoide, eine immer größere Bedeutung.

12.1.6 Zum Problem der sozioemotionalen Entwicklung

Mit der Einführung des Prinzips des sozioemotionalen Entwicklungsniveaus (SEO) (Dosen 2005; Sappok und Zeperitz 2016) in die Praxis der psychiatrischen Arbeit mit Menschen mit Störung der Intelligenzentwicklung wurde ein grundlegendes Paradigma fundamental verändert. War es vorher üblich, Menschen mit Störungen der Intelligenzentwicklung im Prinzip wie Erwachsenen mit einer quasi kognitiven Teilleistungsstörung gegenüberzutreten, wurde zunehmend klar, dass es neben der kognitiven Domäne noch weitere wichtige entwicklungspsychologische Aspekte gibt. Das soziale und emotionale Entwicklungsniveau ist von großer Bedeutung für das Handeln einer Person, üblicherweise bleibt die Entwicklung dieser Dimensionen auch hinter der kognitiven Dimension zurück. Inzwischen liegt auch ein deutschsprachiges Testverfahren zur präzisen Einordnung vor (Skala der emotionalen Entwicklung – Diagnostik, SEED; Sappok et al. 2020). Ebenfalls konnten Sappok et al. (2014) nachweisen, dass der emotionale Entwicklungsstand neben ASS der stärkste Prädiktor für Verhaltensstörungen im Sinne von „Challenging Behaviour“ ist. Hier kann eine gewisse Parallelität zum Konzept der Moralentwicklung nach Kohlberg (1996) gezogen werden, welches durchaus auch in der Vergangenheit schon Anwendung in der Maßregelvollzugsbehandlung von Menschen mit Störungen der Intelligenzentwicklung gefunden hat (Knapheide 2000).

12.2 Juristische Aspekte

12.2.1 Rechtsgrundlagen

Intelligenzminderung ist historisch gesehen eine der ältesten mentalen Zustände, der nicht nur in der deutschsprachigen Rechtsprechung zu einer verminderten oder aufgehobenen Schuldfähigkeit führen kann. Ursprünge lassen sich bis ins Römische Reich zurückverfolgen (Übersicht bei Hoffmann 2014). In der „Peinlichen Gerichtsordnung“ Kaiser Karls V. von 1532 (Carolina) war dies im Artikel 179 niedergelegt („Von übelthättern die jugent oder anderer sachen halb jre sinn nit haben“). Grundsätzlich Eingang in die deutsche Rechtsprechung fand die Intelligenzminderung in das preußische Landrecht von 1852.

Die Rechtsgrundlage einer Unterbringung gemäß § 63 StGB von Menschen mit intellektueller Entwicklungsstörung ist im ersten und dritten Eingangsmerkmal des § 20 StGB geregelt. War über viele Jahre hier der Terminus „Schwachsinn“ benannt, wurde dieser in der (namensbezogenen) Gesetzesnovelle im Jahre 2020 in den Terminus „Intelligenzminderung“ geändert.

Die Frage, ob die Systematik des § 20 StGB überhaupt sinnvoll mit dem Charakter von Störungen der Intelligenzentwicklung in Einklang zu bringen ist oder ob nicht viel eher der Begriff der Reife nach § 3 Jugendgerichtsgesetz (JGG) hier angemessen ist, wirft Hoffmann (2014) auf. Die Strafrechtsdogmatik geht grundsätzlich davon aus, dass im Rahmen einer normalen Entwicklung alle Menschen das Stadium der strafrechtlichen Verantwortlichkeit erreichen und nur bestimmte Umstände dazu führen können, dass dies nicht mehr oder nur noch eingeschränkt gegeben ist. Eben diese Umstände sind in Form der Eingangsmerkmale im § 20 StGB niedergelegt. In Konkurrenz dazu beschreibt das JGG Umstände, hier insbesondere einer fehlenden „sittlichen und geistigen Reife", die dazu führen, dass es zu einem verzögerten Eintritt der strafrechtlichen Verantwortlichkeit kommt. Inhärent ist diesem Modell, dass sich diese Reife dann aber verzögert einstellt. Dies ist aber bei Menschen mit Störung der Intelligenzentwicklung eher unwahrscheinlich. Eine konkrete Anwendung des § 3 JGG schließt sich auch deshalb aus, da seine Anwendung nur bis zur Vollendung des 21. Lebensjahres vorgesehen ist.

12.2.2 Zum Problem der Begutachtung

Der Intelligenzquotient alleine erlaubt keine Zuordnung zu dem Eingangsmerkmal Intelligenzminderung. Ebenso verhält es sich mit dem Eingangsmerkmal krankhafte seelische Störung, welches bei Menschen mit kognitiven Beeinträchtigungen, für die aber eine biologische Ursache bekannt ist (z. B. genetisches Syndrom; ein genetisches Syndrom, welches auch diesbezüglich manchmal von Relevanz ist, ist z. B. das Prader-Willi-Syndrom, ein durch verschiedene mögliche Mechanismen im Bereich von 15q11-13 verursachtes genetisches Syndrom), zur Anwendung kommen muss. Im Rahmen der Fortschritte in der humangenetischen Diagnostik ist davon auszugehen, dass im Laufe der nächsten Jahre bei entsprechender Inanspruchnahme dieser diagnostischen Möglichkeiten fast alle Menschen mit Intelligenzminderung unter dem Eingangsmerkmal „krankhafte seelische Störung" subsummiert werden könnten. Fraglich ist, wie in diesem Zusammenhang mit Zuständen entsprechend einer perinatalen Hypoxie oder Ähnlichem verfahren werden soll.

Es ist im Einzelfall zu prüfen, ob die kognitiven Fähigkeiten des einzelnen Probanden ausreichend gewesen sind, um zum Zeitpunkt der Tat ganz konkret das Fehlverhalten einzusehen bzw. nach dieser Einsicht zu handeln. Konkret hat der Bundesgerichtshof hierzu gefordert (vgl. BGH 5 StR 240/10), dass man erst dann von einer verminderten Einsichtsfähigkeit sprechen kann, wenn diese auch konkret zum Fehlen einer Einsicht geführt hat; es ist durchaus möglich, dass in einem konkreten Fall eben doch Unrechtseinsicht vorliegt und damit das vorgeworfene Handeln schuldhaft gewesen ist.

> Der Intelligenzquotient allein lässt keine Rückschlüsse auf eine fehlende oder eingeschränkte Schuldfähigkeit zu. Es ist in jedem Einzelfall zu prüfen, ob die kognitiven Fähigkeiten zum Zeitpunkt der Tat ausreichend waren, um das Unrecht der Tat einzusehen und entsprechend dieser Einsicht zu handeln.

Seifert und Neuschmelting (2021) wiesen in einer empirischen Untersuchung von 102 Personen mit Störungen der Intelligenzentwicklung, die gemäß § 63 StGB im Maßregelvollzug des Landes Nordrhein-Westfalen (NRW) untergebracht waren, darauf hin, dass bei 21,5 % dieser Personen die Zweistufigkeit in der Beurteilung der Schuldfähigkeit keine Beachtung gefunden hatte, bei 13 % fehlte im Urteil schon allein die Zuordnung zu einem Eingangsmerkmal des § 20 StGB, bei kritischer Analyse fand sich sogar eine Fehlerquote von 27 %.

Grundsätzlich ist zu bedenken, dass die Diagnostik von Komorbiditäten auch an dieser Stelle von eminenter Bedeutung ist und bei Vorliegen von solchen stets genau zu prüfen ist, welche gesundheitliche Voraussetzung in Bezug auf das etwaige Unterbringungsdelikt führend gewesen ist. Liegt z. B. gleichzeitig eine Störung aus dem schizophrenen Formenkreis vor und steht das Delikt primär im Zusammenhang mit Symptomen dieser Erkrankung, z. B. mit imperativen Stimmen oder wahnhaftem Erleben, ist hier sicher in den meisten Fällen die Störung der Intelligenzentwicklung nachrangig, und diese stellt dann die Komorbidität dar.

Grundsätzlich schwierig ist die Diagnostik von Persönlichkeitsstörungen bei Menschen mit Störungen der Intelligenzentwicklung. Laut Fletcher et al. (2018) sollte eine derartige Diagnose zumindest – abweichend von den Vorgaben in der ICD – nicht vor Abschluss des 21. Lebensjahrs gestellt werden. Entsprechende Manuale oder spezifische Tests hierzu liegen leider nicht vor, sodass letztendlich die klinische Erfahrung des Untersuchers relevant ist. Auch im Diagnostic Manual – Intellectual Disability (DM-ID 2) (Fletcher et al. 2018) finden sich letztendlich keine angepassten Kriterien.

Da es bei Personen mit Störungen der Intelligenzentwicklung überdurchschnittlich häufig zu Delikten gegen die sexuelle Selbstbestimmung kommt, im Besondern auch mit minderjährigen Opfern, stellt sich die Frage, ob paraphile Störungen, insbesondere Pädophilien, häufiger in dieser Personengruppe anzutreffen sind. Systematische Untersuchungen liegen zu diesem Thema nicht vor, aber es ist sicherlich so, dass Sexualität bei Menschen mit Störungen der Intelligenzentwicklung immer noch quasi einen „blinden Fleck“ darstellt und eine systematische Bearbeitung des Themas sowohl bei Angehörigen als auch in der Behindertenhilfe überfällig ist. In einer Untersuchung von Walter (2005) in Einrichtungen der Behindertenhilfe wurde deutlich, dass das Thema noch weitgehend tabuisiert ist und Menschen mit Störungen der Intelligenzentwicklung oft eine eigene Sexualität nicht zugestanden wird.

12.3 Menschen mit Intelligenzminderung im Maßregelvollzug

12.3.1 Prävalenz

Es finden sich unterschiedlichste Angaben über die Prävalenz von Intelligenzminderung in der Klientel der im Maßregelvollzug untergebrachten Personen. So berichteten Seifert und Neuschmelting (2021) über eine durchschnittliche Prävalenz in Deutschland von 5–10 %, konkret seien in NRW 11,8 % der im Maßregelvollzug untergebrachten Personen von einer Störung der Intelligenzentwicklung betroffen.

Jöckel und Müller-Isberner (1994) berichteten bezüglich des Maßregelvollzugs in Hessen von einer Prävalenz von 17,6 %, Steinböck (1999) konnte in einer Untersuchung der Maßregelvollzugsklinik in München-Haar eine solche Diagnose nur bei 2,2 % der untergebrachten Personen stellen, Prior konnte im Hamburger Maßregelvollzug 1999 einen Anteil von 15 % finden. Auf eine Anfrage der Piratenpartei im Berliner Abgeordnetenhaus hin wurde berichtet, dass 2016 3,7 % der in Berlin im Maßregelvollzug untergebrachten Personen von einer Störung der Intelligenzentwicklung betroffen waren, wobei bei keiner dieser Personen die alleinige Diagnose einer Intelligenzminderung vorlag. Die durchschnittliche Unterbringungsdauer betrug 3611 Tage (Drucksache 17/1907).

Eine Studie von Kestel (2010), in der er mittels Fragebögen alle Maßregelvollzugskliniken in Deutschland anschrieb, erzielte einen Rücklauf von 60,56 %. Aus insgesamt 13 (von 71) Kliniken wurde berichtet, dass dort überhaupt keine Menschen mit Störung der Intelligenzentwicklung untergebracht seien, und in nur 10 Kliniken fanden sich spezialisierte Konzepte für Menschen mit Intelligenzminderung. Eine wirkliche Vollerhebung bezüglich dieser Fragestellung steht für Deutschland nicht zur Verfügung und lässt sich auch nicht aus den frei verfügbaren Datensätzen der Maßregelvollzugsbehörden rekonstruieren. Laut Kerndatensatz von ceus consulting (zitiert nach Seifert und Neuschmelting 2021) liegt der Prozentsatz bundesweit bei 12,9 %, ohne dass allerdings für alle Bundesländer Daten zur Verfügung stehen. Deutschlandweit existiert bisher nur eine einzige auf diese Personengruppe spezialisierte Klinik, die Alexianer Christophorus-Klinik in Amelsbüren bei Münster.

Vergleichbar mit der Verteilung der Schwere der Störung der Intelligenzentwicklung in der Allgemeinbevölkerung verhält es sich auch mit der Verteilung der Schwere der Störung der Intelligenzentwicklung bei den im Maßregelvollzug untergebrachten Personen. Der größte Teil ist eher von einer leichtgradigen Intelligenzminderung betroffen. In der Untersuchung von Seifert und Neuschmelting (2021) fanden sich für NRW 61,7 % Menschen mit leichten Behinderungen, 19,6 % mit mittelgradigen Behinderungen, 6,9 % mit „sonstigen diagnostischen Einschätzungen", aber auch 12,7 % mit „Lernbehinderungen", einer Diagnose die so in der ICD-10 nicht vorgesehen ist und die auch nicht den Eingangsvoraussetzungen des § 20 StGB entsprechen dürfte.

12.3.2 Arten von Delinquenz

In einer bundesweiten Untersuchung konnte Leygraf (1988) zeigen, dass bei ca. 50 % der unterbrachten Personen mit Störung der Intelligenzentwicklung ein Sexualdelikt ursächlich gewesen ist, die übrigen 50 % verteilten sich etwa gleich auf Körperverletzung, Eigentumsdelikte und Brandstiftungen. Tötungsdelikte machen ca. 10 % aus. Vergleichbare Zahlen finden sich bei Seifert und Neuschmelting (2021). Kutscher et al. (2005) fanden in einer Katamnese von entlassenen Maßregelvollzugspatienten ein deutliches Überwiegen von Brandstiftungen (ca. 35 %). Karcher (2018) hat im Rahmen einer Dissertation die forensischen BaDo-Daten (Basis-Dokumentation) in Baden-Württemberg ausgewertet und konnte nachweisen, dass bei Patient*innen mit mittelgradiger oder schwerer Intelligenzminderung Körperverletzungsdelikte überwogen (61,5 %), bei der Gruppe der Patient*innen mit leichter Intelligenzminderung überwogen Delikte gegen die sexuelle Selbstbestimmung (Sexualdelikte gegenüber Erwachsenen 17 %, Sexualdelikte gegenüber Minderjährigen 25 %). Diese Zahlen waren deutlich höher als bei den nicht intelligenzgeminderten Patient*innen (7,2 bzw. 7,4 %). Im Beobachtungszeitraum zwischen 2009 und 2015 blieb das Deliktspektrum weitgehend stabil.

12.4 Behandlung und Risk Assessment

12.4.1 Behandlung von Patienten mit Störung der Intelligenzentwicklung im Maßregelvollzug

Patient*innen mit Störung der Intelligenzentwicklung im Maßregelvollzug lassen sich in zwei Gruppen aufteilen. Zum einen handelt es sich um Personen mit zusätzlichen psychiatrischen Komorbiditäten, welche letztendlich entsprechend den Behandlungsregeln und Leitlinien der jeweiligen Komorbiditäten behandelt werden. Hierbei können sich im Einzelfall Besonderheiten ergeben. Zum einen dadurch, dass aufgrund von somatischen Komorbiditäten die medikamentösen Behandlungsmöglichkeiten eingeschränkt sind, z. B. dass bestimmte Medikamente aufgrund einer zusätzlich vorhandenen Epilepsie oder einer angeborenen Herzerkrankung nicht oder nur unter bestimmten Bedingungen verabreicht werden können. Zum anderen können übliche Behandlungsverfahren wie z. B. Psychoedukation aufgrund der kognitiven Grenzen ggf. nur bedingt wirkungsvoll sein. Elemente wie ein Signalerkennungsplan müssen hier deutlich öfter und intensiver geübt werden.

Grundsätzlich sind Menschen mit Störungen der Intelligenzentwicklung auch durch psychotherapeutische Verfahren erreichbar, hier müssen aber im Allgemeinen Anpassungen vorgenommen werden. Diese können sowohl das grundsätzliche Setting als auch Dauer und Frequenz betreffen. In diesem Zusammenhang sei erwähnt, dass der Gemeinsame Bundesausschuss (G-BA) für den außerforensischen Kontext 2020 eine Stellungnahme veröffentlicht hat, in der dieser Personengruppe explizit das Recht auf Psychotherapie zugesprochen wird. Es liegen auch modifizierte Manuale für verschiede Therapieformen vor, exemplarisch sei hier das DBToP genannt, ein adaptiertes DBT-Manual zur Behandlung von kognitiv eingeschränkten Menschen mit Störungen der Impulskontrolle (Elstner et al. 2012).

Die meisten vorliegenden Konzepte sind eher verhaltenstherapeutisch orientiert, Beail (1998) konnte jedoch auch Erfolge im Rahmen psychodynamisch ausgerichteter psychotherapeutischer Ansätze zeigen. Letztendlich sind immer auch viele unspezifische Faktoren an einer erfolgreichen Behandlung von Menschen mit Störungen der Intelligenzentwicklung im Maßregelvollzug beteilig, und der poststationäre Settingbezug ist von noch größerer Bedeutung, als es sonst schon der Fall ist.

Bezogen auf Sexualdelikte haben Hollomotz und Greenhalgh (2020) verschiede Behandlungsprogramme evaluiert und kamen zu dem Schluss, dass diese nur bedingt wirksam sind. Grundsätzlich wird hier aber eine schlechte Studienlage beklagt (z. B. Hammond und Beail 2020).

Bezügliche der medikamentösen Behandlung von Verhaltensstörungen sei auf die NICE-Guidelines (2015, NG 11) verwiesen, in denen auf fast 500 Seiten dargelegt ist, dass eine evidenzbasierte medikamentöse Behandlung dieser Störungen nicht existiert, was aber nicht bedeutet, das im Einzelfall nicht auch einmal eine solche Behandlung sinnvoll und sogar notwendig sein kann. Man wird sich aber fast durchgehend im Off-Label-Bereich befinden und muss die damit verbundenen besonderen Pflichten beachten. Da es sich fast durchgehend um Patienten handelt, die bezüglich derartiger Behandlungen nicht einwilligungsfähig sind, ist hier die Zusammenarbeit mit den jeweiligen gesetzlichen Betreuern unabdingbar, und es sind in jedem Einzelfall grundlegende ethische Überlegungen anzustellen.

12.4.2 Risk Assessment

Risk Assessment gehört zu den Standardverfahren im Rahmen von Lockerungsschritten und der Entlassungsvorbereitung sowie zum üblichen Prozedere im Rahmen von Begutachtungen. Alle gängigen Verfahren sind allerdings grundsätzlich nicht an Menschen mit Störungen der Intelligenzentwicklung validiert worden. Eine Ausnahme bildet hier das Risk Assessment for Intellectual Disabilities (RAPID) (Fitzgerald 2008), welches allerdings nicht in einer deutschen Übersetzung vorliegt. In einer Übersicht über viele gängige Instrumente (z. B. VRAG, HCR-20) konnten Nicholas et al. (2018) für auf statischen Risikofaktoren beruhende Instrumente jedoch zeigen, dass hiermit durchaus verwertbare Ergebnisse erzielt werden können. Die Validität dynamischer Risikoeinschätzungen wurde durch Lofthouse et al. (2018) als eher unsicher eingeordnet.

Literatur

Beail N (1998) Psychoanalytic psychotherapy with men with intellectual disabilities: a preliminary outcome study. Br J Med Psycol 71(1):1–11

BfArM (2022) Internationale Klassifikation der Krankheiten 11. Revision. https://www.bfarm.de/DE/Kodiersysteme/Klassifikationen/ICD/ICD-11/uebersetzung/_node.html;jsessionid=72408F3996A3A3CFD3E73E7EB171FB26.intranet672. Zugegriffen am 28.05.2022

Catell RB, Catell AK (1963) Culture Fair intelligence test Champaign Il. Institute for pesonality and ability testing

Cooper S-A, Smiley E, Morrison J, Williamson A, Allan L (2007) Mental Ill-Health in adults with intellectual disabilities: prevalence and associated factors. Br J Psychiatry 190:27–35

David M, Dieterich K, Billette de Villemeur A, Jouk PS, Counillon J, Larroque B, Bloch J, Cans C (2014) Prevalence and characteristics of children with intellectual disability in a French county. J Intellect Disabil Res 58:591–602

Dosen A (2005) Applying the developmental perspective in the psychiatric assesment and diagnosis of persons with intellctual disability: part I: assesment. JIDR 49:1–8

Dykens E (2000) Retardation syndroms: a new look at behaviour and interventions. Brookes Publishing Co, Baltimore

Elstner S, Schade C, Diefenbacher A (Hrsg) (2012) DBToP-gB-Manual für die Gruppenarbeit. Bethel, Bielefeld

Fitzgerald S (2008) Risk assessment of violence in offenders with learning disability. Dissertation, University Cardiff, Cardiff

Fletcher R, Barnhill J, Cooper SA (2018) DM-ID 2. Diagnostic Manual – Intellectual Disability: a textbook of diagnosis of mental disorders in persons with intellectual disability. NADD Press, New York

Hammond S, Beail N (2020) The relationship between cognitive variables and offending behavior in adults with intellectual disabilities: a systematic review. JARID 3(4):779–792

Häßler F, Hoffmann K, Irblich D et al (2021) S2k Praxisleitline Intelligenzminderung. AWMF-Register 028–042

Hoffmann K (2014) Die Bedeutung des Intelligenzquotienten für die Feststellung des Eingangsmerkmals Schwachsinn im Sinne der §§ 20, 21 StGB. Forensische Psychiatrie Psychol Kriminol 8:164–168

Hollomotz A, Greenhalgh J (2020) A realistic analysis of treatment programs for sex offenders with intellectual disabilities. JARID 33(4):729–738

Jöckel D, Müller-Isberner R (1994) Entwicklungen im psychiatrischen Maßregelvollzug. Mschr Krim 77(6):353–359

Karcher H (2018) Intelligenzgeminderte im psychiatrischen Maßregelvollzug: Auswertung der forensischen Basisdokumentation Baden-Württemberg. Open Access Repositorium der Universität Ulm und Technischen Hochschule Ulm. Dissertation. https://doi.org/10.18725/OPARU-6560

Kestel O (2010) Delinquentes Verhalten bei Menschen mit geistiger Behinderung und deren Situation im Maßregelvollzug aus interdisziplinärerer Sicht – Explorative Untersuchung des Praxisfeldes. Inauguraldissertation, Universität Erfurt

Knapheide J (2000) Moralische Entwicklung bei intelligenzgeminderten forensischen Patienten – Theoretische Begründung und Durchführung eines sozialpädagogischen Förderprogramms. Dissertation, Universität Bielefeld

Kohlberg L (1996) Die Psychologie der Moralentwicklung. Suhrkamp, Frankfurt

Kutscher S, Möller-Mussavi S, Seifer D (2005) Verlauf und Rückfallrisiko entlassener intelligenzgeminderter Patienten aus dem Maßregelvollzug, 19. Eickelborner Fachtagung – Aufbruch oder Stillstand? Forensik 2004

Leygraf N (1988) Psychisch kranke Straftäter. Epidemiologie und aktuelle Praxis des psychiatrischen Maßregelvollzugs. Springer, Berlin/Heidelberg/New York

Lofthouse R, Totsika V, Hastings R, Lindsay W (2018) Dynamic risk assessment for offenders with intellectual and developmental disabilities. In: Lindsay W, Taylor J (Hrsg) Offenders with intellectual disabilities. Research, training and practice. Wiley Blackwell, London

Maulik P, Mascarenhas M, Mathers C et al (2011) Prevalence of intellectual disabilities: a meta-analysis of population-based studies. Res Dev Disabil 32:419–436

McGuire DO, Tian LH, Yeargin-Allsopp M, Dowling NF, Christensen DL (2019) Prevalence of cerebral palsy, intellectual disability, hearing loss, and blindness. National Health Interview Survey, 2009–2016. Disabil Health J. https://doi.org/10.1016/j.dhjo.2019.01.005

Neuhäuser G (2007) Syndrome bei Menschen mit geistiger Behinderung. Lebenshilfe, Marburg

NICE guideline NG11 (2015) Challenging behaviour and learning disabilities: prevention and interventions for people with learning disabilities whose behaviour challenges. https://www.nice.org.uk/ng11. Zugegriffen am 25.05.2022

Nicholas S, Gray N, Snowden R (2018) Static risk assessment in offenders with intellectual and developmental disabilities. In: Lindsay W, Taylor J (Hrsg) Offenders with intellectual disabilities. Research, training and practice. Wiley Blackwell, London

POMONA Project (2008) Health indicators for people with intellectual disability. http://www.pompnaproject.org/action1_2004_frep_14_en-pdf

Reichenberg A, Cederlot M, McMillan A, Trzaskowski M, Kapra O, Fruchter E, Ginat K, Davidson M, Weiser M, Larsson H, Plomin R, Lichtenstein P (2016) Discontinuity in the genetic and environmental causes of the intellectual disability spectrum. PNAS 113:1098–1103

Sappok T, Zeperitz S (2016) Das Alter der Gefühle. Hogrefe, Göttingen

Sappok T, Budczoes J, Dziobek I, Bölte S, Dosen A, Diefenbacher A (2014) The missing link: delayed emotional development predicts challenging behaviour in adults with intellectual disability. JADD 44:786–800

Sappok T, Zepperitz S, Barrett B, Dosen A (2020) SEED. Skala der emotionalen Entwicklung – Diagnostik. Hogrefe, Göttingen

Seifert D (2021) Begutachtung und Behandlung von Personen mit Intelligenzminderung. In: Venzlaff U, Förster K, Dreßing H, Habermeyer E (Hrsg) Psychiatrische Begutachtung, 7., neu bearb. u. erw. Aufl. Urban und Fischer, München

Seifert D, Neuschmelting T (2021) Zur Problematik der Schuldfähigkeitsbeurteilung von intelligenzgeminderten Rechtsbrechern. Mschr Krim 104(2):139–152

Steinböck H (1999) Entwicklungstendenzen der Einweisungspraxis von Sexualstraftätern im Maßregelvollzug des BKG Haar. Sexuologie 6(2): 106–118

Stromme P, Hagberg B (2000) Aetiology in severe and mild mental retardation: a population-based study of Norwegian children. Dev Med Child Neurol 42:76–86

Stromme P, Magnus P (2000) Correlation between socioeconomic status, IQ and aetiologiy in mental retardation: a population-based study of Norwegian children. Soc Psychiatry Psychiatr Epidemiol 35(1):12–18

Sturmey P (1999) Classification: concepts, progress and future. In: Bouras N (Hrsg) Psychiatric and behavioral disorders in developmental disabilities and mental retardation. Cambridge University Press, Cambridge

Tellegen P, Laros J, Petermann F (2012) SON-R 6-40. Non-verbaler Intelligenztest. Hogrefe, Göttingen

Walter J (Hrsg) (2005) Sexualität und geistige Behinderung. Universitätsverlag Winter, Heidelberg

Weih M, Köhler S, Schöll N, Schulz M, Hering R (2022) Psychische, neurologische und somatische Komorbiditäten und Behandlung von Menschen mit Intelligenzminderung. Dtsch Ärztebl 119(24):418–424

Witkowski R, Prokop O, Ullrich E et al (2003) Lexikon der Syndrome und Fehlbildungen. Springer, Berlin/Heidelberg/New York

Besondere Gruppen

Inhaltsverzeichnis

Frauen im Maßregelvollzug

Christina Maaß

Inhaltsverzeichnis

B. Völlm, B. Schiffer (Hrsg.), *Forensische Psychiatrie*, https://doi.org/10.1007/978-3-662-64465-2_13

13.1 Allgemeine Kriminalitätsbelastung von Frauen

> Frauen stellen im Strafvollzugssystem und im Maßregelvollzug im Speziellen eine Minderheit dar. Der Anteil an Frauen in Gefängnissen und forensisch-psychiatrischen Einrichtungen in westlichen Ländern beträgt etwa 6–10 % (de Vogel und Nicholls 2016). Die beiden wichtigsten Deliktgruppen bei Frauen in Deutschland sind Ausübung der verbotenen Prostitution und Vortäuschung einer Straftat.

Der Anteil an weiblichen Strafgefangenen in deutschen Gefängnissen betrug zum Stichtag 31.03.2020 laut Statistischem Bundesamt 5,7 % (Statistisches Bundesamt 2020). Frauen machten in der polizeilichen Kriminalstatistik etwa 25 % der registrierten Tatverdächtigen aus. Die häufigsten Delikte (mit einem Anteil von mindestens 40 % weiblicher Tatverdächtiger) waren dabei die Ausübung der verbotenen Prostitution und Vortäuschen einer Straftat gegen die sexuelle Selbstbestimmung (92,4 % bzw. 88,4 % Frauenanteil). Daneben nehmen Delikte in Verbindung mit Kindern/Schutzbefohlenen (Verletzung der Fürsorge- oder Erziehungspflicht, Entziehung Minderjähriger oder Misshandlung von Schutzbefohlenen) einen großen Stellenwert ein. Auffällig ist zudem, dass Delikte wie Verleumdung, üble Nachrede oder falsche Verdächtigung – sowohl auf sexueller Grundlage als auch ohne sexuelle Grundlage – mit einem Anteil von 44,6 und 54,7 % von Frauen verübt werden. Weibliche Tatverdächtige in der Deliktgruppe der Rauschgiftdelikte machen einen Anteil von 12,7 % aus. Tötungsdelikte wurden 2019 zu 10,7 % von weiblichen Tatverdächtigten begangen (PKS Jahrbuch 2019). In den letzten Jahren blieben diese Zahlen weitgehend konstant. Die Zahlen belegen, dass Frauen seltener und mit weniger schweren Delikten straffällig werden. Zeigen Frauen aber doch gewalttätiges Verhalten, haben sie oft selbst früh Gewalt und/oder sexuellen Missbrauch erfahren. Viele Frauen, die mit Gewalt- oder Tötungsdelikten auffällig wurden, beschreiben dies als „Reaktion auf selbst erfahrene Gewalt" im Sinne von reaktiver Aggression. Typische Motive weiblicher Gewalt können demnach mit Rache, Vergeltung und Eifersucht beschrieben werden. In dem im Verlauf vorgestellten Fallbeispiel wird dies ebenfalls deutlich. Die Mehrheit der weiblichen Gewalt- und Tötungsdelinquentinnen war bereits in der Kindheit selbst Opfer sexueller, physischer oder psychischer Gewalt. In der Mehrzahl der von Täterinnen verübten Gewalt- oder Tötungsdelikte stammen die Opfer aus dem sozialen Nahfeld. Schwedische Forscher*innen stellten beispielsweise heraus, dass 80 % der Opfer weiblicher Tötungsdelinquentinnen aus dem Familienumfeld stammten. In den meisten Fällen waren die Opfer Intimpartner*innen (Trägårdh et al. 2016). Frauen, die mit Gewaltdelikten auffällig werden, weisen zudem häufiger Persönlichkeitsstörungen des Clusters B (vor allem Borderline-Persönlichkeitsstörungen) sowie Substanzmissbrauch auf als die nicht gewalttätige Vergleichsgruppe (vgl. Nedopil und Müller 2012, S. 316).

> Die meisten Frauen, die Gewaltstraftaten begehen, haben oft selbst früh Gewalt oder Missbrauch erfahren. Die Opfer stammen meist aus dem sozialen Nahfeld.

13.2 Typische Störungsbilder bei Frauen im Maßregelvollzug

In den letzten Jahren hat man sich vermehrt dem Themenbereich von Frauen in forensisch-psychiatrischen Einrichtungen angenommen und geforscht. De Vogel et al. untersuchten in

13

einer Studie 275 Frauen in niederländischen forensisch-psychiatrischen Zentren und fanden heraus, dass bei 61 % der Frauen eine Borderline-Persönlichkeitsstörung bzw. bei 21 % eine nicht vollständig die Kriterien der Borderline-Persönlichkeitsstörung erfüllende Persönlichkeitsakzentuierung diagnostiziert wurde (De Vogel et al. 2015). Die emotional instabile Persönlichkeitsstörung ist unter anderem gekennzeichnet durch eine instabile Stimmung in Verbindung mit einem hohen Maß an Impulsivität. Der Borderline-Typ beinhaltet zusätzlich eine Störung des Selbstbildes in Verbindung mit dem Gefühl der inneren Leere sowie mit selbstschädigendem und selbstverletzendem Verhalten. De Vogel et al. (2015) berichteten von einem Anteil von 42 % an selbstverletzendem Verhalten und 61 % an Suizidalität bei den untersuchten Frauen. Typisch sind außerdem intensive, aber häufig dysfunktionale Beziehungen. Letzteres ist häufig bei forensisch-psychiatrisch untergebrachten Frauen zu beobachten und kennzeichnet zu großen Teilen die biografische und kriminelle Vergangenheit der Frauen. Verschiedene Studien fanden zudem einen signifikanten Zusammenhang zwischen vergangener Traumatisierung und Missbrauchserfahrungen und dem Krankheitsbild der Borderline-Persönlichkeitsstörung (vgl. hierzu u. a. Reicherzer et al. 2008).

Vogt (2019) veröffentlichte eine qualitative Studie mit 45 Frauen in einer Suchtbehandlung und mit (nicht näher spezifizierten) Gewalterfahrungen. 58 % der Frauen gaben mindestens einen Suizidversuch an. Die Frauen berichteten, neben Zeuginnen von Gewalt zwischen den Elternteilen auch selbst von körperlicher Gewalt betroffen gewesen zu sein. 93 % der Frauen gaben an, zudem in mindestens einer gewalttätigen Partnerschaft gelebt zu haben. Es konnten in dieser Studie vor allem drei bereits aus der Literatur bekannte Faktoren herausgearbeitet werden, die großen Einfluss auf die Beziehungsgestaltung der Frauen hatten. Neben der Angst vor dem Alleinsein sowie der Suche nach Liebe und Geborgenheit sei ein beschädigtes Selbstbild der Frauen ausschlaggebend für die Wahl bzw. das Aufrechterhalten einer gewalttätigen Partnerschaft.

Die Diagnose einer antisozialen Persönlichkeitsstörung wird bei Frauen wesentlich seltener gestellt als bei Männern. Ebenso ist dieser Bereich weiterhin weniger erforscht als bei Männern. Dolan und Völlm (2009) stellten heraus, dass die antisoziale Persönlichkeitsstörung in der Allgemeinbevölkerung fünfmal häufiger bei Männern vorkommt als bei Frauen. Zwar seien diese Unterschiede in Justizvollzugseinrichtungen und forensisch-psychiatrischen Einrichtungen geringer, jedoch sei die Diagnose trotzdem häufiger bei männlichen Insassen zu finden. Für die Diagnose einer antisozialen Persönlichkeitsstörung müssen antisoziale Verhaltensweisen (in DSM) bereits im Jugendalter auftreten. Frauen zeigten derartige Verhaltensweisen im Vergleich zu Männern häufig erst im Erwachsenenalter und würden damit nicht in die Kategorie der antisozialen Persönlichkeitsstörung fallen. Zudem werden bestimmte Verhaltensweisen bei Mädchen und Frauen eher den Merkmalen der Borderline-Persönlichkeitsstörung zugeordnet, als dies bei Männern der Fall wäre. Hierzu zählen vor allem subtilere Manipulation oder das Nutzen von Sexualität als Druckmittel.

13.3 Fallbeispiel Frau C.

Frau C. wurde im Alter von 38 Jahren unter anderem wegen gemeinschaftlicher gefährlicher Körperverletzung in Tateinheit mit Freiheitsberaubung in der Klinik für Forensische Psychiatrie Rostock aufgenommen. Neben der Unterbringung in einer Entziehungsanstalt wurde sie zu einer Freiheitsstrafe von drei Jahren verurteilt. Es wurden eine Borderline-Persönlichkeitsstörung (ICD-10: F60.31) und eine Abhängigkeit von multiplen Substanzen (Alkohol, Amphetamine, Kokain, ICD-10: F19.2) diagnostiziert. Der Bundeszentralregisterauszug umfasst unter anderem falsche Verdächtigung, Diebstahl, Betrug sowie Trunkenheit im Verkehr und Fahren ohne Fahrerlaubnis. Die Anlassstraftat ist gekennzeichnet durch massive Gewaltanwendung mit teils sadistischen Zügen. Frau C. gab gegenüber männlichen Bekannten an, dass sie von einem anderen Mann missbraucht worden sei. Sie wolle sich nun an ihm rächen. Der Mann wurde dann unter einem falschen Vorwand in eine Wohnung gelockt, in der Frau C. und die Mittäter Alkohol und Drogen konsumierten, und sodann von Frau C. und ihren Bekannten dort festgehalten und schwerer physischer Gewalt ausgesetzt. Frau C. schlug ihm mehrfach ins Gesicht und drückte brennende Zigaretten auf dem Körper des Opfers aus. Das Opfer wurde zudem gezwungen, sich einen Klobürstenstiel rektal einzuführen und „wie ein Hündchen" auf allen Vieren durch die Wohnung zu laufen. Es folgten weitere Faustschläge, unter anderem auf den Kopf des Opfers. Frau C. forderte außerdem einen nicht geringen Geldbetrag, ohne dass es hierfür eine Grundlage gegeben hätte. Auf einen Anruf der Lebensgefährtin des Opfers hin gab Frau C. an, nicht zu wissen, wo dieser sich aufhalte. Erst nach einigen Stunden wurde das Opfer nackt aus der Wohnung gelassen. Frau C. beschrieb die Tat später als Genugtuung.

Frau C. besitzt einen Realschulabschluss, jedoch keine abgeschlossene Berufsausbildung. In der Klinik wurde ein Gesamt-IQ von 98 gemessen. Sie ist Mutter von drei Kindern, welche in verschiedenen Pflegefamilien untergebracht sind. Während des Aufenthalts in der Klinik gelang es Frau C., wieder Kontakt zu ihren Kindern aufzunehmen. Dieser Themenaspekt begleitete Frau C. durch die gesamte Therapie hinweg. Wie bei vielen straffällig gewordenen Frauen spielten hier vor allem Schuldgefühle hinsichtlich des eigenen „Versagens als Mutter" und der adäquate Umgang mit einer möglichen Zurückweisung durch die Kinder eine große Rolle.

▪ Suchtmittelkonsum und vorstationäre Lebensweise

Frau C. gab an, erstmalig mit 14 Jahren Alkohol und ab dem Alter von 20 Jahren zusätzlich regelmäßig Kokain und Amphetamine konsumiert zu haben. Laut eigenen Aussagen habe es keine langfristig andauernden abstinenten Phasen gegeben. Frau C. gab an, während der Schwangerschaften auf jeglichen Konsum verzichtet zu haben. Es gab jedoch gegenteilige Hinweise bzw. den Nachweis von Alkoholrückständen in der Muttermilch. Die Lebenssituation von Frau C. vor der Unterbringung in der Klinik war geprägt von Kontakten ins dissoziale Milieu, übermäßigem Konsum von Alkohol und Drogen sowie einer Vielzahl von negativen Erfahrungen in Beziehungen zu Männern. Der Kindsvater zweier ihrer Kinder sei Alkoholiker und zudem regelmäßig gewalttätig gegenüber Frau C. gewesen. Nach mehrmaligen Trennungsversuchen seitens der Patientin sei es ihr schließlich gelungen, sich von ihm zu lösen, jedoch hätte sie dafür letztendlich auf ihre Kinder verzichtet, da diese immer wieder als Druckmittel genutzt worden seien, um die Beziehung wieder aufzunehmen. In dieser Zeit habe sie massiv Drogen und Alkohol konsumiert und mehrere Entgiftungsversuche unternommen. Es folgten dann mehrere ebenfalls instabile Beziehungen, welche durch Gewalt, Drohungen und Kriminalität gekennzeichnet gewesen seien. Der Alkoholkonsum habe sich auf bis zu einer Flasche hochprozentigem Alkohol und mehrere Flaschen Bier pro Tag gesteigert. Zusätzlich konsumierte Frau C. phasenweise mehrere Gramm Amphetamin oder Kokain täglich. Selbstverletzendes Verhalten in Form von Schnittverletzungen und Suizidversuche (unter anderem der Versuch der Strangulation oder sich vor ein fahrendes Auto werfen) waren zudem in der Vergangenheit der Patientin häufig zu beobachten.

▪ Verhalten im stationären Setting

Zum Zeitpunkt des Aufenthalts existierte die Frauenstation in der Klinik für Forensische Psychiatrie Rostock noch nicht. Diese wurde erst später eröffnet. Frau C. war dementsprechend auf einer gemischtgeschlechtlichen Station untergebracht. Zeitgleich befand sich eine weitere Patientin in der Klinik. Sie wurde auf derselben Station behandelt. Frau C. gliederte sich relativ schnell in die Patientengruppe ein und wurde von ihren Mitpatienten akzeptiert. Entsprechend ihren bisherigen Verhaltensmustern suchte sie von Beginn an die Nähe zu bestimmten Patienten. Kam es zu Verlegungen dieser Patienten, beispielsweise auf die Reha-Station, reagierte Frau C. mit psychischen Problemen und Suchtdruck. Mehrfach wurden Kontaktverbote ausgesprochen, da sowohl Frau C. als auch die männlichen Patienten zu sehr von den eigentlichen therapeutischen Inhalten abgelenkt wurden. Frau C. fiel es jedoch sehr schwer, sich an diese Einschränkungen zu halten, und sie nahm trotzdem mehrfach Kontakt zu den männlichen Patienten (z. B. in der Ergo- oder Arbeitstherapie) auf.

Frau C. erschien grundsätzlich sehr gesellig und suchte die Anerkennung durch die Patientengruppe und Mitarbeiter*innen. Zeitweilig zeigte sie sich jedoch sehr misstrauisch und deutete das Verhalten ihrer Mitpatienten oft negativ und auf sich bezogen. Das Verhältnis zu ihrer Mitpatientin gestaltete sich eher schwierig. Frau C. schien vor dem Hintergrund der „Solidarität unter Frauen" den Wunsch zu haben, ein engeres Verhältnis zur Mitpatientin aufbauen zu wollen. Dies wurde jedoch durch die Patientin nicht in der Art unterstützt, wie Frau C. es sich wünschte. Stattdessen wollte diese die Therapie dafür nutzen, sich gänzlich auf sich und ihre Problemlagen zu konzentrieren. Die Anerkennung durch männliche Mitpatienten oder ein freundschaftliches Verhältnis zu Frau C. nahmen für sie keinen Stellenwert ein. Frau C. konnte damit nur schwer umgehen und thematisierte dies auch mehrfach in den therapeutischen Gesprächen. Frau C. hatte keine Probleme, sich von Beginn an ihrem männlichen Bezugstherapeuten gegenüber zu öffnen. Jedoch schien sie bis zum Ende der Therapie bemüht, einen guten Eindruck zu hinterlassen und wenig Fehler zu machen. Dies führte oft zu einem wenig authentischen Bild und zu Zweifeln an der tatsächlichen Offenheit der Patientin. Sie fiel jedoch während des stationären Aufenthalts weder durch schwerwiegende Regelverstöße noch durch Suchtmittelrückfälle auf. Hinsichtlich der Straftatbearbeitung zeigte sich Frau C. zwar einerseits einsichtig und gab an, das Unrecht ihrer Handlungen erkannt zu haben, jedoch blieb sie bis zur Entlassung aus der Klinik in dem Bild der Tat als „Rache an all den Männern, die ihr jemals Gewalt angetan haben" verhaftet.

▪ Verhalten im ambulanten Setting

Der Verlauf nach Entlassung aus der Klinik gestaltete sich in den ersten Monaten relativ komplikationslos. Frau C. konnte ein während des stationären Aufenthalts begonnenes Praktikum in einer sozialen Einrichtung fortführen. Es kam jedoch im Verlauf zum vermehrten Auftreten von massivem Überforderungserleben und damit einhergehenden Problemen und Unstimmigkeiten mit ihren Kolleg*innen und der Vorgesetzten. Letztendlich folgte daraus die Kündigung. Es gelang Frau C. zwar, eine Anstellung im Gastronomiebereich aufzunehmen, aber auch diese wurde bereits nach zwei Monaten wieder gekündigt. Auch in diesem Fall führten Probleme mit den (weiblichen) Kolleginnen zur Beendigung des Beschäftigungsverhältnisses. Frau C. ging seither keiner geregelten Beschäftigung nach. Im Laufe der forensisch-ambulanten Betreuung ging Frau C. eine Beziehung zu einem ebenfalls vorbestraften Mann mit massiven Alkoholproblemen ein. Es kam in der Folge zu vermehrtem Alkohol- und Drogenkonsum sowie zu einer Reihe von weiteren Verstößen gegen die Auflagen und Weisungen der Führungsaufsicht. Seitens Frau C. wurde von wiederholter körperlicher Gewalt des Partners berichtet, welche mehrfach in Polizeieinsätzen mündete. Den vorliegenden Berichten zufolge konnte jedoch nicht in allen Fällen tatsächlich stattgefundene Gewalt zulasten Frau C. eruiert werden. Wie bereits in der Vergangenheit unternahm Frau C. mehrere zumeist erfolglose Entgiftungs- und Therapieversuche, welche jedoch oft extrinsisch motiviert erschienen. Auch hier wurden die Behandlungen häufig aufgrund von Konflikten mit Mitpatientinnen abgebrochen. Letztendlich gelang es Frau C. trotz vielfältiger Hilfeangebote nicht, ein straf- und suchtmittelfreies Leben zu führen. Nach einer Vielzahl von Anhörungen bei der Führungsaufsichtsstelle sowie beim Landgericht und ihr immer wieder eingeräumten Chancen wurde Frau C. in letzter Instanz erneut inhaftiert (für ausführlichere Fallbeispiele s. Maaß, Manzke 2019).

13.4 Spezifische Problembereiche in der Behandlung von Frauen im Maßregelvollzug

Grundsätzlich erscheint es durchaus sinnvoll, Frauen und Männer auf getrennten Stationen unterzubringen, vor allem vor dem Hintergrund der von weiblichen Patientinnen häufig erlebten Missbrauchserfahrungen. Müller et al. formulierten in den Standards für die Behandlung im Maßregelvollzug nach §§ 63 und 64 StGB, dass im Einzelfall geprüft werden sollte, welche Unterbringungssituation für welche Patientin am besten geeignet erscheint (Müller et al. 2018). Zusätzlich zur geschlechtsspezifischen Trennung wäre zudem eine weitere Unterteilung nach psychiatrischen Störungsbildern sinnvoll, dies ist jedoch aufgrund der im Vergleich zu männlichen Patienten geringen Anzahl an Frauen in forensischen Kliniken meist nur schwer umzusetzen. Intelligenzgeminderte bzw. intellektuell beeinträchtigte Patientinnen würden möglicherweise von einer separaten Unterbringung profitieren. Die therapeutische Arbeit mit dieser Patientinnengruppe wird häufig durch die vorhandenen Defizite erschwert. Zusätzlich wären hier sonder- und heilpädagogische Angebote sinnvoll, um vor allem einer Überforderung und dem Gefühl der Unterlegenheit im Vergleich zu anderen Patientinnen im Stationsalltag entgegenzuwirken. Da Therapiefortschritte häufig erst später sichtbar werden, hat dies auch Auswirkungen auf die Gewährung von Vollzugslockerungen. Die therapeutische Arbeit wird daher auch von den Behandelnden häufig als sehr kräftezehrend beschrieben.

Auf reinen Frauenstationen fällt zudem auf, dass alltägliche „Zickereien“ unter Frauen wesentlich mehr Gewicht bekommen als unter männlichen Patienten. Frauen neigen eher dazu, sich schneller und intensiver auf vermeintliche Freundschaften einzulassen. Dies birgt dann jedoch häufiger Konfliktpotenzial und kann schneller zu Streitigkeiten führen. Aus dem normalen Alltagsleben entstehende Probleme oder Meinungsverschiedenheiten werden unter Frauen häufig wesentlich länger und intensiver ausgetragen und führen dann eher zur Bildung von Gruppen, in denen dann über andere Patientinnen geredet wird. Solche Situationen können sich zum Teil über Wochen hinziehen und erschweren damit die therapeutische Arbeit für die Behandler*innen. Vor allem Patientinnen mit einer diagnostizierten Borderline-Persönlichkeitsstörung fallen zudem häufig durch manipulative Verhaltensweisen sowohl gegenüber Mitpatientinnen als auch dem Klinikpersonal gegenüber auf.

Machtkämpfe innerhalb der Patientinnengruppe, aber auch dem Personal gegenüber könnten laut Aßhauer und Dulz (2019) unter anderem in den Viktimisierungserfahrungen der Frauen begründet liegen. Frauen, die Opfer (sexualisierter) Gewalt waren, sahen sich zum einen häufig körperlich unterlegen, zum anderen aufgrund geschlechtsspezifischer Rollenzuschreibungen nicht in der Lage, sich körperlich zur Wehr zu setzen. Die damit unterdrückten aggressiven Impulse würden laut Aßhauer und Dulz unbewusst in körperliche Symptome oder bestimmte Verhaltensweisen umgelenkt.

Vor allem Patientinnen mit Borderline-Persönlichkeitsstörungen entwickeln häufig Abwehrmechanismen, um eigene Ängste zu reduzieren. Die Beziehungsgestaltung der Frauen ist häufig gekennzeichnet durch Idealisierung vs. Entwertung bzw. die Einteilung in „gut“ und „böse“. Etwaige Verlustängste könnten laut Aßhauer und Dulz dadurch vermieden werden. Dieser Mechanismus kann jedoch zu erheblichen Kommunikations- und Interaktionsproblemen innerhalb der Patientinnengruppe, aber auch mit dem Personal führen.

Die Abwehr von Scham und die damit einhergehende Verlagerung zu Selbsthass oder Ablehnung ist ein weiterer Problembereich in der Behandlung von Frauen im Maßregelvollzug. Auch pathologisches Lügen kann Ausdruck der Vermeidung von Scham sein. Stattdessen erleben die Patientinnen ein Gefühl von Macht und Kontrolle. Wird dieses pathologische Verhalten von Mitarbeiter*innen oder Mitpatientinnen „enttarnt“, führt dies nicht selten zu Schwierigkeiten innerhalb der Patientinnengruppe, aber auch in der Therapeut*innen-Patientin-Beziehung.

Vor dem Hintergrund der schwierigen Biografien und traumatischen Erfahrungen infolge von Missbrauch und Gewalt erscheint es besonders wichtig, diesen Bereichen besonderes Augenmerk zukommen zu lassen. Vor allem bei Patientinnen mit einer emotional instabilen Persönlichkeitsstörung vom Borderline-Typus spielen die eigenen Viktimisierungserfahrungen und die Beziehungsgestaltung zum anderen Geschlecht eine große Rolle in der Lebensgestaltung. In der Behandlung hat sich vor allem die Dialektisch-Behaviorale Therapie nach Linehan in der Adaption des DBT-F in vielen forensisch-psychiatrischen Einrichtungen bewährt (Linehan 1996; s. dazu auch den entsprechenden Beitrag von Deniz Cerci, ▶ Kap. 26).

Ein weiterer Problembereich, der bei Frauen einen wesentlich höheren Stellenwert einnimmt als bei männlichen Patienten, ist die Fürsorge und Betreuung der eigenen Kinder. Ein Großteil der Frauen in forensischen Einrichtungen hat selbst Kinder. Viele der Frauen können bzw. konnten schon vor der Einweisung in den Maßregelvollzug nicht in adäquater Weise für sie sorgen, sodass die Kinder in Pflegefamilien oder Einrichtungen untergebracht werden mussten. Während der Therapie im Maßregelvollzug sollte demnach auch diesem – für einige Frauen mit Scham und Schuldgefühlen besetzten – Thema Beachtung geschenkt werden. Hier sollte es jedoch nicht ausschließlich um einen eventuellen Kontaktaufbau zum Kind gehen, sondern auch um den Umgang mit möglicher Zurückweisung und der weiteren Beziehungsgestaltung bzw. Stabilisierung nach Entlassung aus der Klinik. Auch eventuell vorhandene unrealistische Vorstellungen hinsichtlich der Mutter-Kind-Beziehung sollten thematisiert werden. Bei Bedarf sollte zudem eng mit dem Jugendamt zusammengearbeitet werden.

In vielen Justizvollzugsanstalten existieren Mutter-Kind-Abteilungen, in denen sowohl schwangere Frauen als auch Frauen mit Kindern untergebracht werden können. Voraussetzungen sind in der Regel, dass nicht bereits vor der Inhaftierung eine Fremdunterbringung des Kindes stattgefunden hat und die Mutter in der Lage ist, sich selbstständig um ihr Kind zu kümmern. Für Mütter (und Väter) in forensischen Kliniken ist das Angebot an entsprechenden Behandlungsangeboten wesentlich geringer als in Justizvollzugsanstalten. Die Vitos Klinik für Forensische Psychiatrie Hadamar bietet z. B. spezielle Mütter-Väter-Gruppen an. Die Forensische Klinik Taufkirchen besitzt als eine der wenigen Kliniken in Deutschland eine Mutter-Kind-Station.

- **Einbettung des Fallbeispiels in die spezifischen Problemlagen von Frauen**

In dem Beispiel von Frau C. werden viele der aus der Literatur bekannten Problemlagen von Frauen im Maßregelvollzug bzw. von straffällig gewordenen Frauen deutlich. Hinsichtlich der kriminellen Vorgeschichte weist auch der Bundeszentralregisterauszug von Frau C. den Tatbestand der falschen Verdächtigung auf. Zudem lässt sich das Anlassdelikt in die Gruppe der gewalttätigen Frauen einordnen. Wie viele andere weibliche Gewaltstraftäterinnen gab auch Frau C. an, dass die Tat für sie als Racheb bzw. Vergeltungshandlung an den Männern zu verstehen sei, „die ihr jemals Gewalt angetan haben". Ihre Biografie ist gekennzeichnet von gewalttätigen und konfliktbesetzten Beziehungen zu suchtkranken Männern. Auch Frau C. gehört zu den Patientinnen, die ihre Kinder aufgrund von massivem Überforderungserleben und Problemen mit der Erziehung nicht eigenständig betreuen konnten, sodass diese in die Obhut des Jugendamts bzw. von Pflegefamilien gegeben werden mussten. Bei Frau C. wurde eine Borderline-Persönlichkeitsstörung diagnostiziert, und auch sie zeigte die damit üblicherweise einhergehenden selbstverletzenden Verhaltensweisen. Die forensisch-ambulante Betreuung von Frau C. erwies sich aufgrund der vielen Vorkommnisse und Schwierigkeiten für alle beteiligten Behandler*innen als äußerst erschöpfend. Im Vergleich zum stationären Klinikaufenthalt zeigte Frau C. nach Entlassung aus dem Maßregelvollzug wesentlich mehr manipulative Verhaltensweisen, vor allem gegenüber männlichen Mitarbeitern der Helfernetzwerke. Dies äußerte sich unter anderem darin, dass sie besonders aufreizend und mit ihren sexuellen Reizen spielend zu Terminen mit männlichen Kollegen erschien. Auffällig in der Betreuung von Frau C. ist ebenfalls, dass Richter*innen und Strafvollstreckungsbehörden einen wesentlich „längeren Atem" zu haben schienen. Trotz einer Vielzahl an groben und beharrlichen Verstößen gegen strafbewehrte Weisungen wie die regelmäßige Kontakthaltung zu Bewährungshilfe und forensischer Institutsambulanz sowie des fortgesetzten Konsums von Alkohol und Drogen entstanden Frau C. kaum (strafrechtliche) Konsequenzen. Diese Beobachtung deckt sich mit den Befunden einer wissenschaftlichen Arbeit, die u. a. gezeigt hat, dass weibliche Straftäterinnen vor allem bei der Strafzumessung milder behandelt werden als männliche Täter und häufiger zu Haftstrafen mit Bewährung verurteilt werden (Jeffries et al. 2003). Im Fall von Frau C. entstand mehrfach der Eindruck, dass ihr seitens der Aufsichtsbehörden im Vergleich zu männlichen Probanden mit ähnlich gelagerten Verläufen mehr Chancen gegeben wurden. So wurden immer wieder Anhörungen am Landgericht anberaumt, die mit Ausnahme des „erhobenen Zeigefingers" und der Androhung einer erneuten Inhaftierung letztendlich ohne Konsequenzen blieben. Die kurzfristige Terminvereinbarung für eine wiederholte Entgiftungsmaßnahme beispielsweise führte mehrfach zu einer erneuten Vertagung möglicher strafrechtlicher Konsequenzen um einige Monate. Ob dies ein Einzelfall ist oder bei weiblichen Untergebrachten überzufällig häufig vorkommt, muss offen bleiben bzw. sollte in Zukunft an einer größeren Stichprobe untersucht werden.

13.5 Implikationen für die Praxis

Die Behandlung von Frauen im Maßregelvollzug erfordert neben der Aufarbeitung der Straftaten, der Suchtanamnese und Behandlung der psychiatrischen Grunderkrankung(en) vor allem die Auseinandersetzung mit der Biografie. In vielen Untersuchungen konnte herausgearbeitet werden, dass traumatische Erlebnisse in der Kindheit und gewalttätige Beziehungen bei straffälligen Frauen einen größeren Stellenwert für die spätere Begehung von Straftaten einnehmen als bei männlichen Patienten. Diese Problemfelder müssen dementsprechend mit großer Sorgfalt bearbeitet werden, um der Fortführung dieser dysfunktionalen Verhaltensmuster nach der Entlassung entgegenzuwirken. Frey berichtet aus der Essener Evaluationsstudie, bei der unter anderem auch die Gruppe der Patientinnen nach § 64 StGB eingeschlossen wurde, von verschiedenen Themenbereichen, die für die Patientinnen während der Therapie als besonders wichtig erachtet wurden. Hierzu zählten vor allem Erlebnisse mit Eltern und anderen Menschen in der Kindheit, Auseinandersetzung mit den Straftaten, Partnerschaft und Sexualität, Arbeitsverhalten und die Abstinenz von Alkohol und Drogen. Dies deckte sich zumeist mit den Anforderungen der Therapeut*innen an die Patientinnen (Frey 2019, S. 155). Vor allem die Auseinandersetzung mit Sexualität und Partnerschaft sowie mit (traumatischen) Erlebnissen in der Kindheit sollte bei der Behandlung von Frauen im Maßregelvollzug eine besondere Rolle spielen, um die daraus resultierenden Risikofaktoren für die Zeit nach der Entlassung adäquat einschätzen zu können und Handlungsalternativen zur Verfügung zu haben. Auch für die Risikoeinschätzung und Prognose von weiblichen Straftäterinnen spielen die bereits genannten Faktoren (Misshandlung und Traumata in der Kindheit, Selbstverletzung, geringer Selbstwert) eine große Rolle. Die Notwendigkeit der Anwendung von gendersensitiven Risikoprognoseinstrumenten wurde bereits durch wissenschaftliche Untersuchungen belegt (z. B. de Vogel und Nicholls 2016; de Vogel und Kröger 2019). Problematisch erscheint hier, dass die meisten Prognoseinstrumente zur Vorhersage von Gewaltrückfällen beispielsweise für männliche Täter entwickelt und an dieser Gruppe untersucht wurden. Das FAM (Female Additional Manual) hingegen wurde für erwachsene Frauen entwickelt und soll in Ergänzung zum HCR-20/HCR-20 V^3 (Douglas et al. 2013) genutzt werden, um ein adäquates Risikomanagement für weibliche Straftäterinnen gewährleisten zu können. So wurden spezifische Risikofaktoren für Frauen wie Probleme bei der Kindererziehung, frühe Schwangerschaft, Suizidalität, verdecktes/manipulatives Verhalten oder problematische intime Beziehungen aufgenommen (de Vogel und Kröger 2019).

Eine engmaschige Betreuung nach der Entlassung auch im Hinblick auf die Betreuung und Versorgung der eigenen Kinder und entsprechende Kooperationen mit Behörden erscheinen bei den Patientinnen besonders wichtig. So können eventuelle Überforderungssituationen und damit verbundene Sucht- oder Straftatrückfälle zeitnah bearbeitet werden.

Zu diskutieren bleibt, ob Frauen und Männer grundsätzlich getrennt untergebracht werden sollten oder ob eine gemischtgeschlechtliche Behandlung infrage kommen könnte. Aufgrund der oftmals unterschiedlichen Behandlungsschwerpunkte kann die Unterbringung von Frauen auf getrennten Stationen durchaus Sinn machen. Denkbar wäre jedoch auch, den Großteil der Behandlung auf einer Frauenstation durchzuführen, um zunächst die im Verlauf dieses Beitrags angesprochenen Problemlagen zu bearbeiten, und die Rehabilitationsphase auf einer gemischtgeschlechtlichen Station durchzuführen. Dies sollte jedoch trotzdem an den individuellen Bedürfnissen der Frauen orientiert sein. Um in der Phase der Entlassungsvorbereitung ein möglichst realitätsnahes Setting zu ermöglichen, kann die Zusammenführung von männlichen und weiblichen Patient*innen durchaus Sinn machen. Sowohl bei Entlassung in die eigene Häuslichkeit als auch bei der Weiterbetreuung durch Nachsorgeeinrichtungen oder in betreuten Wohnformen wird eine Trennung nach Geschlechtern in der Form nicht mehr möglich sein. Um die Patientinnen jedoch noch während des Aufenthalts im Maßregelvollzug bei eventuell auftretenden Problemen, Unsicherheiten oder Schwierigkeiten in der Beziehungsgestaltung zum anderen Geschlecht unterstützen zu können, erscheint die gemeinsame Unterbringung auf einer Reha-Station durchaus geeignet.

Die therapeutische Arbeit mit weiblichen Patientinnen stellt auch für das Behandler*innenteam eine große Herausforderung dar. Hier bedarf es daher einer besonders guten Stresstoleranz sowie regelmäßiger Supervision und Weiterbildung, insbesondere in Themenkomplexen wie Beziehungsgestaltung und Umgang mit manipulativem und selbstverletzendem Verhalten. Vor allem Manipulationsversuche oder Bestrebungen der Patientinnen, die Mitarbeiter*innen gegeneinander auszuspielen, sollten zeitnah mit den entsprechenden Personen und Patientinnen aufgearbeitet werden. Aßhauer und Dulz (2019) schlagen zudem vor, Therapieeinheiten konzeptionell an Behandlungsabbrüche oder -stillstände anzupassen sowie Elemente beziehungsorientierter Psychotherapieverfahren (z. B. schematherapeutische oder funktionell-analytische Ansätze der Verhaltenstherapie) anzuwenden.

Aufgrund der geringen Zahl an Frauen in forensischen Einrichtungen insgesamt sind zum einen mehr klinikübergreifende Kooperationen, zum anderen weitere wissenschaftliche Untersuchungen vor allem zu gendersensitiven Risikoprognoseinstrumenten erforderlich.

Literatur

Aßhauer F, Dulz B (2019) Der Ausstieg aus dem Machtkampf – interaktionelle Spiralen in stationären Settings und mögliche Auswege. In: Kobbé U (Hrsg) Lilith im Maßregelvollzug. Ein frauenforensischer Praxisreader. Pabst Science Publishers, Lengerich, S 235–248

De Vogel V, Kröger U (2019) Mädchen und Frauen in der Forensischen Psychiatrie: Gendersensitive Behandlung und Prognose. In: Kobbé U (Hrsg) Lilith im Maßregelvollzug. Ein frauenforensischer Praxisreader. Pabst Science Publishers, Lengerich, S 401–417

De Vogel V, Nicholls TL (2016) Gender matters: an introduction to the special issues on women and girls. Int J Forensic Ment Health 15(1):1–25. https://doi.org/10.1080/14999013.2016.1141439. Zugegriffen am 20.02.2021

De Vogel V, Stam J, Bouman YHA, Ter Horst P, Lancel M (2015) Violent women: a multicentre study into gender differences in forensic psychiatric patients. J Forensic Psychiatry Psychol. https://doi.org/10.1080/14789949.2015.1102312. Zugegriffen am 20.02.2021

Dolan M, Völlm B (2009) Antisocial personality disorder and psychopathy in women: a literature review on the reliability and validity of assessment instruments. Int J Law Psychiatry 32(1):2–9. https://doi.org/10.1016/j.ijlp.2008.11.002. Zugegriffen am 01.02.2021

Douglas KS, Hart SD, Webster CD, Belfrage H (2013) Die Vorhersage von Gewalttaten mit dem HCR-20 V[3]: Benutzerhandbuch (Hrsg/Übers) Bolzmacher M, Born P, Eucker S, Franqué F von, Holzinger B, Kötter S, Müller-Isberner R, Schmidbauer W. Institut für forensische Psychiatrie Haina, Giessen

Frey M (2019) Die Essener Evaluationsstudie: Patientinnen und weibliche Gefangene. In: Schalast N (Hrsg) Straffällige mit Suchtproblemen. Fakten, Erfahrungen und Ergebnisse der Essener Evaluationsstudie. Pabst Science Publishers, Lengerich, S 151–163

Jeffries S, Fletcher GJO, Newbold G (2003) Pathways to sex-based differentiation in criminal court sentencing. Criminology 41:329–354. https://doi.org/10.1111/j.1745-9125.2003.tb00990.x. Zugegriffen am 10.12.2020

Linehan MM (1996) Dialektisch-Behaviorale Therapie der Borderline-Persönlichkeitsstörung. CIP-Medien, München

Maaß C, Manzke F (2019) Patientinnen im Maßregelvollzug (§ 64 StGB). In: Kobbé U (Hrsg) Lilith im Maßregelvollzug. Ein frauenforensischer Praxisreader. Pabst Science Publishers, Lengerich, S 639–657

Müller JL, Saimeh N, Briken P et al (2018) Standards für die Behandlung im Maßregelvollzug nach §§ 63 und 64 StGB. Forensic Psychiatry Psychol Kriminol 12:93–125. https://doi.org/10.1007/s11757-017-0445-0. Zugegriffen am 10.03.2021

Nedopil N, Müller JL (2012) Forensische Psychiatrie, 4. Aufl. Georg Thieme, Stuttgart/New York

PKS Jahrbuch (2019) Band 3, Version 3.0. https://www.bka.de/DE/AktuelleInformationen/StatistikenLagebilder/PolizeilicheKriminalstatistik/PKS2019/PKSJahrbuch/pksJahrbuch_node.html. Zugegriffen am 31.01.2021

Reicherzer M, Heinrich G, Huber D (2008) Prävalenz traumatischer Lebensereignisse bei Patienten einer psychosomatisch-psychotherapeutischen Poliklinik – eine retrospektive Feldstudie. Psychotherapie 13(2):125–131

Strafvollzug – demographische und kriminologische Merkmale der Strafgefangenen zum Stichtag 31.01. (2020) Statistisches Bundesamt, Fachserie 10, Reihe 4.1. https://www.destatis.de/DE/Themen/Staat/JustizRechtspflege/Publikationen/Downloads-Strafverfolgung-Strafvollzug/strafvollzug-2100410207004.pdf?__blob=publicationFile. Zugegriffen am 01.03.2021

Trägårdh K, Nilsson T, Granath S, Sturup J (2016) A time trend study of Swedish male and female homicide offenders from 1990 to 2010. Int J Forensic Ment Health 15(2):125–135. https://doi.org/10.1080/14999013.2016.1152615. Zugegriffen am 31.01.2021

Vogt I (2019) Gewalt im Leben von Frauen mit Suchtproblemen. In: Kobbé U (Hrsg) Lilith im Maßregelvollzug. Ein frauenforensischer Praxisreader. Pabst Science Publishers, Lengerich, S 613–623

Jugendliche und Heranwachsende

Benjamin Pniewski, Andrej König und Klaus Elsner

Inhaltsverzeichnis

B. Völlm, B. Schiffer (Hrsg.), *Forensische Psychiatrie*, https://doi.org/10.1007/978-3-662-64465-2_14

14.1 Delinquenz und psychische Störungen in der Jugend und im jungen Erwachsenenalter

14.1.1 Häufigkeit, Verläufe und Entstehung von Delinquenz

Aus entwicklungspsychologischer und kriminologischer Sicht sind die Jugendphase und das junge Erwachsenenalter in hohem Maße bedeutsam für den weiteren Lebensweg. Nach dem psychosozialen Modell von Erikson (1968) ergeben sich für die Lebensphase der Adoleszenz mehrere relevante Entwicklungsaufgaben: die Suche nach der eigenen Identität, die Entwicklung von Autonomie (i. S. der Ablösung vom Elternhaus) und Erfahrungen in partnerschaftlichen Liebesbeziehungen. Peerbeziehungen zu Gleichaltrigen gewinnen in dieser Phase daher immer mehr an Bedeutung im Alltag der Jugendlichen. Darüber hinaus werden in der Adoleszenz die wesentlichen Weichen für Bildungserfolg oder -misserfolg gestellt, die den weiteren beruflichen Werdegang maßgeblich bestimmen können. Der Prozess der Individuation ist nicht nur durch Unsicherheiten, sondern auch durch Infragestellen gesellschaftlicher Normen gekennzeichnet. Insofern ist es nicht verwunderlich, dass das Jugend- und junge Erwachsenenalter auch von Normverletzungen und delinquentem Verhalten geprägt wird. Junge Menschen werden nicht nur besonders häufig Opfer von Straftaten, sondern von ihnen geht auch ein erhöhtes Risiko für aggressives und delinquentes Verhalten aus (Dölling 2017). Bei Betrachtung der Tatverdächtigenbelastungszahlen (TVBZ) im polizeilichen Hellfeld wird deutlich, dass vor allem männliche Jugendliche und Heranwachsende im Vergleich zu den anderen Altersgruppen in nahezu allen Kriminalitätsbereichen überproportional häufig als Tatverdächtige in Erscheinung treten (s. Abb. 14.1). Hinzu kommt, dass vor allem bei Jugendlichen von einem großen Dunkelfeld ausgegangen wird

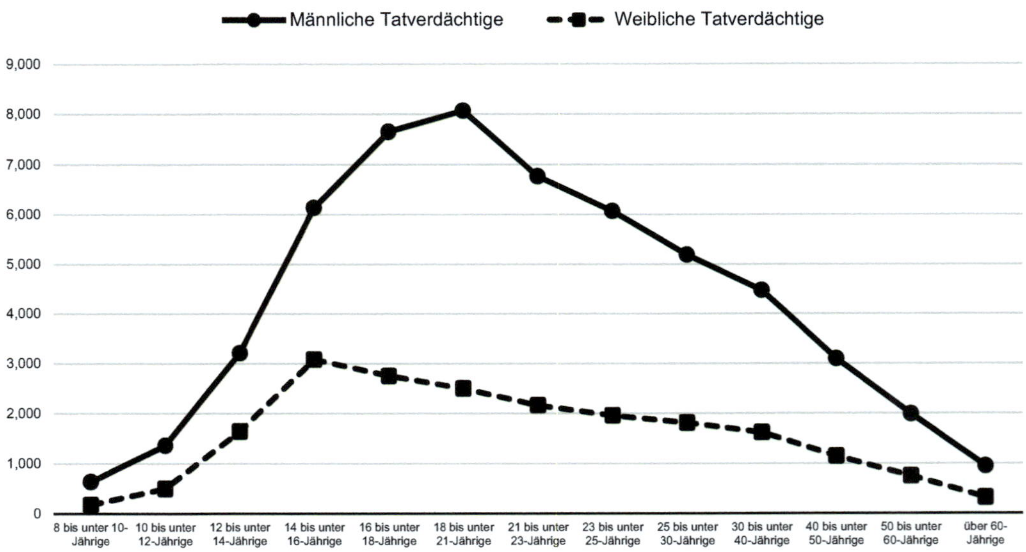

Abb. 14.1 Tatverdächtigenbelastungszahlen (TVBZ) für alle Straftaten nach Altersgruppen und Geschlecht im Berichtsjahr 2019 (PKS Bundeskriminalamt 2019, Version 2.0). Die TVBZ beziehen sich auf 100.000 der deutschen Wohnbevölkerung der Altersgruppen.

(z. B. Bundesministerium des Innern & Bundesministerium der Justiz 2001, S 498 ff., Mansel und Raithel 2003).

Die Gruppe der Jugendlichen und Heranwachsenden, bei denen sich delinquente Auffälligkeiten zeigen, ist ausgesprochen heterogen. So zeichnen sich zum Teil deutliche Unterschiede im Hinblick auf die Häufigkeit und Intensität der Delikte sowie auf den Beginn und Abbruch der kriminellen Karrieren ab.

Entwicklungsverläufe von Kriminalität
Moffitt (1993, 1997) unterschied in der bisher populärsten Klassifikation von Täter*innentypen zwischen zwei wesentlichen Entwicklungsverläufen von Kriminalität: auf die Adoleszenz beschränkte (adolescence-limited) und überdauernde (life-course-persistent) Delinquenz.

Die „adolescence-limited"-Täter*innengruppe zeichnet sich dadurch aus, dass eine Häufung delinquenten Verhaltens hier ausschließlich innerhalb einer relativ kurzen Zeitspanne während der Adoleszenz auftritt. Die wesentlich problematischere und kriminologisch relevantere Gruppe von Täter*innen ist die, die früh durch häufige und zum Teil besonders schwere Delikte auffällt und ihr delinquentes Verhalten auch im Erwachsenenalter fortsetzt. Solche persistierenden Intensiv- bzw. Mehrfachtäter*innen sind für den weitaus größeren Anteil der Straftaten und insbesondere für Gewaltdelikte dieser Altersgruppe verantwortlich. Verschiedene Studien konnten zeigen, dass etwa 10 % der jungen Täter*innen mehr als die Hälfte aller Straftaten der Altersgruppe begehen (z. B. Dalteg und Levander 1998; Elsner et al. 1998; Stattin et al. 2010). Die Ergebnisse jüngerer Verlaufsstudien zeigen, dass die Entwicklungsverläufe der Delinquenz komplex sind (für einen Überblick s. Boers 2013) und sich neben den von Moffitt identifizierten Verlaufsmustern (auf die Adoleszenz beschränkte vs. überdauernde Delinquenz) noch weitere Verlaufsmuster differenzieren lassen.

Die zentralen kriminologischen Befunde zu „Jugendkriminalität" lassen sich nach Dollinger und Schmidt-Semisch (2010, S 11) folgendermaßen zusammenfassen: Kriminalität im Jugendalter ist ein ubiquitäres und in den meisten Fällen transitorisches Phänomen (vgl. auch Moffitt et al. 2002; Sampson und Laub 2003; Hanson 2018), welches sich im Vergleich zur Kriminalität Erwachsener durch Spontanität auszeichnet und häufig in Gruppenkontexten verübt wird. In der Literatur wird eine Vielzahl an potenziellen internalen (z. B. geringe affektive Empathie, erhöhte Impulsivität und Hyperaktivität, psychische Erkrankungen) und externalen Risikofaktoren (z. B. kriminogenes soziales Umfeld, Ausgrenzung durch Peers, schulischer Misserfolg) diskutiert (vgl. Beller 2014; Dodge et al. 2003; Hoeve et al. 2012; Kölch et al. 2012; Shader 2003; Wasserman et al. 2003). Die einzelnen Risikofaktoren bilden allerdings keine Kausalzusammenhänge ab und erklären das Entstehen von Delinquenz somit nur bedingt (Day et al. 2014). Zudem muss von komplexen Interaktionen verschiedener Risiko- sowie auch protektiver Faktoren ausgegangen werden.

14.1.2 Psychische Störungen und Delinquenz im Jugend- und jungen Erwachsenenalter

Psychische Störungen sind unter jungen Menschen weit verbreitet. Laut Kinder- und Jugendgesundheitssurvey (KiGGS) liegt die Prävalenz psychischer Auffälligkeiten bei Jugendlichen in Deutschland bei 17,3 % (Klasen et al. 2017). Neben hohen Komorbiditätsraten von bis zu 46,9 % (Angold et al. 1999; Fuchs et al. 2013) besteht eine Neigung zur Persistenz bzw. Chronifizierung von frühen psychischen Störungen bis in das Erwachsenenalter (Esser et al. 2000; Ihle und Esser 2002). Vor allem bei jungen Menschen können psychische Störungen mit Beeinträchtigungen in verschiedenen Lebensbereichen einhergehen (Hale et al. 2015). In diesem Zusammenhang wird häufig auch eine erhöhte Gefahr für delinquentes Verhalten postuliert. Hinweise hierzu liefern Studien zur Prävalenz psychischer Störungen unter jugendlichen Straftäter*innen. Laut einer systematischen Übersichtsarbeitsarbeit liegt diese bei inhaftierten jungen Männern bei durchschnittlich 69,9 % (Colins et al. 2010). Untersucht wurden hier zwölf Studien, in denen insgesamt *n* = 3401 Probanden einbezogen wurden. Am häufigsten wurden bei jungen Inhaftierten Störungen des Sozialverhaltens (46,4 %), Suchterkrankungen (45,1 %) und Aufmerksamkeitsdefizit-/Hyperaktivitätsstörungen (13,5 %) festgestellt. Auffällig war auch der hohe Anteil an internalisierenden Störungen wie beispielsweise Angststörungen (15,9 %), Depressionen (12,0 %) und posttraumatischen Belastungsstörungen (9,6 %). Für psychotische Störungen wurden hingegen nur geringe Raten (1,4 %) ermittelt, wobei zu berücksichtigen ist, dass hierzu nur drei Studien herangezogen werden konnten. Ähnliche Prävalenzraten finden sich auch in der aktuellen Metaanalyse von Beaudry et al. (2021), die 47 Berichte zu insgesamt *n* = 32787 Jugendlichen im Strafvollzug berücksichtigte. Die Prävalenz für Störungen des Sozialverhaltens bei männlichen Gefangenen (*n* = 28033) lag hier sogar bei 61,7 %. Nach Angabe der Autor*innen leiden junge Inhaftierte etwa zehnmal häufiger unter psychotischen Störungen als Gleichaltrige in der Allgemeinbevölkerung. Zu den Ergebnissen ist anzumerken, dass die psychischen Erkrankungen nicht bei allen jungen Inhaftierten zwingend schon zum Tatzeitpunkt vorgelegen haben müssen, sondern möglicherweise auch Folge des Freiheitsentzugs (z. B. „Haftpsychosen“, [vgl. Gößling und Konrad 2004], Depressionen aufgrund von sozialer Isolation) sein können. Anhand der Ergebnisse wird deutlich, dass nicht alle psychischen Erkrankungen und Störungsbilder in gleichem Maße mit Delinquenz im Jugend- und jungen Erwachsenenalter einhergehen. Hervorzuheben ist hier die Störung des Sozialverhaltens, die dissoziales, aggressives und aufsässiges Verhalten als Diagnosekriterien umfasst (Görtz-Dorten und Döpfner 2017) und in der kinder- und jugendpsychiatrischen Praxis zu den häufigsten Vorstellungsanlässen zählt (Petermann et al. 2016).

Zusammenfassend kann festgestellt werden, dass in der Literatur mehrheitlich ein Zusammenhang zwischen psychischen Störungen und „Jugendkriminalität“ im Sinne eines erhöhten Risikos für das Verüben von Straftaten postuliert wird (für einen Überblick s. Pniewski 2019, S 7 ff.). Bei differenzierter Betrachtung zeigt sich allerdings, dass diese Erkenntnis nur auf eine geringe Anzahl psychischer Störungen zutrifft. Hinzu kommt, dass das delinquente Verhalten junger psychisch kranker Menschen in vielen Fällen nicht oder zumindest nicht hauptsächlich auf deren Erkrankung zurückzuführen ist. Häufig ist von einer komplexen Interaktion unterschiedlicher Einflussfaktoren (z. B. eigene Opfererfahrungen, ökonomische Benachteiligung, soziales Umfeld) auszugehen (z. B. Coie und Miller-Johnson 2001; Wasserman et al. 2003). In vergleichsweise wenigen Einzelfällen kommt es vor, dass Straftaten in einem direkten Zusammenhang mit psychischen Erkrankungen der jugendlichen oder heranwachsenden Täter*innen stehen. Trotz der geringen Fallzahl handelt es sich aus forensisch-psychiatrischer Sicht um eine relevante Gruppe, die in der Regel bereits eine Vielzahl pädagogischer Maßnahmen (z. B. Heimunterbringungen, Anti-Aggressions-Training u. a.) und kinder- und jugendpsychiatrische Interventionen mit meist geringem therapeutischem Erfolg durchlaufen hat (Stöver et al. 2013).

14.2 Jugendliche und junge Erwachsene im Maßregelvollzug

14.2.1 Versorgungssituation und Beschreibung der Patient*innenpopulation in Deutschland

Als Maßregeln der Besserung und Sicherung im Sinne des allgemeinen Strafrechts können gemäß § 7 Abs. 1 Jugendgerichtsgesetz (JGG) unter anderem die Unterbringung in einem psychiatrischen Krankenhaus (§ 63 StGB) oder in einer Entziehungsanstalt (§ 64 StGB) angeordnet werden. Voraussetzung für die zeitlich unbefristete Unterbringung gemäß § 63 StGB ist eine zum Tatzeitpunkt durch eine forensisch relevante psychische Störung bedingte aufgehobene oder verminderte Schuldfähigkeit (§ 20 bzw. § 21 StGB). Für die Unterbringung in einer Entziehungsanstalt sind der Hang einer Person, alkoholische Getränke oder berauschende Mittel im Übermaß zu konsumieren, und eine rechtswidrige Tat, die sie im Rausch begangen oder die auf ihren Hang zurückgeht, die wesentlichen Voraussetzungen. Somit gelten für Jugendliche und Heranwachsende prinzipiell dieselben juristischen Vorgaben wie für Erwachsene.

Aktuelle offizielle Angaben zur Anzahl der im Maßregelvollzug untergebrachten jugendlichen und heranwachsenden Patient*innen liegen für Deutschland nicht vor. Laut Strafvollzugsstatistik zu Unterbringungen im Maßregelvollzug (Statistisches Bundesamt 2015) waren im Jahr 2014 (Stichtag 31.3) insgesamt 10362 Patient*innen gem. §§ 63, 64 StGB untergebracht. Davon hatten 813 (7,8 %) Untergebrachte das 25. Lebensjahr noch nicht erreicht. Etwa die Hälfte (50,6 %, $n = 411$) war gem. § 63 StGB untergebracht und 402 (49,4 %) gem. § 64 StGB. Lediglich 5,4 % ($n = 44$) der Untergebrachten waren weiblich. Eine weitere Differenzierung des Alters (z. B. Jugendliche <18. Lj.) ist der Strafvollzugsstatistik nicht zu entnehmen. Zudem liegen keine Angaben zur Verweildauer für diese Altersgruppe der jungen Patient*innen im Maßregelvollzug vor. Im Jahr 2019 lag die Anzahl der Jugendlichen und Heranwachsenden, die nach JGG im Maßregelvollzug untergebracht wurden, bei insgesamt 90 (davon 42 nach § 63 und 48 nach § 64) (Statistisches Bundesamt 2020). Nicht erfasst wurden in der Statistik Heranwachsende, die von Strafkammern der Landgerichte nach Erwachsenenstrafrecht verurteilt und beispielsweise als 20-Jährige im Jugendmaßregelvollzug untergebracht wurden (häufig auf der Rechtsgrundlage des § 64 StGB). Die Gesamtzahl der Unterbringungen nach JGG innerhalb eines Jahr lag innerhalb der letzten 20 Jahre zwischen insgesamt 59 und 176 (Statistisches Bundesamt 2000–2020).

Nach einer Stichtagserhebung von Stöver et al. (2013), an der sich bundesweit sieben jugendforensische Einrichtungen beteiligten, betrug das Durchschnittsalter der jungen Patient*innen ($n = 165$) bei Aufnahme 18,4 Jahre (Min. 14,5 – Max. 23,7 Jahre). Es handelte sich dabei um fast ausschließlich männliche Patienten (99 %) mit deutscher Staatsangehörigkeit (91 %). Stöver et al. (2013) beschreiben die Klientel des Jugendmaßregelvollzugs als eine psychosozial hoch belastete Gruppe mit problematischen Biografien und prekären Aufwachsbedingungen. Über drei Viertel der Patient*innen befanden sich unabhängig vom Maßregelvollzug bereits in kinder- und jugendpsychiatrischer Behandlung. Mehr als zwei Drittel lebten mindestens zeitweise in einer Heimeinrichtung der Kinder- und Jugendhilfe. Bei über der Hälfte lag innerhalb der Herkunftsfamilie eine erhebliche Suchtproblematik vor. Knapp die Hälfte erlebte frühe Traumatisierungen durch körperliche Gewalterfahrungen im Elternhaus. Bei einem Fünftel war mindestens ein Elternteil bereits straffällig in Erscheinung getreten.

Hinzu kommt, dass sich etwa die Hälfte aller Jugendmaßregelvollzugspatient*innen vor ihrer Aufnahme in Haft oder in einer stationären Kinder- und Jugendhilfeeinrichtung befanden. Einen Schulabschluss vor Aufnahme im Maßregelvollzug hatte lediglich ein Fünftel der jugendforensischen Patient*innen erreicht, und nur eine kleine Minderheit ging bereits einer beruflichen Tätigkeit nach.

Neben den beschriebenen prekären Aufwachsbedingungen liegen bei den Patienten*innen im Jugendmaßregelvollzug erhebliche psychische Erkrankungen und Störungen vor (Stöver et al. 2013). Zu den häufigsten psychischen Störungen zählen demnach Persönlichkeits- und Verhaltensstörungen (bei 62 % als Hauptdiagnose und bei 44 % als Nebendiagnose), Abhängigkeitserkrankungen (56 % bzw. 49 %), Verhaltens- und emotionale Störungen mit Beginn in der Kindheit und Jugend (42 % bzw. 33 %), Schizophrenie, schizotype und wahnhafte Störungen (28 % bzw. 2 %) sowie Intelligenzminderungen (15 % bzw. 6 %) (Mehrfachnennungen möglich, daher ergeben sich teilweise Werte über 100 %). Bei den meisten Patient*innen (85 %) liegt zudem mehr als eine Diagnose vor.

Die kriminellen Karrieren der meisten jugendforensischen Patient*innen lassen sich am ehesten denen der „persistierenden Intensivtäter*innen" (vgl. Moffitt 1997) zuordnen. Die Straffälligkeit endet hier erst ab dem Zeitpunkt der Unterbringung im Maßregelvollzug, häufig nach einem mehrfachen Scheitern in den Systemen der Kinder- und Jugendhilfe, der allgemeinen Kinder- und Jugendpsychiatrie und des Justizvollzugs. In einer von Stöver et al. (2013) zusätzlich untersuchten Gruppe von Jugendmaßregelvollzugspatient*innen aus Berlin und Rostock ($n = 50$) wies etwa die Hälfte (48 %) vor ihrer Unterbringung mehr als zehn Vorstrafen auf. Der Delinquenzbeginn lag im Durchschnitt bei 14 Jahren ($SD = 1{,}4$), d. h., in der Regel wurden die ersten Straftaten unmittelbar nach Beginn der Strafmündigkeit registriert. Da wahrscheinlich viele Straftaten vorher aufgrund fehlender Strafmündigkeit nicht registriert wurden, muss davon ausgegangen werden, dass der tatsächliche Beginn der Delinquenz noch früher liegt. Zu den häufigsten Anlassstraftaten zählen Körperverletzungsdelikte (45 %), Eigentumsdelikte (26 %), Sexualdelikte (20 %) und Brandstiftung (8 %). Nach Stöver et al. (2013) fällt die forensisch-kriminologische Beurteilung der Behandlungs-, Sozial- und Legalprognose der Patient*innen im Jugendmaßregelvollzug meist ungünstig aus.

Die ungünstige legalprognostische Beurteilung bzw. die vom einzelnen Patienten bzw. der Patientin ausgehende erhebliche Gefahr für die Allgemeinheit erfordert im Einzelfall eine spezifische Behandlung im geschützten Rahmen des Jugendmaßregelvollzugs. Vor allem die Anordnung der Unterbringung in einem psychiatrischen Krankenhaus stellt jedoch eine einschneidende und grundrechtsrelevante Maßnahme dar, da es sich um eine dauerhafte und in Einzelfällen lebenslange geschlossene Unterbringung handelt. Aus diesem Grund wird eine solche Anordnung bei Jugendlichen (<18 Jahre) in der Regel sehr zurückhaltend angewendet, zumal eine negative Legalprognose nur in besonderen Ausnahmefällen gestellt werden kann, da relevante Entwicklungsprozesse noch nicht abgeschlossen und Verhaltensmuster in der Regel weniger fest eingeschliffen sind (Ostendorf 2008).

Betrachtet man die Versorgungssituation der einzelnen Bundesländer zur Unterbringung Jugendlicher und Heranwachsender im Maßregelvollzug, liegen bisher keine bundeseinheitlichen Regelungen vor. Bis vor etwa 20 Jahren wurden schuldunfähige bzw. vermindert schuldfähige jugendliche und heranwachsende Straftäter*innen in kinder- und jugendpsychiatrischen Kliniken oder in forensischen Einrichtungen für Erwachsene untergebracht. In den meisten Bundesländern existieren mittlerweile spezialisierte jugendforensische Einrichtungen bzw. Abteilungen. Hierzu zählen vier kinder- und jugendpsychiatrische Kliniken mit jugendforensischen Abteilungen (in Arnsdorf/Sachsen, Klingenmünster/Rheinland-Pfalz, Marburg/Hessen und Marsberg/Nordrhein-Westfalen) sowie sieben forensische Kliniken mit spezialisierten Teilgruppen bzw. einem separaten jugendforensischen Angebot (in Bad Zwischenahn/Niedersachsen, Berlin, Mühlhausen/Sachsen-Anhalt, Parsberg/Bayern, Regensburg/Bayern, Rostock/Mecklenburg-Vorpommern und Viersen/Nordrhein-Westfalen). In Baden-Württemberg, Brandenburg, Bremen, Hamburg, Saarland, Schleswig-Holstein und Thüringen hingegen besteht bisher kein spezifisches jugendforensisches Behandlungsangebot. Dort werden die jugendlichen und heranwachsenden Patient*innen nach wie vor im Maßregelvollzug für Erwachsene behandelt oder in einzelnen Fällen in jugendforensische Einrichtungen anderer Bundesländer untergebracht (Burchard 2015). Beteiligte aus Wissenschaft und Praxis betrachten die aktuelle Versorgungssituation daher kritisch. Seit Jahren spricht sich u. a. der *Arbeitskreis Jugendforensik* für bundeseinheitliche Regelungen zur Begutachtung und Unterbringung im Maßregelvollzug von Jugendlichen und Heranwachsenden aus.

Mit Blick auf die Unterbringungszahlen für junge Menschen und vor dem Hintergrund der vergleichsweise langen durchschnittlichen Verweildauern im Maßregelvollzug allgemein von etwa 10 Jahren (König 2018, Angabe basiert hauptsächlich auf Zahlen aus dem Erwachsenenmaßregelvollzug) fällt auf, dass das bisherige altersspezifische Versorgungsangebot den Bedarf an Behandlungsplätzen für Jugendliche und Heranwachsende nicht ausreichend deckt. Bereits im Jahr 2000 waren nach Schätzungen von Tessenow (2002) etwa zwei Drittel aller jugendlichen und heranwachsenden Patient*innen zusammen mit Erwachsenen untergebracht und erhielten demnach keine dem Entwicklungsstand entsprechenden Behandlungsangebote. Nach wie vor sind für eine flächendeckende altersspezifische Versorgung aller jungen Maßregelvollzugspatien*innen sowohl weitere jugendforensische Einrichtungen als auch insgesamt mehr Behandlungsplätze notwendig. Eine jährlich erscheinende differenzierte Darstellung der Altersverteilung der Maßregelvollzugspatient*innen und von deren Verweildauern im Rahmen offizieller Strafvollzugsstatistiken durch das Statistische Bundesamt könnte ebenfalls einen wichtigen Beitrag zur Versorgungsplanung für Jugendliche und Heranwachsende im Maßregelvollzug leisten.

14.2.2 Herausforderungen in der Behandlung junger forensischer Patient*innen

Unabhängig vom jeweiligen Versorgungsmodell gilt für alle Einrichtungen des Jugendmaßregelvollzugs der gleiche Auftrag der „Besserung“ der Untergebrachten und der „Sicherung“ der Allgemeinheit vor gravierenden Straftaten. Der Begriff „Besserung“ beinhaltet, die psychiatrische(n) Störung(en) eines Patienten bzw. einer Patientin so weit zu behandeln, dass von ihm*ihr keine erhöhte Gefahr mehr für weitere Straftaten ausgeht. Im Rahmen der Behandlung werden hierzu verschiedene therapeutische Maßnahmen eingesetzt, die auf die Verbesserung der störungsspezifischen Symptomatik abzielen (Psychotherapie, Pharmakotherapie etc.). Mit dieser Zielsetzung sind an die Behandlung von jugendlichen und heranwachsenden Maßregelvollzugspatient*innen komplexe Anforderungen gestellt. Schläfke, Häßler und Weissbeck haben in diesem Zusammenhang eine Liste mit 18 allgemeinen Behandlungszielen zusammengestellt, u. a. „Aufarbeitung von Fehlentwicklungen im Bereich Drogen, Aggressivität, Sexualität“, „Erhöhung des Identitäts- und Selbstwertgefühls“ sowie

„Aufbau einer differenzierten inneren Norm- und Wertewelt" (Weissbeck 2008).

Neben der Behandlung der psychischen Erkrankung müssen im Jugendmaßregelvollzug noch weitere Inhalte Berücksichtigung finden. Burchard (2015) verweist insbesondere auf die Förderung der persönlichen Entwicklung, die Tatbearbeitung und das Risikomanagement. Unter Entwicklungsaspekten sind die jeweiligen Entwicklungsaufgaben der jungen Patient*innen zu berücksichtigen, u. a. die Ausbildung einer psychosexuellen Identität. Zudem sollen eingeschränkte psychosoziale Kompetenzen erweitert sowie Möglichkeiten zur Nachreifung der Persönlichkeitsentwicklung geboten werden. In diesem Zusammenhang sind auch Defizite der Frühsozialisation aufzuarbeiten, häufig vor allem die nur mangelhaft ausgeprägte Fähigkeit, aggressive Impulse einzugrenzen und zu modulieren. Die Bearbeitung der Tat zielt auf das Erkennen deliktbegünstigender Bedingungen und intrapersoneller Eigenschaften der Patient*innen ab. Im Rahmen des Risikomanagements sollen dann Strategien zur Vermeidung erneuter Straftaten entwickelt werden.

Den in der Literatur beschriebenen Behandlungsanforderungen stehen die ungünstigen Rahmenbedingungen der freiheitsentziehenden Unterbringung entgegen. Der Behandlungskontext der (jugend-)forensischen Psychiatrie ist von Zwang und Kontrolle gekennzeichnet. Für Patient*innen bedeutet die unbefristete Unterbringungsdauer zunächst, dass sie ihr Leben für eine ungewisse Zeit unter Freiheitsentzug verbringen müssen. Aussicht auf eine Verbesserung der Situation und die Entlassung in die Freiheit besteht nur, wenn sie aktiv am Therapieprozess mitwirken und wesentliche Veränderungen der der Straftat zugrunde liegenden psychischen Störung und sonstiger Risikofaktoren erreicht werden. Aus der Sicht der Untergebrachten kommt erschwerend hinzu, dass die Kriterien für eine Entlassung häufig intransparent bis nicht nachvollziehbar erscheinen. Hier gilt es, theoretische Konstrukte wie „Nachreifung", „Verantwortungsübernahme für Straftaten", „Aufbau von Bindungsfähigkeit" u. a. in für Jugendliche verständliche und vor allem konkret messbare Ziele (z. B. mithilfe von Zielerreichungsskalen, vgl. Pniewski et al. 2019) zu übersetzen. Ohne eine gemeinsame therapeutische Zielsetzung kann der Aufbau eines tragfähigen Arbeitsbündnisses nur schwer erreicht werden. Eine gute therapeutische Allianz gilt in der (allgemeinen) Psychotherapieforschung als wichtiger Prädiktor für Behandlungserfolg (Lambert und Barley 2008; Lambert und Ogles 2004). Das weitreichende Abhängigkeitsverhältnis zwischen Untergebrachten und insbesondere therapeutischem Personal kann sich negativ auf eine therapeutische Allianz auswirken, da Letztere Entscheidungen über Vollzugslockerungen (z. B. Ausgänge, Urlaube) treffen und sich im Rahmen der halbjährlichen bzw. jährlichen Stellungnahmen gemäß § 67e StGB zur Legalprognose und damit zur Fortdauer der Unterbringung im Maßregelvollzug äußern.

Unabhängig von der therapeutischen Beziehung bietet der Jugendmaßregelvollzug aufgrund des Freiheitsentzugs nur begrenzte Möglichkeiten, vermittelte Inhalte und erlernte Fähigkeiten in Alltagssituationen zu erproben, und erschwert bzw. verhindert das Einüben neuer Verhaltensweisen außerhalb der Einrichtung. Die Patient*innen bewegen sich im Stationsalltag innerhalb eines begrenzten sozialen Umfeldes, das sich aus Mitpatient*innen und Personal zusammensetzt. Hier stehen sie unter ständiger Beobachtung, was entscheidenden Einfluss auf das Verhalten der Patient*innen nehmen kann. Hinzu kommt, dass bei einzelnen Patient*innen bzw. Täter*innengruppen bis zum Zeitpunkt der ersten Ausgänge überhaupt keine reale Konfrontation mit deliktrelevanten Konfliktsituationen stattfinden kann, insbesondere bei Patient*innen mit pädosexuellen Delikten. Häufig ergibt sich erst nach langer Zeit erstmals im Rahmen von Ausgängen die Möglichkeit, Kindern zu begegnen. Patient*innen sind dann zum ersten Mal gefordert, entsprechende in der Therapie erarbeitete Strategien anzuwenden und eventuell einhergehende Schwierigkeiten zu reflektieren. Rudel und Wähner (2009) weisen in dem Zusammenhang darauf hin, dass ein institutioneller Kontext zur Etablierung einiger zentraler Wirkfaktoren der Psychotherapie (nach Grawe [1995]: Ressourcenaktivierung, Problemaktualisierung, Problembewältigung und motivationale Klärung) generell kaum geeignet sei (vor allem im Vergleich zum ambulanten Setting). Nach Weissbeck und Günter (2010) sei es insbesondere für Jugendliche wichtig, Erfahrungen innerhalb eines realen und nicht kriminogenen Umfeldes außerhalb des Maßregelvollzugs zu machen.

Ein weiterer Aspekt, den es bei der Behandlung jugendforensischer Patient*innen zu berücksichtigen gilt, sind die verschiedenen negativen Erfahrungen und Einflüsse, denen junge Menschen im Rahmen des Freiheitsentzugs ausgesetzt sein können. Zum einen haben verschiedene Studien zu den Erfahrungen junger Inhaftierter gezeigt, dass der Freiheitsentzug und die Lebensumstände in Haft als äußerst belastend erlebt werden. Die Betroffenen berichteten von Ängsten, Erniedrigungen, Autonomieverlust, Isolation vom vorherigen sozialen Umfeld, Depersonalisierungserleben und einer Kultur des Mobbings und Substanzgebrauchs (Ashkar und Kenny 2008; Lyon et al. 2000; Peterson-Badali und Koegl 2002). Zum anderen ist aus der Literatur bekannt, dass vulnerable junge Menschen besonders dazu neigen, dysfunktionales und delinquentes Verhalten von devianten Peers zu übernehmen (Dodge et al. 2006). Es kann also davon ausgegangen werden, dass in der jugendforensischen Behandlung nicht nur bereits vorhandene Problematiken der Untergebrachten berücksichtigt werden müssen, sondern die Aufgabe auch darin besteht, weiteren iatrogenen Einflüssen entgegenzuwirken.

Effekte des Freiheitsentzugs

Gerade auf Jugendliche hat der Freiheitsentzug oft negative Effekte. Auch neigen vulnerable junge Menschen dazu, dysfunktionales Verhalten von ihren Peers zu übernehmen. Es sind daher Anstrengungen zu unternehmen, den iatrogenen Einflüssen entgegenzuwirken. Dabei kommt der Gestaltung des Stationsmilieus eine besondere Bedeutung zu.

Bei den genannten einschränkenden Rahmenbedingungen der Behandlung im jugendforensischen Setting kommt der Gestaltung des Stationsmilieus eine herausgehobene Bedeutung zu. Auch wenn die Handlungsräume für selbstbestimmtes und selbstverantwortliches Handeln der Jugendlichen und Heranwachsenden in den geschlossenen jugendforensischen Stationen begrenzt sind, sollten strukturelle und funktionellen Möglichkeiten genutzt werden, um ihre Selbstverantwortung und -kontrolle zu fördern und ihr Selbstwertgefühl zu stärken. Das Stationsmilieu ist der Raum, in dem Beziehungs- und Konfliktfähigkeiten erlebt, entwickelt, ausprobiert und verändert, Beziehungserfahrungen und Selbstkonzepte korrigiert werden können. Autonomiebestrebungen und damit einhergehende Konflikte der Patient*innen sind zu respektieren. Nicht zuletzt wird es aber auch darum gehen, den Jugendlichen und Heranwachsenden Perspektiven während und nach der forensischen Unterbringung aufzuzeigen. So verweisen die Empfehlungen der Europäischen Union zum Umgang mit jugendlichen Täter*innen (Council of Europe 2008) darauf, die Unterbringung in freiheitsentziehenden Maßnahmen von Beginn an auf die Entlassung hin zu orientieren. Zu diesem Zweck soll der individuelle Therapie- und Eingliederungsplan diejenigen Maßnahmen benennen, mit denen Jugendliche und Heranwachsende so früh wie möglich auf Lockerungen und Entlassungen vorzubereiten sind. Zudem sollen Hinweise für angemessene Maßnahmen im Rahmen der Nachsorge frühzeitig antizipiert werden (s. dort beispielsweise Empfehlung 79.3).

Um dem gesetzlichen Auftrag der Besserung und Sicherung adäquat nachgehen zu können, werden im Jugendmaßregelvollzug erhebliche Ressourcen aufgewendet und Kompetenzen aus diversen Fachrichtungen einbezogen. Der Tagessatz für einen jugendlichen Maßregelvollzugspatienten bzw. eine jugendliche Maßregelvollzugpatientin liegt je nach Bundesland bei etwa 300 bis 600 € (W. Weissbeck, persönliche Kommunikation, Juli 2018). Zum Vergleich: Der Tagessatz im Strafvollzug liegt bei etwa 130 € (z. B. Ministerium der Justiz des Landes Nordrhein-Westfalen 2018). Therapeutische Mindeststandards für die Behandlung in jugendforensischen Einrichtungen wurden erstmals von Schläfke und Häßler (2001) formuliert. Zudem erarbeitet der *Arbeitskreis Jugendforensik* seit über 15 Jahren Empfehlungen zur konzeptionellen Ausgestaltung jugendforensischer Einrichtungen und entwickelt diese fort (vgl. Häßler et al. 2006, 2008; Weissbeck und Häßler 2011). Die Empfehlungen beziehen sich beispielsweise auf die Größe von Stationen, die Mindestanzahl an Fachkräften sowie deren Qualifikation, aber auch auf Therapiegruppen. Trotz der Bemühungen um die Entwicklung einheitlicher Behandlungsstandards finden sich im Hinblick auf die Konzepte sowie konkrete Behandlungselemente mitunter deutliche Unterschiede zwischen den verschiedenen Einrichtungen (Weissbeck 2009). Umso wichtiger erscheint es, Behandlungseffekte sowie schädliche Einflüsse des Jugendmaßregelvollzugs systematisch zu evaluieren.

14.2.3 Erkenntnisse zu Behandlungseffekten im Jugendmaßregelvollzug

Aussagen über die Effekte der Behandlung im Jugendmaßregelvollzug sind unter anderem auf der Grundlage von Analysen zum Verlauf der Legalbewährung bzw. Rückfälligkeit entlassener Patienten*innen möglich. Die Rückfälligkeit von Jugendlichen und Heranwachsenden nach der Entlassung aus dem Maßregelvollzug wurde in Deutschland bisher nur in einer Studie untersucht. Maaß et al. (2016) überprüften die Einträge im Bundeszentralregister (BZR) von insgesamt $n = 76$ Patient*innen im Alter von 15 bis 21 Jahren, die zuvor gemäß § 64 StGB in der Klinik für Forensische Psychiatrie in Rostock untergebracht waren und zwischen 2001 und 2012 entlassen wurden. Bei fast zwei Dritteln der Stichprobe (65,8 %, $n = 50$) wurden innerhalb des Untersuchungszeitraums von durchschnittlich 5,8 Jahren („time at risk“) erneute Straftaten registriert. In 38,0 % ($n = 19$) der Fälle lagen die Rückfälle innerhalb des ersten halben Jahres nach der Entlassung. Auffällig war zudem, dass die Gruppe von Patient*innen, deren Behandlung abgebrochen wurde (40,8 %, $n = 31$), signifikant häufiger und mit schwereren Delikten rückfällig wurde als die regulär entlassenen Patient*innen (59,2 %, $n = 45$; χ^2 (1, $n = 76$) = 3,7, $p < 05$; konkrete Rückfallraten für die beiden Gruppen wurden nicht angegeben). Die Evaluationsstudie weist einige methodische Limitationen auf, die es zu berücksichtigen gilt. Zum einen ist keine Vergleichsgruppe vorhanden, sodass keine Aussagen über die Effektivität der Behandlung getroffen werden können, und zum anderen beziehen sich die Ergebnisse lediglich auf Patienten, die gem. § 64 StGB in einer Entziehungsanstalt untergebracht waren.

Neben der Legalbewährung kann auch der Verbleib der Patient*innen nach der Entlassung als Hinweis für mögliche Behandlungserfolge interpretiert werden. Burchard et al. (2018) untersuchten in dem Zusammenhang die Entlassarten von $n = 51$ zuvor nach §§ 63 und 64 StGB untergebrachten Jugendmaßregelvollzugspatienten der kinder- und jugendpsychiatrischen Klinik in Marsberg und unterschieden zwischen „erfolgreichen", „neutralen" und „nicht erfolgreichen" Entlassungen (S. 410). Als erfolgreich galt die Entlassung in das Elternhaus, in eine eigene Wohnung, eine komplementäre Einrichtung, eine Jugendhilfeeinrichtung oder in den integrierten Maßregelvollzug (d. h. Unterbringung in einer allgemeinpsychiatrischen Klinik für Erwachsene, s. Burchard et al. 2018), was bei knapp der Hälfte der Patient*innen ($n = 25$) der Fall war. Die andere Hälfte der Patient*innen ($n = 26$) wurde in den Strafvollzug oder in andere forensische Einrichtungen verlegt, was als nicht erfolgreiche Entlassung galt. Keine*r der langfristig untergebrachten Patient*innen wurde in eine regelpsychiatrische Einrichtung entlassen, was einer neutralen Entlassung entsprochen hätte. Das Setting nach einer Entlassung hat als Erfolgskriterium nur eine eingeschränkte Aussagekraft und gibt beispielsweise nur begrenzt Aufschluss über Veränderungen hinsichtlich der störungsbedingten Problematik sowie der tatsächlichen Legalbewährung.

Pniewski (2019) untersuchte im Rahmen einer praxisorientierten Evaluationsstudie die Entwicklung von $n = 17$ jugendforensischen Patient*innen (§§ 63, 64) hinsichtlich störungs- bzw. behandlungsrelevanter Parameter. Bei den meisten Patient*innen zeigten sich im Behandlungsverlauf positive Entwicklungen wie beispielsweise eine Reduktion der Aggressivität (46,2 % $n = 6$ von 13), häufigeres Einsetzen adaptiver Emotionsregulationsstrategien (54,5 %, $n = 6$ von 11) und eine geringere Belastung durch psychische Symptome (25,0 %, $n = 4$ von 16). In Bezug auf viele der erfassten Merkmale konnten hingegen keine signifikanten Entwicklungen festgestellt werden, und in einzelnen Fällen wurden sogar Rückschritte der Patient*innen ermittelt, z. B. häufigeres Einsetzen maladaptiver Emotionsregulationsstrategien (36,4 %, $n = 4$ von 11). Die Aussagekraft der Ergebnisse ist nicht zuletzt aufgrund der geringen Stichprobengröße, der fehlenden Kontrollgruppe sowie einer Reihe weiterer Limitationen erheblich eingeschränkt.

Grundsätzlich scheint die forensisch-kriminologische Forschung noch weit davon entfernt zu sein, evidenzbasierte empirisch begründete Aussagen dazu treffen zu können, welche spezifischen pädagogischen Maßnahmen, psychotherapeutischen Ansätze und/oder pharmakologischen Interventionen bei welchen Patient*innen des Jugendmaßregelvollzugs eine kriminalpräventive Wirksamkeit entfalten können. Bedenklich ist zudem, dass keine bundesweiten offiziellen Zahlen zur Größe und Verweildauer der besonders vulnerablen Gruppe der Minderjährigen und Heranwachsenden im Maßregelvollzug vorliegen.

Literatur

Angold A, Costello EJ, Erkanli A (1999) Comorbidity. J Child Psychol Psychiatry 40(1):57–87

Ashkar PJ, Kenny DT (2008) Views from the inside: Young offenders' subjective experiences of incarceration. Int J Offender Ther Comp Criminol 52(5):584–597

Beaudry G, Yu R, Långström N, Fazel S (2021) An updated systematic review and meta-regression analysis: mental disorders among adolescents in juvenile detention and correctional facilities. J Am Acad Child Adolesc Psychiatry 60(1):46–60

Beller J (2014) Differenzielle Effekte klassischer Prädiktoren von Jugendgewalt. Forens Psychiatr Psychol Kriminol 8(2):96–103

Boers K (2013) Kriminologische Verlaufsforschung. In: Dölling D, Jehle JM (Hrsg) Täter, Taten, Opfer. Grundlagenfragen und aktuelle Probleme der Kriminalität und ihrer Kontrolle. Forum Verlag Godesberg, Mönchengladbach, S 6–35

Bundeskriminalamt (Hrsg) (2019) Polizeiliche Kriminalstatistik 2018. Bundeskriminalamt, Wiesbaden

Bundesministerium des Innern & Bundesministerium der Justiz (Hrsg) (2001) Erster Periodischer Sicherheitsbericht. Bundesministerium des Innern & Bundesministerium der Justiz, Berlin

Burchard F (2015) Forensische Unterbringung Jugendlicher – zwischen Psychiatrie, Haft und Jugendhilfe. In: Deutsche Vereinigung für Jugendgerichte und Jugendgerichtshilfen e. V (Hrsg) Jugend ohne Rettungsschirm. Herausforderungen annehmen! Dokumentation des 29. Deutschen

Jugendgerichtstages vom 14.–17. September 2013 in Nürnberg. Forum Verlag Godesberg, Mönchengladbach, S 645–672
Burchard F, Hohmann L, Schulze A (2018) Jugendforensische Patienten in einer Klinik für Kinder- und Jugendpsychiatrie – Katamnesestudie von 2002–2015. Monatsschrift Kriminol Strafrechtsreform 101(5–6):403–420
Coie JD, Miller-Johnson S (2001) Peer factors and interventions. In: Loeber R, Farrington DP (Hrsg) Child delinquents: development, intervention, and service needs. Sage, Thousand Oaks, S 191–209
Colins O, Vermeiren R, Vreugdenhil C, van den Brink W, Doreleijers T, Broekaert E (2010) Psychiatric disorders in detained male adolescents: a systematic literature review. Can J Psychiatr 55(4): 255–263
Council of Europe (2008) Recommendation CM/Rec(2008)11 of the Committee of Ministers to member states on the European Rules for juvenile offenders subject to sanctions or measures. https://www.euromed-justice.eu/en/document/coe-2008-concil-europe-recommendation-cmrec-200811. Zugegriffen am 07.04.2021
Dalteg A, Levander S (1998) Twelve thousand crimes by 75 boys: a 20-year follow-up study of childhood hyperactivity. J Forens Psychiatr Psychol 9(1):39–57
Day DM, Wanklyn SG, Yessine AK (2014) A review of terminological, conceptual, and methodological issues in the developmental risk factor literature for antisocial and delinquent behavior. Child Youth Care Forum 43(1):97–112
Dodge KA, Lansford JE, Burks VS, Bates JE, Pettit GS, Fontaine R, Price JM (2003) Peer rejection and social information-processing factors in the development of aggressive behavior problems in children. Child Dev 74(2):374–393
Dodge KA, Dishion TJ, Lansford JE (2006) Deviant peer influences in intervention and public policy for youth. Soc Policy Rep 20(1):3–19
Dölling D (2017) Jugend. Forens Psychiatr Psychol Kriminol 2(11):79–80
Dollinger B, Schmidt-Semisch H (2010) Sozialpädagogik und Kriminologie im Dialog. Einführende Perspektiven zum Ereignis „Jugendkriminalität". In: Dollinger B, Schmidt-Semisch H (Hrsg) Handbuch Jugendkriminalität. Kriminologie und Sozialpädagogik im Dialog, 2. Aufl. VS Verlag für Sozialwissenschaften, Wiesbaden, S 11–21
Elsner E, Steffen W, Stern G (1998) Kinder und Jugendkriminalität in München. Bayerisches Landeskriminalamt, München
Erikson EH (1968) Identity, youth and crisis. W. W. Norton, New York
Esser G, Ihle W, Schmidt MH, Blanz B (2000) Der Verlauf psychischer Störungen vom Kindes- zum Erwachsenenalter. Z Klin Psychol Psychother 29(4):276–283
Fuchs M, Bösch A, Hausmann A, Steiner H (2013) The Child is Father of the Man. Review von relevanten Studien zur Epidemiologie in der Kinder- und Jugendpsychiatrie. Z Kinder Jugendpsychiatr Psychother 41(1):45–57
Görtz-Dorten A, Döpfner M (2017) Systematik und empirischer Kenntnisstand zu den Störungen des Sozialverhaltens bei Kindern und Jugendlichen. Forens Psychiatr Psychol Kriminol 11(2):103–110
Gößling J, Konrad N (2004) Zur Entität der so genannten Haftpsychose. Recht Psychiatr 22(2): 123–129
Grawe K (1995) Grundriss einer allgemeinen Psychotherapie. Psychotherapeut 40(3):130–145
Hale DR, Bevilacqua L, Viner RM (2015) Adolescent health and adult education and employment: a systematic review. Pediatrics 136(1):128–140
Hanson RK (2018) Long-term recidivism studies show that desistance is the norm. Crim Justice Behav 45(9):1340–1346
Häßler F, Schepker R, Arbeitskreis Jugendmaßregelvollzug (2006) Maßregelvollzug für Jugendliche. In: Klosinski G (Hrsg) Begutachtung in der Kinder- und Jugendpsychiatrie: Empfehlungen der Kommission „Qualitätssicherung für das Gutachtenwesen in der Kinder- und Jugendpsychiatrie und Psychotherapie", 2. Aufl. Deutscher Ärzte-Verlag, Köln, S 48–62
Häßler F, Schepker R, Keiper P, Schläfke D (2008) Maßregelvollzug für Jugendliche. In: Steinhausen HC, Bessler C (Hrsg) Jugenddelinquenz: Entwicklungspsychiatrische und forensische Grundlagen und Praxis, 1. Aufl. Kohlhammer, Stuttgart, S 148–164
Hoeve M, Stams GJJ, Van der Put CE, Dubas JS, Van der Laan PH, Gerris JR (2012) A meta-analysis of attachment to parents and delinquency. J Abnorm Child Psychol 40(5):771–785
Ihle W, Esser G (2002) Epidemiologie psychischer Störungen im Kindes- und Jugendalter: Prävalenz, Verlauf, Komorbidität und Geschlechtsunterschiede. Psychol Rundsch 53(4):159–169
Klasen F, Meyrose AK, Otto C, Reiß F, Ravens-Sieberer U (2017) Psychische Auffälligkeiten von Kindern und Jugendlichen in Deutschland. Monatsschrift Kinderheilkunde 165(5):402–407
Kölch M, Schmid M, Rehmann P, Allroggen M (2012) Entwicklungspsychologische Aspekte von Delinquenz. Forens Psychiatr Psychol Kriminol 6(3):158–165
König A (2018) Quantitative Entwicklungen des psychiatrischen Maßregelvollzugs. In: Schmidt-Quernheim F, Hax-Schoppenhorst T (Hrsg)

Praxisbuch forensische Psychiatrie. Behandlung und ambulante Nachsorge, 3. Aufl. Hogrefe, Bern, S 103–112

Lambert MJ, Barley DE (2008) Die therapeutische Beziehung und der Psychotherapieeffekt – eine Übersicht empirischer Forschungsergebnisse. In: Hermer M, Röhrle B (Hrsg) Handbuch der therapeutischen Beziehung: Band 1 Allgemeiner Teil. dgvt, Tübingen, S 109–140

Lambert MJ, Ogles BM (2004) The efficacy and effectiveness of psychotherapy. In: Lambert MJ (Hrsg) Bergin and Garfield's handbook of psychotherapy and behavior change, 5. Aufl. Wiley, New York, S 139–193

Lyon J, Dennison C, Wilson A (2000) 'Tell them so they listen': Messages from young people in custody (Home Office Research Study 201). Home Office, London

Maaß C, Schläfke D, Fegert JM (2016) Rückfälligkeit bei Jugendlichen und Heranwachsenden nach Entlassung aus der Entziehungsmaßregel. Nervenheilkunde 35(03):131–136

Mansel J, Raithel J (2003) Verzerrfaktoren im Hell- und Dunkelfeld und die Gewaltentwicklung. In: Raithel J, Mansel J (Hrsg) Gewalt und Kriminalität im Jugendalter: Hell- und Dunkelfeldbefunde im Vergleich. Juventa, Weinheim, S 7–24

Ministerium der Justiz des Landes Nordrhein-Westfalen (2018) Gesamtkosten des Vollzuges. https://www.justiz.nrw.de/Gerichte_Behoerden/zahlen_fakten/statistiken/justizvollzug/kosten.pdf. Zugegriffen am 07.04.2021

Moffitt TE (1993) Adolescence-limited and life-course-persistent antisocial behavior: a developmental taxonomy. Psychol Rev 100(4):674–701

Moffitt TE (1997) Adolescence-limited and life-course-persistent offending: a complementary pair of developmental theories. In: Thornberry TP (Hrsg) Developmental theories of crime and delinquency: advances in criminological theory. Transaction Publishers, New Jersey, S 11–54

Moffitt TE, Caspi A, Harrington H, Milne BJ (2002) Males on the life-course-persistent and adolescence-limited antisocial pathways: follow-up at age 26 years. Dev Psychopathol 14(1):179–207

Ostendorf H (2008) Maßregelvollzug bei Jugendlichen in Deutschland – Übersicht zu den rechtlichen Voraussetzungen der Anordnung und den Grundlagen des Vollzugs sowie der Vollzugspraxis. In: Brünger M, Weissbeck W (Hrsg) Psychisch kranke Straftäter im Jugendalter. Medizinisch Wissenschaftliche Verlagsgesellschaft, Berlin, S 73–82

Petermann F, Döpfner M, Görtz-Dorten A (2016) Aggressiv-oppositionelles Verhalten im Kindesalter, 3. Aufl. Hogrefe, Göttingen

Peterson-Badali M, Koegl CJ (2002) Juveniles' experiences of incarceration: the role of correctional staff in peer violence. J Crime Justice 30(1):41–49

Pniewski B (2019) Behandlungsevaluation im Jugendmaßregelvollzug: Empirische Ergebnisse zu Veränderungsprozessen jugendlicher und heranwachsender Patienten im Verlauf ihrer Unterbringung. Unveröffentlichte Dissertation, Ruhr-Universität Bochum

Pniewski B, König A, Elsner K (2019) Entwicklungen junger Menschen im Maßregelvollzug: Empirische Ergebnisse zu Veränderungsprozessen im Behandlungsverlauf. Recht Psychiatr 37(2):75–83

Rudel A, Wähner A (2009) Ambulante Therapie von Sexualstraftätern im Zwangskontext. J Neurol Neurochir Psychiatr 10(4):34–41

Sampson RJ, Laub JH (2003) Life-course desisters? Trajectories of crime among delinquent boys followed to age 70. Criminology 41(3):555–592

Schläfke D, Häßler F (2001) Maßregelvollzug bei Jugendlichen und Heranwachsenden. In: Fegert J, Späth K, Salgo L (Hrsg) Freiheitsentziehende Maßnahmen in Jugendhilfe und Jugendpsychiatrie. Votum, Münster, S 223–242

Shader M (2003) Risk factors for delinquency: an overview. U.S. Department of Justice, Office of Juvenile Justice and Delinquency Prevention, Washington DC

Statistisches Bundesamt (Hrsg) (2000–2020) Rechtspflege. Strafverfolgung. Fachserie 10 Reihe 3. Statistisches Bundesamt, Wiesbaden

Statistisches Bundesamt (Hrsg) (2015) Strafvollzugsstatistik. Im psychiatrischen Krankenhaus und in der Entziehungsanstalt aufgrund strafrichterlicher Anordnung Untergebrachte (Maßregelvollzug). Statistisches Bundesamt, Wiesbaden

Stattin H, Kerr M, Bergman LR (2010) On the utility of Moffitt's typology trajectories in long-term perspective. Eur J Criminol 7(6):521–545

Stöver A, Hupp E, Wendt F (2013) Jugendmaßregelvollzugspatienten – eine übersehene Hochrisikogruppe. Forens Psychiatr Psychol Kriminol 7(3):183–192

Tessenow A (2002) Jugendliche und Heranwachsende im psychiatrischen Maßregelvollzug. Peter Lang, Frankfurt

Wasserman GA, Keenan K, Tremblay RE, Cole JD, Herrenkohl TI, Loeber R, Petechuk D (2003) Risk and protective factors of child delinquency (Child Delinquency Bulletin Series). U.S. Department of Justice, Office of Juvenile Justice and Delinquency Prevention, Washington DC

Weissbeck W (2008) Übersicht über Maßregelvollzugseinrichtungen für Jugendliche in Deutschland – Auswertung der Basisdokumentationen 2004–2005 Jugendforensischer Einrichtungen und konzeptuelle Überlegungen (Dissertation), Eberhard Karls Universität zu Tübingen, Deutschland. https://d-nb.info/990647870/34

Weissbeck W (2009) Jugendmaßregelvollzug in Deutschland. Basisdokumentation – Einrichtungen – Konzepte. Medizinisch Wissenschaftliche Verlagsgesellschaft, Berlin

Weissbeck W, Günter M (2010) Maßregelvollzug bei Jugendlichen und Heranwachsenden. Recht Psychiatr 28(1):10–18

Weissbeck W, Häßler F (2011) Spezialisierte Behandlung von delinquenten Jugendlichen im Maßregelvollzug. In: Häßler F, Kinze W, Nedopil N (Hrsg) Praxishandbuch Forensische Psychiatrie des Kindes-, Jugend- und Erwachsenenalters. Grundlagen, Begutachtung und Behandlung, 1. Aufl. Medizinisch Wissenschaftliche Verlagsgesellschaft, Berlin, S 405–410

Migrant*innen im Maßregelvollzug

Jan Bulla und Thomas Ross

Inhaltsverzeichnis

B. Völlm, B. Schiffer (Hrsg.), *Forensische Psychiatrie*, https://doi.org/10.1007/978-3-662-64465-2_15

15.1 Migration, seelische Gesundheit und Kriminalität

15.1.1 Vorbemerkung: Was versteht man unter Migrationshintergrund?

Eine eindeutige, vollumfänglich anerkannte Definition des Migrationsbegriffes gibt es nicht. Insofern ist die Verwendung des Begriffs stets interessengeleitet (Petschel und Will 2020). Beispielsweise ist die Idee einer homogenen, durch Herkunft bestimmten Volksgemeinschaft („ius sanguinis") in Deutschland erst Ende der 1990er-Jahre stärker in Frage gestellt worden (Pautz 2005), hat aber stets Einfluss auf den aufenthaltsrechtlich privilegierten Status von Spätaussiedler*innen genommen. Das Statistische Bundesamt legt seiner relativ weit gefassten Definition von Migration mehrere Konzepte (Staatsbürgerschaft, Abstammung und Wanderungsbewegung) zugrunde. Unterschieden wird dort zwischen Ausländer*innen, Spätaussiedler*innen, Eingebürgerten, Adoptierten und Deutschen, aber auch zwischen dem Vorliegen einer eigenen Migrationserfahrung und ob ein oder beide Elternteile eingewandert sind (Statistisches Bundesamt 2020).

15

> Die Definition von Migration des Statistischen Bundesamtes zugrundlegend, hatten 2019 in Deutschland 21,2 von 81,8 Mio. Einwohner*innen (25,9 %) einen Migrationshintergrund.

15.1.2 Seelische Gesundheit, Substanzkonsum, und Migration

Die seelische Gesundheit von Migrant*innen stellt sich nicht durchgängig schlechter als in den jeweiligen Mehrheitsbevölkerungen dar (Mösko et al. 2018).

Gut belegt ist, dass spezifische Migrationserfahrungen oder die Zugehörigkeit zu bestimmten ethnischen Minderheiten mit einem erhöhten Risiko, an einer Psychose aus dem schizophrenen Formenkreis zu erkranken, einhergehen. Menschen, die aus außereuropäischen Ländern in west- und mitteleuropäische Länder einwandern, haben ein doppeltes, und wenn sie als Dunkelhäutige in Ländern mit mehrheitlich hellhäutiger Bevölkerung leben, ein über vierfach erhöhtes Risiko (Selten et al. 2020). Gut belegt ist ein protektiver Effekt, wenn eine relevante Zahl von Migrant*innen mit demselben Migrationshintergrund in räumlicher Nähe zusammenlebt („ethnic density effect"; Bécares et al. 2018).

Abhängigkeitserkrankungen bei Migrant*innen müssen differenziert betrachtet werden. Es gibt Risikogruppen, aber es gibt auch einige Migrant*innengruppen mit einer durchschnittlichen oder unterdurchschnittlichen Belastung durch Suchterkrankungen. Trotz einer erheblichen Lebenszeitprävalenz für psychische Erkrankungen (fast 80 %) lagen türkischstämmige Einwohner*innen aus Hamburg bei suchtspezifischen Diagnosen mit 9,2 % in etwa im bundesdeutschen Durchschnitt (Dingoyan et al. 2017). In US-amerikanischen bevölkerungsbasierten Untersuchungen zeigten sich zwischen verschiedenen ethnischen Gruppen (Mericle et al. 2012; Pacek et al. 2012) und Migrant*innen (Sánchez 2015) ebenfalls deutliche Unterschiede in der Prävalenz substanzbezogener Störungen. Aus einem systematischen Review zum Substanzgebrauch bei Flüchtlingen ergab sich ein heterogenes Bild. Hoher Alkoholkonsum wurde vor allem in Flüchtlingslagern festgestellt (Horyniak et al. 2016).

> Das Risiko von Migrant*innen, an einer Psychose zu erkranken, ist doppelt bis vierfach erhöht.

15.1.3 Migration und Kriminalität

Eine direkte Beziehung zwischen der Herkunft einer Person und Kriminalität gibt es nicht. Beispielsweise beruht der hohe Anteil von Asylsuchenden in der polizeilichen Kriminalstatistik mit einiger Wahrscheinlichkeit auf dem hohen Anteil an jungen Männern aus schwierigen sozioökonomischen Verhältnissen (Bundeskriminalamt 2019). Dieses Problem ist der Kriminologie schon lange bekannt, und es trifft auf alle jungen Männer aus prekären Verhältnissen zu, ungeachtet ihres Migrationsstatus. Bell et al. (2013) konnten zeigen, dass Eigentumsdelikte bei Asylsuchenden im Vereinigten Königreich häufig vorkamen, nicht aber bei vergleichsweise gut integrierten Einwanderer*innen aus der Europäischen Union (Bell et al. 2013). Im Vergleich mit der Bevölkerung ohne Migrationshintergrund weisen Migrant*innen der ersten Generation manchmal eine unterdurchschnittliche Kriminalitätsrate auf (Bersani 2014).

15.1.4 Anordnung freiheitsentziehender Maßregeln

Einige Studien weisen auf eine Überrepräsentation von Migrant*innen und Angehörigen bestimmter ethnischer Minderheiten in forensischen Einrichtungen hin. Im baden-württembergischen Maßregelvollzug sind gem. § 63 StGB Untergebrachte mit Migrationshintergrund um 30 % überrepräsentiert, der Anteil schizophrener Psychosen ist im Vergleich zu Patient*innen ohne Migrationshintergrund deutlich erhöht (Bulla et al. 2017). In den baden-württembergischen Entziehungsanstalten (§ 64 StGB) stellen Migrant*innen seit einigen Jahren sogar die relative Mehrheit der Untergebrachten (Bulla et al. 2018). Ausländer*innen sind in der Unterbringung gem. § 64 StGB in der gesamten Bundesrepublik Deutschland und in den meisten Bundesländern deutlich überrepräsentiert, wobei es große Unterschiede zwischen verschiedenen Gruppen gibt (Querengässer und Traub 2019). Auch in der internationalen Literatur gibt es Hinweise, dass einige Migrant*innengruppen ein höheres Risiko für eine Behandlung im jeweiligen forensisch-psychiatrischen System haben als andere (Coid et al. 2000; Gabrielsen und Kramp 2009).

> Ein direkter Zusammenhang zwischen Migrationshintergrund und Kriminalität besteht nicht. Der hohe Anteil an Asylsuchenden in der Kriminalitätsstatistik lässt sich durch sozioökonomische und ähnliche Risikofaktoren erklären. Dennoch weisen viele Studien auf eine Überrepräsentation von Personen mit Migrationshintergrund in forensischen Einrichtungen hin.

15.2 Risikofaktoren für psychische Erkrankung und Kriminalität

Bei Migrant*innen können verschiedene Risikofaktoren für psychische Erkrankungen sowie für Kriminalität vorliegen. Migrant*innen werden vor allem aufgrund von Straftaten, die auf Psychosen aus dem schizophrenen Formenkreis und Abhängigkeitserkrankungen zurückgeführt werden, im Maßregelvollzug untergebracht. Die englischsprachige Literatur berichtet vornehmlich Ergebnisse zu ethnischen Minderheiten, die im Zusammenhang mit ihrer Einwanderungsgeschichte in die USA oder das Vereinigte Königreich diskutiert werden. Im Falle des Vereinigten Königreichs handelt es sich häufig um dunkelhäutige Einwohner*innen, die aus Ländern des ehemaligen britischen Empires zugewandert sind. Diese weisen ähnliche Belastungsfaktoren und Problemlagen wie benachteiligte Migrant*innengruppen in Mitteleuropa auf.

15.2.1 Psychosoziale Not und Benachteiligung

Die schwere psychosoziale Not („psychosocial adversity") gilt als einzige empirisch klar belegte Hypothese zur Erklärung des hohen Psychoserisikos einiger Migrant*innengruppen. Weitere Hypothesen, z. B. soziodemografische Unterschiede, biologische Faktoren (Vitamin-D-Mangel bei dunkelhäutigen Personen oder höhere Komplikationsraten in der Schwangerschaft und bei der Geburt) sind mehr oder weniger widerlegt. Hierzu gehört auch die Vermutung einer systematischen, mit der Herkunft von Personen verknüpften Überdiagnostizierung von schizophreniformen Störungen bei spezifischen Migrant*innengruppen (Diagnosebias) (Dykxhoorn und Kirkbride 2019). Psychosoziale Not im Kindesalter überschneidet sich weitgehend mit Traumakonzepten (s. ► Abschn. 15.2.2). Für das Erwachsenenalter sind eine Reihe unterschiedlicher Notlagen diskutiert worden. Neben Vereinsamung, ungünstigen Wohnverhältnissen und einem Einkommen unterhalb der Armutsgrenze wurde ein besonders hohes Risiko für Arbeitslose und bei Kumulation mehrerer Risikofaktoren festgestellt (Stilo et al. 2017). Bei Angehörigen bestimmter ethnischer Minderheiten, z. B. bei den „Black Caribbeans" im Vereinigten Königreich, hängt das Psychoserisiko nachweislich mit der Zahl psychosozialer Risikofaktoren zusammen (Morgan et al. 2008).

15

In der Kriminologie hat die Untersuchung sozioökonomischer Benachteiligung im Zusammenhang mit Kriminalität eine lange Tradition. Hierzu gehören z. B. die Anomietheorien, die im Kern das Missverhältnis zwischen gesellschaftlich begehrten Gütern und den legalen Möglichkeiten, sich diese zu beschaffen, beleuchten. Zudem wurden der Einfluss von Benachteiligung auf Familien und deren Erziehungsverhalten sowie der Zugang benachteiligter Gruppen zum Arbeitsmarkt intensiv diskutiert (Weatherburn und Schnepel 2015).

15.2.2 Traumatisierung

Personen mit Migrationshintergrund sind vergleichsweise häufig traumatischen Ereignissen ausgesetzt. In einer multinationalen Studie an Jugendlichen waren Migrant*innen doppelt so häufig wie Nichtmigrant*innen betroffen. Kriegerische Handlungen erlebte ein relevanter Teil der Migrant*innen, aber niemand aus der Gruppe der Nichtmigrant*innen. 62 % der Migrant*innen gegenüber 44 % der Nichtmigrant*innen berichteten über den Tod von Verwandten oder Freund*innen (Gatt et al. 2020).

Die Prävalenz von posttraumatischen Belastungsstörungen (PTSD) bei Flüchtlingen liegt zwischen 9 % und 36 % (Turrini et al. 2017). Die Prävalenz ist u. a. abhängig vom Erleben von Folter, von der Gesamtzahl traumatischer Erlebnisse, der seitdem verstrichenen Zeit und vom Ausmaß politischer Unterdrückung in den Herkunftsländern (Steel et al. 2009). Beispielsweise wurde bei syrischen Flüchtlingen, die Asyl in Schweden erhielten, eine Prävalenz von fast 30 % angegeben, wobei so gut wie alle Proband*innen gravierenden Ereignissen, z. B. Kampfhandlungen (90 %), ausgesetzt waren (Tinghög et al. 2017). Bei Kindern ist die Prävalenz posttraumatischer Störungen, insbesondere nach der Flucht aus Kriegsgebieten sehr hoch (Bronstein and Montgomery 2011). Auch Begemann et al. (2020) zeigten bei nach Deutschland geflüchteten Jugendlichen einen deutlichen Zusammenhang zwischen psychopathologischer Belastung und dem Ausmaß traumatischer Vorerfahrung.

Der Zusammenhang zwischen traumatischen (Kindheits-)Erfahrungen und dem Psychoserisiko ist insbesondere vor dem Hintergrund des Erlebens von physischer und emotionaler Gewalt sowie Vernachlässigung gut belegt (Varese et al. 2012). Das Risiko erhöht sich nichtadditiv, wenn im zeitlichen Zusammenhang mit dem Auftreten der ersten Episode weitere potenziell traumatische Erlebnisse hinzukommen (Lataster et al. 2012).

Einschlägige Studien zur Belastung durch kritische Lebensereignisse und zu späterem Substanzkonsum im Jugendalter) weisen meist eine positive Korrelation mit insgesamt kleiner bis moderater Effektstärke auf. Genetische Faktoren, Impulsivität und substanzbezogenen Störungen bei den Eltern sind Moderatoren der Beziehung zwischen den Variablen, Konsummuster in der Peergruppe sind Mediatoren (Hoffmann and Jones 2020). In einer Längsschnittuntersuchung an afroamerikanischen Proband*innen zeigte ein pfadanalytisches Modell einen Zusammenhang zwischen niedrigem sozioökonomischem Status und schlechter Gesundheit der Mutter mit Anpassungsstörungen in der Grundschule und späterem Drogenkonsum im Erwachsenenalter (Fothergill et al. 2016).

Schließlich zeigen eine Reihe von Studien einen Zusammenhang zwischen persönlicher oder transgenerationaler Traumatisierung und Kriminalität auf (Ardino 2012). In einer Metaanalyse zum Vorliegen einer PTSD bei Strafgefangenen wurden bei männlichen Strafgefangenen eine Lebenszeitprävalenz von 18 % und bei Frauen von 40 % festgestellt (Baranyi et al. 2018). Ferner wurde wiederholt ein direkter Zusammenhang zwischen traumatisierenden Ereignissen, Symptomen einer PTSD und der Neigung zu reaktiver Gewalt nachgewiesen (Hecker et al. 2015). Bei straffälligen und gewalttätigen Jugendlichen mit Migrationshintergrund wird ein mediierender Einfluss elterlichen Erziehungsverhaltens und familiärer Einflüsse vermutet: Jugendliche aus Familien, die während des Vietnamkriegs geflüchtet und in die Vereinigten Staaten eingewandert waren, wiesen ein deutlich erhöhtes Gewaltpotenzial gegenüber Proband*innen mit gleichem ethnischen Hintergrund, aber ohne Fluchterfahrung auf. Postuliert wurden Auswirkungen der Traumata auf das Erziehungsverhalten („engagement“) der Eltern (Spencer and Le 2006). In einer Untersuchung an nach Deutschland geflüchteten unbegleiteten Jugendlichen wurde neben der Ausprägung appetitiver Aggression als Persönlichkeitseigenschaft ein Zusammenhang aggressiven Verhaltens mit der in der Familie erlebten Gewalt, nicht jedoch mit organisierter Gewalt in der Herkunftsgesellschaft beschrieben (Mueller-Bamouh et al. 2016). Bei ugandischen Familien wurde ein Zusammenhang zwischen Kindesmisshandlung und Missbrauch bzw. Misshandlung der Eltern in ihrer eigenen Kindheit berichtet. Zudem gab es Zusammenhänge zwischen dem Ausmaß der Traumatisierung der Mütter in intimen Beziehungen, Alkoholmissbrauch bei den Vätern und dem Vorliegen einer PTSD bei ihren Kindern (Saile et al. 2014).

15.2.3 Diskriminierung

Der Begriff der Rasse beim Menschen ist naturwissenschaftlich nicht mehr haltbar. In gesellschaftlichen Diskursen ist der Rassebegriff aber immer noch wirkmächtig und führt oft zu rassistischen Schlussfolgerungen (Kluge et al. 2020), weshalb er politisch über lange Zeit hoch kontrovers diskutiert wurde. Seit 2021 zeichnet sich im Bundestag eine Mehrheit dafür ab, den Begriff aus Art. 3 Absatz 3 GG zu streichen.

Rassismus hat weitreichende Auswirkungen auf das seelische und körperliche Wohlbefinden der Betroffenen (Paradies et al. 2015), und Diskriminierung gilt als wahrscheinlicher Risikofaktor für Psychosen aus dem schizophrenen Spektrum (Pearce et al. 2019).

Auch in der kriminologischen Forschung ist in den letzten Jahren ein zunehmendes Interesse an ethnisch-rassistischer Diskriminierung als relevantem kriminogenem Faktor entstanden (Unnever et al. 2009; Burt et al. 2017).

In einer bevölkerungsbasierten Erhebung aus den Vereinigten Staaten wurde ein Zusammenhang zwischen Rassismus, sozialer Benachteiligung und Alkoholabhängigkeit gefunden. Depressive Symptome spielten als Mediator eine erhebliche Rolle für die Richtung und das Ausmaß der Zusammenhänge. Bei armen Personen war dieser Effekt noch stärker ausgeprägt (Mulia and Zemore 2012). Transgenerationale Diskriminierung und Gewalterfahrungen können zu negativen Einstellungen gegenüber staatlichen Autoritäten (z. B. gegenüber der Polizei) und damit zu einer geringeren Wirkung staatlicher Kontrolle beitragen (Unnever et al. 2009).

> Psychosoziale Not („psychosocial adversity"), Traumata und Diskriminierung sind Risikofaktoren sowohl für Psychosen aus dem schizophrenen Formenkreis als auch für substanzbezogene Störungen und Kriminalität. Da Migrant*innen häufiger als nicht migrierte Personen von diesen Risikofaktoren betroffen sind, sind sie – statistisch gesehen – stärker in den genannten Problembereichen repräsentiert.

15.2.4 Konsummuster

Konsummuster für Alkohol und illegale Substanzen und die damit zusammenhängenden Störungsbilder sind auch von kulturellen Besonderheiten der Betroffenen und der aufnehmenden Gesellschaft beeinflusst. Eine Studie an lateinamerikanischen Migrant*innen zeigte bezüglich Frequenz und Schwere des Alkoholkonsums erhebliche Unterschiede, wobei das Herkunftsland, die Wohnverhältnisse (hoher Konsum in Flüchtlingslagern) und die Länge der Aufenthaltsdauer sowie die Dauer der Akkulturation in den Vereinigten Staaten diese Unterschiede statistisch beeinflussten (Sanchez 2015). Borges et al. (2009) untersuchten Migrant*innen, die nach ihrer Auswanderung in die USA nach Mexiko zurückgekehrt waren (Rückkehrer), und fanden in dieser Gruppe eine höhere Prävalenz von Alkohol- und Drogenkonsum als bei Mexikanern ohne Migrationserfahrung.

15.3 Welche Besonderheiten sind bei forensischen Patient*innen mit Migrationshintergrund zu beachten?

15.3.1 Leitliniengerechte Behandlung von Untergebrachten mit Migrationshintergrund

Die 2002 veröffentlichten Sonnenberger Leitlinien skizzieren Entwicklungsfelder für eine bessere Versorgung psychisch erkrankter Migrant*innen (Machleidt 2002). Leitlinien zu forensisch relevanten einzelnen Krankheitsbildern enthalten überwiegend unspezifische Behandlungsempfehlungen für Patient*innen mit Migrationshintergrund. Der Migrationsstatus wird als Risikofaktor bei bestimmten psychischen Störungen explizit benannt (▶ Abschn. 15.1.2) und spielt auch bei der Aufzählung von Migrant*innengruppen eine Rolle, bei denen Versorgungsbarrieren bestehen (Varese et al. 2012; NICE 2018). Die Leitlinie der World Psychiatric Association (Bhugra et al. 2011) und die Consensus-Leitlinie „Therapeutisches Drug Monitoring"(TDM) stellen Ausnahmen dar, indem sie spezifische Therapieempfehlungen für Migrant*innen geben. In den letzten Jahren sind aber mehrere Leitlinien und Behandlungsempfehlungen im Hinblick auf die mentale Gesundheit von Flüchtlingen veröffentlicht worden (Pottie et al. 2011; CAMH 2012; WHO Europe 2018). Diese fokussieren auf depressive Störungen und posttraumatische Belastungsstörung (PTSD) als typische internalisierende Folgen von Traumatisierung.

15.3.2 Diagnostische Phase

Anamneseerhebung und diagnostische Abklärung

Nach Bhugra et al. (2011) sollte die Anamneseerhebung folgende Inhalte berücksichtigen (nach: Bhugra et al. 2011):

- Alter zum Zeitpunkt der Migration, persönliche und familiäre Motivation zur Migration im zeitlichen Verlauf
- Sozioökonomischer Status im Herkunftsland
- Akkulturation: Einstellung zum Herkunfts- und zum aufnehmenden Land, Spracherwerb, sozioökonomischer Status nach der Migration, Bleibeperspektive, Diskriminierungserfahrungen
- Die subjektive Verarbeitung des*der Betroffenen und die seiner*ihrer Familie: (enttäuschte) Hoffnungen, kultureller Selbstwert

> Traumafolgestörungen erfordern besondere diagnostische und therapeutische Aufmerksamkeit. Die routinemäßige Exploration potenziell traumatisierender Erlebnisse ist dagegen zu vermeiden, weil eine unvorbereitete Konfrontation mit traumaassoziierten Auslösern zur psychischen Dekompensation führen kann (Pottie et al. 2011, S. E6).

Es gibt keine Hinweise dafür, dass Störungen aus dem schizophreniformen Spektrum bei Migrant*innen überdiagnostiziert sein könnten (Dykxhoorn et al. 2020). Dennoch sind eine kultursensible Diagnostik und transkulturell-psychiatrisches Wissen bei behandelnden Teams wichtig, um

- psychopathologische Symptome von normgerechten Sprachbildern der Herkunftskultur von Betroffenen abgrenzen und,
- den psychopathologischen Befund hinsichtlich Häufigkeit und spezifischer Ausgestaltung von einzelnen Symptomen einordnen zu können.

Bei Psychosen weisen die Inhalte produktiv-psychotischen Erlebens häufig eine kulturelle Prägung auf (Stompe et al. 2018). In der diagnostischen Abklärung ist auch zu bedenken, dass für Mitteleuropa unübliche organische Ursachen psychischer Störungen oder komorbider somatischer Störungen vorliegen können, z. B. Infektionserkrankungen als Ursache von Enzephalitiden oder Vitaminmangelerkrankungen (Pottie et al. 2011; Schmutzhard and Pfausler 2020).

Bei Verständigungsschwierigkeiten in der diagnostischen Phase sind Dolmetscherdienste hilfreich. Neben vereidigten Dolmetscher*innen gibt es für eine Vielzahl von Sprachen qualifizierte Angebote über video- oder telefongestützte Dienste.

Ausländer- und Aufenthaltsrecht

Eine ungesicherte Bleibeperspektive stellt sowohl einen erheblichen psychosozialen Stressor dar, der die Entstehung und den Verlauf psychischer Störungen beeinflussen kann (Heeren et al. 2014), als auch ein ernstzunehmendes Hindernis für eine erfolgreiche Rehabilitation.

Eine Reihe von Untergebrachten besitzt bei Aufnahme keine Berechtigung zur Wohnsitznahme im Sinne der unbefristeten Niederlassungserlaubnis gem. § 9 AufenthG oder eines befristeten Aufenthaltstitels (Aufenthaltserlaubnis gem. § 7 AufenthG).

> Auch bei bereits vorliegendem Aufenthaltstitel können Ausländer*innen ausgewiesen werden, wenn eine Gefährdung der öffentlichen Sicherheit und Ordnung oder der freiheitlich demokratischen Grundordnung absehbar ist (§ 53 I AufenthG). Ein schwerwiegendes „Ausweisungsinteresse" (§ 54 II AufenthG) wird bereits ab Freiheitsstrafen von sechs Monaten geprüft.

Bei gem. § 63 StGB Untergebrachten liegt im Regelfall aufgrund einer „schwerwiegenden Erkrankung" gem. § 60 VII S

AufenthG ein Abschiebungsverbot vor. Eine lange Aufenthaltsdauer oder die Geburt in Deutschland stellen ein gewichtiges Bleibeinteresse gem. § 55 AufenthG dar.

Ein rechtskräftiger Abschiebungsbescheid stellt die Erfolgsaussicht einer Unterbringung gem. § 64 StGB in Frage (2 BvR 1368/05, 4 StR 211/18). Aus klinischer Perspektive stellt dies ein erhebliches Hindernis für die berufliche und soziale Reintegration von Patient*innen in Deutschland dar. Ein wesentliches Ziel des Maßregelvollzugs würde somit nicht erreicht. Andererseits kann eine erfolgreich beendete Maßregel das Bleibeinteresse gem. § 55 AufenthG unterstützen.

In komplizierten Fällen kann ein auf Ausländerrecht spezialisierter Rechtsbeistand helfen.

15.3.3 Behandlungsphase

Psychotherapie

Identität(en)

Akkulturation ist ein wichtiges Konzept zum Verständnis von Besonderheiten der Identitätsbildung von Migrant*innen (Sam und Berry 2010). Sie beschreibt die vielschichtige Auseinandersetzung mit Einstellungen, Verhaltensweisen und Normen der Herkunfts- und der aufnehmenden Gesellschaft. Es werden vier Akkulturationsstrategien unterschieden (◘ Tab. 15.1).

15

Angestrebt ist eine Entwicklung in Richtung Integration. Patient*innen werden dabei unterstützt, sich bewusst mit Vor- und Nachteilen beider Kulturen auseinanderzusetzen und zu erfahren, was das für sie bedeutet. Im Idealfall stehen Migrant*innen zu ihren kulturellen und familiären Wurzeln und nutzen die Ressourcen, die sie aus ihrer Kultur mitbringen. Andererseits werden kritische Punkte reflektiert, insbesondere dann, wenn ein Bezug zu Straftaten oder anderen gravierenden sozialen Schwierigkeiten erkennbar wird. Solche Problemfelder sind z. B. (in Anlehnung an Zaumseil 2006, S. 26 ff.):

- Ehrgefühl und Umgang mit Ehrverletzung und Beschämung, sofern sie zur Legitimierung von Gewalt führen: Diese Dynamik spielt eine besondere Rolle in Kulturen, in denen Ehrverlust Scham und Angst hervorruft.
- Geschlechterrollen: Rollenerwartungen, Gleichberechtigung von Mann und Frau. Ein typischer Konflikt im Stationsalltag entzündet sich daran, dass durch weibliches Personal erteilte Weisungen als nicht legitim bzw. als nicht gleichermaßen verbindlich wie Weisungen von Männern erlebt werden.
- Autorität von Personen und Institutionen: In Einwanderer*innengruppen mit ausgeprägter Segregationsneigung steht die Autorität der Justiz, Polizei und Institutionen des Vollzugs in Frage. Dies wird regelmäßig zum Thema, wo eine Abgrenzung von familiären Erwartungen und den Erwartungen von Autoritätspersonen notwendig ist.

◘ **Tab. 15.1** Akkulturationsstrategien. (In Anlehnung an Sam und Berry 2010)

Muster	Werte der Herkunftskultur	Werte der aufnehmenden Kultur
Integration	Bewahrung und …	gleichzeitig Bemühen um Übernahme
Assimilation	Aufgabe bis Ablehnung und …	(forcierte) Übernahme
Segregation	Bewahrung, dabei …	(weitgehende) Ablehnung
Marginalisation	Aufgabe und …	trotzdem keine Übernahme

- Sexualität: Angehörige traditioneller Kulturen haben häufig mit der Anerkennung von Homosexualität und anderen Varianten „normalen" Sexualverhaltens Schwierigkeiten. Anzuerkennen, dass andere Personen auch nichtnormkonforme Sexualität fantasieren und/oder ausleben (z. B. in Form von Paraphilien), fällt in diesem Zusammenhang noch schwerer. Dies kann beispielsweise die Akzeptanz der eigenen Homosexualität oder den Umgang mit Mitpatient*innen betreffen, die wegen Sexualstraftaten zulasten Minderjähriger untergebracht sind.

Multiprofessionelle Teams können den Erfolg von Akkulturationsbemühungen der Patient*innen fördern, indem Teammitglieder mit und ohne Migrationshintergrund ihre Verschiedenheit anerkennen, sich ihr stellen und dabei auch die Bereitschaft zeigen, ihre eigenen, womöglich als selbstverständlich erlebten kulturellen Normen infrage stellen zu lassen.

Traumata, Diskriminierung und Benachteiligung

Bei Verdacht auf eine Traumafolgestörung sollten traumaspezifische Interventionen in Betracht gezogen werden (Übersicht bei Seidler et al. 2019).

> Die in verschiedenen Therapieschulen entwickelten störungsspezifischen Ansätze konvergieren in der Empfehlung, dass vor einer Konfrontation mit den Traumata und den damit assoziierten Reizen psychosoziale Ressourcen der Patient*innen aktiviert, Vermeidungsverhalten abgebaut und Fähigkeiten zur Selbstregulierung gestärkt werden sollten.

Es sollte aber auch bei Migrant*innen ohne klinisch eindeutig identifizierbare Traumafolgestörung ein besonderes Augenmerk auf Traumata im engeren (existenziell bedrohliche Situation) und weiteren Sinne (Diskriminierung und andere Formen von Ausgrenzung und Benachteiligung) gelegt werden. Neben einer empathischen und transkulturell interessierten Grundhaltung empfiehlt sich ein die individuellen und kollektiven Ressourcen und Resilienz förderndes Vorgehen (s. ▶ Abschn. 15.3.3 und 15.3.4)

Psychopharmakotherapie

In der psychopharmakologischen Behandlung von Patient*innen mit Migrationshintergrund sind einige Besonderheiten zu beachten. Bei einigen ethnischen Gruppen sind Unterschiede in der Ansprechbarkeit auf die Medikation und in der Wahrscheinlichkeit bestimmter unerwünschter Arzneimittelwirkungen bekannt (Überblick in Chaudhry et al. 2008).

Erkenntnisse der Pharmakokinetik und deren klinische Anwendung als therapeutisches Drug-Monitoring (TDM) spielen mittlerweile eine wichtige Rolle bei der Suche nach wirksamen und gut verträglichen psychopharmakologischen Interventionen (Hiemke et al. 2018). Neben Interaktionen zwischen verschiedenen Arzneimitteln können auch pharmakogenetische Varianten zu deutlichen Unterschieden in den Blutspiegeln führen. Bei einigen Isoenzymen der Cytochrom (CYP)-450-Familie liegen Polymorphismen vor, die in der Leber zu einer unterschiedlichen Abbauaktivität bestimmter Psychopharmaka führen: Je höher die Aktivität, desto niedriger der Plasmaspiegel.

Beispielsweise benötigen US-amerikanische mit Clozapin behandelte Patient*innen durchschnittlich 300–600 mg Tagesdosis (D), um einen therapeutisch effektiven Plasmaspiegel von 350 ng/ml (C) zu erreichen (C/D-Ratio 0,6 bis 1,17). Bei männlichen Nichtrauchern geht man von einem Poor-Metabolizer (PM)-Status aus, wenn die C/D-Ratio über 4,5 liegt; entsprechend sinkt die erforderliche Tagesdosis auf ca. 80 mg. Eine übliche Tagesdosis von

400 mg würde somit zu einem weit im toxischen Bereich liegenden Plasmaspiegel von 1800 ng/ml führen. Anhand der bisherigen Untersuchungen vermutet man bei 3–13 % der asiatischen Bevölkerung einen genetisch bedingten PM-Status (De Leon et al. 2020). ◘ Tab. 15.2 führt weitere klinische Zusammenhänge auf.

> Die Messung des Plasmaspiegels nach Erreichen des psychopharmakologischen Gleichgewichts (kontinuierliche Gabe einer Dosis über mindestens drei Halbwertzeiten) ist insbesondere bei Patient*innen außereuropäischer Herkunft empfehlenswert. Bei Verdacht auf einen pharmakokinetisch relevanten Polymorphismus kann sich eine genetische Sequenzierung des CYP-450-Isoenzyms anschließen.

Sprachunterricht und schulische Qualifikation

Ein wesentliches Element sozioökonomischer Erfolgsaussichten von Migrant*innen ist das erreichte Sprachniveau der Landessprache. Die Sprache fördert zugleich das Zugehörigkeitsgefühl zur aufnehmenden Gesellschaft (Dustmann 1994; Amit und Bar-Lev 2015).

Forensisch Untergebrachte bringen sprachliche Fähigkeiten in einem weiten Spektrum mit, von echter Zwei- oder Mehrsprachigkeit bis hin zu gänzlich fehlenden Deutschkenntnissen und grammatikalisch inkorrekter Verwendung der Muttersprache.

Die Verbesserung der Ausdrucksfähigkeit in der deutschen Sprache gilt als wesentlicher Bestandteil der beruflichen und sozialen Integration. Dies erfolgt zum einen durch Sprachunterricht durch angestellte Lehrkräfte oder in externen Sprachschulen. Zum anderen wird die sprachliche Ausdrucksfähigkeit durch Deutsch als Umgangssprache auf den Stationen und in den einzelnen Therapiemaßnahmen gefördert. Schulische und berufliche Weiterqualifikationen werden bei entsprechender Eignung während der Unterbringung angeboten.

◘ **Tab. 15.2** Ausgewählte Polymorphismen von CYP-P-450-Enzymen. (In Anlehnung an Hiemke et al. 2018)

Typ	Beispiele für Substrate	Genotyp	Hohe Ausprägung bei
1A2	Clozapin Olanzapin	IM/PM	Subsahara Afrikaner*innen „Orientalen" Taiwanes*innen
2D6	Haloperidol Risperidon Zuclopenthixol Zahlreiche Antidepressiva	PM	Europäer*innen (7 %)
		UM	Südeuropäer*innen (10 %) Nordafrikaner*innen (20–29 %) Saudi-Araber*innen (29 %) Äthiopier*innen (29 %)
2C19	Zahlreiche Antidepressiva	PM	„Orientalen" (20 %) Koreaner*innen (12,6 %) Chines*innen (17,4 %) Japaner*innen (22,5 %)

PM Poor Metabolizer, IM Intermediate Metabolizer, UM Ultra Metabolizer

15

15.3.4 Nach der Entlassung: Resilienz und Prävention

Eine erfolgreiche forensisch-psychiatrische Behandlung enthält neben der Reduktion von Risikofaktoren auch Elemente der Reaktivierung, Förderung und Nutzung psychosozialer Ressourcen. Diese fördern die Resilienz und dienen der Prävention.

Für viele Migrant*innen hat die Familie eine herausragende Bedeutung. In der S3-Leitlinie Schizophrenie werden familienbasierte Interventionen in verschiedenen Krankheitsphasen mittlerweile mit hoher Evidenz empfohlen (DGPPN 2019, Empfehlung 72 ff.). Eine verständnisvolle und partizipative Zusammenarbeit mit Migrant*innenfamilien kann Probleme der Akkulturation evtl. auch auf der familiären Ebene aufgreifen und bei Betroffenen das Gefühl lindern, durch die Mehrheitsgesellschaft diskriminiert und vernachlässigt zu werden.

Untersuchungen an Personen afroamerikanischer Herkunft haben protektive Faktoren identifiziert, die trotz gravierender Risikofaktoren kriminellen Karrieren vorbeugen: Familien und Gemeinschaften bereiten Heranwachsende auf die zu erwartende Diskriminierung in der Außenwelt vor und versuchen, Strategien im Umgang damit zu vermitteln (Burt et al. 2017). Hierbei ist sowohl die Entwicklung einer positiven ethnischen Identität als auch die Bereitschaft, mit legitimen Mitteln gegen die Diskriminierung anzugehen und aus eigener Kraft an einer Verbesserung der Verhältnisse zu arbeiten, wichtig (Adlam et al. 2018).

Die primärpräventive Aufgabe, die in ▶ Abschn. 15.2 geschilderten Risikofaktoren zu reduzieren, kommt in erster Linie anderen gesellschaftlichen Akteur*innen als dem Maßregelvollzug zu. Es ist zu hoffen, dass möglichst viele Migrant*innen in forensischer Unterbringung ihre Klinik als faire, tolerante und unterstützende Institution erleben.

Literatur

Adlam J, Kluttig T, Lee BX (Hrsg) (2018) Violent states and creative states: from the global to the individual. Jessica Kingley Publishers, London/Philadelphia

Amit K, Bar-Lev S (2015) Immigrants' sense of belonging to the host country: the role of life satisfaction, language proficiency, and religious motives. Soc Indic Res 124:947–961. https://doi.org/10.1007/s11205-014-0823-3

Ardino V (2012) Offending behaviour: the role of trauma and PTSD. Eur J Psychotraumatology 3:18968. https://doi.org/10.3402/ejpt.v3i0.18968

Baranyi G, Cassidy M, Fazel S et al (2018) Prevalence of posttraumatic stress disorder in prisoners. Epidemiol Rev 40:134–145. https://doi.org/10.1093/epirev/mxx015

Bécares L, Dewey ME, Das-Munshi J (2018) Ethnic density effects for adult mental health: systematic review and meta-analysis of international studies. Psychol Med 48:2054–2072. https://doi.org/10.1017/S0033291717003580

Begemann M, Seidel J, Poustka L, Ehrenreich H (2020) Accumulated environmental risk in young refugees – a prospective evaluation. EClinicalMedicine 22:100345. https://doi.org/10.1016/j.eclinm.2020.100345

Bell B, Fasani F, Machin S (2013) Crime and immigration: evidence from large immigrant waves. Rev Econ Stat 95:1278–1290. https://doi.org/10.1162/REST_a_00337

Bersani BE (2014) An examination of first and second generation immigrant offending trajectories. Justice Q 31:315–343. https://doi.org/10.1080/07418825.2012.659200

Bhugra D, Gupta S, Bhui K et al (2011) WPA guidance on mental health and mental health care in migrants. World Psychiatry 9:2–10. https://doi.org/10.1002/j.2051-5545.2011.tb00002.x

Borges G, Medina-Mora M-E, Orozco R et al (2009) The Mexican migration to the United States and substance use in northern Mexico. Addiction 104:603–611. https://doi.org/10.1111/j.1360-0443.2008.02491.x

Bronstein I, Montgomery P (2011) Psychological distress in refugee children: a systematic review. Clin Child Fam Psychol Rev 14:44–56. https://doi.org/10.1007/s10567-010-0081-0

Bulla J, Hoffmann K, Querengässer J, Ross T (2017) Socioeconomic disadvantage and schizophrenia in migrants under mental health detention orders. Int J Soc Psychiatry 63:550–558. https://doi.org/10.1177/0020764017716696

Bulla J, Klinger K, Hoffmann K, Ross T (2018) Migranten in der Entziehungsanstalt (§ 64 StGB) –

Epidemiologische Befunde zu Herkunftsregionen, Diagnosen und Delikten. Recht Psychiatr 36: 87–94
Bundeskriminalamt (2019) Bundeslagebild: Kriminalität im Kontext von Zuwanderung. https://www.bka.de/DE/AktuelleInformationen/StatistikenLagebilder/Lagebilder/KriminalitaetImKontextVonZuwanderung/KriminalitaetImKontextVonZuwanderung_node.html. Zugegriffen am 16.03.2021
Burt CH, Lei MK, Simons RL (2017) Racial discrimination, racial socialization, and crime: understanding mechanisms of resilience. Soc Probl 64:414–438. https://doi.org/10.1093/socpro/spw036
CAMH (2012) Best practice guidelines for mental health promotion programs: Refugees. https://porticonetwork.ca/web/camh-hprc/resources/best-practice-guidelines-formental-health-promotion-prgograms. Zugegriffen am 16.03.2021
Chaudhry I, Neelam K, Duddu V, Husain N (2008) Ethnicity and psychopharmacology. J Psychopharmacol (Oxf) 22:673–680. https://doi.org/10.1177/0269881107082105
Coid J, Kahtan N, Gault S, Jarman B (2000) Ethnic differences in admissions to secure forensic psychiatry services. Br J Psychiatry 177:241–247. https://doi.org/10.1192/bjp.177.3.241
De Leon J, Schoretsanitis G, Kane JM, Can-Jun R (2020) Using therapeutic drug monitoring to personalize clozapine dosing in Asians. Asia Pac Psychiatry 12:e12384. https://doi.org/10.1111/appy.12384
DGPPN e.V. für die Leitliniengruppe (Hrsg) (2019) S3-Leitlinie Schizophrenie. Langfassung. https://www.awmf.org/uploads/tx_szleitlinien/038-009l_S3_Schizophrenie_2019-03.pdf. Zugegriffen am 16.03.2021
Dingoyan D, Schulz H, Kluge U et al (2017) Lifetime prevalence of mental disorders among first and second generation individuals with Turkish migration background in Germany. BMC Psychiatry 17:177–181. https://doi.org/10.1186/s12888-017-1333-z
Dustmann C (1994) Speaking fluency, writing fluency and earnings of migrants. J Popul Econ 7:133–156. https://doi.org/10.1007/BF00173616
Dykxhoorn J, Kirkbride JB (2019) Psychoses sans Frontieres: towards an interdisciplinary understanding of psychosis risk amongst migrants and their descendants. Epidemiol Psychiatr Sci 28:146–152. https://doi.org/10.1017/S2045796018000501
Dykxhoorn J, Lewis G, Hollander A-C et al (2020) Association of neighbourhood migrant density and risk of non-affective psychosis: a national, longitudinal cohort study. Lancet Psychiatry 7:327–336. https://doi.org/10.1016/S2215-0366(20)30059-6
Fothergill K, Ensminger ME, Doherty EE et al (2016) Pathways from early childhood adversity to later adult drug use and psychological distress: a prospective study of a cohort of African Americans. J Health Soc Behav 57:223–239. https://doi.org/10.1177/0022146516646808
Gabrielsen G, Kramp P (2009) Forensic psychiatric patients among immigrants in Denmark – diagnoses and criminality. Nord J Psychiatry 63:140–147. https://doi.org/10.1080/08039480802423014
Gatt JM, Alexander R, Emond A et al (2020) Trauma, resilience, and mental health in migrant and nonmigrant youth: an international cross-sectional study across six countries. Front Psychiatry 10:997. https://doi.org/10.3389/fpsyt.2019.00997
Hecker T, Fetz S, Ainamani H, Elbert T (2015) The cycle of violence: associations between exposure to violence, trauma-related symptoms and aggression – findings from congolese refugees in Uganda. J Trauma Stress 5:448–455. https://doi.org/10.1002/jts.22046
Heeren M, Wittmann L, Ehlert U et al (2014) Psychopathology and resident status – comparing asylum seekers, refugees, illegal migrants, labor migrants, and residents. Compr Psychiatry 55:818–825. https://doi.org/10.1016/j.comppsych.2014.02.003
Hiemke C, Bergemann N, Clement HW et al (2018) Consensus guidelines for therapeutic drug monitoring in neuropsychopharmacology: update 2017. Pharmacopsychiatry 51:9–62
Hoffmann JP, Jones MS (2020) Cumulative stressors and adolescent substance use: a review of 21st-century literature. Trauma Violence Abuse 152483802097967. https://doi.org/10.1177/1524838020979674
Horyniak D, Melo JS, Farrell RM et al (2016) Epidemiology of substance use among forced migrants: a global systematic review. PLOS ONE 11:e0159134. https://doi.org/10.1371/journal.pone.0159134
Kluge U, Aichberger MC, Heinz E et al (2020) Rassismus und psychische Gesundheit. Nervenarzt 91:1017–1024. https://doi.org/10.1007/s00115-020-00990-1
Lataster J, Myin-Germeys I, Lieb R et al (2012) Adversity and psychosis: a 10-year prospective study investigating synergism between early and recent adversity in psychosis: Early and recent adversity in psychosis. Acta Psychiatr Scand 125:388–399. https://doi.org/10.1111/j.1600-0447.2011.01805.x
Machleidt W (2002) Die 12 Sonnenberger Leitlinien zur psychiatrisch-psychotherapeutischen Versorgung von MigrantInnen in Deutschland.

Nervenarzt 73:1208–1212. https://doi.org/10.1007/s00115-002-1460-7
Mericle AA, van Ta PM, Holck P, Arria AM (2012) Prevalence, patterns, and correlates of co-occurring substance use and mental disorders in the United States: variations by race/ethnicity. Compr Psychiatry 53:657–665. https://doi.org/10.1016/j.comppsych.2011.10.002
Morgan C, Kirkbride J, Hutchinson G et al (2008) Cumulative social disadvantage, ethnicity and first-episode psychosis: a case-control study. Psychol Med 38:1701–1715. https://doi.org/10.1017/S0033291708004534
Mösko M, Härter, Martin, Bragado IB (2018) Epidemiologie psychischer Störungen bei MigrantInnen. In: Machleidt W, Kluge U, Sieberer MG, Heinz A (Hrsg) Praxis der interkulturellen Psychiatrie und Psychotherapie. Migration und seelische Gesundheit, 2. Aufl. Elsevier, Urban & Fischer, München, S 229–237
Mueller-Bamouh V, Ruf-Leuschner M, Dohrmann K et al (2016) Are experiences of family and of organized violence predictors of aggression and violent behavior? A study with unaccompanied refugee minors. Eur J Psychotraumatology 7:27856. https://doi.org/10.3402/ejpt.v7.27856
Mulia N, Zemore SE (2012) Social adversity, stress, and alcohol problems: are racial/ethnic minorities and the poor more vulnerable? J Stud Alcohol Drugs 73:570–580. https://doi.org/10.15288/jsad.2012.73.570
NICE (2018) Post-traumatic stress disorder. NICE-Guideline. https://www.nice.org.uk/guidance/NG116. Zugegriffen am 16.03.2021
Pacek LR, Malcolm RJ, Martins SS (2012) Race/ethnicity differences between alcohol, marijuana, and co-occurring alcohol and marijuana use disorders and their association with public health and social problems using a national sample. Am J Addict 21:435–444. https://doi.org/10.1111/j.1521-0391.2012.00249
Paradies Y, Ben J, Denson N et al (2015) Racism as a determinant of health: a systematic review and meta-analysis. PLOS ONE 10:e0138511. https://doi.org/10.1371/journal.pone.0138511
Pautz H (2005) The politics of identity in Germany: the Leitkultur debate. Race C1(46):39–52. https://doi.org/10.1177/0306396805052517
Pearce J, Rafiq S, Simpson J, Varese F (2019) Perceived discrimination and psychosis: a systematic review of the literature. Soc Psychiatry Psychiatr Epidemiol 54:1023–1044. https://doi.org/10.1007/s00127-019-01729-3
Petschel A, Will A-K (2020) Migrationshintergrund. Ein Begriff, viele Definitionen. Stat Bundesamt WISTA 78–90
Pottie K, Greenaway C, Feightner J et al (2011) Evidence-based clinical guidelines for immigrants and refugees. Can Med Assoc J 183:E824–E925. https://doi.org/10.1503/cmaj.090313
Querengässer J, Traub H-J (2019) Nichtdeutsche Staatsbürger im Maßregelvollzug gemäß § 64 StGB – Jahres- und Bundesländervergleich der Neuanordnungen 2010–2015 sowie Gruppenbesonderheiten. Forensische Psychiatr Psychol Kriminol 13:251–260. https://doi.org/10.1007/s11757-019-00526-7
Saile R, Ertl V, Neuner F, Catani C (2014) Does war contribute to family violence against children? Findings from a two-generational multi-informant study in Northern Uganda. Child Abuse Negl 38:135–146. https://doi.org/10.1016/j.chiabu.2013.10.007
Sam DL, Berry JW (2010) Acculturation: when individuals and groups of different cultural backgrounds meet. Perspect Psychol Sci 5:472–481. https://doi.org/10.1177/1745691610373075
Sánchez J (2015) Alcohol use among Latino migrant workers in South Florida. Drug Alcohol Depend 151:241–249. https://doi.org/10.1016/j.drugalcdep.2015.03.025
Schmutzhard E, Pfausler B (2020) Importierte Infektionen des Zentralnervensystems: Migrations- und Reise-Neurologie. Nervenarzt 91:161–169. https://doi.org/10.1007/s00115-019-00865-0
Seidler GH, Freyberger HJ, Glaesmer H, Gahleitner SB (Hrsg) (2019) Handbuch der Psychotraumatologie, 3. Aufl. Klett-Cotta, Stuttgart
Selten J-P, van der Ven E, Termorshuizen F (2020) Migration and psychosis: a meta-analysis of incidence studies. Psychol Med 50:303–313. https://doi.org/10.1017/S0033291719000035
Spencer JH, Le TN (2006) Parent refugee status, immigration stressors, and Southeast Asian youth violence. J Immigr Minor Health 8:359–368. https://doi.org/10.1007/s10903-006-9006-x
Statistisches Bundesamt (2020) Bevölkerung mit Migrationshintergrund. Ergebnisse des Mikrozensus 2019. https://www.destatis.de/DE/Themen/Gesellschaft-Umwelt/Bevoelkerung/Migration-Integration/Publikationen/Downloads-Migration/migrationshintergrund-2010220197004.html. Zugegriffen am 16.03.2021
Steel Z, Chey T, Silove D et al (2009) Association of torture and other potentially traumatic events with mental health outcomes among populations exposed to mass conflict and displacement: a systematic review and meta-analysis. JAMA 302:537. https://doi.org/10.1001/jama.2009.1132
Stilo SA, Gayer-Anderson C, Beards S et al (2017) Further evidence of a cumulative effect of social disadvantage on risk of psychosis. Psychol Med 47:913–924. https://doi.org/10.1017/S0033291716002993

Stompe T, Graeff-Calliess IT, Machleidt W (2018) Psychotische Störungen. In: Machleidt W, Kluge U, Sieberer MG, Heinz A (Hrsg) Praxis der interkulturellen Psychiatrie und Psychotherapie: Migration und psychische Gesundheit, 2. Aufl. Elsevier, München, S 351–363

Tinghög P, Malm A, Arwidson C et al (2017) Prevalence of mental ill health, traumas and postmigration stress among refugees from Syria resettled in Sweden after 2011: a population-based survey. BMJ Open 7:e018899. https://doi.org/10.1136/bmjopen-2017-018899

Turrini G, Purgato M, Ballette F et al (2017) Common mental disorders in asylum seekers and refugees: umbrella review of prevalence and intervention studies. Int J Ment Health Syst 11:51. https://doi.org/10.1186/s13033-017-0156-0

Unnever JD, Cullen FT, Mathers SA et al (2009) Racial discrimination and Hirschi's criminological classic: a chapter in the sociology of knowledge. Justice Q 26:377–409. https://doi.org/10.1080/07418820802506180

Varese F, Smeets F, Drukker M et al (2012) Childhood adversities increase the risk of psychosis: a meta-analysis of patient-control, prospective- and cross-sectional cohort studies. Schizophr Bull 38:661–671. https://doi.org/10.1093/schbul/sbs050

Weatherburn D, Schnepel KT (2015) Economic adversity and crime: old theories and new evidence. Aust. J Soc Issues 21:89–106. https://doi.org/10.1002/j.1839-4655.2015.tb00336.x

WHO Europe (Hrsg) (2018) Mental health promotion and mental health care in refugees and migrants. Technical guidance. https://www.euro.who.int/en/publications/abstracts/mental-health-promotion-and-mental-health-care-in-refugees-and-migrants-2018. Zugegriffen am 16.03.2021

Zaumseil M (2006) Beiträge der Psychologie zum Verständnis des Zusammenhalts von Kultur und psychischer Gesundheit bzw. Krankheit. In: Wohlfart E, Zaumseil M (Hrsg) Transkulturelle Psychiatrie – interkulturelle Psychotherapie: Interdisziplinäre Theorie und Praxis. Springer, Heidelberg, S 3–50

Sexualdelinquenz

Epidemiologie, Ätiologie, Diagnostik

Fritjof von Franqué, Alexander Voulgaris und Peer Briken

Inhaltsverzeichnis

B. Völlm, B. Schiffer (Hrsg.), *Forensische Psychiatrie*, https://doi.org/10.1007/978-3-662-64465-2_16

16.1 Einleitung

Unter Sexualdelinquenz versteht man alle Tatbestände des Strafgesetzbuches, die sich im Abschnitt „Straftaten gegen die sexuelle Selbstbestimmung“ (§§ 173–184 StGB) finden lassen. Zwar stehen alle der dort beschriebenen Delikte in irgendeinem Zusammenhang mit Sexualität, jedoch werden wissenschaftlich in aller Regel nur jene Tatbestände als Sexualdelikt betrachtet, bei denen man einen engeren Zusammenhang zur Sexualität unterstellen kann. Aus diesem Grunde wird im nachfolgenden Kapitel der Begriff „Sexualdelinquenz“ zusammenfassend nur für folgende Delikte verwendet:

Sexualdelikte im engeren Sinne nach dem Strafgesetzbuch (StGB)

- § 173 StGB: Beischlaf zwischen Verwandten
- § 174 StGB: Sexueller Missbrauch von Schutzbefohlenen
- § 176 StGB: Sexueller Missbrauch von Kindern
- § 177 StGB: Sexuelle Nötigung, Vergewaltigung
- § 178 StGB: Sexuelle Nötigung und Vergewaltigung mit Todesfolge
- § 179 StGB: Sexueller Missbrauch widerstandsunfähiger Personen
- § 180 StGB: Förderung sexueller Handlungen Minderjähriger
- § 182 StGB: Sexueller Missbrauch von Jugendlichen
- § 183 StGB: Exhibitionistische Handlungen
- § 184 StGB: Verbreitung pornografischer Schriften

Neben dem rechtlichen Kategoriensystem wurden auch wissenschaftlich eine Reihe von Typologien in der Hoffnung entwickelt, dass sich diese als besonders aussagekräftig für die Ermittlungsarbeit, die Legalprognose oder mögliche Behandlungsansätze herausstellen könnten (Helfgott 2008). Nach Simmons (2015) hat sich diese Hoffnung jedoch nicht erfüllt, sodass von der Idee distinkter Typen weitestgehend Abstand genommen wurde. Hingegen werden die verschiedenen Typen mittlerweile eher als Kontinuum interpretiert (Robertiello und Terry 2007). Dennoch lieferten sie zumindest wichtige Impulse für die klinische Praxis, sodass wir nachfolgend ohne Anspruch auf Vollständigkeit einige Typologien genauer darstellen wollen.

Typologie von Vergewaltigungsdelikten

Vergewaltigungsdelikte wurden anhand der zugrunde liegenden Motivation zu unterscheiden versucht, wobei die Ausführungen hierzu nahezu ausschließlich von Männern mit Vergewaltigungsdelikten ausgingen (Helfgott 2008; Simmons 2015):

- Der Typ Macht-Durchsetzung („power assertive“) oder auch antisozialer Typ ist charakterisiert durch umfassende dissoziale Verhaltensweisen, zu denen auch das Vergewaltigungsdelikt zählt. Kennzeichnend ist, dass antisoziale Verhaltensweisen generell zur Kontrolle und Ausnutzung anderer Menschen genutzt werden.
- Der Typ Macht-Bestätigung („power reassurance“) oder auch sexueller Typ ist gekennzeichnet durch den Versuch einer Person, nichtparaphile sexuelle Wünsche durch Gewalt erzwingen zu wollen.
- Der Typ Ärger-Vergeltung („anger retaliatory“) basiert auf einem Wunsch nach Rache an einer spezifischen Person, weshalb Geschädigte oftmals in besonderer Art und Weise erniedrigt oder gedemütigt werden. In einigen Fällen wird die Tat auch symbolisch an einer unbeteiligten Person verübt.

- Der Typ Ärger-Erregung („anger excitation“) oder auch sadistischer Typ ist schließlich durch das abweichende sexuelle Interesse beschreibbar, anderen Schmerzen oder Verletzungen zuzufügen. Das Vergewaltigungsdelikt wird als das Ausagieren dieser besonderen Wünsche verstanden.

Bei sexuellem Kindesmissbrauch wurden einer frühen Typologie von Schorsch (1971) nach die Kategorien „sozial desintegriert“, „pädagogische Beziehungen erotisierend“ und „Alterspädophilie“ differenziert. Späteren Ansätzen zufolge wurden die Typen „pädophil fixiert“, „regressiv“ und „ausbeutend“ voneinander abgegrenzt (Helfgott 2008; Prentky und Burgess 2000). Aktuelleren Überlegungen zufolge wird noch die Unterscheidung diskutiert, ob ein sexueller Kindesmissbrauch im intra- oder extrafamiliären Umfeld verübt wurde (z. B. Seto et al. 2015), offiziell strafverfolgt wurde oder unentdeckt blieb und ob ein stärkeres sexuelles Interesse an Kindern im Vergleich zum sexuellen Interesse an Erwachsenen (Schmidt et al. 2015) existiert:

- Der sogenannte sozial desintegrierte Typ kennzeichne sich durch ein unstetiges Alltags- und Berufsleben, Substanzprobleme und nichtsexuelle strafrechtliche Auffälligkeiten. Geschädigte stammten ebenfalls aus einem problematischen Umfeld.
- Beim pädagogische Beziehungen erotisierenden Typ würden hingegen Abhängigkeitsverhältnisse in sexuelle Kontakte überführt, wobei häufig durch ein besonderes pädagogisches Engagement und hohes Einfühlungsvermögen das Vertrauen von Kindern gewonnen werde (vgl. Turner et al. 2014).
- Der Typ Alterspädophilie hingegen sei gekennzeichnet durch das Ausweichen auf ein kindliches Sexualobjekt im Kontext hirnorganischer Abbauprozesse mit entsprechender Enthemmung.
- Beim fixierten Typ bestehe das pädophile Interesse meist seit der Pubertät oder Jugend, weshalb kaum partnerschaftliche Beziehungen zu Erwachsenen aufgenommen würden. Das Delikt zeige sich häufiger im extrafamiliären Bereich, wobei geschädigte Kinder oftmals längere Zeit vor dem Delikt bekannt seien. Dieser Aspekt lässt sich auch in der Pädophiliediagnose des DSM-5 als sogenannte Spezifizierung kodieren und wird dort als *„ausschließlicher Typ (nur auf Kinder orientiert)“* bezeichnet.
- Beim regressiven Typ existierten generell Partnerschaften mit Erwachsenen oder zumindest ein Interesse daran. In starken Stresssituationen komme es jedoch zur Regression. Betroffene suchten dann eher den Kontakt zu Kindern und empfänden diese als Sexual- und Beziehungspartner.
- Der ausbeuterische Typ schließlich nutze die Verfügbarkeit und Schwäche von Kindern aus, um eigene sexuelle Bedürfnisse zu befriedigen. Oftmals seien die Geschädigten nicht bekannt und würden durch nichtsexuelle Gewalt zu sexuellen Handlungen gezwungen.
- Extra- und intrafamiliärer sexueller Kindesmissbrauch unterscheide sich oftmals dadurch, dass bei intrafamiliär übergriffig gewordenen Personen seltener kindesmissbrauchsbegünstigende Einstellungen, eine emotionale Identifikation mit Kindern und interpersonelle Defizite und häufiger sexuelle und familiäre Missbrauchserfahrungen sowie eine schlechtere Eltern-Kind-Bindung zu finden seien (Seto et al. 2015). Dieser Aspekt lässt sich bei der Diagnose einer pädophilen Störung nach dem DSM-5 mit *beschränkt auf Inzest* spezifizieren.
- Im Kontext der Prävention wurde argumentiert, dass eine Vielzahl von sexuellen Grenzverletzungen zum Nachteil von

Kindern nicht zur Anzeige gebracht würde und diese Taten möglicherweise von einer anderen Personengruppe verübt werde (sog. Dunkelfeld-Gruppe) als jene Handlungen, die schließlich zu einer Verurteilung führten (sog. Hellfeld-Gruppe; Beier et al. 2015).
- Schließlich wurde anhand einer taxometrischen Analyse ermittelt, dass Menschen verschiedener Stichproben sich danach unterscheiden lassen, ob sie verschiedenen Messmethoden nach kindliche gegenüber erwachsenen Körpern präferieren. Dieser Befund ist vor allem bedeutsam, da nahezu alle Personen mit einer solchen sexuellen Präferenz für Kinder aus der Gruppe von Menschen mit Kindesmissbrauchsdelikten stammten, die allerdings auch die größte Gruppe der Untersuchung bildete (Schmidt et al. 2015).

Menschen, die ein Sexualdelikt mithilfe des Internets begehen, wurden einer älteren Typologie nach in sogenannte Sammler (zumeist von Missbrauchsabbildungen), Reisende und Chatter (die in Chats unterwegs sind, um dort nach potenziellen Opfern zu suchen, die sie dann anzulocken versuchen) sowie Produzenten von Missbrauchsabbildungen unterschieden (Robertiello und Terry 2007). Eine aktuellere Literaturübersicht verweist auf eine längere Ausbildung, ein höheres Einkommen, weniger Vorstrafen, weniger Probleme mit Substanzkonsum, weniger antisoziale Einstellungen und geringer ausgeprägte Empathiedefizite bei Menschen mit Konsum von Missbrauchsabbildungen im Vergleich zu Menschen mit Kontaktdelikten (Ly et al. 2018).

Bezüglich sexueller Tötungsdelikte wurde ein organisierter Typ von einem desorganisierten Typ abgegrenzt. Analog hierzu wurde eine Differenzierung nach eher reaktiv impulsiver sexueller Aggression und proaktiver sadistischer Motivation vorgenommen (vgl. Briken et al. 2014). Internationale Studien jüngeren Datums deuten darauf hin, dass Menschen, die sexuelle Tötungsdelikte begehen, einem spezifischen Tätertypus zugeordnet werden können (Chopin und Beauregard 2019a). Anamnestisch würden bei diesen Tätertypen häufig eigene Missbrauchserfahrungen eine Rolle spielen und dazu verschiedene problematische Verhaltensweisen in der Entwicklung wie ständiges Lügen, aggressives Temperament, Weglaufen, rücksichtloses Verhalten und Gewalt gegen Tiere beobachtbar sein (Beauregard und DeLisi 2018). Im Vergleich zu anderen Menschen mit Sexualdelinquenz würden Personen, die sexuelle Tötungsdelikte begangen haben, häufiger paraphiles Verhalten zeigen, sexuelle Missbrauchsabbildungen von Kindern besitzen, sexuelle Funktionsstörungen angeben und psychoaktive Substanzen konsumieren (Chopin und Beauregard 2019b).

Zuletzt wurden Frauen, die ein Sexualdelikt begingen, danach eingeteilt, ob Übergriffe in Verbindung mit eigenen Missbrauchserfahrungen stehen, diese als Einführung in eine Liebesbeziehung oder aber durch Männer initiiert bzw. erzwungen wurden. Hinzu kämen Frauen, die sich z. B. Partner mit Sexualdelinquenz wählten oder Sexualdelinquenz gleichberechtigt mit dem Partner verübten. Diesbezüglich wurde ergänzt, dass in diese Kategorie auch Frauen mit pädophilem Interesse oder aus organisierten Gruppen (z. B. mit propagierten pädosexuellen Kontakten oder mit ritualisierter Gewalt) fallen könnten (für einen Überblick vgl. Jückstock et al. 2021).

16.2 Epidemiologie

Den Berichten des Bundeskriminalamtes (BKA 2019a) zur Folge waren im Jahre 2019 1,3 % aller registrierten Straftaten Sexualdelikte, was einer Anzahl von 69.881 Fällen entspricht. Hierunter waren 9424 Fälle von Vergewaltigung/sexueller Nötigung, 13.670

Fälle sexuellen Kindesmissbrauchs sowie 12.262 Fälle von Verbreitung, Erwerb, Besitz und Herstellung kinderpornografischer Schriften. Zusätzlich wurden 7567 Fälle von exhibitionistischen Handlungen und Erregung öffentlichen Ärgernisses erfasst (BKA 2019a). Im Jahresverlauf wurden durch eine Sexualstraftat die Grenzen von 1746 Kinder, 7784 Jugendlichen, 4729 Heranwachsenden und 14.277 Erwachsenen verletzt. 92,4 % aller Betroffenen waren weiblichen Geschlechts (BKA 2019b).

Da sexuelle Gewalt allerdings oft nicht angezeigt wird, dürfte die tatsächliche Anzahl entsprechender Ereignisse häufiger sein. So berichteten beispielsweise Stoltenborgh et al. (2011) in ihrer Metaanalyse zu sexuellem Kindesmissbrauch mit über 9.000.000 Probandinnen und Probanden, dass bei gemeldeten Übergriffen eine Häufigkeit von 0,4 % resultierte, während sich bei direkter Befragung eine Häufigkeit von 12,7 % ergab. Auch in einer Studie der Weltgesundheitsorganisation (WHO) mit 17.987.562 eingeschlossenen Fällen resultierte für Europa bei Mädchen eine Prävalenz von sexueller Gewalt von 13,4 %, während Jungen in 5,7 % der Fälle betroffen waren (WHO 2013). Ebenso resultierte im Rahmen einer deutschen Repräsentativbefragung mit 11.428 Personen bei 2,4 % der weiblichen Teilnehmerinnen und bei 0,3 % der männlichen Teilnehmer eine sexuelle Gewalterfahrung in den letzten 5 Jahren. Des Weiteren erlebten 4,9 % aller befragten Frauen und 0,6 % aller befragten Männer entsprechende Erfahrungen im Lebensverlauf (Hellmann 2014). Bezogen auf sexuelle Missbrauchserfahrungen in der Kindheit berichteten außerdem 9,9 % der weiblichen Teilnehmerinnen, irgendeinen sexuellen Missbrauch im Leben erfahren zu haben, wobei 7,0 % einen sexuellen Missbrauch mit Körperkontakt erlebt hatten. Demgegenüber gaben 2,3 % der männlichen Teilnehmer an, irgendeine Form des sexuellen Missbrauchs in der Kindheit erlebt zu haben, während 1,5 % der Männer einen sexuellen Missbrauch mit Körperkontakt erfuhren. Schließlich zeigte sich in einer weiteren deutschen Repräsentativuntersuchung mit 2513 Personen, dass 0,6 % der befragten Männer und 1,2 % der befragten Frauen sowie etwa 5 % der Jugendlichen im letzten Jahr irgendeine Form sexueller Gewalt erlebt hatten (Allroggen et al. 2016). Die verschiedenen Ergebnisse sind schwer zu interpretieren, könnten teilweise jedoch durch unterschiedliche Definitionen von sexueller Gewalt bedingt sein.

Trotz der mehrheitlich durch Männer verübten Sexualdelikte schlussfolgerten unterschiedliche Autorinnen und Autoren, dass durch Frauen verübte sexuelle Übergriffe ebenfalls deutlich häufiger im Dunkelfeld stattfänden, als tatsächlich angeklagt oder verurteilt würden . Tozdan et al. (2019) ermittelten in ihrem systematischen Review zu sexuellem Kindesmissbrauch durch Frauen empirische Häufigkeiten zwischen 1,4 % und 12 % nach offiziellen Berichten, während sich bei direkter Befragung von Personen Raten zwischen 1 % und 44 % ergaben. Auch diese Zahlen sind u. a. aus methodischen Gründen schwer interpretierbar, verdeutlichen aber gleichzeitig die Notwendigkeit weiterer Forschungsbemühungen.

Zur erneuten Straffälligkeit von Menschen mit Sexualdelinquenz existiert eine Reihe von Metaanalysen . Eine der wichtigsten, allerdings mittlerweile doch recht alten Arbeiten führten Hanson und Bussière (1998) durch, in die mehr als 60 Studien mit über 28.000 Probandinnen und Probanden aufgenommen wurden. Der Nachbeobachtungszeitraum lag zwischen 4 und 5 Jahren. Es resultierten Rückfallraten von 13,4 % für eine beliebige neue Sexualstraftat, von 18,9 % für die Untergruppe von Personen mit einem Vergewaltigungsdelikt und von 12,7 % für Menschen mit Kindesmissbrauchsdelikten in der Vorgeschichte. Man muss sich allerdings vor Augen führen, dass sich diese Rückfallraten auf bis in den Beginn der 1990er-Jahre entlassene Personen bezieht und sich daher auf aktuelle Verhältnisse nicht einfach übertragen lässt. Weiterführend berichteten Harris und Hanson (2004) in einer Metaanalyse mit 10 eingeschlossen Studien und 4724 einbezogenen Personen Rückfallraten mit erneuter Sexualdelinquenz von 14 % während eines 5-Jahres-Zeitraums, von 20 % während eines 10-Jahres- und 24 % während eines 15-Jahres-Zeitraums. Dabei ergab sich die höchste Rückfallrate bei Personen mit einem extrafamiliären Kindesmissbrauchsdelikt zum Nachteil von Jungen (35 % bei 15 Jahren), während sich die niedrigste Rate bei Männern mit einem sogenannten Inzestdelikt zeigte (13 % bei 15 Jahren). Helmus et al. (2012) resümierten in einem Review mit 73 Studien und 35.522 eingeschlossenen Probandinnen und Probanden, dass die Rate erneuter Sexualstraftaten bei einschlägig vorbestraften Personen geringer als häufig angenommen sei und die meisten Studien zu einem Ergebnis zwischen 10 % und 15 % kämen. Jedoch müsse berücksichtigt werden, dass die Ergebnisse beträchtlich innerhalb verschiedener Stichproben und Untersuchungsbedingungen variierten und die Unterschiede schwer zu interpretieren seien.

In einer bundesdeutschen Arbeit untersuchten Jehle et al. (2021, S. 199–212) 6708 sexualdelinquent gewordene Personen während eines 12-jährigen Katamnesezeitraums. Ungefähr 53,3 % der Probandinnen und Probanden zeigten keine erneute strafrechtliche Auffälligkeit. Hingegen ergab sich bei etwa 25,3 % eine erneute Straftat, ohne dass jedoch ein erneutes Sexual- oder Gewaltdelikt begangen wurde. Ca. 11,3 % der Personen verübten ein erneutes Gewaltdelikt, während 1,9 % wegen einer Vergewaltigung oder sexuellen Nötigung und 3,2 % wegen eines erneuten sexuellen Kindesmissbrauchs verurteilt wurden. Erneute exhibitionistische Delikte waren bei 3,3 % der Fälle, sonstige Sexualdelikte bei ca. 1,7 % der Fälle zu finden.

Hanson et al. (2018) legten mit einer Stichprobe von 7000 Personen eine empirische Arbeit zur Relation erneuter Sexualstraftaten und der Zeit in Freiheit nach Haftentlassung vor. Die Autoren und Autorinnen ermittelten kumulative sexuelle Rückfallraten von 9,1 % nach 5 Jahren, von 13,3 % nach 10 Jahren, von 16,2 % nach 15 Jahren, von 18,2 % nach 20 Jahren und von 18,5 % nach 25 Jahren. Zwar erhöhen sich diese Raten kumulativ im Laufe der Jahre, jedoch zeigte sich eine kontinuierliche Verringerung der 5-Jahres-Wahrscheinlichkeit von 9,1 % nach 5 Jahren auf 4,1 % nach 5–10 Jahren, 2,9 % nach 10–15 Jahren, 2,0 % nach 15–20 Jahren und auf 0,3 % nach 20–25 Jahren in Freiheit. Dieser Zeiteffekt zeigte sich signifikant in allen Risiko- und Altersgruppen. Entsprechend schlussfolgerten die Autoren und Autorinnen, dass das Risiko für ein erneutes Sexualdelikt für die meisten Personen nach 10–15 Jahren vergleichbar mit dem Risiko für ein Sexualdelikt der Allgemeinbevölkerung ist.

> Bei Menschen mit Sexualdelinquenz ist die Rückfallrate bei Personen mit einem extrafamiliären Kindesmissbrauchsdelikt zum Nachteil von Jungen am höchsten, bei Inzest am niedrigsten.

> Neuere Metaanalysen zeigen eine kumulative erneute Sexualdelinquenz von unter 10 % nach 5 und unter 15 % nach 10 Jahren. Nach 10–15 Jahren ist das Risiko eines erneuten Sexualdelikts vergleichbar mit dem Risiko in der Allgemeinbevölkerung.

16.3 Ätiologie

Ein allgemein akzeptiertes Erklärungsmodell zum Auftreten von Sexualstraftaten existiert bislang nicht. Vielmehr werden gegenwärtig verschiedene Theorien diskutiert, die eine Berücksichtigung psychologischer, biologischer und soziokultureller Einflussgrößen vorschlagen. Erklärungsansätze lassen sich nach Ward (2006) dadurch differenzieren, ob sie multi- oder einfaktoriell oder spezifisch auf das Deliktgeschehen bzw. auf die Mikroebene abzielen. Bei der multifaktoriellen Betrachtung werden individuelle Eigenschaften einer Person, die sexuell übergriffig geworden ist, benannt und in ihrer Entwicklung und ihrer Bedeutung für die Sexualdelinquenz beschrieben. Bei einfaktoriellen Ansätzen wird hingegen ein besonders einflussreicher Faktor fokussiert und dahingehend beschrieben, wie sich dessen Struktur und die damit einhergehenden Prozesse auf das verübte Delikt ausgewirkt haben. Theorien auf der Mikroebene beschreiben das interaktionelle Zusammenspiel verschiedener Einflussgrößen auf das Deliktgeschehen.

Das Motivation-Facilitation Model von Seto (2019) ist ein aktuelles Beispiel für ein multifaktorielles Erklärungsmodell. Dabei werden paraphile Interessen, sexuelle Dranghaftigkeit und der intensive Wunsch nach einer Beziehung als zentrale motivationale Faktoren für Sexualstraftaten angenommen. Als enthemmende Faktoren werden dabei antisoziale Züge und verschiedene situative Einflussgrößen (z. B. Alkoholisierung, Konflikte) angenommen, die im Zusammenspiel bei einer dazu passenden Gelegenheit zur Sexualdelinquenz führen können.

Die Theorien eint die starke Bezugnahme auf die mittlerweile existierende Empirie über Menschen, die Sexualstraftaten begangen haben. Dabei wird zwischen statischen, stabil-dynamischen und akut-dynamischen Risikovariablen differenziert (vgl. Hanson und Harris 1998). Statische Merkmale beschreiben Verhaltensweisen und Ereignisse in der Vergangenheit von Menschen, die Sexualstraften begangen haben, und sind somit in erster Linie unveränderbar. Diese Items werden mithin auch als statische Risikofaktoren bezeichnet und sind im Folgenden aufgeführt (vgl. Beech und Craig 2012; Hart et al. 2008; Wong et al. 2017):

Statische Merkmale, welche die Vorgeschichte von Menschen mit Sexualdelinquenz charakterisieren

- **Kriminelle Vorgeschichte:**
  nichtsexuelle Gewalt bei Sexualdelikten, physische Verletzungen der Opfer, frühere Gewaltdelikte, frühere Verurteilungen, mehr als 3 Vorstrafen, jemals Diagnose einer Psychopathy oder antisozialen Persönlichkeitsstörung
- **Selbstregulationseinschränkungen:**
  Opfer von Kindesmisshandlungen, jünger als 24 Jahre, impulsive Durchbrüche, jemals Substanzkonsumstörung, Bewährungsversagen
- **Problematische Beziehungserfahrungen:**
  keine Beziehung, niemals verheiratet, keine partnerschaftliche Beziehung, die mindestens 2 Jahre andauerte, Arbeitsprobleme, Probleme in intimen Beziehungen, Probleme in nichtintimen Beziehungen
- **Sexualitätsspezifische Erfahrungen:**
  geringes Alter beim ersten Sexualdelikt, Opfer von sexuellem Missbrauch, frühere Sexualstraftaten, Art der Sexualstraftaten, sexuell motivierte Straftaten ohne körperlichen Kontakt, Anzahl und Geschlecht von Opfern, unbekannte Opfer, nichtverwandte Opfer, fremde Opfer, jemals sexuelle Devianz gezeigt, hohe Frequenz sexueller Gewalt, multiple Formen sexueller Gewalt, Zunahme der sexuellen Gewaltfrequenz oder -schwere

Dagegen beschreiben stabil-dynamische Variablen personengebundene Eigenschaften, die das gegenwärtige Risikopotenzial von Personen abbilden, welches sich z. B. durch therapeutische Interventionen zumindest theoretisch bearbeiten lässt. Diese Faktoren werden auch als stabil-dynamische Risikofaktoren bezeichnet und können der folgenden Übersicht entnommen werden (Marshall et al. 2011):

Stabil-dynamische Merkmale, welche aktuelle Schwierigkeiten von Menschen mit Sexualdelinquenz charakterisieren

- **Kriminogene Einstellungen und Kognitionen:**
  feindselig-sexuelle Überzeugungen gegenüber Frauen, missbrauchbegünstigende Überzeugungen, emotionale Identifikation mit Kindern, antisoziale Einstellungen, Anspruchshaltungen
- **Schwierigkeiten in der Selbstregulation:**
  geringe Verhaltenskontrolle, inadäquate Copingmechanismen, mangelnde Problemlösefähigkeiten, Defizite in der Affektregulation
- **Beziehungsprobleme:**
  Intimitätsdefizite, mangelnde Beziehungsfertigkeiten, emotionale Einsamkeit, maladaptiver Bindungsstil
- **Beeinträchtigungen der Sexualität:**
  geringes Wissen über Sexualität, deviante sexuelle Interessen wie z. B. pädophile, sadistische oder exhibitionistische Interessen, sexuelle Ansprüchlichkeit sowie sexuelle Überbeschäftigung und Hypersexualität

Schließlich berücksichtigen akut-dynamische Risikovariablen Merkmale, die spezifische Situationen oder schnell veränderbare Zustände abbilden sollen und damit die Unmittelbarkeit eines erneuten Sexualdelikts abzubilden versuchen (vgl. Hanson und Harris 2007; Franqué et al. 2013):

16

Akut-dynamische Merkmale, welche spezifische Situationen oder schnell veränderbare Zustände unmittelbar vor erneuter Sexualdelinquenz charakterisieren

- **Merkmale der Situation:**
  alltägliche Stressoren und Anforderungen, Beziehungskonflikte, Zusammenbruch sozialer Unterstützung, Kontakte zu potenziell Gefährdeten, Substanzverfügbarkeit, Kontakt mit problematischer Subkultur, Anforderung durch kontrollierende Instanzen
- **Zustand der Person:**
  sexuelle Dranghaftigkeit/Überbeschäftigung, Zunahme von Stress, Angst, Depression, Einsamkeit, emotionaler Erregung, Vorahnungen, kognitive Dissonanz und Einengung, Feindseligkeit, Ablehnung von Kontrollinstanzen, emotionale Eskalation, erhöhter Substanzkonsum

Dass nicht alle identifizierten Variablen in die theoretischen Modelle integriert wurden, liegt unserer Einschätzung nach daran, dass Merkmale wie die Ausübung nichtsexueller Gewalt bei einer Sexualstraftat zwar statistisch mit einem erneuten Sexualdelikt korrelieren, zu dessen theoretischer Erklärung jedoch nur bedingt anwendbar sind. Im Rahmen anderer Kontexte wie z. B. einer Risikoeinschätzung können diese Informationen jedoch durchaus nützlich sein.

Ein weiteres Vorgehen, die Entstehung von Sexualstraftaten zu begreifen, ist nach Ward et al. (2006) die Betrachtung über das Zusammenkommen distaler und proximaler Faktoren. Individuelle Persönlichkeitseigenschaften („traits"), die auf spezifischen Entwicklungserfahrungen (z. B. erlebte Traumata) oder auf genetischen Dispositionen (z. B. Temperament) basieren, begründen hierbei eine Vulnerabilität für die Begehung einer Sexualstraftat und werden als distale Faktoren bezeichnet. Dagegen werden unter proximalen Faktoren auslösende Ereignisse verstanden, die mit den o. g. interagieren. Dabei wird zwischen psychologischen Zuständen („states") und situativen Faktoren unterschieden. Der Theorie nach bedingen Situationsvariablen (z. B. ein partnerschaftlicher Konflikt) vor dem Hintergrund eines individuellen „trait" (z. B. einer Emotionsregulationsproblematik) einen psychologischen Zustand wie z. B. einen intensiven negativen Gefühlszustand, der das Auftreten der Sexualdelinquenz befördert. In ◘ Abb. 16.1 wird der Zusammenhang der o. g. Faktorengruppen zusammenfassend dargestellt.

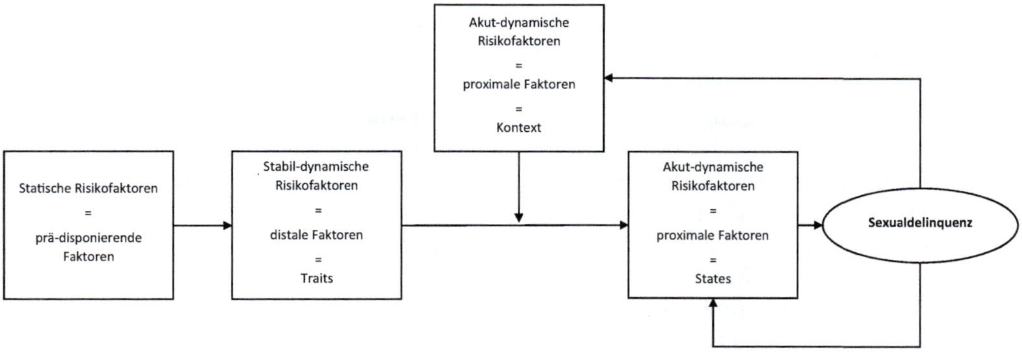

Abb. 16.1 Modell zum Zusammenwirken verschiedener Risikofaktoren auf erneute Sexualdelinquenz

16.4 Sexualstraftaten und psychische Störungen

Das Vorkommen psychischer Störungen ist bei Menschen, die Sexualstraftaten begehen, im Vergleich zur Normalpopulation erhöht. In einer aktuellen Studie mit 1511 Personen, die wegen einer Sexualstraftat inhaftiert wurden, konnte gezeigt werden, dass 92,9 % der Untersuchten die Diagnose einer psychischen Erkrankung erhielten, darunter v. a. paraphile Störungen (43,3 %), Persönlichkeitsstörungen (53,6 %) und der Missbrauch von Alkohol (40 %), seltener affektive Erkrankungen (5,8 %), Angsterkrankungen (6,2 %), Impulskontrollstörungen (5,1 %) und psychotische Störungen (1,3 %). Personen, die sexuellen Kindesmissbrauch begangen haben, wurden häufiger mit einer paraphilen Störung diagnostiziert, während Persönlichkeitsstörungen häufiger in der Personengruppe mit einem Vergewaltigungsdelikt festgestellt wurden (Eher et al. 2019). Insbesondere in Hinblick auf die pädophile Störung ist dies von Relevanz, da eine repräsentative Untersuchung an der Allgemeinbevölkerung von einer Prävalenzrate von 4 % für pädophile Interessen, von 0,6 % für eine nichtexklusive pädophile Störung und von 0,1 % für eine exklusive pädophile Störung berichtet (Dombert et al. 2015). Weitere Unterschiede in Abhängigkeit von der Deliktart bestehen insofern, als Personen, die ein Vergewaltigungsdelikt oder einen Sexualmord begangen haben, häufiger die Kriterien für eine Persönlichkeitsstörung aus dem Cluster B und einen sexuellen Sadismus erfüllen, während Menschen, die Kindesmissbrauch begangen haben, vermehrt Störungen aus dem Cluster C zugeteilt werden können und eine pädophile Störung diagnostiziert bekommen (Hörburger und Habermeyer 2020).

> Bei Menschen mit Sexualdelinquenz ist die Prävalenz psychischer Störungen, insbesondere von paraphilen Störungen, Persönlichkeitsstörungen und Missbrauch von Alkohol, gegenüber der Allgemeinbevölkerung erhöht.

Dabei soll darauf hingewiesen werden, dass zwischen psychischer Störung und einer Sexualstraftat immer unterschieden werden muss. Das Vorliegen einer psychiatrischen Diagnose bedingt nicht automatisch die Deliktausübung, wenngleich einzelne Symptome strafrechtliche Relevanz haben können, was v. a. für einige paraphile Störungen und die antisoziale Persönlichkeitsstörung zutreffen dürfte. Es bleibt aber festzuhalten, dass nur eine Teilmenge von Personen vor dem Hintergrund einer psychischen Erkrankung straffällig wird.

Bei Verdacht auf eine psychische Erkrankung, bei einem besonders schweren Deliktmodus oder einer wenig nachvollziehbaren Motivstruktur wird häufig eine psychiatrische oder psychologische Begutachtung zur Beurteilung der Einsichts- und Steuerungsfähigkeit und je nach Fallkonstellation zur Frage der Prognose und Behandlung beauftragt. Meist geht es hierbei um die Einschätzung paraphiler Störungen, um Persönlichkeitsakzentuierungen bzw. -störungen und insbesondere die sogenannte Psychopathie, um Substanzkonsumstörungen, Intelligenzminderungen oder um organisch-psychische Erkrankungen. Vor allem für die pädophile und die sadistische Störung existieren Fremdbeurteilungsverfahren, die sich als extrem hilfreich bei der Diagnostik erwiesen haben (Seto und Lalumière 2001; Marshall und Hucker 2006). Für die Psychopathieebenso stellt die Psychopathy Checklist in revidierter Form (Hare 2003) einen unverzichtbaren Bestandteil im Rahmen von Begutachtungen dar, da diese Störung selbst mit erneuter Sexualdelinquenz in Verbindung gebracht wurde (Hawes et al. 2012; Hanson und Morton-Bourgon 2005).

16.5 Risikoeinschätzung bei Sexualdelinquenz

Risikoeinschätzungen sind komplexe Aufgaben innerhalb der forensischen Praxis. Unter Risiko lässt sich die zu einem Zeitpunkt bestehende Gefahr verstehen, dass ein schadenbringendes Ereignis in einer zukünftigen Zeitspanne eintreten wird, dessen tatsächliches Auftreten jedoch ungewiss ist (von Franqué 2013). Dahle (2005) verdeutlicht, dass hierbei in aller Regel das Rückfallrisiko bereits straffällig gewordener Personen einzuschätzen sei, weshalb korrekterweise von Kriminalrückfallprognose gesprochen werden könne.

Durch den Gesetzgeber werden entsprechende Einschätzungen häufig verlangt, wenn es z. B. um die Anordnung oder Aussetzung von Freiheitsstrafen oder Maßregeln geht. Jedoch stellen Risikoeinschätzungen auch häufig eine notwendige Voraussetzung für die Durchführung wirksamer Therapie- und Rehabilitationsmaßnahmen dar (Hanson et al. 2009). Entsprechende Expertisen werden meist von Fachleuten aus Medizin oder Psychologie angefertigt, wobei die getätigten Einschätzungen oftmals hinsichtlich ihrer Qualität kritisiert wurden. Aus diesem Grunde wurden kürzlich aktualisierte Empfehlungen für Prognosegutachten aus rechtlicher (Boetticher et al. 2019) und erfahrungswissenschaftlicher Sicht (Kröber et al. 2019) vorgelegt. Als zentrale Aufgabe wurde u. a. herausgearbeitet, dass die gesammelte Fallinformation „in eine Theorie der individuellen Delinquenz zu überführen und diese vor dem Hintergrund des gesicherten Erfahrungswissens zu überprüfen [ist].“

Für die Bearbeitung dieser Aufgabe wurde eine Reihe unterschiedlicher Verfahren für Menschen mit Sexualdelinquenz entwickelt, wobei für eine umfassende Einschätzung sowohl statische als auch stabil-dynamische und vereinzelt auch akut-dynamische Risikofaktoren erfasst werden müssen (Hart et al. 2008; von Franqué 2013). In ◘ Tab. 16.1 sind die verschiedenen Verfahren zur Risikoeinschätzung, die bei Menschen mit Sexualdelinquenz zur Anwendung kommen, mit der Art einbezogener Faktoren dargestellt.

Es wurden unterschiedliche Ideen vorgeschlagen, wie nach der Verwendung mehrerer Instrumente zu einem Gesamturteil gelangt werden kann (z. B. Hart et al. 2003; Dahle 2005; von Franqué 2013; Rettenberger und Eher 2016). Diese Vorschläge sind dabei jedoch nicht spezifisch für Risikoeinschätzungen zu Sexualdelinquenz formuliert worden. Gemeinsam haben diese An-

■ Tab. 16.1 Verfahren zur Risikoeinschätzung für Menschen mit Sexualdelinquenz

Name	Kriterium	Anzahl und Art der Faktoren	Hinweis
Acute-2007 (Matthes und Rettenberger 2008b)	Kurzfristige Wahrscheinlichkeit erneuter genereller, gewalttätiger oder sexueller Delikte bei Personen, die wegen einer Sexualstraftat verurteilt wurden	7 akut-dynamische	Proximale Faktoren der ■ Abb. 16.1 beinhalten u. a. die Items des Verfahrens
Child Pornography Offender Risk Tool (CPORT; Nentzl 2020)	Wahrscheinlichkeit eines erneuten Delikts mit Kinderpornografie bei Männern	7 statische	Das Verfahren wurde bereits übersetzt, eine deutschsprachige Validierung existiert für eine adaptierte Form.
Historical, Clinical, Risk-20, Version 3 (HCR-20^{V3}; Douglas et al. 2014)	Risiko für Gewalt von mindestens 18-jährigen Männern und Frauen, die in ihrer bisherigen Lebensgeschichte sicher oder vermutlich Gewalt verübt haben	10 statische 10 stabil-dynamische	Die Kriteriumsdefinition umfasst zwar sexuelle Gewalt, jedoch empfehlen die Autoren, Verfahren zur Risikoeinschätzung sexueller Gewalt einzusetzen. Unserer Einschätzung nach lässt sich das Verfahren z. B. bei sexuellen Tötungsdelikten verwenden. Im Vergleich zur immer noch verwendeten Version 2 des Verfahrens ist der HCR-20^{V3} deutlich aufwendiger.
Risk for Sexual Violence Protocol (RSVP; Hart et al. 2008)	Risiko für sexuelle Gewalt von mindestens 18-jährigen Männern, die in ihrer bisherigen Lebensgeschichte sicher oder vermutlich sexuelle Gewalt verübt haben	5 statische 16 stabil-dynamische	Der RSVP wird als eine gleichwertige Parallelform des SVR-20 angesehen, ist jedoch im deutschsprachigen Raum bislang nicht validiert. Aus diesem Grund ist die Verwendung kritisch zu sehen.
Rückfallrisiko für Sexualstraftäter (RRS; Rehder und Suhling 2006)	Wahrscheinlichkeit einer erneuten Inhaftierung sowie Wahrscheinlichkeit eines erneuten Sexualdelikts nach der Haftentlassung bei Personen, die wegen einer Sexualstraftat verurteilt wurden	8 statische und 4 stabil-dynamische	Das Verfahren wurde in Deutschland entwickelt, was im Vergleich zu international ebenfalls evaluierten Verfahren kritisch gesehen werden kann. 4 der statischen Faktoren beziehen sich auf das Anlassdelikt, sodass diese intraindividuell stärker variieren können.

(Fortsetzung)

Tab. 16.1 (Fortsetzung)

Name	Kriterium	Anzahl und Art der Faktoren	Hinweis
Sex Offender Risk Appraisal Guide (SORAG; Rossegger et al. 2010)	Wahrscheinlichkeit einer erneuten Anklage und/oder Verurteilung für ein Gewalt- oder Sexualdelikt	10 statische	Viele Items entsprechen den Items des VRAG.
Sexual Violence Risk-20(SVR-20; Boer et al. 2000)	Risiko für sexuelle Gewalt von Personen, die in ihrer bisherigen Lebensgeschichte sicher oder vermutlich sexuelle Gewalt verübt haben	20 statisch-dynamische	Viele Items sind gleichzeitig statisch und dynamisch definiert, d. h. Einschätzungen beziehen sich erst auf die gesamte Lebensgeschichte und dann auf Veränderungen des letzten Jahres; allerdings ist das Verfahren sehr alt und sollte schon seit Langem überarbeitet werden. Aktuelle Forschungsarbeiten fehlen, weshalb der Einsatz mittlerweile kritisch zu sehen ist.
Stable-2007 (Matthes und Rettenberger 2008a)	Rückfallwahrscheinlichkeit mit einem Sexualdelikt	17 stabil-dynamische	Das Verfahren erlaubt in der gemeinsamen Anwendung mit dem Static-99 eine integrierte Gesamtbeurteilung.
STATIC-99 (Rettenberger und Eher 2006)	Wahrscheinlichkeit sexuell motivierter Straftaten bei Personen, die wegen einer Sexualstraftat verurteilt (oder zumindest angeklagt) wurden	10 statische	Der STATIC-99 zählt international zu den renommiertesten Verfahren. Es existiert international eine neuere Version mit einer stärker gewichteten Altersvariable, die aber aufgrund deutscher Studien nicht empfohlen wurde (Eher et al. 2012).
Structured Assessment of Protective Factors for Violence Risk – Sexual Offence Addition Structured Professional Judgement (SAPROF-SO^{SPJ}, De Vries Robbé et al. 2019)	Erfassung protektiver Faktoren bei männlichen Personen, die in ihrer bisherigen Lebensgeschichte ein Sexualdelikt verübt haben	2 statische 22 stabil-dynamische	Das Verfahren beinhaltet neben allen Items des SAPROF 7 weitere Items, die vor allem spezifische Ressourcen von Menschen mit Sexualdelinquenz erfassen sollen. Das Verfahren wird derzeit noch entwickelt und liegt noch nicht in einer Endfassung vor.

Tab. 16.1 (Fortsetzung)

Name	Kriterium	Anzahl und Art der Faktoren	Hinweis
Structured Assessment of Protective Factors for Violence Risk (SAPROF; de Vogel et al. 2010)	Erfassung protektiver Faktoren bei männlichen und weiblichen Personen, die in ihrer bisherigen Lebensgeschichte (sexuelle) Gewalt verübt haben	2 statische 15 stabil-dynamische	Das Verfahren kann nur in Verbindung mit einem Instrument zur Risikoerfassung von allgemeiner oder mit Einschränkung sexueller Gewalt angewendet werden.
Tatbild-Risikoscores (TBRS; Dahle et al. 2010)	Wahrscheinlichkeit eines erneuten Sexualdelikts	7 statische	Dieses Verfahren wurde ebenfalls in Deutschland entwickelt und bezieht sich auf das Anlassdelikt. Trotz statischer Faktoren kann es intraindividuell variieren.
Violence Risk Scale: Sex Offender Version (VRS:SO; Haubner-MacLean et al. 2013)	Wahrscheinlichkeit des Rückfalls (statische und dynamische Risikofaktoren) mit einem Sexualdelikt	7 statische und 17 stabil-dynamische	Das Verfahren führt Risikoeinschätzung und Behandlungsüberlegungen zusammen und ist damit gut nutzbar für die sexualforensische Psychotherapie, sofern sich das transtheoretische Modell in den entsprechenden Behandlungsansatz integrieren lässt.

sätze, dass der Rückgriff auf empirisch ermittelte Risikofaktoren und damit auf die Verwendung zumindest einiger oben beschriebener Verfahren als unverzichtbar angesehen wird. Jedoch unterscheiden sich die Vorschläge darin, inwieweit die Ergebnisse in den Mittelpunkt der Argumentation rücken oder eher als Ausgangspunkt für weitere Überlegungen dienen. Ein besonders wichtiger Beitrag zur Risikokommunikation stammt von Hanson et al. (2017). Die Autoren und Autorinnen entwickelten ein fünfstufiges Kategoriensystem, in dem relative und absolute Risikomaße, die Anzahl dynamischer Risikofaktoren und Rehabilitationsempfehlungen beschrieben sind. Hierdurch lassen sich Ergebnisse zu einem Einzelfall instrumentenunabhängig darstellen:

Kategoriensystem zur Risikokommunikation bei Sexualdelinquenz

- Stufe 1 beinhaltet einen kleinen Anteil von straffällig gewordenen Personen, deren Rückfallrisiko sich kaum vom Risiko der Allgemeinheit unterscheidet. Entsprechend sind nur wenige dynamische Risikofaktoren gegeben und spezifische Interventionen nicht indiziert.
- Stufe 2 umfasst Personen mit geringerem Risiko und ein bis zwei eher akut-dynamischen Risikofaktoren, sodass der Bedarf an Interventionen nur schwach und eher situativ ausgeprägt ist. Ein ambulantes Risiko-

Monitoring wird am ehesten als indiziert betrachtet.
- Stufe 3 stellt ein durchschnittliches Risiko mit mittlerer Anzahl dynamischer Risikofaktoren dar, konsequenterweise ist ein moderater Bedarf an spezifischeren Interventionen in der Höhe von 100 bis 200 Stunden anzusetzen.
- Stufe 4 beschreibt ein hohes Risiko mit dynamischen Risikofaktoren in allen Risikodomänen. Aus diesem Grunde sind spezifische Interventionen mit höherer Intensität von 200 bis 300 Stunden empfehlenswert.
- Stufe 5 werden alle Personen mit einem sehr hohen Risiko zugeordnet. Es existieren sehr viele, wenn nicht gar alle dynamischen Risikofaktoren aus allen Risikodomänen. Spezifische Interventionen von hoher Dauer und Intensität (mehr als 300 Stunden) sind notwendig.

16.6 Fazit

Die Kategorien des Strafgesetzbuches, die sich unter dem Begriff „Sexualdelinquenz" zusammenfassen lassen, decken eine Reihe sehr heterogener Phänomene ab, die wissenschaftlich zu differenzieren versucht wurden. Hierfür wurden zunächst verschiedene Typologien in der Hoffnung vorgeschlagen, dass sich diese als aussagekräftig für die Ermittlungsarbeit, die Legalprognose oder mögliche Behandlungsansätze herausstellen könnten. Diese Hoffnung hat sich trotz wichtiger Impulse für die Praxis weitgehend nicht erfüllt, sodass von der Idee distinkter Typen Abstand genommen wurde. Ein allgemein akzeptiertes Erklärungsmodell zum Auftreten von Sexualstraftaten existiert weiterhin nicht. Sexualdelikte stellen im Vergleich zu anderen Straftatbeständen ein seltenes Phänomen dar, wenngleich eine unbestimmte Anzahl sexuell übergriffiger Verhaltensweisen wahrscheinlich unentdeckt bleibt. Raten, erneut mit einer Sexualstraftat aufzufallen, variieren in den meisten Untersuchungen zwischen 10 % und 15 %, wobei die Ergebnisse aufgrund unterschiedlicher Stichproben und Untersuchungsbedingungen nur schwer vergleichbar sind. Menschen mit Sexualdelinquenz sind im Vergleich zur Normalpopulation deutlich häufiger psychisch erkrankt, wobei sich vor allem paraphile Störungen, Persönlichkeitsstörungen und substanzbezogene Störungen in entsprechenden Stichproben finden lassen. Mittlerweile orientieren sich Theorie und Praxis vor allem an dem empirischen Wissen zu Risikofaktoren, die mit erneuter Sexualdelinquenz statistisch assoziiert sind und zu deren Erfassung eine Vielzahl von Fremdbeurteilungsverfahren vorhanden ist.

16

Literatur

Allroggen M, Rassenhofer M, Witt A, Plener PL, Brähler E, Fegert JM (2016) The prevalence of sexual violence – results from a population-based sample. Dtsch Arztebl Int 113:107–113

Beauregard E, DeLisi M (2018) Stepping stones to sexual murder: the role of developmental factors in the etiology of sexual homicide. J Crim Psychol 8(3):199–214

Beech AR, Craig LA (2012) The current status of static and dynamic factors in sexual offender risk assessment. J Aggress Confl Peace Res 4(4):169–185. https://doi.org/10.1108/17596591211270671

Beier KM, Grundmann D, Kuhle LF, Scherner G, Konrad A, Amelung T (2015) The German Dunkelfeld Project: a pilot study to prevent child sexual abuse and the use of child abusive images. J Sex Med 12:529–542

Boer DP, Hart SD, Kropp PR, Webster CD (2000) Die Vorhersage sexueller Gewalttaten mit dem SVR-20 (Hrsg und Übers: Müller-Isberner R, Cabeza SG, Eucker S). Institut für Forensische Psychiatrie Haina, Haina. (Originalarbeit erschienen 1997)

Boetticher A, Koller M, Böhm KM, Brettl H, Dölling D et al (2019) Empfehlungen für Prognosegutachten*. Rechtliche Rahmenbedingungen für Pro-

gnosen im Strafverfahren. Forens Psychiatr Psychol Kriminol 13:305–333
Briken P, Bourget D, Dufour M (2014) Sexual sadism in sexual offenders and sexually motivated homicide. Psychiatr Clin N Am 37(2):215–230
Bundeskriminalamt (2019a) Polizeiliche Kriminalstatistik. Jahrbuch 2019. Band 4. Einzelne Straftaten/-gruppen und ausgewählte Formen der Kriminalität. Bundeskriminalamt, Wiesbaden. https://www.bka.de/SharedDocs/Downloads/DE/Publikationen/PolizeilicheKriminalstatistik/2019/Jahrbuch/pks2019Jahrbuch4Einzelne.pdf?__blob=publicationFile&v=4. Zugegriffen am 20.10.2020
Bundeskriminalamt (2019b) Polizeiliche Kriminalstatistik. Jahrbuch 2019. Band 2. Opfer. Bundeskriminalamt, Wiesbaden. https://www.bka.de/SharedDocs/Downloads/DE/Publikationen/PolizeilicheKriminalstatistik/2019/Jahrbuch/pks2019Jahrbuch4Einzelne.pdf?__blob=publicationFile&v=4. Zugegriffen am 20.10.2020
Chopin J, Beauregard E (2019a) The sexual murderer is a distinct type of offender. Int J Offender Therapy 63(9):1597–1620
Chopin J, Beauregard E (2019b) Sexual homicide: a criminological perspective. Curr Psychiatry Rep 21:120
Dahle K-P (2005) Psychologische Kriminalprognose. Wege zu einer integrativen Methodik für die Beurteilung der Rückfallwahrscheinlichkeit bei Strafgefangenen. Centaurus, Pfaffenweiler
Dahle K-P, Biedermann J, Gallasch-Nemitz F (2010) Die Erfassung des Tatbild-Risikoscores (TBRS). Unveröffentlichtes Manusskript. Institut für Forensische Psychiatrie, Charité Universitätsmedizin Berlin
Dombert B, Schmidt AF, Banse R, Briken P, Hoyer J et al (2015) How common is males' self-reported sexual interest in prepubescent children? J Sex Res 53(2):214–23
Douglas KS, Hart SD, Webster CD, Belfrage H (2014) Die Vorhersage von Gewalttaten mit dem HCR-20 V3. Benutzerhandbuch. Deutsche Version. Institut für Forensische Psychiatrie Haina e.V., Gießen
Eher R, Schilling F, Haubner-MacLean T, Jahn T, Rettenberger M (2012) Ermittlung des relativen und absoluten Rückfallrisikos mithilfe des Static-99 in einer deutschsprachigen Population entlassener Sexualstraftäter [Determining relative and absolute recidivism risk using the Static-99 in a German-speaking population of released Sex Offenders.]. Forens Psychiatr Psychol Kriminol 6:32–40. https://doi.org/10.1007/s11757-011-0146-z
Eher R, Rettenberger M, Turner D (2019) The prevalence of mental disorders in incarcerated contact sexual offenders. Acta Psychiatr Scand 193(6):572–581
von Franqué F (2013) Strukturierte Risikobeurteilung. In: Rettenberger M, von Franqué F (Hrsg) Handbuch kriminalprognostischer Verfahren. Hogrefe, Göttingen, S 357–380
von Franqué F, Berner W, Briken P (2013) Sexualdelinquenz und Therapie. In: Briken P, Berner M (Hrsg) Praxisbuch sexuelle Störungen. Sexuelle Gesundheit, Sexualmedizin, Psychotherapie sexueller Störungen. Georg Thieme, Stuttgart, S 250–256
Hanson RK, Bussière MT (1998) Predicting relapse: a meta-analysis of sexual offender recidivism studies. J Consult Clin Psychol 66(2):348–362
Hanson RK, Harris A (1998) Dynamic predictors of sexual recidivism. Department of the Solicitor General Canada, Ontario
Hanson RK, Harris AJR (2007) ACUTE-2007 scoring guide. Public Safety Canada, Ottawa
Hanson RK, Morton-Bourgon K (2005) The characteristics of persistent sexual offenders: a meta-analysis of recidivism studies. J Consult Clin Psychol 73:1154–1163. https://doi.org/10.1037/0022-006X.73.6.1154
Hanson RK, Bourgon G, Helmus L, Hodgson S (2009) The principles of effective correctional treatment also apply to sexual offenders: a meta-analysis. Crim Justice Behav 36:865–891
Hanson RK, Bourgon G, McGrath R, Kroner D, D'Amora DA, Thomas SS, Tavarez LP (2017) A five-level risk and needs system: maximizing assessment results in corrections through the development of a common language. https://saratso.org/pdf/A_Five_Level_Risk_and_Needs_System_Report.pdf. Zugegriffen am 23.10.2020
Hanson RK, Harris AJR, Letourneau E, Helmus LM, Thornton D (2018) Reductions in risk based on time offense-free in the community: once a sexual offender, not always a sexual offender. Psychol Public Policy Law 24(1):48–63
Hare RD (2003) Hare Psychopathy Checklist-Revised, 2. Aufl. Multi-Health Systems, Toronto
Harris AJR, Hanson RK (2004) Sex offender recidivism: A simple question, Bd. 3. Public Safety and Emergency Preparedness Canada, Ottawa/Ontario
Hart SD, Kropp PR, Laws DR (2008) RSVP. The risk for sexual violence protocol (RSVP). Eine strukturierte Leitlinie für die Vorhersage und das Risikomanagement von sexuellen Gewalttaten. (S. Eucker, R. Müller-Isberner, Hrsg. und Übers.) Institut für Forensische Psychiatrie, Haina/Deutschland. (Originalarbeit erschienen 2003)
Haubner-MacLean T, Heurix I, Eher R (2013) Violence Risk Scale: Sexual Offender Version

(VRS:SO). Deutsche Übersetzung. Institut für Gewaltforschung und Prävention (IGF), Wien
Hawes SW, Boccaccini MT, Murrie DC (2012) Psychopathy and the combination of psychopathy and sexual deviance as predictors of sexual recidivism: meta-analytic findings using the Psychopathy Checklist – revised. Psychol Assess 25(1):233–243
Helfgott JB (2008) Criminal behavior. Theories, typologies, and criminal justice. SAGE, Los Angeles
Hellmann DF (2014) Repräsentativbefragung zu Viktimisierungserfahrungen in Deutschland. Kriminologisches Forschungsinstitut Niedersachsen, Hannover. http://kfn.de/wp-content/uploads/Forschungsberichte/FB_122.pdf. Zugegriffen am 14.07.2023
Hellmann DF (2014) Repräsentativbefragung zu Viktimisierungserfahrungen in Deutschland. Kriminologisches Forschungsinstitut Niedersachsen, Hannover. http://kfn.de/wp-content/uploads/Forschungsberichte/FB_122.pdf
Helmus L, Hanson RK, Thornton D, Babchishin KM, Harris AJR (2012) Absolute recidivism rates predicted by Static-99R and Static-2002R Sex Offender Risk assessment tools vary across samples: a meta-analysis. Crim Justice Behav 39:1148–1171. https://doi.org/10.1177/0093854812443648
Hörburger TA, Habermeyer E (2020) Zu den Zusammenhängen zwischen paraphilen Störungen, Persönlichkeitsstörungen und Sexualdelinquenz. Forens Psychiatr Psychol Kriminol 14:149–157. https://doi.org/10.1007/s11757-020-00597-x
Jehle J-M, Albrecht H-J, Hohmann-Fricke S, Tetal C (2021) Legalbewährung nach strafrechtlichen Sanktionen. Eine bundesweite Rückfalluntersuchung 2013 bis 2016 und 2004 bis 2016. https://www.uni-goettingen.de/de/document/download/ef86549f51526ea61aeefc22edc66f4c.pdf/RF_Bericht_2020_Version_Feb21.pdf. Zugegriffen am 19.04.2021
Jückstock V, Tozdan S, Briken P (2021) Paraphile Störungen bei Frauen/Sexualstraftäterinnen. In: Saimeh N, Briken P, Müller J (Hrsg) Sexualstraftäter. Medizinisch Wissenschaftliche Verlagsgesellschaft, Berlin, S 169–186

16

Kröber HL, Brettl H, Rettenberger M, Stübner S (2019) Empfehlungen für Prognosegutachten: Erfahrungswissenschaftliche Empfehlungen für kriminalprognostische Gutachten. Forens Psychiatr Psychol Kriminol 13:334–342
Ly T, Dwyer RG, Fedoroff JP (2018) Characteristics and treatment of internet child pornography offenders. Behav Sci Law 36(2):216–234. https://doi.org/10.1002/bsl.2340. PMID: 29659072
Marshall WL, Hucker SJ (2006) Severe sexual sadism: its features and treatment. In: McAnulty RD, Burnette MM (Hrsg) Sex and sexuality: Vol. 3. Sexual deviation and sexual offenses. Praeger, Westport, CT, S 227–250
Marshall WL, Marshall LE, Serran GA, O'Brien MD (2011) Rehabilitating sexual offenders. A strength based approach. American Psychological Association, Washington, DC
Matthes A, Rettenberger M (2008a) Die deutsche Version des ACUTE-2007 zur dynamischen Kriminalprognose bei Sexualstraftätern. Institut für Gewaltforschung und Prävention, Wien
Matthes A, Rettenberger M (2008b) Die deutsche Version des STABLE-2007 zur dynamischen Kriminalprognose bei Sexualstraftätern. Institut für Gewaltforschung und Prävention, Wien
Nentzl JS (2020) Deutsche Version des zweiten Bewertungsleitfadens für das Child Pornography Offender Risk Tool (CPORT). https://doi.org/10.13140/RG.2.2.27291.49444
Prentky RA, Burgess AW (2000) Perspectives in sexuality. Kluwer Academic Publishers, Forensic management of sexual offenders. https://doi.org/10.1007/978-1-4615-4159-2
Rehder U, Suhling S (2006) Rückfallrisiko bei Sexualstraftätern (RRS), 4. Aufl. Kriminalpädagogischer Verlag, Lingen
Rettenberger M, Eher R (2006) Die revidierten Kodierungsrichtlinien des Static-99 (2003). Institut für Gewaltforschung und Prävention, Wien
Rettenberger M, Eher R (2016) Potentielle Fehlerquellen bei der Erstellung von Kriminalprognosen, die gutachterliche Kompetenzillusion und mögliche Lösungsansätze für eine bessere Prognosepraxis. Recht Psychiatr 34:50–57
Robertiello G, Terry KJ (2007) Can we profile Sex Offenders? A review of Sex Offender typologies. Aggress Violent Behav 12:508–518
Rossegger A, Gerth J, Urbaniok F, Laubacher A, Endrass J (2010) Der Sex Offender Risk Appraisal Guide (SORAG) – Validität und autorisierte deutsche Übersetzung. Fortschr Neurol Psychiatr 78:656–667
Schmidt AF, Banse R, Imhoff R (2015) Indirect Measures in Forensic Contexts. In: Ortner TM, van de Vijver FJR (Hrsg) Behavior-Based Assessment in Psychology: Going Beyond Self-Report in the Personality, Affective, Motivation, and Social Domains. Hogrefe, Göttingen, S 173–194
Schorsch E (1971) Sexualstraftäter. Enke, Stuttgart
Seto MC (2019) The motivation-facilitation model of sexual offending. Sex Abus 31(1):3–24. https://doi.org/10.1177/1079063217720919

Seto MC, Lalumière ML (2001) A brief screening scale to identify pedophilic interests among child molesters. Sex Abus 13:15–25. https://doi.org/10.1177/107906320101300103

Seto MC, Babchishin KM, Pullman LE, McPhail IV (2015) The puzzle of intrafamilial child sexual abuse: a meta-analysis comparing intrafamilial and extrafamilial offenders with child victims. Clin Psychol Rev 39:42–57

Simmons DA (2015) Adult Sex Offender typologies. Sex Offender Management Assessment and Planning Initiative, Washington, DC. https://smart.ojp.gov/sites/g/files/xyckuh231/files/media/document/adultsexoffendertypologies.pdf. Zugegriffen am 20.10.2020

Stoltenborgh M, van Ijzendoorn MH, Euser EM, Bakermans-Kranenburg MJ (2011) A global perspective on child sexual abuse: meta-analysis of prevalence around the world. Child Maltreatment 16:79–101. https://doi.org/10.1177/1077559511403920

Tozdan S, Briken P, Dekker A (2019) Uncovering female child sexual offenders – needs and challenges for practice and research. J Clin Med 8:401

Turner D, Rettenberger M, Lohmann L, Eher R, Briken P (2014) Pedophilic sexual interests and psychopathy in child sexual abusers working with children. Child Abuse and Neglect 38: 326–335

de Vogel V, de Ruiter C, Bouman YHA, de Vries Robbé M (2010) SAPROF. Leitlinien für die Erfassung protektiver Faktoren bei einem Risiko für gewaltätiges Verhalten (Hrsg und Übers: Spehr A, Briken P). Van der Hoeven Kliniek, Forum Educatief, Utrecht. (Originalarbeit erschienen 2007)

de Vries Robbé M, Willis G, Thornton D, Kelley S (2019, January) SAPROF – Sexual Offence SPJ. Structured Assessment of Protective Factors for violence risk – Sexual Offence addition Structured Professional Judgment. Additional guidelines to the SAPROF 2nd Edition for the assessment of protective factors for people who have sexually offended. SAPROF International, Utrecht

Ward T, Polaschek DLL, Beech AR (2006) Theory construction, development and evaluation. In: Ward T, Polaschek DLL, Beech AR (Hrsg) Theories of sexual offending. Wiley, West Sussex, S 3–16

WHO (2013) European report on preventing child maltreatment. Kopenhagen; World Health Organisation. http://www.euro.who.int/__data/assets/pdf_file/0019/217018/European-Report-on-Preventing-Child-Maltreatment.pdf. Zugegriffen am 04.02.2017

Wong S, Olver ME, Nicholaichuk TP, Gordon A (2017) The Violence Risk Scale: Sexual Offense Version (VRS-SO). https://psynergy.ca/vrs-so. Zugegriffen am 14.07.2023

„Long-Stay": Patient*innen mit geringen Entlassaussichten

Birgit Völlm

Inhaltsverzeichnis

Dieses Kapitel wurde in ähnlicher Form in englischer Sprache veröffentlicht: Long-Stay Patients in Forensic Care. In: Tomlin, J, Völlm, B (2022): Diversity and Marginalization in Forensic Mental Health Care. Abingdon, UK: Routledge.

B. Völlm, B. Schiffer (Hrsg.), *Forensische Psychiatrie*, https://doi.org/10.1007/978-3-662-64465-2_17

Patient*innen in forensisch-psychiatrischen Settings bringen vielfältige Herausforderungen für eine erfolgreiche Behandlung mit: frühe Entbehrungen, Aufwachsen in ungeordneten Verhältnissen, emotionale, körperliche und sexuelle Misshandlung, Vernachlässigung, schlechte Bildungs- und Berufschancen, Drogen- und Alkoholmissbrauch, Viktimisierung, frühere Straftaten, Institutionalisierung in psychiatrischen Einrichtungen oder im Gefängnis, Komorbiditäten inkl. körperlicher Erkrankungen sowie vormals schlechtes Ansprechen auf Behandlung. Patient*innen haben häufig schlechte Erfahrungen mit Autoritäten gemacht und können gerade zu Beginn ihres Aufenthalts sehr misstrauisch sein. Die Behandlung ist daher bereits ohne die zusätzliche Anforderung der Risikoreduktion komplex. Es ist daher nicht überraschend, dass die Verweildauer in forensisch-psychiatrischen Settings deutlich höher ist als in anderen psychiatrischen Einrichtungen und meist mehrere Jahre umfasst. Was aber ist eigentlich eine angemessene Behandlungsdauer in der Forensik; wie lang ist (zu) lang? Dieses Kapitel fasst die internationale Literatur zu folgenden Fragen zusammen: Wie hoch ist die Prävalenz von Langzeitunterbringungen („Long-Stay") und welche Faktoren sind mit lang andauernden Aufenthalten in der Forensik verbunden? Wie erleben die Patient*innen die Langzeitunterbringung? Und: Welche Versorgungsformen sind für diese Gruppe angemessen?

17.1 Methodologische Überlegungen

17

Bestimmung der Verweildauer

Die Verweildauer kann auf verschiedene Arten gemessen werden (Huband et al. 2018); welche davon am besten geeignet ist, hängt von der Fragestellung ab. Die drei Hauptansätze sind:

1. Aufnahmestichproben (bezieht alle Patient*innen ein, die zu einem bestimmten Datum oder innerhalb eines bestimmten Zeitraums aufgenommen wurden; die Verweildauer wird vom Aufnahme- bis zum Entlassungszeitpunkt berechnet)
2. Entlassungsstichproben (bezieht alle Patient*innen ein, die an einem bestimmten Datum oder innerhalb eines bestimmten Zeitraums entlassen wurden; die Verweildauer wird wiederum vom Aufnahme- bis zum Entlassungszeitpunkt berechnet)
3. Querschnittsstichproben (Stichprobe aller Patient*innen, die zu einem bestimmten Datum oder innerhalb eines bestimmten Zeitraums in der betreffenden Einrichtung untergebracht sind; die Verweildauer wird von der Aufnahme bis zu diesem Zeitpunkt berechnet)

Die ersten beiden Methoden zur Berechnung der Aufenthaltsdauer – Aufnahmestichproben und Entlassungsstichproben – erfassen die tatsächliche Verweildauer im Maßregelvollzug bis zur Entlassung, während der dritte Ansatz die sogenannte Bestandsverweildauer misst.

Aufnahmestichproben bieten den Vorteil, dass der politische Kontext, die rechtlichen Rahmenbedingungen sowie die Standards und Empfehlungen bezüglich der Behandlung für alle Patient*innen der Stichprobe zum Zeitpunkt der Aufnahme gleich sind. Außerdem sind sie gut geeignet, um Prädikatoren für die Verweildauer zu identifizieren. In ähnlicher Weise erfassen Entlassungsstichproben den Kontext zum Entlassungszeitpunkt. Allerdings bezieht keine dieser beiden Methoden Patient*innen mit ein, die (noch) nicht entlassen wurden, was dazu führt, dass die Verweildauer unterschätzt wird. Querschnittsstichproben erfassen diese Patient*innen zwar, können aber keine Aussagen zur letztendlichen Verweildauer bei Entlassung treffen. Der Vorteil ist jedoch, dass Querschnittsstichproben Patient*innen miteinbeziehen, die möglicherweise niemals entlassen werden – eine Gruppe, die in der Long-Stay-Forschung von besonderem Interesse ist.

17.2 Long-Stay: Wie lang ist (zu) lang?

Es existiert, selbst innerhalb einer jeweiligen Jurisdiktion, kein allgemein anerkannter Standard für die Verweildauer in forensisch-psychiatrischer Behandlung. Ein Review von Huband et al. (2018) von 69 Studien in 14 verschiedenen Ländern zu unterschiedlichen Aspekten von Long-Stay in der forensischen Psychiatrie identifizierte 20 Arbeiten, die einen Cut-off-Wert für die Definition von Long-Stay gesetzt hatten. Studien aus Deutschland, Israel und Malaysia nutzten eine Verweildauer von 10 Jahren als Cut-off, irische sowie einige britische Studien verwendeten einen beträchtlich kürzeren Zeitraum von 2 Jahren, um Long-Stay zu definieren.

Eine Übersicht zu 18 europäischen Ländern von Edworthy et al. (2016) zeigte, dass Grenzwerte von 5–10 Jahren zur Definition einer Long-Stay herangezogen wurden.

> Es gibt keinen allgemein anerkannten Standard für die Länge der Unterbringung in einer forensisch-psychiatrischen Einrichtung. Eine Definition für Long-Stay existiert ebenfalls nicht. Die Niederlande nutzen als einziges Land mit formell ausgewiesenen Einrichtungen für Long-Stay-Patient*innen einen Grenzwert (6 Jahre) als Kriterium der Zuweisung zu einer solchen Long-Stay-Einrichtung.

Länder mit einem System klar abgegrenzter Sicherheitsstufen wie etwa Großbritannien nutzen unterschiedliche Cut-off-Werte für die verschiedenen Stufen. Bei der Einführung von „medium secure services“, also Einrichtungen mittlerer Sicherheitsstufe, in Großbritannien in den 1970er-Jahren (vorher gab es nur Hochsicherheitseinrichtungen) wurde empfohlen, die Verweildauer auf 2 Jahre zu begrenzen (z. B. Butler 1975); dies wurde in der Realität jedoch sehr häufig überschritten (Shah et al. 2011). Im Rahmen einer Multicenter-Studie in Großbritannien schlugen Völlm et al. (2017) folgende Definition von Long-Stay vor: ein Aufenthalt von mehr als 10 Jahren in einer Hochsicherheitseinrichtung, ein Aufenthalt von mehr als 5 Jahren in einer Einrichtung mittlerer Sicherheitsstufe oder, für Patient*innen, die in beiden Arten von Einrichtung behandelt wurden, eine Gesamtbehandlungsdauer von mehr als 15 Jahren.

Auch in Deutschland gibt es, je nach Unterbringungsart, verschiedene Zeitspannen, die als regelrecht angesehen werden können. Aufgrund der rechtlichen Vorgaben ist für Personen, die gemäß § 64 StGB untergebracht sind, zunächst eine Unterbringungsdauer von 2 Jahren vorgesehen. Obgleich die Unterbringungsdauer für nach § 63 StGB Untergebrachte nicht zeitlich begrenzt ist, impliziert die Formulierung in § 67d Abs. 6 StGB, dass eine Unterbringung, die 6 Jahre übersteigt, grundsätzlich als unverhältnismäßig anzusehen und damit zu erledigen ist. Nur unter engen (negativen) gefährlichkeitsprognostischen Voraussetzungen kann eine Fortdauer der Maßregel über 6 bzw. 10 Jahre hinaus verhältnismäßig und damit rechtens sein.

> In Deutschland gilt eine Unterbringung nach § 63 StGB, die 6 Jahre übersteigt, grundsätzlich als unverhältnismäßig. Nur unter engen Voraussetzungen kann eine Fortdauer der Maßregel über 6 bzw. 10 Jahre hinaus noch verhältnismäßig sein.

Als Alternative zur Festlegung konkreter Zeitspannen zur Definition von Long-Stay lässt sich eine Definition auch im Zusammenhang mit durchschnittlichen Verweildauern, z. B. in einem Land, innerhalb einer Sicherheitsstufe oder für eine spezielle Patient*innengruppe, ableiten. Beispielsweise könnten diejenigen als Long-Stay-Patient*innen angesehen werden, deren Verweildauer um zwei Standardabweichungen vom Mittelwert einer ausreichend ähnlichen Patient*innengruppe abweicht. Zwar hätte dieser Ansatz den Vorteil, den Gegebenheiten bestimmter Länder, Einrichtungen oder Patient*innengruppen besser Rechnung zu tragen, allerdings ist er wenig praktikabel und würde die Identifikation von Long-Stay-Patient*innen umständlich gestalten.

Schließlich könnte eine Definition von Long-Stay auch ganz ohne Nennung eines bestimmten Zeitraumes entworfen werden. Eine Unterbringung könnte „zu lang" sein, wenn der Behandlungsstand eines Patienten bzw. einer Patientin entsprechend deren Charakteristika (z. B. Diagnose, Delikt etc.) bereits weiter fortgeschritten sein sollte. Einen solchen Ansatz nutzte die COST-Action IS1302[1] in ihrem Vorschlag einer Definition von Long-Stay: *Stationäre forensisch-psychiatrische Patient*innen mit Sicherheits- und Behandlungsbedarfen, die aufgrund interner oder externer Faktoren nicht gefahrlos auf niedrigere Sicherheitsstufen verlegt werden können* (Bulten, persönliche Kommunikation).

> Faktoren, die eine Verlegung bzw. Entlassung verhindern, können innerhalb oder außerhalb der jeweiligen Patientin bzw. des Patienten liegen. Neben Patient*innenmerkmalen spielen auch Versorgungsaspekte und gesellschaftliche Faktoren eine Rolle.

17.3 Verweildauer in forensisch-psychiatrischen Settings

International liegen nur wenige Studien vor, die die Aufenthaltsdauer in forensisch-psychiatrischer Unterbringung beschreiben. Eine fehlende zentrale Erfassung dieser Daten sowie unterschiedliche Methoden in Forschungsarbeiten erschweren die Vergleichbarkeit. Zusätzlich zu den oben genannten methodischen Unterschieden zur Erfassung der Unterbringungsdauer wird die Forschung in diesem Bereich auch dadurch verkompliziert, dass Patient*innen teilweise nacheinander in verschiedenen Einrichtungen (z. B. hoher und mittlerer Sicherheitsstufe) untergebracht sind und daher die beiden Zeiträume zur Berechnung der Verweildauer in forensisch-psychiatrischer Behandlung addiert werden müssten. Da viele Studien jedoch nur in einzelnen Zentren durchgeführt werden, ist dies selten der Fall, sodass die Verweildauer systematisch unterschätzt wird.

Auch die Datenlage in Deutschland ist unbefriedigend. Für den Bereich der Unterbringung unter § 64 StGB legen von der Haar bzw. Berthold und Riedemann seit Jahren eine Stichtagserhebung vor, die die wichtigsten Charakteristika dieser Patient*innengruppe beschreibt. Allerdings beteiligt sich nur ein Teil der relevanten Kliniken an dieser freiwilligen Datenerhebung. An der Erhebung im Jahr 2019 hatten 19 Kliniken teilgenommen. Da es sich um eine Querschnittserhebung handelt, wurden keine Daten zur Verweildauer bei abgeschlossener Behandlung erhoben. Zum Zeitpunkt der Erhebung lag die durchschnittliche Verweildauer bei 16 Monaten, 23,7 % der Patient*innen waren bereits seit über 2 Jahren in Behandlung (Riedemann & Berthold, persönliche Kommunikation).

Im Bereich der § 63-Unterbringung waren nach Jaschke und Jaschke (2015) 32,3 % der Patient*innen zum Stichtag im Jahr 2015 bereits mehr als 10 Jahre

1 COST steht für „Cooperation in Science and Technology", ein EU-Förderprogramm. Die COST-Action IS1302 befasste sich mit „Long-Stay" in forensisch-psychiatrischen Einrichtungen.

untergebracht, 2010 hatte der Anteil bei 26,2 % gelegen. Die Verweildauer bei Entlassung variierte in den verschiedenen Bundesländern (Analyse von 9 Bundesländern) von 5,5 bis 11,7 Jahren. In den letzten 5 Jahren hat sich der Anteil der über 10 Jahre Untergebrachten allerdings wieder reduziert. Gemäß Kerndatensatz lag die mittlere Entlassverweildauer 2019 bei 10 Jahren (Ceus/FOGS 2021). Zu weiteren Ausführungen zur Unterbringungsdauer im § 63-Bereich s. ► Kap. 20 in diesem Buch.

In Großbritannien wurde für die Unterbringung in Einrichtungen der maximalen Sicherheitsstufe eine Verweildauer von 8 Jahren identifiziert (Dell et al. 1987). Zur Behandlung unter Bedingungen der mittleren Sicherheitsstufe zeigten verschiedene Forschungsarbeiten eine durchschnittliche Verweildauer von 30 Wochen bis zu 26 Monaten, basierend auf Aufnahme- und Entlassungsstichproben (Zusammenfassung in Völlm et al. 2017). Allerdings hatten 50 % der Patient*innen eine Verweildauer von über 2 Jahren und 10 % von über 5 Jahren.

Eine kürzlich veröffentlichte Studie (Tomlin et al. 2021) zur Verweildauer in forensisch-psychiatrischen Institutionen in Europa mit Daten basierend auf einer Befragung von Experten aus 17 verschiedenen Ländern berichtete große Unterschiede bei der durchschnittlichen Verweildauer – von weniger als 3 Jahren in Italien, Lettland, Litauen, Nordmazedonien, Polen und Slowenien bis zu 8 Jahren in Deutschland und Schottland sowie 10 Jahren in den Niederlanden.

Sowohl aus Sicht der Patient*innen als auch der Leistungserbringer sind diejenigen Patient*innen von besonderem Belang, die in hochrestriktiven Settings „stecken bleiben“. Im Großbritannien der 1990er-Jahre stellten beispielsweise Bedarfsanalysen fest, dass ein bis zwei Drittel der Patient*innen, die in einer Hochsicherheitseinrichtung untergebracht waren, nicht in dieser Sicherheitsstufe behandelt werden müssten (z. B. Thomas et al. 2004) und dass dies auf Aspekte ungeeigneter Behandlungsversorgung in niedrigeren Sicherheitsstufen sowie Verzögerungen bei der Verlegung von Patient*innen zurückzuführen war. Diese Erkenntnisse führten zur Entwicklung des sogenannten beschleunigten Entlassungsprogramms („accelerated discharge programme“, Department of Health 2000) zur Senkung der Anzahl der Patient*innen, die unter maximalen Sicherheitsbedingungen untergebracht sind. Die Initiative war insofern erfolgreich, als die Bettenzahl im Hochsicherheitsbereich von 1700 zu Beginn der 1990er-Jahre 20 Jahre später auf 800 gesunken war (Craissati und Taylor 2014), während sich gleichzeitig die Bettenanzahl der mittleren Sicherheitsstufe von 600 auf 3200 erhöhte (NHS Standard Contract for High Secure Mental Health Services 2014/15). Trotz dieser markanten Verlagerung stellte eine jüngere Studie (Völlm et al. 2017), basierend auf oben beschriebenen Kriterien für Long-Stay, abermals eine Prävalenz von 23,5 % für Patient*innen unter hohen und 18,1 % für Patient*innen unter mittleren Sicherheitsbedingungen fest. Während sich die Prozentwerte in den drei Hochsicherheitskliniken nur wenig unterschieden (22–26 %), bewegte sich der Anteil an Long-Stay-Patient*innen in Einrichtungen der mittleren Sicherheitsstufe zwischen 0 bis und 50 %. Dies kann auf signifikante Unterschiede in der Art der behandelten Patient*innen, der Behandlungseffektivität, möglicherweise aber auch auf Unterschiede in der Bereitschaft der Behandler hindeuten, therapeutische Risiken einzugehen, also z. B. Patient*innen zu lockern, zu entlassen bzw. in ein ambulantes Setting zu integrieren.

Verschiedene Studien berichten einen Anstieg der Verweildauer über die Zeit. Jaschke und Jaschke (2015) beobachteten einen Anstieg des Prozentsatzes von Patient*innen mit einer Behandlungsdauer von über 10 Jahren von 26,2 % auf 32,3 % von 2010 bis 2015 (wobei diese Zahlen inzwischen wieder rückläufig sind, s. o.). In Großbritannien beobachteten Earnshaw et al. (2019) einen deutlichen Anstieg der Verweildauer in einer Einrichtung der mittleren Sicherheitsstufe in den letzten 30 Jahren (von 167 Tage im Jahre 1985 auf 580 Tage im Jahre 2012). Außerdem berichteten die Autor*innen eine Zunahme an Patient*innen, die in andere psychiatrische Settings entlassen wurden, bei einem gleichzeitigen Rückgang derer, die in selbstständiges Wohnen entlassen werden konnten.

17.4 Mit Long-Stay assoziierte Faktoren

Viele Forscher*innen haben versucht, Faktoren zu identifizieren, die einen statistischen Zusammenhang mit der Verweildauer aufweisen. Mögliche zu untersuchende Aspekte sind Merkmale der Patient*innen (z. B. Alter, Geschlecht, Delikte, Verhalten in der Einrichtung), mit der Versorgung verbundene Faktoren (z. B. rechtliche Sanktionen, Möglichkeit der Verlegung in Einrichtungen niedrigerer Sicherheitsstufe oder offene Settings) sowie gesellschaftliche Faktoren (z. B. Risikoscheu). Bei Weitem der Großteil der Studien konzentriert sich auf Patient*innenfaktoren, wahrscheinlich nicht zuletzt deshalb, weil diese deutlich einfacher zu messen sind als die anderen beiden Arten von Faktoren.

Huband et al. (2018) haben einen Review der internationalen Literatur zu Long-Stay vorgenommen. In den 40 Studien, die Eigenschaften von Long-Stay-Patient*innen beschreiben, wurden 90 potenziell relevante Variablen untersucht, 48 davon in mehr als einer Studie. Am häufigsten mit Long-Stay assoziiert war die Schwere der Straftat, welche der Unterbringung zugrunde lag. Personen, die aufgrund von Gewaltdelikten, insbesondere Mord oder Totschlag, behandelt wurden, befanden sich mit deutlich höherer Wahrscheinlichkeit in der Long-Stay-Gruppe (oder hatten eine höhere Verweildauer, je nachdem, ob Gruppenvergleiche oder Korrelationen vorgenommen wurden). Andere mit der Straffälligkeit in Verbindung stehende Merkmale, die mit Long-Stay assoziiert waren, beinhalteten eine parallele Gefängnisstrafe, längere frühere Gefängnisaufenthalte und jüngeres Alter zum Deliktzeitpunkt. Im Gegensatz dazu war die Anzahl vorhergehender Verurteilungen in den meisten Studien, die diese Variable untersuchten, nicht mit der Verweildauer assoziiert.

Häufig wurde auch die Diagnose untersucht, wobei hier die meisten, wenn auch nicht alle, Studien eine positive Assoziation zwischen Schizophrenie oder anderen psychotischen Störungen und der Verweildauer feststellten. In manchen Studien allerdings wurde eine negative oder gar keine Verbindung gefunden. Andere häufig identifizierte mit der psychischen Gesundheit verbundene Faktoren waren: eine längere Vorgeschichte psychiatrischer Behandlung, vorhergehender Substanzmissbrauch, schwerergradige Symptome sowie körperliche/kognitive Defizite. Etwas überraschend ist vielleicht, dass Persönlichkeitsstörungen, einschließlich Psychopathie, nicht konsistent mit der Verweildauer assoziiert werden konnten.

Auch das Geschlecht stand nicht in Zusammenhang mit der Verweildauer. Die Anzahl der Studien mit positiven und negativen Assoziationen war etwa gleich, und die meisten Studien fanden keine Verbindung von Geschlecht und Verweildauer. Erkenntnisse hinsichtlich der Bedeutung von ethnischer Zugehörigkeit waren ebenfalls nicht konsistent.

Ein jüngeres Alter zum Zeitpunkt der Aufnahme sowie ein höheres Alter bei Entlassung, eine fehlende Entlassungsadresse, schlechte Bildung und fehlende enge Bindungen waren ebenfalls mit einer längeren Verweildauer verbunden. Das Verhalten während des laufenden Aufenthalts war zusammen mit Non-Compliance in der Behandlung, aggressivem oder gewalttätigem Verhalten sowie Isolation oder Fixierung während der aktuellen Unterbringung mit längerer, die Teilnahme an psychotherapeutischen Sitzungen dagegen mit kürzerer Verweildauer assoziiert. Weitere mit kürzerer Verweildauer verbundene Aspekte waren eine vorhergehende

Anstellung, regelmäßiger Kontakt mit der Familie sowie Elternschaft.

Die umfangreichste Studie von mit längerer Unterbringungsdauer assoziierten Patient*innenfaktoren in Deutschland wurde von Schalast et al. (2007) vorgelegt. Es wurden Daten von 134 Patient*innen mit einer Aufenthaltsdauer von mehr als 5 Jahren und ungünstiger Prognose von 24 forensisch-psychiatrischen Kliniken mit einer Gruppe von entlassenen Patient*innen verglichen. Die Patient*innengruppe wurde in solche mit schwerer psychischer Erkrankung, z. B. Schizophrenie, oder organischen psychischen Erkrankungen und eine Gruppe mit schweren Persönlichkeitsstörungen, Lernbehinderung und/oder Paraphilie unterteilt. In beiden Gruppen zeigten Patient*innen mit ungünstiger Entlassprognose frühe Verhaltens- und Beziehungsauffälligkeiten und hatten signifikant häufiger Sexualdelikte begangen. Bei der Gruppe der Patient*innen mit schweren psychischen Erkrankungen war ein Tötungsdelikt jedoch in der Gruppe der Long-Stay-Patient*innen seltener als in der Gruppe der Entlassenen.

Diese Arbeiten konnten somit mit der Verweildauer verbundene Patient*innenmerkmale identifizieren, tragen aber nur wenig zur Identifikation relevanter externer Faktoren bei. Einige britische Studien betrachteten die rechtlichen Grundlagen der Unterbringung und stellten fest, dass eine Unterbringung nach strafrechtlichem (statt zivilrechtlichem)[2] Modus sowie eine „restriction order“[3] mit längerer Verweildauer verbunden waren. In manchen Studien wurde über fehlende Step-down-Einrichtungen und eine risikoscheuere Gesellschaft als Einflussfaktoren auf längere Verweildauern spekuliert; tatsächliche wissenschaftliche Erkenntnisse gibt es hierzu aber nicht. Tomlin et al. (2021) steuerten wichtige Informationen bezüglich Verweildauer und breiteren gesellschaftlichen Faktoren bei. Sie berichteten signifikante positive Korrelationen zwischen Verweildauer und Bruttoinlandsprodukt (BIP) pro Kopf und Höhe der Ausgaben für Gesundheit im Verhältnis zum BIP sowie Platzierung im Demokratieindex.

Einen anderen Ansatz nutzten Völlm et al. (2017). Sie fragten für die Behandlung von Long-Stay-Patient*innen verantwortliche Ärzt*innen in britischen Einrichtungen der hohen und mittleren Sicherheitsstufe nach den ihrer Meinung nach bestehenden Hindernissen für die Entlassung ihrer jeweiligen Patient*innen (die Daten beziehen sich auf insgesamt 169 Patient*innen). Nach Ansicht der zuständigen Ärzt*innen war der Hauptfaktor, der einer Verlegung in eine weniger gesicherte Einrichtung entgegenstand, die Psychopathologie der jeweiligen Patient*innen, gefolgt von Fremdgefährdung, Persönlichkeitsmerkmalen, Institutionalisierung, Ängsten bei den Patient*innen sowie fehlenden geeigneten Einrichtungen für die Verlegung. Hohe Medienaufmerksamkeit auf bestimmte Patient*innen wurde als nur wenig bedeutsam angesehen. Somit spielen auch für diejenigen, die für die Behandlung von Long-Stay-Patient*innen verantwortlich sind, Patient*innenmerkmale eine größere Rolle als Hinderungsgründe einer Verlegung oder Entlassung als externe Faktoren.

17.5 Das Erleben der Patient*innen in Langzeitunterbringung

Bisher haben sich nur wenige Studien mit dem Erleben der Patient*innen beschäftigt, die für lange Zeit in einer forensischen Ein-

2 In Großbritannien können auch Personen ohne Anlassdelikt in einer forensisch-psychiatrischen Einrichtung untergebracht werden.

3 In der Psychiatriegesetzgebung in Großbritannien bestimmt eine „restriction order“, dass das Klinikpersonal ohne die Zustimmung des Justizministeriums oder ein Urteil eines zuständigen Tribunals („Mental Health Review Tribunal“) keine Entscheidung bezüglich Ausgang, Verlegung und Entlassung treffen darf.

richtung untergebracht sind. In einer qualitativen Studie im Rahmen einer Multicenter-Studie wurden Interviews mit 40 Long-Stay-Patient*innen in Einrichtungen der hohen und mittleren Sicherheitsstufen in Großbritannien durchgeführt (Völlm et al. 2017). Die zentralen Themen der Interviews waren die Gründe für Long-Stay aus Sicht der Patient*innen, ihr Erleben der aktuellen Situation sowie ihre Erwartungen an die Zukunft. Die Studie identifizierte eine Bandbreite verschiedener Ansichten und Erfahrungen. Hinsichtlich der Gründe für ihre Langzeitunterbringung konnten die Patient*innen eingeteilt werden in jene, die diese Gründe hauptsächlich in sich selbst sahen (z. B. aufgrund ihrer Krankheit oder ihres Verhaltens), und jene, die ihre Lage externen Faktoren zuschrieben, etwa einem Personalwechsel auf Station, ungerechter Fokussierung auf die Vergangenheit im Vergleich zu aktuellem Verhalten, fehlenden Einrichtungen zur Verlegung etc. Diejenigen, die die Schwere der Tat, aufgrund derer sie sich in Unterbringung befanden, als wichtigen Grund für ihre lange Verweildauer ansahen, fanden größtenteils, dass die lange Unterbringung gerechtfertigt sei. In Bezug auf ihre aktuelle Situation war eine Gruppe von Patient*innen ihrer aktuellen Behandlung gegenüber positiv eingestellt und war überzeugt davon, dass sie ihnen sehr dabei helfen würde, gesund zu werden und letztendlich entlassen/verlegt werden zu können. Diese Gruppe war im Allgemeinen in der Einrichtung aktiv und beteiligte sich an einer Reihe täglicher Routinen und Therapien, einschließlich Medikation. Eine andere Gruppe hatte nicht das Gefühl, dass die Therapien halfen, und empfand diese als repetitiv und nicht hilfreich für ihren Behandlungsfortschritt. Aufgrund dieser Ansicht ließen sich diese Patient*innen häufig nicht vollständig auf das Behandlungsangebot ein. Die meisten Patient*innen erwarteten, irgendwann verlegt zu werden, und dies war für sie ein wichtiges Ziel. Eine kleinere Gruppe an Patient*innen allerdings schien diese Idee aufgegeben zu haben. Sie erwarteten nicht mehr, verlegt zu werden, und gaben häufig an, dass dies nichts sei, nach dem sie strebten. Während dies bei manchen auf Hoffnungslosigkeit gegenüber der Zukunft zurückzuführen war, erklärten einige Patient*innen, dass sie sich in ihrer aktuellen Einrichtung wohlfühlten und sich nicht an einen neuen Ort gewöhnen und von Neuem beginnen wollten. Diese verschiedenen Patient*innenperspektiven zu verstehen ist sowohl bei der Arbeit mit einzelnen Langzeitpatient*innen als auch bei der Versorgungsplanung für die Gruppe der Long-Stay-Patient*innen wichtig.

17.6 Behandlung von Long-Stay-Patient*innen

Aktuell sind Long-Stay-Patient*innen in den meisten Ländern auf Stationen untergebracht, auf denen Patient*innen mit unterschiedlicher Verweildauer leben, und sehen so, wie andere verlegt/entlassen werden, während sie selbst bleiben. Ob dies hinsichtlich ihrer Motivation förderlich oder eher frustrierend ist, hängt von den jeweiligen Patient*innen ab. Auch die Leistungserbringer und jene, die Long-Stay-Patient*innen behandeln, haben verschiedene Ansichten bezüglich der Art der Bereitstellung der Behandlung von Long-Stay-Patient*innen, z. B. ob es auf deren Bedürfnisse abgestimmte gesonderte Stationen/Dienste geben sollte oder nicht.

Ein guter Ausgangspunkt bei der Planung des Behandlungsangebotes ist die Berücksichtigung des identifizierten Behandlungsbedarfs der Patient*innen. Der Review von Huband et al. (2018) identifizierte mehrere relevante Behandlungsschwerpunkte, die in mehr als einer Studie berichtet wurden. Am häufigsten wurde die Notwendigkeit einer Behandlung bezüglich einer schweren psychischen Erkrankung, insbesondere Psychosen, sowie von Substanzmissbrauch genannt. Psychische

Belastung, Selbstgefährdung und körperliche Gesundheit wurden ebenfalls häufig identifiziert. Weiterhin wurden Behandlungsprogramme für gewalttätige/sexuelle Straffälligkeit und/oder Brandstiftung genannt. Weitere in mehr als einer Studie identifizierte Behandlungsschwerpunkte waren: Tagesstruktur, soziale Fertigkeiten, Verständnis von Sexualität sowie der Unterbringung selbst. Die Gruppe der Long-Stay-Patient*innen benötigt demnach ein komplexes Behandlungsangebot, was auf die Notwendigkeit eines multiprofessionellen Ansatzes mit hohem Ressourcenaufwand hinweist.

Völlm et al. (2017) beschreiben eine kurze Umfrage unter 36 erfahrenen Fachleuten in Großbritannien zur Notwendigkeit und möglichen Ausgestaltung eines separaten Behandlungsangebotes für Long-Stay-Patient*innen. Der Großteil stimmte dieser Notwendigkeit zu. 70 % der Befragten stimmten darin überein, dass das Hauptziel eines solchen Angebotes darin liegen sollte, durch die Behandlung eine möglichst hohe Lebensqualität zu bieten, anstatt Heilung als Leitphilosophie zu sehen. Die Befragten erkannten, dass die Einrichtung von den Patient*innen wahrscheinlich als ihr „Zuhause“ angesehen würde, und vertraten die Ansicht, dass das Personal dies akzeptieren müsse. Etwas im Widerspruch dazu steht vielleicht, dass ein Großteil der Befragten Risikominderung nach wie vor als wichtigen Behandlungsfokus ansah. Keine Übereinstimmung gab es hinsichtlich möglicher Aufnahmekriterien, jedoch schienen die Befragten hier eine Kombination aus der tatsächlichen Verweildauer und anderen Merkmalen zu bevorzugen. Eine Zustimmung des Patienten bzw. der Patientin sahen die Befragten nicht als notwendig an.

Bezüglich weiterer spezifischer Eigenschaften eines möglichen Dienstes für Long-Stay-Patient*innen erreichten wenige Aussagen mehr als 70 % Zustimmung (Antworten „stimme zu“ oder „stimme voll und ganz zu“). Die Aussagen mit diesem hohen Grad an Übereinstimmung bezogen sich auf die Notwendigkeit, die Bedeutung körperlicher Gesundheitsversorgung und den Einsatz von Ergotherapie zu stärken. Gespalten waren die Teilnehmer*innen bei der Frage, ob im Vergleich zu anderen Diensten mehr oder weniger medizinische und psychologische Maßnahmen nötig seien. Auch konnten sie sich nicht bezüglich der (relativen) Bedeutung von baulicher und Beziehungssicherheit einigen.

Für den Aufbau eines Behandlungsangebotes für Long-Stay-Patient*innen wurde eine Reihe von Herausforderungen auf allen Ebenen (Regierung, Planungskommissionen, Personal und Patient*innen) vorhergesehen, jedoch wurde keine dieser Herausforderungen von mehr als 50 % der Befragten bejaht. Interessanterweise äußerten die Teilnehmer*innen Vorbehalte gegenüber dem Begriff „Long-Stay“, da sie in diesem Begriff negative Konnotationen wahrnahmen, und schlugen eine alternative Terminologie mit den Begriffen erweiterte Recovery, intensivierte Behandlung, fortgesetzte (bzw. fortwährende) Behandlung, forensische Recoverydienste und langsamerer Behandlungsfluss vor.

Schiffer und Schalast (2019) berichteten von einer Umfrage bei 60 forensisch-psychiatrischen Einrichtungen in Deutschland, 14 % der befragten Institutionen gaben an, keine Personen untergebracht zu haben, die sie als „unbehandelbar“ ansähen. Die Autoren werfen in diesem Zusammenhang die Frage auf, inwieweit die Frage der Behandelbarkeit im Zusammenhang mit forensisch-psychiatrischen Patient*innen sinnvoll ist; die Idee einer vollständigen Heilung ohne weiteres Risiko sei unrealistisch, vielmehr komme es auf ein langfristiges Risikomanagement an.

Im Rahmen der Studie von Völlm et al. (2017) wurden außerdem Interviews und Fokusgruppen mit Leitungspersonen, Ärzt*innen und anderen Praktiker*innen durchgeführt. Hier konnte eine starke Bindung an das Heilungsmodell (statt eines eher auf chronische Langzeitbehandlung ausgerichteten Modells), insbesondere bei den medizinischen Berufen, festgestellt werden. Viele Teilnehmer*innen sahen Gefahren eines Long-Stay-Dienstes, insbesondere im Hinblick auf eine mögliche bloße Verwahrung und eines Aufgebens der Patient*innen. Dennoch sahen Ärzt*innen, die Patient*innen mit langer Verweildauer behandelten, eine weitere Notwendigkeit einer Behandlung in einer hoch oder mittelgradig gesicherten Einrichtung auch in 5 Jahren noch bei einem hohen Anteil ihrer Patient*innen als gegeben an; nur bei sehr wenigen Patient*innen wurde erwartet, dass diese einmal selbstständig würden leben können.

Schiffer und Schalast (2019) plädieren dafür, die Komplexität der Gruppe der Long-Stay-Patient*innen zu akzeptieren, der dichotome Konzepte (behandelbar/nicht behandelbar, positive/negative Prognose) nicht gerecht werden. Vielmehr müsse die Notwendigkeit eines längerfristigen Risikomanagements ernst genommen werden.

▶ Beispiel: Long-Stay-Service Niederlande

Die Niederlande sind das einzige Land, das aktuell ein Modell für die Behandlung von forensischen Long-Stay-Patient*innen mit klaren Eingangskriterien und einer Leistungsbeschreibung vorhält. Der niederländische forensische Dienst TBS (terbeschikkingstelling) hat die folgenden Kriterien für Long-Stay aufgestellt: Behandlung von mindestens 6 Jahren in mindestens zwei verschiedenen TBS-Kliniken mit sehr geringem Behandlungserfolg, d. h. ohne wesentliche Risikominderung. Bei Erfüllung dieser Kriterien kann das jeweilige Behandlerteam den Long-Stay-Status für den Patienten oder die Patientin beantragen. Die Entscheidung wird dann von einem Gremium außerhalb des Behandlerteams getroffen. Wird dem Antrag zugestimmt, wird die Person in eine der beiden Long-Stay-Einrichtungen im Land verlegt, in denen der Fokus mehr auf Lebensqualität und weniger auf Risikominderung liegt. Die Patient*innen werden dennoch regelmäßig hinsichtlich der Notwendigkeit einer weiteren Unterbringung evaluiert; sie könnten also von der Long-Stay-Einrichtung aus entlassen werden oder auch zurück in das allgemeine TBS-System verlegt werden, wenn eine Behandlung nun erfolgversprechender erscheint.

Auch in den Niederlanden werden diese Long-Stay-Einrichtungen kontrovers diskutiert. Während Gegner*innen befürchten, dass Patient*innen schlicht verwahrt und vernachlässigt würden, verweisen Befürworter*innen auf die höhere Lebensqualität, ein reduziertes Stressniveau (etwa, da kein Druck herrscht, an bestimmten Therapien teilzunehmen) sowie auf die oft positiven Berichte der Patient*innen. ◀

In Deutschland wurden im Rahmen des Projektes „Entwicklung und Implementierung von Betreuungskonzepten für Langzeitpatienten im Maßregelvollzug, Entwicklung und Ausgestaltung eines mehrdimensionalen Evaluationskonzeptes für das Land NRW" zu Beginn der 2000er-Jahre 75 Behandlungsplätze für Langzeitpatienten in fünf Kliniken in Nordrhein-Westfalen geschaffen. Aufgenommen wurden Patienten (nur Männer) auf freiwilliger Basis, bei denen die Behandlungsdauer 6 Jahre überschritten hatte, sich aber kaum therapeutische Entwicklungen gezeigt hatten und die Legalprognose negativ blieb. Gemeinsame Ziele der unterschiedlich konzipierten Stationen waren eine Stabilisierung der psychischen Verfassung sowie eine Förderung der Lebensqualität der Patienten bei einem möglichst hohen Maß an Selbstbestimmung. Das therapeutische Konzept war sozio- und milieutherapeutisch ausgerichtet bei im Vergleich zu anderen Stationen reduziertem therapeutischem Angebot und niedrigerem Personalschlüssel. Die auf den Langzeitstationen behandelten Patienten hatten zu etwa 60 % eine Persönlichkeitsstörung als Hauptdiagnose, bei etwa 20 % lag eine Intelligenzminderung als Hauptdiagnose vor. Das Stationsklima war von einem hohen Zusammenhalt der Patienten und einem hohen therapeutischen Halt geprägt, die Mitarbeiter*innenzufriedenheit war vergleichsweise hoch bei mittelgradig ausgeprägter subjektiver Belastung. Das Konzept wurde inzwischen jedoch aufgrund von rechtlichen Bedenken wieder aufgeben; es wurde als „reine Verwahrung“ angesehen, aus menschenrechtlichen Gründen müsse auch bei höherer Lebensqualität immer ein Behandlungsangebot gemacht werden.

Im Hinblick auf die therapeutisch-konzeptionellen Anforderungen für die Behandlung von Langzeitpatient*innen wurde von der Bundesarbeitsgemeinschaft Psychiatrie Folgendes formuliert:

Standards für die Versorgung für Long-Stay-Patient*innen der Bundesarbeitsgemeinschaft Psychiatrie (2012)

- Patient*innen sind in Einzelzimmern unterzubringen.
- Die einzelnen Berufsgruppen sind im Vergleich zur Regelbehandlung unterschiedlich zu gewichten.
- Kontinuierliche therapeutische und pflegerische Begleitung. Dabei soll der Fokus auf den individuellen Bedürfnissen der Patient*innen, Sinngebung und Lebensqualität liegen.
- Höchstmögliches Maß an Selbst- und Mitbestimmung.
- Krisen sind aufzufangen, hierzu ist Beziehungsarbeit notwendig.
- Differenzierte Beschäftigungs- und Arbeitsangebote sind vorzuhalten.
- Sinnvolle Freizeitbeschäftigungen sind zu ermöglichen.
- Hospitalisierungstendenzen ist entgegenzuwirken.
- Patient*innen müssen Zugang zu Bildungsangeboten haben.
- Patient*innen muss die Möglichkeit gegeben werden, Kontakte innerhalb und außerhalb der Klinik zu pflegen.
- Die Durchlässigkeit zur Regelbehandlung muss gegeben sein.

Es wird betont, dass Einsparungen von Personal bei der Versorgung dieser Patient*innengruppe nicht zu erwarten sind.

17.7 Initiativen zur Senkung der Verweildauer

Wege zur Senkung der Verweildauer werden in der Literatur diskutiert, jedoch gibt es hier bisher keine eindeutigen Ansätze, um dieses Ziel zu erreichen. Huband et al. (2018) identifizierten nur zwei Artikel, die solche Initiativen beschreiben. Der erste davon, aus den Niederlanden (Nagtegaal et al. 2011), erläutert einen Ansatz, der sich auf die Verbesserung der Nachsorge konzentriert, indem die obligatorische Nachsorge verlängert sowie die Qualität dieser Dienste erhöht wird. Berichtet wird auch der Erfolg finanzieller Sanktionen für Einrichtungen, die eine bestimmte Verweildauer innerhalb des TBS-Systems überschreiten. In Großbritannien beschrieb Glorney (2010) ein Modell, das darauf abzielt, die Effizienz stationärer Dienste zu erhöhen, sodass Patient*innen die Behandlungsprogramme schneller durchlaufen. Konkrete Outcomes im Sinne einer Reduktion der Aufenthaltsdauer werden aber in keiner der beiden Veröffentlichungen berichtet.

Fazit

Die Forschung hat eine Gruppe von Patient*innen in forensisch-psychiatrischen Einrichtungen identifiziert, die dort für längere Zeit, möglicherweise lebenslang, untergebracht sind. Für diese Gruppe wurden soziodemografische, klinische und delinquenzbezogene Parameter berichtet, während Informationen hinsichtlich des eigenen Erlebens dieser

Long-Stay-Patient*innen begrenzt bleiben. Offensichtlich ist, dass die Gruppe der Long-Stay-Patient*innen sehr heterogen ist. Es konnten drei Gruppen unterschieden werden: Patient*innen, die möglicherweise noch eine – wenn auch langsame – Entwicklung vor sich haben, solche, die momentan in ihrer Entwicklung feststecken, sich zu einem späteren Zeitpunkt aber wieder positiv entwickeln könnten, sowie jene, die mit hoher Wahrscheinlichkeit den Rest ihres Lebens in geschlossenen Einrichtungen verbringen werden. Hinsichtlich der für diese Gruppen notwendigen Versorgungsstrukturen bestehen große Unterschiede. Diejenigen, die sich noch auf einem Entwicklungs- und Risikominderungskurs befinden, könnten in den vorhandenen forensisch-psychiatrischen Einrichtungen wohl angemessen versorgt werden. Diejenigen, die aktuell „feststecken", brauchen eventuell besondere Hilfestellungen, um die nächsten möglichen Schritte der Behandlung zu durchlaufen. Diejenigen, für die eine letztendliche Entlassung aus dem System nicht möglich ist, müssen zuallererst als Gruppe anerkannt werden, für die die Gesellschaft angesichts der Tatsache, dass sie hauptsächlich auf Basis unvollkommener Risikobeurteilungen zum Schutz *anderer* untergebracht sind, besondere Verantwortung trägt. Auch sind sie häufig länger in Unterbringung, als sie es ohne die Diagnose einer psychischen Störung gewesen wären – eine Problematik, die manche als Verletzung der Prinzipien des Übereinkommens über die Rechte von Menschen mit Behinderungen (UN-BRK) sehen. Aus diesem Grund gibt es in einigen Ländern wie Kroatien, Italien und Portugal nun Rechtsnormen, die eine Unterbringung in einer Klinik, die länger währt als eine entsprechende Haftstrafe, wäre die Person nicht als psychisch krank eingestuft worden, verhindern.

Literatur

BAG Psychiatrie (2012) Standards zur Langzeitunterbringung im Maßregelvollzug. 2012.12.01-_bag-psychiatrie-standards_zur_langzeitunterbringung_im_massregelvollzug.pdf (bflk.de)

Butler (1975) Report of the Committee on Mentally Abnormal Offenders (chairman Lord Butler). Cmnd 6244. HMSO, London

Craissati J, Taylor P (2014) Forensic mental health services in the United Kingdom and Ireland. In: Gunn J, Johnson C, Taylor P (Hrsg) Forensic psychiatry: clinical, legal and ethical issues. Taylor and Francis, Boca Raton, S 589–619

Dell S, Robertson G, Parker E (1987) Detention in Broadmoor. Factors in length of stay. Journal of Psychiatry 150:824–827

Department of Health (2000) Report of the Review of Security at the High Security Hospitals. HMSO, London

Earnshaw CH, Shaw L, Thomas D, Haeney O (2019) A retrospective study comparing the length of admission of medium secure unit patients admitted in the three decades since 1985. Br J Psych Bulletin 43:154–157

Edworthy R, Sampson S, Völlm BA (2016) Inpatient forensic-psychiatric care: Legal frameworks and service provision in three European countries. International Journal of Law and Psychiatry 29:18–27

Glorney E, Perkins D, Adshead G, McGauley G, Murray K, Noak J, Sichau G (2010) Domains of need in a high secure hospital setting: a model for streamlining care and reducing length of stay. International Journal of Forensic Mental Health 9:138–148

Huband N, Furtado V, Schel S, Eckert M, Cheung N, Bulten E, Völlm B (2018) Characteristics and needs of long-stay forensic psychiatric inpatients: a rapid reviw of the literature. International Journal of Forensic Mental Health 17:45–60

Jaschke H, Jaschke P (2015) Analyse der Unterbringungsdauer im Maßregelvollzug gemäß § 63 im Zeitverlauf. Recht & Psychiatrie 35:156–161

Nagtegaal MH, v. d Horst RP, Schönberger HJM (2011) Inzicht in de verblijfsduur van tbs-gestelden: cijfers en mogelijke verklaringen [Understanding the duration of forensic psychiatric patients: Numbers and possible explanations]. WODC, Ministerie van Veiligheid en Justitie, Meppel

Schalast N, Seifert D, Leygraf N (2007) Patienten des Maßregelvollzugs gemäß § 63 StGB mit geringen Entlassungsaussichten. Forensische Psychiatrie Psychologie Kriminologie 1:34–42

Schiffer B, Schalast N (2019) Long-stay services in German forensic settings. In: Völlm B, Braun P (Hrsg) Long-term forensic-psychiatric care. Springer Nature, Cham, S 251–261

Shah A, Waldron G, Boast N, Coid JW, Ullrich S (2011) Factors associated with length of admission at a medium secure forensic psychiatric unit. The Journal of Forensic Psychiatry & Psychology 22:496–512

Thomas S, Leese M, Dolan M, Harty M, Shaw J, Middleton H et al (2004) The individual needs of patients in high secure psychiatric hospitals in England. J Forens Psychiatry Psychol 15:222–243

Tomlin J, Lega I, Braun P, Kennedy HG, Tort Herrando V, Barroso R, Castelletti L, Mirabella F, Scarpa F, Völlm B, the experts of COST Action IS1302 (2021) Forensic mental health in Europe: some key figures. Soc Psychiatry Psychiatr Epidemiol 56:109–117

Völlm B, Edworthy R, Holley J, Talbot E, Majid S, Duggan C, Weaver T, McDonald R (2017) A mixed-methods study exploring the characteristics and needs of long-stay patients in high and medium secure settings in England: implications for service organisation. Health Services and Delivery Research 5:11

Wo werden psychisch kranke Straftäter*innen behandelt?

Inhaltsverzeichnis

Gefängnispsychiatrie

Annette Opitz-Welke und Norbert Konrad

Inhaltsverzeichnis

B. Völlm, B. Schiffer (Hrsg.), *Forensische Psychiatrie*, https://doi.org/10.1007/978-3-662-64465-2_18

Weltweit leben ungefähr 10 Mio. Menschen in Gefangenschaft, davon 500.000 in der Europäischen Union und rund 60.000 in Deutschland. Im internationalen Vergleich variiert die Gefangenenrate stark. Die Vereinigten Staaten von Amerika sind aktuell mit 700 Gefangenen/100.000 Einwohner das Land mit der höchsten Gefangenenrate weltweit. Im Vergleich zu Deutschland mit einer Gefangenenrate von 77/100.000 Einwohner sind Menschen dort zehnmal häufiger inhaftiert (Walmsley 2018). Diese Unterschiede sind Folge unterschiedlicher Bewertung sozial abweichenden Verhaltens. Trotz dieser Unterschiede gibt es im internationalen Vergleich viele soziodemografische Gemeinsamkeiten von Inhaftierten, und in einigen Charakteristika wie beispielsweise in der Höhe der Suizidrate oder der Häufigkeit psychiatrischer Erkrankungen und Substanzkonsumstörungen gleichen sich Gefangene international stärker als die jeweiligen Referenzbevölkerungen (Fazel und Baillargeon 2011; Fazel et al. 2016b).

> Die Vereinigten Staaten von Amerika sind aktuell mit 700 Gefangenen/100.000 Einwohner das Land mit der höchsten Gefangenenrate weltweit, in Deutschland liegt die Rate bei 77 Gefangenen/100.000 Einwohner.

Auch in Deutschland sind die Gefängnispopulationen durch jüngere Männer geprägt, nur 10 % der Gefangenen sind älter als 50 Jahre und sogar nur 4 % älter als 60 Jahre. Frauen sind, wie überall in der Welt, im Gefängnis eine Minderheit, rund 6 % der deutschen Gefangenen sind weiblich (Opitz-Welke et al. 2018; DESTATIS 2020). Die Untersuchungen zur Häufigkeit psychiatrischer Störungen bei deutschen Gefangenen gleichen einem Flickenteppich kleinerer Untersuchungen verschiedener Gruppen von Gefangenen. Zusammengefasst ist nach den Ergebnissen davon auszugehen, dass 4–10 % der deutschen Gefangenen an einer Schizophrenie leiden, dass bei bis zu 40 % eine depressive Störung vorliegt und dass die Prävalenz von Persönlichkeitsstörungen sehr hoch ist, auch in der Gruppe der weiblichen Gefangenen (Konrad et al. 2019; Dudeck et al. 2009; Lehmann 2012). Auch Substanzkonsumstörungen sind sehr häufig. Nach dem Ergebnis einer repräsentativen Querschnittsuntersuchung aus den Jahren 2006/2007 berichtete damals ein knappes Drittel der befragten Strafgefangenen Erfahrungen mit intravenösem Drogenkonsum (Zimmermann und Radun 2014). Nach einer aktuellen Berliner Querschnittuntersuchung von Routinedaten lag bei 16 % der Inhaftierten eine Abhängigkeit von Opiaten vor, wobei mehr als ein Drittel zusätzlich an einer Hepatitis C erkrankt war und bei 4–8 % eine HIV-Infektion vorlag (von Bernuth et al. 2020). Da epidemiologische Untersuchungen eine Korrelation der Häufigkeit von intravenös übertragbaren Infektionskrankheiten bei Gefangenen mit der Häufigkeit dieser Infektionen in der Referenzbevölkerung feststellen konnten, sollte ein Haftaufenthalt als Gelegenheit zur Umsetzung bevölkerungswirksamer präventiver Ansätze genutzt werden (Ndeffo-Mbah et al. 2018).

Die Gesundheitsversorgung von Gefangenen wird nicht über die gesetzliche Krankenversicherung, sondern von den Landesbehörden direkt finanziert. Der Umfang der medizinischen Versorgung bemisst sich nach dem sogenannten Äquivalenzprinzip, was bedeutet, dass die Angebote der Gesundheitsversorgung in Haft dem entsprechen sollten, was außerhalb der Justizvollzugsanstalten durch die gesetzliche Krankenversorgung bereitgestellt würde (Keppler et al. 2010). Diese Äquivalenz ist nicht in allen Bereichen der Gesundheitsfürsorge zufriedenstellend erreicht, weil durch die Unterbringung im Justizvollzug Angebote externer Anbieter nur wenigen Inhaftierten zugänglich sind. So ist auch eine freie Arztwahl bei Gefangenen in der Regel nicht gegeben. Dies erschwert besonders deutlich die Überleitung in ein ambulantes

Behandlungssetting bei Personen mit chronisch verlaufenden psychiatrischen Erkrankungen wie z. B. Schizophrenie und die suchtmedizinische Arbeit (Krebs et al. 2020). Auf der anderen Seite eröffnet das psychiatrische Behandlungsangebot in den Justizvollzugsanstalten diagnostische und kurative Angebote für Personen, denen diese Möglichkeit außerhalb der Justizvollzugsanstalten aus unterschiedlichen Gründen nicht zur Verfügung stehen, beispielsweise weil sie nicht versicherungspflichtig in Deutschland gearbeitet haben und Leistungen der gesetzlichen Krankenversicherung oder der Wiedereingliederungshilfe nicht in Anspruch nehmen können.

Die besonderen Lebensumstände und die aus diesen Umständen erwachsenden Besonderheiten der psychiatrischen Arbeit im Justizvollzug werden im Folgenden in der Reihenfolge der einzelnen Phasen einer Inhaftierung dargestellt: Zunächst wird die spezifische Lebenssituation während einer Untersuchungshaft beschrieben, dann die Umstände, die nach einer Verurteilung die Verbüßung einer Freiheitsstrafe prägen, und abschließend wird auf die Besonderheiten einer Ersatzfreiheitsstrafe und des Schnittstellenmanagements im Rahmen der Entlassungsvorbereitung eingegangen.

18.1 Untersuchungshaft

Oft beginnt eine Lebensphase im Freiheitsentzug mit einer Untersuchungshaft. Die ärztliche Aufnahmeuntersuchung zu Beginn jeder Inhaftierung erfasst alle gesundheitlichen Probleme. Beim Vorliegen einer Alkohol- oder Opiatabhängigkeit werden medikamentös gestützte Entzugsbehandlungen verordnet, die je nach Ausprägung der Entzugssymptome ambulant in den Justizvollzugsanstalten oder stationär in den assoziierten medizinischen Einrichtungen durchgeführt werden. Begleitende suchttherapeutische Angebote fehlen oft. Systemische Untersuchungen zu Umfang und Art der konsumierten Subtanzen liegen nicht vor, aus klinischer Erfahrung sind Alkohol, Opioide und synthetische Cannabinoide die Subtanzen, die am häufigsten zu Kontakten mit den medizinischen Versorgungsangeboten in den Justizvollzugsanstalten führen. Standards für die Zahl der Ärzte und Ärztinnen, Fachärzte und Fachärztinnen und Fachpflegekräfte für die intramurale Gesundheitsversorgung liegen nicht vor. Für Gefangene werden in Deutschland 1,7-mal mehr Allgemeinärzte und Allgemeinärztinnen und 3,6-mal mehr Krankenhausbetten vorgehalten als für die Allgemeinbevölkerung (Opitz-Welke et al. 2018).

> Die Lebensbedingungen in Untersuchungshaft sind stark reglementiert und erfordern von den Untergebrachten eine hohe Anpassungsleistung. Ältere Gefangene haben es oft besonders schwer, da die räumlichen Bedingungen und Freizeitangebote auf jüngere Menschen ausgerichtet sind. Anpassungsstörungen mit depressiver und paranoider Symptomatik sind zu Beginn der Haft häufig. Vorbestehende Erkrankungen können sich verschlechtern. Die Inhaftierung ist auch ein wichtiger Risikofaktor für Suizidalität.

Obwohl Untersuchungshaft nicht der Vollstreckung einer Strafe, sondern der Verfahrenssicherung dient, sind die Lebensbedingungen für die meisten Personen ohne Hafterfahrung und aus prosozial-bürgerlichen Lebensverhältnissen unerwartet streng. Die räumlichen Bedingungen und die Angebote der Freizeitgestaltung sind auf junge, körperlich Gesunde ausgerichtet. Beispielsweise sind Hafträume in älteren Justizvollzuganstalten nur über steile Treppen zu erreichen, das Sportangebot setzt körperliche Leistungsfähigkeit voraus und viele Funktionsräume sind nicht barrierefrei zugänglich. Ältere Gefangene können sich marginalisiert fühlen und Schwierigkeiten haben, ihre Bedürfnisse zu Gehör zu bringen (Opitz-Welke et al. 2019).

Der Verlust aller Kontakte zu Beziehungspersonen außerhalb der Justizvollzugsanstalt und die Konfrontation mit einem Lebensbereich, dessen Alltagsgestaltung stark reglementiert ist und in dem die Atmosphäre und der Umgang der Gefangenen miteinander durch die anstaltsinterne Subkultur bestimmt werden, fordert von den Inhaftierten eine große Anpassungsleistung. Untersuchungen des Mikrokosmos Gefängnis konnten zeigen, dass Gefangene, die beispielsweise aufgrund ihres Delikt oder wegen körperlicher Schwäche von anderen Gefangenen drangsaliert werden, sich durch restriktive Kontaktgestaltung und die starke Präsenz von Mitarbeitern und Mitarbeiterinnen der Justizvollzugsanstalten stärker geschützt fühlen als bei größeren Freiräumen der Alltagsgestaltung (Crewe et al. 2014).

Die Herausforderungen durch die ungewohnten Lebensbedingungen werden durch die Notwendigkeit der Auseinandersetzung mit dem Strafverfahren gesteigert. Als Ergebnis dieser Belastungen sind depressive Anpassungsstörungen bei Untersuchungsgefangenen sehr häufig, gelegentlich auch mit ausgeprägter paranoider Symptomatik. Zwar können einige der Inhaftierten mit depressiver Symptomatik schon vor ihrer Inhaftierung unter depressiven Symptomen gelitten haben, und die Inhaftierung ist dann als Ausdruck der störungsbedingten sozialen Desintegration anzusehen. Es finden sich aber häufiger Personen, bei denen die Anamnese keine Hinweise auf das Vorliegen einer depressiven Stimmungslage vor der Inhaftierung ergibt, sodass in diesen Fällen von einer reaktiven depressiven Entwicklung auszugehen ist (Moschetti et al. 2015). Als Ausdruck der Schwere und Häufigkeit depressiver Reaktionen ist zu werten, dass die Suizidrate bei Gefangenen nicht nur in Deutschland, sondern weltweit in allen untersuchten Gefängnispopulationen sehr hoch ist. Gefangenschaft ist ein gut belegter Risikofaktor für das Versterben durch Suizid, und innerhalb dieser Hochrisikogruppe sind Untersuchungsgefangene eine besonders gefährdete Teilgruppe (Fazel et al. 2017). Bisher ist das Zusammenwirken individueller und personenungebundener Risikofaktoren bei der Gefängnissuizidalität nicht vollständig geklärt, und präventive Maßnahmen konzentrieren sich auf die Identifizierung suizidal gefährdeter Personen (Gould et al. 2018; Perry et al. 2010).

Das relative Suizidrisiko weiblicher Gefangener ist in Deutschland wie in anderen Ländern im Vergleich zur Allgemeinbevölkerung hoch und zeigte nach dem Ergebnis einer Untersuchung der Entwicklung im Zeitraum 2000–2013 eine ansteigende Häufigkeit (Opitz-Welke et al. 2016). Die Ursachen für diesen ungünstigen Trend sind bisher nicht bekannt, aber möglicherweise werden die spezifischen Bedürfnisse weiblicher Gefangener bezogen auf Gesundheitsversorgung und psychiatrisch-psychologische Betreuung durch die regulären Angebote zu wenig adressiert.

In Untersuchungshaftanstalten werden zur Identifizierung suizidal gefährdeter Gefangener teilweise standardisierte Suizidscreenings verwendet, überwiegend erfolgt die Einschätzung jedoch intuitiv-klinisch. Für die Erfassung einer suizidalen Gefährdung bei Gefangenen liegen zwei klinisch validierte Screeninginstrumente in deutscher Sprache vor: der in Österreich entwickelte VISCI (Viennese Instrument for Suicidality in Correctional Institutions) und die aus Berlin stammende modifizierte Übersetzung eines holländischen Instruments, SIRAS (Scale for Initial Risk Assessment). Von einer Kombination einer intuitiv-klinischen Einschätzung mit der Anwendung eines standardisierten Suizidscreenings sind nach aktuellem Kenntnisstand die besten Ergebnisse zu erwarten, da sich die vorhandenen diagnostischen und kurativen Angebote dann auf die Personen mit suizidaler Gefährdung konzentrieren können (Dezsö et al. 2018). Ohne das Korrektiv einer standardisierten Untersuchung besteht nach klinischer Erfahrung die Gefahr, dass die suizi-

18

dale Gefährdung von Gefangenen, die sich schlecht verbalisieren können, übersehen wird. Zur Verbesserung der intramuralen Suizidprävention sollten in Anlehnung an das nachgewiesen wirksame 4-Ebenen-Aktionsprogramm des Europäischen Bündnisses gegen Depression die als Hausärzte und Hausärztinnen tätigen Anstaltsärzte und Anstaltsärztinnen in ihrer diagnostischen Funktion gestärkt, nichtmedizinische Mitarbeiter und Mitarbeiterinnen der Justizvollzugsanstalten und die dort tätigen Sozialarbeiterinnen und Sozialarbeiter als Multiplikatoren geschult und die Leitungen der Justizvollzugsanstalten auf die konstante Notwendigkeit dieser Maßnahmen hingewiesen werden (Hegerl et al. 2013).

> Eine Kombination validierter, standardisierter Suizidscreeninginstrumente und intuitiv-klinischer Einschätzung ergibt die besten Ergebnisse und erlaubt die Konzentration der Ressourcen auf besonders gefährdete Personen. Von einer ausschließlich intuitiv-klinischen Suizidalitätseinschätzung ist abzuraten, da hier bestimmte Personengruppen, z. B. solche mit geringen Deutschkenntnissen oder anderen Kommunikationsschwierigkeiten, übersehen werden können.

Als Intervention bei drohender Selbsttötung ermöglichen die Strafvollzugsgesetze der Länder Maßnahmen zur Abwehr selbstschädigenden Verhaltens, allerdings sind diese in erster Linie darauf ausgerichtet, die als gefährdet wahrgenommene Person zu sichern und zu überwachen. Der Umgang mit Personen, die als suizidal gefährdet eingeschätzt werden, unterscheidet sich dann nicht grundsätzlich vom Vorgehen bei drohender Fremdgefährdung (Seidel et al. 2019). Die Betroffenen werden also im Fall drohender Selbstgefährdung in Räumen ohne gefährliche Gegenstände isoliert. Diese Räume sind in der Regel sehr karg ausgestattet und abseits der anderen Hafträume gelegen. Diese „besonders gesicherten Hafträume“, abgekürzt „bgH“, werden im Knastjargon oft auch als „Bunker“ bezeichnet. Teilweise werden diese Räume durch Videokameras überwacht, kurze Kontakte zu den Justizvollzugsbeamten und Justizvollzugbeamtinnen finden in mehrstündigem Abstand statt, oft anlässlich der Essensausgabe. Es läuft darauf hinaus, dass die im bgH Untergebrachten lange Zeitabschnitte ohne jegliche Ablenkung oder menschlichen Kontakt sich selbst überlassen bleiben. Obwohl grundsätzlich die Beendigung dieser Maßnahme auch ohne Mitwirkung des medizinischen Personals möglich ist, wird die Entscheidung bei Personen mit Verdacht auf akute suizidale Gefährdung in der Regel unter Hinzuziehung einer Ärztin oder eines Arztes getroffen. Bei anhaltender suizidaler Gefährdung ist eine häufig angewandte psychotherapeutische Strategie die Kombination der Verordnung eines Antidepressivums mit Entlastung durch eine Unterbringung in einem ruhigen Bereich, beispielsweise einer Krankenstation oder einem Bereich, in dem Gefangene mit langen Freiheitsstrafen untergebracht sind. Viele Justizvollzugsanstalten sehen für diesen Fall auch die Möglichkeit einer Unterbringung in Gemeinschaft (sog. „Notgemeinschaft“) vor. Dieser Begriff bezeichnet die gemeinsame Nutzung eines Haftraumes oder von zwei Hafträumen, die durch einen Durchgang verbunden sind. Für die zuständigen Ärztinnen und Ärzte ist die Möglichkeit der Überweisung suizidal gefährdeter Personen in einen geschützten Bereich mit psychologisch-psychiatrischer Betreuung eine große Entlastung. Allerdings ist das psychiatrische Behandlungsangebot innerhalb der Justizvollzugsanstalten sehr unterschiedlich gestaltet. Einige Bundesländer wie Berlin, Nordrhein-Westfalen oder Baden-Württemberg verfügen über stationär-psychiatrische Behandlungsangebote in Justizvollzugskrankenhäusern, andere haben Absprachen mit örtlichen Maßregelvollzugskliniken getroffen oder halten spezialisierte Behandlungsangebote in Krankenabteilungen vor. Die klinischen Erfahrungen zeigen, dass auch unspezifische soziale Kontakte bei der Überwindung suizidaler Krisen bei Inhaftierten sehr wirkungsvoll sind. Entsprechende Kontakte entstehen auch bei der Integration in das anstaltsinterne Arbeitsangebot. In der psychiatrischen Arbeit im Justizvollzug sind häufig eindrucksvolle Verbesserungen chronisch depressiv anmutender Verläufe nach Aufnahme einer Arbeitstätigkeit zu beobachten, weshalb bei vorliegender Arbeitsfähigkeit im Rahmen psychiatrischer Interventionen immer auf die Empfehlung der Vermittlung in Arbeitstätigkeit ausgesprochen werden sollte.

Mittlerweile gibt es für Justizvollzugsanstalten auch erste Angebote telemedizinischer psychiatrischer Versorgung. Obwohl das Bedürfnis, jederzeit Zugriff auf psychiatrische Beratung auf Facharztniveau zu haben, nachvollziehbar ist, können telemedizinische Angebote persönliche Kontakte nicht ersetzen.

18.2 Freiheitsstrafen

Freiheitsstrafen bedingen das Risiko einer Entfremdung und sozialen Desintegration. Diesbezüglich haben diejenigen Personen, die ihre Freiheitsstrafe im offenen Vollzug verbüßen, bessere Aussichten darauf, mit ihrem sozialem Umfeld Kontakt zu halten. Dabei stellt diese Vollzugsform aber höhere Anforderungen an die soziale Kompetenz als der geschlossene Vollzug.

18

Strafgefangene leiden im Vergleich zur Referenzbevölkerung häufiger an psychiatrischen Erkrankungen und Substanzkonsumstörungen, wobei die Existenz einer sogenannten Haftpsychose mittlerweile widerlegt wurde (Fazel und Seewald 2012; Gössling und Konrad 2004). Bei den affektiven Störungen fehlt Evidenz darüber, wie hoch der Anteil „importierter" Depressionen bei Gefangenen ist. Wenn das Vorliegen einer psychiatrischen Störung während eines Haftaufenthaltes festgestellt wird, bietet die Zeit der Inhaftierung oft erstmalig die Gelegenheit einer störungsspezifischen Behandlung. Bezogen auf die Auswahl der Präparate für den Fall einer psychopharmakologischen Behandlung sind dabei in der Regel keine Beschränkungen zu erwarten. Zusätzlich können sich die Regulierung der Lebensführung und der stabile Zugang zu psychiatrischen Versorgungsangeboten während der Zeit der Inhaftierung günstig auf den Verlauf der Behandlung auswirken und die Basis für eine positive Einstellung gegenüber psychiatrischen Behandlungsangeboten schaffen. Ein weiterer Vorteil ist die Möglichkeit, innerhalb der Justizvollzugsanstalten einer strukturierten Arbeitstätigkeit im Rahmen einer Arbeitsmaßnahme nachzugehen. Das Arbeitsangebot hält in der Regel auch einfache Tätigkeiten mit geringem Stundenumfang vor, die außerhalb der Justizvollzugsanstalten für Menschen mit psychiatrischen Erkrankungen selten zur Verfügung stehen. Insbesondere Personen mit schweren Substanzkonsumstörungen verarbeiten nach körperlicher Entgiftung eine Integration in eine intramurale Arbeitstätigkeit häufig ausgesprochen positiv.

Justizvollzugsanstalten sind nicht primär auf die Diagnostik und die Behandlung psychiatrischer Störungsbilder ausgelegt, sodass eine Gefahr besteht, dass diese Störungsbilder unzureichend diagnostiziert werden, insbesondere dann, wenn sich die Personen an die Abläufe anpassen und Rückzugsverhalten zeigen. Aus diesem Grund kommt der Aufnahmediagnostik besondere Bedeutung zu. Ergebnisse von Untersuchungen zum Zeitpunkt der Diagnose schizophrener Erkrankungen bei Strafgefangenen ergaben Hinweise darauf, dass die Wahrscheinlichkeit einer korrekten Diagnose bei Beginn der Inhaftierung am größten ist und dass diese Störungsbilder im Vergleich zur Allgemeinbevölkerung insgesamt schwieriger zu diagnostizieren sind, weil sozialer Rückzug und Desorganisation später auffallen als bei selbstständiger Lebensführung und teilweise akute Symptome durch die Reizabschirmung besser kontrolliert werden können (Chowdhury et al. 2019). Bei Vorliegen einer psychiatrischen Erkrankung besteht die Gefahr, dass aggressiv-tätliches Verhalten im Rahmen störungsbedingter psychomotorischer Erregungszustände als dissoziales Fehlverhalten verkannt wird und die Interventionen der Justizvollzugsbehörden in Unkenntnis dieser Zusammenhänge mehr auf die Kontrolle des aggressiven Fehlverhaltens als auf die Einleitung einer Behandlung der zugrunde liegenden Störung fokussiert. Dabei wird die psychiatrische Arbeit innerhalb der Justizvollzugsanstalten auch dadurch erschwert, dass die Ausbildung der Justizvollzugsbeamtinnen und Justizvollzugsbeamten und die personelle Ausstattung der Justizvollzugsanstalten nicht auf die Arbeit mit psychiatrisch erkrankten Gefangenen ausgerichtet sind. Psychiaterinnen und Psychiater, die innerhalb der Justizvollzugsanstalten tätig sind, werden oft mit dem Wunsch konfrontiert, für eine umgehende Entfernung der Betroffenen aus dem entsprechenden Haftbereich Sorge zu tragen. Dabei werden verschiedene Mittel der Einflussnahme gewählt, und es wird versucht, auf die Verantwortlichen Druck auszuüben. Neben häufigen Telefonaten oder E-Mails mit Berichten über Fehlverhalten mit großem Verteiler werden beispielsweise auch Fotodokumentationen zerstörter Gegenstände übersandt. Entsprechende Maßnahmen sind von einer Haltung des Vorwurfs gegenüber psychiatrischem Fachpersonal getragen und vermitteln die Auffassung, psychiatrisch erkrankte Strafgefangene sollten dringlich behandelt werden, aber nicht im entsprechenden Haftbereich, sondern irgendwo anders. Vor diesem Hintergrund verlaufen Versuche, im Justizvollzug Tätige für den Umgang mit psychisch Kranken zu schulen, oft frustran, und insbesondere bei schizophren erkrankten Gefangenen besteht die Gefahr der Marginalisierung und Stigmatisierung.

18.3 Ersatzfreiheitstrafen

Eine Ersatzfreiheitsstrafe muss dann verbüßt werden, wenn eine Geldstrafe nicht bezahlt wird, eine Möglichkeit, die das Rechtssystem in Deutschland und Österreich vorsieht, die aber in den anderen europäischen Ländern nicht bekannt ist. In aller Regel sind finanzielle Schwierigkeiten der Hintergrund für eine Ersatzfreiheitstrafe. Untersuchungen von Personen, die eine Ersatzfreiheitsstrafe verbüßen, haben ergeben, dass psychiatrische Erkrankungen und Substanzkonsumstörungen in dieser Gruppe noch häufiger sind als in anderen Bereichen. Es ist davon auszugehen, dass in dieser Gruppe die Freiheitsstrafe sehr häufig Folge einer störungsbedingten sozialen Desintegration ist und deshalb ein großer psychiatrischer und suchtmedizinischer Behandlungsbedarf besteht (Schildbach und Schildbach 2018). Beim Vorliegen psychiatrischer Störungsbilder mit geringer Chronifizierung und bei Substanzkonsumstörungen kann auch hier die Integration in das justizvollzugsinterne Arbeitsangebot die psychiatrische Arbeit wirksam unterstützen, zumal häufig durch die Kürze der Ersatzfreiheitstrafen und die Möglichkeit, sich jederzeit auszulösen oder auslösen zu lassen, in der Regel mehr Arbeitsplätze zur Verfügung stehen als in Justizvollzugsanstalten, in denen längere und lange Freiheitsstrafen verbüßt werden. Leider ist auch in denjenigen Justizvollzugsanstalten, in denen Ersatzfreiheitstrafen vollstreckt werden, die Vernetzung mit externen Anbietern von Maßnahmen für Menschen mit chronisch verlaufenden psychiatrischen Erkrankungen und schweren Substanzkonsumstörungen nicht eng. So gelingt es oft nicht, die vielversprechende Stabilisierung durch eine Überleitung in ein geeignetes ambulantes Setting zu erhalten.

Für die Verbesserung dieser Situation wäre wünschenswert, dass ausreichend viele Sozialarbeiter und Sozialarbeiterinnen eine qualifizierte Beratung und Begleitung bei der Entlassungsvorbereitung anbieten könnten, um die Chancen, die sich durch die Stabilisierung im Rahmen der Verbüßung einer Ersatzfreiheitstrafe ergeben, nicht zu verschenken.

18.4 Lebenslange Freiheitsstrafe und Sicherungsverwahrung

Die Gruppe der Gefangenen, die eine lange Freiheitsstrafe verbüßen, und die Gruppe der Sicherungsverwahrten, also die Gruppe der Personen, die auch nach Verbüßung einer Freiheitsstrafe in der Unterbringung bleiben, sind klein. Auf letztere Gruppe wird in dem entsprechenden Kapitel in diesem Band in ► Kap. 19 eingegangen. Personen mit sehr langen Freiheitsstrafen werden häufig zügig in die anstaltsinternen Arbeitsbetriebe integriert und bekleiden dort nach einiger Zeit Positionen, die Vertrauen voraussetzen und die mit einigen Privilegien verbunden sind. Oft leben sie zurückgezogen und sind in ruhigeren Abteilungen der Justizvollzugsanstalten untergebracht. Untersuchungen von Personen, die lange Zeit im Freiheitsentzug verbracht haben, konnten bisher nicht mit ausreichender Evidenz nachweisen, dass eine Inhaftierung in Deutschland psychische Schäden zur Folge hat. Allerdings fehlen bisher Studien, die die langfristige Entwicklung der physischen und psychischen Gesundheit im Vergleich zur Wohnbevölkerung zum Inhalt haben (Dettbarn 2011). Problematisch kann sich die langfristige Perspektive bei den Personen mit sehr langen Freiheitsstrafen auswirken, die an einer ausgeprägten Substanzkonsumstörung leiden. Wie auch außerhalb der Justizvollzugsanstalten bilden Personen, bei denen eine Substanzkonsumstörung vorliegt, eine lose verbundene Gruppe und kooperieren bei der Beschaffung und dem Konsum von Rauschmitteln. Dabei unterscheidet sich das Subtanzkonsummuster von dem außerhalb der Justizvollzugsanstalten nachvollziehbar durch das abweichende Angebot, was wiederum durch die Schwierigkeiten der Einbringung der verschiedenen Rauschmittel bedingt wird. Insgesamt ist die Informationslage über Umfang und Art der eingeschmuggelten Rauschmittel sehr dürftig. Aus klinischer Erfahrung lässt sich sagen, dass Alkohol zwar immer wieder von den Inhaftierten selbst produziert wird, gerade in Zeiten geringerer Personalpräsenz wie beispielsweise anlässlich der Feiertage zur Jahreswende, aber der Konsum von Alkohol von den Mitarbeitern und Mitarbeiterinnen der Justizvollzugsanstalten rasch unterbunden wird. Dieses Vorgehen wird dadurch erleichtert, dass alkoholintoxikierte Personen häufig ungesteuert und gereizt agieren und dadurch schnell auffallen. Im Gegensatz dazu neigen Personen nach Cannabiskonsum eher zum Rückzug, verhalten sich defensiver und scheinen seltener in Konflikte verwickelt. Nachvollziehbar wird deshalb der Cannabiskonsum, obwohl offiziell verboten, innerhalb der Justizvollzugsanstalten zwar nicht toleriert, aber weniger nachdrücklich verfolgt.

Suchtmedizinische Prävention für Gefangene beschränkt sich fast ausschließlich auf die Opioidkonsumentinnen und Opioidkonsumenten und besteht meist im Angebot einer Substitutionsbehandlung, in das Inhaftierte mit langen Freiheitsstrafen häufiger integriert werden als Inhaftierte mit kurzen Freiheitsstrafen. Klinische Erfahrungen zeigen, dass die Arbeit mit opioidabhängigen Gefangenen dann besonders schwierig ist, wenn zusätzlich ausgeprägte dissoziale Persönlichkeitszüge bestehen und die Betroffenen ohne Außenperspektive fest in die anstaltsinterne Drogenszene integriert sind. Auch deshalb erscheint aus psychiatrischer Perspektive die Konzentration von Inhaftierten in spezialisierte Abteilungen innerhalb der Justizvollzugsanstalten kontraindiziert, da diese Bereiche dann oft durch eine antitherapeutisch geprägte Subkultur geprägt werden. Eine Auswertung von Daten aus der Stichtagserhebung in deutschen Gefängnissen am 31.03.2018 ergab, dass sich zu diesem Zeitpunkt insgesamt ein Drittel der Inhaftierten mit der Diagnose einer Opioidabhängigkeit in Substitutionsbehandlung befand, wobei die Substitutionsrate regional zwischen 7 % und 96 % schwankte (Stoll et al. 2019). Grundsätzlich können Inhaftierte mit Ausnahme von Diacetylmorphin mit allen zur Substitutionsbehandlung zugelassenen Substanzen behandelt werden. Für eine Diacetylmorphinbehandlung hat bisher nur Baden-Württemberg eine Möglichkeit zur Behandlung im Justizvollzug geschaffen. In der klinischen Arbeit hat sich die Vergabe von Substanzen mit flüssiger Darreichungsform bewährt, da bei anderen Zubereitungen die Weitergabe für den anstaltsinternen Drogenmarkt sehr viel schwieriger zu kontrollieren ist. Seit kurzer Zeit eröffnet die Zulassung der Depotform von Buprenorphin die Möglichkeit, Inhaftierten diese Substanz verlässlich anzubieten.

18.5 Schnittstellenmanagement

Der Übergang aus Verbüßung einer Freiheitsstrafe in ein Leben in Freiheit birgt viele Risiken. In Kohortenstudien konnte im Vergleich zur Allgemeinbevölkerung ein 3,6 fach erhöhtes Sterberisiko festgestellt werden, wobei Drogenintoxikationen mit Opioiden in 77 % der Fälle die führende Todesursache entlassener Strafgefangener waren (Binswanger et al. 2013, 2016). Als Ausdruck für das Ausmaß der psychosozialen Belastung kann gewertet werden, dass die Suizidrate sowohl nach Abschluss eines Strafverfahrens wie auch nach Verbüßung einer Freiheitsstrafe erhöht bleibt (Barry et al. 2018). Die Entlassung aus Verbüßung einer Freiheitsstrafe kann eigentlich nur bei Inhaftierten gut vorbereitet werden, die vor Ende ihrer Freiheitsstrafe die Möglichkeit haben, notwendige Besuche bei Ämtern und andere Termine wahrzunehmen. Dies ist aber in der Regel den Inhaftierten vorbehalten, die als stabil eingeschätzt werden, weil sie bereits während des Vollzugs der Freiheitsstrafe gut auf die angebotenen Maßnahmen angesprochen haben. Die schwierigen, sozial desintegrierten Inhaftierten, die beispielsweise an einer instabilen Abhängigkeitserkrankung leiden, werden dagegen oft ohne Vorbereitung in die Freiheit entlassen und sind gefährdet, durch Rückkehr in das ungünstige Herkunftsmilieu rasch wieder straffällig zu werden (Fazel et al. 2016a). Bezogen auf eine laufende Substitutionsbehandlung ist suchtmedizinisch zur Verhinderung von Todesfällen durch akzidentelle Überdosierung bei verminderter Toleranz dringend eine direkte Fortführung der Substitution zu empfehlen (Merrall et al. 2010). Für Personen mit Opioidabhängigkeit, die außerhalb der Justizvollzugsanstalten keinen Anspruch auf Leistungen der Gesundheitsfürsorge haben, sollte die Mitgabe eines partiellen Opioidrezeptorantagonisten, z. B. Naloxon, erwogen werden.

> Die erste Zeit nach Entlassung aus dem Strafvollzug stellt eine Zeit besonderen Risikos dar. Es zeigt sich ein erhöhtes Sterberisiko u. a. durch Drogenintoxikation und -überdosierung und Suizid. Auch die Strafrückfälligkeit nach Haftstrafen ist hoch.

Literatur

Barry LC, Steffens DC, Covinsky KE, Conwell Y, Li Y, Byers AL (2018) Increased risk of suicide attempts and unintended death among those transitioning from prison to community in later life. Am J Geriatr Psychiatry 26:1165–1174

Binswanger IA, Blatchford PJ, Mueller SR, Stern MF (2013) Mortality after prison release: opioid overdose and other causes of death, risk factors, and time trends from 1999 to 2009. Ann Intern Med 159:592–600

Binswanger IA, Blatchford PJ, Forsyth SJ, Stern MF, Kinner SA (2016) Epidemiology of infectious disease-related death after release from prison, Washington State, United States, and Queensland, Australia: a cohort study. Public Health Rep 131:574–582

Chowdhury NZ, Albalawi O, Wand H, Adily A, Kariminia A, Allnutt S, Sara G, Dean K, Lappin J, O'Driscoll C, Grant L, Schofield PW, Greenberg D, Butler T (2019) First diagnosis of psychosis in the prison: results from a data-linkage study. B J Psych Open 5:e89

Crewe B, Liebling A, Hulley S (2014) Heavy – light, absent – present: rethinking the 'weight' of imprisonment. Br J Sociol 65:387–410

Destatis. 2020. Bestand der Gefangenen und Verwahrten in den deutschen Justizvollzugsanstalten-2020 [Online]. Wiesbaden. https://www.destatis.de/DE/Themen/Staat/Justiz-Rechtspflege/Publikationen/Downloads-Strafverfolgung-Strafvollzug/bestand-gefangene-verwahrte-xlsx-5243201.html. Zugegriffen am 02.06.2021

Dettbarn EK (2011) Die Auswirkung langer Haftstrafen auf die psychische Gesundheit. FU Berlin, Berlin

Dezsö D, Konrad N, Seewald K, Opitz-Welke A (2018) Implementation of a suicide risk screening instrument in a remand prison service in Berlin. Front Psychiatr 9:665

Dudeck M, Kopp D, Kuwert P, Drenkhahn K, Orlob S, Luth HJ, Freyberger HJ, Spitzer C (2009) Prevalence of psychiatric disorders in prisoners with a short imprisonment: results from a prison in North Germany. Psychiatr Prax 36:219–224

Fazel S, Baillargeon J (2011) The health of prisoners. Lancet 377:956–965

Fazel S, Seewald K (2012) Severe mental illness in 33,588 prisoners worldwide: systematic review and meta-regression analysis. Br J Psychiatry 200:364–373

Fazel S, Fiminska Z, Cocks C, Coid J (2016a) Patient outcomes following discharge from secure psychiatric hospitals: systematic review and meta-analysis. Br J Psychiatry 208:17–25

Fazel S, Hayes AJ, Bartellas K, Clerici M, Trestman R (2016b) Mental health of prisoners: prevalence, adverse outcomes, and interventions. Lancet Psychiatry 3:871–881

Fazel S, Ramesh T, Hawton K (2017) Suicide in prisons: an international study of prevalence and contributory factors. Lancet Psychiatry 4:946–952

Gössling J, Konrad N (2004) Zur Enität der sogenannten Haftpsychose. Recht Psychiatr 22: 123–129

Gould C, McGeorge T, Slade K (2018) Suicide screening tools for use in incarcerated offenders: a systematic review. Arch Suicide Res 22:345–364

Hegerl U, Rummel-Kluge C, Varnik A, Arensman E, Koburger N (2013) Alliances against depression – a community based approach to target depression and to prevent suicidal behaviour. Neurosci Biobehav Rev 37:2404–2409

Keppler K, Stover H, Schulte B, Reimer J (2010) Prison health is public health! Problems in adapting and implementing health services for prisoners in Germany. A review. Bundesgesundheitsbl Gesundheitsforsch Gesundheitsschutz 53:233–244

Konrad N, Huchzermeier C, Rasch W (2019) Forensische Psychiatrie und Psychotherapie. W, Kohlhammer, Stuttgart

Krebs J, Konrad N, Opitz-Welke A (2020) Suchtmedizin unter kustodialen Bedingungen am Beispiel des Berliner Justizvollzugs. Forens Psychiatr Psychol Kriminol 14:85–94

Lehmann A (2012) DIe Bedeutung von Aggression bei der Diagnostik von Psychopathie mit der PCL-R bei inhaftierten Frauen. Freie Universität, Berlin

Merrall EL, Kariminia A, Binswanger IA, Hobbs MS, Farrell M, Marsden J, Hutchinson SJ, Bird SM (2010) Meta-analysis of drug-related deaths soon after release from prison. Addiction 105:1545–1554

Moschetti K, Stadelmann P, Wangmo T, Holly A, Bodenmann P, Wasserfallen JB, Elger BS, Gravier B (2015) Disease profiles of detainees in the Canton of Vaud in Switzerland: gender and age differences in substance abuse, mental health and chronic health conditions. BMC Public Health 15:872

Ndeffo-Mbah ML, Vigliotti VS, Skrip LA, Dolan K, Galvani AP (2018) Dynamic models of infectious disease transmission in prisons and the general population. Epidemiol Rev 40:40–57

Opitz-Welke A, Bennefeldt-Kersten K, Konrad N, Welke J (2016) Prison suicide in female detainees in Germany 2000–2013. J Forensic Legal Med 44:68–71

Opitz-Welke A, Lehmann M, Seidel P, Konrad N (2018) Medicine in the penal system. Dtsch Arztebl Int 115:808–814

Opitz-Welke A, Konrad N, Welke J, Bennefeld-Kersten K, Gauger U, Voulgaris A (2019) Suicide in older prisoners in Germany. Front Psychiatr 10:154

Perry AE, Marandos R, Coulton S, Johnson M (2010) Screening tools assessing risk of suicide and self-harm in adult offenders: a systematic review. Int J Offender Ther Comp Criminol 54:803–828

18

Schildbach S, Schildbach C (2018) Criminalization through transinstitutionalization: a critical review of the penrose hypothesis in the context of compensation imprisonment. Front Psychiatr 9:534

Seidel P, Konrad N, Negatsch V, Dezsö D, Kogan I, Gauger U, Neumann B, Voulgaris A, Opitz-Welke A (2019) Violent behavior during psychiatric inpatient treatment in a German Prison Hospital. Front Psychiatr 10:762

Stoll K, Bayer M, Hässle U, Abraham K (2019) Länderübergreifende Arbeitsgruppe Stoffgebundene Suchtproblematik. Bundeseinheitliche Erhebung zur stoffgebundenen Suchtproblemtik im Justizvollzug.

Von Bernuth K, Seidel P, Krebs J, Lehmann M, Neumann B, Konrad N, Opitz-Welke A (2020) Prevalence of opioid dependence and opioid agonist treatment in the Berlin custodial setting: a cross-sectional study. Front Psychiatry 11:794

Zimmermann R, Radun D (2014) DrogengebraucherInnen, Infektionen und Haft. Schriftenreihe Gesundheitsförderung Justizvollzug 28:13–31

Behandlung im Justizvollzug: Sozialtherapie und Sicherungsverwahrung

Johann Endres und Stefan Suhling

Inhaltsverzeichnis

B. Völlm, B. Schiffer (Hrsg.), *Forensische Psychiatrie*, https://doi.org/10.1007/978-3-662-64465-2_19

19.1 Strafgefangene und ihr Behandlungsbedarf

In Deutschland gab es am 31. März 2022 39.128 Personen, die im Strafvollzug eine Freiheitsstrafe verbüßten (davon 5,9 % weiblich), außerdem 2.760 Personen, die eine Jugendstrafe verbüßten (davon 3,8 % weiblich) und 604 Sicherungsverwahrte (davon 0,3 % weiblich) sowie ca. 11.000 Untersuchungsgefangene (Statistisches Bundesamt 2022). Das ist ein Mehrfaches gegenüber den Untergebrachten im psychiatrischen Maßregelvollzug, obwohl deren Zahl in den letzten Jahren kontinuierlich und stark angestiegen ist.

Einer althergebrachten Annahme zufolge finden sich in den Gefängnissen, anders als in den forensisch-psychiatrischen Kliniken, psychisch gesunde Personen, die ihre Straftaten aufgrund freier und rationaler Entscheidungen begangen haben. Therapeutische Interventionen seien bei ihnen eigentlich nicht erforderlich, da sie ja anders, nämlich gesetzestreu, hätten handeln können, wenn sie es nur gewollt hätten. Allenfalls könne ihnen durch die Erfahrung der Strafe vermittelt werden, dass sich Verbrechen nicht lohnt, sodass sie sich zukünftig für ein straffreies Leben entscheiden mögen.

Tatsächlich jedoch stellen die so zu beschreibenden Personen, nämlich psychisch vollständig gesunde, rational entscheidende und agierende Kriminelle, wenn es sie denn überhaupt gibt, nur eine kleine Minderheit innerhalb der Gefängnispopulation dar. Und es gibt im Strafvollzug zahlenmäßig deutlich mehr Straftäter mit psychischen Störungen als im Maßregelvollzug (Konrad 2016).

Nach epidemiologischen Studien ist bei einem hohen Anteil der Inhaftierten mindestens eine psychische Störung zu diagnostizieren (Fazel und Seewald 2012; Groß und Endres 2023). So liegen die Prävalenzraten bei Inhaftierten international für Schizophrenien bei 3,6 % (Männer) bzw. 3,9 % (Frauen) und für Major-Depressionen bei 10,2 % bzw. 14,1 % (Fazel und Seewald 2012). Für Persönlichkeitsstörungen allgemein werden Prävalenzraten von 65 % bzw. 42 % berichtet, speziell für die antisoziale Persönlichkeitsstörung 47 % bzw. 22 % (Fazel und Danesh 2002). Auch wurde bei 29 % der Strafgefangenen eine Substanzabhängigkeit und bei weiteren 16 % ein Substanzmissbrauch festgestellt (Stoll et al. 2021).

Selbst wenn zur Tatzeit bereits eine psychische Störung vorlag und auch im Ermittlungsverfahren diagnostiziert wird, bedeutet das noch keineswegs, dass es zu einer Unterbringung im Maßregelvollzug kommt, da hierfür ja weitere Kriterien (z. B. aufgehobene oder verminderte Schuldfähigkeit für eine Unterbringung nach § 63 StGB, Gefahr weiterer Straftaten aufgrund des „Hanges" bei § 64 StGB, s. ▶ Kap. 5 und 12 in diesem Band) erfüllt sein müssen. Schließlich gibt es im Strafvollzug nicht wenige Personen, auch solche mit einer Schizophrenie und schweren Depression, bei denen sich die Erkrankung erst im Verlauf der Haft manifestiert.

Unabhängig davon, ob bei Verurteilten eine psychische Störung zu diagnostizieren ist oder nicht, sieht sich der Strafvollzug dem Ziel verpflichtet, Gefangene zu resozialisieren, also sie zu einem Leben ohne Straftaten zu befähigen. Dieses Vollzugsziel ist in den Strafvollzugsgesetzen aller deutschen Bundesländer verankert und bedeutet, dass durch geeignete Behandlungsmaßnahmen kriminelle Risikofaktoren abgemildert und Ressourcen (Kompetenzen) für ein straffreies Leben gestärkt werden sollen. Strafvollzug als reine Verwahrung oder Abschreckung widerspräche dem Grundgesetz (vgl. Laubenthal 2019).

> Der **Behandlungsbegriff des Strafvollzugs** unterscheidet zwischen der Behandlung zur Gesundheitsfürsorge und der Behandlung zur Risikoreduktion (Kriminalprävention).

19

Der **Behandlungsbegriff des Strafvollzugs** ist ein anderer als der in der Medizin und damit auch in der forensischen Psychiatrie verbreitete.

Anders als in einem psychiatrischen Krankenhaus gibt es in einem Gefängnis eine klare Trennung zwischen der Behandlung als Gesundheitsfürsorge und der Behandlung als Kriminalprävention:

- Die Behandlung körperlicher und psychischer Leiden erfolgt in den jeweiligen Krankenabteilungen unter der Regie der Anstaltsärztinnen und -ärzte; diese Behandlung unterliegt der ärztlichen Schweigepflicht. Die meisten Bundesländer verfügen darüber hinaus über Justizvollzugskrankenhäuser, in denen schwer erkrankte Gefangene auch über einen längeren Zeitraum stationär behandelt und auch operiert werden können. Es gibt in allen größeren Bundesländern auch spezialisierte vollzugspsychiatrische Einrichtungen (meist Abteilungen in den Vollzugskrankenhäusern, aber auch in Justizvollzugsanstalten), die sich insbesondere der Fälle akuter psychischer Störungen annehmen (s. ▶ Kap. 18 in diesem Band); diese Gefangenen werden dann üblicherweise nach einigen Wochen zur Weiterbehandlung in den Normalvollzug zurückverlegt. Die psychiatrische Behandlung dient in erster Linie der Gesundheitsfürsorge. Nur in den Fällen, in denen die psychische Störung (mit-) ursächlich für die Straftat war, verfolgt sie auch das Vollzugsziel der Verhinderung weiterer Straftaten. Nicht selten beeinträchtigen psychische Störungen aber auch die Teilnahme an kriminalpräventiven Maßnahmen. Im Sinne des RNR-Modells der Straftäterbehandlung (Bonta und Andrews 2017) können psychiatrische oder psychotherapeutische Behandlungsmaßnahmen dann auch dazu dienen, die Ansprechbarkeit (Responsivity) der Gefangenen für diese Maßnahmen zu erhöhen oder wiederherzustellen.
- Die auf das Vollzugsziel ausgerichtete kriminalpräventive Behandlung erfolgt auf der Basis einer Behandlungsuntersuchung (in manchen Landesgesetzen „Diagnoseverfahren" genannt) und wird in einem regelmäßig fortgeschriebenen Vollzugsplan festgelegt. Diese Behandlung umfasst psychologische (seltener: psychotherapeutische) und sozialpädagogische Interventionen, aber auch schulische und berufliche Qualifizierungsmaßnahmen. Auch die Arbeit in Arbeitsbetrieben der Anstalt (die im Unterschied zur Beschäftigungstherapie und Ergotherapie in forensisch-psychiatrischen Anstalten auf wirtschaftliche Ergiebigkeit ausgerichtet ist), Arbeitstherapie, Sport und andere Freizeitmaßnahmen, Vollzugslockerungen sowie auch Disziplinarmaßnahmen sind in einem weiten Behandlungsbegriff inkludiert (vgl. die Aufsätze in Endres und Suhling 2023).

Wesentlich für die Unterscheidung zwischen einer auf psychische Störungen bezogenen Heilbehandlung einerseits und einer kriminalpräventiv ausgerichteten Behandlung anderseits ist die Unterscheidung zwischen psychischen Störungen und kriminellen Risikofaktoren (vgl. Endres und Schwanengel 2015, 2017): Im Falle von sexuellen Deviationen wie der Pädophilie, dissozialen Persönlichkeitsstörungen oder Substanzkonsumstörungen ergibt sich die Gefährlichkeit üblicherweise aus der Störung; die Behandlung der Störung dient zugleich der Beseitigung oder Milderung der Rückfallgefahr. Es gibt jedoch auch psychische Störungen, die zwar das Wohlbefinden und die soziale Teilhabe beeinträchtigen, aber nicht unbedingt Kriminalitätsursachen darstellen; Angststörungen z. B. können manchmal sogar im Hinblick auf die Begehung von Straftaten protektiv wirken. Umgekehrt gibt es viele Risikofaktoren,

z. B. gewaltlegitimierende, rassistische oder frauenfeindliche Einstellungen, Sozialisationsdefizite, fehlende schulische und berufliche Qualifikationen und mangelnde soziale Kompetenzen, subkulturelle Bindungen und das Fehlen protektiver sozialer Kontakte, die nicht Symptome einer psychischen Störung darstellen, die aber in Hinsicht auf die Kriminalprävention einen Behandlungsbedarf begründen.

19.2 Behandlung im Strafvollzug: Gesetzliche Grundlagen und Strukturen

Das deutsche Strafrecht ist zweispurig angelegt (vgl. Fischer 2018): Gegen schuldfähige Täter werden Strafen ausgesprochen, in schweren Fällen Freiheitsstrafen, deren Dauer sich nicht nach der Behandlungsbedürftigkeit oder der Gefährlichkeit bemisst, sondern nach der Schwere des verletzten Rechtsguts und dem Ausmaß des individuellen Schuldvorwurfs. Für Mord stellt die lebenslange Freiheitsstrafe die zwingende Sanktion dar; diese kann frühestens nach 15 Jahren, bei Feststellung einer „besonderen Schwere der Schuld" nach einer von der Strafvollstreckungskammer festzusetzenden längeren Mindestverbüßungsdauer zur Bewährung ausgesetzt werden. Bei sonstigen Freiheitsstrafen ist eine Strafaussetzung zur Bewährung gemäß § 57 StGB bei günstiger Prognose nach Verbüßung von zwei Dritteln der Strafe möglich, in seltenen Fällen auch schon nach der Hälfte. Kurze Freiheitsstrafen (bis zu 2 Jahren) können von vorneherein zur Bewährung ausgesetzt werden. Besondere Regeln gelten für Personen, die zum Tatzeitpunkt noch Jugendliche oder Heranwachsende waren (unter 21) und nach Jugendstrafrecht verurteilt werden können.

Ein formaler, aber wesentlicher Unterschied zwischen Strafvollzug und Maßregelvollzug liegt darin, dass für den Strafvollzug die Justizministerien, für den Maßregelvollzug die Gesundheits- und Sozialministerien zuständig sind.[1] Das schlägt sich auch in getrennten rechtlichen Vorschriften nieder (Strafvollzugsgesetze vs. Maßregelvollzugsgesetze). Der Vollzug der Sicherungsverwahrung, die zwar ebenfalls eine Maßregel der Besserung und Sicherung ist, erfolgt unter der Aufsicht der jeweiligen Landesjustizverwaltung in gesonderten Einrichtungen des Justizvollzugs und wird durch eigene Sicherungsverwahrungsvollzugsgesetze geregelt.

Der Vollzug von Freiheitsstrafen wird durch mehrere Trennungsgrundsätze bestimmt: So sind Männer und Frauen getrennt unterzubringen, Strafgefangene getrennt von Untersuchungsgefangenen und junge Gefangene getrennt von Erwachsenen. In welche Anstalt jemand kommt, legt üblicherweise auf Landesebene ein Vollstreckungsplan fest, der neben diesen Merkmalen auch regionale Gesichtspunkte (Amts- und Landgerichtsbezirke), die Länge der Strafe sowie in einigen Bundesländern eine Unterscheidung zwischen „Erstvollzug" (z. B. bisher maximal 3 Monate Hafterfahrung) und „Regelvollzug" berücksichtigt. Auch der Umstand, ob bei einem Verurteilten im Anschluss an die Freiheitsstrafe Sicherungsverwahrung vorgesehen ist, kann eine Rolle spielen. In einigen Bundesländern gibt es darüber hinaus Einweisungsanstalten oder -abteilungen, in denen für Täter mit besonderen Delikten (Sexual- und Gewaltstraftäter und generell Gefangene mit langen Strafen) nach Behandlungsgesichtspunkten eine geeignete Anstalt festgelegt wird.

Die Behandlung im Strafvollzug wird außer durch das Resozialisierungsziel (Schaffung der Voraussetzungen für ein straffreies Leben) durch drei Gestaltungsprinzipien normiert (vgl. Laubenthal 2019, S. 147 ff.):

1 Eine Ausnahme stellt hier das Saarland dar, wo das Justizministerium auch für den Maßregelvollzug zuständig ist.

Gestaltungsprinzipien der Behandlung im Strafvollzug

- Der Vollzug der Strafe soll auf die anschließende Wiedereingliederung in die Gesellschaft ausgerichtet sein.
- Das Leben in Haft soll den allgemeinen Lebensverhältnissen in Freiheit angeglichen werden.
- Schädlichen Folgen der Haft soll entgegengewirkt werden.

Eine wesentliche Rahmenbedingung der Behandlung ist außerdem durch die Vollzugsaufgabe[2] des Schutzes der Allgemeinheit vorgegeben (vgl. Laubenthal 2019, S. 132 ff.; Meier 2020): Dass durch sichere Unterbringung, effektive Beaufsichtigung und restriktive Gewährung von Vollzugslockerungen die Gesellschaft draußen vor Entweichungen und weiteren Straftaten der Inhaftierten geschützt werden soll, nicht zu vergessen auch diese voreinander, grenzt die Möglichkeiten der Behandlung nicht unwesentlich ein. Auch die Architektur vieler, vor allem älterer Justizvollzugsanstalten, die durch hohe Mauern, Gitter und Draht geprägt wird, unterstreicht die Dominanz des Sicherheitsdenkens, das den Strafvollzug bestimmt.

Das Personal einer Justizvollzugsanstalt unterscheidet sich deutlich von dem einer forensisch-psychiatrischen Klinik. Geleitet wird eine JVA häufig von einer Juristin oder einem Juristen, seltener von Angehörigen des psychologischen, sozialen, pädagogischen oder Verwaltungsdienstes. Die hauptamtlichen Fachdienste (bei denen mittlerweile Frauen deutlich in der Mehrheit sind) setzen sich zusammen aus Psychologen, Sozialpädagogen und Sozialarbeitern, Lehrern und Seelsorgern, vielfach noch ergänzt durch externe Fachkräfte (Psychotherapeuten, Suchtberater, ehrenamtliche Vollzugshelfer). Es ist gesetzlich nicht festgelegt und variiert zwischen den Bundesländern, wie viele Fachdienste pro Gefangene beschäftigt sind. Dass im Normalvollzug eine psychologische Fachkraft für 200 Gefangene zuständig ist, dürfte keine Seltenheit darstellen; diese Relation stellt sich für Bedienstete des Sozialen Dienstes meist etwas besser dar. Die zahlenmäßig mit Abstand stärkste Berufsgruppe ist der Allgemeine Vollzugsdienst, deren Mitarbeiter eine knapp zweijährige vollzugsspezifische Ausbildung durchlaufen haben und vielfältige Aufgaben der Beaufsichtigung und Behandlung wahrnehmen. In vielen Anstalten gibt es daneben noch den Werkdienst, in der Regel Handwerksmeister mit einer Zusatzausbildung im Vollzug, der Arbeitsbetriebe leitet und Berufsausbildungen durchführt. Die medizinische Versorgung wird durch Anstaltsärzte (meist hauptamtlich) und Krankenpflegepersonal sichergestellt, meist ergänzt durch externe Vertragsärzte. Zum größten Teil ist das hauptamtliche Personal einer JVA verbeamtet und es gibt relativ wenig Fluktuation.

19.3 Sozialtherapeutische Anstalten und Abteilungen

Die Sozialtherapie (Sotha) ist eine Besonderheit des deutschen Strafvollzugs. Sie wurde im Zuge der Strafrechtsreform der 1970er-Jahre geschaffen, zunächst als besondere Maßregel (§ 65 StGB), dann als spezielle Form des Strafvollzugs (vgl. Endres und Groß 2020; Laubenthal 2019, S. 487 ff.; Wischka und van den Boogart 2018). Die Sozialtherapie wurde im Strafvollzug in den letzten Jahrzehnten kontinuierlich ausgebaut. Mittlerweile (Stand 31.03.2022; vgl. Moosburner 2022) gibt es in Deutschland 71 Einrichtungen (davon 20 für den Jugendstrafvollzug) mit 2339 Haftplätzen, davon

2 Ein Teil der Bundesländer hat den Schutz der Allgemeinheit nicht nur als Aufgabe, sondern als Ziel des Strafvollzugs formuliert.

92 für Frauen. Frauen stellen einen Anteil von 3,5 % der Gefangenen der Sozialtherapie; deutlich unter ihrem Anteil im gesamten Justizvollzug (5,5 %; Moosburner 2022, S. 16).

Sechs dieser Einrichtungen sind selbstständige sozialtherapeutische Anstalten (Sozialtherapeutische Anstalt Baden-Württemberg in Asperg, JVA Erlangen, Sozialtherapeutische Anstalt Gelsenkirchen, Sozialtherapeutische Anstalt Hamburg, JVA Kassel II und JVA Ludwigshafen), bei den übrigen handelt es sich um kleinere, teilautonome Abteilungen in größeren Justizvollzugsanstalten.

Was eine sozialtherapeutische Einrichtung ausmacht, ist im Gesetz nicht festgelegt. Es gibt jedoch *Mindeststandards*, die erstmals im Jahr 1988 von einem Arbeitskreis formuliert und seither zweimal aktualisiert worden sind (Arbeitskreis Sozialtherapeutische Anstalten im Justizvollzug e. V. 2016). Sie beziehen sich auf die personelle und räumliche Ausstattung und organisatorische Rahmenbedingungen (z. B. Selbstständigkeit, Möglichkeiten der Supervision), die in den meisten Einrichtungen fast vollständig erfüllt sind. Diese Merkmale werden jährlich im Rahmen einer Stichtagserhebung der Kriminologischen Zentralstelle e. V. abgefragt, außerdem die Zusammensetzung der Gefangenenklientel sowie der Umfang der Gewährung von Vollzugslockerungen (zuletzt Moosburner 2022).

Dass ein Strafgefangener in einer sozialtherapeutischen Anstalt oder Abteilung behandelt wird, ordnet nicht das verurteilende Gericht an, sondern dies wird im Rahmen der Vollzugsplanung durch die originär zuständigen Anstalten entschieden, in manchen Bundesländern auch durch die Einweisungsanstalt. In den Strafvollzugsgesetzen finden sich (etwas divergierende) Bestimmungen, wonach bestimmte Gewalt- und Sexualstraftäter bei entsprechender Indikation („wenn die Verlegung angezeigt ist“) in die Sozialtherapie zu verlegen sind (Rettenberger et al. 2020).

> Voraussetzungen für eine Verlegung in die Sozialtherapie sind die Behandlungsbedürftigkeit und die Behandlungsfähigkeit, nicht jedoch die Behandlungsbereitschaft.

Die *Angezeigtheit* der Verlegung wird üblicherweise so verstanden, dass Behandlungsbedürftigkeit und Behandlungsfähigkeit gegeben sein müssen. Die *Behandlungsbedürftigkeit* ergibt sich aus der Gefährlichkeit, also dem Risiko zukünftiger schwerer weiterer Straftaten. Nicht verlegt werden müssen Verurteilte, von denen keine erhebliche Gefahr ausgeht oder die mit weniger intensiven Mitteln auch im Normalvollzug behandelt werden können. *Behandlungsfähigkeit* wird so verstanden, dass die Gefangenen über ausreichende deutsche Sprachkenntnisse und kognitive Fähigkeiten verfügen, um an dem Behandlungsprogramm der Sotha teilzunehmen. Nötigenfalls muss versucht werden, diese Fähigkeiten z. B. durch Sprachkurse oder Kompetenztrainings vor der Verlegung herzustellen. Dauerhaft nicht behandlungsfähig sind in der Regel Personen mit deutlicher Intelligenzminderung, Demenzerkrankte oder psychisch schwer und chronisch Erkrankte. Personen mit schweren Persönlichkeitsstörungen, die ihre Gemeinschaftsfähigkeit und -verträglichkeit stark beeinträchtigen, werden soweit möglich eher im Rahmen einer Einzeltherapie behandelt. Es gibt aber für Gefangene mit Indikation für die Sozialtherapie kein Wahlrecht zwischen dieser und einer Einzelpsychotherapie, auch wenn Letztere von ihnen oft bevorzugt und eingefordert wird. Keine Voraussetzung für die Verlegung in die Sotha ist die *Behandlungsbereitschaft*; wenn die Sozialtherapie im Vollzugsplan vorgesehen ist, wird der Gefangene auch dann in die Sotha verlegt, wenn er kein Interesse an der Behandlung hat. Veränderungs- und Behandlungsmotivation (Breuer und Suhling 2023; Suhling et al. 2012) sind dann in der Sotha durch geeignete Maßnahmen herzustellen und zu fördern. Wenn die Verlegung allerdings nur unter Anwendung unmittelbaren Zwangs möglich wäre, wird zumeist davon abgesehen.

In den sozialtherapeutischen Einrichtungen befinden sich Gefangene[3] aller Altersgruppen, wobei von den 21- bis 25-Jährigen über die 25- bis 30-Jährigen hin zu 55- bis 60-Jährigen alle Altersgruppen relativ gleich stark vertreten (Moosburner 2022, S. 22 ff.) und deutsche Staatsangehörige in Bezug auf die Gesamtpopulation der Gefangenen deutlich überrepräsentiert sind. Der Anteil der Älteren (ab 50 Jahre) hat im Verlauf der letzten Jahrzehnte stark zugenommen. Etwa die Hälfte der Sotha-Population sind Sexualstraftäter, die meisten davon wegen Kindesmissbrauch verurteilt. Eine andere große Gruppe sind Gewaltstraftäter (Tötungs- oder schwere Körperverletzungsdelikte oder Raub). Hingegen ist der Anteil der Verurteilten mit Eigentumsdelikten, die bis ca. Mitte der 1990er-Jahre knapp die Hälfte in der Sozialtherapie ausmachten, stark zurückgegangen (Moosburner 2022, S. 40 f.).

In den sozialtherapeutischen Einrichtungen gibt es 1482 verfügbare Personalstellen, knapp ein Drittel im Fachdienst (etwa zu gleichen Anteilen Psychologen und Sozialpädagogen) und fast zwei Drittel im Allgemein Vollzugsdienst (AVD); der Rest entfällt auf Leitungs- und Verwaltungsstellen. Der Frauenanteil bei den besetzten Stellen liegt beim AVD bei etwa 20 %, bei den Fachdiensten ist er in den letzten Jahren auf fast 60 % gestiegen (Moosburner 2022, S. 57). Die Relation zwischen verfügbaren Personalstellen und Haftplätzen liegt relativ gleichbleibend bei 1,6 (Moosburner 2022, S. 54). Dabei ist allerdings zu berücksichtigen, dass viele vollzugliche Aufgaben (Verwaltung, Versorgung, Außensicherung) durch Personal außerhalb der Sotha abgedeckt werden.

Obwohl über die Verlegung in eine sozialtherapeutische Einrichtung nicht diese selbst befindet, wird in der Praxis akzeptiert, dass diese über das Ob und den Zeitpunkt der Aufnahme entscheidet. Dabei geht es vor allem darum, ob die Problematik des jeweiligen Gefangenen zum Behandlungsprofil der Einrichtung passt oder ob ggf. Mittäter schon dort sind. Die Behandlung ist in den meisten Einrichtungen auf eine Dauer von 2–3 Jahren ausgelegt, in der Praxis dauert sie oft länger, insbesondere im Falle von Gefangenen mit lebenslanger Freiheitsstrafe oder mit vorgemerkter Sicherungsverwahrung. Falls es nicht gelingt, den Probanden zur Mitwirkung zu motivieren, oder falls er oder sie sich nachträglich als nicht geeignet erweist sowie im Falle schwerwiegender disziplinarischer Verstöße wird die Behandlung abgebrochen und der Gefangene in den Normalvollzug zurückverlegt.

Die Bundesländer und die einzelnen Einrichtungen unterscheiden sich in ihren Konzepten und deren Implementation (Niemz 2015; Spöhr 2009). Das zentrale Merkmal im Vergleich zum Normalvollzug ist die bessere personelle Ausstattung, die eine intensivere Behandlung ermöglicht. Auch der Anspruch, eine milieutherapeutische Umgebung zu schaffen (s. u.), grenzt die Sozialtherapie vom Normalvollzug ab.

19.4 Sicherungsverwahrung

Die Sicherungsverwahrung (SV) wurde in Deutschland 1933 im Rahmen des „Gesetzes gegen gefährliche Gewohnheitsverbrecher“ als „Maßregel der Sicherung und Besserung“ (damals in dieser Reihenfolge)

3 Die Insassen der Sozialtherapie werden üblicherweise nicht als „Patienten“ bezeichnet, sondern als „Klienten“, „Probanden“ oder schlicht „Gefangene“.

geschaffen, beruhte aber auf früheren Überlegungen der Weimarer Justizreformbewegung. Sie wurde auch nach dem Ende der Nazi-Herrschaft beibehalten und erlebte in den 1950er- und 60er-Jahren einen gewissen Boom, verlor dann aber ab den 1970er-Jahren vorübergehend an Bedeutung. Seit den 1990er-Jahren hat die Zahl der Fälle wieder zugenommen (von unter 200 auf aktuell etwa 600). Zugleich wurden durch gesetzliche Neuregelungen und durch Urteile des Bundesverfassungsgerichts und des Europäischen Gerichtshofs für Menschenrechte wichtige Präzisierungen vorgenommen.

Die Rechtslage ist mittlerweile recht unübersichtlich (vgl. Dax 2017; Laubenthal 2019, S. 794 ff.). Wichtig sind folgende Punkte:

- Die Sicherungsverwahrung gemäß § 66 StGB ist eine Maßregel, die bei schuldfähigen Tätern zusätzlich zu einer Freiheitsstrafe von mindestens 2 Jahren verhängt werden kann. Sie wird im Anschluss an die Strafe in besonderen Einrichtungen des Justizvollzugs vollstreckt.
- Die Anordnung von SV setzt keine Diagnose einer psychischen Störung voraus, wohl aber einen „Hang zu erheblichen Straftaten". Dieser „Hang" wird (auch in der Rechtsprechung des BGH; zuletzt Beschluss vom 10. Januar 2019, 1 StR 574/18; vgl. dazu Tondorf und Tondorf 2010 Rz. 191 f.) oft umschrieben als „fest eingeschliffenes Verhaltensmuster". Als prototypisch gelten Serienmörder und -vergewaltiger sowie mehrfach rückfällig gewordene Kindesmissbraucher. Bei reinen Eigentumsdelikten ist die SV inzwischen nicht mehr zulässig.
- Sie setzt nach einigen Reformen nicht mehr zwingend zwei frühere Verurteilungen wegen ähnlicher Taten voraus, sondern ist auch bei einer erstmaligen Verurteilung möglich, wenn mindestens drei schwere Straftaten abgeurteilt werden.
- Nicht mehr zulässig, da verfassungswidrig (Urteil des Bundesverfassungsgerichts vom 4. Mai 2011 – 2 BvR 2365/09), ist die Anordnung einer nachträglichen SV, wenn sich die Gefährlichkeit erst während der Haft manifestiert bzw. als solche erkannt wird oder wenn sich die gesetzlichen Voraussetzungen zwischenzeitlich geändert haben. Möglich aber ist eine nachträgliche Anordnung, wenn eine Unterbringung nach § 63 StGB für erledigt erklärt wird, weil der die Schuldfähigkeit ausschließende oder vermindernde Zustand nicht mehr fortbesteht, wohl aber eine erhebliche Gefährlichkeit (§ 66b StGB).
- Sie kann vom verurteilenden Gericht entweder angeordnet (§ 66) oder vorbehalten (§ 66a) werden; letzteres auch bei Verurteilungen nach Jugendstrafrecht (§ 7 Abs. 2 JGG). Unabhängig davon ist gegen Ende der Freiheitsstrafe vor dem Antritt der SV eine gerichtliche Überprüfung erforderlich, ob die Gefährlichkeit noch fortbesteht.
- SV ist nur als „Ultima Ratio" zulässig, wenn anders der Schutz der Allgemeinheit nicht gewährleistet werden kann. Damit verbunden ist die gesetzliche Forderung, dem Verurteilen „eine Betreuung anzubieten, die individuell und intensiv sowie geeignet ist, seine Mitwirkungsbereitschaft zu wecken und zu fördern, insbesondere eine psychiatrische, psycho- oder sozialtherapeutische oder sozialpädagogische Behandlung, die auf den Untergebrachten zugeschnitten ist, soweit standardisierte Angebote nicht erfolgversprechend sind, und die zum Ziel hat, seine Gefährlichkeit für die Allgemeinheit so zu mindern, dass die Vollstreckung der Maßregel möglichst bald zur Bewährung ausgesetzt oder sie für erledigt erklärt werden kann" (§ 66c, Abs. 1).

Um diesem letzten Punkt gerecht zu werden, verfügen die SV-Einrichtungen über eine Personalausstattung, die in etwa der von sozialtherapeutischen Einrichtungen entspricht und diesen vergleichbare therapeutische und sonstige Behandlungsmaßnahmen ermöglicht.

Das vom BVerfG neben der intensiven Behandlung verfügte „Abstandsgebot" erfordert darüber hinaus, dass der Vollzug der SV gegenüber dem Vollzug von Freiheitsstrafen deutlich privilegiert ist. Dem wird u. a. durch die Größe und Ausstattung der Hafträume (hier „Zimmer" genannt) und Gemeinschaftsbereiche, großzügigere Aufschlusszeiten, Möglichkeiten der Selbstverköstigung, den Entfall der Arbeitspflicht und von Kontaktbeschränkungen und regelmäßige „Ausführungen zur Erhaltung der Lebenstüchtigkeit" Rechnung getragen.

Für die Entlassung aus der SV (Aussetzung zur Bewährung oder Erledigterklärung) gelten dieselben Bestimmungen wie für die Entlassung aus dem psychiatrischen Maßregelvollzug (§ 67d StGB). Für die Sicherungsverwahrung ist im Gesetz eine Höchstdauer von 10 Jahren vorgeschrieben, die jedoch in besonderen Fällen auch überschritten werden kann (§ 67d Abs. 3 StGB). Vorher muss die Fortdauer jährlich gerichtlich überprüft werden (§ 67e StGB), nach Ablauf der Zehnjahresfrist in kürzeren Abständen.

Eine Besonderheit liegt darin, dass die SV, wenn es für die Resozialisierung sinnvoll erscheint, in den Vollzug einer anderen Maßregel umgewandelt werden kann (§ 67a StGB). Die Strafvollstreckungskammer kann also entscheiden, dass ein Sicherungsverwahrter in ein psychiatrisches Krankenhaus oder eine Entziehungsanstalt überwiesen wird, wenn die dort angebotene Behandlung für ihn besser geeignet erscheint. Diese Entscheidung kann auch wieder rückgängig gemacht werden, was in manchen Fällen einen Drehtüreffekt zur Folge hat.

Derzeit gibt es in der Bundesrepublik Deutschland ca. 500 Sicherungsverwahrte, davon weniger als ein halbes Prozent Frauen. Die Situation in der SV und in der vorgelagerten Freiheits- oder Jugendstrafe wird durch jährliche Stichtagserhebungen der Kriminologischen Zentralstelle e. V. dokumentiert (zuletzt Dessecker und Leuschner 2019). Dabei werden über die Vollstreckungsdaten hinaus u. a. die festgestellten Motivierungs- und Behandlungsbedarfe sowie die tatsächlich durchgeführten Maßnahmen, der Umfang der Lockerungen und Entlassungen erfasst.

Dass die Behandlungskonzepte von Sotha und SV vergleichbar sind, kommt auch dadurch zum Ausdruck, dass sich viele Strafgefangene, bei denen die SV angeordnet wurde, und auch ein Teil der Sicherungsverwahrten in sozialtherapeutischen Einrichtungen befinden (Dessecker und Leuschner 2019; Moosburner 2022). Für beide Gruppen gilt die Forderung, dass sie intensiv zu behandeln sind, damit ihre Gefährlichkeit abnimmt und der Übertritt in die SV nicht mehr nötig ist bzw. die SV beendet werden kann.

19.5 Formen der Behandlung in der Sozialtherapie und in der Sicherungsverwahrung

Nachfolgend wird vor allem die Behandlungspraxis in sozialtherapeutischen Einrichtungen beschrieben. Die Behandlung in den Einrichtungen für Sicherungsverwahrung ist vergleichbar. Es soll aber darauf hingewiesen werden, dass auch im Normalvollzug vielfältige Behandlungsmaßnahmen angeboten werden, insbesondere Training sozialer Kompetenzen, Anti-Gewalt-Training, Suchtberatung, Arbeitstherapie und schulische und berufliche Qualifizierungsmaßnahmen. Eine Übersicht geben Endres und Breuer (2018) sowie vertiefend die entsprechenden Kapitel in dem von uns herausgegebenen Sammelband (Endres und Suhling 2023). Zusätzlich wird auf die relevanten Kapitel in diesem Band verwiesen.

Während in den Anfangsjahren der Sozialtherapie eine Vielzahl von therapeutischen Interventionen praktiziert wurde, die aus der allgemeinen Psychotherapie übernommen und adaptiert wurden, hat sich im weiteren Verlauf die Straftäterbehandlung professionalisiert und spezialisiert. Standardisierte Behandlungsprogramme, die insbesondere für Sexual- und für Gewaltstraftäter entwickelt worden sind, finden mittlerweile weite Verbreitung. Die meisten Behandlungsverfahren sind kognitiv-behavioral angelegt und dem RNR-Modell der Straftäterbehandlung verpflichtet (Bonta und Andrews 2017). Es gibt aber auch noch einige Abteilungen, in denen psychodynamische, systemtherapeutische oder andere Ansätze vertreten sind.

Schwerpunkte der Straftäterbehandlung

- Biografie und Delikt
- Förderung von Kompetenzen
- Risikomanagement, Entlassungsvorbereitung und Übergangsmanagement

Es lassen sich in allen Behandlungskonzepten drei Schwerpunkte identifizieren.

- Biografie und Delikt: Die Auseinandersetzung mit der eigenen Biografie und die Bearbeitung der der Verurteilung zugrunde liegenden Straftaten soll den Gefangenen bzw. Untergebrachten ein Erklärungsmodell für die eigene Delinquenz liefern und zugleich dazu motivieren, individuelle Risikofaktoren zu modifizieren, z. B. Suchtverhalten oder kognitive Verzerrungen (gewaltlegitimierende Denkweisen). Ob die „Deliktbearbeitung" darüber hinaus eigenständige therapeutische Effekte hat (z. B. Förderung von Opferempathie), ist umstritten (vgl. dazu ausführlich Suhling und Endres 2016).
- Förderung von Kompetenzen: Vermittelt werden Fertigkeiten der Kommunikation, der Wahrnehmung und Steuerung von Emotionen, der Selbstbehauptung in Konflikten und der Selbstregulation, insbesondere der Selbststeuerung bei devianten oder situationsunangemessenen sexuellen Wünschen oder bei Verlangen nach Suchtmitteln.
- Risikomanagement, Entlassungsvorbereitung und Übergangsmanagement: Entsprechend dem Ansatz der Rückfallprävention, der aus der Suchtbehandlung übernommen wurde, geht es darum, individuelle Risikofaktoren und Risikosituationen zu identifizieren und geeignete Strategien der Rückfallvermeidung zu entwickeln und darauf bezogene Techniken einzuüben. Zugleich wird der soziale Empfangsraum vorbereitet durch Wohnungs- und Arbeitssuche sowie die Festigung und Klärung sozialer Bindung. In dieser Phase sind Vollzugslockerungen von großer Bedeutung (s. u.).

Vorgesehen ist oftmals auch eine therapeutische Nachsorge durch das Personal der Sotha.[4] Das erscheint dann als hilfreich, wenn bei der Entlassung die Vermittlung an andere therapeutische oder betreuende Stellen nicht funktioniert. Außerdem gibt es die Möglichkeit, aus der Sozialtherapie oder aus der Sicherungsverwahrung Entlassene im Falle von Lebenskrisen (z. B. Verlust der Wohnung und Scheitern von Partnerschaften) vorübergehend in der Einrichtung wiederaufzunehmen und zu stabilisieren, was insbesondere in sozialtherapeutischen Anstalten immer wieder auch geschieht.

Eine bundesweite Bestandsaufnahme, welche Behandlungsansätze und -verfahren in den 72 sozialtherapeutischen Ein-

4 Während die Zuständigkeit der Sozialtherapie in mehreren Ländern bei der Entlassung endet, sehen die meisten Sicherungsverwahrungsvollzugsgesetze eine Nachsorgefunktion der Abteilungen für diesen Personenkreis vor.

richtungen zur Anwendung kommen, existiert bisher leider nicht. Eine Bestandsaufnahme in Bayern (Endres et al. 2022) hat gezeigt, dass selbst innerhalb eines Bundeslandes eine große Variabilität in der Behandlungspraxis besteht, die sich z. B. in der unterschiedlichen Gewichtung der drei genannten inhaltlichen Bereiche zeigt oder in der Frage, welche Anteile im Einzel- oder im Gruppensetting bearbeitet werden.

Die Behandlung in der Sicherungsverwahrung wird dadurch erschwert, dass es sich bei den hier Untergebrachten vielfach um Personen handelt, die bereits eine oder mehrere Behandlungen, sei es in der Sozialtherapie, sei es in forensisch-psychiatrischen Einrichtungen oder in sonstigen Settings, ohne oder mit begrenztem Erfolg absolviert haben und wenig motiviert sind, an weiteren Angeboten teilzunehmen. Im Vordergrund stehen hier vielfach zunächst Beziehungsaufbau, psychische Stabilisierung und die Bewältigung des Vollzugsalltags. Viele Sicherungsverwahrte sind nach Jahrzehnten des Freiheitsentzugs sozial isoliert und zurückgezogen, sodass es auch schwerfällt, eine tragfähige Entlassungssituation aufzubauen.

Die Behandlung wird flankiert durch milieutherapeutische Elemente (z. B. Shuker 2013). Das Zusammenleben in Wohngruppen von überschaubarer Größe soll Selbstständigkeit und soziale Kompetenzen fördern und dient zugleich als Übungsfeld hinsichtlich Frustrationstoleranz und Konfliktfähigkeit. In Wohngruppensitzungen und im Stationsalltag sollen die Inhaftierten Verantwortung für die Gemeinschaft übernehmen und den Nutzen positiver Beziehungsgestaltung erkennen. Im Alltag in den Wohngruppen soll der Transfer des in den Behandlungsmaßnahmen Gelernten stattfinden.

Ähnlichen Zwecken dienen auch Vollzugslockerungen, die einen festen Bestandteil der integrativen Sozialtherapie bilden und nach den Bestimmungen der Strafvollzugsgesetze gewährt werden können, falls nicht Sicherheitsbedenken entgegenstehen, wobei für Gewalttäter und Sexualstraftäter eine besonders strenge Prüfung vorgeschrieben ist (vielfach durch Einholung von Gutachten). Zu den Lockerungen zählen Ausführungen (unter Aufsicht des Personals), Außenarbeit und Freigang (zur Arbeit oder Ausbildung), Ausgänge (allein oder mit Begleitung von Angehörigen oder auch Therapeuten bzw. Therapeutinnen) sowie Urlaub aus der Haft. Auch die Unterbringung in einer Abteilung des offenen Vollzugs ist in diesem Zusammenhang zu sehen. Zudem gibt es die Möglichkeit der Langzeitbeurlaubung vor der Entlassung. Lockerungen dienen vielfältigen Funktionen (vgl. Endres und Kurlemann 2023), nämlich zur Einübung neuer Verhaltensweisen in Realsituationen (therapeutische Funktion), zur Prüfung von Behandlungsfortschritten und verbleibender Defizite und Schwierigkeiten (diagnostische Funktion), zur Stärkung sozialer Kontakte und zur Entlassungsvorbereitung und nicht zuletzt als Anreiz (motivierende Funktion).

19.6 Ergebnisse zur Wirksamkeit

Kein Bereich des Strafvollzugs ist bislang so intensiv wissenschaftlich begleitet worden wie die *Sozialtherapie.* Die von Lösel, Köferl und Weber bereits 1987 vorgelegte Metaanalyse fand geringe, aber statistisch signifikante Effekte im Vergleich mit Kontrollgruppen. Dabei bezog sich der Erfolg auf therapienahe Veränderungsmaße (z. B. Aggressivität) sowie die Legalbewährung nach der Entlassung. Während in der frühen Phase der Sozialtherapie vor allem Gewaltstraftäter und solche mit Eigentumsdelikten in die Sozialtherapie gelangt waren und eine Behandlungs- bzw. Veränderungsmotivation bei der Aufnahme vorausgesetzt wurde, veränderte sich die Zuständigkeit Ende der 1990er-Jahre, und Sexualstraftäter, die bei

Angezeigtheit der Behandlung verpflichtend dorthin zu verlegen waren, bildeten die überwiegende Mehrheit der Klientel. Bislang gibt es keine Hinweise darauf, dass dieser neue Zuschnitt der Sozialtherapie vorteilhaft war: Verschiedene Studien fanden weder überzeugende Effekte auf kurzfristige Erfolgsparameter wie Einstellungs- und Persönlichkeitsveränderungen während der Behandlung (z. B. Wössner und Schulz 2013; Schwedler und Wössner 2012) noch Wirkungen auf die Legalbewährung (Bussmann und Richter 2013; Lösel et al. 2019; Wössner 2021). Diese Ergebnisse fügen sich in die internationale Forschungsliteratur ein, wie in den entsprechenden Kapiteln in diesem Band beschrieben.

Die Ursachen für die scheinbar geringe Wirksamkeit der Sozialtherapie sind unklar. Infrage kommt die geringe Basisrate der einschlägigen Rückfälligkeit bei Sexualstraftätern, die aus dem Justizvollzug entlassen werden (zwischen 6 und 11 %), welche kaum Raum für Effekte der Behandlung lässt. Denkbar ist aber auch, dass die Sozialtherapie dieses Zeitabschnitts zu stark auf manualisierte Programme gesetzt hat, die sehr die Straftataufarbeitung betonen, und dass darüber die anderen Bereiche zu schwach gewichtet wurden. Ob einzelne Behandlungsbausteine oder -maßnahmen oder spezifische Konfigurationen dieser wirksam sein können, ist bislang nicht erforscht. Hierzu bedarf es komplexerer Forschungsdesigns, die unter anderem eine Vielzahl sozialtherapeutischer Einrichtungen (mit unterschiedlichen Konzeptionen im Einzelnen) einbeziehen (Banse et al. 2023).

Forschungsarbeiten zur Wirksamkeit der Behandlung in der *Sicherungsverwahrung* liegen nicht vor. Dies liegt einerseits daran, dass sie lange Zeit in der Praxis eher auf die Verwahrung als auf Behandlung ausgelegt war. Andererseits ist das schon für die Evaluation der Sotha nicht triviale Problem, geeignete unbehandelte bzw. anders behandelte Vergleichsgefangene zu finden, hier sehr gravierend. Zur „neuen“ Sicherungsverwahrung nach 2013 gibt es bislang noch keine Auswertungen, etwa zu den Entwicklungen der Sicherungsverwahrten in therapienahen Maßen oder in Risikoverfahren. Nicht nur in Bezug auf die Sicherungsverwahrung, aber hier besonders, ist ein Mangel an Studien zu wirksamen Programmen und Maßnahmen zu beklagen.

19.7 Ausblick: Behandlungseinrichtungen im Strafvollzug und forensische Psychiatrie

Forensische Psychiater haben relativ häufig mit dem Strafvollzug zu tun; indirekt, wenn sie im Rahmen von Schuldfähigkeitsgutachten z. B. Empfehlungen über eine im Strafvollzug mögliche Behandlung abgeben, oder direkt, wenn sie im Rahmen von Prognosegutachten über Strafgefangene deren nach einer Behandlung verbleibende Gefährlichkeit beurteilen sollen. Eine wirklich eingehende Kenntnis der Strukturen des Strafvollzugs ist aber nicht immer gegeben. Der vorliegende Text soll dazu beitragen, derartiges Wissen zu stärken.

Vorliegend konnte nur ein knapper Einblick in die Sozialtherapie und die Sicherungsverwahrung als Behandlungseinrichtungen innerhalb des Strafvollzugs gegeben werden. Beide versuchen, im Rahmen eines milieutherapeutischen Settings aufeinander abgestimmte psychologische, sozialpädagogische und arbeitstherapeutische Maßnahmen einzusetzen, um kriminogene Risikofaktoren zu reduzieren und die Gefangenen bzw. Untergebrachten zu einem Leben ohne Straftaten zu befähigen. Obwohl die bisherigen und vor allem rezente Ergebnisse zur Sozialtherapie teilweise ernüchternd ausfallen, besteht die Erwartung, dass die Behandlung, auch in der Sicherungsverwahrung, bei (strengerer) Berücksichtigung evidenzorientierter Prinzipien (wie des RNR-Modells) positive Wirksamkeitsresultate erbringen kann (z. B. Suhling und Wischka 2013). Gleichzeitig dürfen angesichts der schwierigen Klientel, mit der es beide zu tun haben, keine großen Effekte erwartet werden.

Die Behandlungsmöglichkeiten und -maßnahmen im Strafvollzug sind vielfältig – auch außerhalb der Sozialtherapie und der Sicherungsverwahrung. Der Strafvollzug bietet viel Raum für innovative Ideen und Praktiken. Er stellt deshalb und wegen der multidisziplinären Zusammensetzung der Bediensteten auch für forensisch interessierte Psychiaterinnen und Psychiater ein interessantes Tätigkeitsfeld dar. Wie eingangs dargestellt, sind psychische Störungen bei Inhaftierten weit verbreitet und der daraus resultierende Behandlungsbedarf kann nur teilweise allgemeinmedizinisch, psychotherapeutisch oder durch andere Kapazitäten einer JVA abgedeckt werden. Es erscheint dringend nötig, die vorhandenen vollzugspsychiatrischen Abteilungen auszubauen und zusätzliche einzurichten. Allerdings ist es mitunter auch schon schwierig, die vorhandenen Facharztstellen zu besetzen.

Literatur

Arbeitskreis sozialtherapeutische Anstalten e. V (2016) Sozialtherapeutische Anstalten und Abteilungen im Justizvollzug: Mindestanforderungen an Organisation und Ausstattung sowie Indikation zur Verlegung. Forum Strafvollzug 65:37–40

Banse R, Schmidt AF, Mokros A (2023) Vorschläge zur Evaluation der Wirksamkeit von Komponenten komplexer Behandlungsmaßnahmen für Straftäter. In Endres J, Suhling S (Hrsg) Behandlung im Strafvollzug. Springer, Wiesbaden, S 709–729

Bonta J, Andrews DA (2017) The psychology of criminal conduct, 6. Aufl. Routledge, London

Breuer M, Suhling S (2023) Motivationsförderung im Strafvollzug. In: Endres J, Suhling S (Hrsg) Behandlung im Strafvollzug. Springer, Wiesbaden, S145–162

Bussmann K-D, Richter K (2013) Kriminologische Evaluation der Sozialtherapeutischen Anstalt Halle (Saale). Abschlussbericht an die DFG. Martin-Luther Universität, Halle (Saale)

Dax A (2017) Die Neuregelung des Vollzugs der Sicherungsverwahrung. Duncker & Humblot, Berlin

Dessecker A, Leuschner F (2019) Sicherungsverwahrung und vorgelagerte Freiheitsstrafe: Eine empirische Untersuchung zur Ausgestaltung der Unterbringung und des vorhergehenden Strafvollzugs. Kriminologische Zentralstelle e. V, Wiesbaden

Endres J, Breuer M (2018) Behandlungsmaßnahmen und -programme im Strafvollzug. In: Maelicke B, Suhling S (Hrsg) Das Gefängnis auf dem Prüfstand. Springer, Wiesbaden, S 89–108

Endres J, Groß C (2020) Sozialtherapie als Behandlungsform im Strafvollzug. In: Meier B-D, Leimbach K (Hrsg) Gefängnisse im Blickpunkt der Kriminologie. Springer, Berlin, S 141–161

Endres J, Kurlemann P (2023) Vollzugslockerungen. In: Endres J, Suhling S (Hrsg) Behandlung im Strafvollzug. Springer, Wiesbaden, S 605–625

Endres J, Schwanengel F (2015) Straftäterbehandlung. Bewährungshilfe 62:293–319

Endres J, Schwanengel F (2017) „Forensische Psychotherapie" oder „Kriminaltherapie": Unterschiedliche Bezeichnungen oder divergierende Zielsetzungen in der Straftäterbehandlung? Forens Psychiatr Psychotherap 23:137–144

Endres J, Suhling S (Hrsg) (2023) Behandlung im Strafvollzug. Springer, Wiesbaden

Endres J, Haas S, Breuer M, Pülschen L-S (2022) Forschung zur sozialtherapeutischen Behandlung von Gewaltstraftätern. In: Wirth W, Bieneck S (Hrsg) Forschung im Justizvollzug, Bd 5. Forum Strafvollzug Schriftenreihe, Wiesbaden, S 116–126

Fazel S, Danesh J (2002) Serious mental disorder in 23000 prisoners: a systematic review of 62 surveys. Lancet 359:545–550

Fazel S, Seewald K (2012) Severe mental illness in 33588 prisoners worldwide: systematic review and meta-regression analysis. Br J Psychiatry 200:364–373

Fischer T (2018) Über das Strafen. Recht und Sicherheit in der demokratischen Gesellschaft. Droemer, München

Groß G, Endres J (2023) Psychisch auffällige Gefangene. In: Endres J, Suhling S (Hrsg) Behandlung im Strafvollzug. Springer, Wiesbaden, S 393–415

Konrad N (2016) Psychisch kranke Gefangene im Justizvollzug. Forum Strafvollzug 65:233–238

Laubenthal K (2019) Strafvollzug, 8. Aufl. Springer, Berlin

Lösel F, Köferl P, Weber F (1987) Meta-Evaluation der Sozialtherapie. Enke, Stuttgart

Lösel F, Link E, Schmucker M, Bender D, Breuer M, Carl L, Endres J, Lauchs L (2019) On the effectiveness of sexual offender treatment in prison: a comparison of two different evaluation designs. Sex Abus 32:452–475

Meier B-D (2020) Konzeptionelle Grundlagen des Strafvollzugs. In: Meier B-D, Leimbach K (Hrsg) Gefängnisse im Blickpunkt der Kriminologie. Springer, Berlin, S 13–29

Moosburner M (2022) Sozialtherapie im Strafvollzug 2022. Ergebnisübersicht der Stichtagserhebung zum 31.03.2022. Kriminologische Zentralstelle e. V, Wiesbaden

Niemz S (2015) Evaluation sozialtherapeutischer Behandlung im Justizvollzug. Kriminologische Zentralstelle, Wiesbaden

Rettenberger M, Hoffmann A, Egg R (2020) Verlegung in eine sozialtherapeutische Anstalt. In: Schwind H-D, Böhm A, Jehle J-M, Laubenthal K (Hrsg) Strafvollzugsgesetze – Bund und Länder, 7. Aufl. de Gruyter, Berlin, S 181–203

Schwedler A, Wössner G (2012) Veränderungen kriminogener Faktoren bei Sexual- und Gewaltstraftätern in Sozialtherapie und Regelvollzug. Forens Psychiatr Psychol Kriminol 7:47–55

Shuker R (2013) Treating offenders in a therapeutic community. In: Craig LA, Dixon L, Gannon TA (Hrsg) What works in offender rehabilitation. Wiley-Blackwell, Chichester, S 340–358

Spöhr M (2009) Sozialtherapie von Sexualstraftätern im Justizvollzug: Praxis und Evaluation. Forum Verlag Godesberg, Mönchengladbach

Statistisches Bundesamt (2022) Fachserie 10 Reihe 4.1. Strafvollzug – Demographische und kriminologische Merkmale der Strafgefangenen zum Stichtag 31. 3. https://www.destatis.de/DE/Themen/Staat/Justiz-Rechtspflege/Publikationen/Downloads-Strafverfolgung-Strafvollzug/strafvollzug-2100410227004.pdf?__blob=publicationFile. Zugegriffen am 15.07.2023

Stoll K, Bayer M, Häßler U (2021) Gefangene mit einer stoffgebundenen Suchtproblematik im deutschen Justizvollzug. Ergebnisse einer bundesweiten Stichtagserhebung zum 31. März 2018. Forum Strafvollzug 70:12–18

Suhling S, Endres J (2016) Deliktorientierung in der Behandlung von Straftätern: Bestandsaufnahme und Kritik. Rechtspsychologie 2:345–370

Suhling S, Wischka B (2013) Behandlung in der Sicherungsverwahrung. Kriminalpädagogische Praxis 41:48–62

Suhling S, Pucks M, Bielenberg G (2012) Ansätze zum Umgang mit Gefangenen mit geringer Veränderungs- und Behandlungsmotivation. In: Wischka B, Pecher W, van den Boogart H (Hrsg) Behandlung von Straftätern. Sozialtherapie, Maßregelvollzug, Sicherungsverwahrung. Centaurus, Pfaffenweiler, S 233–293

Tondorf G, Tondorf B (2010) Psychologische und psychiatrische Sachverständige im Strafverfahren, 3. Aufl. C. F. Müller, Heidelberg

Wischka B, van den Boogart H (2018) Sozialtherapie im Justizvollzug. In: Maelicke B, Suhling S (Hrsg) Das Gefängnis auf dem Prüfstand. Springer, Wiesbaden, S 129–157

Wössner G (2021) Sexualstraftäter in sozialtherapeutischen Abteilungen des Freistaates Sachsen: vergleichende Rückfallanalysen. In: Haverkamp R, Kilchling M, Kinzig J, Oberwittler D, Wössner G (Hrsg) Unterwegs in Kriminologie und Strafrecht – Exploring the World of Crime and Criminology: Festschrift für Hans-Jörg Albrecht zum 70. Geburtstag. Duncker & Humblot, Berlin, S 1207–1224

Wössner G, Schulz A (2013) Sozialtherapeutisch behandelte Sexual- und Gewaltstraftäter: Erste Ergebnisse. In: Wössner G, Hefendehl R, Albrecht H-J (Hrsg) Sexuelle Gewalt und Sozialtherapie. Duncker & Humblot, Berlin, S 107–140

Maßregelvollzug

Boris Schiffer

Inhaltsverzeichnis

B. Völlm, B. Schiffer (Hrsg.), *Forensische Psychiatrie*, https://doi.org/10.1007/978-3-662-64465-2_20

20.1 Maßregeln der Besserung und Sicherung: Rechtliche Grundlagen

Maßregeln der Besserung und Sicherung gemäß § 61 StGB

1. Unterbringung in einem psychiatrischen Krankenhaus
2. Unterbringung in einer Entziehungsanstalt
3. Unterbringung in der Sicherungsverwahrung
4. Führungsaufsicht
5. Entziehung der Fahrerlaubnis
6. Berufsverbot

Die Maßregeln dürfen nur dann angeordnet werden, wenn sie zur Bedeutung der von dem*der Täter*in begangenen und zu erwartenden Taten sowie zu dem Grad der von ihm*ihr ausgehenden Gefahr im Verhältnis stehen (§ 62 StGB).

Der sogenannte Maßregelvollzug ist ausschließlich für die Umsetzung der in §§ 63, 64 StGB geregelten (freiheitsentziehenden) Unterbringung psychisch kranker und suchtkranker Rechtsbrecher*innen zuständig, wobei entsprechend der o. g. Übersicht zwischen der Unterbringung im psychiatrischen Krankenhaus (für psychisch kranke Rechtsbrecher*innen) und der Entziehungsanstalt (für suchtkranke Rechtsbrecher*innen) unterschieden wird. Der Maßregelvollzug ist dementsprechend nicht zuständig für die Unterbringung in der Sicherungsverwahrung gemäß § 66 StGB, welche dem Justizvollzug obliegt.

Der zweigliedrige Umgang mit schweren Delikten im deutschen Strafrecht, der einerseits eine tatschuldabhängige Bestrafung und andererseits Sicherung und Besserung für schuldunfähige Täter*innen beinhaltet, besteht mit den Maßregeln der Besserung und Sicherung sowie der Sicherungsverwahrung bereits seit 1933.

Im Gegensatz zur Unterbringung in der Entziehungsanstalt gemäß § 64 StGB setzt eine Unterbringung im psychiatrischen Krankenhaus gemäß § 63 StGB die Schuldunfähigkeit (§ 20 StGB) bzw. verminderte Schuldfähigkeit (§ 21 StGB) des Täters bzw. der Täterin zwingend voraus. In § 63 StGB heißt es:

» Hat jemand eine rechtswidrige Tat im Zustand der Schuldunfähigkeit oder der verminderten Schuldfähigkeit begangen, so ordnet das Gericht die Unterbringung in einem psychiatrischen Krankenhaus an, wenn die Gesamtwürdigung des Täters und seiner Tat ergibt, dass von ihm infolge seines Zustandes erhebliche rechtswidrige Taten, durch welche die Opfer seelisch oder körperlich erheblich geschädigt oder erheblich gefährdet werden oder schwerer wirtschaftlicher Schaden angerichtet wird, zu erwarten sind und er deshalb für die Allgemeinheit gefährlich ist. (…)

Sinn und Zweck dieser Maßregel besteht also einerseits darin, die Allgemeinheit vor (weiteren) schweren Straftaten zu schützen und andererseits die in der Erkrankung begründete und ohne Behandlung fortbestehende Gefährlichkeit zu beseitigen oder zumindest in relevantem Ausmaß zu mindern. Damit wäre die Sicherheit der Allgemeinheit dann auch ohne weitere Unterbringung gewährleistet.

Dasselbe gilt auch für die Unterbringung in der Entziehungsanstalt gemäß § 64 StGB. Im Gegensatz zur Anordnung einer Unterbringung im psychiatrischen Krankenhaus gemäß § 63 StGB erfordert die Anordnung einer Unterbringung in der Entziehungsanstalt jedoch keinerlei Schuldminderung im Sinne der §§ 20, 21 StGB. In § 64 StGB heißt es:

» Hat eine Person den Hang, alkoholische Getränke oder andere berauschende Mittel im Übermaß zu sich zu nehmen, und wird sie wegen einer rechtswidrigen Tat, die überwiegend auf ihren Hang zurückgeht,

> verurteilt oder nur deshalb nicht verurteilt, weil ihre Schuldunfähigkeit erwiesen oder nicht auszuschließen ist, so soll das Gericht die Unterbringung in einer Entziehungsanstalt anordnen, wenn die Gefahr besteht, dass sie infolge ihres Hanges erhebliche rechtswidrige Taten begehen wird. (…)

Die beiden Maßregeln unterscheiden sich auch insofern voneinander, als dass eine Unterbringung in der Entziehungsanstalt zusätzlich voraussetzt, dass „aufgrund tatsächlicher Anhaltspunkte zu erwarten ist, die Person durch die Behandlung in einer Entziehungsanstalt innerhalb der Frist nach § 67d Abs. 1 Satz 1 oder 3 zu heilen oder über eine erhebliche Zeit vor dem Rückfall in den Hang zu bewahren und von der Begehung erheblicher rechtswidriger Taten abzuhalten, die auf ihren Hang zurückgehen" (§ 64 StGB). Eine solche Abhängigkeit von den Erfolgsaussichten der Behandlung besteht im Rahmen der Unterbringung im psychiatrischen Krankenhaus gemäß § 63 StGB nicht. Darüber hinaus ist die Dauer der Unterbringung im psychiatrischen Krankenhaus im Gegensatz zur Unterbringung in der Entziehungsanstalt auch zeitlich nicht befristet und einzig abhängig von der Legalprognose bzw. Verhältnismäßigkeitserwägungen. Sie kann im Gegensatz zur Unterbringung in der Entziehungsanstalt auch nicht wegen Aussichtslosigkeit für erledigt erklärt werden (s. § 67d Abs. 5 StGB).

Während die Anordnungsvoraussetzungen von Maßregeln der Besserung und Sicherung bundeseinheitlich im Strafgesetzbuch geregelt sind, erfolgt die Durchführung des Vollzugs entsprechend den jeweiligen Ländervorschriften, wie sie entweder in speziellen Maßregelvollzugsgesetzen oder Psychischkrankengesetzen geregelt sind.

Die Unterbringungsvoraussetzungen werden jedoch bundeseinheitlich regelmäßig (halbjährlich bei einer Unterbringung gemäß § 64 StGB bzw. jährlich bei einer Unterbringung gemäß § 63 StGB) durch ein Gericht, die sogenannte Strafvollstreckungskammer, überprüft. Dieser obliegt dementsprechend die Entscheidung über die Fortdauer der Unterbringung, eine Entlassung auf Bewährung oder die Erledigung der Maßregel aus Gründen der Aussichtslosigkeit, des Nichtvorliegens der Voraussetzungen oder aus Gründen der Verhältnismäßigkeit.

Die Dauer einer Unterbringung in der Entziehungsanstalt darf 2 Jahre nicht übersteigen (§ 67d Abs. 1 Satz 1). Allerdings kann sich diese Höchstfrist um die Dauer einer neben der Maßregel verhängten (parallelen) Freiheitsstrafe verlängern (§ 67d Abs. 1 Satz 2).

Seit der Novellierung des Rechts der Unterbringung im psychiatrischen Krankenhaus im Jahre 2016 sind zwei „Gefährlichkeitsschwellen" im Gesetz verankert worden, um den Verhältnismäßigkeitsgrundsatz zu stärken (s. § 67d Abs. 6 StGB).

„Gefährlichkeitsschwellen" zur Stärkung des Verhältnismäßigkeitsgrundsatzes

- Die Länge einer Unterbringung im psychiatrischen Krankenhaus darf **6 Jahre** nicht mehr übersteigen, wenn nicht die Gefahr droht, dass der*die Untergebrachte erhebliche rechtswidrige Taten begeht, durch die Opfer körperlich oder seelisch schwer geschädigt werden oder in die Gefahr einer solchen Schädigung geraten; die Gefahr eines rein wirtschaftlichen Schadens reicht also in keinem Fall mehr für eine Fortdauerentscheidung aus.
- Über eine Dauer von **10 Jahren** hinaus darf die Unterbringung nur noch dann fortdauern, wenn mit einer Wahrscheinlichkeit höheren Grades zu erwarten ist, dass der*die Untergebrachte in Freiheit Straftaten begehen würde, durch die die Opfer körperlich oder seelisch schwer ge-

schädigt würden. Eine latente Gefährdung, wie sie nach mehr als 6 Jahren vollzogener Maßregel für eine Fortdauerentscheidung noch ausreicht, würde dementsprechend eine Fortdauerentscheidung über 10 Jahre hinaus aus Gründen der Verhältnismäßigkeit nicht mehr begründen können.

20.2 Epidemiologie des Maßregelvollzugs

Derzeit dürften sich schätzungsweise etwa 13.000 Patient*innen im deutschen Maßregelvollzug befinden (davon ca. 800 weibliche und ca. 700 in vorläufiger Unterbringung gemäß § 126a StPO).

> Etwa jedes 5. stationäre psychiatrische Bett in Deutschland befindet sich in einer der knapp 80 forensisch-psychiatrischen Kliniken bzw. Fachabteilungen.

Genaue Zahlen über den aktuellen Bestand an Patient*innen gibt es nicht, weil Daten darüber vom statistischen Bundesamt seit 2014 nicht (mehr) systematisch erfasst bzw. publiziert werden. Aber auch davor lieferte die Strafverfolgungsstatistik des Statistischen Bundesamtes lediglich Daten zum Bestand in den „alten" Bundesländern (seit 1995 inkl. Gesamtberlin).

Was jedoch in der Strafverfolgungsstatistik (nach wie vor) jährlich zentral erfasst wird und auch seit 2007 für das ganze Land ausgegeben wird, sind die Zahlen über die Unterbringungsanordnungen. Demnach werden in 2022 (wenn man die in ◘ Abb. 20.1

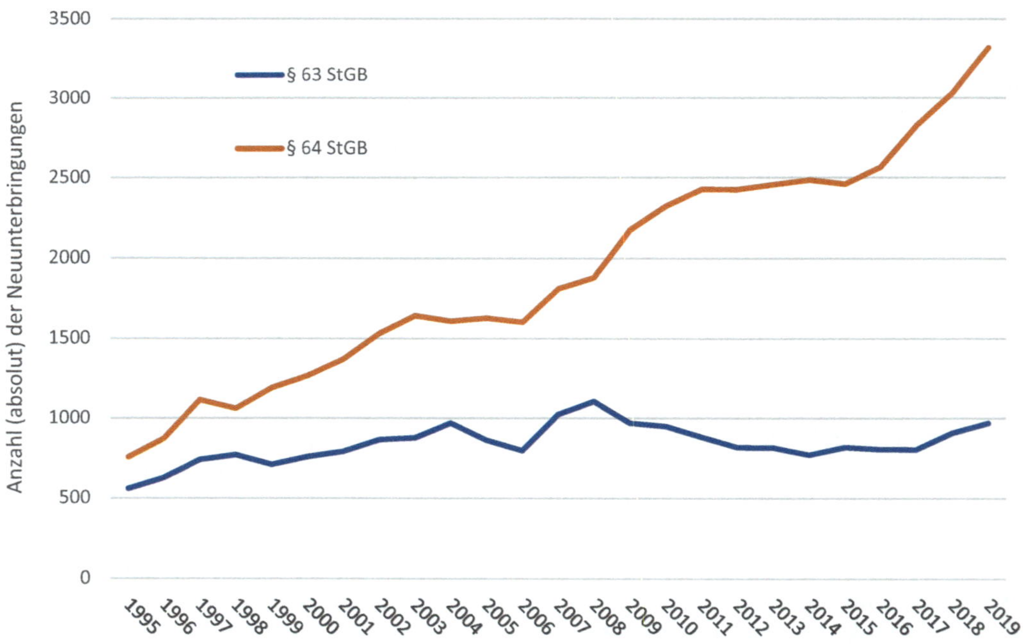

◘ **Abb. 20.1** Jährliche Neuunterbringungen im Maßregelvollzug gemäß §§ 63, 64 StGB (1995–2019; bis 2006 altes Bundesgebiet einschl. Gesamtberlin; ab 2007 gesamtes Bundesgebiet; Quelle: Strafverfolgungsstatistik des Statistischen Bundesamtes)

dargestellte Entwicklung der Unterbringungsanordnungen entsprechend extrapoliert) ca. 3700 Patient*innen zu einer Unterbringung gemäß § 64 StGB verurteilt werden und ca. 1000 Personen zu einer Unterbringung im psychiatrischen Krankenhaus gemäß § 63 StGB.

20.2.1 Prävalenz und Inzidenz der Unterbringung im psychiatrischen Krankenhaus gemäß § 63 StGB

Während die Neuanordnungen im Bereich des psychiatrischen Maßregelvollzugs in den letzten 25 Jahren nur geringfügige Schwankungen aufweisen, ist der Bestand (Anzahl der tatsächlich untergebrachten Patient*innen) seit Beginn der 1990er-Jahre stetig gestiegen. Spätestens seit den 2000er-Jahren geht die Schere zwischen Inzidenz (Anzahl jährlicher Neuunterbringungen) und Prävalenz (Anzahl der bestehenden Fälle) deutlich auseinander (s. ◘ Abb. 20.2), was vor allem damit zusammenhängt, dass die Verweildauern im psychiatrischen Maßregelvollzug in dieser Zeit immer weiter angestiegen sind auf durchschnittlich mittlerweile (2019) rund 8½ Jahre (im Mittel aller 16 Bundesländer); der Kerndatensatz (Ceus/FOGS 2021), der keine Zahlen aus Bayern und Baden-Württemberg enthält, weist für 2019 sogar im Mittel bereits 10 Jahre mittlere Entlassverweildauer aus.

Gerade in Nordrhein-Westfalen, einem Land mit durchschnittlichen Entlassverweildauern von 11,35 Jahren bei den Entlassjahrgängen 2016–2018 (Hein et al. 2021; lt. Ceus/FOGS MRV-Statistik knapp 13 Jahre in 2019), hat dies dazu geführt, dass die Anzahl der forensisch-psychiatrischen Krankenhäuser bzw. Abteilungen zwischen 2000 und 2011 von 7 auf 14 verdoppelt werden musste.

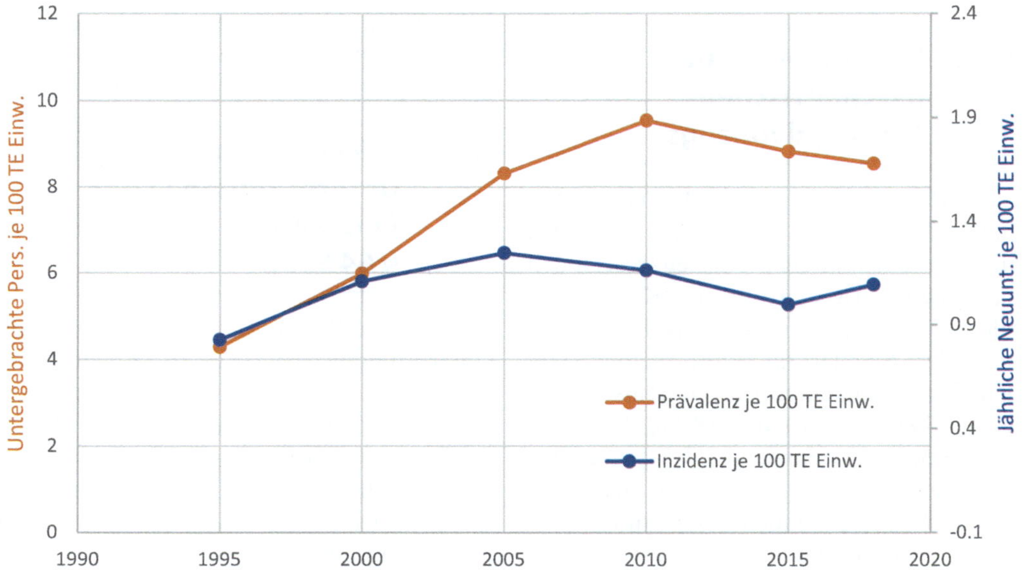

◘ **Abb. 20.2** Prävalenz* und Inzidenz** der Unterbringung im psychiatrischen Krankenhaus gemäß § 63 StGB (1995–2018) je 100.000 Einwohnerinnen und Einwohner (* bezogen auf Zahlen aus den alten Bundesländern inkl. Gesamtberlin; ** ab 2010 bezogen auf Zahlen für die gesamte BRD)

Im Vergleich dazu war die mittlere Entlassverweildauer in 2010 laut Kerndatensatz noch 2,5 Jahre, in NRW sogar fast 5 Jahre niedriger. Jede*r 3. Patient*in ist hier mittlerweile mehr als 10 Jahre untergebracht, und dies trotz der Stärkung des Verhältnismäßigkeitsgrundsatzes im Rahmen der Gesetzesnovellierung 2016. Laut Bericht der Gesundheitsministerkonferenz von 2017 wuchs die Zahl der im psychiatrischen Maßregelvollzug in Deutschland insgesamt untergebrachten Patient*innen allein zwischen 2005 und 2010 von 6872 auf 7765; ausgehend von den Zahlen Mitte der 1990er-Jahre hat sich der Bestand bis 2010 mehr als verdoppelt. Allerdings scheint die Dynamik der Steigerungsquoten für den psychiatrischen Maßregelvollzug seit 2010 wieder deutlich nachzulassen und sich auf dem Niveau von 2005 zu stabilisieren, wenngleich in den letzten beiden Jahren (die von den Statistiken bislang noch nicht erfasst werden) v. a. bei den gemäß § 126a StPO vorläufig Untergebrachten ein deutlicher Anstieg der Zahlen zu beobachten ist.

20.2.2 Patient*innen des psychiatrischen Maßregelvollzugs

Laut MRV-Statistik für 2019 (Ceus/FOGS 2021) zählen die psychotischen Störungen aus dem schizophrenen Formenkreis zu den häufigsten psychiatrischen Krankheitsbildern (56,1 %; davon ca. die Hälfte mit komorbider Suchterkrankung), gefolgt von den Persönlichkeitsstörungen (einschl. sexueller Deviationen) mit 18 %, den hirnorganischen Störungen (11,7 %) und den Intelligenzminderungen (5,6 %). Insgesamt 11,9 % der Patient*innen weisen andere psychische Störungen auf. Während sich im Bereich der psychotischen Störungen seit Jahren ein relativer Anstieg der Patient*innenzahlen zeigt (im Jahre 2010 betrug ihr Anteil an allen gemäß § 63 StGB Untergebrachten noch 44,4 %), gehen die Zuweisungen im Bereich der persönlichkeitsgestörten Patient*innen (einschl. sexueller Deviationen) immer weiter zurück, wenngleich sie im Bestand aufgrund verhältnismäßig langer Verweildauern immer noch eine relevante Größe darstellen (9,1 % in 2019 vs. 12,9 % in 2010).

Hinsichtlich der Deliktverteilung machen Gewaltdelikte (Straftaten gegen das Leben und die körperliche Unversehrtheit) mit 54,8 % den größten Anteil aus (Ceus/FOGS 2021), gefolgt von den Sexualdelikten mit 19,2 %. Eine etwas geringere Rolle spielen Brandstiftungsdelikte mit 10,3 % und schließlich Eigentumsdelikte mit (5,8 %) und ohne Gewalt (2,8 %). Im Vergleich zu den Zahlen von 2010 ergibt sich eine leichte Verschiebung im Bereich Gewalt- vs. Sexualdelinquenz. Während der Anteil der wegen Sexualdelikte Untergebrachten von 26,7 % im Jahr 2010 auf 19,2 % in 2019 sank, nahm der Anteil der wegen schwerer Gewalttaten Untergebrachten von 46,1 % in 2010 auf 54,8 % im Jahr 2019 zu. Dies korrespondiert mit der zuvor beschriebenen Verschiebung im Bereich der Diagnosen (Anstieg bei psychotischen Störungen, Abnahme bei Persönlichkeitsstörungen und sexuellen Deviationen).

20.2.3 Prävalenz und Inzidenz der Unterbringung in der Entziehungsanstalt gemäß § 64 StGB

Während die Bestandszahlen im Bereich der Unterbringung gemäß § 63 StGB in den letzten 10 Jahren eher etwas rückläufig zu sein scheinen, erleben wir im Bereich der Maßregel gemäß § 64 StGB seit 25 Jahren einen ungebremsten Anstieg in den Anordnungen. Die Prävalenz einer Unterbringung in der Entziehungsanstalt hat sich seit 1995 etwa verdreifacht und die Inzidenz sogar fast vervierfacht (s. ◘ Abb. 20.3). Aktuell dürften sich gut 5000 Patient*innen in dieser Maßregel befinden.

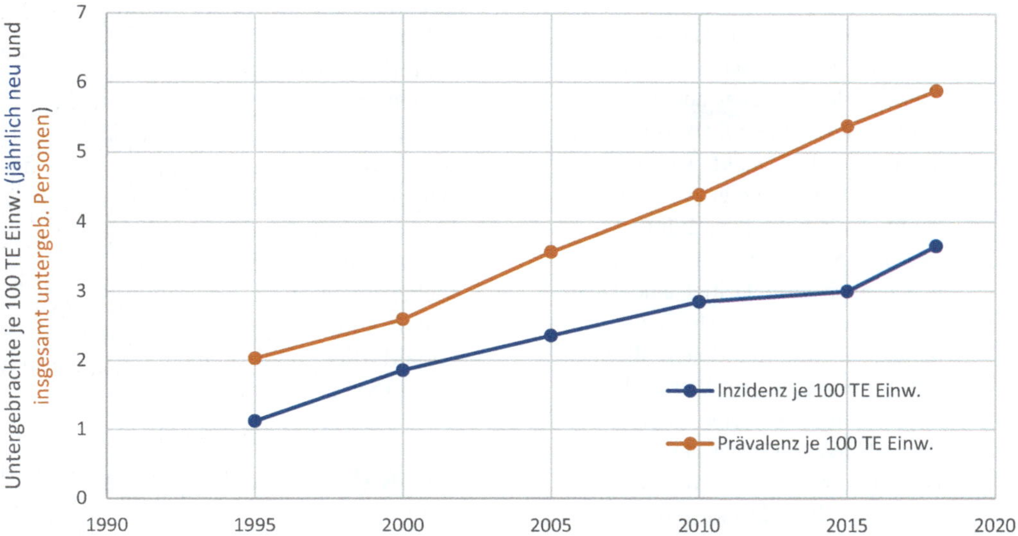

Abb. 20.3 Prävalenz* und Inzidenz** der Unterbringungen gemäß § 64 StGB in der Entziehungsanstalt (1995–2018) je 100.000 Einwohnerinnen und Einwohner (* bezogen auf Zahlen aus den alten Bundesländern inkl. Gesamtberlin; ** ab 2010 bezogen auf Zahlen für die gesamte BRD)

20.2.4 Patient*innen in der Entziehungsanstalt

Während in den 1990er-Jahren noch die Alkoholabhängigkeit mit bis zu 70 % die häufigste Diagnose darstellte, hat sich das Verhältnis zur Drogenabhängigkeit inzwischen umgekehrt, d. h., mittlerweile haben etwa zwei Drittel der in der Entziehungsanstalt untergebrachten Patient*innen die Diagnose eines Missbrauchs bzw. Abhängigkeit von (multiplen) illegalen Substanzen. Nicht mehr so häufig wie noch in den 1990er-Jahren haben viele (ca. 1/4) der Patient*innen eine komorbide Persönlichkeitsstörung, wobei insbesondere dissoziale oder emotional-instabile Formen dominieren. Andere komorbide psychische Störungen wie organische psychische Störungen, Schizophrenien oder Intelligenzminderungen sind eher selten bzw. spielen mit Anteilen von jeweils <5 % eher eine untergeordnete Rolle.

Mit Anteilen von jeweils zwischen 25–35 % stellen Körperverletzung, Verstöße gegen das BtMG sowie Eigentumsdelikte (v. a. Raub) die häufigsten Delikte gemäß § 64 StGB Untergebrachter dar. Sexualdelikte, Tötungsdelikte oder Brandstiftung sind mit +/– 5 % Anteil eher seltene Deliktformen in dieser Maßregel. Allerdings weist die Stichtagserhebung im Maßregelvollzug gemäß § 64 StGB (von der Haar 2016) darauf hin, dass Gewalt in knapp 60 % aller Anlassdelikte eine Rolle gespielt hat. Außerdem zeigen die Stichtagserhebungen, dass der Anteil voll schuldfähiger Täter*innen tendenziell immer weiter ansteigt. Während er 2011 noch bei 43 % lag, stieg er bis 2019 auf knapp 2/3 (64,7 %) an (Berthold und Riedemann 2021).

Wichtige Zahlen zum Maßregelvollzug

- Derzeit befinden sich etwa 13.000 Patient*innen im Maßregelvollzug, etwa 5000 mit Unterbringungsgrundlage § 64 StGB.
- Bei Personen im psychiatrischen Maßregelvollzug stellen psychotische Erkrankungen mit etwa 55 % die größte diagnostische Gruppe dar, ge-

folgt von Persönlichkeitsstörungen mit etwa 20 %, wobei erstere Gruppe eher zu-, letztere eher abnimmt. Die häufigsten Delikte mit etwas mehr als der Hälfte aller Delikte sind schwere Gewaltdelikte, gefolgt von Sexualdelikten mit etwa einem Fünftel.

- Bei unter § 64 StGB Untergebrachten haben etwa zwei Drittel eine Diagnose eines Missbrauchs bzw. Abhängigkeit von (multiplen) illegalen Substanzen. Etwa ein Viertel der Patient*innen hat eine komorbide Persönlichkeitsstörung. Die größten Deliktgruppen stellen Körperverletzungs- und BtM-Delikte dar.

20.3 Organisation und Durchführung der Maßregelvollzugsbehandlung gemäß §§ 63, 64 StGB

Da den Patient*innen laut BVerfG im Rahmen einer strafrechtlichen (Präventiv-) Unterbringung gemäß §§ 63, 64 StGB ebenso wie bei der Sicherungsverwahrung gemäß § 66 StGB ein „Sonderopfer“[1] abverlangt wird, gelten strenge Maßstäbe für die Ausgestaltung und Durchführung der Maßregelvollzugsbehandlung (vgl. Müller et al. 2017). Die Unterbringung/Behandlung muss demnach:

- klar auf die Reduktion der die Unterbringung begründenden Gefährlichkeit bzw. Rückfallgefahr ausgerichtet sein. Ein auf entsprechender (Eingangs-)Diagnostik kriminogener Faktoren beruhender und regelmäßig fortzuschreibender Behandlungsplan ist zu erstellen und konsequent umzusetzen;
- auf das unbedingt erforderliche (zeitliche) Maß und auf den zum Schutz der Allgemeinheit erforderlichen Grad freiheitseinschränkender Maßnahmen begrenzt sein. Entsprechende Vollzugslockerungen und Erprobungsmöglichkeiten sind entsprechend zu gewähren, sobald dies gefährlichkeitsprognostisch vertretbar erscheint.

20.3.1 Rahmenbedingungen

Personell-räumliche Rahmenbedingungen

Damit der Maßregelvollzug diesen Anforderungen gerecht werden kann, ist eine hinreichende Ausstattung der Kliniken bzw. Fachabteilungen mit qualifiziertem Personal eine notwendige Bedingung. In Hessen und Baden-Württemberg gibt es fachlich erarbeitete und von Fachaufsichten anerkannte und recht vergleichbare Personalanhaltszahlen dafür. Demnach wären für 100 Patient*innen vorgesehen: 7,6 Vollkraftstellen (VK) für Ärzt*innen, 5,8 VK für Psycholog*innen, 4,5 VK für Sozialarbeiter*innen, 1,2 VK für Sport- und Bewegungstherapeut*innen, 1,75 VK für Lehrer*innen, 8,5 VK für Ergotherapeut*innen und 100 VK für den Pflegedienst (zitiert aus Müller et al. 2017). Von diesen Zahlen sind viele andere Bundesländer jedoch weit entfernt (Ceus/FOGS 2021), was vermutlich mit ein Grund dafür ist, dass die Verweildauern im Maßregelvollzug gemäß § 63 StGB in diesen Ländern signifikant über denen von Ländern wie Baden-Württemberg und Hessen liegen. Gerade in der Pflege führen niedrigere Stellenschlüssel dazu, dass kaum Zeit für sozio-milieutherapeutische Maßnahmen oder die Umsetzung von Lockerungsmaßnahmen zur Verfügung steht.

1 Da der Freiheitsentzug nicht der Strafe für vergangene Taten, sondern der Verhinderung von zukünftigen, also dem Schutz der Allgemeinheit dient, spricht man hier von einem "Sonderopfer" des*der Untergebrachten.

Organisatorische Rahmenbedingungen

Die Behandlungsbedarfe und Sicherheitserfordernisse der im Maßregelvollzug untergebrachten Patient*innen unterscheiden sich erheblich voneinander. Dennoch wird den unterschiedlichen Sicherungserfordernissen aufgrund baulicher oder sicherheitspolitischer Vorgaben des jeweiligen Landes oder Trägers nicht allerorts Rechnung getragen. Längst nicht alle Kliniken verfügen über Stationen mit unterschiedlichen Sicherungsstandards, offen geführte Wohngruppen außerhalb des Sicherungsbereichs der Klinik oder tagesklinische Versorgung. Allerdings dürften die meisten Kliniken bzw. Abteilungen in Deutschland unterschiedliche Behandlungsbereiche für die Bereiche Aufnahme, Regelbehandlung spezifischer Indikationen (§ 63 vs. § 64 StGB, unterschiedliche Delikt- und/oder Diagnosegruppen, therapeutische Ansprechbarkeit o. ä.) und Rehabilitation vorhalten und zudem eine forensische Nachsorgeambulanz für die bereits entlassenen Patient*innen betreiben (vgl. hierzu ► Kap. 21 in diesem Buch).

In jedem Fall gilt: Je kleiner eine Klinik oder Abteilung ist, desto weniger Binnendifferenzierung ist möglich, weshalb man z. B. in Nordrhein-Westfalen inzwischen dazu übergegangen ist, neue Kliniken mit einer (mittleren) Bettenkapazität von 150 zu bauen. Kleinere Einrichtungen mit 50–70 Betten eignen sich eher als Spezialkrankenhäuser für bestimmte Indikationsbereiche oder Spezialisierungen, etwa für Frauen oder intelligenzgeminderte Patient*innen oder Patient*innen mit geringer Entlassperspektive (zu den einzelnen Gruppen s. ► Kap. 12, ► Kap. 13 und ► Kap. 14 in diesem Buch).

Damit der Behandlungsprozess und die damit einhergehenden Einschätzungen von dessen Erfolg oder Misserfolg sowie darauf beruhende Veränderungen in der Beurteilung der Legalprognose auch für Dritte, insbesondere die Entscheidungsträger*innen bei Gericht, nachvollziehbar bleibt, ist eine umfassende Dokumentation aller Maßnahmen, Vorkommnisse, Erprobungen sowie des therapeutischen Prozesses selbst in der Krankenakte unverzichtbar. Die meisten länderspezifischen Gesetze enthalten hierzu spezifische Vorgaben und Regelungen.

20.3.2 Behandlung im Maßregelvollzug

Patient*innen des Maßregelvollzugs weisen unterschiedliche Behandlungs- und Sicherungsbedarfe auf, denen mit differenziert ausgestalteten Behandlungseinheiten sowie unterschiedlichen baulichen Sicherungsstandards begegnet werden muss. Außerdem ist zu berücksichtigen, dass die Behandlung grundsätzlich mehrere und je nach Maßregel z. T. unterschiedliche Therapiephasen durchläuft. In der Regel gliedert sich der Behandlungsprozess in eine Aufnahme- und Diagnostikphase, eine Behandlungsphase und die Rehabilitationsphase mit anschließender Nachsorge.

Aufnahmephase

Die Behandlung im Maßregelvollzug fußt auf einer umfassenden medizinisch-psychiatrischen, (test-)psychologischen und sozialen Diagnostik/Befunderhebung und mündet in der forensischen Fallformulierung oder dem Fallkonzept. Dieser Prozess in der Aufnahmephase sollte etwa 3 Monate nach Aufnahme des*der Patient*in abgeschlossen sein.

► Fallkonzept und „offence paralleling behaviour"

Der Fallbeschreibung kommt in der forensischen Behandlung insofern zentrale Bedeutung zu, weil sich die gesamte Behandlungsplanung bzw. -durchführung und auch die Risikobewertung an ihr orientieren. Der Erfolg einer forensischen Behandlung hängt demnach stark davon ab, ob die Analyse der zentralen Mechanismen, die für das delinquente Verhalten ursächlich waren bzw. die zeitlich überdauernde Gefährlichkeit des Individuums begründen, zutreffend ist oder nicht. Das heißt, wenn die Fallkonzeptionalisierung fehlerhaft ist und daraus ein im deliktpräventiven Sinne nicht zielführendes Veränderungsmodell und damit vermutlich nicht zielführende Interventionen abgeleitet werden, kann sich im schlimmsten Fall die Gefährlichkeit eines*einer „behandelten" Patient*in sogar noch erhöhen.

Eine gute forensische Fallformulierung sollte zum einen versuchen, die Entstehungsgeschichte der Anlassdelinquenz (ggf. auch die Entstehung einschlägiger Vordelinquenz) anhand aller zur Verfügung stehenden Informationsquellen (inkl. biologischer, psychologischer, familiärer, sozialer und kultureller Aspekte) umfassend und vor dem Hintergrund der Entwicklungsprozesse ganzheitlich und auch in ihrer Funktion für den*die Patient*in verstehbar zu machen und auch zu erklären, wie die einzelnen Elemente zusammenhängen. Daraus abgeleitet sollte sie zum anderen definieren, welche Behandlungsansätze vermutlich wirksam, unwirksam oder sogar schädlich sind. Das Ganze ist auch im Hinblick auf die Planung des Ressourceneinsatzes wichtig, weil daraus auch ableitbar ist, welche Problembereiche außerhalb standardisierter Behandlungsprogramme (zusätzlich und meist einzeltherapeutisch) zu adressieren sind.

Die „Fünf Ps" von Macneil et al. (2012) bilden hier einen guten Rahmen, um diesen Prozess zu strukturieren. Sie umfassen:

1. Problembeschreibung („presenting problem"), d. h. die Anlasstat bzw. die Art der bei Nichtbehandlung zu erwartenden neuerlichen Straftaten;
2. prädisponierende („predisposing") Faktoren, d. h. die distalen internen und externen Faktoren, die die Anfälligkeit der Person für die gezeigte Art delinquenten Verhaltens erhöhen;
3. auslösende („precipitating") Faktoren, d. h. die proximalen internen und externen Faktoren, die das delinquente Verhalten auslösen (Trigger);
4. aufrechterhaltende („perpetuating") Faktoren, d. h. die internen und externen Faktoren, die das Risiko für erneute Delinquenz aufrechterhalten, und
5. protektive („protective") Faktoren, d. h. die internen und externen Faktoren, die der Person helfen, die Probleme zu bewältigen und Rückfälle zu verhindern.

Der Fünf-P-Rahmen fördert einen sehr klaren und systematischen Ansatz zur Fallformulierung und -bewertung, der potenziell, d. h. in Abhängigkeit der Qualität der zur Verfügung stehenden Informationsquellen, eine Fülle von Daten liefert. Sicherlich ist es in diesem (eigentlich rein idiografischen) Kontext legitim und sogar sinnvoll, die empirisch gesicherten Faktoren im Hinterkopf zu haben, die sich als rückfallprädiktiv bei der jeweiligen Täter*innengruppe erwiesen haben. Der Vorteil dieses Ansatzes besteht darin, dass die Besonderheiten des Einzelfalles bei der Behandlungsplanung stärkere Berücksichtigung finden als bei rein nomothetisch aus den bekannten Risikoprognoseinstrumenten abgeleiteten Behandlungszielen.

Dieses Vorgehen empfiehlt sich insbesondere bei Maßregelvollzug (MRV)-Patient*innen mit komplexer und vielschichtiger Psychopathologie; bei eindeutig eindimensional erklärbarer Delinquenz, wie sie nicht selten bei psychotisch motivierten Rechtsbrecher*innen zu finden ist, ist ein solch aufwendiger Ansatz sicherlich i. d. R. verzichtbar.

Wie gesagt hat die Fallformulierung auch Implikationen für Risikobewertung und -management etwa im Rahmen von Lockerungsentscheidungen, sodass gerade hierfür eine hohe Validität erforderlich ist. Doch wie kann man sich sicher sein, dass die Fallformulierung auch stimmt?

Das Konzept des „offence paralleling behaviour" (OPB; Jones 2004; Daffern et al. 2007) oder deliktanalogen Verhaltens bietet hier eine Möglichkeit, Hypothesen des Fallkonzepts zu validieren. Als deliktanaloge oder parallele Verhaltensweisen bezeichnet man

> „Any form of offence related behavioural (or fantasized behaviour) pattern that emerges at any point before or after an offence. It does not have to result in an offence; it simply needs to resemble, in some significant respect, the sequence of behaviours leading up to the offence (Jones 2004, S. 38)".

Das heißt, entscheidend ist eine funktionale Ähnlichkeit mit dem Tatverhalten, die dann gegeben erscheint, wenn Kontext, Kontingenzen und zugrunde liegende Bedürfnisse mit dem Verhalten bei der Tat kongruent sind (Daffern et al. 2007). Mit dem Wissen bzw. den Hypothesen aus dem Fallkonzept lassen sich solche deliktanalogen Verhaltensweisen im Normalfall recht einfach ableiten. Treten diese Verhaltensweisen im Verlauf der Unterbringung dann tatsächlich (gehäuft) auf, kann dies als Hinweis für die Validität der entsprechenden Hypothese im Fallkonzept gewertet werden.

Bei einem Patienten mit einem Vergewaltigungsdelikt und fraglich sexuell-sadistischen Neigungen könnte man z. B. im Hinblick auf die Sadismus-Hypothese als OPB definieren, wenn er insbesondere gegenüber weiblichen Bediensteten häufig eigeninitiativ von seinem Delikt oder seinen sexuellen (Gewalt-)Fantasien in einer Weise berichtet, die beim Gegenüber (erkennbar) Angst erzeugen soll. Denn dieses Verhalten wäre mit dem Bedürfnis (sexuelle Stimulation durch Angst, Erniedrigung etc.) während der Tat oder dem vermuteten sexuell-sadistischen Skript kongruent. ◄

▪ Behandlungsphase

Die aus der Fallformulierung abgeleiteten Behandlungsziele sollen nun in der Behandlungsphase adressiert werden. Da viele untergebrachte Patient*innen zu Beginn ihrer Unterbringung wenig krankheitseinsichtig und veränderungsmotiviert sind, spielt wie in der Behandlung von suchtkranken Patient*innen ganz allgemein am Anfang das Erzielen von Krankheitseinsicht und Veränderungsmotivation eine wichtige Rolle. Dazu ist es von herausragender Bedeutung, ob es gelingt, eine tragfähige therapeutische Allianz zwischen Behandler*in bzw. Behandlungsteam und Patient*in zu etablieren oder nicht. Es hat sich dabei als sinnvoll und notwendig herausgestellt, von Beginn an die Rollen und Ziele der Behandlung auch vor dem Hintergrund des sogenannten Doppelmandats der Behandler*innen zu klären. Das Doppelmandat hinsichtlich Besserung und Sicherung kann die therapeutische Beziehung belasten, weil die Behandler*innen im hiesigen (gerichtlich angeordneten und „überwachten") Behandlungskontext nicht uneingeschränkt der Schweigepflicht unterliegen und dem Gericht z. B. im Rahmen der jährlichen Stellungnahmen alle Informationen aus der Behandlung bzw. dem Verlauf offenbaren müssen, welche dieses als Tatsachengrundlage für seine Entscheidung über die Notwendigkeit der Fortdauer benötigt. Hierzu zählt auch die Erstellung einer dezidierten Behandlungs-, Sozial- und Legalprognose.

Im Behandlungsplan werden die kurzfristigen, aus dem Fallkonzept abgeleiteten Behandlungsziele in der Regel für einen 6-Monatszeitraum definiert und Methoden beschrieben, wie die einzelnen Berufsgruppen jeweils an der Umsetzung der Ziele beteiligt sind. Das ist wichtig, damit die verschiedenen Berufsgruppen nicht unverbunden arbeiten, sondern die verschiedenen Therapiebausteine und -ansätze aufeinander abgestimmt sind. Nach 6 Monaten wird der Plan bzw. die Zielerreichung reevaluiert, der Plan ggf. angepasst und entsprechend fortgeschrieben. Federführend ist hier der sogenannte Bezugstherapeut oder in manchen Kliniken auch der sogenannte Case Manager. Dies kann ein Arzt oder eine Ärztin, ein Psychologe bzw. Psychologin, ein*e Psychotherapeut*in oder ein*e Sozialarbeiter*in bzw. ein Sozial pädagoge bzw. eine Sozialpädagogin sein.

Wie bereits gesagt, handelt es sich bei forensischen Patient*innen um eine recht heterogene Klientel mit sehr unterschiedlichen Behandlungsbedürfnissen. Insofern sollte die Behandlung in einer MRV-Einrichtung eine sinnvolle Binnendifferenzierung nach Indikationsbereichen aufweisen (vgl. Hofstetter 2018). Diese können sich orientieren an den verschiedenen Behandlungsphasen, psychiatrischen Syndromen, Deliktgruppen, therapeutischen Modellen oder auch der Behandlungsbereitschaft oder -fähigkeit der Patient*innen. Diese Aufzählung verdeutlicht bereits, dass kleinere Einrichtungen weniger gute Möglichkeiten zur Binnendifferenzierung aufweisen als größere. Insofern sollten sehr kleine Einrichtungen nicht i. S. eines regionalen Versorgungsprinzips alle Patient*innen aus ihrer Region behandeln, sondern sich auf einen Indikationsbereich spezialisieren. Ein Beispiel hierfür ist die Christophorus Klinik der Alexianer in Münster, die sich mit ihren 52 Behandlungsplätzen ausschließlich um die Behandlung intelligenzgeminderter Patient*innen kümmert. Allerdings gibt es in diesem Bereich keine Patentrezepte, zumal die Belegungsentwicklung dynamisch ist und sich die Einrichtungen entsprechend flexibel darauf einstellen müssen.

Auf die Darstellung spezifischer psychologischer oder pharmakologischer Therapieansätze für einzelne Delikt- oder Diagnosegruppen, die Rolle des Pflege- und Erziehungsdienstes sowie der Arbeits- und Beschäftigungstherapie wird hier bewusst verzichtet, da sie jeweils Gegenstand eigener Kapitel dieses Buches sind. Auch zum Thema Risikobewertung und -management gibt es ein eigenes Kapitel in diesem Buch. Aus diesem Grund soll an dieser Stelle lediglich das Thema „Maß des Freiheitsentzugs“ bzw. Gewährung von Vollzugslockerungen kurz thematisiert werden.

Das Maß des Freiheitsentzugs hat sich ausschließlich an der Gefährlichkeit der untergebrachten Person zu orientieren und darf entsprechend nur soweit reichen, wie es zur Abwehr von Gefahren für die Allgemeinheit erforderlich ist.

Lockerungsarten

Grundsätzlich kann man drei Lockerungsarten unterscheiden:

- Ausgang in Personalbegleitung
- Ausgang ohne Personalbegleitung
- „Beurlaubung“

Lockerungen sind Teil des Behandlungs- und Rehabilitationskonzepts, weil sie dem Patienten bzw. der Patientin dazu dienen, therapeutische Fortschritte außerhalb der Einrichtung zu erproben und zu festigen. Außerdem dienen sie dem Erhalt lebenspraktischer Fähigkeiten.

Lockerungsentscheidungen beinhalten üblicherweise einen mehrstufigen Prozess, beginnend mit einer Meinungsbildung auf stationärer Ebene und der Anwendung standardisierter Risikoprognoseinstrumente. Beides wird in einem zweiten Schritt zu einer integrierten Risikobewertung zusammengetragen und in einem weiteren Schritt mit dem*der Vollzugsleiter*in (i. d. R. der*die Ärztliche Direktor*in der Klinik) diskutiert oder ihm*ihr schriftlich zur (vorläufigen) Entscheidung vorgelegt. In einem dritten Schritt ist dann je nach Bundesland evtl. noch die Vollstreckungsbehörde zu beteiligen. In NRW z. B. ist dies in manchen Fällen zwingend, in anderen abhängig davon, ob dies bei der Unterbringung angeordnet wurde oder nicht. Die Funktion der Vollstreckungsbehörde an dieser Stelle ist jedoch (nur) eine „beratende“, am Ende trifft und verantwortet der*die vollzugsverantwortliche Leiter*in der Einrichtung die Entscheidung für oder gegen eine Lockerungsmaßnahme alleine.

Entlassphase

Die Entlassphase wird in der Regel eingeleitet mit der Verlegung auf eine Rehabilitationsstation, die üblicherweise über niedrigere bauliche Sicherungsstandards verfügt und größere Anforderungen an die lebenspraktischen Fähigkeiten und Selbstständigkeit der Patient*innen stellt. Ziel der Behandlung auf der Rehabilitationsstation ist die Entwicklung einer Entlassperspektive und die damit verbundene Vorbereitung des sogenannten sozialen Empfangsraums. Dieser sollte so gestaltet werden, dass deliktpräventiv wirksame Elemente enthalten sind, etwa durch psychosoziale Betreuung, ggf. Anbindung an einen niedergelassenen Facharzt bzw. eine Fachärztin, Förderung prosozialer Kontakte und Möglichkeiten der Freizeitgestaltung, ggf. berufliche Wiedereingliederung oder sinnvolle Beschäftigungsmöglichkeiten und Vermeidung von Kontakten zu dissozialen und/oder drogenabgängigen Peers o. ä. Der*die Patient*in wird dann in das vorbereitete Setting beurlaubt und der Verlauf engmaschig psychosozial und therapeutisch begleitet. Zeigt sich der*die Patient*in über längere Zeit in diesem Setting stabil, kann in der Regel eine günstige Legalprognose gestellt und die Entlassung aus dem MRV empfohlen werden. Sollten Probleme oder Krisen auftreten, kann entweder nachjustiert werden oder es erfolgt eine Rückverlegung in den stationären Rahmen.

Aber auch nach der Entlassung aus dem Maßregelvollzug betreut die forensische Klinik im Rahmen der sogenannten forensischen Nachsorge den Patienten bzw. die Patientin i. d. R. solange weiter, wie auch die Führungsaufsicht andauert. Der Zeitraum hierfür beträgt i. d. R. 3–5 Jahre. Näheres hierzu findet sich in ▶ Kap. 21.

20.4 Outcome

Dass der Maßregelvollzug seinen deliktpräventiven Aufgaben gerecht wird, zeigen entsprechende Rückfall- bzw. Katamnesestudien (z. B. Jehle et al. 2010; Seifert et al. 2018; Schalast et al. 2021; Querengässer et al. 2022). Demnach liegt die Deliktrückfälligkeit im Bereich der psychiatrischen Maßregel abhängig vom betrachteten poststationären Zeitraum, der sogenannten Time at Risk, zwischen 9 % und 22 % innerhalb eines 3- bis 4-Jahreszeitraums und 35 % bei einer Time at Risk von über 16 Jahren (Seifert et al. 2018). Sie liegt damit deutlich unter den Rückfallraten der aus der Strafhaft entlassenen voll schuldfähigen Täter*innen, die bereits nach 3 Jahren in 45 % der Fälle deliktrückfällig wurden (Jehle et al. 2010).

Im Bereich der Entziehungsanstalt liegen die Rückfallraten nach 4 Jahren in Freiheit mit knapp 50 % zwar genauso hoch wie im Justizvollzug, aber im Kontrast zu (vergleichbaren) unbehandelten Strafgefangenen (mit 71,3 % Rückfälligkeit) dennoch signifikant niedriger (Schalast et al. 2021). Weiterführende bzw. vertiefende Ausführungen zu diesem Thema finden sich in ▶ Kap. 40 in diesem Buch.

Literatur

Berthold D, Riedemann C (2021) Welche Patienten haben eine „hinreichend konkrete Aussicht“ auf einen Behandlungserfolg in der Maßregel nach § 64 StGB. Forens Psychiatr Psychol Kriminol 15:169–178

Ceus Consulting GmbH/FOGS GmbH (2021) Kerndatensatz Maßregelvollzug – MRV-Statistik 2019

Daffern M, Jones L, Howells K, Shine J, Mikton C, Tunbridge V (2007) Refining the definition of Offence Paralleling Behaviour. Crim Behav Ment Health 17:265–273

Gesundheitsministerkonferenz (2017). https://www.gmkonline.de/documents/anhang-1_tabelle-zum-bericht_1619422745.pdf. Zugegriffen am 24.06.2022

Hein N, Querengässer J, Schiffer B (2021) Erledigungen aus dem Maßregelvollzug nach § 63 StGB aus Gründen der Verhältnismäßigkeit gemäß § 67d Abs. 6 StGB. Forens Psychiatr Psychol Kriminol 15:376–385

Hofstetter V (2018) Spezialisierte Behandlung. In: Müller-Isberner R, Born P, Eucker S, Eusterschulte B (Hrsg) Praxishandbuch Maßregelvollzug: Grundlagen, Konzepte und Praxis der

Kriminaltherapie. 3., erweiterte und aktualisierte Auflage. Medizinisch Wissenschaftliche Verlagsgesellschaft, Berlin, S 353–360

Jehle JM, Albrecht HJ, Hohmann-Fricke S, Tetal C (2010) Legalbewährung nach strafrechtlichen Sanktionen – Eine bundesweite Rückfalluntersuchung 2004 bis 2007. Forum Verlag Godesberg, Mönchengladbach

Jones L (2004) Offence paralleling behaviour (OPB) as a framework for assessment and interventions with offenders. In: Needs A, Towl G (Hrsg) Applying psychology to forensic practice. Blackwell Publishing, Malden/Oxford/Carlton, S 34–63

Macneil CA, Hasty MK, Conus P, Berk M (2012) Is diagnosis enough to guide interventions in mental health? Using case formulation in clinical practice. BMC Med 10:111

Müller JL, Saimeh N, Briken P, Eucker S et al (2017) Standards für die Behandlung im Maßregelvollzug nach §§ 63 und 64 StGB. Nervenarzt 88:1–29

Querengässer J, Hein N, Schiffer B (2022) Legalbewährung ehemaliger Maßregelvollzugspatienten nach einer Verhältnismäßigkeitserledigung gem. § 67d Abs. 6 Strafgesetzbuch. Monatsschrift für Kriminologie und Strafrechtsreform 105:293–303

Schalast N, Frey M, Nau B, Boateng S, Leygraf N (2021) Zum Ertrag der Unterbringung in einer Entziehungsanstalt und zu methodischen Einwänden gegen die Essener Evaluationsstudie. Psychiatr Prax 48:412–420

Seifert D, Klink M, Landwehr S (2018) Rückfalldaten behandelter Patienten im Maßregelvollzug nach § 63 StGB. Forens Psychiatr Psychol Kriminol 12(2):136–148

Von der Haar M (2016) Stichtagserhebung im MRV nach § 64 StGB von 1994–2015. https://www.mrvzn-badrehburg.niedersachsen.de/startseite/veroffentlichungen/veroeffentlichungen-106184.html. Zugegriffen am 12.06.2022

Forensisch-psychiatrische Nachsorge: Grundsätze, Aufgaben, Perspektiven

Friedhelm Schmidt-Quernheim

Inhaltsverzeichnis

B. Völlm, B. Schiffer (Hrsg.), *Forensische Psychiatrie*, https://doi.org/10.1007/978-3-662-64465-2_21

Erste Impulse für eine in Deutschland seit den 1990er-Jahren beginnende „Ambulanzbewegung" (AG Psychiatrie 2017) im Maßregelvollzug waren Erkenntnisse aus Rückfallstudien u. a. von Leygraf (1998), denen zufolge die Hälfte aller erneuten Delikte in den ersten 15 Monaten nach der bedingten Entlassung begangen wurde. Der Übergang „nach draußen" und die Konfrontation mit den Anforderungen der Realität bedeuten offenkundig eine stark belastende und störanfällige Phase. Die Notwendigkeit eines wirksam haltenden Übergangsmanagements, das Destabilisierungen und Gefährdungen des stationären Behandlungserfolges vermeiden hilft, wurde fachlich unabweisbar.

21.1 Perspektivwechsel: Der soziale Empfangsraum im Fokus

Nach einer langen, eher kustodialen Verwahrtradition im Maßregelvollzug rückte nun die „Zeit danach" verstärkt in den Blick. Hintergrund war nicht zuletzt die sozialpolitische und fachliche Entwicklung – initiiert durch die Psychiatriereform, schließlich auch durch die UN-Behindertenkonvention – zu einer auf Inklusion, Teilhabe und Lebensweltorientierung ausgerichteten Psychiatrie.

In der Prognoseforschung wurde zudem deutlich, dass verlässliche Vorhersagen nur für einen begrenzten Zeitraum und ein definiertes Bedingungsgefüge (Wenn-dann-Aussagen) gestellt werden können. Rückfallgefährdung ist demnach weniger ein individuelles Wesensmerkmal, sondern das Ergebnis einer Wechselwirkung von Person mit Umfeldvariablen. Höhere Prognosesicherheit lässt sich somit *aktiv herstellen* – mithilfe eines passgenau gestalteten und fachgerecht begleiteten Lebens- und Betreuungssetting. Der Begriff „sozialer Empfangsraum" fand Eingang in die Fachterminologie und hat es bis in die Maßregelvollzugsgesetze der Länder, z. B. in das **StrUG** (Strafrechtsbezogenes Unterbringungsgesetz) in Nordrhein-Westfalen, geschafft.

Vor dem Hintergrund sozialpsychiatrischer Konzepte wurde zudem die grundsätzliche Entscheidung getroffen, (ehemals) forensische Patient*innen in die regulären gemeindepsychiatrischen Dienste einer Region zu integrieren („einzustreuen") – nicht zuletzt, um eine weitere Ausgrenzung durch einen stigmatisierenden Sonderstatus zu vermeiden.

Dieser Perspektivwechsel „von der Prognose zum Risikomanagement" (Schmidt-Quernheim 2018) hatte in der praktischen Umsetzung erhebliche Konsequenzen: Aufbau und risikobasiertes Monitoring des sozialen Empfangsraums wurde zu einer wesentlichen Aufgabe ambulanter Nachsorge.

Die forcierte Implementierung Forensischer Ambulanzen fand ihren vorläufigen Höhepunkt in der gesetzlichen Normierung im § 68a StGB durch das Gesetz zur Reform der Führungsaufsicht vom 13. April 2007. Impetus waren verschiedene Motivlagen:

- **Fachliche Zielsetzung** – Verbesserung der Rehabilitationschancen der Patient*innen durch Schaffung eines stützenden sozialen Empfangsraums
- **Sicherheitspolitische Zielsetzung** – Vermeidung von Rückfalldelikten und erneuter Gefährlichkeit
- **Ökonomische Zielsetzung** – Verkürzung der stationären Unterbringungsdauer und damit Einspareffekte bei Kosten und Ressourcen: „Die Nachsorge ist in Deutschland ein noch nicht gehobener Goldschatz" (Knecht 2004).
- **Verfassungsrechtliche Zielsetzung** – Vor dem Hintergrund der Rechtsprechung des Bundesverfassungsgerichtes (BVerfG) zur Zwangsbehandlung ist eine ambulante Behandlung als weniger eingriffsintensive Maßnahme eher mit dem Grundsatz der Verhältnismäßigkeit vereinbar (Steinböck 2016).

21.2 Normative Voraussetzungen: Forensische Nachsorge als Weisung im Rahmen der Führungsaufsicht

Mit dem Gesetz zur Reform der Führungsaufsicht vom 13. April 2007 wurde die Forensische Ambulanz als Organ der Führungsaufsicht rechtlich normiert. § 68b Abs. 2 StGB nahm die „Weisung" auf, „sich psychiatrisch, psycho- oder sozialtherapeutisch betreuen und behandeln zu lassen. Die Betreuung und Behandlung kann durch eine forensische Ambulanz erfolgen".

Neben dieser *Therapieweisung* hat der Gesetzgeber im § 68b Abs. 1 Nr. 11 StGB die Möglichkeit einer *Vorstellungsweisung* formuliert: Der*die Patient*in muss sich dann „zu bestimmten Zeiten oder in bestimmten Abständen" bei einem Arzt oder einer Ärztin oder Psychotherapeut*in oder einer Forensischen Ambulanz melden. Diese Weisung wird vom Gericht in der Absicht erteilt, eine*n zunächst nicht motivierte*n Patient*in für eine Behandlung zu gewinnen. Die Forensische Ambulanz soll zudem überprüfen, ob die Medikamentencompliance gegeben ist oder ob riskante Entwicklungen erkennbar sind.

Anders als die Therapieweisung ist diese Weisung strafbewehrt und kann nach § 145a StGB mit einer Freiheitsstrafe von bis zu 3 Jahren geahndet werden.

Im Unterschied zu anderen Weisungen, denen der*die Patient*in ausdrücklich zustimmen muss (§ 56c StGB), etwa dem Wohnen in einer Heimeinrichtung oder körperlichen Eingriffen (z. B. Depotmedikation), ist weder für die Therapie- noch für die die Vorstellungsweisung eine Einwilligung des*der Patient*in erforderlich.

Vor allem bei entlassenen Patient*innen, die gemäß § 64 StGB untergebracht waren, spielen die Abstinenz- und Kontrollweisungen (§ 68b Abs. 1 Nr. 10) eine große Rolle: Das Gericht kann die verurteilte Person für die Dauer der Führungsaufsicht anweisen, „sich Alkohol- oder Suchtmittelkontrollen zu unterziehen, die nicht mit einem körperlichen Eingriff verbunden sind".

Die Führungsaufsicht kann gemäß § 68 c Abs. 1 StGB verkürzt werden. Das Gericht kann aber auch nach § 68 c Abs. 2 und 3 StGB eine die Höchstdauer überschreitende *unbefristete* Führungsaufsicht anordnen, wenn „eine Gefährdung der Allgemeinheit durch die Begehung weiterer erheblicher Straftaten zu befürchten ist". Voraussetzung dafür sind vor allem Nichteinwilligung oder Verstoß gegen (z. B. Therapie-)Weisungen oder wenn „aufgrund bestimmter Tatsachen Gründe für die Annahme bestehen, dass die verurteilte Person andernfalls alsbald in einen Zustand nach § 20 oder § 21 geraten wird, infolge dessen eine Gefährdung der Allgemeinheit durch die Begehung weiterer erheblicher rechtswidriger Taten zu befürchten ist".

21.2.1 Stellung der Forensischen Ambulanzen

Die Forensische Ambulanz wird in § 68a Abs. 7 StGB weitgehend der Bewährungshilfe gleichgestellt. So hat die Forensische Ambulanz nicht nur „helfend und betreuend" mitzuwirken, sondern auch die Aufsichtsstelle in deren Kontroll- und Überwachungstätigkeit zu unterstützen (§ 68a Abs. 7 S. 2 i. V. m. Abs. 3 StGB).

Diese kontrollierende Funktion der Forensischen Ambulanz findet auch Ausdruck in den Offenbarungspflichten des § 68a Abs. 8 S. 2 StGB gegenüber von Aufsichtsstelle und Gericht.

In ihrem *therapeutischen* Vorgehen sind die Mitarbeitenden der Forensischen Ambulanz jedoch autonom und nicht Weisungen der Aufsichtsstelle oder des Gerichts unterworfen (Deutscher Bundestag 2006).

21.2.2 Gesetzliche Offenbarungspflichten

Das *Doppelmandat* der stationären Maßregelbehandlung findet damit auch im ambulanten Bereich seine Fortsetzung: Im neuen § 68a Abs. 8 StGB gibt es die gesetzliche Pflicht für Mitarbeiter*innen der Aufsichtsstelle, der Bewährungshilfe und der Forensischen Ambulanz, „fremde Geheimnisse, die ihnen im Rahmen des durch § 203 StGB geschützten Verhältnisses anvertraut oder sonst bekannt geworden sind, einander zu offenbaren, soweit dies notwendig ist, der verurteilten Person zu helfen, nicht wieder straffällig zu werden".

Diese Offenbarungspflichten gelten im Übrigen auch für Ärzt*innen und Therapeut*innen, die die Patient*innen im Rahmen einer Führungsaufsichtsweisung behandeln und nicht einer Forensischen Ambulanz angehören (§ 68b Abs. 5 StGB).

Die Mitarbeiter*innen komplementärer Einrichtungen, also von Wohnheimen oder beschützten Werkstätten, brauchen weiterhin eine explizite Entbindung von der Schweigepflicht.

21.2.3 Krisenintervention gemäß § 67h StGB

Im Rahmen der o. g. Reformgesetzgebung wurde eine neue Bestimmung zur Krisenintervention eingeführt: Der § 67h StGB entwickelte sich in der Praxis zu einem wichtigen Instrument einer wirksamen Rückfallprävention.

So kann das Gericht eine zur Bewährung ausgesetzte Maßregel nach § 63 oder § 64 StGB für die Dauer von maximal 6 Monaten wieder in Vollzug setzten. Als rechtliche Voraussetzungen dieser „befristeten Wiederinvollzugsetzung" werden entweder eine „akute Verschlechterung" des psychischen Befindens oder ein Suchtrückfall genannt. Die Maßnahme soll dazu dienen, rechtzeitig kritische Entwicklungen abzufangen, um dadurch „einen drohenden Widerruf zu vermeiden". Nach der Intention des Gesetzgebers handelt es sich nicht wie §§ 126 oder 453 c StPO um eine reine Sicherungsmaßnahme, sondern um eine *Behandlungsmaßnahme*, mit der auch alle Bestimmungen des stationären Maßregelvollzugs wieder in Kraft treten.

Auch bei Patient*innen, bei denen bereits bei der Hauptverhandlung die Maßregel zur Bewährung ausgesetzt wurde (§ 67 b StGB), kann die Krisenintervention angewendet und jederzeit von *allen* an der Nachsorge Beteiligten bei Gericht angeregt werden.

Für die Effektivität der Maßnahme ist eine schnelle Reaktion auf die Krise unbedingte Voraussetzung: Eine Anordnung des sofortigen Vollzuges nach Abs. 2 ist daher in den meisten Fällen anzuraten.

Als besonders eingreifende Interventionsform kommt der § 67h StGB immer erst am Ende eines Krisenreaktionskonzeptes zur Anwendung, wenn also andere Vorfeld-Maßnahmen (Intensivierung von Gesprächen, Umstellung der Arznei, Krankschreibung, Veränderung des Settings, ggf. Anhörung durch Führungsaufsichtsstelle oder Gericht) nicht ausreichend erscheinen bzw. erfolglos geblieben sind.

21.2.4 Erledigungsentlassungen

Neben der Vollstreckungsaussetzung zur Bewährung (§§ 67 b, 67 d Abs. 2 StGB) gibt es eine weitere gerichtliche Entlassungsmöglichkeit aus dem Maßregelvollzug – die der Erledigung (§ 67 d Abs. 4-6 StGB) aus Gründen einer unverhältnismäßig langen Unterbringungsdauer oder des Wegfalls der Voraussetzungen des § 63 StGB, etwa Wegfall der psychischen Störung oder der Gefährlichkeit (z. B. wenn der*die Patient*in nunmehr zu einem Pflegefall geworden ist). Anders verhält es sich bei Unterbringungen gemäß § 64 StGB: Erledigungen – und damit meist Rückverlegungen in den Strafvollzug – erfolgen hier, wenn die Aussichten eines Behandlungserfolges im Verlauf nicht mehr ausreichend erscheinen: Dies erfolgte 2019 immerhin in mehr als der Hälfte der Fälle (CEUS Consulting/FOGS 2021).

Auch in diesen Fällen tritt mit der Entlassung Führungsaufsicht ein. Diese wird aber hinsichtlich ihrer konkreten Interventionsmöglichkeiten bei den Erledigungen häufig als „stumpfes Schwert" beschrieben (Schmidt-Quernheim 2017; Baur 2017).

Während es bei Bewährungsentlassungen die Möglichkeit einer befristeten Wiederinvollzugsetzung gemäß § 67h StGB und eine Widerrufsmöglichkeit bei Nichtbewährung gibt, ist dies bei Erledigungen bei reiner Führungsaufsicht rechtslogisch nicht möglich.

Dies führt zu dem *paradoxen* Ergebnis, dass bei den prognostisch ungünstigen Entlassungen deutlich weniger justizielle Handlungsmöglichkeiten bestehen als bei den prognostisch günstigen (zu den Komplikationen für die Praxis s. Schmidt-Quernheim 2018).

21.3 Vom Modell zur Institution: Hohe Fallzahlen, unterschiedliche Konzepte

Die Anzahl der ambulant behandelten „probebeurlaubten" und entlassenen Patient*innen nimmt weiter stark zu. Es gibt mittlerweile bundesweit eine flächendeckende Versorgung mit Forensischen Ambulanzen. In der letzten Umfrage (Freese 2014) wurden für das Jahr 2013 ca. 6000 Patient*innen (§§ 63, 64 StGB) durch 82 forensische Kliniken gemeldet, von denen 69 eine Forensische Ambulanz führten (ca. 84 %).

Auch am relativen Anteil der ambulant behandelten Patient*innen auf 100 Belegungsfälle im MRV des Bezugsjahrs lässt sich der enorme Zuwachs erkennen: Diese „Von-100-Messziffer" ist über alle Länder von 16,4 (2008), über 25,9 (2011) auf 38,8 (2017) gestiegen. Für 2019 wurde ein Wert von 36,6 ermittelt. Die Unterschiede zwischen den Ländern sind beträchtlich: So ist 2019 der Anteil z. B. in Sachsen oder Mecklenburg-Vorpommern ungefähr doppelt so hoch wie in Rheinland-Pfalz oder Niedersachsen (CEUS Consulting/FOGS 2021).

In den Bundesländern gibt es sehr unterschiedliche Strukturen (zu den verschiedenen Ambulanztypen s. Schmidt-Quernheim 2018). Vielfach beginnt die Zuständigkeit der Ambulanz erst mit dem Tag der gerichtlichen Entlassung – an anderen Standorten, z. B. in NRW, Rheinland-Pfalz oder Niedersachsen, wird der überwiegende Teil der in Langzeitbeurlaubungen befindlichen Patient*innen bereits fallverantwortlich durch die Ambulanzen betreut.

Die Finanzierung erfolgt durch pauschale Vergütungen pro Patient*in bei einer tage- oder quartalsweisen Abrechnung beim Ministerium des Landes. Die Tagesätze variieren zwischen 7,45 € und 35,00 € am Tag (Hahn 2015). Nordrhein-Westfalen rangiert mit 15,00 € am Tag im Mittelfeld – allerdings wird bei sogenannten „Risikoentlassungen", d. h. Entlassungen aus Gründen der (fehlenden) Verhältnismäßigkeit, die *doppelte* Ambulanzpauschale gezahlt.

In *Niedersachsen* finanziert das Ministerium die (über die verordnungsfähigen Leistungen der GKV hinausgehenden) forensischen Maßnahmen in Form einer Quartalspauschale von 1646 € pro Quartal. Zudem wird die Pauschale der psychiatrischen Institutsambulanzen je nach Anzahl der Behandlungskontakte (z. B. bei 3–4 Kontakten 340 € im Quartal) mit der Krankenkasse abgerechnet.

In den Bundesländern existieren in der Regel ministerielle Vorgaben (z. B. „Verwaltungsvorschrift" in Baden-Württemberg), in denen Aufgaben und Verfahrensweisen verbindlich festgelegt werden.

21.4 Ziel Rückfallvermeidung

In der Ambulanz-Verfügung des Landesbeauftragten des Maßregelvollzuges in NRW vom 2. Dezember 2005 heißt es unter Punkt 3:

> „Die Hauptaufgabe der Fachambulanz liegt darin, Deliktrückfälle zu verhindern. Dies kann durch eine gut vorbereitete, schrittweise vorgenommene Wiedereingliederung und durch die Sicherstellung der Kontinuität der Behandlung erreicht werden. Darüber hinaus sollte die Fachambulanz durch geeignete Maßnahmen sicherstellen, dass deliktfördernde personelle, situative bzw. soziale Veränderungen bei Patienten im Sinne von Ziffer 2 erkannt werden. Dies ist durch geeignete Kontrollen, aufsuchenden Kontakt und durch ständig wiederkehrende Risikoeinschätzungen zu gewährleisten."

21.5 Qualitätsmerkmale forensisch-psychiatrischer Nachsorge

21.5.1 Konzeptioneller Rahmen: Mindestanforderungen

In der aktuellen Debatte zur Straftäter*innentherapie lassen sich zwei Ansätze beschreiben, an denen sich forensische Ambulanzen orientieren. Diese Theorien vertreten in unterschiedlicher Weise die beiden Pole von Hilfe und Kontrolle, zwischen denen sich forensische Nachsorge bewegt:

1. Wie für die stationäre Behandlung gilt auch für die ambulante Nachsorge das Risk-Needs-Responsivity-Prinzip (Andrews et al. 2011): Art und Umfang der Betreuung sind nicht allgemeingültig definierbar, sondern sollten sich nach der noch bestehenden Rückfallgefährdung des Patienten bzw. der Patientin („risk") richten, seine*ihre spezifischen dynamischen Risikofaktoren („needs") im Blick haben und seine*ihre individuelle Ansprechbarkeit („responsivity") berücksichtigen, also seiner*ihrer Motivation, seinen*ihren Fähigkeiten und unterschiedlichen Hilfebedarfen entsprechen.
2. Zu diesem am Risiko und an den verbliebenen Defiziten des Patienten oder der Patientin orientierten Arbeitsmodell gesellt sich das „Good Lives Model" (Ward et al. 2007). Im Fokus stehen hier die Bedürfnisse der Patient*innen und damit die Frage, ob und in welcher Weise bestimmte maladaptive Strategien angewandt werden oder wurden, um menschliche Grundbedürfnisse zu befriedigen.

In der Praxis forensischer Nachsorge führt dies zu einer Verschiebung der bisher einseitigen Perspektive auf Vermeidungsziele hin zur Formulierung positiver, an den Bedürfnissen des Patienten bzw. der Patientin an einem „guten Leben" anknüpfende Ziele. Die Festlegung solcher „Annäherungsziele" und die Beschreibung von Schutzfaktoren gehören mittlerweile zum Bestandteil eines jeden Wiedereingliederungsplanes (Hahn 2007; Voß et al. 2018).

Die Aufgabenstellung der Ambulanz wird in den gerichtlichen Beschlüssen sehr allgemein als *Komplexleistung* („Betreuung und Behandlung" gem. § 68b Abs. 2 StGB) beschrieben – bewusst wird hier ein Spielraum bei der Ausgestaltung gelassen. Trotz deutschlandweit sehr heterogener Organisationsformen wurden *Mindestanforderungen* an die Arbeitsweise von Ambulanzen formuliert und Qualitätsparameter entwickelt (Freese und Schmidt-Quernheim 2014).

> Neben Aussagen zur Ergebnisqualität (Deliktrückfall) sind dabei Angaben zur Strukturqualität (z. B. Personalschlüssel zwischen 1:8 und 1:15, multiprofessionelle Teams, ausreichende sächliche Ausstattung, eigenständige organisatorische Einheit, Vernetzungsrad mit der sozialpsychiatrischen Versorgungsstruktur) und zur Prozessqualität (z. B. vorrangig aktiv-aufsuchende Kontakte, definiertes Vorgehen in Krisensituationen, sachgerechtes Berichtswesen) wichtige Kenngrößen.

Als zentrale Arbeitsprinzipien und Einflussgrößen für die Wirksamkeit ambulanter Nachsorge haben sich dabei Qualitätsmerkmale hausgestellt, die sich auch in der S3-Leitlinie für Psychosoziale Therapien bei schweren psychischen Erkrankungen (DGPPN 2018) finden. Ehemals forensische Patient*innen gehören zu dieser – diagnostisch heterogenen – Patient*innengruppe mit weiterhin multimorbiden Beeinträchtigungen des sozialen Funktionsniveaus und mit fast immer chronischen Verlaufsformen. Es lassen sich zwei Aggregationsformen von Maßnahmen unterscheiden: Neben (1) diagnosespezifischen Therapien im engeren Sinne (Individualebene) geht es bei dieser Gruppe vor allem um die (2) Gestaltung adäquater Umgebungsbedingungen (Systemebene), deren Umsetzung in der Regel durch ein Helfersystem erfolgt.

In der Literatur werden Qualitätsanforderungen an die *Einzelinterventionen,* also an die spezifischen Therapieverfahren und methodischen Herangehensweisen – auch an die erforderlichen Grundhaltungen und Kompetenzen der am Nachsorgeprozess Beteiligten – ausführlich beschrieben (Schmidt-Quernheim 2018; Freese 2003). Neben der psychiatrischen Behandlung (die möglichst frühzeitig an eine externe Ärztin bzw. eine Arzt übergeben werden sollte), suchttherapeutischen Maßnahmen (neben Selbsthilfegruppen ggf. auch Substitutionsbehandlung; s. auch ▶ Kap. 31) und therapeutischen und deliktorientierten Verfahren (vor allem bei Sexualstraftäter*innen) kommen hier insbesondere sozialtherapeutische und psychoedukative Interventionen zur Anwendung, die auf soziale und lebensweltorientierte Kompetenzen zielen – nicht zuletzt auf zufriedenstellende Interaktionen mit wichtigen Bezugspersonen. Hier hat u. a. auch die Angehörigenarbeit einen wichtigen Platz.

> Offene und nicht konfliktvermeidende Kommunikation im Helfer-Netzwerk, aber auch eine im Einzelfall konfrontative und Grenzen setzende Haltung dem Patienten bzw. der Patientin gegenüber sind wichtige Therapeut*innenvariablen. Neben Sorge und wachsamer Präsenz, vor allem hinsichtlich der Frühwarnzeichen, sind ein aktiv-aufsuchendes, ggf. direktives und möglichst antizipierendes Vorgehen wichtige Qualitätsanforderungen an die „Nachsorger*innen“.

Regelmäßige Supervision gehört aufgrund der bekannten, im Umgang mit schwer psychisch gestörten Menschen häufig ausgelösten Gegenübertragungen der Betreuenden zum „State of the Art“ fachgerechter forensischer Nachsorge. Unterschiedliche Sichtweisen und emotionale Reaktionen auf den Patienten bzw. die Patientin repräsentieren oft verschiedene, auch gegensätzliche Anteile der Psychodynamik des Patienten bzw. der Patientin, die sich dann auch als Konflikte in den Helferkonferenzen widerspiegeln können. Die gelungene Integration dieser Teilaspekte ermöglicht in der Regel ein vertieftes Fallverständnis und gibt wichtige Hinweise für eine gemeinsame Weiterbetreuung.

Im Folgenden werden (vornehmlich) die Systeminterventionen fokussiert: Diese gehören nachweislich nicht nur zu den essenziellen Aufgaben, sondern auch zu den zentralen Gelingensfaktoren ambulanter forensischer Nachsorge.

So konnten im Rahmen einer Evaluation der poststationären Verläufe von (ehemaligen) forensischen Patient*innen in Nordrhein-Westfalen wichtige Risiko- und Schutzfaktoren extrahiert werden, die sich für die Nachsorgepraxis nutzen lassen (Schmidt-Quernheim und Seifert 2014). Bei einem Vergleich von rückfälligen Patient*innen mit Nichtrückfälligen wird deutlich, wie entscheidend – neben Patient*innenvariablen – ein qualifiziertes Helfersystem mit strukturierten Verfahrensweisen für einen günstigen legalprognostischen Verlauf ist.

21.5.2 Kontinuität: Übergangsmanagement als integraler Teil der Behandlung

Forensisches Übergangsmanagement bedeutet die Gestaltung eines Kontinuums über Einrichtungsgrenzen hinweg: Es beginnt bestenfalls bereits mit der Aufnahme des Patienten bzw. der Patientin in der Klinik – die Entlassung sollte von Anfang an mitgedacht werden! Dies gilt auch während der stationären Behandlung, wird in der Beurlaubungsphase fortgeführt und setzt sich als Nachsorge nach Aussetzung der Maßregel zur Bewährung durch das Gericht fort (◘ Abb. 21.1). „Gegen die Aufteilung der Patienten in ‚Behandlungsfälle drinnen' und ‚Bewährungsfälle draußen' setzt die Forensische Ambulanz das Konzept eines haltenden Übergangsraums über Einrichtungsgrenzen hinweg, der den Tendenzen der Patienten zu (Beziehungs-)Abbrüchen und zu den bekannten Spaltungen strukturell entgegenwirkt" (Schmidt-Quernheim 2018).

- **Der fließende Übergang bietet für die Patient*innen beim schwierigen Ablösungsprozess Halt und Orientierung durch**
  1. enge Begleitung durch vertraute Mitarbeitende statt Beziehungsabbruch,
  2. dosierte Belastungserprobung statt Überforderung („Realitätsschock").

Während der Langzeiterprobung kann der*die Patient*in noch unter geschützten Rahmenbedingungen erste realistische „Gehversuche" machen. Diese in den Niederlanden sogenannte transmurale Behandlung (Kröger 2004) ist eine zentrale Phase der Maßregelbehandlung, zeigt sie doch das Ausmaß der bisher erreichten psychischen (In-)Stabilität bzw. die Übertragbarkeit auf die Realität „draußen". Erfahrungen in der Erprobungsphase schaffen damit realitätsbezogene Anknüpfungspunkte für die weitere Behandlung.

Vielfach finden sich jedoch bei den Patient*innen gegen Ende der Unterbringung Vorstellungen, die Behandlung sei nun „ein für allemal" abgeschlossen – man könne und wolle nunmehr ein „ganz neues Leben" beginnen (möglichst auch sofort einen Baggerführerschein o. Ä. machen). Dieser „Mythos des Neuanfangs" (Schmidt-Quernheim 2005) verbindet sich oft mit dem moralischen Credo engagierter Helfender, die auf eine forcierte Normalisierung und Autonomie drängen. Hier hat die Forensische Ambulanz eine wichtige moderierende Funktion, um unheilvollen Auswirkungen unrealistischer Zeit- und Zielvorstellungen entgegenzuwirken und auf einem dosierten Nacheinander der rehabilitativen Schritte und Belastungserprobungen zu bestehen.

Zentraler Wirkfaktor der Langzeiterprobung ist die Möglichkeit einer schnellen und flexiblen Anpassung des Settings an die individuellen Unterstützungsbedarfe. Insbesondere die zu jeder Zeit mögliche Rückkehr des Patienten bzw. der Patientin in die Klinik ist für alle Beteiligten (vor allem für die nachsorgende Einrichtung) ein wichtiger Sicherheit gebender Faktor.

Auch für die Klinik kann die Entlassungsprognose nunmehr auf der Grundlage realistischer Erfahrungen erfolgen: Die Empfehlungen für gerichtliche Weisungen bei der Entlassung lassen sich schlüssig aus dem bisherigen Erprobungsverlauf ableiten (◘ Abb. 21.1).

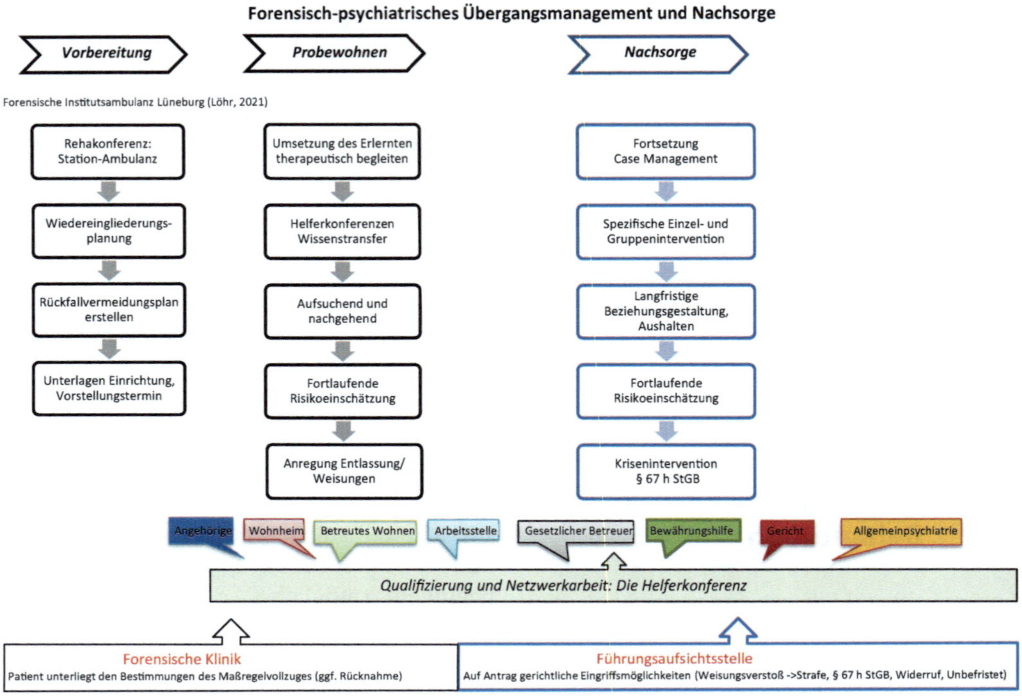

Abb. 21.1 Ablaufschema zum forensisch-psychiatrischen „Übergangsmanagement" (© Frank Löhr, Forensische Institutsambulanz Lüneburg 2021, mit freundlicher Genehmigung)

21.5.3 Case Management: Vernetzung der Hilfen

Die sukzessive Erweiterung von Freiheitsgraden und das Zusammenführen der psychosozialen Maßnahmen in den verschiedenen Lebensfeldern (Wohnen, Arbeiten, Tagesstrukturierung, Behandlung, Suchthilfe, Freizeit) erfordern ein fachgerechtes Case Management: Die Forensische Ambulanz kann bereits in der Vorbereitung der Entlassung, aber auch während der Langzeitbeurlaubung eine *lotsende und koordinierende Funktion* wahrnehmen: Sie stellt Zugänge zum gemeindepsychiatrischen Versorgungssystem her, akquiriert die erforderlichen Hilfebausteine und verknüpft sie zu einem settingübergreifenden („komplexen") Hilfepaket.

Eine Beschreibung des methodischen Vorgehens im Detail („Step by Step") findet sich bei Schmidt-Quernheim (2018).

Der Überleitungsprozess ist ein schwieriger „Spagat über die Mauer". Vor dem Hintergrund der neuen Anforderungen durch das Bundesteilhabegesetz (BTHG) wird die Notwendigkeit eines Case Managements „aus einer Hand" noch einmal dringlicher. Durch die Überführung der Leistungen der Eingliederungshilfe in das Rehabilitationsgesetz SGB IX wird der Versuch unternommen, der institutionszentrierten Orientierung (Logik der Platzbelegung) nun einen personenzentrierten Ansatz entgegenzusetzen: Seit dem 1.1.2020 werden durch die Eingliederungshilfe nicht mehr betreute Wohnformen oder Einrichtungen finanziert, sondern die leistungsberechtigte Person erhält Fachleistungen entsprechend ihrem individuellen Teilhabebedarf unabhängig von der Wohn- und Lebensform.

21.5.4 Teambasiert und multiprofessionell: Die Helferkonferenz

Nach der o. g. S3-Leitlinie sollte in allen Versorgungsregionen eine gemeindepsychiatrische, teambasierte und multiprofessionelle Behandlung zur Versorgung von Menschen mit schwerer psychischer Erkrankung zur Verfügung stehen (Empfehlungsgrad: A, Evidenzebene: Ia–Ib). In der forensischen Nachsorge sollte dieser Grundsatz zum Standard gehören. Einzelkämpfertum ist zu vermeiden. Dabei müssen die Verbindung und Verbindlichkeit des Netzwerkes – im Rahmen regelmäßiger Helferkonferenzen – kontinuierlich überprüft und lebendig gehalten werden. Damit die Zusammenarbeit gelingt, müssen die konkreten Aufgaben und Verantwortlichkeiten der Akteur*innen immer wieder neu festgelegt werden.

Maximale Transparenz und ein gesicherter Informationsfluss müssen gewährleistet sein. Die Mitarbeitenden der nachsorgenden Einrichtungen erhalten im Vorfeld des Aufnahmeprozedere weitestgehende Einsicht in die Vorgeschichte und den Behandlungsverlauf des Patienten bzw. der Patientin.

> Den Forensischen Ambulanzen kommt – über ihre koordinierende und kontrollierende Funktion hinaus – eine *qualifizierende* Aufgabe zu: Wissenstransfer von forensischem Know-how allgemein, aber ebenso Empfehlungen zum Umgang mit den spezifischen Risiken und Ressourcen einzelner Patient*innen gehören zu den wesentlichen Aufgaben einer Ambulanz.

Die Ambulanz fungiert hier gleichsam als *Gedächtnis,* damit bei der Bewertung des Verlaufs und der Entscheidungsfindung im Helfernetz die spezifischen Risikovariablen nicht in Vergessenheit geraten.

Helferkonferenzen werden von manchen Beteiligten hin und wieder als lästig, überprotektiv bis verfolgend erlebt. Der Vorteil ist allerdings immens: Ein ständiger fallbezogener Austausch zwischen den Helfenden sorgt dafür, dass keine relevanten Beobachtungen und Informationen verloren gehen, und ermöglicht rechtzeitige Korrekturen bereits im Vorfeld möglicher Krisen mithilfe eines relativ geringfügigen „Nachjustierens" des Settings.

Durch die obligatorische Anwesenheit der Patient*innen erhalten diese nicht nur hohe Aufmerksamkeit und Gelegenheit, ihre Bedürfnisse zu artikulieren. Das gemeinsame Gespräch ermöglicht auch maximale Transparenz für alle Beteiligten und wirkt möglichen manipulativen Tendenzen der Patient*innen gegenüber einzelnen Betreuungspersonen entgegen.

21.5.5 Kernaufgaben: Risikoeinschätzung und Risikomanagement

Die Hauptaufgabe der Ambulanz in der Nachsorge besteht in der regelmäßigen und professionellen Überprüfung des Nachsorgeverlaufs unter der Fragestellung, ob sich der*die Patient*in in einem sozialen Empfangsraum befindet, der ihn*sie vor erneuter Delinquenz schützt. Dazu gehört neben der kontinuierlichen Erfassung und Bewertung von Risiken (Früherkennung) vor allem die Steuerung der Reaktionen auf Fehlentwicklungen und auf mögliche Gefährdungen (Frühintervention).

Voraussetzung ist eine fundierte Fallkenntnis insbesondere der *deliktrelevanten* Symptomatik (individuelle Delikthypothese) und entsprechender Frühwarnzeichen: Welche konstellativen Faktoren waren bei der Deliktgenese ausschlaggebend?

In der Praxis haben sich hier individuelle *Hilfe- und Krisenleitfäden* als geeignetes Instrument erwiesen, mithilfe derer in möglichst knapper Form („auf einen Blick“) die wichtigsten Daten des Patienten bzw. der Patientin verfügbar sind sowie ein Risikoprofil und Umgangsweisen bei Krisen beschrieben werden. Häufig wird nach dem Ampelprinzip vorgegangen (Freese 2003), wonach je nach aktueller Risikoeinschätzung im Kontakt stationäre Interventionen (rot), Intensivierungen oder Umstellungen bestimmter Maßnahmen (gelb) oder Beibehaltung des Settings (grün) erfolgen können.

Hilfe- und Krisenpläne gehören für die Ambulanzen zu einem unverzichtbaren Arbeitsmittel – auch wenn ihre Ausgestaltungen vielfältig sind. In der Ambulanz in Lüneburg wurden z. B. sprachfreie Notfallpläne für intelligenzgeminderte Sexualstraftäter*innen (Löhr und Wenzlaw 2013) entwickelt. Dies gilt ebenso für das Monitoring des Nachsorgeverlaufs: Hier hat sich in der Praxis ein sehr breites Spektrum verschiedener Erfassungsinstrumente etabliert. Mancherorts werden regelmäßig standardisierte Prognoseinstrumente wie z. B. LSI-R oder HCR 20 V3 (s. auch ► Kap. 24) eingesetzt. Im Landschaftsverband Westfalen-Lippe (LWL 2009) haben sich Risikokontrolllisten bewährt, in denen der aktuelle Verlauf vor dem Hintergrund des Risikoprofils strukturiert erfasst, bewertet, dokumentiert und kommuniziert wird.

Eine stationäre Behandlung, auch in Form einer Wiederinvollzugsetzung gemäß § 67h StGB, ist rechtzeitig einzuleiten, um einer erkennbaren Zustandsverschlechterung bzw. eskalierenden Verhaltensauffälligkeiten oder Suchtrückfällen entgegenzuwirken. Dabei kommt den Forensischen Ambulanzen eine Schlüsselstellung zu, da sie als Teil einer (forensischen) Klinik eine Wiederaufnahme und den erforderlichen Antrag bei Gericht in eigener Kompetenz schnell durchführen können.

Dabei ist eine *freiwillige* Wiederaufnahme in den Maßregelvollzug eine wichtige Option und – soweit sie, wie in NRW (bis zu 6 Monaten; § 17 StrUG NRW) und Niedersachsen (bis zu 6 Wochen; § 16a Niedersächsisches Maßregelvollzugsgesetz), rechtlich möglich ist – gegenüber einer Krisenintervention gemäß § 67h StGB in der Regel vorzugswürdig, da sie die Compliance des Patienten oder der Patientin und seine bzw. ihre Selbstverantwortung stärkt, aber eben auch partiell voraussetzt. In NRW ist darüber hinaus im § 17 Abs. 2 ein freiwilliger Verbleib in der Maßregeklinik für Patient*innen, deren Unterbringung gemäß § 67d Abs. 6 StGB aus Gründen der Verhältnismäßigkeit für erledigt erklärt wurde, bis zu einer Aufenthaltsdauer von 4 Wochen möglich, bei Kostenzusage des zuständigen Kostenträgers (i. d. R. Eingliederungshilfe) auch länger.

Interventionskenntnisse aller justiziellen (auch zivil- oder öffentlich-rechtlichen) Eingriffsmöglichkeiten und gute Kontakte zu Führungsaufsicht und Strafvollstreckungskammer sind dabei wichtige Voraussetzungen für ein effektives Risikomanagement.

21.5.6 Aufsuchend und nachgehend: Die mobile Ambulanz

Aufsuchende gemeindepsychiatrische Konzepte werden zunehmend – überwiegend im angloamerikanischen Raum als Assertive Community Treatment (ACT) – auch in der allgemeinpsychiatrischen Versorgung praktiziert. In Deutschland finden sich Modellvorhaben zur „Integrierten Versorgung“: Die Krankenkassen können mit Leistungserbringern eine besondere Versorgung der Versicherten abschließen, die „eine verschiedene Leistungssektoren übergreifende oder eine interdisziplinär fachübergreifende Versorgung (integrierte Versorgung)" (§ 140a Abs. 1 SGB V) ermöglichen. Auch diese Teams sind multidisziplinär, stehen den Betroffenen über 24 Stunden an 7 Tagen der Woche zur Verfügung und bieten eine hohe Betreuungsintensität für eine kleine Anzahl an Patient*innen (10–15 Patient*innen pro Bezugsperson); stationäre Aufnahmen sollen vermieden werden. Bei aller Unterschiedlichkeit der Konzepte im Detail: „Menschen mit chronischen und schweren psychischen Störungen sollen die Möglichkeit haben, auch über einen längeren Zeitraum und über akute Krankheitsphasen hinausgehend, nachgehend aufsuchend in ihrem gewohnten Lebensumfeld behandelt zu werden. Empfehlungsgrad: A, Evidenzebene: Ia" (DGPPN 2018).

In der forensischen Nachsorge sollten mehr als 50 % der Tätigkeit als intensive aufsuchende Betreuung und Behandlung erfolgen (Freese und Schmidt-Quernheim 2014). In den Richtlinien der LWL-Ambulanzen des Landschaftsverbandes Westfalen-Lippe sind aufsuchende Kontakte neben turnusmäßigen Helferkonferenzen mindestens einmal im Quartal zwingend vorgeschrieben (LWL 2009).

> Für die forensische Nachsorge ist die Arbeit „im Feld" zentral. Im Unterschied zur klassischen Institutsambulanz mit Komm-Struktur („Sprechstundenmedizin") wird der*die Patient*in vor Ort aufgesucht. Ohne eine fundierte Netzwerkdiagnose, d. h. ohne Kenntnis des realen Wohn- und Arbeitsfeldes und ohne Kontakte zu den Beziehungspersonen der Patient*innen, fehlen die nötigen Informationsquellen, um Entwicklungen und etwaige Überforderungen oder drohende Dekompensation rechtzeitig zu registrieren und darauf angemessen reagieren zu können.

Risiko- und Schutzfaktoren

Der Wahrnehmungsfokus der Ambulanz sollte eng am Alltag und am subjektiven Erleben des Patienten oder der Patientin orientiert sein. Unter dem Blickwinkel des Good-Lives-Modells bleibt immer zu erkunden, ob und inwieweit dem Patienten bzw. der Patientin die Umsetzung seiner bzw. ihrer Positiv-Ziele in zufriedenstellender Weise gelingt. So können – häufig weniger beachtete – Alltagsprobleme der Patient*innen, beispielsweise der Umgang mit (knappen) finanziellen Ressourcen, zu Auslösern kritischer Entwicklungen werden.

Unerfüllbare Wünsche im Bereich Konsum und Freizeitgestaltung sind häufig Anstoß für Spannungszustände, Substanzmissbrauch oder Regelüberschreitungen aller Art. Auch häufige Veränderungen der Arbeit oder Verlust einer Beschäftigung bzw. Tagesstruktur stellen einen hohen Risikofaktor dar. Nicht zuletzt sind Kränkungen, die aus schwankenden Beziehungen zu Intimpartnern oder Angehörigen resultieren, ein häufiger Krisenherd. Umgekehrt gilt Entsprechendes: Stabile Beziehungen gehören zu den wichtigsten protektiven Faktoren in der Nachsorge (Schmidt-Quernheim 2011).

21.6 Perspektiven: Zusammenarbeit mit Gemeindepsychiatrie und Allgemeinpsychiatrie

Maßregelvollzug und forensische Nachsorge sind integraler Bestandteil des psychiatrischen Versorgungssystems. Im Sinne kommunizierender Röhren sind beide eng von den Entwicklungen in den anderen Teilsystemen abhängig (AG Psychiatrie 2017; Schmidt-Quernheim 2007). Der Maßregelvollzug hat sich in der Vergangenheit zur „letzten Wiese" in der Versorgung entwickelt. „Der Maßregelvollzug in Deutschland betreut tagtäglich mehr als 4000 schizophrene

Patienten im Rahmen einer Langzeittherapie, die es ansonsten in diesem Lande nirgendwo mehr gibt. Er entlastet damit auch die Krankenkassen um Millionenbeträge … Der Maßregelvollzug übernimmt damit Funktionen, die zu Beginn der Psychiatriegeschichte vor 200 Jahren den Anstalten zukamen" (Kröber 2016). Die Kluft zur Allgemein- und der Gemeindepsychiatrie wurde dabei immer größer.

Aktuell spricht die AG Psychiatrie (2017) in ihrem Bericht an die Gesundheitsministerkonferenz von einem „Versorgungskontinuum" von Allgemeinpsychiatrie, Maßregelvollzug und Eingliederungshilfe – und markiert damit eher eine gewünschte Richtung als die momentane Realität der Versorgung. Tatsächlich haben nahezu alle forensischen Patient*innen eine allgemeinpsychiatrische Vorgeschichte bzw. waren „Nutzer*innen" gemeindepsychiatrischer Betreuungsformen; durch die mit der Unterbringung im Maßregelvollzug verbundene Stigmatisierung als „Forensikpatient*in" gibt es dann aber häufig kein Zurück mehr: Maßregelvollzug wird zur Endstation.

Eine Rückführung in die regionale Versorgung ist daher nicht nur vor dem Hintergrund ständig wachsender Fallzahlen und steigender Verweilzeiträume im Maßregelvollzug von hoher Dringlichkeit („Forensische Kliniken – am Rande des Zusammenbruchs", Frankfurter Rundschau 18.01.2021). Nach Erhebungen in den forensischen Kliniken in NRW verbleibt jedoch eine beträchtliche Anzahl von Patient*innen in der Unterbringung, weil es keine Anschlussbetreuung mit ausreichend intensiver Unterstützung in der Gemeindepsychiatrie gibt. Die Versorgungsdefizite in der Eingliederungshilfe bei bestimmten forensischen Patient*innengruppen sind weiterhin eklatant.

Aber auch der Maßregelvollzug muss die Rückführung von Beginn an stärker in den Blick nehmen. In NRW wird im neuen StrUG (2021) im § 16 daher konsequent das Aufgabenspektrum der Ambulanzen *weiter* definiert: „Die Forensische Ambulanz hat ab Aufnahme der untergebrachten Person im Rahmen ihres Aufgabenbereichs an der Behandlung und Betreuung der untergebrachten Person mitzuwirken".

> Die Implementierung Forensischer Ambulanzen war in der Zusammenarbeit mit der Gemeindepsychiatrie ein wichtiger Brückenschlag. Im fachlichen Austausch, bei gegenseitigen Hospitationen und alltäglicher Zusammenarbeit wurden eigener Kompetenzgewinn, Verlässlichkeit und Wertschätzung konkret erfahrbar.

Vielerorts existieren nunmehr gemeinsame regionale Arbeitsgruppen, um „die unter dem Stichwort ‚individuelle und strukturelle Forensifizierung' beschriebenen Fehlentwicklungen in der Region zu identifizieren und ihnen entgegenzuwirken" (Tänzer 2015): Der Zufluss aus der Allgemeinpsychiatrie soll so gebremst und der Abfluss aus dem Maßregelvollzug verbessert werden. Dazu werden Einzelkasuistiken von Risikopatient*innen aus allen psychiatrischen Versorgungsbereichen auf der Schwelle zur Forensik (Präventionsaspekt) und von aus dem Maßregelvollzug zu entlassenden Patient*innen (Nachsorgeaspekt) vorgestellt.

Gerade die Problematik der Patient*innen, die mit einer ungünstigen Legalprognose aus juristischen Gründen durch die Gerichte entlassen werden müssen (s. o.), haben in einigen Bundesländern zu sogenannten Runden Tischen (z. B. in NRW und in Bayern) geführt. Der Maßregelvollzug meldet Patient*innen bei einer regionalen Fallkonferenz, in der sich alle relevanten Leistungsanbieter, die kommunale Psychiatriekoordination und der für die Anschlussbetreuung zuständige Kostenträger der Eingliederungshilfe zusammenfinden, um im Einzelfall einen passenden sozialen Empfangsraum zu ermöglichen (Landespsychiatrieplan NRW 2017).

Diese *Regionalisierung* der Nachsorge knüpft an die Versorgungsverpflichtung der Kommunen und Kreise für ihre Bürger*innen an (Dönisch-Seidel 2018). Gemäß § 18 StrUG NRW (2021) sollen zudem regionale Ansprechpersonen, insbesondere Psychiatrie- und Suchtkoordinationen, gewonnen werden, die die Forensische Ambulanz bei ihren Eingliederungsbemühungen unterstützen. Und: „Soweit Kommunen über gemeindepsychiatrische Verbünde oder vergleichbare Zusammenschlüsse verfügen, sollen die Einrichtungen Kooperationsvereinbarungen anstreben." Auch die AG Psychiatrie fordert in ihrem o. g. Bericht eine regelhafte Beteiligung des Maßregelvollzugs an den regionalen Planungs- und Kooperationsgremien (AG Psychiatrie 2017).

21.7 Wirksamkeit

Auch wenn sich zur forensischen Nachsorge in den „Standards für die Behandlung im Maßregelvollzug nach §§ 63 und 64 StGB" (DGPPN 2017) nur wenige Aussagen finden – die „Ambulanzbewegung" ist unbestritten eine Erfolgsgeschichte und gehört zu den bedeutendsten Neuerungen im Maßregelvollzug der letzten Jahrzehnte. Die rechtliche Anerkennung und Inkorporierung der Forensischen Ambulanzen in das StGB 2007 markiert dabei sicher einen Höhepunkt und verweist zugleich auf deren Doppelcharakter als therapeutischer *und* kontrollierender Akteur in der Führungsaufsicht (s. o.).

Auch Evaluationen Forensischer Ambulanzen hinsichtlich ihrer Wirkung auf die Verringerung der Rückfälligkeit sind – bei allen bekannten methodischen Problemen – ein eindeutiges Plädoyer für den Ausbau und für eine weitere Professionalisierung. In einer Übersicht von insgesamt neun empirischen Wirksamkeitsstudien zur forensischen Nachsorge berichten Sauter und Rettenberger (2018): „Die allgemeine Rückfälligkeit nach ambulanter Nachsorge Maßregelvollzugsentlassener lag in diesen Untersuchungen zwischen 2 % und 24 %, die gravierende Rückfälligkeit bei 0 % bis 17 %" (…) Wurde eine Vergleichsgruppe herangezogen (…), wurden in allen Fällen höhere Rückfallraten (zwischen 19 % und 40 %) für die nicht ambulant nachbehandelte Gruppe berichtet." In einer Studie aus Nordrhein-Westfalen (n = 225; Schmidt-Quernheim 2011) kam es nach durchschnittlich 4,5 Jahren bei 12,7 % der entlassenen Patient*innen (Jahrgänge 2002–2006) zu einem erneuten Freiheitsentzug, der nur bei 2,7 % aufgrund erneuter Gewalt- und Sexualstraftaten erfolgte.

Mittlerweile erhält nahezu jede*r Entlassene eine Ambulanzweisung – schon aus diesem Grund sind Vergleichsgruppen (und damit randomisierte kontrollierte Studien) kaum realisierbar. Aufgrund der Komplexität des Nachsorgenetzwerkes und der vielfältigen und kaum kontrollierbaren Einflussgrößen im sozialen Empfangsraum ist die Wirksamkeit *spezifischer* Interventionen – etwa auch die Behandlung und Betreuung durch eine Forensische Ambulanz – nur schwer zu isolieren und valide zu bestimmen. Vor diesem Hintergrund werden Untersuchungsdesigns gewählt wie in der o. g. Ambulanzstudie aus Nordrhein-Westfalen (Schmidt-Quernheim 2011; auch Bezzel 2009), die den Lebensweg der Patient*innen nach ihrer Entlassung in den unterschiedlichen Betreuungskontexten erfassen, um mithilfe eines Vergleichs der Rückfälligen mit den Nichtrückfälligen rückfallbegünstigende und rückfallprotektive Faktoren zu extrahieren (Übersicht s. Walde und Lungwitz 2020). Die auf diese Weise gewonnenen poststationären Risiko- und Schutzfaktoren helfen in der Nachsorge, den Fokus der Aufmerksamkeit zu lenken und Interventionen danach auszurichten.

Auf der Suche nach dem „What works" könnte zudem ein Benchmarking der verschiedenen Arbeitskonzepte der Ambulanzen zu weiterer Optimierung führen, ebenso wie umgrenzte Evaluationen „einzelner Module und deren Kombination", wie Lösel (2020) vorschlägt.

In der Nachsorge von Patient*innen, die gemäß § 64 StGB untergebracht waren, werden suchtspezifische Modelle einer ambulanten Weiterversorgung mit ebenfalls hoher Erfolgsquote praktiziert, insbesondere auch substitutionsgestützte Behandlungen Opiatabhängiger (Lange et al. 2019; s. auch ► Kap. 31).

Die mancherorts vorangetriebene Fortentwicklung Forensischer Ambulanzen zu *Präventionsambulanzen* ist ebenfalls ein wichtiger Schritt (Nitschke et al. 2020). Allerdings: Ohne weitere Verbundstrukturen und eine gelebte Verantwortungsgemeinschaft innerhalb des Versorgungsystems werden alle fachlichen Bemühungen an Grenzen stoßen.

Literatur

AG Psychiatrie der Arbeitsgemeinschaft der Obersten Landesgesundheitsbehörden (AOLG) zur Weiterentwicklung der psychiatrischen Versorgungsstrukturen in Deutschland (2017) Bestandsaufnahme und Perspektiven zu den Schwerpunktthemen „Inklusion – Auftrag und Umsetzung, Trialog und Selbsthilfe" und „Zusammenhang Maßregelvollzug und Allgemeinpsychiatrie". https://www.gmkonline.de/Beschluesse.html?id=551&jahr=2017. Zugegriffen am 01.03.2021

Andrews DA, Bonta J, Wormith JS (2011) The risk-need-responsivity (RNR) model. Crim Justice Behav 38:735–755

Baur A (2017) Das neue Recht der Unterbringung in einem psychiatrischen Krankenhaus und seine Konsequenzen für die Praxis. Juristische Rundsch 2017:413–419

Bezzel A (2009) Therapie im Maßregelvollzug – und dann? Eine Verlaufsuntersuchung an forensischen Patienten (§§ 63 und 64 StGB). Dissertation, Universität Regensburg

CEUS Consulting/FOGS (2021) Kerndatensatz im Maßregelvollzug 2019. Bearbeiter: Jaschke H und Oliva H. Köln, 2021

Deutscher Bundestag (2006) Gesetzentwurf der Bundesregierung zur Reform der Führungsaufsicht. Drucksache 16/1993, 28.06.2006

DGPPN (2017) Standards für die Behandlung im Maßregelvollzug nach §§ 63 und 64 StGB. Interdisziplinäre Task-Force der DGPPN. Nervenarzt 2017(88):1–29

DGPPN (2018) S3-Leitlinie Psychosoziale Therapien bei schweren psychischen Erkrankungen. Springer, Berlin/Heidelberg

Dönisch-Seidel (2018) Maßregelvollzug ist Transit. In: Schmidt-Quernheim F, Hax-Schoppenhorst T (Hrsg) Praxisbuch Forensische Psychiatrie. Behandlung und ambulante Nachsorge im Maßregelvollzug, 3. Aufl. Hogrefe, Bern, S 113–128

Freese R (2003) Ambulante Versorgung psychisch kranker Straftäter. Psychiatrische Kriminaltherapie, Bd 2. Papst Science Publisher, Lengerich

Freese R (2014) Zum Stand der forensischen und forensisch-psychiatrischen Nachsorge in der Bundesrepublik Deutschland (Daten aus der sog. Pfingstabfrage 2013). Forens Psychiatr Psychol Kriminol 8:137–144

Freese R, Schmidt-Quernheim F (2014) Mindeststandards forensischer Nachsorge. Qualitätskriterien in forensisch-psychiatrischen Nachsorgeambulanzen. Forens Psychiatr Psychol Kriminol 8:191–198

Habermeyer E (2018) Gibt es Belege für die Effektivität forensisch-psychiatrischer Interventionen (und was hat das mit forensischen Ambulanzen zu tun)? Vortrag auf der Tagung: Grenzen und Möglichkeiten Forensischer Ambulanz, Universitätsklinikum Tübingen, 16.03.2018

Hahn G (2007) Rückfallfreie Sexualstraftäter. Salutogenetische Faktoren bei ehemals im Maßregelvollzug behandelten Patienten. Psychiatrie, Bonn

Hahn G (2015) Forensisch-Psychiatrische Ambulanzen als Alternative? Bestandsaufnahme und kritische Anmerkungen. In: Pollähne H, Lange-Jost C (Hrsg) Forensische Psychiatrie – selbst ein Behandlungsfall? Maßregelvollzug (§ 63 StGB) zwischen Reform und Abschaffung. Schriftenreihe des Instituts für Konfliktforschung, Bd 37. Lit, Berlin, S 125–150

Knecht G (2004) Psychisch kranke Straftäter. Ein Interview. Psychol Heute 9:67–70

Kröber HL (2016) Gewalttaten psychisch Kranker. Ist die Allgemeinpsychiatrie zuständig oder die forensische Psychiatrie? Forens Psychiatr Psychol Kriminol 10:227–232

Kröger U (2004) Transmurale Behandlung in einer Maßregelvollzugsklinik in den Niederlanden. In: Osterheider M (Hrsg) Aufbruch oder Stillstand? Tagungsband, Lippstadt-Eickelborn, S 134–143

Landespsychiatrieplan NRW (2017) Ministerium für Gesundheit, Emanzipation, Pflege und Alter des Landes Nordrhein-Westfalen. https://broschuerenservice.mags.nrw/mags/shop/Landespsychiatrieplan_NRW/159. Zugegriffen am 01.03.2021

Lange K, Mache W, Schlögl C (2019) Ein Modell der ambulanten Weiterversorgung. In: Schalast N (Hrsg) Straffällige mit Suchtproblemen. Fakten,

Erfahrungen und Ergebnisse der Essener Evaluationsstudie. Pabst, Wolfgang Science, Lengerich, S 165–175

Leygraf N (1998) Psychisch kranke Straftäter. Epidemiologie und aktuelle Praxis des psychiatrischen Maßregelvollzugs. Springer, Berlin/Heidelberg/New York

Löhr F, Wenzlaw S (2013) Manual für Lernbehinderte. In: Wischka B, Rehder U, Foppe E (Hrsg) BPS-R Behandlungsprogramm für Sexualstraftäter — revidierte Fassung. Kriminalpädagogischer, Lingen

Lösel F (2020) Entwicklungspfade der Straftäterbehandlung: skizzierte Wege und Evaluation der Zielerreichung. Forens Psychiatr Psychol Kriminol 14:35–49

LWL (2009) Kontrollliste zur Risikobewertung in der ambulanten forensischen Nachsorge gem. §§ 63 und 64 StGB. Interne Arbeitsanweisung, 19.11.2009

Nitschke J, Sünkel Z, Mokros A (2020) Die forensische Präventionsambulanz Ansbach. Evaluation des Modellprojekts zur Behandlung psychiatrischer Risikopatienten. Nervenarzt 91:439–445

Sauter J, Rettenberger M (2018) Die Wirksamkeit des Maßregelvollzuges gemäß § 63 StGB. In: Schmidt-Quernheim F, Hax-Schoppenhorst T (Hrsg) Praxisbuch Forensische Psychiatrie. Behandlung und ambulante Nachsorge im Maßregelvollzug, 3. Aufl. Hogrefe, Bern, S 423–432

Sauter J, Seewald K, Dahle KP (2017) Wirksamkeit ambulanter forensischer Nachsorge – Was wissen wir wirklich? Übersichtsarbeit über den aktuellen Forschungsstand in der Bundesrepublik Deutschland. Bewährungshilfe 64:146–161

Schmidt-Quernheim F (2005) Nach dem Spiel ist vor dem Spiel. Über den Mythos des Neuanfangs und die Notwendigkeit einer Forensischen Ambulanz. Recht Psychiatrie 23:140–145

Schmidt-Quernheim F (2007) Kommunizierende Röhren – Vom schwierigen Verhältnis von Sozialpsychiatrie und Maßregelvollzug. Psychiatr Prax 34:218–222

Schmidt-Quernheim F (2011) Evaluation der ambulanten Nachsorge forensischer Patienten (§ 63 StGB) in Nordrhein-Westfalen. Universität Duisburg-Essen. http://duepublico.uni-duisburg-essen.de/servlets/DerivateServlet/Derivate-28123/Diss_Schmidt_Quernheim.pdf. Zugegriffen am 01.03.2021

Schmidt-Quernheim F (2017) Wenn Recht auf Wirklichkeit stößt – das neue Recht der Unterbringung in einem psychiatrischen Krankenhaus gemäß § 63 StGB. Kerbe – Forum Soz Psychiatrie 35: 28–31

Schmidt-Quernheim F (2018) Forensische Ambulanz – von der Prognose zum Risikomanagement. In: Schmidt-Quernheim F, Hax-Schoppenhorst T (Hrsg) Praxisbuch Forensische Psychiatrie. Behandlung und ambulante Nachsorge im Maßregelvollzug, 3. Aufl. Hogrefe, Bern, S 573–641

Schmidt-Quernheim F, Seifert D (2014) Evaluation der ambulanten Nachsorge forensischer Patienten (§ 63 StGB) in Nordrhein-Westfalen. Nervenarzt 85:1133–1143

Seifert D, Schiffer B, Leygraf N (2003) Plädoyer für die forensische Nachsorge. Ergebnisse einer Evaluation forensischer Ambulanzen im Rheinland. Psychiatr Prax 30:235–241

Steinböck H (2016) Vernetzung des Maßregelvollzuges Psychiatrie – Justiz – Gesellschaft. Reformauswirkungen des Maßregelvollzuges. In: Steinböck H (Hrsg) Neujustierung des Maßregelvollzuges. Pabst, Lengerich, S 43–53

StrUG NRW (2021) Gesetzentwurf der Landesregierung zur Durchführung strafrechtsbezogener Unterbringungen in einem psychiatrischen Krankenhaus und einer Entziehungsanstalt in Nordrhein-Westfalen (Strafrechtsbezogenes Unterbringungsgesetz NRW). Landtag Nordrhein-Westfalen, Drucksache 17/12306, 16.01.2021

Tänzer A (2015) Gewaltfreie Allgemeinpsychiatrie und die Grenzen der Selbstreform. In: Pollähne H, Lange-Jost C (Hrsg) Forensische Psychiatrie – selbst ein Behandlungsfall? Maßregelvollzug (§ 63 StGB) zwischen Reform und Abschaffung. Schriftenreihe des Instituts für Konfliktforschung, Bd 37. Lit, Berlin, S 89–102

Voß T, Emmerling A, Sauter J, Stasch J (2018) Erfahrungen mit der Inklusion maximal Stigmatisierter. Rückfälligkeit und Rückfallminimierung bei entlassenen Sexualstraftätern in der forensischen Nachsorge. Forens Psychiatr Psychol Kriminol 12:360–368

Walde P, Lungwitz V (2020) Rückfallbegünstigende und rückfallprotektive Faktoren nach der Entlassung aus dem Maßregelvollzug. Forens Psychiatr Psychol Kriminol 14:344–353

Ward T, Mann RE, Gannon TA (2007) The good lives model of offender rehabilitation: clinical implications. Aggress Violent Behav 12:87–107

Behandlung psychisch kranker Straftäter: Theoretische Grundlagen und spezielle Methoden

Inhaltsverzeichnis

Forensische Prävention

Joachim Nitschke

Inhaltsverzeichnis

B. Völlm, B. Schiffer (Hrsg.), *Forensische Psychiatrie*, https://doi.org/10.1007/978-3-662-64465-2_22

22.1 Einleitung

Trotz zahlreicher Anti-Stigma-Kampagnen seitens der Psychiatrie sowie von Betroffenen- und Angehörigenverbänden wird das Bild psychisch kranker Menschen in der Öffentlichkeit nach wie vor durch eine subjektiv wahrgenommene Gefahr für Gewalttaten bestimmt (Angermeyer und Matschinger 2003). Insbesondere die Begriffe Schizophrenie, Gefahr und Gewalt werden hierbei oftmals in der Bevölkerung in einem Atemzug genannt bzw. sind als Vorurteil fest verankert.

Neben der Aufklärung der Allgemeinheit über tatsächliche Risiken stellt eine effiziente Präventionsarbeit, in welcher schwere Straftaten durch psychiatrisch Erkrankte im Vorfeld verhindert werden, einen wertvollen Beitrag dar, Vorurteile gegen psychisch Kranke abzubauen. Darüber hinaus stellt eine erfolgreiche Präventionsarbeit den effektivsten Opferschutz dar.

22.2 Stigma, psychische Krankheit, Gefährlichkeit

In Deutschland wurde bis Ende der 1980er-Jahre in der Öffentlichkeitsarbeit oftmals behauptet, dass von psychisch Kranken kein erhöhtes Risiko für Gewalttaten ausgehe. Zur Unterstreichung dieser Kampagnen diente eine groß angelegte Studie von Böker und Häfner zitiert (Böker und Häfner 1973). In dieser Studie erfolgte eine epidemiologische Totalerhebung an allen erfassbaren psychisch Kranken, die in der Bundesrepublik Deutschland (einschließlich West-Berlin und Saarland) zwischen dem 01.01.1955 und dem 31.12.64 eine Gewalttat begangen hatten (533 Personen). Die Studie kam zwar einerseits zu dem Ergebnis, dass kein statistisch signifikanter Unterschied zwischen psychisch Kranken und der Allgemeinbevölkerung in Bezug auf Gewalt besteht. Eindeutig wurde jedoch auch festgestellt, dass von Patient*innen, die an einer Schizophrenie leiden, ein 10-fach erhöhtes Risiko für Gewalttätigkeit ausgeht. Dies ist darauf zurückzuführen, dass in die Gesamtergebnisse auch Störungen, die mit einem niedrigen Gewaltpotenzial assoziiert sind, in diese Studie einbezogen wurden, wie z. B. Epilepsien und depressive Syndrome.

Dieser Zusammenhang wurde auch in zahlreichen internationalen Folgestudien repliziert. Diese Literatur wurde z. B. in einer großen Metaanalyse von 20 Studien (n = 18.423) zusammengefasst mit dem Ergebnis, dass ein 4- bis 5-fach erhöhtes Gewaltrisiko von Patient*innen ausgeht, die an einem schizophrenen Syndrom leiden. Im Hinblick auf Tötungsdelikte ist laut dieser Metaanalyse das Risiko sogar zwischen 14- bis 25-fach erhöht (Fazel et al. 2009). Zudem wurde in der Metaanalyse gezeigt, dass zusätzlicher Substanzmissbrauch bei einer schizophrenen Erkrankung einen großen Anteil des Risikos ausmacht, gewalttätig zu werden.

Einschränkend muss bei Betrachtung der Literatur, die sich mit Psychose und Gewalt beschäftigt, kritisch erwähnt werden, dass das jeweils ermittelte Risiko eine große Schwankungsbreite aufweist. Als Beispiel ist ein Review von Schanda zu nennen, in welchem 23 Studien verglichen wurden; hier zeigten sich Schwankungen bezüglich des relativen Risikos zwischen dem 2,4-Fachen und dem 6,5-Fachen im Vergleich zur Normalbevölkerung (Schanda 2006). Im Hinblick auf Psychosen und Tötungsdelikte variierten die Angaben zum Risiko noch stärker (zwischen dem Faktor 8,8 und 31,1). Schanda erklärte mögliche Ursachen hierfür mit je nach Studie unterschiedlichen methodischen Ansätzen, Untersuchungszeiträumen, Probandenzahlen und den divergierenden Definitionen von Gewalt.

Bei Betrachtung von Risikofaktoren für Psychosekranke bzw. Patient*innen mit der Diagnose einer Schizophrenie zur Begehung von Gewaltdelikten zeigen sich in der Literatur neben dem bereits erwähnten Substanzmittelgebrauch (inkl. Alkohol) weitere Risikofaktoren, wie in ▶ Kap. 24 näher beschrieben.

> Gewalttaten in der Vergangenheit sind der wichtigste Risikofaktor für künftige Gewalttaten (z. B. Kröber 2008). Folglich sollte eine diesbezügliche Befragung in jeder psychiatrischen Anamnese erfolgen.

Aus eigener Erfahrung aus der Assistenzarztzeit in der Allgemeinpsychiatrie muss der Verfasser dieses Kapitels feststellen, dass die relativ leicht zu erhebende Teilanamnese, die von den meisten Patient*innen, wenn sie sich ernst genommen fühlen, auch bereitwillig beantwortet wird, oft nicht durchgeführt wird (auch der Autor hat dies in der Assistenzarztzeit des Öfteren versäumt). Gerade vor dem Hintergrund, dass dies für das zukünftige Verhalten z. B. auf der psychiatrischen Station oder im ambulanten Setting einen so wichtigen Faktor darstellt, sollten auch in der Allgemeinpsychiatrie tätige Mitarbeiter*innen immer wieder dazu motiviert werden, dies zu erfragen, auch wenn es gerade zu Beginn der beruflichen Karriere möglicherweise unangenehm erscheint.

Weitere Risikofaktoren für Gewalt sind Dissozialität, ein frühes Einsetzen der schizophrenen Erkrankung sowie eine fehlende Medikamenten- und Therapie-Compliance. Darüber hinaus können schwerste Gewalttaten von schizophrenen Patient*innen mit Wahnsymptomen (z. B. Bedrohung, Verfolgung, Verletzung) in Verbindung stehen (Stompe et al. 2004; Kröber 2008). Aus diesem Grunde fordern Kröber und Hodgins, Risiko-Checklisten, wie sie in der forensischen Psychiatrie verwendet werden, auch in der Allgemeinpsychiatrie anzuwenden, um besonders gefährdete Patient*innen zu identifizieren (Hodgins 2006; Seliger und Kröber 2008).

Auch in einer aktuelleren Übersichtarbeit von 27 Studien, die sich mit möglichen Risikofaktoren für schwere Gewalt bei schizophrenen Patient*innen beschäftigt, zeigte sich Substanzmissbrauch als erheblicher Risikofaktor. Darüber hinaus wurden Impulsivität, eine psychopathische Persönlichkeit, mangelnde Krankheitseinsicht, Defizite in der motorischen Geschwindigkeit und schlechte globale Kognitionsparameter, aber auch Halluzinationen oder bestimmte Wahninhalte als Risikofaktoren gefunden (Rund 2018).

Schließlich ist zu betonen, dass Gewaltandrohungen Psychoseerkrankter unbedingt ernst genommen werden sollten (Kröber 2008; Nitschke et al. 2011). Drohungen von Patient*innen werden in der wissenschaftlichen Literatur relativ selten untersucht und als Risikofaktor für spätere Delikte schizophrener Patient*innen erwähnt. Jedoch konnten Warren und Kollegen in einer Longitudinalstudie über 10 Jahre hinweg an 613 Probanden nachweisen, dass Todesdrohungen von schizophrenen Patient*innen im Nachbeobachtungszeitraum auch signifikant erhöht in die Tat umgesetzt wurden (Warren et al. 2008). So begingen 30 % der schizophrenen Patient*innen im Gegensatz zu 2 % der übrigen Proband*innen in der Folge ein Tötungsdelikt. Einschränkend muss erwähnt werden, dass die Gruppe der schizophrenen Patient*innen nur aus 9 Personen bestand.

Neben der Patient*innengruppe von Psychoseerkrankten ist auch bei persönlichkeitsgestörten Patient*innen das Risiko für Gewalt erhöht (Apostolpoulos et al. 2018), insbesondere wenn zusätzlich Substanzmissbrauch und Dissozialität gegeben sind.

Wichtig für die Präventionsarbeit und auch für Anti-Stigmatisierungs-Kampagnen ist es, zwischen dem relativem Risiko einer Gesamtgruppe von Erkrankten und der Betrachtung der Größe des Anteils dieser Gruppe zu unterscheiden, die tatsächlich Gewaltdelikte begeht. So zeigt sich in zahlreichen Studien „nur“ eine relativ kleine Untergruppe, die in Zusammenhang mit ihrer Erkrankung gewalttätig wurde. Beispielsweise ermittelten Swanson und Kollegen, dass nur ca. 3–5 % der schizophrenen Patient*innen Gewalttaten begangen hatten (Swanson et al. 2006). Auch gemäß einer Studie von Soyka und Kollegen begingen

„nur“ 3,7 % einer Stichprobe schizophrener Patientinnen (n = 977) und Patienten (n = 685), die zuvor in einer Münchner Klinik behandelt worden waren, in einem Zeitraum von 7–12 Jahren nach Entlassung eine Gewaltstraftat, was anhand offizieller Strafregisterauszüge eruiert wurde (Soyka et al. 2007). Dies bedeutet im Umkehrschluss, dass 95–97 % der schizophren Erkrankten von der Allgemeinheit fälschlich als gefährlich eingestuft werden. Zudem kann ein Großteil der Hochrisikogruppe anhand der oben dargestellten Risikofaktoren identifiziert werden.

> Nur ein kleiner Teil von an Schizophrenie Erkrankten – unter 5 % – wird tatsächlich gewalttätig.

22.3 Erfassung von Risiko für Gewalt: Forensische Psychiatrie versus Allgemeinpsychiatrie

In der forensischen Psychiatrie ist es bereits Praxis, einschlägige Risikofaktoren mittels entsprechender Checklisten zu erheben. Eines der in der Praxis am häufigsten verwendeten Verfahren zur Beurteilung des künftigen Gewaltrisikos ist der HCR-20 (Müller-Isberner et al. 1998). In der Allgemeinpsychiatrie finden weder der HCR-20 noch wesentlich kürzere Risikochecklisten Anwendung, sei es aus Zeitmangel oder aufgrund fehlender Ausbildung.

So machen es der Kostendruck und damit einhergehend die Verkürzungen der stationären Aufenthaltsdauer schwierig, Hochrisikopatient*innen in der Allgemeinpsychiatrie zu identifizieren und angemessen zu behandeln (Lincoln et al. 2006). Vor allem für Schizophrenieerkrankte mit Behandlungsresistenz, Non-Compliance oder begleitenden somatischen Erkrankungen werden die Behandlungsmöglichkeiten in der Allgemeinpsychiatrie zunehmend ausgedünnt, und diese Patient*innen fallen damit zunehmend durch das „Therapieraster“ (Schanda et al. 2009). Wie wichtig es jedoch wäre, diesen Patient*innen mehr Aufmerksamkeit zu widmen, um eine effektive Präventionsarbeit leisten zu können, zeigt sich in einer Studie von Weithmann und Traub (2008), in welcher bei 75 forensischen Patienten deren allgemeinpsychiatrische Vorgeschichte untersucht wurde. Es zeigten sich bereits während der allgemeinpsychiatrischen Aufenthalte bei 83 % der späteren forensischen Patienten eindeutige Risikofaktoren, die auf ein stark erhöhtes Gewaltrisiko hinwiesen.

22.4 Ein neuer Ansatz: Forensisch-psychiatrische Präventionsarbeit

Zur Behandlung von psychiatrisch Erkrankten, die aufgrund ihrer Erkrankung ein erhöhtes Gewaltrisiko aufweisen, sind mittlerweile zahlreiche vornehmlich aus der forensischen Psychiatrie stammende psychiatrische und psychotherapeutische Maßnahmen etabliert worden. So zeigte sich, dass sich nicht nur schizophren Erkrankte, sondern auch Patient*innen mit schweren Persönlichkeitsstörungen medikamentös und psychotherapeutisch effektiv behandeln lassen (Matusiewicz et al. 2010). Risikopatient*innen brauchen hierzu im Vergleich zu nicht gewaltbereiten Patient*innen ein dichteres und auch aufsuchendes Behandlungsprogramm. Der Erfolg dieser Therapie konnte in Nachsorgeambulanzen für entlassene forensisch-psychiatrische Patient*innen auch wissenschaftlich nachgewiesen werden (vergl. Seliger und Kröber 2008). Bei einer forensisch-psychiatrischen Behandlung wird im Gegensatz zu einer ausschließlich allgemeinpsychiatrischen Behandlung zusätzlich der Fokus darauf gelegt, das Risiko für Gewalttaten und polizeiliche Kontakte zu senken (Hodgins et al. 2007).

Aufgrund der Spezialisierung der forensischen Psychiatrie und der damit einhergehenden Expertise wäre der nächste logische Schritt, Risikopatient*innen, die aufgrund ihrer psychiatrischen Erkrankung eine erhöhte Gewaltneigung aufweisen, bereits zu therapieren, bevor es zu schwerwiegenden Delikten und einer anschließenden forensisch-psychiatrischen Unterbringung kommt: Präventionsarbeit.

Dies stellt einerseits den besten Opferschutz dar, weil die erwarteten Delikte erst gar nicht passieren, und verhindert zudem eine oft jahrelange forensisch-psychiatrische Unterbringung.

22.5 Forensische Präventionsambulanz Ansbach

Am Bezirksklinikum Ansbach wurde seit Februar 2012 an der Klinik für Forensische Psychiatrie eine Forensische Präventionsambulanz zunächst als Modellprojekt erprobt (Nitschke et al. 2018) und schließlich in den Regelbetrieb überführt. Die Förderung des Modellprojekts im Umfang von ca. 500.000 € jährlich erfolgte durch den Bezirk Mittelfranken in Kooperation mit dem Bayerischen Staatsministerium für Arbeit, Soziales, Familie und Integration. In das Konzept der Präventionsambulanz sind zum einen Grundzüge des sogenannten Hamburger Modells des Universitätsklinikums Hamburg-Eppendorf zur integrierten Versorgung von Psychosepatient*innen eingegangen (Lambert et al. 2010). Das Hamburger Modell orientiert sich an einem aus dem angelsächsischen Raum stammenden sogenannten Assertive-Community-Treatment-Programm (Stein und Test 1980). Hierbei handelt es sich um ein niederschwelliges Therapieprogramm, bei dem Therapeut*innen und Pflege die Patient*innen aktiv zu Hause aufsuchen und im dort gewohnten Umfeld betreuen. Angehörige und das soziale Umfeld werden zudem in die Behandlung einbezogen. Verfolgt wird zudem eine *No-Drop-out*-Maßgabe mit dem Ziel, die Behandlungen möglichst aufrechtzuerhalten und nicht vorzeitig abzubrechen.

22.5.1 Patient*innenrekrutierung

Eine Aufnahme in die Präventionsambulanz ist aufgrund des niederschwelligen Angebots auf folgenden Wegen möglich: über professionelle Helfende (wie Hausärzt*innen, niedergelassene Psychiater*innen, Psychiater*innen aus psychiatrischen Kliniken, Betreuer*innen, Bewährungshelfer*innen), über die Betroffenen selbst oder deren Angehörige sowie über Bekannte. Ein wichtiges Kriterium stellt die Tatsache dar, dass die Behandlung grundsätzlich auf freiwilliger Basis unter Beibehaltung der Schweigepflicht erfolgt.

Als Zielgruppe wurden Patient*innen mit der Diagnose einer Psychose aus dem schizophrenen Formenkreis und/oder einer schweren Persönlichkeitsstörung definiert, die ein hohes Risiko für künftige Gewalttaten aufwiesen. Zudem wurde aufgrund der örtlichen Zuständigkeit das Einzugsgebiet auf das reguläre Einzugsgebiet des Bezirksklinikums Ansbach beschränkt. Nicht aufgenommen wurden Patient*innen, bei denen eine Drogenproblematik im Vordergrund steht. Patient*innen, die zusätzlich zu ihrer schizophrenen Erkrankung oder schweren Persönlichkeitsstörung eine Suchterkrankung aufwiesen, wurden jedoch ins Behandlungsprogramm mit aufgenommen.

In einem ersten Screening wird die Eignung erfasst und das Gewaltrisiko abgeschätzt. Entscheidend ist die Einschätzung, ob künftig eine Straftat zu erwarten ist, die zu einem Urteil nach § 20 oder § 21 StGB (Schuldunfähigkeit/erheblich verminderte Schuldfähigkeit) in Verbindung mit § 63 StGB (Unterbringung in einem psychiatrischen Krankenhaus) führen könnte. Die Gefährlichkeit der Patient*innen muss also mit der psychiatrischen Erkrankung in

Zusammenhang stehen. In Ausnahmefällen werden auch Patient*innen mit anderen als den genannten Störungen in die Präventionsambulanz aufgenommen, wenn keine anderen Hilfsangebote für sie zur Verfügung stehen. Das betrifft z. B. Patient*innen mit bipolaren Störungen oder – seltener – Patient*innen mit Störungen der sexuellen Präferenz.

22.5.2 Diagnostik

Zur Einschätzung der Patient*innen erfolgt eine umfangreiche Diagnostik. Die Diagnostik umfasst neben einer ausführlichen Anamnese und Exploration den Einsatz strukturierter Fremdbeurteilungsverfahren wie z. B. HCR-20 und PCL-R (Müller-Isberner et al. 1998; Hare 2003) sowie andere psychologische Testverfahren, die Erfassung der psychotischen Symptomatik (PANSS) (Kay et al. 1987) und des allgemeinen psychosozialen Funktionsniveaus (GAF). Die genannten Verfahren werden (mit Ausnahme der PCL-R) im halbjährlichen Abstand angewandt. Darüber hinaus wird das Strukturierte Klinische Inventar zur Diagnostik von Persönlichkeitsstörungen (SKID-II) (Wittchen et al. 1997) eingesetzt, um zusätzliche Hinweise auf möglicherweise vorliegende Persönlichkeitsakzentuierungen oder -störungen zu gewinnen.

22.5.3 Behandlungsangebot

Die Maßnahmen der Präventionsambulanz setzen sich aus unterschiedlichen Bausteinen zusammen, die störungs- und patient*innenspezifisch abgestimmt sind. Die Interventionen erfolgen sowohl bei Patient*innen in Form von Hausbesuchen als auch in den Räumlichkeiten der Präventionsambulanz. Mobile Telekommunikation (Telefonate, Textnachrichten) wird eingesetzt, um einen engmaschigen Kontakt aufrechtzuerhalten. Das Team der Präventionsambulanz besteht aus Psychiater*innen, Psycholog*innen, Sozialpädagog*innen und Pflegemitarbeiter*innen. Dieses multidisziplinäre Team kümmert sich in engem Austausch mit Betreuer*innen, Bewährungshelfer*innen und externen Ärzt*innen und Psycholog*innen um die Patient*innen und deren Angehörige.

▶ Bestandteile des Behandlungsangebots

Das Angebot der Forensischen Präventionsambulanz Ansbach umfasst folgende Maßnahmen:

- Umfangreiche Diagnostik mit Gewaltrisikoanalyse
- Gruppentraining zum Aufbau gewaltpräventiver Kompetenzen (Reasoning and Rehabilitation) (Ross et al. 1988)
- Fachärztliche, psychologische und sozialtherapeutische Einzelbehandlung hinsichtlich des Delinquenzrisikos
- Psychoedukation für Patient*innen mit Störungen aus dem schizophrenen Formenkreis
- Sozialpädagogisches Case Management
- Beratung der Angehörigen hinsichtlich Deeskalation und Gewaltprävention
- Hausbesuche vor Ort ◀

22.5.4 Wissenschaftliche Evaluation

Die Behandlungseffektivität des Modellprojekts der Ansbacher Präventionsambulanz für Patient*innen, die gefährdet sind, im Zusammenhang ihrer psychischen Erkrankung eine Gewalttat zu begehen, wurde im Vergleich mit einer „Treatment-as-usual"-Gruppe von Patient*innen aus einem benachbarten Versorgungsgebiet über einen Zeitraum von 18 Monaten überprüft (Nitschke et al. 2019, 2020).

Im Zuge der Evaluation wurde geprüft, ob sich die Gewaltneigung (gemessen mit HCR-20) sowie das allgemeine psychosoziale Funktionsniveau (bewertet anhand der Skala Global Assessment of Functioning [GAF]) im Vergleich signifikant verbessern. Konkret wurde angenommen, dass im HCR-20 der Wert für das klinische Risiko (Subskala C) und der Wert für das Risikomanagement (Subskala R) in der behandelten Gruppe über die Zeit bis zu 18 Monate stärker abnehmen würden als in der Vergleichsgruppe. Zudem wurde bei einer effizienten Therapie erwartet, dass das allgemeine Funktionsniveau (gemessen mit GAF) bei der Behandlungsgruppe in 18 Monaten signifikant stärker angsteigen müsste.

Erfreulicherweise zeigten sich bereits nach 12 bzw.18 Monaten die erwarteten Effekte im Sinne einer stärkeren Reduktion von dynamischen Risikomarkern (Skala R des HCR-20) sowie einer deutlicheren Verbesserung des allgemeinen Funktionsniveaus (GAF) in der Behandlungsgruppe. Hinsichtlich klinischer Risikoparameter (Skala C des HCR-20) ergab sich im Verlauf kein signifikanter Unterschied zur Kontrollgruppe, wohl aber eine deutliche Tendenz in die erwartete Richtung.

Was das Ausbleiben eines signifikanten Effekts in Bezug auf die Subskala C des HCR-20 betrifft, stehen diese Ergebnisse in Einklang mit den Befunden von Belfrage und Douglas (2002). In deren Studie sank der C-Wert über die Zeit ebenfalls weniger substanziell, verglichen mit dem R-Wert, wobei allerdings nur der Effekt einer Standardbehandlung im psychiatrischen Maßregelvollzug in Abhängigkeit von der Behandlungsdauer untersucht wurde. Auch in einer niederländischen Studie (de Vries et al. 2015) stellten die Autor*innen für 108 entlassene forensisch-psychiatrische Patienten ebenfalls deutlich stärkere Veränderungen über den Behandlungsverlauf in Bezug auf die R-Skala (d = 1,49) als in Bezug auf die C-Skala fest (d = 1,06).

Möglicherweise finden sich stärkere Veränderungen auf der C-Skala, wenn ein längerer Zeitraum über 18 Monate hinaus betrachtet wird. Schließlich ist anzumerken, dass der HCR-20 zwar ein Standardinstrument für die Risikobeurteilung im Maßregelvollzug darstellt und aufgrund seines dynamischen Charakters zur Beurteilung langfristiger Veränderungen herangezogen wird. Gleichwohl sind die einzelnen Items der C- und R-Skalen des HCR-20 nicht sehr änderungssensitiv.

Insgesamt konnte jedoch auch unter Berücksichtigung o. g. Einschränkungen nachgewiesen werden, dass eine forensische Präventivbehandlung erfolgreich durchgeführt werden kann. So können durch das Angebot einer forensischen Präventionsambulanz Kosten für Polizeieinsätze, Gerichtsverfahren und Unterbringung oder Inhaftierung eingespart werden, wenn längerfristig pathologische forensische Entwicklungen und kurzfristig akute Gewaltausbrüche verhindert werden. Dieses Einsparpotenzial sollte unbedingt den Kosten von Präventionsambulanzen, die vornehmlich durch Personalkosten verursacht sind, gegengerechnet werden. Nicht berücksichtigt wurden in der Evaluationsstudie jedoch ökonomische Effekte.

22.6 Forensische Prävention und Entstigmatisierung

Im Rahmen einer forensisch-psychiatrischen Präventivarbeit kann zudem ein wertvoller Beitrag zur Entstigmatisierung psychisch Kranker geleistet werden. So wurden beispielsweise im Rahmen der Öffentlichkeitsarbeit zur Etablierung der Präventionsambulanz in Ansbach zahlreiche Vorträge und Symposien auch für die Allgemeinbevölkerung gehalten. In diesen Vorträgen und Symposien konnte erfolgreich verdeutlicht werden, dass nur eine relativ kleine Subgruppe psychisch Kranker eine Gewaltneigung aufweist und diese Subgruppe auch relativ gut identifiziert werden kann. Zudem ist es möglich, diese Gruppe auf freiwilliger

Basis auch einer effizienten Behandlung zuzuführen. Dieser transparente Ansatz mit gleichzeitiger Betonung eines immer bestehenden Restrisikos erscheint deutlich glaubhafter zu sein als das ständige Wiederholen der Aussage, dass psychisch Kranke nicht gefährlicher sind als die Allgemeinbevölkerung. Von zahlreichen Zuhörer*innen wurde berichtet, dass sie diese Tatsachen eher nachvollziehen können als den „gefühlten" Widerspruch der Aussage von in der Psychiatrie tätigen Personen, dass psychisch Kranke nicht gefährlich oder gefährlicher seien als Gesunde, während die Medien immer wieder von teils sehr grausamen Taten von psychisch Kranken berichteten.

In Zusammenarbeit mit dem Verein Pandora e.V. Nürnberg, einem Selbsthilfeverein Psychiatrieerfahrener, wurde aufgrund dieser Erfahrungen eine Plakataktion für das Einzugsgebiet des Bezirksklinikums Ansbach ins Leben gerufen, welche einerseits auf das neue Behandlungsangebot hinwies, andererseits auch zu Diskussionen über die mögliche Gefährlichkeit psychisch Kranker jenseits von Vorurteilen anregte (◘ Abb. 22.1).

Hier wurde mit dem Satz: „Manche Personen mit psychischen Erkrankungen neigen zu Gewalt." verkürzt darauf eingegangen, dass nur eine relativ kleine Subgruppe von psychisch Kranken zu Gewalt neigt. Es sollte zu Diskussionen angeregt werden, und es wurde in Absprache mit dem Verein Pandora e.V. bewusst ein gewisses Risiko eingegangen, dass die Bevölkerung auch empört darauf reagieren könnte.

Erfreulicherweise führte diese Plakataktion zu sachlichen Diskussionen mit der Bevölkerung und zu einem Abbau von Stereotypen. Auch 99 % der Kommentare und Beiträge in den sozialen Medien waren positiv.

Es ist zu betonen, dass es sich bei den bayerischen Präventionsstellen nur um einen möglichen Ansatz handelt, psychisch Kranke mit Gewaltneigung präventiv zu therapieren. So ist beispielsweise im Kanton Zürich seit 2012 die Fachstelle Forensic Assessment & Risk Management (FFA) beratend in Form der Anfertigung eines Risikoprofils und Vorschlägen bezüglich eines möglichen Risikomanagements tätig (Luckhaus et al. 2015).

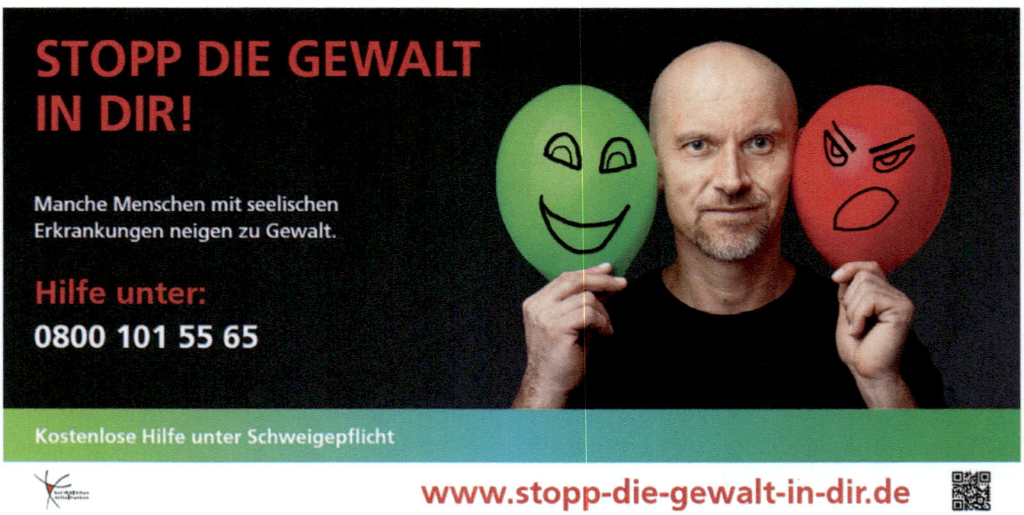
STOPP DIE GEWALT IN DIR!
Manche Menschen mit seelischen Erkrankungen neigen zu Gewalt.
Hilfe unter:
0800 101 55 65
Kostenlose Hilfe unter Schweigepflicht
www.stopp-die-gewalt-in-dir.de

◘ **Abb. 22.1** Kampagne der Präventionsambulanz Ansbach

Fazit

Mithilfe forensisch-psychiatrischer Präventivarbeit gelingt es, Patient*innen zu erreichen, die ansonsten außerhalb des psychiatrischen Versorgungssystems bleiben. Das Angebot einer forensisch-psychiatrischen Prävention sollte jedoch flächendeckend andere Versorgungsangebote ergänzen. Der Bedarf für eine forensisch-psychiatrische Präventionsarbeit ist eindeutig vorhanden und der Erfolg dieser Arbeit konnte mittlerweile eindeutig wissenschaftlich nachgewiesen werden.

Durch forensisch-psychiatrische Präventionsarbeit wird eine Lücke in der Versorgung schwer psychisch kranker Patient*innen mit hohem Gewaltrisiko geschlossen, und zwar in vielen Fällen, bevor es zu Straftaten kommt. Mittlerweile wurde das Angebot von forensischen Präventionsstellen im Bayerischen Psychisch-Kranken-Hilfe-Gesetz (Bayerische Staatsregierung 2018) verankert, und ein flächendeckendes Netz befindet sich im Aufbau. Es wäre wünschenswert, dass auch andere Bundesländer überzeugt werden können, effiziente forensische Präventionsarbeit institutionell anzubieten, um so potenzielle Opfer zu schützen und jahreslange Forensifizierung von Patient*innen zu verhindern. Bis es soweit ist, sollten zumindest die Fragen nach Vorstrafen und nach in der Vergangenheit begangenen Gewaltdelikten bei Patient*innen der Allgemeinpsychiatrie zum Standard gehören, und es sollte auch auf die Umsetzung geachtet werden. Hieraus lassen sich oftmals ohne viel Aufwand die Zugehörigkeit zu einer Hochrisikogruppe für zukünftige Gewaltdelikte ableiten und präventive Maßnahmen in die Wege leiten. Schließlich sollten zum Eigen- und Fremdschutz Drohungen psychotischer Patient*innen ernst genommen und nicht als ein Symptom der Erkrankung bagatellisiert werden.

Literatur

Angermeyer MC, Matschinger H (2003) The stigma of mental illness: effects of labelling on public attitudes towards people with mental disorder. Acta Psychiatr Scand 108(4):304–309

Apostolpoulos A, Michopoulos I, Rizos E et al (2018) Association of schizoid and schizotypal personality disorder with violent crimes and homicides in Greek prisons. Ann General Psychiatry 17:35–44

Bayerische Staatsregierung (2018) Bayerisches Psychisch-Kranken-Hilfe-Gesetz (BayPsychKHG) vom 24. Juli 2018 (2128-2-A/G). Gesetz Verordnungsblatt 14:583

Belfrage H, Douglas KS (2002) Treatment effects on forensic psychiatric patients measured with the HCR-20 Violence Risk Assessment Scheme. Int J Forensic Ment Health 1:25–36

Böker W, Häfner H (1973) Gewalttaten Geistesgestörter. Springer, Berlin

De Vries RM, de Vogel V, Douglas KS et al (2015) Changes in dynamic risk and protective factors for violence during inpatient forensic psychiatric treatment: predicting reductions in postdischarge community recidivism. Law Hum Behav 39:53–61

Fazel S, Gulati G, Linsell L, Geddes JR, Grann M (2009) Schizophrenia and violence: systematic review and meta-analysis. PLoS 6(8):e1000120

Hare RD (2003) Hare psychopathy checklist-revised: technical manual. Multi-Health Systems, Toronto

Hodgins S (2006) Gewalt und Kriminalität bei psychisch Kranken. Neue Erkenntnisse erfordern neue Lösungen. Neuropsychiatrie 20(1):7–14

Hodgins S, Müller-Isberner R, Freese R et al (2007) A comparison of general adult and forensic patients with schizophrenia living in the community. Int J Forensic Ment Health 6:65–77

Kay SR, Fiszbein A, Opfer LA (1987) The positive and negative syndrome scale (PANSS) for schizophrenia. Schizophr Bull 13:261–276

Kröber HL (2008) Kann man die akute Gefährlichkeit schizophren Erkrankter erkennen? Forens Psychiatr Psychol Kriminol 2:128–136

Lambert M, Bock T, Schöttle D et al (2010) Assertive community treatment as part of integrated care versus standard care: a 12-month trial in patients with first- and multiple-episode schizophrenia spectrum disorders treated by quetiapine immediate release (ACCESS trial). J Clin Psychiatry 71:1213–1223

Lincoln T, Hodgins S, Jöckel D et al (2006) Forensische Patienten und Patienten der Allgemeinpsychiatrie: Bilden Prognoseinstrumente unterschiedliche Gewaltrisiken ab? Nervenarzt 77: 576–586

Luckhaus C, Lay B, Frommann N et al (2015) Three prevention studies ongoing in Germany and Switzerland enrolling psychiatric patients at high risk for violence and compulsory hospitalization: comparing aims, designs and methods. Aggress Violent Behav 5:173–184

Matusiewicz AK, Hopwood CJ, Banducci AN et al (2010) The effectiveness of cognitive behavioral therapy for personality disorders. Psychiatr Clin North Am 33:657–685

Müller-Isberner R, Jöckel D, Gonzalez Cabeza S (1998) HCR-20. Die Vorhersage von Gewalttaten mit dem HCR-20 (Version 2 – D1). Institut für Forensische Psychiatrie Haina, Haina

Nitschke J, Osterheider M, Mokros A (2011) Schizophreniforme Erkrankungen, Psychose und Tötungsdelikte: Die Bedeutung sozialtherapeutischer Maßnahmen zur Prävention von Delikten. Psychiatr Prax 38:82–86

Nitschke J, Sünkel Z, Mokros A (2018) Die forensische Präventionsambulanz: Modellprojekt zur Vermeidung von Gewalttaten im Rahmen psychischer Erkrankungen. Nervenarzt 89:1054–1062

Nitschke J, Sünkel Z, Mokros A (2019) Die forensische Präventionsambulanz Ansbach: Evaluation des Modellprojekts zur Behandlung psychiatrischer Risikopatienten. Nervenarzt 91:439–445

Nitschke J, Sünkel Z, Mokros A (2020) Forensic prevention outpatient clinic: a treatment evaluation study. J Forensic Psychiatry Psychol 31(5):714–730

Ross RR, Fabiano EA, Ewles CD (1988) Reasoning and rehabilitation. Int J Offender Ther Comp Criminol 32:29–36

Rund BR (2018) A review of factors associated with severe violence in schizophrenia. Nord J Psychiatry 78:561–571

Schanda H (2006) Untersuchungen zur Frage des Zusammenhangs zwischen Psychosen und Kriminalität/Gewalttätigkeit. Fortschr Neurol Psychiat 74:85–100

Schanda H, Stompe T, Ortwein-Swoboda G (2009) Dangerous or merely difficult? The new population of forensic mental hospitals. Eur Psychiatry 24:365–372

Seliger M, Kröber H-L (2008) Wurden schizophrene Maßregelpatienten zuvor in der Allgemeinpsychiatrie unzureichend behandelt? Erste Untersuchungsergebnisse aus 1988 und 2004. Forens Psychiatr Psychol Kriminol 2:120–127

Soyka M, Graz C, Bottlender R et al (2007) Clinical correlates of later violence and criminal offences in schizophrenia. Schizophr Res 94:89–98

Stein LI, Test MA (1980) Alternative to mental health treatment. I. Conceptual model, treatment program, and clinical evaluation. Arch Gen Psychiatry 37:392–397

Stompe T, Ortwein-Swoboda G, Schanda H (2004) Schizophrenia, delusional symptoms, and violence: the threat/control override concept reexamined. Schizophr Bull 30(1):31–44

Swanson JW, Swartz MS, Van Dorn RA et al (2006) A national study of violent behavior in persons with schizophrenia. Arch Gen Psychiatry 63:490–499

Warren LJ, Mullen PE, Thomas SDM, Ogloff JRP, Burgess PM (2008) Threats to kill: a follow-up study. Psychol Med 38:599–605

Weithmann G, Traub HJ (2008) Die psychiatrische Vorgeschichte schizophrener Maßregelpatienten: Rahmenbedingungen der Deliktprävention durch die Allgemeinpsychiatrie. Forens Psychiatr Psychol Kriminol 2:38–45

Wittchen H-U, Zaudig M, Fydrich T (1997) SKID-I und SKID-II. Strukturiertes Klinisches Interview für DSM-IV. Hogrefe, Göttingen

Theoretische Basis für die Behandlung psychisch gestörter Straftäter*innen

Jillian Peters und Ruth J. Tully

Inhaltsverzeichnis

B. Völlm, B. Schiffer (Hrsg.), *Forensische Psychiatrie*, https://doi.org/10.1007/978-3-662-64465-2_23

23.1 Einleitung

Die Konzeption und Definition des Begriffs „psychische Störung“ (und infolgedessen „psychisch gestörte Straftäter*innen“) unterscheiden sich je nach geografischer Lage und kulturellen Normen und werden zu einem gewissen Grad eher von sozialen Konstrukten bestimmt, als dass es sich um ein klares, quantifizierbares Phänomen handelt (Ward und Fortune 2016). Daher ist es wichtig, die theoretischen Grundlagen psychischer Störungen sowie von Straffälligkeit zu kennen, um so wiederum diese Konzepte und ihr Zusammenspiel zu verstehen. In vielen Ländern unterliegt der Begriff der psychischen Störung rechtlichen Definitionen. Somit liegt die erste Herausforderung, wenn es darum geht, die Rolle zu verstehen, die psychische Störungen für Delinquenz spielen, darin, sich tiefergehend damit zu beschäftigen, was mit psychischer Störung gemeint ist. Im weiteren Verlauf des Kapitels wird auch die Behandlung psychisch gestörter Straftäter*innen und ihre Entwicklung im Laufe der Zeit diskutiert.

23.2 Psychische Störungen und Delinquenz

Im Vereinigten Königreich (UK) wurde der Begriff *psychische Störung* rechtlich (Mental Health Act 2007) als „jegliche Störung oder Behinderung des Geistes“ definiert (Abschn. 1) und umfasst somit sowohl psychische Erkrankungen wie Depressionen, Angststörungen oder Psychosen als auch kognitive Einschränkungen (auch als geistige oder Lernbehinderung bezeichnet) sowie Persönlichkeitsstörungen (einschließlich psychopathischer Persönlichkeitsstörung). Wichtig hierbei ist, dass im Mental Health Act Alkohol- oder Drogenabhängigkeit nicht als Störung oder Behinderung des Geistes angesehen wird und eine Lernbehinderung nur dann, wenn sie zu ungewöhnlich aggressivem Verhalten führt. Hierdurch werden diese Gruppen in manchen Fällen von einer unfreiwilligen Unterbringung ausgeschlossen. Im Gegensatz dazu legt das deutsche Strafgesetz fest, dass Personen „wegen einer krankhaften seelischen Störung, wegen einer tiefgreifenden Bewusstseinsstörung oder wegen einer Intelligenzminderung oder einer schweren anderen seelischen Störung“, wobei Letztere Substanzmissbrauchsstörungen einschließt, potenziell als vermindert schuldfähig oder schuldunfähig angesehen werden können. Somit ist diese Definition etwas weiter gefasst; andererseits können nur Personen mit verminderter oder aufgehobener Schuldfähigkeit oder einer Drogenabhängigkeit, die behandelt werden kann, um so das Risiko erneuter Straftaten aufgrund dieser Störung zu senken, in eine Maßregelvollzugsklinik (statt Gefängnis) eingewiesen werden. Normalerweise basieren solche Entscheidungen auf psychiatrischen Gutachten. Die Behandlung kann dann mehrere Jahre andauern und unterliegt Gesetzen auf Landesebene (Zielasek und Gaebel 2015). Bonta und Andrews (2016) merken an, dass eine weithin akzeptierte Definition des*der psychisch gestörte*n Straftäter*in praktisch nicht existiert.

Aus der weit gefassten Natur der in der Definition von „psychischer Störung“ enthaltenen Schwierigkeiten und da sich deren Ausprägung bei Personen mit unterschiedlichen Störungen auf so verschiedene Arten darstellt, ergibt sich auch eine unterschiedliche Relevanz und Rolle verschiedener psychischer Störungen für das kriminelle Verhalten einer Person. Die Ermittlung der Ursachen psychischer Probleme greift stark auf diagnostische Systeme zurück, die sich „auf die Manifestationen angenommener Ursachen gründen“. Dies führt zu Problemen der Heterogenität und sich überschneidender Kriterien. Somit können Personen mit gleicher Diagnose sehr unterschiedliche Krankheitsbilder aufweisen, während sich Individuen mit unterschiedlichen Diagnosen wiederum ähneln können (Ward und Fortune 2016).

Das biomedizinische Modell psychischer Störungen sieht diese als *„biologisch basierte Erkrankungen des Gehirns“ auch hier können die Gänsefüßchen weg*, die von einer Form von *„Anomalie“* und hier - auch kursiv hier weg im Gehirn wie Problemen mit Neurotransmittern oder chemischen Ungleichgewichten, der Struktur oder Funktion des Gehirns oder einer genetischen Anomalie verursachten werden (s. zur Diskussion Huda 2019 und Kinderman 2005). Weiter geht dieses Modell davon aus, dass solche Störungen durch Medikamente chemisch behandelt werden können, um das Problem zu beheben. Das biomedizinische Modell wird seit Langem für körperliche Krankheiten akzeptiert (Deacon 2013), wird heute jedoch im Allgemeinen nicht als vollständige Erklärung für psychische Störungen angesehen (Kinderman 2005), auch wenn es immer noch einige Unterstützung findet (Huda 2019). Trotz dieser vorherrschenden Annahme, dass biologische Faktoren psychische Störungen nicht *gänzlich* erklären, sind sie dennoch relevant (z. B. insofern, als dass mit einer Lernbehinderung verbundene kognitive Einschränkungen als biologisch angesehen werden können). Es findet sich umfangreiche Literatur zu den biologischen Ursprüngen psychischer Störungen, auf die Leser*innen dieses Kapitels zur Kontextualisierung verwiesen werden (See Guze 1989; Kendell 1975, 2001; Kendell und Zeally 1988).

Im Jahr 1977 stellte Engel das biopsychosoziale Modell als Gegenstück zum medizinischen Modell vor. Wie der Name vermuten lässt, berücksichtigt das biopsychosoziale Modell die Rolle biologischer, sozialer/umweltbedingter sowie psychologischer Faktoren bei der Entwicklung psychischer Probleme (Papadimitriou 2017; Kinderman 2005). Dieses Modell greift die Idee auf, dass vielfältige Aspekte unser Verständnis komplexer natürlicher Phänomene voranbringen können und dass es unwahrscheinlich ist, dass eine einzelne oder simple Erklärung für psychische Störungen existiert (Deacon 2013). Obwohl von vielen weithin akzeptiert, wird das biopsychosoziale Modell dafür kritisiert, die kausalen Verbindungen zwischen biologischen, sozialen und psychologischen Faktoren und der psychischen Störung nicht hinreichend zu thematisieren. Kinderman (2005) schlägt ein psychologisches Modell vor, in dem er nahelegt, dass psychische Störungen von einer Reihe von (und/oder Kombinationen aus) Faktoren verursacht werden, die psychologische Prozesse (welche er als die zentrale kausale Verbindungsstelle sieht) stören, was dann wiederum zu psychischer Belastung führt. Kinderman leugnet weder die Rolle von Medikamenten bei der Behandlung einiger Symptome einer psychischen Störung, noch spricht er sich für eine psychotherapeutische Behandlung aller Symptome aus. Stattdessen regt er eine holistische und inklusive Sicht auf Behandlung an, basierend auf einer fundierten psychologischen Erarbeitung der Schwierigkeiten (Kinderman 2005). Dies hat eindeutig Implikationen für die Behandlung psychisch gestörter Straftäter*innen. Bonta und Andrews (2016) betonen, dass Aspekte wie schlechte sprachliche/verbale Fähigkeiten, Impulsivität, geringe Planungskompetenz und Aufmerksamkeit ebenfalls eine Rolle für Straffälligkeit spielen, wobei es nicht ganz klar ist, wie andere Faktoren (wie Umweltfaktoren) diese Aspekte mit beeinflussen.

Ähnlich wie bei den Ursachen, Ausprägungen und der Dauer psychischer Störungen herrscht auch bei der Verbindung oder Beziehung zwischen psychischer Störung und Delinquenz Unklarheit. Felson et al. (2012) erarbeiteten mit ihrer Forschung Hinweise darauf, dass für Gewalt wie auch psychische Störungen die gleichen Risikofaktoren vorliegen. Silver (2006) betonte die Notwendigkeit, dass Forscher*innen über die Frage, „ob zwischen psychischen Störungen und Gewalt ein *kausaler Zusammenhang* besteht …“, hinausgehen müssen und stattdessen „sowohl die klinischen als auch die *kriminologischen* Risikofaktoren, die entweder unabhängig voneinander oder bei gemeinsamem Auftreten zu Gewalt führen können", betrachten sollten.

Obwohl die meisten Personen mit psychischen Problemen kein gewalttätiges Verhalten aufweisen, finden sich in vielen Metaanalysen, die an anderer Stelle in diesem Band vorgestellt werden, Hinweise darauf, dass das Gewaltrisiko bei Menschen, die nach anerkannten nosologischen Klassifikationssystemen (z. B. DSM-5; APA 2013) mit psychischen Störungen diagnostiziert werden können, höher ist als bei solchen ohne diagnostizierbare Störung. Weiterhin müssen auch Drogenmissbrauchs- und Persönlichkeitsstörungen sowie Komorbidität bei der Behandlung von Faktoren, die möglicherweise zu einem Gewaltrisiko beitragen, berücksichtigt werden. Vor dem Hintergrund der Erkenntnis, dass zumindest einige psychische Störungen mit gewalttätiger Delinquenz in Verbindung zu stehen scheinen, hat sich bei dem Bemühen, Praktiker*innen eine effektive Risikoeinschätzung und -bewältigung zu ermöglichen, die empirische Entwicklung von Risikobeurteilungen als Schwerpunkt von Forschung und Entwicklung entwickelt. Psychische Störungen sind bereits seit Langem als relevanter dynamischer Faktor bei der Einschätzung des Rückfallrisikos Straffälliger erkannt. In vielen der häufig verwendeten und gut validierten strukturierten Instrumenten zur professionellen Urteilsbildung zur Risikoeinschätzung, einschließlich derer zum Risiko von Gewalttaten (Webster et al. 2013), von Gewalt gegen Intimpartner*innen (Kropp und Hart 2015) und von Sexualstraftaten (Hart et al. 2003; Boer et al. 1997), findet sich ein Item zu „psychischer Störung". Die Anwendungsmanuale für die Durchführung dieser Risikobeurteilungen weisen darauf hin, dass der Begriff „schwere psychische Störung", wie er in dem jeweiligen Instrument ausgelegt wird, eine Bandbreite verschiedener mit einem Gewaltrisiko assoziierter Phänomene einschließt (Douglas et al. 2013; Kropp und Hart 2015; Hart et al. 2003a; Boer et al. 1997). Andere Risikofaktoren für Gewalt, die in strukturierten Instrumenten für die professionelle Beurteilung wie dem Historical Clinical Risk Management-20, Version 3 (HCR-20v3) berücksichtigt werden, einschließlich „Instabilität", kognitive Einschränkungen und Trauma, können mit psychischen Erkrankungen in Verbindung stehen. Darüber hinaus können in einigen Fällen weitere Risikofaktoren vorliegen, die weniger eindeutig mit der psychischen Gesundheit zusammenhängen oder nicht direkt durch psychische Probleme verursacht werden, aber dennoch möglicherweise mit ihnen verbunden sind, wie etwa Beziehungsprobleme, Probleme bei der Arbeit oder Drogenkonsum.

Obwohl manche dieser Diagnose kritisch gegenüberstehen, ist die „Persönlichkeitsstörung" (PS) in Großbritannien eine psychische Störung unter dem Mental Health Act (2007). Der HCR-20v3 (Webster et al. 2013) und das Spousal Assault Risk Assessment, Version 3 (SARA-v3; Kropp und Hart 2015) zur Beurteilung des Risikos häuslicher Gewalt führen „Persönlichkeitsstörung" als einen zusätzlichen, gesonderten Risikofaktor neben psychischer Störung. Im Gegensatz dazu erachten das Risk for Sexual Violence Protocol (RSVP, Hart et al. 2003a) und das Sexual Violence Risk SCR-20 (Boer et al. 1997) bei ihren zentralen Items nur „Psychopathy"[1] als relevant für das Risiko von Sexualdelikten. Im Kontext der Gewaltrisikobeurteilung sind antisoziale und psychopathische Persönlichkeitsstörungen allgemein als risikoerhöhend anerkannt (Webster et al. 2013), wobei auch hier zu erwähnen ist, dass nicht alle von einer Persönlichkeitsstörung betroffenen Personen aggressives Verhalten zeigen (Fountoulakis et al. 2008, zitiert nach Collinson und Lynam 2021). Während nicht alle Personen mit einem hohen Grad an psychopathischen

---

1 Wir bezeichnen hier mit „Psychopathy" das Kontrukt nach Hare, in Abgrenzung zum wenig scharf begrenzten Begriff „Psychopathie" im Deutschen.

Merkmalen kriminell werden (Hart et al. 2003b), deuten verschiedene Forschungsergebnisse in unterschiedlichen Settings darauf hin, dass Psychopathy mit Kriminalität und insbesondere mit wiederholten Gewalttaten assoziiert ist (z. B. Skeem und Cooke 2010; Walsh und Walsh 2006). In Anbetracht dessen, dass antisoziales Verhalten laut Hare (2003) Bestandteil der Definition von Psychopathy ist, scheint dies einleuchtend; Hares Modell der Psychopathy wurde allerdings für seinen Fokus auf Kriminalität kritisiert (Skeem und Cooke 2010). Weiterhin konnte eine Metaanalyse zeigen, dass das Risiko sexueller Gewalt erhöht ist, wenn sexuelle Devianz mit Psychopathy zusammentrifft (Hawes et al. 2013), was die Komplexität und das Zusammenspiel von psychischer Gesundheit/Persönlichkeit und anderen Risikofaktoren für Gewalt verdeutlicht.

Eine von Collinson und Lynam (2021) durchgeführte Metaanalyse legt nahe, dass bei Gewalt gegen Intimpartner*innen jede Persönlichkeitsstörung mit Ausnahme der histrionischen und der zwanghaften Persönlichkeitsstörung signifikante positive Effekte aufweist. Es wird vielleicht nicht überraschen, dass die höchsten Effektgrößen bei antisozialer und Borderline-Persönlichkeitsstörung (BPS) beobachtet wurden. Diese Ergebnisse weisen darauf hin, dass die Faktoren, die für die Vorhersage von Gewalt gegen Intimpartner*innen am relevantesten sind, eine Kombination aus geringer Verträglichkeit („agreeableness"), niedriger Gewissenhaftigkeit („conscientiousness") sowie hohem Neurotizismus („neuroticism") darstellen (Collinson und Lynam 2021). Miller und Lynam (2001) stellten fest, dass mangelnde Gewissenhaftigkeit und geringe Verträglichkeit relevant für antisoziales Verhalten sind. Eine anschließende Metaanalyse der Literatur von Vize et al. (2018) zeigte, dass diese Merkmale „die robustesten Korrelate so gut wie aller Formen antisozialen Verhaltens" darstellen.

23.3 Die Behandlung psychisch gestörter Straftäter*innen

Das Ziel von Behandlungsprogrammen, die einem rehabilitativen Ansatz bei der Therapie von Straffälligen folgen, ist, so wie auch in anderen Behandlungsbereichen, die evidenzbasierte Praxis. Evidenzbasierte Behandlung beinhaltet die Berücksichtigung der Forschungserkenntnisse zur Effektivität einer jeweiligen Behandlungsmethode für ein bestimmtes Problem, die Kontrolle von Variablen sowie die stetige Überwachung und Evaluation der Outcomes. Sie basiert auf der logischen Prämisse, dass eine effektive Behandlung Methoden oder Strategien nutzt, die positive Veränderungen bewirken, während ineffektive und/oder abträgliche Strategien und Methoden vermieden werden.

Hinsichtlich psychischer Störungen ist die Frage „Was funktioniert bei wem?" („What works for whom?") ein fortwährendes Thema in Forschung und Literatur. In Großbritannien obliegt die Formulierung von Leitlinien für die Behandlung psychischer Erkrankungen dem National Institute for Health and Care Excellence (NICE; ▶ www.nice.org.uk), welches diese auf der Forschungsevidenz basierenden Leitlinien zu der empfohlenen Behandlung für spezifische Probleme inklusive psychischer Störungen veröffentlicht und regelmäßig aktualisiert. Wie zu erwarten, unterscheiden sich die Behandlungsleitlinien abhängig von der Art der Schwierigkeit, von der jemand betroffen ist. Wenn sich z. B. eine Person mit Symptomen einer Depression vorstellt, empfiehlt die NICE-Leitlinie zu Diagnostik und Therapie (2009a) manualisierte Kognitive Verhaltenstherapie (KVT, z. B. Beck et al. 1987) für leichte bis mittelgradige Formen und Medikation und/oder KVT oder eine hoch intensive Psychotherapie für eine tiefergreifende mittel- bzw. eine schwergradige Depression. Im Gegensatz dazu empfehlen die Leitlinien (2009b, 2018 überarbeitet) zur Borderline-Persönlichkeitsstörung (BPS) eine langfristige, speziell für die Behandlung von BPS entwickelte strukturierte psychologische Intervention von nicht unter 3 Monaten, so wie z. B. ein umfassendes Dialektisch-Behaviorales Therapieprogramm (Linehan 1993). Medikation wird grundsätzlich nicht zur Behandlung von BPS empfohlen, kann aber bei komorbiden Erkrankungen eingesetzt werden (NICE 2009b).

Im Bereich der psychologisch basierten Therapie finden sich häufig auf die Behandlung spezifisch diagnostizierter Störungen maßgeschneiderte manualisierte Behandlungsmethoden. Deacon (2013) hält dies zumindest teilweise für die Folge der Beeinflussung der Psychologie durch das medizinische Modell sowie des Bestrebens, Variablen zu kontrollieren und die anerkannten Forschungsstandards randomisierter kontrollierter Studien (RCTs) zu erfüllen. Während Behandlungsmanuale einige Vorteile bieten wie z. B. die Unterstützung bei der Bereitstellung einer einheitlichen Therapie für Patient*innen und das Verhindern eines Abweichens der Behandlung von der Evidenzbasis, kritisieren Barlow et al. (2004), dass aufgrund der Notwendigkeit standardisierter Therapien zu viele manualisierte Behandlungsprogramme entstanden sind. Dies erfordert ein unterschiedliches Protokoll, Manual und Arbeitsbuch für jede Störung, was die Bereitstellung der Therapien umständlich und kompliziert gestaltet. Sie unterstützen deshalb die Entwicklung der letzten Jahre hin zu einer *„transdiagnostischen"* Gänsefüßchen entfernen Perspektive auf Behandlung, die sich für den Einsatz evidenzbasierter Behandlungsprinzipien über psychische Störungen hinweg ausspricht, insbesondere im Bereich der Angst- und affektiven Störungen (Barlow et al. 2004). In Anbetracht der Tatsache, dass Personen verschiedene Ausprägungen der gleichen psychiatrischen Diagnose oder komorbide Diagnosen haben können, ist es wichtig, die Behandlungsmethoden mit den besten Aussichten auf Erfolg zu nutzen. Dies kann dadurch, dass für verschiedene Erkrankungen unterschiedliche Ansätze empfohlen werden, verkompliziert werden. Praktiker*innen müssen kompetent den aus klinischer Sicht besten Ansatz bestimmen können. Noch komplexer wird das Problem, wenn bei der Person das Risiko straffälligen Verhaltens besteht.

Hinsichtlich kriminellen Verhaltens ist es allgemein akzeptiert und anerkannt, dass der Fokus, wie auch bei psychischen Problemen, nicht darauf liegen sollte, die Individuen einzuschließen und aus der Gesellschaft zu entfernen, sondern darauf, Straftäter*innen zu rehabilitieren, anstatt sie schlichtweg zu bestrafen (z. B. Andrews und Bonta 2010). Robertson et al. (2020) beschreiben die Notwendigkeit eines übergreifenden Rehabilitationsmodells für Straftäter*innen, um sich davon zu entfernen, dass verschiedene Berufsgruppen sich auf ihre auf ihrem individuellen Training basierenden berufseigenen Präferenzen konzentrieren. Laut Bonta und Andrews (2016) ist die Theorie des General Personality and Cognitive Social Learning (GPCSL) zu Delinquenz ein Versuch, genau dies zu erreichen. Diese Theorie ist insofern ein biopsychosoziales Modell, als dass sie die biologischen, psychologischen und umweltbedingten/sozialen Faktoren mit Relevanz für die Entwicklung und Aufrechterhaltung kriminellen Verhaltens berücksichtigt. Die GPCSL-Theorie identifiziert die „Central-Eight-Risikofaktoren" für Delinquenz.

Die „Central-Eight-Risikofaktoren" des GPCSL (Bonta und Andrews 2016)

1. Kriminelle Vorgeschichte
2. Prokriminelle Einstellungen
3. Prokriminelle Kontakte
4. Antisoziale Persönlichkeitsmerkmale
5. Familie/Ehe
6. Schule/Beruf
7. Substanzmissbrauch
8. Freizeit/Erholung

Die Behandlung von Straffälligen konzentriert sich auf die Frage, was für wen funktioniert. Es handelt sich aufgrund der vielen Störvariablen und der praktischen Schwierigkeiten von Forschung unter Sicherheitsbedingungen wie in Gefängnissen jedoch um einen komplexen Forschungsbereich. Aufbauend auf der Idee der evidenzbasierten Praxis und der Frage „What works?" entwickelten Bonta und Andrews (2007) das GPCSL-Modell zum Risk-Need-Responsivity (RNR)-Modell weiter. Dieses Modell zur Beurteilung und Behandlung von Straffälligen basiert auf der Identifikation derjenigen Prinzipien, von denen angenommen wird, dass sie effektiven Interventionen zugrunde liegen (O'Donnell 2020). ◘ Tab. 23.1 fasst die RNR-Prinzipien zusammen.

Die RNR-Perspektive basiert auf Prinzipen des sozialen Lernens und KVT (Abracen et al. 2015). Andrews und Bonta (2010) konnten in ihrer Forschung eine Senkung der Rückfälligkeit zwischen 17 % und 35 % durch den Einsatz von auf RNR-Prinzipien basierenden Behandlungsmodellen zeigen. Das RNR-Modell wird jedoch auch von einigen Seiten kritisiert, z. B. in Bezug auf die Behandlung von Sexualstraftäter*innen, da sich das Modell zu sehr auf Gründe für die Strafffälligkeit und Risikofaktoren konzentriert, aber Mängel in anderen Bereichen der Persönlichkeitsfunktionen einer Person zeigt, indem es ihre „menschlichen Bedürfnisse" übergeht (Looman und Abracen 2013). Als Antwort darauf entwickelten Ward und Kollegen das Good Lives Model (GLM) (Ward und Brown 2004). Looman und Abracen (2013) betonen, dass sich trotz des Ziels von Ward und Kollegen, sich von bestrafenden Interventionen zu lösen und auf positive Weise mit Straffälligen zu interagieren, nur begrenzt beweiskräftige Hinweise dafür finden lassen, dass das Modell effektiver ist als RNR. Diesen Aspekt unterstreichen sie auch in einer späteren Arbeit (Gallo et al. 2014). Sie heben weiterhin hervor, dass alle Therapieansätze für Straffällige zusammen mit der Person auf das Erreichen von deren Zielen hinarbeiten und gleichzeitig ihre Delinquenz ansprechen sollten und dass das RNR-Modell diesem Ansatz auch bei Sexualstraftäter*innen nicht widerspricht (Looman und Abracen 2013). Eine weitere Kritik von Abracen et al. (2015) am GLM ist der Mangel an fokussierten, auf Risikofaktoren abzielenden Behandlungsmodellen, die empirisch mit Rückfälligkeit in Verbindung gebracht werden können. Sie betonen die Notwendigkeit dessen für Straffällige mit moderatem bis hohem Rückfallrisiko, wobei es jedoch einige empirische Belege für die Wirksamkeit GLM-basierter Behandlungsmodelle auch aus Einzelfall- (z. B. Lindsay et al. 2007; Whitehead et al. 2007) sowie Behandlungsgruppenstudien gibt (z. B. Gannon et al. 2011).

In ihrer Arbeit von 2013 vertreten Looman und Abracen die Meinung, dass das RNR-Modell weiterentwickelt werden müsse, um die Bedürfnisse der Straffälligen-

◘ Tab. 23.1 RNR-Prinzipien. (O'Donnell 2020; Looman und Abracen 2013; Bonta und Andrews 2007)

Risk (Risiko)	Bezieht sich auf den Fokus der Behandlungsinterventionen; Straffälligen mit höherem Risiko werden erhöhte Ressourcen geboten
Need (Bedarfe/Bedürfnisse)	Bezieht sich auf die spezifischen Behandlungsziele, nämlich die Risikofaktoren, die mit dem jeweiligen Delikt in Verbindung stehen
Responsivity (Ansprechbarkeit)	Bezieht sich auf die Vermittlung der Intervention mit Fokus auf die Stärken des*der Betroffenen und eine individuelle Anpassung der Behandlung

populationen zu berücksichtigen, und schlagen ein RNR-I-Modell („I" steht für einen „integrativen Ansatz") vor, um die Wechselwirkungen zwischen Risikofaktoren und weiteren relevanten in der Literatur erarbeiteten Faktoren wie Traumaerfahrungen und psychischen Störungen zu berücksichtigen. Im Grunde spricht sich dieses Modell dafür aus, dass die „Central Eight" sowie das, was die Autoren als „schwere psychische Erkrankung" bezeichnen, in die gegenwärtige Arbeit mit Straffälligen aufgenommen werden müssen. Ward und Beech (2014) weisen darauf hin, dass, obwohl die empirische Forschung zur Risikovorhersage von guter Qualität ist, Therapeut*innen mangels Berücksichtigung solcher Themen wie psychische Störungen und aufgrund einer ausschließlichen Fokussierung auf kriminogene Bedarfe wichtige risikoverbundene Probleme übersehen können. Silver (2006) mahnt, „bis wir besser verstehen, wie psychische Störung in das Gefüge kausaler, zu Gewalt führender Mechanismen passt, müssen wir bei der Empfehlung von psychiatrischer Behandlung als primäres Gegenmittel Vorsicht walten lassen". Die Arbeit von Bonta und Andrews (2016) unterstreicht, dass psychische Störungen nicht einen der Central-Eight-Risikofaktoren bilden, die sie als relevant für Delinquenz einstufen. So werden psychische Störungen in ihrem Modell als „nichtkriminogener Bedarf" gesehen, obwohl die Forschung suggeriert, dass das Gewaltrisiko durch Vorliegen einer psychischen Störung erhöht werde.

Es ist anzunehmen, dass eine Therapie psychisch gestörter Straftäter*innen zwei verschiedene Fragen gleichzeitig behandeln sollte: eine Behandlung der psychischen Störung und eine Behandlung der delinquenzverbundenen Faktoren. Wie oben erwähnt, kann die psychische Störung je nach ihrer Art und/oder nach Art der Straftat mehr oder weniger relevant für Risiko und Rückfälligkeit sein. Hinsichtlich ihrer anzunehmenden Auswirkungen auf andere für die Teilnahme an Behandlungsprogrammen relevante Faktoren können psychische Probleme jedoch die Einsichtsfähigkeit, Motivation und Fähigkeit zur Mitarbeit an der Therapie beeinflussen. Darüber hinaus kann eine psychische Störung, falls vorliegend, das Behandlungsergebnis beeinflussen. Bonta und Andrews (2016) plädieren für die Erfassung biologischer/neuropsychologischer Faktoren als Teil der Risikobeurteilung, da sie einen Einfluss auf die Outcomes der Behandlungsinterventionen haben können.

Dem Großteil der Literatur zu psychisch gestörten Straftäter*innen liegt entweder ein psychopathologisches Modell, welches sich auf die Notwendigkeit, die psychische Erkrankung der Person zu behandeln, konzentriert, oder ein Strafvollzugsmodell, das sich auf die Behandlung der Straffälligkeitsrisiken der Person konzentriert, zugrunde (Robertson et al. 2020). Robertson und Kollegen warnen, dass eine Entscheidung der Dienste zugunsten eines kombinierten Ansatzes „insofern problematisch ist, als dass die beiden Modelle auf unterschiedlichen Annahmen, Werten, ätiologischen Theorien und philosophischen Grundlagen basieren, was zu konzeptueller Verwirrung führt" (Robertson et al. 2020). Auch wenn es konzeptuelle Verwirrung geben mag, wenn bei einer Person eine psychische Störung und ein Straffälligkeitsrisiko vorliegen, scheint es maßgeblich, dass beide Bereiche behandelt werden, wobei der beste Weg dafür von dem komplexen Zusammenspiel zwischen psychischer Gesundheit und anderen Risikofaktoren für Delinquenz abhängt. Es kann somit argumentiert werden, dass ein sorgfältig geplanter Ansatz benötigt wird, der eine gut durchdachte psychologische Formulierung der Risiko- und allgemeineren Faktoren beinhaltet, um eine Behandlung auf der individuellen Ebene effektiv zu planen.

Im Jahr 1957 stellte Carl Rogers die Behauptung auf, dass die therapeutische Beziehung essenzieller Aspekt für positive Veränderungen bei sich in Therapie begebenden Personen mit psychischen Problemen ist. Die therapeutische Beziehung wird bei der Arbeit mit Strafffälligen zunehmend so wichtig eingeschätzt wie bei nicht straffälligen Personen mit psychischen Problemen (Ross 2008), wobei Robertson et al. (2020) anmerken, dass der klientenzentrierte Fokus bei der Behandlung psychischer Erkrankungen oft „gelobt" wird, er in forensischen Behandlungssettings jedoch „normalerweise marginalisiert" wird. Dennoch ist die Zusammenarbeit in der heutigen klinischen Praxis mit Personen mit psychiatrischer Diagnose und Deliktrisiko in den Fokus gerückt. Mann und Shingler (2006) plädieren dafür, dass Risikobeurteilung ein kollaborativer Prozess ist und dass dieses Ziel dadurch erreicht werden kann, gemeinsam mit den Betroffenen deren Bedürfnisse zu identifizieren. In der gegenwärtigen klinischen Praxis ist die kollaborative Risikobeurteilung das Ziel der meisten Praktiker*innen in der Forensik. Darüber hinaus wird Motivational Interviewing, welches seit langer Zeit ein Hauptmerkmal der Behandlung in psychiatrischen Settings ist, auch bei der Behandlung von Straffälligen sowohl mit als auch ohne psychische Probleme berücksichtigt und eingesetzt.

Weiterhin diskutieren Abracen et al. (2015) die Bedeutung der therapeutischen Allianz bei der Anwendung von RNR-Behandlungsansätzen und haben zusätzlich das RNR-Modell um „nichtkriminogene" Faktoren (laut RNR-Modell von Bonta und Andrews) einschließlich psychischer Erkrankung und komplexem Trauma erweitert. Das bleibt nicht ohne Herausforderungen. Wie Pouncey und Lukens (2010) betonen, kann es zu Spannungen in der Beziehung kommen, wenn Therapeut*innen einerseits das Empowerment des*der Betroffenen fördern, andererseits gleichzeitig die Risiken, die sie darstellen, hervorheben und behandeln müssen (Pouncey und Lukens 2010). Dieser Punkt wird auch von Robertson et al. (2020) aufgegriffen, die die Doppelrolle der in der Forensik Tätigen hervorheben, indem sie gleichzeitig psychische Störungen behandeln und den Schutz der Öffentlichkeit wahren müssen. Es ist daher möglich, dass die Beziehungen zwischen der zu behandelnden Person und den Mitarbeiter*innen schnell zusammenbrechen können, wenn nicht offen und kollaborativ gearbeitet und jene Doppelrolle berücksichtigt wird. Die Arbeit als Team, eine gesunde Diskussionskultur und Herausforderungen und Offenheit der Praktiker*innen für alternative Perspektiven kann dabei helfen, diesen Konflikt erfolgreich im Gleichgewicht zu halten. Hierbei spielt auch die Supervision eine essenzielle Rolle.

In der Zusammenarbeit mit Klient*innen ist die Entscheidung, ob sich die Person auf die Behandlung einlässt oder nicht, notwendiger Bestandteil des Prozesses (Birgden 2004). Motivational Interviewing beinhaltet, dass der*die Therapeut*in mit der Person zusammen daran arbeitet, Einsichten in deren Probleme zu erhalten, und sie von der Ambivalenz hin zu Gedanken und Gesprächen über Veränderungen führt (Resnicow und McMaster 2012). So hat auch bei der Behandlung von Straffälligen in den letzten Jahren ein Heranrücken an die Entwicklung von Einsicht und Motivation stattgefunden.

In einem Review zu Rückfälligkeit konnte O'Donnell (2020) feststellen, dass Behandlungsprogramme die Rückfälligkeit im Allgemeinen senken, dass die Outcomes für Personen, die die Behandlung nicht abschließen, jedoch weniger positiv aussehen. Er spricht sich dafür aus, dass ein Indikator für Veränderungsbereitschaft bei der Prüfung, ob eine Person eine Behandlung beginnen sollte oder nicht, enthalten sein sollte. Hinsichtlich der Behandlungsbereitschaft ist es wichtig zu beachten, dass diese durch psychische Probleme beeinflusst und veränderbar sein könnte. Somit sind Behandlungsbereitschaft und damit verbundene Outcomes zusätzliche Aspekte bei der Behandlung psychisch gestörter Straftäter*innen. Insgesamt weist der Review aber darauf hin, dass kognitiv-verhaltensbezogene Interventionen einen signifikanten Behandlungseffekt erzielen. Die bis dato solideste existierende Literatur in Bezug auf „What works“ für Straffällige mit psychischen Problemen hat mit angemessener Bestandskraft festgestellt, dass kognitiv-verhaltensbezogene Programme, „die für Personen mit höheren Risikowerten ausgelegt sind und Kompetenzen wie Emotionsregulierung und Perspektivennahme vermitteln“, die besten Outcomes zeigen (Maruna und Mann 2019). Dies ist eine hilfreiche Erkenntnis, die die Dienste darin unterstützt, Behandlung bereitzustellen und bestimmte Fälle bei möglichen Wartelisten vorzuziehen.

23.4 Fazit: Hin zu „Desistance“ für psychisch gestörte Straftäter*innen

In den letzten 30 Jahren ist das Feld der sogenannten „Desistance“-Arbeit, die den Fokus auf den Ausstieg aus der Straffälligkeit legt, stark gewachsen. Wie Paternoster und Bushway (2009) darlegten, sind „Theoretisieren und Forschung zum Ausstieg aus der Kriminalität gegenwärtig einer der spannendsten, lebendigsten und dynamischsten Bereiche der Kriminologie“. Infolgedessen hat die Desistance-Forschung auch damit begonnen, Ergebnisse über mehrere Studien hinweg zu aggregieren. Da viele dieser Studien jedoch qualitativ sind und einen explorativen Charakter haben, gestaltet sich dies schwieriger als in der „What works“-Forschung.

Die Desistance-Forschung untersucht, wie Programme, von denen bekannt ist, dass sie irgendeine Form von Wirksamkeit haben, in einer kleinen Gruppe zu langfristigen Veränderungen führen, indem andere relevante Aspekte wie soziale Netze oder andere Umweltfaktoren, die diese Veränderung möglich gemacht oder unterstützt haben, betrachtet werden.

Bedingungen für Desistance
Ein Ausstieg aus der Kriminalität ist wahrscheinlicher, wenn die betreffenden Personen enge familiäre und gemeinschaftliche Beziehungen haben, einer erfüllenden Arbeit nachgehen, Wertschätzung von anderen erfahren sowie Hoffnung, Selbstwirksamkeit und ein Gefühl von Lebenssinn spüren (Maruna und Mann 2019).

Für Personen mit Deliktpotenzial ist ein integrierter und sorgfältig geplanter Ansatz wichtig, der den psychischen Zustand der Person und das Risiko sowie das komplexe Zusammenspiel zwischen verschiedenen Risikofaktoren aus psychologischer Sicht berücksichtigt. Die Faktoren, die sich zwischen verschiedenen Personen mit derselben Diagnose unterscheiden und sie einzigartig machen, sollten nicht übergangen werden. Weiterhin ist es wahrscheinlich, dass alle Faktoren, die zu einem Ausstieg beitragen, über alle Gruppen von Straftäter*innen hinweg wichtig sind. Daher sollte unabhängig von einer psychiatrischen Diagnose bei der Bereitstellung von Behandlungen und Unterstützung zur Risikoreduktion und Verbesserung des psychischen Wohlbefindens einer Person eine Bandbreite von Faktoren berücksichtigt werden.

Literatur

Abracen J, Looman J, Gallo A (2015) The Integrated Risk-Need-Responsivity (RNR-I) Model: an updated approach to risk management and an alternative to the Good Lives Model (GLM). ATSA forum XXVII

American Psychiatric Association (2013) Diagnostic and statistical manual of mental disorders, 5. Aufl. https://doi.org/10.1176/appi.books.9780890425596

Andrews DA, Bonta J (2010) Rehabilitating criminal justice policy and practice. Public Policy Law 16:39–55. https://doi.org/10.1037/a0018362

Barlow DH, Allen LB, Choate ML (2004) Toward a unified treatment for emotional disorders. Behav Ther 35(2):205–230. https://doi.org/10.1016/S0005-7894(04)80036-4

Beck AT, Ruch AJ, Shaw BF, Emery G (1987) Cognitive therapy of depression. Guildford Press, New York

Birgden A (2004) Therapeutic jurisprudence and responsivity: finding the will and the way in offender rehabilitation. Psychol Crime Law 10(3):283–295

Boer DP, Hart SD, Kropp PR, Webster CD (1997) Manual for the Sexual Violence Risk – 20: professional guidelines for assessing risk of sexual violence. British Columbia Institute Against Family Violence, Vancouver

Bonta J, Andrews DA (2007) Risk need responsivity model for offender assessment and rehabilitation. Public Safety Canada. http://www.publicsafety.go.ca/cnt/rsrcs/pblctns/rsk-nd-rspnsvty/rsk-nd-rspnsvty-end.pdf. Zugegriffen am 26.07.2023

Bonta J, Andrews DA (2016) The psychology of criminal conduct, 6. Aufl. Routledge, London

Collinson K, Lynam D (2021) Personality disorders as predictors of intimate partner violence: a meta-analysis. Clin Psychol Rev 88. (online first). https://doi.org/10.1016/j.cpr.2021.102047

Deacon B (2013) The biomedical modal of mental disorder: a critical analysis of its validity, utility and effects on psychotherapy research. Clin Psychol Rev 33:846–861

Douglas KS, Hart SD, Webster CD, Belfrage H (2013) HCR-20v3 assessing risk for violence: user guide. Mental Health, Law and Policy Institute, Simon Fraser University, Burnaby

Felson R, Silver E, Remster B (2012) Mental disorder and offending in prison. Crim Justice Behav 39(2):125–143

Fountoulakis KN, Leucht S, Kaprinis GS (2008) Personality disorders and violence. Curr Opin Psychiatry 21:84–92

Gallo A, Belanger M, Abracen J, Looman J, Picheca J et al (2014) Treatment of high-risk high-need sexual offenders: the Integrated Risk Need Responsivity Model (RNR-I). Ann Psychiatry Ment Health 3(1):1018

Gannon TA, King T, Miles H, Lockerbie L, Willis GM (2011) Good lives sexual offender treatment for mentally disordered offenders. Br J Forensic Pract 13:153–168

Guze SB (1989) Biological psychiatry: is there any other kind? Psychol Med 19:315–323

Hare RD (2003) The Hare Psychopathy Checklist-Revised, 2. Aufl. Multi-Health Systems, Toronto

Hart SD, Kropp PR, Laws DR, Klaver J, Logan C, Watt KA (2003a) The Risk for Sexual Violence Protocol (RSVP). The Mental Health, Law, and Policy Institute of Simon Fraser University, Burnaby

Hart SD, Cox DN, Hare RD (2003b) Hare Psychopathy Check List Screening Version. Multi-Health Systems, Toronto

Hawes SW, Boccaccini MT, Murrie DC (2013) Psychopathy and the combination of psychopathy and sexual deviance as predictors of sexual recidivism: meta-analytic findings using the Psychopathy Checklist – Revised. Psychol Assess 25:233–243. https://doi.org/10.1037/a0030391

Huda AA (2019) The medical model in mental health: an explanation and evaluation. Open University Press, Oxford

Kendell RE (1975) The Role of Diagnosis in Psychiatry. Blackwell

Kendell RE (2001) The distinction between mental and physical illness. Br J Psychiatry 178:490–493

Kendell RE, Zeally AK (1988) Companion to Psychiatric Studies. Churchill Livingstone

Kinderman P (2005) A psychological model of mental disorder. Harv Rev Psychiatry 13(4):206–217

Kropp PR, Hart SD (2015) Manual for the Spousal Assault Risk Assessment Guide, 3. Aufl. ProActive ReSolutions Inc., Vancouver

Lindsay WR, Ward T, Morgan T, Wilson I (2007) Self-regulation of sex offending, future pathways and the Good Lives Model: applications and problems. J Sex Aggress 13:37–50

Linehan MM (1993) Cognitive behavioural treatment of borderline personality disorder. Guildford Press, New York/London

Looman J, Abracen J (2013) The Risk Need Responsivity Model of offender rehabilitation: is there really a need for a paradigm shift? Int J Behav Consult Ther 8(3–4):30–36. https://doi.org/10.1037/h0100980

Mann RE, Shingler J (2006) Collaboration in clinical work with sexual offenders: treatment and risk assessment. In: Marshall WL, Fernandez YM, Marshall LE, Serran GA (Hrsg) Sexual offender treatment: controversial issues. Wiley, Chichester

Maruna S, Mann R (2019) Reconciling ‚desistance' and ‚what works'. HM inspectorate of probation academic insights, 2019/01. HM Inspectorate of Probation, Manchester. https://www.justiceinspectorates.gov.uk/hmiprobation/wp-content/uploads/sites/5/2019/02/Academic-Insights-Maruna-and-Mann-Feb-19-final.pdf. Zugegriffen am 26.07.2023

Mental Health Act (2007). https://www.legislation.gov.uk/ukpga/2007/12/contents. Zugegriffen am 26.07.2023

Miller JD, Lynam D (2001) Structural models of personality and their relation to antisocial behavior: a meta-analytic review. Criminology 39:765–794

NICE (2009a) Depression in adults: recognition and management. Clinical guideline CG90. https://www.nice.org.uk/guidance/cg90. Zugegriffen am 26.07.2023

NICE (2009b) Borderline personality disorder: recognition and management. Clinical guideline CG78. https://www.nice.org.uk/guidance/cg78. Zugegriffen am 26.07.2023

O'Donnell I (2020) An evidence review of recidivism and policy responses. Dublin, Department of Justice and Equality

Papadimitriou G (2017) The „Biopsychosocial Model": 40 years of application in psychiatry. Psychiatriki 28(2):107–110

Paternoster R, Bushway S (2009) Desistance and the feared self: Towards an identity theory of criminal desistance, Criminology 99(4):1103–1156

Pouncey CL, Lukens JM (2010) Madness versus badness: the ethical tension between the recovery movement and forensic psychiatry. Theor Med Bioeth 31(1):93–105. https://doi.org/10.1007/s11017-010-9138-9

Resnicow K, McMaster F (2012) Motivational Interviewing: moving from why to how with autonomy support. Int J Behav Nutr Phys Act 9:19. https://doi.org/10.1186/1479-5868-9-19

Robertson PD, Barnao MT, Ward T, Birgden A, Casey S, Guardagno B (2020) Clinicians' perspectives of forensic rehabilitation. Psychiatry Psychol Law 27(1):138–154

Rogers CR (1957) The necessary and sufficient conditions of therapeutic personality change. J Consult Psychol *21*(2):95–103. https://doi.org/10.1037/h0045357

Ross EC (2008) Investigating the relationship between the therapeutic alliance and treatment outcome in violent offender treatment. Unpublished doctoral thesis submitted for the degree of Doctor of Philosophy in Psychology, Victoria University, Wellington

Silver E (2006) Understanding the relationship between mental disorder and violence: the need for a criminological perspective. Law Hum Behav 30:685–706

Skeem JL, Cooke DJ (2010) Is criminal behaviour a central component of psychopathy? Conceptual directions for resolving the debate. Psychol Assess 22:433–445

Vize CE, Collison KL, Miller JD, Lynam DR (2018) Using Bayesian methods to update and expand the meta-analytic evidence of the five-factor model's relation to antisocial behavior. Clin Psychol Rev 67:61–77. https://doi.org/10.1016/j.cpr.2018.09.001

Walsh T, Walsh Z (2006) The evidentiary introduction of Psychopathy Checklist-Revised assessed psychopathy in U.S. courts: extent and appropriateness. Law Hum Behav 30:493–507. https://doi.org/10.1007/s10979-006-9042-z

Ward T, Beech AR (2014) Dynamic risk factors: a theoretical dead-end? Psychol Crime Law 21(2):100–113. https://doi.org/10.1080/1068316X.2014.917854

Ward T, Brown M (2004) The Good Lives Model and conceptual issues in offender rehabilitation. Psychol Crime Law 10(3):243–257. https://doi.org/10.1080/10683160410001662744

Ward T, Fortune CA (2016) From dynamic risk factors to causal processes: a methodological framework. Psychol Crime Law 22(1-2):190–202

Webster CD, Douglas KS, Eaves D, Hart SD (2013) HCR-20: Assessing Risk for Violence Version 3. Mental Health, Law and Policy Institute, Simon Fraser University, Burnaby

Whitehead PR, Ward T, Collie RM (2007) Time for a change: applying the Good Lives Model of rehabilitation to a high-risk violent offender. Int J Offender Ther Comp Criminol 51:578–598

Zielasek J, Gaebel W (2015) Mental health law in Germany. BJPsych Int 12(1):14–16

Risikoeinschätzung und Risikomanagement

Jérôme Endrass, Astrid Rossegger und Norbert Nedopil

Inhaltsverzeichnis

Anmerkung der Autor*innen: Das Kapitel ist stark an die Inhalte des Autorenwerks Nedopil et al. (2021) angelehnt.

B. Völlm, B. Schiffer (Hrsg.), *Forensische Psychiatrie*, https://doi.org/10.1007/978-3-662-64465-2_24

24.1 Begriffsbestimmungen

24.1.1 Definitionen

Für die Beurteilung des Rückfallrisikos von Straftäter*innen hat sich im angelsächsischen Raum seit mehreren Jahrzenten der Terminus „Risk Assessment" etabliert. Demgegenüber ist im deutschsprachigen Raum nach wie vor der Begriff der „Prognose" verbreitet, dem typischerweise ein präzisierendes Adverb vorangestellt wird: „Kriminalprognose", „Legalprognose", „Sozialprognose", „Rückfallprognose" oder „Gefährlichkeitsprognose". Während die Kriminalprognose die Wahrscheinlichkeit von Verurteilungen einschätzt, schätzt die Legalprognose die Wahrscheinlichkeit von Verstößen gegen Rechte und Normen ein. Die Sozialprognose schätzt die Wahrscheinlichkeit der erfolgreichen sozialen Integration ein, bei der Rückfallprognose steht die Wahrscheinlichkeit von erneuter Delinquenz im Fokus und die Gefährlichkeitsprognose schätzt die Wahrscheinlichkeit der Gefährdung Dritter ein (Nedopil et al. 2021b).

Arten von Prognosen

- Behandlungsprognose: Wahrscheinlichkeit, dass eine Behandlung aussichtsreich ist
- Gefährlichkeitsprognose: Wahrscheinlichkeit einer Gefährdung Dritter
- Kriminalprognose: Wahrscheinlichkeit erneuter Verurteilungen
- Legalprognose: Wahrscheinlichkeit von Verstößen gegen Rechte und Normen
- Rückfallprognose: Wahrscheinlichkeit erneuter Delinquenz
- Sozialprognose: Wahrscheinlichkeit erfolgreicher sozialer Integration

24.1.2 Begriffliche Klärung

Nedopil et al. (2021b) führten für den deutschsprachigen Raum den Begriff der Risikoeinschätzung ein. „Prognose" heißt wörtlich übersetzt „Vorwissen" und entspricht einer Vorhersage über zukünftige Ereignisse. Ein*e „Prognostiker*in" sagt voraus, was passieren wird. Demgegenüber bedeutet „Risk Assessment", eine Beurteilung des Risikos, oder anders formuliert, eine „Risikoeinschätzung" vorzunehmen. Im Gegensatz zur Prognose ist das Element der Vorhersage nicht Bestandteil des Konstrukts. Anstelle einer Vorhersage über Zukünftiges werden das Vorliegen und die Ausprägung von Merkmalen, die mit der Rückfälligkeit in Zusammenhang stehen, eingeschätzt. Bei diesen Risikomerkmalen handelt es sich nicht immer um kausale Risikofaktoren, sondern oft um Korrelate von Rückfälligkeit.

> Im Gegensatz zur Prognose, die eine Vorhersage über zukünftige Ereignisse anstrebt, geht es bei der Risikoeinschätzung („Risk Assessment") um eine Einschätzung des Vorliegens und der Ausprägung von Merkmalen, die mit einer Rückfälligkeit einhergehen.

24.2 Beantwortung unterschiedlicher Fragestellungen bei der Risikoeinschätzung

Kontexte, in denen Risikoeinschätzungen vorgenommen werden, sind divers (Nedopil et al. 2021a):

Verschiedene Situationen, in denen Risikoeinschätzungen vorgenommen werden

- Bei der **Einweisung** in eine Unterbringungseinrichtung ist eine Risikoeinschätzung in Bezug auf erneute Delinquenz erforderlich.
- Für die Frage, ob eine **Behandlung** aussichtsreich ist oder nicht (Behandlungsprognose), bedarf es der Einschätzung der Chancen einer Risikoverminderung durch eine psychiatrische/psychotherapeutische Behandlung.
- Gleichzeitig und kontinuierlich während der Unterbringung ist es erforderlich, das **intramurale Risiko** zu beurteilen.
- Die Risikoeinschätzung bei **Lockerungen** geht der Frage nach, welche Merkmale Warnhinweise für Lockerungsversagen darstellen.
- Um die Frage nach der Angemessenheit einer **Entlassung** aus der Einrichtung zu beantworten, gilt es, das aktuelle Rückfallrisiko (im Vergleich zum Risiko bei Einweisung) darzustellen und ggf. aufzuzeigen, unter welchen Voraussetzungen und Bedingungen ein externes Risikomanagement Rückfälle verhindern wird.
- Für die Beurteilung von **akuten Bedrohungssituationen** ist eine Einschätzung in Bezug auf die Ausführungsgefahr der Drohungen notwendig.

24.3 Grundlagen zur Risikoeinschätzung

24.3.1 Wichtige Kennwerte

Die Zuverlässigkeit von spezifischen Methoden der Risikoeinschätzungen bzw. spezifischen Instrumenten zur Risikoeinschätzung ist seit mehr als 50 Jahren Gegenstand von empirischen Untersuchungen. Dabei wird in der Regel eine „erwartete Verteilung“ mit einer „

empirischen Verteilung“ verglichen. Die „erwartete Verteilung“ entspricht dem mit einer Methode bzw. einem Instrument erzielten Ergebnis und die empirische Verteilung dem katamnestisch beobachteten Verhalten (Nedopil et al. 2021f).

Im einfachsten Modell lassen sich sowohl die erwartete als auch die empirische Verteilung auf einer binären Skala abbilden: Die „erwartete Verteilung“ entspricht dann dem Ergebnis einer dichotomen Risikoeinschätzung – geringes versus hohes Risiko, die „empirische Verteilung“ der tatsächlichen Rückfallquote – rückfällig versus nicht rückfällig. Der Vergleich der erwarteten und empirischen Verteilung kann dann anhand einer Vierfeldertafel abgebildet werden, in der die Zeile die erwartete und die Kolonne die empirische Rückfallquote wiedergibt (vgl. ◘ Tab. 24.1). Anhand dieses einfachen Modells lassen sich wichtige Kennwerte erklären, die für die Beurteilung der wissenschaftlichen Güte von methodischen Ansätzen oder spezifischen Instrumenten zur Risikoeinschätzung relevant sind (Nedopil et al. 2021f).

Sensitivität: Zelle „a“ der Vierfeldertafel beschreibt Personen, denen ein „hohes Risiko“ zugeordnet worden ist (erwartete Verteilung) und die „rückfällig“ geworden sind (empirische Verteilung). Die Zelle „c“ beschreibt Personen, denen ein „geringes Risiko“ zugewiesen worden ist und die dennoch rückfällig wurden. In der statistischen

Tab. 24.1 Vierfeldertafel in der Forensik

		Empirisch (Katamnese)		Total
		Rückfällig	Nicht rückfällig	
Risikoeinschätzung (erwartet)	Hohes Risiko	a	b	a+b
	Geringes Risiko	c	d	c+d
Total		a+c	b+d	a+b+c+d

Literatur wird die Zelle „a" auch als die Gruppe der „Richtig-Positiven" und die Zelle „c" als die Gruppe der „Falsch-Negativen" bezeichnet. Der Quotient aus den „Richtig-Positiven" und allen rückfällig gewordenen Täter*innen (a/[a+c]) wird als die „Sensitivität" eines Verfahrens ausgewiesen. Eine Sensitivität von 1 bedeutet, dass es keine „Falsch-Negativen" gibt, d. h., bei keiner als „geringes Risiko" eingestuften Person wurde nachfolgend ein Rückfall beobachtet (Nedopil et al. 2021f).

Spezifität: Die Zelle „b" beschreibt Personen, bei denen ein „hohes Risiko" angenommen wurde, die aber rückfallfrei blieben. Diese Gruppe wird als „Falsch-Positive" bezeichnet. Die Gruppe der Personen, die rückfallfrei blieb und bei denen eine Risikoeinschätzung ein „geringes Risiko" ergab, wird als die „Richtig-Negativen" bezeichnet und ist in der Zelle „d" ausgewiesen. Der Quotient aus den „Richtig-Negativen" und allen nicht rückfällig gewordenen Täter*innen (d/[b+d]) wird als die „Spezifität" des Modells bezeichnet. Eine Spezifität von 1 bedeutet, dass es keine Falsch-Positiven gibt (Nedopil et al. 2021f).

Prävalenz: Der Quotient aus der Summe der „Richtig-Positiven" und „Falsch-Negativen" sowie der Summe aller Rückfälligen und Nichtrückfälligen bildet die Rückfallquote der untersuchten Population ([a+c]/[a+b+c+d]) – auch Prävalenz genannt (Nedopil et al. 2021f).

Trefferquote: Der Quotient aus der Summe der „Richtig-Positiven" und „Richtig-Negativen" sowie der Summe aller Rückfälligen und Nichtrückfälligen bildet die „**Accuracy**" der angewandten Methode ([a+d]/[a+b+c+d]). Nachfolgend wird anstatt von der „Accuracy" der Begriff der „Trefferquote" verwendet (Nedopil et al. 2021f).

Der „**positive Vorhersagewert**" **(PVW)** entspricht dem Quotienten der „Richtig-Positiven" und allen mit „hohes Risiko" eingestuften Personen (a/[a+b]). Über den „positiven Vorhersagewert" wird also der Anteil der „Richtig-Positiven" an der Gesamtheit der Gruppe mit „hohem Risiko" ausgewiesen (Nedopil et al. 2021f). Demgegenüber gibt der „**negative Vorhersagewert (NPV)** " den Anteil der „Richtig-Falschen" an der Gesamtheit der Gruppe mit „geringem Risiko" an.

Kennwerte und Gütekriterien von Prognoseinstrumenten

- Sensitivität: Die Sensitivität eines Tests gibt an, welcher Prozentsatz der rückfällig gewordenen Personen von dem Test als richtig positiv (d. h. als rückfällig werdend) erkannt wurde.
- Spezifität: Die Spezifität eines Tests beschreibt, welcher Prozentsatz der nicht rückfällig gewordenen Personen von dem Test als richtig negativ erkannt wurde.
- Objektivität: Die Objektivität eines Tests beschreibt, dass Instruktion, Durchführung und Auswertung standardisiert erfolgen. Sie ist die Grundbedingung der anderen Gütekriterien.

- Reliabilität: Die Reliabilität beschreibt die Genauigkeit eines Tests, d. h. wie präzise der Test, z. B. bei wiederholter Messung, ist. Die Reliabilität ist die Voraussetzung für die Validität eines Tests.
- Validität: Die Validität beschreibt, ob ein Test das Richtige misst.

24.3.2 Gütekriterien

Die Psychometrie kennt Haupt- sowie Nebengütekriterien. Die drei Hauptgütekriterien sind Objektivität, Reliabilität und Validität (Nedopil et al. 2021c).

Objektivität stellt das Erfordernis dar, dass die Instruktion, die Durchführung sowie die Auswertung eines Instruments/Verfahrens standardisiert erfolgen. Damit soll vermieden werden, dass Verzerrungseffekte während der Durchführung und Auswertung die Ergebnisse verfälschen. Die Objektivität stellt die Grundbedingung für die beiden anderen Hauptgütekriterien dar (Nedopil et al. 2021f).

Reliabilität erfasst die Genauigkeit eines Instruments/Verfahrens. Dabei geht es nicht um die Frage, ob ein Ergebnis *richtig* ist, sondern darum, ob es *präzise* ist. So kann die Messung von Intelligenz mittels eines Metermaßes durchaus reliabel sein, wenngleich davon auszugehen ist, dass das Ergebnis inhaltlich falsch ist. Die Reliabilität kann mit unterschiedlichen Vorgehensweisen geprüft werden. So kann z. B. ein Verfahren nach einer gewissen Zeit wiederholt oder in Parallelversionen aufgeteilt werden. Der Abgleich der Ergebnisse zeigt, wie *robust*, oder eben *genau*, das untersuchte Verfahren ist. Genau wie die Objektivität eine Voraussetzung für Reliabilität darstellt, stellt diese wiederum die Grundlage für das dritte Hauptgütekriterium, die Validität, dar (Nedopil et al. 2021f).

Bei der **Validität** geht es um die Frage, ob ein Instrument/Verfahren das Richtige misst. Misst ein Intelligenztest die kognitive Leistungsfähigkeit, oder fließen Persönlichkeitsmerkmale wie Ehrgeiz und Gewissenhaftigkeit in das Ergebnis mit ein? Mit dem Rückgriff auf Tautologien – „Intelligenz ist das, was ein Intelligenztest misst“ – kann das Problem der Validität leicht, aber kaum zufriedenstellend beantwortet werden. Die US-amerikanischen Psychologen Cronbach und Meehl haben 1955 im Auftrag der American Psychological Association (APA) einen Grundlagenartikel zur Validität verfasst, der heute nach wie vor starke Beachtung findet. Die Autoren unterscheiden insbesondere zwischen zwei Formen der Validität: der Kriteriumsvalidität und der Konstruktvalidität (Nedopil et al. 2021f).

Eine wichtige Unterform der **Kriteriumsvalidität** ist die **prädiktive Validität**. Diese beschreibt, inwiefern das Ergebnis eines Verfahrens/Instruments mit einem inhaltlich relevanten Außenkriterium korreliert. In den forensischen Humanwissenschaften handelt es sich dabei in der Regel um die Untersuchung des Zusammenhanges zwischen dem Ergebnis eines Instruments zur Risikoeinschätzung und der Legalbewährung (Nedopil et al. 2021f).

Als „goldener Standard“ zur Untersuchung der prädiktiven Validität hat sich in den forensischen Humanwissenschaften die **ROC-Analyse** etabliert, anhand derer mit der „AUC“ („Area Under the Curve“) eine Effektgröße ausgewiesen werden kann. Die AUC ist ein **Trennschärfenmaß**, das die Ausprägung der Diskriminationsfähigkeit eines Verfahrens oder Instruments dokumentiert – also die Fähigkeit eines Verfahrens/Instruments, zwischen Rückfalltäter*innen und Nicht-Rückfalltäter*innen zu unterscheiden. Der Wertebereich der AUC liegt zwischen 0,5 (keinerlei Diskrimination) bis 1,0 (perfekte Diskrimination). Da Instrumente zur Risikoeinschätzung in der Regel kein dichotomes Ergebnis angeben, kann ihre Trennschärfe nicht über die aus der Vierfeldertafel abzuleitende Trefferquote bestimmt werden. Stattdessen wird anhand von paarweisen Vergleichen von Rückfalltäter*innen und Nicht-Rückfalltäter*innen der relative Anteil der Personen ausgewiesen, in denen Rückfalltäter*innen einen höheren Risikowert erzielt haben als Nicht-Rückfalltäter*innen. Die durchschnittliche Trennschärfe von Instrumenten zur Risikoeinschätzung beträgt für Gewaltdelikte AUC = 0,72 (95 % Konfidenzintervall: 0,68–0,78), die für Sexualdelikte 0,74 (Konfidenzintervall: 0,66–0,77) (Fazel et al. 2012). Das bedeutet, dass in 72 % aller möglichen paarweisen Vergleiche Rückfalltäter*innen höhere Risikowerte aufwiesen als Nicht-Rückfalltäter*innen (Nedopil et al. 2021f).

Was mit dem Trennschärfe-Koeffizienten allerdings nicht geprüft werden kann, ist die Frage, ob das ausgewiesene Rückfallrisiko auch tatsächlich so hoch ist, wie es eingeschätzt wurde. Dies ist insbesondere in Bezug auf jene Instrumente bedeutsam, die eine numerische Rückfallquote für bestimmte Risikokategorien angeben. Wenn z. B. ein Verfahren ausweist, dass Straftäter*innen, die einer bestimmten Risikokategorie zugeordnet werden, eine Rückfallquote von 40 % aufweisen, dann kann die Richtigkeit dieses Normwertes nicht anhand der ROC-Analyse geprüft werden. Zur Beantwortung dieser Frage müssen andere statistische Analysen vorgenommen werden – wie z. B. die Berechnung des **Brier-Werts** – der eine Dekomposition in Trennschärfe und Kalibrierung erlaubt. Bei der **Kalibrierung** wird die Übereinstimmung von zwei Verteilungen verglichen, z. B. der Vergleich zwischen der vom Instrument ausgewiesenen Rückfallquote und der empirischen, katamnestisch festgestellten Rückfallquote pro Risikokategorie. Das bedeutet zusammenfassend, dass die ROC-Analyse, die als goldener Standard zur Bestimmung der prädiktiven Validität bezeichnet worden ist, sich für diese Aufgabe nur teilweise eignet und durch die Anwendung anderer Verfahren ersetzt werden sollte (Nedopil et al. 2021c, f).

Die Untersuchung der **Konstruktvalidität** spielt gegenwärtig in den forensischen Humanwissenschaften noch eine untergeordnete Rolle. Sie kommt insbesondere dann zum Tragen, wenn kein geeignetes Außenkriterium zum Abgleich gefunden werden kann. So gibt es z. B. keinen „Intelligenz-Marker“, der genutzt werden könnte, um einen neuen Intelligenztest zu validieren. Es gibt eine Reihe bestehender Intelligenztests sowie umfangreiche Theorien zur Intelligenz, sodass anhand eines „hypothetisch-deduktiven“ Vorgehens – so die Bezeichnung von Cronbach und Meehl (1955) – die Gültigkeit des neu entwickelten Tests überprüft werden kann. In den forensischen Humanwissenschaften wird wohl deswegen weitgehend auf die Überprüfung der Konstruktvalidität verzichtet, weil die meisten untersuchten Verfahren keine psychometrischen Konstrukte erfassen. Ausnahmen davon sind u. a. Skalen, die Psychopathie (z. B. PCL-R; Hare 2003), Sadismus (z. B. SeSaS; Nitschke et al. 2009) oder andere für die forensischen Humanwissenschaften relevante psychologische Konstrukte erfassen (Nedopil et al. 2021f).

Die Frage nach der Validität einer spezifischen Methodik oder eines spezifischen Instruments wird häufig so gestellt, als ob ein methodisches Vorgehen oder ein bestimmtes Instrument per se valide sein könne. Es wird suggeriert, dass es eine absolute Validität gebe.

Dabei ist Validität als ein relatives Konstrukt zu verstehen. Zum einen gibt es nicht nur „die eine“ Form der Validität und auch nicht nur die Kriteriums- und Konstruktvalidität – aus Gründen der Übersichtlichkeit wurde jedoch auf die Darstellung weiterer gebräuchlicher Validitätskonzepte verzichtet. Zum anderen ist ein hinreichend valides Instrument oder ein hinreichend valides methodisches Vorgehen immer nur zu einem Zeitpunkt X an einer Population Y zur Beantwortung der Frage Z gültig. Wird etwas an diesen Parametern geändert, kann nicht mehr von einer hinreichenden Validität des Verfahrens ausgegangen werden. Das ist für die Beurteilung der Validität von Instrumenten zur Risikoeinschätzung bedeutsam. Viele der Instrumente wurden vor über 30 Jahren in Nordamerika entwickelt.[1] Die damals verwendeten Datensätze beziehen sich auf Informationen, die wiederum ein halbes Jahrhundert zurück einbeziehen. Selbst bei den Revisionen dieser etablierten Verfahren werden die Daten aus der damaligen Entwicklungsstichprobe weiterhin verwendet. Will man diese Instrumente in Europa einsetzen, muss geprüft werden, ob sie sich für den hiesigen Rechtsraum eignen. Mit der einfachen Prüfung, ob sich die an europäischen Straftäter*innenpopulationen erzielte Trennschärfe substanziell von der Trennschärfe der nordamerikanischen Validierungsstudie unterscheidet, ist die Validität des Instruments nicht abschließend geklärt. So haben Untersuchungen gezeigt, dass selbst bunt zusammengewürfelte Items aus unterschiedlichen Instrumenten zu vergleichbar hohen Trennschärfekoeffizienten führen (z. B. Kroner et al. 2005). Weiter sollte berücksichtigt werden, dass die Kalibrierung oft sehr grob untersucht wurde und Abweichungen von über 10 Prozentpunkten in den Rückfallquoten als akzeptabel eingestuft werden, weil sie aufgrund der gewählten inferenzstatistischen Verfahren nicht als signifikante Abweichung bewertet werden. Gerade aufgrund der niedrigen Basisraten müssen allerdings selbst Abweichungen von 5 Prozentpunkten als für die Praxis relevant eingestuft werden. Schließlich gilt es zu berücksichtigen, dass sich selbst die Rückfallquoten zwischen zwei kulturell so ähnlichen Ländern wie die Schweiz und Deutschland teilweise markant unterscheiden. Dies hängt zum Teil mit der Definition bzw. mit dem Vorhandensein von Straftatbeständen zusammen (in der Schweiz gibt es z. B. keinen Straftatbestand für Stalking) und hängt zudem von unterschiedlichen gesetzlichen Grundlagen und Praxen bei der Registrierung von Verurteilungen ab. Darüber hinaus sind teilweise markante zeitliche Schwankungen der Basisraten zu beobachten (Nedopil et al. 2021c).

> Bei der Übernahme von in einem anderen Kulturraum entwickelten Instrumenten ist Vorsicht geboten. Viele der gängigen Instrumente wurden vor über 30 Jahren in Nordamerika entwickelt; die der Entwicklung zugrunde liegenden Stichproben sind noch älter. In jedem Fall bedarf es einer Prüfung, ob die Instrumente sich für den hiesigen Kontext eignen, sowie einer erneuten Bestimmung der Validität in Replikationsstudien mit Stichproben aus dem intendierten Rechtsraum.

24.4 Bedeutung von Basisraten

24.4.1 Basisraten aus Rückfallstatistiken

Die Basisrate entspricht der Prävalenz von deliktischem Verhalten. Man kann dabei die Basisrate der Erstdelinquenz von der Basisrate der Rückfalldelinquenz unterscheiden. Da es bei forensischen Fragestellungen in der Regel um die Einschätzung des Rückfallrisikos geht, wird unter der Basisrate zumeist die Prävalenz erneuter spezifischer Straftaten während eines definierten Zeitraums verstanden. Dabei sind keine besonderen Standards üblich wie z. B. eine bestimmte Klassifikation der Straftatbestände oder spezifisch definierte Zeiträume, die in

1 Beispielsweise wurde der Violence Risk Appraisal Guide (VRAG) an einer Population von 618 männlichen Gewalt- und Sexualstraftätern in Kanada entwickelt. Darunter waren sowohl psychiatrisch auffällige Straftäter, die in einem Hochsicherheitskrankenhaus untergebracht waren, als auch Gewaltstraftäter, die nur für eine psychiatrische Abklärung hospitalisiert waren.

Tab. 24.2 Rückfallraten nach Entlassung. (Jehle et al. 2020; s. Nedopil et al. 2021a)

	Tötungsdelikte		Schwere/gefährliche Körperverletzung		Raub		Sexueller Missbrauch		Vergewaltigung	
	3 J.	9 J.	3 J.	9 J.	3 J.	9 J.	3 J.	9 J.	3 J.	9 J.
Einschlägig	0,2 %	0,4 %	17 %	25 %	57 %	71 %	4 %	9 %	2 %	3 %
Gewalt-delikt	6 %	12 %			44 %	58 %	3 %	5 %	6 %	9 %
Allgemeiner Rückfall	21,5 %	34,5	44 %	57 %			29 %	42 %	33 %	47 %

unterschiedlichen Ländern Anwendung finden würden. Dies erschwert den Vergleich von Basisraten über Länder hinweg (Nedopil et al. 2021a).

Für Deutschland sind differenzierte Basisraten stratifiziert nach Deliktart und deliktischer Vorgeschichte verfügbar: Die Rückfallraten innerhalb eines Zeitraums von 3 und 9 Jahren sind in Tab. 24.2 dargestellt.

Aus den aufgeführten Basisraten wird deutlich, dass sich Basisraten zwischen unterschiedlichen Delikten erheblich unterscheiden. Je nachdem, welcher Rahmen gewählt wird (spezifisches Delikt wie Tötungsdelikt oder unspezifische Gewalt), ist die Basisrate höher oder tiefer. Der Auswahl geeigneter Referenzdelikte für die Beurteilung des Rückfallrisikos kommt in der Praxis auch deshalb eine entscheidende Rolle zu, weil die Basisrate einen erheblichen Einfluss auf den positiven Vorhersagewert hat.

24.4.2 Basisrate und positiver Vorhersagewert

Bei der praktischen Anwendung von Instrumenten zur Risikoeinschätzungen gilt es zu berücksichtigen, dass der positive Vorhersagewert von der Rückfallquote abhängt. Bei einer Rückfallquote von 50 % entspricht der positive Vorhersagewert der Trefferquote (Nedopil et al. 2021a) (Tab. 24.3).

In allen anderen Situationen (mit der Ausnahme der perfekt diskriminierenden Modelle) geht eine niedrige Rückfallquote mit einem Rückgang des positiven Vorhersagewerts einher. Mit anderen Worten: Die effektive Anzahl der korrekt identifizierten Risikopersonen ist – unabhängig von der Trefferquote des Modells – eine Funktion der Prävalenz (Nedopil et al. 2021a).

> Die Anzahl der korrekt als rückfällig identifizierten Personen ist eine Funktion der Basisrate. Je niedriger die Basisrate, desto niedriger der positive Vorhersagewert bei gleicher Trefferquote des Instruments. Daher ist die Anwendung von Instrumenten zur Risikoeinschätzung zur Beurteilung der einschlägigen Rückfälligkeit z. B. bei Tötungsdelikten nicht brauchbar.

Nachfolgend werden zwei Rechenmodelle beispielhaft abgebildet. In der ersten Vierfeldertafel werden die Auswirkungen einer Rückfallquote von 25 % (9-Jahres-Basisrate Körperverletzung; Jehle et al. 2020; s. Nedopil et al. 2021a) und in der zweiten eine Rückfallquote von 0,4 % (9-Jahres-Basisrate Tötungsdelikte; Jehle et al. 2020; s. Nedopil et al. 2021a) dargestellt. Für beide Beispiele soll von einer Trefferquote von 72 % ausgegangen werden, die laut metaanalytischen Untersuchungen der durchschnittlichen Trefferquote entspricht (Fazel et al. 2012) (Tab. 24.4).

Tab. 24.3 Vierfeldertafel Modellrechnung (Basisrate von 50 %, Trefferquote von 72 %)

		Empirisch (Katamnese)		Total
		Rückfall	Kein Rückfall	
Risikoeinschätzung (erwartet)	Hohes Risiko	72	28	100
	Geringes Risiko	28	72	100
Total		100	100	400

Tab. 24.4 Vierfeldertafel für Körperverletzung (Basisrate von 25 %, Trefferquote von 72 %)

		Empirisch (Katamnese)		Total
		Rückfall	Kein Rückfall	
Risikoeinschätzung (erwartet)	Hohes Risiko	72	84	156
	Geringes Risiko	28	216	244
Total		100	300	400

In der Vierfeldertafel für Körperverletzung hat sich der positive Vorhersagewert gegenüber der ersten Modellrechnung (vgl. Tab. 24.2) deutlich verringert (72/156 = 0,4615). Dies, obwohl die Trefferquote unverändert hoch ist (288/400 = 0,72). Das bedeutet für die Praxis: Untersucht man katamnestisch Gewaltstraftäter, die wegen Körperverletzungen auffällig geworden sind und bei denen ein hohes Risiko angenommen wurde, zeigt sich, dass weniger als die Hälfte tatsächlich deliktisch in Erscheinung tritt. Obwohl die Trefferquote des Instrumentes 72 % beträgt, liegt der positive Vorhersagewert nur noch bei 46 %.

An dieser Stelle mag der Eindruck entstehen, dass die 46 % so gut wie das Werfen einer Münze sind und man deshalb auf die Anwendung eines Instrumentes zur Risikoeinschätzung verzichten könnte. Würde man tatsächlich auf ein standardisiertes Instrument verzichten und stattdessen mit Münzwürfen operieren, sänke – bei gleichbleibender Rückfallquote – der positive Vorhersagewert auf 25 %.

Noch schlechter ist der positive Vorhersagewert in Beispiel der Tötungsdelikte (Tab. 24.5): Die spezifische Basisrate von Rückfällen bei Taten mit Tötungsdelikten liegt mit 0,4 % nochmals deutlich unter der 9-Jahres-Basisrate bei Körperverletzungen (25 %) oder Vergewaltigungen (3 %). Dadurch reduziert sich der positive Vorhersagewert auf 0,0102 (72/7044) oder – anders formuliert – auf knapp 1 %. Von 100 mit einem Instrument als „Hochrisiko" eingestuften Personen wird also nur eine Person mit einem Tötungsdelikt rückfällig. Vor dem Hintergrund der sehr geringen Prävalenz von Tötungsdelikten in der Allgemeinbevölkerung ist der Wert von 0,4 % – relativ gesehen – immer noch als hoch einzustufen. Aus der Sicht der Risikoeinschätzung ist die Anwendung von Instrumenten zur Risikoeinschätzung aber zur Beurteilung der einschlägigen Rückfälligkeit bei Tötungsdelikten nicht brauchbar.

Tab. 24.5 Vierfeldertafel für Tötungsdelikte (Basisrate von 0,4 %, Trefferquote von 72 %)

		Empirisch (Katamnese)		Total
		Rückfall	Kein Rückfall	
Risikoeinschätzung (erwartet)	Hohes Risiko	72	6972	7044
	Geringes Risiko	28	17.928	17.956
Total		100	24.900	24.900

24.5 Instrumente zur Risikoeinschätzung

Mittlerweile stehen in der forensischen Praxis weit über 400 Instrumente zur Risikoeinschätzung zur Verfügung (Chambers et al. 2009; Singh et al. 2014). Die Instrumente lassen sich anhand unterschiedlicher Kriterien systematisieren, z. B. nach ihrem Anwendungsbereich (Jugendliche versus Erwachsene, Männer versus Frauen, Gewalt- und/oder Sexualstraftäter), nach der Sprache, in der sie verfügbar sind, oder nach der Kriteriumsvariable (allgemeine oder spezifische Rückfälligkeit).

Aus Sicht der Autor*innen dieses Beitrags bietet sich eine Systematisierung nach dem methodischen Ansatz der Entwicklung besonders an: Unterschieden werden können der biostatistische Ansatz, der psychometrische Ansatz und der SPJ-Ansatz (Nedopil et al. 2021d).

Nachfolgend werden die Prinzipien der Instrumente gegliedert nach dem methodischen Ansatz ihrer Entwicklung kursorisch dargestellt. Zudem werden ausgewählte Instrumente skizziert, die dem Autor*innenteam aus der klinischen und wissenschaftlichen Praxis besonders gut vertraut sind. Die getroffene Auswahl sagt aber nichts über die Qualität oder Nützlichkeit der Verfahren aus. Umgekehrt heißt es nicht, dass nicht berücksichtige Instrumente weniger gut zur Schätzung des Rückfallrisikos geeignet wären.

24.5.1 Der biostatistische Ansatz: Aktuarische Instrumente

Entwicklung und Charakteristika

Der Entwicklung von Instrumenten, die dem biostatistischen Ansatz folgen, basiert auf epidemiologischen Korrelaten. An einer Straftäter*innenpopulation werden verschiedene – in der Regel statische, leicht zu operationalisierende – Merkmale erhoben. Nach Ablauf eines definierten (in der Regel mehrjährigen) Beobachtungszeitraums wird überprüft, welche der Merkmale mit dem definierten Kriterium (Rückfälligkeit) korrelieren. Diese Merkmale werden in das Instrument aufgenommen (Nedopil et al. 2021d).

Die aktuarischen Instrumente zur Risikoeinschätzung sind dadurch gekennzeichnet, dass die Fragen (Items) geschlossene Antwortkategorien beinhalten und die Auswertung bzw. Ergebnisdarstellung nach einem festgelegten Algorithmus erfolgt. Das bedeutet, dass die Gewichtung der Items bzw. Itemausprägungen genauso vorgegeben ist wie der Umgang mit unvollständigen Informationen („missings"). Aktuarische Instrumente ermöglichen es in der Regel, den erzielten Summenwert in mehrere Normwerte zu überführen: einerseits Prozentrang bzw. T-Werte und andererseits erwartete Rückfallraten. Prozentrang und T-Wert sind Normwerte, die eine Aussage ermöglichen, wie ausgeprägt das Rückfallrisiko des Untersuchten im Verhältnis zur Normstichprobe (z. B. Gewalt- und Sexualstraftäter*innen) ist.

Mit zunehmender Risikokategorie bzw. zunehmendem T-Wert oder Prozentrang wird eine Zunahme des Rückfallrisikos angenommen. Häufig liegen für die Risikokategorien zusätzlich Rückfallhäufigkeiten (Normwerte) vor (Nedopil et al. 2021d).

Validität

Die *Inhaltsvalidität* der auf der Grundlage korrelativer Zusammenhänge zusammengestellten Instrumente ist oft schwach. Die Stärke der Instrumente liegt in der *Ökonomie* der Anwendung, den *geringen fachlichen und zeitlichen Anforderungen* an die Fachperson, die das Instrument anwendet, sowie in deren *Trennschärfe* (Zunahme des Rückfallrisikos bei zunehmendem T-Wert bzw. Prozentrang). In Bezug auf die Trennschärfe sind sie auch dem unstrukturierten klinischen Urteil überlegen. Dies ist vor dem Hintergrund der Einfachheit der angewandten Algorithmen bemerkenswert. Aufgrund einer kurzen Liste, basierend auf bivariaten Zusammenhängen und prävalenzbezogenen Gewichten, kann eine Risikoeinschätzung vorgenommen werden, die in der Regel präziser als eine ausführliche Begutachtung sein wird. Sie ist insbesondere dann präziser, wenn mehrjährige Verläufe berücksichtigt werden und der Umstand der nachfolgenden forensischen Intervention keine Berücksichtigung im statistischen Modell findet (Nedopil et al. 2021d).

Bei der Frage der Validität der aktuarischen Instrumente gilt es auch, die Gültigkeit der Normwerte, die in Form von erwarteten Rückfallquoten ausgewiesen werden, zu berücksichtigen. Dabei handelt es sich um jene Rückfallquoten, die in der Entwicklungsstichprobe beobachtet wurden. Die Gültigkeit dieser Normwerte für Straftäter*innenpopulationen in Deutschland, der Schweiz oder Österreich muss als Teil der Validierung der Instrumente untersucht werden. Die meist in Nordamerika berechneten Normwerte müssen für deutschsprachige Straftäter*innenpopulationen in Replikationsstudien überprüft, die Instrumente an diesen Populationen geeicht bzw. kalibriert werden. Dies ist erst in wenigen Studien geschehen, in denen die Unzulänglichkeit der bisherigen Kalibrierung deutlich wurde. Sie führte meist zu einer Überschätzung des Rückfallrisikos (Static-99: Endrass et al. 2009; ODARA: Gerth et al. 2017; VRAG: Rossegger et al. 2009). Eine Verwendung der Normwerte ist deshalb (im Gegensatz zur Verwendung der Perzentile) noch mit nicht kalkulierbaren Fehleinschätzungen verbunden. Entsprechend sollte eine Interpretation der mit den Instrumenten erzielten quantitativen Zuordnung nur mit großer Zurückhaltung erfolgen. Es gibt Hinweise dafür, dass bisher kein Instrument vorliegt, das für den deutschen Sprachraum hinreichend geeicht ist (Nedopil et al. 2021d).

Anwendungsfelder in der Praxis

Aktuarische Instrumente zur Risikoeinschätzung setzen sich mehrheitlich aus statischen Risikomerkmalen zusammen. In einige Instrumente fließt anstelle des Alters zum Deliktzeitpunkt das Alter bei Entlassung ein, um einen Alterungs- und Reifungsprozess abbilden zu können. Die Instrumente eignen sich dennoch nicht, um Veränderungsprozesse abzubilden. Für die Praxis bedeutet dies, dass ein Einsatz der Instrumente zur Beurteilung des Rückfallrisikos kurze Zeit nach einer Straftat empfohlen werden kann. Zur Beurteilung von Vollzugslockerungen oder zur Evaluation von therapeutischen Interventionen eignen sich die Instrumente jedoch nicht – genauso wenig wie zur Planung geeigneter risikosenkender Interventionen.

Ausgewählte Vertreter von aktuarischen Instrumenten

VRAG/SORAG/VRAG-R: VRAG (Violence Risk Appraisal Guide) und SORAG (Sex Offender Risk Appraisal Guide) wurden in Kanada entwickelt (Quinsey et al. 2006). Während der VRAG für eine Anwendung bei männlichen Gewalt- und Sexualstraftätern vorgesehen ist, ist der Anwendungsbereich des SORAG auf männliche Sexualstraftäter begrenzt. Beide Instrumente schätzen das Rückfallrisiko für erneute Gewalt- und Sexualdelikte ein. Bei der Überarbeitung der Instrumente wurden sie zum VRAG-R (Rice et al. 2013) zusammengeführt, der analog zum VRAG bei Gewalt- und Sexualstraftätern angewendet werden kann. VRAG, SORAG und VRAG-R liegen in autorisierter deutscher Übersetzung vor und sind im Internet frei verfügbar. Für den deutschen Sprachraum ist die Befundlage zur Trennschärfe des VRAGs robuster als zum VRAG-R. Bisher konnte für keines der drei Instrumente mit angemessenen Kalibrierungsmethoden gezeigt werden, dass sie ausreichend kalibriert sind. Bis dies der Fall ist, sollte auf eine Interpretation der Normwerte (erwartete Rückfallraten) verzichtet werden. Die Interpretation des Prozentrangs ist hingegen möglich (Nedopil et al. 2021d).

Static-99/Static-99R/Static-2002/Static-2002R: Der Static-99 (Hanson und Thornton 1999) und seine Revisionen (Static-99R: Helmus et al. 2009; Static-2002R: Helmus et al. 2012; Static-2002: Phenix et al. 2008) wurden ebenfalls in Kanada entwickelt. Der Anwendungsbereich ist auf männliche Sexualstraftäter begrenzt. Alle Versionen des Static wurden mit dem Rückfallkriterium einer erneuten Verurteilung für ein Sexualdelikt entwickelt. Der Static-2002 ist eine Weiterentwicklung des Static-99. Für Static-99 und Static-2002 liegen revidierte Versionen vor, die das Item zum Alter des Probanden differenzierter (Static-99R) bzw. mit anderen Alterskategorien (Static-2002R) abbilden. Die Instrumente stehen in der englischen Originalversion im Internet frei zur Verfügung. Für den Static-99 liegt eine von den Autoren autorisierte deutsche Übersetzung vor, bei der es sich allerdings um eine Adaptation des Instruments handelt. Anders als das Original muss die deutsche Übersetzung kostenpflichtig erworben werden. Die Replikationsstudien zur Trennschärfe des Static-99 haben im Vergleich zu anderen Instrumenten eine hohe wissenschaftliche Güte. Die Interpretation des Prozentrangs ist bei der Risikoeinschätzung sinnvoll. Auch für die Static-Instrumente gilt, dass bisher für keine der vier Varianten mit angemessenen Kalibrierungsmethoden gezeigt werden konnte, dass sie ausreichend kalibriert ist. Bis dies der Fall ist, sollte auf eine Interpretation der Normwerte (erwartete Rückfallraten) verzichtet werden (Nedopil et al. 2021d).

ODARA: Das ODARA (Ontario Domestic Assault Risk Assessment) (Hilton et al. 2004) wurde spezifisch als sogenanntes „Frontline-Instrument" für die Polizei entwickelt. Der Anwendungsbereich ist auf Fälle begrenzt, in denen eine männliche Person gegenüber ihrer (ehemaligen) Partnerin körperliche Gewalt anwendet oder eine Todesdrohung ausspricht, während sie eine Waffe in der Hand hält. ODARA liegt in einer autorisierten deutschen Übersetzung vor (Gerth et al. 2014) und ist im Internet frei verfügbar. Für den deutschen Sprachraum ist die Befundlage zur Trennschärfe des ODARA akzeptabel. Bisher konnte jedoch nicht mit angemessenen Kalibrierungsmethoden gezeigt werden, dass es ausreichend kalibriert ist. Bis dies der Fall ist, sollte auf eine Interpretation der Normwerte (erwartete Rückfallraten) verzichtet werden. Die Interpretation des Prozentrangs kann jedoch auch sehr hilfreich sein (Nedopil et al. 2021d).

24.5.2 Der psychometrische Ansatz: Psychometrische Instrumente

Entwicklung und Charakteristika

Die psychometrischen Instrumente der Risikoeinschätzung haben gemeinsam, dass die Skala auf der Grundlage testtheoretischer Methoden gebildet wird. Grundlage ist dabei ein theoretisches Konstrukt, das in einem Zusammenhang mit Rückfälligkeit steht. Die gebildete Skala erlaubt dann eine indirekte Erfassung des Rückfallrisikos. Das Ergebnis eines psychometrischen Instruments ist in der Regel das Ausmaß, in dem das Konstrukt erfüllt ist. Über Normwerte wie T-Wert oder Prozentrang lässt sich das Profil der beurteilten Person mit dem der Normstichprobe vergleichen. Indirekt kann auf das Rückfallrisiko geschlossen werden (Nedopil et al. 2021d).

Analog der aktuarischen Instrumente gilt auch für die psychometrischen Instrumente, dass die Fragen (Items) geschlossene Antwortkategorien beinhalten und die Auswertung bzw. Ergebnisdarstellung nach einem festgelegten Algorithmus erfolgt. Psychometrische Instrumente sehen weiter vor, den erzielten Summenwert in Normwerte zu überführen: einerseits Prozentrang bzw. T-Werte und manchmal auch erwartete Rückfallraten (Nedopil et al. 2021d).

Validität

Psychometrische Instrumente basieren auf einem theoretischen Konstrukt, was die *Inhaltsvalidität* der Instrumente stärkt. Durch die Inhaltsvalidität wird auch ein Verständnis des Anwenders über die spezifische Falldynamik gefördert. Gleichzeitig sind damit auch die Anforderungen an die Fachperson, die das Instrument anwendet, höher.

Anwendungsfelder in der Praxis

Das Anwendungsfeld psychometrischer Instrumente unterscheidet sich von Instrument zu Instrument. Instrumente wie die PCL-R (Hare 2003) bilden ein vergleichsweise zeitstabiles Konstrukt ab. Ihr Anwendungsbereich kann somit insbesondere bei der Beurteilung des tatzeitnahen Rückfallrisikos empfohlen werden. Andere psychometrische Instrumente – wie beispielsweise der LSI-R (Andrews und Bonta 1995) – sind durchaus geeignet, um Veränderungen im Rückfallrisiko abzubilden.

Ausgewählte Vertreter von psychometrischen Instrumenten

Unter den psychometrischen Ansatz fallen der LSI-R (Level of Service Inventory-Revised; Andrews und Bonta 1995) sowie verschiedene Skalen zur Messung des Ausmaßes der Dissozialität bzw. des Psychopathy-Konstruktes wie die PCL-R (Hare 2003). Gleiches gilt für Instrumente, die sich in der forensischen Praxis etabliert haben, auch wenn sie vornehmlich im allgemeinpsychiatrischen Kontext Anwendung finden (z. B. der MMPI; Butcher et al. 2001).

PCL-R (Psychopathy Check List-Revised)**:** Die PCL-R (Hare 2003) wurde zur Diagnostik von Psychopathy für den forensischen Kontext entwickelt. Der Anwendungsbereich ist nicht auf spezifische Deliktgruppen begrenzt. Die PCL-R erlaubt insbesondere Aussagen über die Ausprägung von Eigenschaften der Psychopathy. Daneben sind Aussagen zum Rückfallrisiko möglich. Seit 1996 liegt eine vom Entwickler autorisierte deutsche Übersetzung vor (Born et al. 1996), seit 2017 auch als publiziertes Handbuch (Mokros et al. 2017). Die Anwendung der PCL-R ist kostenpflichtig, wobei neben den Anschaffungskosten für das Manual auch Kosten für jede Anwendung (Testbogen) anfallen. Die vom Autor formulierten Anforderungen an die Fachperson, die das Instrument anwendet, sind hoch (Hare 2003): (a) abgeschlossene akademische Ausbildung (mindestens Master-Niveau) in Sozialwissenschaften, Medizin oder Verhaltenswissenschaften; (b) während des Masterstudiums wurden Kurse in Psychopathologie, Statistik und psychometrischer Testtheorie absolviert; (c) Kenntnisse der klinischen und wissenschaftlichen Literatur zu Psychopathie; (d) Registrierung bei der staatlichen oder regionalen Berufskörperschaft und Mitglied einer Gesellschaft, die sich mit der Beurteilung oder Diagnostik psychischer Störungen befasst (z. B. Mitglied einer psychologischen oder psychiatrischen Fachgesellschaft); (e) nachgewiesene Erfahrung mit forensischen Klient*innen; (f) eine angemessene Ausbildung und Erfahrung in der Anwendung der PCL-R. Auch der mit der Anwendung der PCL-R einhergehende Aufwand ist hoch. So wird seitens des Autors von einem Aufwand von bis zu zwei Personentagen ausgegangen.

In der gutachterlichen Praxis hat sich bei einigen Expertinnen und Experten der routinemäßige Einsatz der PCL-R eingebürgert. Dies ist weder aus testethischer noch aus ökonomischer Sicht vertretbar. Psychometrische Verfahren sollten nur nach Indikation eingesetzt werden. Vor dem Hintergrund der geringen Prävalenz von Straftäter*innen, die hohe Werte aufweisen, ist somit das alleinige Vorliegen einer mutmaßlichen strafbaren Handlung kein gerechtfertigter Anknüpfungspunkt für die Durchführung eines PCL-R-Interviews. Ein weiterer Einwand bezüglich der routinemäßigen Anwendung kann aus ökonomischer Perspektive geltend gemacht werden. Für eine Routineuntersuchung ohne konkrete Anhaltspunkte für Verhaltensweisen, die mit dem Psychopathy-Konstrukt in Verbindung gebracht werden können, ist dies nicht ausreichend. Die PCL-R eignet sich primär für diagnostische Zwecke zur Einschätzung psychopatischer Eigenschaften. Sie ist hingegen weder für die Beurteilung von Lockerungen geeignet noch zur Evaluation von Therapiefortschritten (vgl. Nedopil et al. 2021d).

> Der routinemäßige Einsatz der PCL-R wird aus testethischen und ökonomischen Gründen nicht empfohlen. Wie auch bei anderen psychometrischen Verfahren bedarf es auch beim Einsatz der PCL-R einer Indikation. Die PCL-R dient der Einschätzung psychopathischer Eigenschaften; zur Beurteilung von Lockerungen oder Therapiefortschritten ist sie nicht geeignet.

LSI-R: Hinter dem LSI-R (Andrews und Bonta 1995) steht eine ausführliche Theorie – die sogenannte Psychology of Criminal Conduct (PCC; Bonta und Andrews 2017). Von zentraler Bedeutung ist dabei die Operationalisierung von Delinquenz, die sich nicht am Strafrecht orientiert, sondern am Verhalten. Eine Besonderheit der PCC ist auch ihre umfassende empirische Evidenzbasierung. Das Ziel dieses Ansatzes besteht dann darin, ein individuelles Fallverständnis zu entwickeln und darauf aufbauend eine Interventionsstrategie abzuleiten. Die PCC bildet die theoretischen Grundlagen des LSI-R, anhand dessen sich das allgemeine Rückfallrisikos bei Straftäter*innen schätzten lässt. Der LSI-R liegt in einer autorisierten deutschen Übersetzung vor und wurde im deutschen Sprachraum auch für Sexualstraftäter validiert (Dahle et al. 2012). Gendreau et al. (2002) konnten aufzeigen, dass der LSI-R höher als die PCL-R mit Rückfälligkeit korreliert, und zwar sowohl was allgemeine als auch mit Gewalt assoziierte Rückfälle betrifft (Gendreau et al. 2002). Im Gegensatz zur PCL-R eignet sich der LSI-R vor allem auch, um Fortschritte im Risikomanagement zu evaluieren (vgl. Nedopil et al. 2021d).

24.5.3 Der SPJ-Ansatz: Instrumente nach dem Prinzip des strukturierten klinischen Urteils („Structured Professional Judgement")

Entwicklung und Charakteristika

Wenngleich das SPJ in der Regel eine weniger aufwendige theoretische Verankerung aufweist als psychometrische Verfahren, so sind SPJ-Instrumente im Vergleich zu den aktuarischen Instrumenten expliziter an theoretischen Konzepten ausgerichtet.

Merkmale, die in SPJ-Instrumenten zu beurteilen sind, wurden auf der Grundlage klinischer Theorien oder empirischer Untersuchungen ausgewählt. Dies führt auch dazu, dass SPJ-Instrumente häufig eine höhere Inhaltsvalidität als aktuarische Instrumente aufweisen (Nedopil et al. 2021d).

Das strukturierte klinische Urteil – oder Structured Professional Judgement (SPJ) – ist durch einen mehrstufigen Beurteilungsprozess charakterisiert. Dabei orientiert sich der Anwender einerseits an Kriterien, die es zu berücksichtigen gilt, und andererseits werden unter anderem Szenarien und weiterführende Interventionsschritte diskutiert. Die SPJ-Methode ist insgesamt heterogen und die verfügbaren Instrumente unterscheiden sich stark im Vorgehen ihrer Entwicklung. Von allen drei empfehlenswerten methodischen Herangehensweisen in der forensischen Risikobeurteilung ist die SPJ-Methode am deutlichsten von der Kompetenz des Anwenders abhängig (Nedopil et al. 2021d).

Das Ergebnis von SPJ-Instrumenten unterscheidet sich deutlich vom Resultat der üblichen psychometrischen und aktuarischen Verfahren. Während bei Letzteren auf einer numerischen Skala T-Werte oder empirisch begründete Rückfallquoten aufgeführt sind, muss sich der Anwender eines SPJ-Verfahrens auf eine – je nach Instrumenten – kategoriale bzw. semantische Darstellung des Ergebnisses (z. B. gering, moderat, hoch) beschränken oder sich lediglich mit einem individuellen Risikoprofil begnügen. Letzteres erlaubt neben einer explanatorischen Risikokommunikation auch die strukturierte Entwicklung einer Hypothese zur Delinquenzgenese und eines darauf aufbauenden empirisch begründeten Risikomanagements (Nedopil et al. 2021d).

> Aktuarische und psychometrische Verfahren führen zu numerischen Ergebnissen, z. B. Rückfallquoten, beim strukturierten klinischen Urteil ist das Ergebnis ein individuelles Risikoprofil bzw. eine kategoriale oder semantische Darstellung. Dies ermöglicht die Entwicklung einer Delikthypothese sowie eines Managementplans, der im Verlauf dann auch mit dem Instrument evaluiert werden kann. Die Anwendung von SPJ-Instrumenten erfordert im Vergleich zu den anderen Methoden die höchste Kompetenz des Anwenders.

Validität

Die Risikoeinschätzung nach dem Prinzip der strukturierten klinischen Erfassung ist insofern empirisch gut erforscht, als dass einzelne Verfahren wie der HCR-20 (Douglas et al. 2013) in vielen Studien zur prädiktiven Validität auf ihre Trennschärfe hin überprüft worden sind. Die empirische Befundlage kann für Checklisten, die dem SPJ-Ansatz folgen, als gut beurteilt werden (Nedopil et al. 2021d).

Anwendungsfelder in der Praxis

Im Gegensatz zum aktuarischen Ansatz, der mechanisch einem vorgegebenen Algorithmus folgt und keine Abweichungen erlaubt, ist die Vorgehensweise im SPJ weniger rigide und erlaubt es so, hochspezifische Risikomerkmale besser zu erfassen (Nedopil et al. 2021d).

SPJ-Instrumente enthalten in der Regel neben statischen Merkmalen auch dynamische Merkmale. In der Praxis bedeutet dies, dass die Instrumente auch geeignet sind, um Veränderungsprozesse abzubilden (Nedopil et al. 2021d).

Ausgewählte Vertreter von SPJ-Instrumenten

HCR-20/HCR-20V3/SVR-20: Der HCR-20 (Historical Clinical Risk Management-20) und seine Revisionen (Douglas et al. 2013) sowie der SVR-20 (Sexual Violence Risk-20, Boer et al. 1997) gehören zu den in der forensischen Praxis am weitesten verbreiteten SPJ-Instrumenten. Der HCR-20V3 kann bei (vorwiegend psychisch gestörten) Straftäter*innen angewendet werden, der SVR-20 bei (vorwiegend psychisch gestörten) Sexualstraftäter*innen. Die Instrumente schätzen das Rückfallrisiko für erneute Gewaltstraftaten (HCR-20) bzw. Sexualstraftaten (SVR-20). Ein zentrales Element des HCR-20V3 ist, dass er eine vollständige Anleitung zur Erstellung einer Risikoeinschätzung vorgibt, die mit der Datensammlung und Feststellung der Risikomerkmale beginnt. Darauf folgen die Beurteilung der Relevanz der vorliegenden Items im konkreten Einzelfall sowie die Gewichtung der Risikomerkmale. Schließlich werden „Risikoszenarien" erarbeitet, die in Formulierungsvorschlägen für die Risikokommunikation und in einem Risikomanagementplan münden (Nedopil et al. 2021d). Vergleichbare Einsatzmöglichkeiten und Ergebnisse liefert auch die in Deutschland entwickelte Integrierte Liste der Risikovariablen (ILRV, Yundina et al. 2013), die 2021 in der revidierten Fassung erschienen ist (ILRV-R). Sie enthält neben den Risikomerkmalen auch protektive Faktoren, um operationalisiert eine empirisch begründete Voraussetzung für das Risikomanagement zu liefern.

HCR-20 und SVR-20 liegen in einer autorisierten deutschen Übersetzung vor und wurden im deutschen Sprachraum validiert (Douglas et al. 2014; Müller-Isberner et al. 2000; s. Rettenberger et al. 2009).

FOTRES: FOTRES (Forensisches Operationalisiertes Therapie-Risiko-Evaluations-System; Urbaniok 2016) ist ein SPJ-Instrument, dessen Fokus auf einer Operationalisierung individueller Risikomerkmale liegt. Der*die Anwender*in kann aus über 100 „Risikoeigenschaften" jene auswählen, die im Einzelfall die höchste Relevanz für das Delikt hatten. Das Delikt ist dabei vorgängig einzugrenzen. Die gewählten Risikoeigenschaften sind geeignet, um anschließend eine Hypothese zum Deliktmechanismus zu formulieren. Da die Risikomerkmale grundsätzlich Veränderungen zugänglich sind, ist mit FOTRES eine Evaluation des Therapieverlaufs deliktpräventiver Behandlungen möglich. Auch enthält FOTRES eine Skala zur Beurteilung der Veränderbarkeit einer Risikodisposition (z. B. durch Therapie). Die Auswertung von FOTRES erfolgt automatisiert, wobei der Algorithmus auf der Webseite hinterlegt und transparent gemacht ist. Die Ergebnisse in den vier Hauptskalen werden auf einer neunstufigen Skala präsentiert (Nedopil et al. 2021d).

OCTAGON: OCTAGON-Intervention (Endrass und Rossegger 2019) wird insbesondere zur Beurteilung der Ausführungsgefahr angedrohter Gewalt eingesetzt. Sie versucht, den mutmaßlichen kognitiven Verzerrungen der Anwender durch integrierte Maßnahmen, die dazu angelegt sind, Fehleinstellungen und Fehleinschätzungen zu vermeiden, zu begegnen.

Fazit: Individuelle Risikoeinschätzung – hypothesengeleitetes Vorgehen

Bei der Erstellung von Gutachten sollte auf den Einsatz von Standardtestbatterien verzichtet werden. Besonders fragwürdig ist ein serielles Testen ohne passende Fragestellung. Darunter versteht man die Verwendung von mehreren Instrumenten zur selben Fragestellung. Es ist davon auszugehen, dass jede*r Proband*in in irgendeinem Verfahren zu irgendeinem Zeitpunkt ein auffälliges Ergebnis aufweisen wird. Die Wahrscheinlichkeit, dass eine bei einem seriellen, nicht hypothesengeleiteten Vorgehen herauskristallisierte Auffälligkeit eine tatsächlich relevante Vulnerabilität widerspiegelt, ist sehr gering. Richtig ist hingegen, wenn in der forensischen Praxis auf einen Werkzeugkasten von Instrumenten und Methoden zurückgegriffen werden kann und die verwendeten Methoden und Instrumente spezifisch nach Indikationen ausgewählt werden.

Literatur

Andrews DA, Bonta J (1995) The Level of Service Inventory-Revised (LSI-R). Multi-Health Systems, Toronto

Boer DP, Hart SD, Kropp PR, Webster CD (1997) Manual for the Sexual Violence Risk-20. Professional guidelines for assessing risk of sexual violence. Mental Health, Law, and Policy Institute, Simon Fraser University, Burnaby

Bonta J, Andrews DA (2017) The psychology of criminal conduct, Bd 6. Routledge, New York

Born P, Freese R, Friemert K, Hollweg M, Müller-Isberner R, Nedopil N, Wack R (1996) Die Psychopathy Checklist: Deutsche Fassung (Internes Dokument). Abteilung Forensische Psychiatrie, Ludwig-Maximilians-Universität, München

Butcher JN, Graham JR, Ben-Porath YS, Tellegen A, Dahlstrom WG, Kaemmer B (2001) Minnesota Multiphasic Personality Inventory-2: manual for administration, scoring, and interpretation. University of Minnesota Press, Minneapolis

Chambers JC, Yiend J, Barrett B, Burns T, Doll H, Fazel S, … Plugge E (2009) Outcome measures used in forensic mental health research: a structured review. Crim Behav Ment Health 19(1):9–27. https://doi.org/10.1002/cbm724

Cronbach LJ, Meehl PE (1955) Construct validity in psychological tests. Psychol Bull 52(4):281–302. https://doi.org/10.1037/h0040957

Dahle K-P, Harwardt F, Schneider-Njepel V (2012) Inventar zur Einschätzung des Rückfallrisikos und des Betreuungs- und Behandlungsbedarfs von Straftätern: Deutsche Version des Level of Service Inventory-Revised nach Don Andrews und James Bonta. Hogrefe, Göttingen

Douglas KS, Hart SD, Webster CD, Belfrage H (2013) HCR-20V3: assessing risk for violence: user guide. Mental Health, Law, and Policy Institute, Simon Fraser University, Burnaby

Douglas KS, Hart SD, Webster CD, Belfrage H (2014) Die Vorhersage von Gewalttaten mit dem HCR-20V3: Benutzerhandbuch, Deutsche Version. Institut für Forensische Psychiatrie, Haina

Endrass J, Rossegger A (2019) Octagon-Intervention – Bedrohungsmanagement nach dem Prinzip des „good judgements". http://octagon-intervention.ch/. Zugegriffen am 26.07.2023

Endrass J, Urbaniok F, Held L, Vetter S, Rossegger A (2009) Accuracy of the Static-99 in predicting recidivism in Switzerland. Int J Offender Ther Comp Criminol 53(4):482–490. https://doi.org/10.1177/0306624X07312952

Fazel S, Singh JP, Doll H, Grann M (2012) Use of risk assessment instruments to predict violence and antisocial behaviour in 73 samples involving 24 827 people: systematic review and meta-analysis. BMJ 345:e4692. https://doi.org/10.1136/bmj.e4692

Gendreau P, Goggin C, Smith P (2002) Is the PCL-R really the „unparalleled" measure of offender risk? A lesson in knowledge cumulation. Crim Justice Behav 29(4):397–426. https://doi.org/10.1177/0093854802029004004

Gerth J, Rossegger A, Urbaniok F, Endrass J (2014) Das Ontario Domestic Assault Risk Assessment (ODARA) – Validität und autorisierte deutsche Übersetzung eines Screening-Instruments für Risikobeurteilungen bei Intimpartnergewalt. Fortschr Neurol Psychiatr 82(11):616–626. https://doi.org/10.1055/s-0034-1384915

Gerth J, Rossegger A, Bauch E, Endrass J (2017) Assessing the discrimination and calibration of the Ontario Domestic Assault Risk Assessment in Switzerland. Partn Abus 8(2):168–189. https://doi.org/10.1891/1946-6560.8.2.168

Hanson RK, Thornton D (1999) Static 99: improving actuarial risk assessments for sex offenders, S 1–22. https://www.securitepublique.gc.ca/cnt/rsrcs/pblctns/sttc-mprvng-actrl/sttc-mprvng--actrl-eng.pdf. Zugegriffen am 11.05.2020

Hare RD (2003) Manual for the Hare Psychopathy Checklist-Revised, 2. Aufl. Multi-Health-Systems, Toronto

Helmus L-M, Hanson RK, Thornton D (2009) Reporting Static-99 in light of new research on recidivism norms. Forum 21(1):38–45

Helmus L-M, Thornton D, Hanson RK, Babchishin KM (2012) Improving the predictive accuracy of Static-99 and Static-2002 with older sex offenders: revised age weights. Sex Abus J Res Treat 24(1):64–101. https://doi.org/10.1177/1079063211409951

Hilton NZ, Harris GT, Rice ME, Lang C, Cormier CA, Lines KJ (2004) A brief actuarial assessment for the prediction of wife assault recidivism: the Ontario Domestic Assault Risk Assessment. Psychol Assess 16(3):267–275. https://doi.org/10.1037/1040-3590.16.3.267

Jehle J-M, Albrecht H-J, Hohmann-Fricke S, Tetal C (2020) Legalbewährung nach strafrechtlichen Sanktionen: eine bundesweite Rückfalluntersuchung 2013 bis 2016 und 2004 bis 2016. Forum Verlag Godesberg, Mönchengladbach

Kroner DG, Mills JF, Reddon JR (2005) A coffee can, factor analysis, and prediction of antisocial behavior: the structure of criminal risk. Int J Law Psychiatry 28(4):360–374. https://doi.org/10.1016/j.ijlp.2004.01.011

Mokros A, Hollerbach P, Nitschke J, Habermeyer E (2017) Deutsche Version der Hare Psychopathy Checklist-Revised (PCL-R) von R. D. Hare. Hogrefe, Göttingen

Müller-Isberner R, Gonzalez-Cabeza S, Eucker S (2000) Die Vorhersage sexueller Gewalttaten mit dem SVR-20. Institut für Forensische Psychiatrie, Haina

Nedopil N, Endrass J, Rossegger A, Wolf T (2021a) Bedeutung von Basisraten für die Risikoeinschätzung. In: Nedopil N, Endrass J, Rossegger A, Wolf T (Hrsg) Prognose: Riskoeinschätzung in forensischer Psychiatrie und Psychologie – Ein Handbuch für die Praxis. Pabst Science Publishers, Lengerich, S 103–119

Nedopil N, Endrass J, Rossegger A, Wolf T (2021b) Begriffsbestimmungen und Klarstellungen. In: Nedopil N, Endrass J, Rossegger A, Wolf T (Hrsg) Prognose: Riskoeinschätzung in forensischer Psychiatrie und Psychologie – Ein Handbuch für die Praxis. Pabst Science Publishers, Lengerich, S 30–32

Nedopil N, Endrass J, Rossegger A, Wolf T (2021c) Grenzen der Forensischen Risikoeinschätzung. In: Nedopil N, Endrass J, Rossegger A, Wolf T (Hrsg) Prognose: Riskoeinschätzung in forensischer Psychiatrie und Psychologie – Ein Handbuch für die Praxis. Pabst Science Publishers, Lengerich, S 239–244

Nedopil N, Endrass J, Rossegger A, Wolf T (2021d) Instrumente zur Risikoeinschätzung und deren Validitätsmerkmale. In: Nedopil N, Endrass J, Rossegger A, Wolf T (Hrsg) Prognose: Riskoeinschätzung in forensischer Psychiatrie und Psychologie – Ein Handbuch für die Praxis. Pabst Science Publishers, Lengerich, S 143–209

Nedopil N, Endrass J, Rossegger A, Wolf T (2021f) Theoretische Grundlagen zur Prognostik und Risikoeinschätzung. In: Nedopil N, Endrass J, Rossegger A, Wolf T (Hrsg) Prognose: Riskoeinschätzung in forensischer Psychiatrie und Psychologie – Ein Handbuch für die Praxis. Pabst Science Publishers, Lengerich, S 72–95

Nitschke J, Osterheider M, Mokros A (2009) A cumulative scale of severe sexual sadism. Sex Abus J Res Treat 21(3):262–278. https://doi.org/10.1177/1079063209342074

Phenix A, Doren D, Helmus L, Hanson R, Thornton D (2008) Coding rules for Static-2002. Public Safety Canada, Ottawa

Quinsey VL, Harris GT, Rice ME, Cormier CA (2006) Violent offenders: appraising and managing risk, Bd 2. American Psychological Association, Washington, DC

Rettenberger M, Hucker SJ, Boer DP, Eher R (2009) The reliability and validity of the Sexual Violence Risk-20 (SVR-20): an international review. Sex Offender Treat 4(2):1–14

Rice ME, Harris GT, Lang C (2013) Validation of and revision to the VRAG and SORAG: the Violence Risk Appraisal Guide-Revised (VRAG-R). Psychol Assess 25(3):951–965. https://doi.org/10.1037/a0032878

Rossegger A, Urbaniok F, Danielsson C, Endrass J (2009) Der Violence Risk Appraisal Guide (VRAG) – ein Instrument zur Kriminalprognose bei Gewaltstraftätern: Übersichtsarbeit und autorisierte deutsche Übersetzung. Fortschr Neurol Psychiatr 77(10):577–584. https://doi.org/10.1055/s-0028-1109705

Singh JP, Desmarais SL, Hurducas C, Arbach-Lucioni K, Condemarin C, Dean K, Grann M (2014) International perspectives on the practical application of violence risk assessment: a global survey of 44 countries. Int J Forensic Ment Health 13(3):193–206. https://doi.org/10.1080/14999013.2014.922141

Urbaniok F (2016) FOTRES – Forensisches Operationalisiertes Therapie-Risiko-Evaluationssystem: Diagnostik, Risikobeurteilung und Risikomanagement bei Straftätern, Bd 3. Medizinisch Wissenschaftliche Verlagsgesellschaft, Berlin

Yundina E, Tippelt S, Nedopil N (2013) ILRV – Die integrierte Liste der Risikovariablen. In: Rettenberger M, von Franqué F (Hrsg) Handbuch kriminalprognostischer Verfahren. Hogrefe, Göttingen

Psychosoziale Interventionen in der forensischen Psychiatrie: What works?

Richard Whittington und James McGuire

Inhaltsverzeichnis

B. Völlm, B. Schiffer (Hrsg.), *Forensische Psychiatrie*, https://doi.org/10.1007/978-3-662-64465-2_25

25.1 Einleitung

In diesem Kapitel wenden wir uns der Frage zu, was hinsichtlich psychologischer und sozialer Therapien für Menschen in der forensischen Psychiatrie funktioniert („What works?"). Während einiges in der Tat hilft, bedarf die spezifische Fragestellung, welche Therapien genau bei welchen Individuen funktionieren, einer gründlichen Analyse einer enormen Evidenzbasis, denn bis 2020 wurden bereits mehr als 60 Metaanalysen zu den Effekten psychosozialer Interventionen (PSI) auf Gewalt in verschiedenen Populationen vorgenommen. Allerdings wurden diese Studien in unterschiedlichen Settings mit mehr oder weniger Relevanz zur Population der forensischen Psychiatrie durchgeführt. Wir werden uns hier auf die Erkenntnisse zu vier Gruppen konzentrieren: gewalttätige Straftäter*innen mit psychischen Störungen, Straftäter*innen mit Intelligenzminderungen, Sexualstraftäter*innen sowie Brandstifter*innen. Dabei begrenzen wir unsere Aufmerksamkeit auf erwachsene Straftäter*innen mit psychiatrischer Diagnose oder einer äquivalenten Form einer psychischen Problematik. Bezüglich der Interventionen liegt unser Augenmerk auf der Bewertung der Effektivität psychosozialer Interventionen und weniger darauf, detaillierte Überlegungen hinsichtlich der Behandlungskomponenten oder spezifischer Methoden, die einer Therapiesitzung zugrunde liegen, anzustellen.

25.2 Psychosoziale Interventionen

Psychosoziale Interventionen (PSI) bilden eine breite Gruppe psychologischer und sozialer Behandlungen, die sich hinsichtlich ihres Inhalts sehr unterscheiden können, die aber in gewissen Eigenschaften übereinstimmen, die eine gemeinsame Betrachtung in Bezug auf den forensisch-psychiatrischen Kontext sinnvoll erscheinen lassen. Sie sind zunächst einmal nichtpharmakologisch und nichtökologisch. Anders gesagt geht es um solche Interventionen, die sich primär auf die Person und ihre Beziehungen mit engen persönlichen Kontakten wie Familie, Freund*innen und Peers konzentrieren. Die neusten deutschen Leitlinien zu PSI bei Menschen mit schweren psychischen Erkrankungen unterscheiden zwischen Systeminterventionen wie etwa multiprofessionellen gemeindepsychiatrischen Teams und Case Management und Einzelinterventionen, z. B. Training sozialer Kompetenzen und kognitive Therapie (Gühne et al. 2015). Als solche sind PSI von pharmakologischen Therapien klar abgegrenzt, werden jedoch oft als Teil eines individuellen Behandlungspakets gemeinsam mit Medikamenten eingesetzt. Auch sind sie, sogar jene auf Systemebene, individualistischer als ökologische Interventionen. Letztere werden häufig als Aspekt der Gesundheitspolitik über große Populationen und ganze Gemeinden hinweg umgesetzt (s. im Folgenden), wobei die Grenze zwischen PSI und ökologischen Interventionen teilweise verschwommen sein kann. Dies begründet sich zum Teil darin, dass die effektivsten ökologischen Interventionen gegen Gewalt und andere Probleme *multimodal* sind und oft eine spezifische und aktive psychosoziale Komponente für Hochrisikogruppen innerhalb einer Population beinhalten (Whittington und McGuire 2020).

Angesichts ihrer begrifflichen Weite ist es schwierig, den exakten theoretischen Kern von PSI zu definieren; tatsächlich mag solch ein einigender Kern gar nicht existieren. Der Begriff ist in der psychiatrischen und psychologischen Literatur weit verbreitet, es gibt jedoch wenige Bemühungen, das genaue Behandlungsmodell, das einer jeweiligen Intervention zugrunde liegt, näher auszuführen. Ein kürzlicher Versuch einer Definition verdeutlicht die Schwierigkeit, die ganze Familie der Interventionen in einer einzigen Aussage zu erfassen.

Definition

England et al. (2015, S. 5) definieren psychosoziale Interventionen (PSI) als „interpersonelle oder informative Aktivitäten, Methoden oder Strategien, die auf biologische, verhaltensbezogene, kognitive, emotionale, interpersonelle, soziale oder Umweltfaktoren abzielen, um die Gesundheitsfunktion und das Wohlbefinden zu verbessern".

Dies hebt neben der Vielzahl an Bereichen, in denen Veränderungen bewirkt werden sollen, den psychologischen und sozialen Schwerpunkt der bei PSI angewandten Methoden hervor.

Diese Bereiche beinhalten biologische wie Umweltebenen und weisen so auf die Eigenschaft der Methoden der PSI hin, über das individuelle Denken und enge Beziehungen hinaus Einfluss zu nehmen. Einerseits können sie offenkundig einen biologischen Effekt haben, indem sie z. B. den Grad physiologischer Erregung reduzieren. Weniger Beachtung findet, dass sie andererseits auch eine systemische Wirkung haben können, indem sie beispielsweise die Selbstwirksamkeit einer Person erhöhen oder umleiten können und das Potenzial besitzen, pathogene strukturelle Faktoren in deren Leben, wie etwa Ungleichheit, durch politische Initiative anzugehen. Die meisten Menschen, die forensisch-psychiatrischer Behandlung bedürfen, sind in durch strukturelle Ungleichheit geprägten Umgebungen aufgewachsen, insbesondere in relativer Armut. PSI einschließlich Selbstbehauptungstraining wurden bei von Machtlosigkeit betroffenen Gruppen wie Frauen und Mädchen, die Gewalt durch den*die Intimpartner*in ausgesetzt waren, eingesetzt, um ihr Selbstwirksamkeitserleben zu erhöhen, mit dem expliziten Ziel, die kollektive Handlungsfähigkeit zu fördern, um eben jene strukturellen Ungleichheiten anzusprechen (Yount et al. 2017). Im Bereich der forensischen Psychiatrie könnten PSI eine ähnliche Rolle einnehmen.

Als Gewalttäter*innen haben viele Personen in den forensisch-psychiatrischen Behandlungseinrichtungen rechtswidriges Verhalten gezeigt, welches eine dysfunktionale, oft selbstzerstörerische Form der Selbstwirksamkeit bzw. des Handelns als Reaktion auf ihr Erleben struktureller Ungleichheit repräsentiert. Daher benötigt der Ausdruck der Selbstwirksamkeit in dieser Population möglicherweise eher eine Neuausrichtung von Aggression hin zu Selbstbehauptung, und nicht, wie es mit anderen noch gefährdeteren Gruppen praktiziert wird, einer weiteren Verstärkung. Ein so umgeleitetes Selbstbehauptungsvermögen könnte mit verstärktem Engagement in rechtmäßigem gemeinschaftlichem Vorgehen zur Herbeiführung sozialen Wandels einhergehen. Die Entwicklung dieser Verbindungen zwischen Veränderungen auf individueller Ebene und weiter gefasstem sozialen Handeln sowie die Förderung eines solchen Empowerments gehören zu den wichtigsten Zielen der Gemeindepsychologie (Riemer et al. 2020). Die Notwendigkeit, diese Verbindungen zu stärken, wird dabei als unverzichtbarer Schritt zu einer verbesserten globalen psychischen Gesundheit gesehen (Burgess et al. 2020).

Die bekannteste Form von PSI mit der kohärentesten Theorie ist die Kognitive Verhaltenstherapie (KVT), die häufig eingesetzt wird, um rechtswidriges Verhalten, insbesondere Gewalt, von Personen in forensisch-psychiatrischer Behandlung anzugehen.

Definition

Die Weltgesundheitsorganisation (WHO 2016, S. 94) definiert Kognitive Verhaltenstherapie (KVT) als „kurzzeitigen, zielorientierten Therapieansatz, der die Bedeutung der Gedanken und Einstellungen, die Beweggründe und Verhaltensweisen beeinflussen, hervorhebt. Sie unterstützt einen praktischen Ansatz der Problembewältigung. Ihr Ziel ist es, Denk- oder Verhaltensmuster, die hinter den Schwierigkeiten einer Person stehen, zu ändern. Dabei werden die Einstellungen der Person und ihr Verhalten geändert, indem untersucht wird, wie Gedanken, Ansichten und Einstellungen mit ihren Verhaltensweisen zusammenhängen“.

Durch diesen Fokus auf Verhaltensänderungen durch ein Abzielen auf Gedanken, Ansichten und Einstellungen findet sich KVT eindeutig auf der individualistischeren Seite von PSI. Gleichwohl ist es häufig die Wahrnehmung des Verhaltens anderer, die bei der Auslösung von Gewalt die größte Rolle spielt, weshalb die Veränderung sozialer Beziehungen ein zentraler Aspekt des KVT-Ansatzes bleibt.

Im Gegensatz zu einigen Formen der Psychotherapie sind KVT und PSI generell in einem wissenschaftlichen Modell verankert, in dem rigorose Evaluation von zentraler Bedeutung für die Entwicklung therapeutischer Neuerungen ist. Daraus ergibt sich eine breite Evidenzbasis, die den Interventionen nach diesem Modell zugrunde liegt. Die Vielzahl der über die letzten 40 Jahre durchgeführten Studien von PSI wurden regelmäßig in zuvor erwähnten Metaanalysen zusammengefasst und dann über verschiedene Metareviews und nationale Leitlinien wie z. B. die für schwere psychische Erkrankungen der Deutschen Gesellschaft für Psychiatrie und Psychotherapie, Psychosomatik und Nervenheilkunde (DGPPN) (Gühne et al. 2015) sowie die Leitlinie Antisoziale Persönlichkeitsstörung des National Institute for Health and Care Excellence (NICE) des Vereinigten Königreichs[1] verbreitet. Ein Großteil dieser Evidenzbasis in Bezug auf forensische Psychiatrie wurde (mit oder ohne Metaanalyse) in systematischen Reviews gebündelt und wird hier zusammengefasst. Trotz ihrer Größe gründet sich die Evidenzbasis auf Studien, die außerhalb Deutschlands durchgeführt und/oder nicht in deutscher Sprache verfasst wurden. In einem systematischen Review stammten weniger als 4 % der weltweit durchgeführten randomisierten kontrollierten Studien (RCTs) zu Interventionen gegen Gewalt aus Deutschland, während mehr als die Hälfte in den USA durchgeführt worden waren (Hockenhull et al. 2012). Angesichts der Unterschiede zwischen den Justiz- und Gesundheitssystemen selbst benachbarter Länder (Georgieva et al. 2019) müssen wir uns bei der Interpretation der Ergebnisse dieser Studien in Bezug auf eine mögliche Umsetzung in der forensischen Psychiatrie Deutschlands stets der linguistischen und kulturellen Nuancen bewusst sein.

25.3 Psychosoziale Interventionen im Kontext der öffentlichen Gesundheit

Gewalt auf die eine oder andere Art ist das Hauptproblem der meisten forensisch-psychiatrischen Patient*innen vor ihrem Klinikaufenthalt (Penney et al. 2019), und ein reduziertes Gewaltpotenzial stellt für die Entscheidung, ob diese Unterbringung beendet werden sollte, häufig den Schlüsselfaktor dar. Hauptziele sind somit die Bewältigung und Behandlung der Gewaltbereitschaft während des Klinikaufenthaltes sowie eine präzise Einschätzung

1 ▸ https://www.nice.org.uk/guidance/cg77.

der Wahrscheinlichkeit von Gewalttaten nach der Entlassung. Forensisch-psychiatrische Patient*innen bilden zwar eine kleine und sehr spezielle Gruppe, dennoch ist das Problem menschlicher Gewalt in den meisten Gesellschaften weit verbreitet und wird von der Weltgesundheitsorganisation und anderen mehr und mehr aus der Perspektive der öffentlichen Gesundheit gesehen (Whittington und McGuire 2020). In diesem Kontext werden die Patient*innen, die forensisch-psychiatrische Behandlung erfahren, nur als die „Spitze des Eisbergs" gesehen und forensisch-psychiatrische Dienste, wenn überhaupt, als nachrangige Interventionen am Ende einer langen Kette gescheiterter Präventionsmöglichkeiten. PSI stellen ein wichtiges Element des allgemeinen Ansatzes der Weltgesundheitsorganisation zur öffentlichen Gesundheit dar (WHO 2014).

Mit der wachsenden Akzeptanz dieses Paradigmas geht auch das zunehmende internationale Bewusstsein für die Reichweite der Primärprävention durch frühe Interventionen in Gesamtpopulationen (z. B. in Schulen) sowie der Sekundärprävention durch Ansprache von Hochrisikogruppen in der Gesellschaft, bevor diese in rechtswidriges Verhalten eintreten, einher (Horowitz et al. 2015). Zur Koordination drängt die WHO als Teil ihrer *Globalen Kampagne für Gewaltprävention*[2] alle Länder zur Entwicklung eines umfassenden und evidenzbasierten *Nationalen Aktionsplans* (NAP), der Gewalt aus dieser Perspektive in Angriff nimmt. 2014 hatten zwei Drittel der Länder einen solchen Plan für wenigstens einen der sechs Schlüsselbereiche formuliert: zwischenmenschliche Gewalt, Kindesmissbrauch, Jugend und Gewalt, Gewalt gegen Intimpartner*innen und Misshandlung alter Menschen. Deutschland hat Pläne für alle sechs Bereiche sowie umfassende, auf den Prinzipien von PSI basierende Programme in anderen Bereichen entworfen. Diese beinhalten einen Wandel gesellschaftlicher und kultureller Geschlechternormen, um gegen Gewalt gegen Intimpartner*innen vorzugehen, und Elternbildung, um die Kindeserziehung zu verbessern. Im Zeitraum der WHO-Studie zum genannten NAP fiel die Mordrate in Deutschland von 1,1 auf 0,8 pro 100.000 Einwohner*innen. In anderen einkommensstarken Ländern präsentierte sich ein ähnlicher oder stärkerer Rückgang: Von 1,0 auf 0,4 in Österreich; von 1,2 auf 0,8 in Belgien; von 1,0 auf 0,7 in Spanien; von 1,6 auf 1,2 im Vereinigten Königreich und von 7,0 auf 5,2 in den USA. Als Expert*innen auf dem Gebiet der Gewaltursachen in extremen Fällen müssen forensische Psychiater*innen bei der Entwicklung dieser Programme zur Primär- und Sekundärprävention eine Rolle spielen, um den Weg, auf dem sich die meisten heutigen Patient*innen bisher bewegten, zu ändern.

25.4 Kann Gewalt reduziert werden?

Wenden wir uns nun der Frage zu, was wir mit Gewissheit über die Auswirkungen von PSI auf die Verringerung der Wahrscheinlichkeit von Gewalt durch Personen, die bereits zuvor Gewalttaten begangen haben, sagen können. Es gibt hierzu umfangreiche relevante Forschungsliteratur, die einige sehr vielversprechende Erkenntnisse enthält. Wir wissen jedoch auch, dass dies eine sehr anspruchsvolle Aufgabe ist. Wenn eine Person schon seit der Kindheit in einer schädlichen, eventuell hochgradig gewalttätigen Umgebung aufwächst, lernt sie möglicherweise, Aggression und Gewalt als Konfliktlösestrategie oder zur Erreichung anderer Ziele zu nutzen (Braga et al. 2017; Reid et al. 2002). Später kann sich dies in Straftaten und daraufhin auch in Wieder-

2 *Global Campaign for Violence Prevention,* ▶ https://www.who.int/violence_injury_prevention/violence/global_campaign/en/.

holungstaten niederschlagen. Wenn sich ein solches Muster erst einmal über einen langen Zeitraum aufgebaut hat, ist die Erwartung, dass wir es umkehren oder die Probleme, die es ausgelöst haben, in kurzer Zeit beheben können, mit hoher Wahrscheinlichkeit unrealistisch, wenn nicht geradezu naiv. Bemerkenswerterweise kann dies aber durch die durchdachte Bereitstellung geeigneter Dienste erreicht werden. Es ist wahrscheinlich kein zügiger Fortschritt, aber es ist innerhalb der Zeiträume, die Patient*innen typischerweise in forensischer Behandlung verbringen, machbar.

Die folgenden Ausführungen sind in mehrere Abschnitte aufgeteilt, dabei wird ein Großteil der zentralen Informationen in Tabellen dargestellt. Zunächst beschäftigen wir uns kurz allgemein mit der Lage der Forschung zur Behandlung oder Rehabilitation erwachsener Straftäter*innen im Strafrechtssystem. Daraufhin fassen wir zuerst die Evidenz zur Reduktion der Gewaltrate innerhalb dieser Gruppe zusammen. Zweitens besprechen wir, was bezüglich der Arbeit mit von psychischen Störungen betroffenen Straftäter*innen festgestellt wurde. Als drittes beschäftigen wir uns mit Personen mit Intelligenzminderungen und viertens mit den Auswirkungen einer Behandlung auf Personen, die Straftaten mit sexuellem Hintergrund begangen haben. Abschließend und etwas zurückhaltender, da es hierzu nur wenig Forschung gibt, umreißen wir die Evidenz zu Brandstifter*innen.

Wir konzentrieren uns auf PSI und greifen dabei auf ein Modell zurück, das – worauf viel der Evidenz hinweist – annimmt, dass der Einsatz von Aggression und Gewalt eine überwiegend *erlernte* Verhaltensweise ist. Zwar erkennen wir an, dass die Fähigkeit zur Aggression evolutionär bedingt ist, akzeptieren aber weder, dass ihr Auftreten dadurch unausweichlich oder nicht beeinflussbar ist, noch, dass Menschen von Natur aus mehr zu Aggression tendieren als zu anderen, prosozialeren oder kooperativeren Verhaltensmustern. Diese Haltung wurde in der „Erklärung von Sevilla zu Gewalt“ der UNESCO von 1989 (Groebel und Hinde 1989) vorgelegt und wird in einem kürzlich erschienenen Band näher diskutiert (Whittington und McGuire 2020). Ein psychosozialer, lernbasierter Ansatz unterscheidet sich von dem, was vage als Justizmodell bezeichnet werden kann und bei dem eine Verurteilung oder Form von Strafsanktion als Hauptmechanismus der Veränderung angesehen wird, sowie auch von einem medizinischen Modell, in dem die Probleme einer Person auf eine psychische Störung zurückgeführt werden, die am effektivsten mit einer Form somatischer oder ähnlicher medizinischer Behandlung behoben wird.

Unser zentrales Ziel liegt in der Begutachtung und Zusammenfassung der Wirksamkeit von Interventionen. Daher werden die diesen Interventionen zugrunde liegenden Theorien, Methoden, Prozesse sowie ihre Bereitstellung nicht näher beschrieben. Eine umfassendere Betrachtung dieser Themen findet in anderen Kapiteln dieses Buches statt.

25.4.1 Allgemeiner Hintergrund: Forschung zur Rehabilitation von Straftäter*innen

Wir starten mit der umgangssprachlich auch „What works“ genannten Forschungsliteratur sowie mit den Gesamtergebnissen zur Behandlung und Rehabilitation von Straftäter*innen allgemein als wichtige Hintergrundinformationen. Während vor drei oder vier Jahrzehnten weithin angenommen wurde, dass nur wenig oder gar nichts unternommen werden kann, um Rückfallkriminalität zu reduzieren, änderte das allmähliche Aufkommen neuer Erkenntnisse und ihre Synthese in Forschungsreviews langsam die Meinung unter Forscher*innen, Praktiker*innen und sogar politischen Entscheidungsträger*innen. Bis 2013 wurden hundert oder mehr Metaanalysen oder systematische Reviews in diesem Bereich veröffentlicht (McGuire 2013), und die relevante Wissensbasis wurde seitdem weiter ausgebaut und gefestigt (McGuire 2020; Weisburd et al. 2016, 2017). Wir beschränken uns in diesem Kapitel auf Reviews ab 2000, die auf Englisch veröffentlich wurden.

Wie oben erwähnt, gibt es auf diesem Gebiet viel Literatur, die Interpretation der Forschungsergebnisse wird jedoch durch zwei wesentliche Hindernisse beeinträchtigt. Eines davon ist, dass sich die Zahl der relevanten Studien rapide verkleinert, wenn wir den Bereich auf eine bestimmte Fragestellung hin untersuchen und eine Auswahl der identifizierten Studien vornehmen. Beispielsweise finden sich in einer Datenbank mit 496 Studien zu Interventionen zur Gewaltreduktion 56 zu verurteilten Sexualstraftäter*innen. Bei der Anwendung weiterer Auswahlkriterien – Einsatz einer kognitiv-verhaltenstherapeutischen Intervention, Vergleich mit herkömmlicher Behandlung (TAU, treatment-as-usual), erneute Verurteilung als Outcome sowie Nutzung eines quasiexperimentellen Forschungsdesigns – reduzierte sich die Anzahl relevanter Studien auf nur vier. Das andere Hindernis ist, dass große Teile der Forschung auf diesem Gebiet methodologische Schwächen aufweisen. Da sie häufig in praktischen Settings stattfinden, sind kontrollierte Studien selten, es gibt häufig mehrere Ursachen der Stichprobenverzerrung in den Studiendesigns (Beech et al. 2015) und die Reproduzierbarkeit wird nur unzureichend beachtet (Lösel 2018). In der Folge gibt es immer wieder Uneinigkeit darüber, was die Ergebnisse bedeuten und wie verwertbar sie für den Transfer in die klinische Praxis sind.

25.4.2 Gewalt durch erwachsene Straftäter*innen

Zunächst wollen wir uns Reviews zur psychosozialen Behandlung von Gewalt durch Erwachsene generell zuwenden, also Gewalttaten, die durch Personen ausgeübt wurden, die in den meisten Ländern wahrscheinlich in den Bereich des Strafrechtssystems fallen und nicht mit einer psychischen Störung diagnostiziert sind. Uns ist bewusst, dass, wären diese Personen beurteilt worden, unterschiedliche Anteile mit hoher Wahrscheinlichkeit die Kriterien für solch eine Diagnose erfüllen würden, wie Untersuchungen unter Inhaftierten allgemein zeigen (Fazel und Danesh 2002; Fazel und Seewald 2012; Fazel et al. 2008; Gottfried und Christopher 2017).

Tab. 25.1 zeigt die Ergebnisse von neun Reviews zu den Auswirkungen von Interventionen auf Erwachsene im Strafrechtssystem. Die Reviews untersuchten eine Reihe von Outcomes, von gewalttätigem Fehlverhalten im Gefängnis bis zu Rückfälligkeit nach der Entlassung. Letzteres kann allgemeine erneut Delikte (Begehen von Straftaten jeglicher Art) beinhalten oder sich auf Körperverletzung, häusliche Gewalt oder Sexualstraftaten beziehen (sog. einschlägige Rückfälligkeit).

Insgesamt konnten diese Reviews positive Auswirkungen auf die Senkung der Rate an Gewaltdelikten feststellen. Das Ausmaß des beobachteten Effekts variierte jedoch und war in manchen Reviews, wie dem von Joliffe und Farrington (2009), vergleichsweise gering. Eine einflussreiche Erkenntnis aus dem frühen Review von Dowden und Andrews (2000) war, dass ein zusammengesetztes Maß, das das Ausmaß der Beachtung der damals so bezeichneten „Prinzipen effektiver Behandlung im Strafvollzug“ (später umbenannt in Risk-Need-Responsivity (RNR)-Modell, s. Andrews 2012; Bonta und Andrews 2017) wider-

Tab. 25.1 Reviews von Interventionen gegen Gewaltstraftaten durch Erwachsene

Review	Fokus des Reviews	Anzahl der Studien	Erkenntnisse
Dowden und Andrews (2000)	Interventionen zur Reduktion erneuter Gewaltdelikte	35 52 Effektgrößen-tests	Die eingeschlossenen Straftaten umfassten allgemeine, sexuelle und häusliche Gewalt. Mehr als 70 % der Studien basierten auf Arbeiten mit Erwachsenen. Die mittlere Effektgröße war klein (0,07), es gab aber große Unterschiede zwischen den Ergebnissen: Die Effektgrößen bewegten sich zwischen –0,22 und 0,63; es zeigte sich eine Korrelation von 0,69 ($p < 0{,}001$) zwischen der Effektgröße und der Anzahl in den Programmen thematisierter „criminogenic needs" (kriminogene Bedürfnisse als Prädiktoren für Rückfälligkeit).
French und Gendreau (2006)	Metaanalyse von Interventionen zur Reduktion von Fehlverhalten im Gefängnis	68 insgesamt $n = 21.467$ Teilnehmer*innen 104 Effektgrößen-tests	Analyse der Auswirkungen gefängnisbasierter Behandlungsprogramme zu Fehlverhalten und Rückfälligkeit. Alle Studien nutzen ein RCT- oder QE-Design. Mittlere Effektgröße *(r)* über alle Studien hinweg 0,14, aber 0,26 bei den 40 Studien zu verhaltensbasierten Programmen und 0,39 nach Stichprobenumfang gewichtet. Wirkungsvolle Programme waren auch mit geringerer Rückfälligkeit nach Entlassung assoziiert.
Jolliffe und Farrington (2009)	Review von Interventionen mit erwachsenen Gewaltstraftäter*innen	9 $n = 1893$	Interventionsmethoden umfassten Anti-Aggressivitätstraining, intensives Selbstmanagementtraining, ein multimodales Kompetenzprogramm sowie elektronische Überwachung. Die mittlere Effektgröße war klein: eine Senkung der Rückfälligkeit von 6–7 % ($d = 0{,}14$), entsprechend einer Senkung der Wiederverurteilungsrate von 50 % in den Kontrollgruppen auf 43 % in den Behandlungsgruppen. Die größten Effekte traten bei Interventionen auf, die mehrere Elemente kombinierten.
Serin et al. (2013)	Untersuchten den Zusammenhang zwischen beurteilten Veränderungen auf individueller Ebene und Rückfallvariablen	53 49 Effektgrößen-tests	Überprüften den Zusammenhang von Zwischenvariablen (kognitive, emotionale oder verhaltensbezogene Kennwerte) und letztendlichen Rückfalloutcomes. Von 49 durchgeführten Effektgrößentests waren 26 (53 %) signifikant mit Effektgrößen (Cohens *d*) von 0,06 bis 1,48. Die Autoren schlussfolgerten, dass Hinweise auf interne Veränderungen „reliabel mit Rückfälligkeit oberhalb des Zufallniveaus assoziiert werden können" (S. 45).

Tab. 25.1 (Fortsetzung)

Review	Fokus des Reviews	Anzahl der Studien	Erkenntnisse
Braga und Weisburd (2012, 2015)	Metaanalyse von Studien zur Reduktion schwerer Bandengewalt	10	Review der Auswirkungen des Pulling-Levers-Ansatzes, eine vielschichtige Intervention, die direkte Verhandlungen zwischen Banden und Polizei, auf Abschreckung setzende Strategien sowie Gemeinschaftsressourcen für willige Individuen beinhaltet. Berichtetet wurde eine mittlere Effektgröße (Cohens *d*) von 0,604 für Tötungen und Angriffe durch Schusswaffen an verschiedenen Standorten in US-amerikanischen Städten.
Henwood et al. (2015)	Kognitiv-verhaltensbezogene Methoden der Aggressionsbewältigung und Auswirkungen auf erneute Gewalttaten	14	Studien waren gleichmäßig auf Fall-Kontroll- und Vorher-Nachher-Studien verteilt, von denen sechs Messungen der gewalttätigen Rückfälligkeit durchführten. Die mittlere Effektgröße, als Chancenverhältnis (Odds Ratio) angegeben, lag bei 0,72, was einer 38 %igen Senkung des Risikos einer erneuten Verurteilung aufgrund eines Gewaltdelikts entspricht.
Auty et al. (2017)	Reduktion von Gewalt im Strafvollzug durch psychoedukative Programme	21	Alle Studien nutzen experimentelle oder QE-Designs, Berichte zu 17 Programmen, die meisten mit Einsatz kognitiv-verhaltensbezogener Methoden und Methoden des sozialen Lernens. Gemischte Ergebnisse bei beiden Designtypen mit einigen positiven und statistisch signifikanten Erkenntnissen und moderaten Effektgrößen; einige mit positiven, aber nicht signifikanten Tendenzen.
Gannon et al. (2019)	Analyse zu den Auswirkungen spezialisierter Programme zur Reduktion von Gewalttaten	68 *n* = 55.604	Über einen durchschnittlichen Nachbeobachtungszeitraum von etwas über 5 Jahren (66 Monate) zeigte sich ein signifikanter Rückgang einschlägiger Rückfälligkeit von 24,3 % bei Gewalttaten, allerdings stützte sich dieses Ergebnis auf nur vier Studien. Die jeweiligen Ergebnisse in anderen Bereichen waren 32,6 % für sexuelle Rückfalltaten (44 Studien) und 36 % bei häuslicher Gewalt (14 Studien). Zusammengenommen gab es über alle Studien hinweg eine relative Reduktion der allgemeinen Rückfallquote von 33,3 %.

(Fortsetzung)

Tab. 25.1 (Fortsetzung)

Review	Fokus des Reviews	Anzahl der Studien	Erkenntnisse
Papalia et al. (2019)	Analyse zu den Auswirkungen spezialisierter Programme zur Reduktion von Gewalttaten	27 *n* = 7062	Der allgemeine Effekt auf Fehlverhalten im Strafvollzug war nicht signifikant. Jedoch zeigten sich bei 4 von 5 Studien zu Gewalt im Strafvollzug positive Effekte, wobei allerdings nur ein Ergebnis statistisch signifikant war. Positive Effekte auf Rückfälligkeit nach der Entlassung: Wahrscheinlichkeit erneuter Gewaltdelikte bei behandelten Straftäter*innen relativ zur Kontrollgruppe um 31 % gesenkt, 35 % für andere als Gewalttaten. Beobachtung größerer Ergebniswirkungen bei multimodalen Interventionen mit 8–10 Behandlungskomponenten.

QE quasiexperimentelle Studie, *RCT* randomisierte kontrollierte Studie. Die Richtung der beschriebenen Odds Ratios variiert je nachdem, wie die Daten für die Analyse eingegeben wurden

spiegelte, signifikant mit der Effektgröße assoziiert war. Damit zusammenhängend untersuchten Serin et al. (2013) in ihrem Review nicht, welche Interventionen wirksam waren, sondern welche Eigenschaften der Interventionen mit besseren Outcomes assoziiert waren. Angesichts der zentralen Bedeutung dieser Frage fand sich dazu überraschend wenig Forschungsmaterial. Serin und Kolleg*innen berichteten, dass das Verhältnis von Verbindungen zwischen Veränderungen intraindividueller Faktoren und Kennwerten für Rückfälligkeit ausreichend sei, um die bis dato identifizierten Risikofaktoren zu rechtfertigen und zu bestätigen. Dies unterstützte den Grundsatz, diese Risikofaktoren in auf die Senkung der Rate erneuter Gewalttaten ausgelegten Interventionen zu adressieren.

> Interventionen, die dem Risk-Needs-Responsivity-Ansatz folgen, haben eine bessere Wirksamkeit als solche, die diese Prinzipien nicht beachten.

Weiterhin von Interesse sind die beiden Metaanalysen von Gannon et al. (2019) und Papalia et al. (2019), die speziell dafür ausgelegt waren zu untersuchen, ob die Behandlung von Gewalt mit strukturierten, hauptsächlich kompetenzorientierten Rehabilitationsprogrammen straftatenspezifische Auswirkungen hat. Im ersten Review (Gannon et al. 2019) finden sich einige analytische Probleme. In mehreren der identifizierten Studien waren die Behandlungs- und Vergleichsgruppen eindeutig nicht gleichwertig, was zu einem deutlichen Verzerrungspotenzial führte. Während einige Forscher*innen bei der Berechnung der Effektgrößen eine „Intention-to-Treat“-Analyse, die in der Regel als konservative Analysestrategie angesehen wird, angewandt hatten, ist nicht klar, wie viele dies taten. Daher sollten wir bei der Interpretation dieser Ergebnisse Vorsicht walten lassen. Im Gegensatz dazu wurde in der Metaanalyse von Papalia et al. (2019) die Gleichwertigkeit von Behandlungs- und

Vergleichsgruppen sowie anderer Validitätsrisiken geprüft, sodass wir diese Erkenntnisse als zuverlässiger ansehen können. Wie ▫ Tab. 25.1 zeigt, stellten beide Reviews einen beachtlichen Rückgang der einschlägigen Rückfallrate fest, von 24 bis 36 % für verschiedene Arten von Gewalt.

25.4.3 Straftäter*innen mit psychischen Störungen

Wir wenden uns nun einem Bereich zu, der für die forensische Psychiatrie von zentraler, ja entscheidender Bedeutung ist: Straftäter*innen mit psychischen Störungen. Der Großteil der Teilnehmer*innen der Studien, die in den 18 Reviews in ▫ Tab. 25.2 zusammengetragen wurden, war mit einer psychotischen Erkrankung diagnostiziert; ein kleinerer Anteil der Reviews konzentriert sich auf Untersuchungen zu Personen mit Persönlichkeitsstörungen. Manche Studien beschäftigen sich mit Behandlung im allgemeineren Sinne und beziehen therapeutische Milieus und verwandte Aspekte ein, während andere die Effekte bestimmter Arten therapeutischer Intervention, entweder als Einzel- oder Gruppenformat, untersuchen.

Häufig zielen Behandlungen auf das Problem der Wut ab, welche auf psychiatrischen Akutstationen oft situations- oder interaktionsbedingt entsteht (Whittington und Richter 2005). Die Bedeutung von Aggressionsbewältigung für die Behandlung von Personen auf psychiatrischen Stationen wurde von Novaco und Whittington (2013) diskutiert und verdeutlicht. Eine Senkung der Wutintensität ist häufig Teil anderer psychosozialer Behandlungen wie der Kognitiven Verhaltenstherapie (Browne und Smith 2018). Ein umfassendes Review von Saini (2009), das sich mit der Wirksamkeit einer Reihe von Aggressionsbewältigungsstrategien beschäftigt, wurde jedoch aus ▫ Tab. 25.2 ausgeschlossen. Die Studienpopulationen der insgesamt 96 relevanten Untersuchungen bezogen sich auf eine Vielzahl von Settings und nur acht von ihnen wurden in psychiatrischen Einrichtungen durchgeführt. Der Review weist auch darauf hin, dass nicht klar war, ob die Teilnehmer*innen mit psychischen Störungen diagnostiziert waren. Dennoch sei anzumerken, dass die mittlere Effektgröße in diesen Einrichtungen 0,50 betrug, was auf positive Ergebnisse hinweist, auch wenn sie damit kleiner ist als die über alle 96 Studien hinweg festgestellte mittlere Effektgröße von 0,75.

Weiterhin gibt es Reviews, die sich auf andere spezifische, häufig vernachlässigte Aspekte beziehen, wie das von Bartlett et al. (2019) zu der Arbeit mit Straftäter*innen* oder die Studie zu den Auswirkungen von Arbeitsprogrammen, welche auch in der oben zitierten Definition von PSI von England et al. (2015) eingeschlossen sind. Unser Hauptinteresse liegt jedoch weiterhin auf den Auswirkungen von Interventionen auf das Gewaltrisiko. Allerdings liegt bei psychischen Gesundheitsdiensten und der forensischen Psychiatrie der Fokus natürlich allgemeiner auf Outcomes der psychischen Gesundheit, so etwa auf dem Ausmaß und der Intensität der Symptome, sozialer Funktionsfähigkeit und allgemeinem Wohlbefinden. Der Review von Douglas et al. (2016) berücksichtigte sowohl Kriminalität als auch gesundheitsbezogene Outcomes und bezog auch Forschung zu den Effekten angeordneter Sozialstunden sowie von Mental Health Courts[3] und Psychopharmaka mit ein, beschreibt die erwähnten Studien jedoch leider nicht alle mit der gleichen Ausführlichkeit.

3 Mental Health Courts finden sich überwiegend in den USA und spielen dort eine Rolle bei der Unterbringung psychisch erkrankter Straftäter*innen in geeignete gemeindebasierte therapeutische Programme.

25

Tab. 25.2 Reviews von Interventionen für Straftäter*innen mit psychischen Störungen

Review	Fokus des Reviews	Anzahl Studien	Erkenntnisse
Gibbon et al. (2010)	Systematisches Review von RCTs zu psychologischen Interventionen bei ASPS/DPS	11	Berichtet über 14 Vergleiche zwischen Interventionsgruppen und Kontrollgruppen mit Warteliste, TAU oder keiner Behandlung. Stellte große Unterschiede bei den angewandten Ergebnismessungen fest, aber auch einige positive, statistisch signifikante Ergebnisse bei mehreren Ansätzen, z. B. Contingency Management, Erhaltungstherapie sowie KVT. Positive Outcomes bei der klinischen Veränderung, Grad des Substanzmissbrauchs oder Funktionsfähigkeit der Familie, nicht aber für antisoziales Verhalten.
Hockenhull et al. (2012)	Interventionen für Straftäter*innen mit psychischen Störungen und Vorgeschichte von Gewalt	7	Alle beibehaltenen Studien waren RCTs, waren aber auf die Evaluierung kurzfristiger Veränderungen wie Verbesserung der Aggressionskontrolle, gemessen mittels psychometrischer oder Beobachtungsskalen, beschränkt. Stellte eine mittlere OR von −0,61 für die Senkung der Aggressivität zugunsten von Interventionen fest.
Martin et al. (2012)	Interventionen für Straftäter*innen mit schweren psychischen Erkrankungen einschließlich Psychosen	25 n = 15.678	Stellte eine mittlere Effektgröße (Cohens d) von +0,19 für strafrechtliche Outcomes fest, mit signifikanten Effekten auf Verhaftungsraten, Zeit im Gefängnis, Zeit bis zum Scheitern, und Gewaltkriminalität; der Einfluss auf Wiederverurteilungen war jedoch nicht statistisch signifikant.
Morgan et al. (2012)	Behandlung schwerer psychischer Störungen (Schizophrenie, bipolare Störung, schwere Depression)	26	Nur vier der identifizierten Studien lieferten Outcome-Daten zu strafrechtlicher Rückfälligkeit, was eine mittlere Effektgröße von +0,11 ergab. Es gab allerdings große Unterschiede hinsichtlich der Auswirkungen. Drei Studien berichteten positive Outcomes, während die vierte ein sehr negatives Ergebnis zeigte.
Reidy et al. (2013)	Interventionen zur Gewaltreduktion bei als psychopathisch diagnostizierten Individuen	17	Enthielt Studien zu Populationen von Maßregelvollzugskliniken (2), allgemeinpsychiatrischen Patient*innen, Sexualstraftäter*innen sowie Jugendlichen, bei denen psychopathische Merkmale festgestellt wurden. Sehr gemischte Ergebnisse, die aufgrund methodologischer Probleme schwierig auszulegen waren, nur wenige Studien berichteten von positiven Outcomes.
Ross et al. (2013)	Interventionen zur Reduktion aggressiven Verhaltens in Settings des Maßregelvollzugs	10	Identifizierten zwei RCTs, sechs Vorher-Nachher-Studien und sechs kleine Fallserien. Angesichts der unterschiedlichen Designs und Messtechniken konnte in den Ergebnissen keine klare Tendenz gefunden werden. Acht Studien beschrieben reduzierte physische Aggressivität. Sechs berichteten von signifikanten Reduktionen bei aggressionsverbundenen Variablen. Nur eine jedoch fand einen Rückgang gewalttätiger Rückfälligkeit bei der Verlaufskontrolle.

Tab. 25.2 (Fortsetzung)

Review	Fokus des Reviews	Anzahl Studien	Erkenntnisse
Frazier und Vela (2014)	DBT zur Reduzierung von Wut und Aggression	12	Sieben Studien waren RCTs. Es wurde keine mittlere Effektgröße berechnet, aber zehn der Studien beschrieben signifikante Reduktionen in den Kennwerten von Wut und aggressivem Verhalten; zwei stellten außerdem reduzierte gewalttätige Regelverstöße in Gefängnissen fest.
Wilson (2014)	Psychosoziale Behandlung von ASPS	6	Ermittelte drei RCTs und drei nichtkontrollierte Studien. Alle OR waren zugunsten der Behandlung ausgerichtet, allerdings war nur eine statistisch signifikant, bei einer Studie zu einer institutionsbasierten therapeutischen Gemeinschaft. Die wesentliche Outcome-Variable war dabei die Rate erneuter Gefängnisaufenthalte 12 Monate nach Entlassung. Kein*e Teilnehmer*in der Versuchsstichprobe war erneut im Gefängnis.
Bartlett et al. (2019)	Systematischer Review von Interventionen mit Straftäterinnen: Auswirkungen auf die psychische Gesundheit	17	Umfassendere Suche in 23 Datenbanken 1998–2013. Metaanalyse (11 Studien eingeschlossen) für drei Outcomes: Depression, Trauma und Gesamtbeurteilung der psychischen Gesundheit. Signifikante Reduktion der ersten beiden (OR −0,36 und −0,33), nicht aber für letzteres (OR −0,09). Signifikante Unterschiede zwischen den Studien hinsichtlich Outcomes und Qualität des Forschungsdesigns. Die Autorinnen schlossen, dass die Erkenntnisse keine robuste Evidenzbasis für die klinische Praxis bildeten.
Douglas et al. (2016)	Review von Interventionen zur Gewaltreduktion bei Personen mit schwerer psychischer Erkrankung	24 Studien (berichtet in 31 Publikationen)	Narratives Literaturreview zu insgesamt 24 Interventionsstudien: zwölf Studien zu KVT, fünf zu Aggressionsbewältigung (AB) und sieben zu DBT. Viele Studien hatten kleine Stichproben und keine Kontrollgruppen, manche hatten größere Stichproben, aber litten unter starkem Schwund. Mehrere Studien zeigten allerdings einige positive Outcomes (7/12 für CBT, 4/5 für AB, 5/7 für DBT).
Rampling et al. (2016)	Nichtpharmakologische Interventionen zu Gewalt bei Erwachsenen mit schweren psychischen Störungen	23	Identifizierte Studien zu KVT, DBT, Aggressionstherapie, Schematherapie, manualbasierten therapeutischen Straftäterprogrammen (Offending Behaviour Programmes, OPBs) sowie tiergestützter Therapie. Fand nur wenige hochqualitative Studien und bei den meisten ein hohes Verzerrungspotenzial. Allgemein keine aussagekräftigen Ergebnisse, aber einige vielversprechende Outcomes für KVT und OBPs.

(Fortsetzung)

Tab. 25.2 (Fortsetzung)

Review	Fokus des Reviews	Anzahl Studien	Erkenntnisse
Connell et al. (2017)	Systematisches Review von Studien zu sozialen Outcomes bei Straftäter*innen mit Persönlichkeitsstörung	11	Die Outcome-Variablen konnten nur bei fünf Studien extrahiert werden und umfassten Beschäftigungsverhältnis, Bildung, enge Beziehungen, Gemeinschaftsbeteiligung und andere soziale Fähigkeiten. Es waren sowohl pharmakologische als auch psychosoziale Interventionen enthalten. Es gab einige Hinweise auf positive Outcomes in Zusammenhang mit einer Beschäftigung. Keine der Veränderungen konnten jedoch eindeutig auf die Interventionen zurückgeführt werden.
Gaynes et al. (2017)	Prävention und Deeskalation von Aggression bei erwachsenen psychiatrischen Patienten	17 *n* = 3628	13/14 Studien waren kontrolliert. Es zeigten sich begrenzte Anhaltspunkte für die Wirksamkeit von Risikobeurteilung und multimodaler Interventionen. Erstere hatten einige Auswirkungen auf die Verminderung der Aggression selbst wie auch auf den Einsatz von physischem Zwang[1] und Isolationsmaßnahmen. Die Evidenzstärke wurde jedoch gering eingeschätzt und für andere Formen von Interventionen als unzureichend beschrieben.
Byrne und Ghráda (2019)	Auswirkungen von vier Therapietypen der dritten Welle auf psychische Gesundheit und Aggression	9	Systematischer Review der Effekte von Akzeptanz- und Commitment-Therapie und Compassion-Focused Therapy. Stellten Hinweise in acht Studien zu Ersterer fest, dass diese potenziellen Nutzen für Straftäter*innen mit psychischen Problemen hat, aber alle ermittelten Studien hatten methodologische Schwächen und zeigten nur sehr begrenzte Anzeichen auf Veränderungen. Zu den anderen beiden Therapiearten (metakognitiv und funktional-analytisch) konnten keine Studien gefunden werden.
MacInnes und Masino (2019)	Forensisch-psychiatrischen Patient*innen zur Verfügung stehende psychologische und psychosoziale Interventionen	9	Begrenzt auf RCTs mit Teilnehmer*innen älter als 18. Umfasste ein breites Spektrum von 31 Outcomes, davon 17 gewalt-/risikoverbunden und 10 symptombezogen. Das letztendliche Studienset enthielt fünf Arten von Interventionen. Die meisten Studien hatten ein geringes Verzerrungspotenzial. Nur 7/91 Vergleiche lieferten signifikante Ergebnisse und es zeigten sich keine konsistenten Assoziationen zwischen Art der Intervention und Art des Outcomes. Evidenzbasis wurde als „zu vielfältig, um reliabel zu sein" (S. 15) eingeschätzt.

Tab. 25.2 (Fortsetzung)

Review	Fokus des Reviews	Anzahl Studien	Erkenntnisse
Talbot et al. (2019)	Systematischer Review von arbeitsbezogenen Interventionen für Straftäter*innen mit psychischen Störungen	6	Review von drei RCTs, zwei QEs und einer Kohortenstudie zur Wirksamkeit von Programmen für Arbeitskompetenzen, mit dem Haupt-Outcome Anstellung. Die Interventionen zeigten große Unterschiede hinsichtlich ihres Formats. Begrenzte Hinweise auf Vorteile, aber in vier Studien zeigte sich Evidenz, dass die Teilnehmer*innen früher in Arbeit kamen als Kontrollgruppen. Keine eindeutigen Ergebnisse bezüglich Rückfälligkeit oder psychischen Zustands.
Gilling McIntosh et al. (2021)	Metaanalyse von psychologischen und psychosozialen Interventionen für stationäre forensische Patient*innen	28 unterschiedliche Studien (29 Publikationen)	Beibehaltene Studien umfassten elf RCTs, zwölf nicht-RCTs und fünf kontrollierte Vorher-Nachher-Studien. Von 14 gemessenen Outcomes stellten drei Aspekte von Aggression/Gewalt dar. Mittlere ES (Hedges *g*) lagen für Wut und Aggression bei 0,18 (nicht signifikant), für Symptome bei 0,24, für kriminelle Gesinnung 0,27, für Fähigkeit zu Problemlösung bei 0,36 sowie bei 0,44 für institutionelle Gewalt und Aggression. Letzteres greift auf nur drei Studien zurück und war nicht signifikant.
McGuire (2022)	Systematischer Review von RCTs zu Interventionen mit Personen mit diagnostizierter ASPS	17	Der Review war darauf ausgelegt, die Annahme zu prüfen, dass Menschen mit ASPS nicht behandelbar oder hochgradig therapieresistent sind. Außer in zweien wurden jedoch in allen Studien positive Veränderungen in den ASPS-Gruppen beobachtet. Es wurden keine Unterschiede zwischen Gruppen mit und ohne ASPS hinsichtlich der Outcomes festgestellt. Acht Studien stellten statistisch signifikante Veränderungen bei manchen Outcomes für die ASPS-Gruppen fest.

ASPS antisoziale Persönlichkeitsstörung, *CBT* cognitive-behavioural therapy, *DBT* Dialektisch-Behaviorale Therapie, *DPS* dissoziale Persönlichkeitsstörung, *ES* Effektgröße, *KVT* Kognitive Verhaltenstherapie, *OR* Odds Ratio (Chancenverhältnis) der Effektgröße, *QE* quasiexperimentelle Studie, *RCT* randomisierte kontrollierte Studie, *TAU* treatment-as-usual (herkömmliche Behandlung). Die Richtung der beschriebenen Odds Ratios variiert je nachdem, wie die Daten für die Analyse eingegeben wurden.

[1] engl. „restraint". In England wird die in Deutschland angewandte (mechanische) Fixierung nicht angewandt, „restraint" bedeutet hier das Festhalten einer Person.

Bei der Betrachtung dieser Ergebnisse in einem breiteren Rahmen sei erwähnt, dass eine Metaanalyse zur aggressionssenkenden Wirkung antipsychotischer Medikation bei Erwachsenen festgestellt hat, dass, auch wenn das Ziel erfolgreich erreicht wurde, die Effektgröße im Grunde der von nichtpharmakologischen Interventionen ähnelte. Da sich die Behandlung mit Antipsychotika nur „begrenzt erfolgversprechend" zeigte und darüber hinaus ungewollte Nebenwirkungen mit sich brachte, empfahlen die Autor*innen des Reviews, die Untersuchung anderer Interventionen „zu priorisieren" (van Schalkwyk et al. 2018, S. 456).

Hinsichtlich Personen, die Gewaltdelikte begangen haben und zusätzlich mit Persönlichkeitsstörungen (PS) diagnostiziert sind, sind die verfügbaren Forschungsergebnisse begrenzt. Bis dato wurde nur der emotionalinstabilen (oder Borderline-) PS genug Aufmerksamkeit geschenkt, um eine recht gut gesicherte Form von Intervention oder bevorzugter Therapie hervorzubringen, die Dialektisch-Behaviorale Therapie (DBT). Sie hat positive Wirkungen in klinischer Hinsicht, konnte aber damit einhergehend auch mit einer Senkung der Aggression assoziiert werden (Frazier und Vela 2014). Bei anderen Formen von PS, insbesondere bei dissozialer (oder antisozialer) PS, herrscht anhaltende Uneinigkeit darüber, ob überhaupt eine effektive Behandlung entwickelt werden kann, und es besteht weithin die Meinung, dass dieses Muster von PS vermeintlich „nicht behandelbar" sei oder eine Behandlung Betroffene sogar kränker mache (D'Silva et al. 2004).

Spätere Reviews zu diesem Thema weisen darauf hin, dass diese Annahmen haltlos sind und verworfen werden sollten. Wilson (2014) prüfte Studien, in denen Personen mit antisozialer Persönlichkeitsstörung (ASPS) mit solchen ohne diese Diagnose verglichen wurden. Es gab keine Unterschiede zwischen den Outcomes der beiden Gruppen: Die Behandlung war „für die Personen gleichermaßen wirksam, unabhängig von ihrem ASPS-Status" (2014, S. 43). McGuire (2022) identifizierte 18 Berichte zu 17 RCTs, von denen einige Vergleiche zwischen ASPS- und Nicht-ASPS-Gruppen enthielten, behielt jedoch nur jene mit Vergleichen zwischen behandelten und unbehandelten Teilnehmer*innen mit diagnostizierter ASPS bei. Bei ersterem Vergleich präsentierten sich in fast allen Studien gleichwertige Outcomes für die ASPS- wie für Nicht-ASPS-Stichproben. Bei letzterem Vergleich gab es in 16 von 18 Studien Hinweise auf Veränderungen in behandelten ASPS-Stichproben und in acht davon waren diese Unterschiede statistisch signifikant. Dies steht im Einklang mit den Erkenntnissen von Larsen et al. (2020), die drei Reviews zum Nutzen der Psychopathy Check List-Revised (PCL-R), die als Messinstrument für schwere Grade von ASPS gesehen wird, erarbeiteten. Larsen et al. stellten fest, dass die PCL-R-Werte nichts über die Outcomes der Rehabilitation oder die Behandlungsempfänglichkeit aussagten. Kurz gesagt ist es nicht so, dass Menschen selbst mit schwerer ASPS nicht behandelt werden könnten.

> Die weit verbreitete Annahme, dass Personen mit antisozialer Persönlichkeitsstörung oder Psychopathy nicht von psychosozialen Interventionen profitieren, ist wissenschaftlich nicht haltbar. Vielmehr gibt es mehrere Reviews, die keinen Unterschied in der Ansprechbarkeit auf Interventionen bei Personen mit und ohne solche Störungen feststellten.

25.4.4 Straftäter*innen mit Intelligenzminderungen

Zur Forschung mit dieser Gruppe von Klient*innen finden sich weniger Reviews. ◘ Tab. 25.3 zeigt die Ergebnisse von acht Forschungssynthesen zur Aggressions- oder Gewaltreduktion bei Menschen mit Intelligenzminderung. Es wurden zwar Stu-

Tab. 25.3 Reviews von Interventionen gegen Gewalt- oder Sexualstraftaten durch Personen mit Intelligenzminderungen (IM)

Review	Fokus des Reviews	Anzahl Studien	Erkenntnisse
Courtney und Rose (2004)	Narrativer Review von Studien zu männlichen Sexualstraftätern mit LB	31	Die meisten Studien waren entweder Einzelfallstudien oder hatten kleine Stichproben, nur sieben Studien hatten Stichproben >20. Hinweise auf signifikante Veränderungen wurden in Einstellungen und anderen Faktoren beobachtet, aber fehlende Kontrollgruppen und „methodologische Mängel in allen Studien lassen die Erkenntnisse unsicher erscheinen" (S. 233).
Ashman und Duggan (2008)	Systematischer Review von Interventionen für Sexualstraftäter*innen mit LB	0	Geplant war, RCTs zu sowohl pharmakologischer als auch psychologischer Behandlung zu reviewen. Die Autoren identifizierten 25 Studien, aber keine davon erfüllte die Einschlusskriterien: experimentelle Studie mit hinreichend erläuterten Details.
Cohen und Harvey (2016)	Systematischer Review von Interventionen für Sexualstraftäter*innen mit IM/LB, aber mit großem IQ-Bereich (49–83)	10 $n = 358$	Prüfte auf IM angepasste KVT-Behandlungsprogramme für Sexualstraftäter*innen in Gefängnissen, Maßregelkliniken oder der Gemeinde. Die meisten Studien stellten signifikante Verbesserungen bei Messwerten zu sexuellem Wissen, Opferempathie, kognitiven Variablen und Rückfälligkeit fest. Nachbeobachtungszeiten von 6–60 Monaten. Jedoch waren alle Studien Vorher-nachher-Vergleiche ohne Kontrollgruppe.
Marotta (2017)	Systematischer Review verhaltensbezogener Gesundheitsinterventionen für Sexualstraftäter*innen mit IM	18	Alle identifizierten Studien beinhalteten mehrere Fälle oder waren Vorher-nachher-Designs. Es wurden keine RCTs gefunden. Stichprobengrößen von 4–46. Von den 18 Studien nutzen 13 KVT, es gab nur jeweils eine Studie zu anderen Ansätzen. Es zeigten sich signifikante Behandlungsfortschritte bei der Verlaufskontrolle bei Wissens-, Einstellungs-, kognitiven und verhaltensbezogenen Kennwerten. Fehlende Kontrollgruppen und andere Mängel begrenzten eine eindeutige Schlussfolgerung in Bezug auf die Behandlungswirksamkeit.
Browne und Smith (2018)	Reduktion von Wut und Aggression bei Personen mit Intelligenzminderung in forensisch-psychiatrischen Einrichtungen	16	Die Studien waren größtenteils Fallserien, es gab aber vier RCTs; elf Studien zu KVT. In allen Studien wurden kurzfristige Verbesserungen beobachtet, einschließlich moderater bis großer Effektgrößen bei aggressionsbezogenen Variablen in den RCTs. Alle KVT-Studien stellten reduzierte Aggressionswerte fest. Alle zeigten jedoch einige methodologische Schwächen.

(Fortsetzung)

Tab. 25.3 (Fortsetzung)

Review	Fokus des Reviews	Anzahl Studien	Erkenntnisse
Patterson et al. (2019)	Systematischer Review von Therapien der dritten Welle für Erwachsene mit IM	20	Die Interventionen umfassten DBT, achtsamkeitsbasierte Therapie sowie Compassion-Focused Therapy. Sehr mangelhafte Designs und große Heterogenität bei den genutzten Kennwerten. Es gab einige Hinweise auf einen Rückgang herausfordernden/rechtswidrigen Verhaltens in Einzelfallstudien sowie auf einen Kompetenzzuwachs in anderen Studien. Die Ergebnisse bezüglich einer Reduktion psychischer Belastung waren durchwachsener.
Heppell et al. (2020)	Metaanalyse von Studien zu Gruppen-KVT bei Männern mit IM und Vorgeschichte von Sexualstraftaten	18 $n = 443$	Der Review beinhaltet eine Qualitätsbewertung der Studien. Von den identifizierten Studien wurden 16 als QE klassifiziert, aber alle waren Within-Group-Designs. Die Metaanalyse fand Effektgrößen von 1,58 für kognitive Verzerrungen, 0,53 für sexuelles Wissen, 0,78 für Opferempathie und 0,11 für erneutes Auftreten sexuell missbräuchlichen Verhaltens.
Jones und Chaplin (2020)	Systematischer Review von Behandlungen für Sexualstraftäter*innen mit IM	12	Review von Studien, die in gemeindebasierten oder gesicherten Einrichtungen durchgeführt wurden. Die Interventionen nutzten KVT oder achtsamkeitsbasierte Ansätze. Es wurden Verbesserungen bei kognitiven Verzerrungen, Opferempathie sowie sexuellem Wissen festgestellt. Es wurde keine Studie mit angemessener Kontrollprobe identifiziert, sodass keine Aussagen über die Behandlungseffekte gemacht werden können.

DBT Dialektisch-Behaviorale Therapie, *IM/LB* Intelligenzminderung, Lernbehinderung, *KVT* Kognitive Verhaltenstherapie, *QE* quasiexperimentelle Studie, *RCT* randomisierte kontrollierte Studie. Die Richtung der beschriebenen Odds Ratios variiert je nachdem, wie die Daten für die Analyse eingegeben wurden.

dien und Reviews zu den allgemeinen Auswirkungen von Psychotherapien bei dieser Klientenpopulation durchgeführt (z. B. Vereenooghe und Langdon 2013), und es wurden Reviews von Studien, die den Nutzen von manchmal zur Behandlung von Gewalt genutzten Interventionen wie etwa Aggressionsbewältigung bewerten, vorgenommen (e.g. Ali et al. 2015; Hamelin et al. 2013; Nicoll et al. 2013). Da die Studien in diesen Reviews jedoch keine Stichproben mit verurteilten Straftäter*innen oder inhaftierten Patient*innen beinhalteten, sind sie nicht in Tab. 25.3 enthalten.

Aufgrund der geringen Anzahl von Primärstudien in diesem Bereich beschäftigen sich mehrere der in Tab. 25.3 aufgeführten Reviews mit ähnlichen Themen. Sechs konzentrieren sich auf Personen mit Intelligenzminderungen, die Sexualstraftaten begangen haben. Die Anzahl der in diese Studien insgesamt eingeschlossenen Personen ist erheblich geringer als in anderen Fachgebieten. Dieser Bereich weist einen besonderen Mangel an angemessen entworfenen Evaluationen auf. Zu erwähnen sei jedoch, dass sich die Berichtsqualität der Studien im Zeitraum zwischen dem Review von Courtney und Rose (2004) und dem von Heppell et al. (2020) beträchtlich verbessert zu haben scheint. Dennoch ist dieses Gebiet weiterhin durch den Mangel gut kontrollierter Studien behindert. Die grundsätzliche Erkenntnis ist, dass es einige Hinweise auf eine positive Veränderung mehrerer für das Risiko erneuter Sexualdelikte relevanter Faktoren gibt, das Vertrauen in diese Ergebnisse aufgrund der mangelhaften Evaluationsdesigns jedoch eingeschränkt ist. Weiterhin zeigen die verfügbaren Forschungsergebnisse keinen Zusammenhang zwischen einer Veränderung der Risikofaktoren und der Senkung der Rate erneuter Sexualstraftaten.

25.4.5 Behandlung von Sexualstraftäter*innen

Einen weiteren Bereich von höchstem Interesse in der forensischen Psychiatrie bilden jene Personen, die Straftaten mit sexuellem und insbesondere sexuell gewalttätigem Hintergrund begangen haben. Wir fokussieren hier ausschließlich auf die Arbeit mit Erwachsenen, weisen aber darauf hin, dass mehrere Reviews zur Forschung mit jugendlichen Sexualstraftäter*innen existieren (s. z. B. Kettrey und Lipsey 2018). Uns ist weiterhin bewusst, dass es biologische Behandlungen gibt, einschließlich antilibidinaler Medikamente und sogar Kastration. ◘ Tab. 25.4 fasst die Erkenntnisse von 14 Metaanalysen, systematischen und Scoping Reviews zur Forschung zu erwachsenen Sexualstraftäter*innen seit 2000 zusammen.

Der Review von Schmucker und Lösel (2015, 2017) stellt eine Erweiterung vorheriger Arbeiten der Autoren dar (Lösel und Schmucker 2005; Schmucker und Lösel 2008). Zusammen bieten diese Reviews die bisher umfassendste Abdeckung dieses Bereichs. Der integrative Review von Kim et al. (2016) ist eine Reproduktion und Erweiterung einer früheren Zusammenstellung von sechs Metaanalysen von Craig et al. (2003), weshalb Letztere nicht in ◘ Tab. 25.4 auftaucht.

Die in ◘ Tab. 25.4 zusammengefassten Forschungsergebnisse weisen einige Auslegungsprobleme auf. Mehrere Reviews finden eine beträchtliche Menge an Hinweisen auf die Wirksamkeit der Behandlung, während andere nur wenig oder gar keine sehen. Der Hauptunterschied scheint in der Designqualität zu liegen, wobei erstere Reviews quasiexperimentelle Studien oder andere Arten von Forschung miteinbeziehen, letztere nur experimentelle, kontrollierte Studien umfassen. Die allgemeinen Schlussfolgerungen, die wir hieraus ziehen können, hängen also davon ab, wie wir über die Notwendigkeit randomisierter Studien als Grundlage für Rückschlüsse auf die Behandlungseffekte denken. Wir können RCTs mit ihrer hohen *internen Validität* als den „Goldstandard" betrachten, was sie aus wissenschaftlicher Perspektive sicherlich auch sind. Aber der Transfer solcher Studien in die Praxis stellt aufgrund des stark selektiven Charakters der Studienteilnehmer*innen sowie der Unterschiede zwischen studienbasierten Interventionen und üblicher klinischer Alltagspraxis seine eigenen Schwierigkeiten dar. Weniger kontrollierte Designs können ebenfalls informativ sein und haben höhere *externe Validität* und mögen daher für die praktische Anwendung relevanter sein. Ungeachtet dieser Schwierigkeiten erachten wir die verfügbare Evidenz als ausreichend, um zu schlussfolgern, dass eine Behandlung sexuelle Rückfalltaten re-

Tab. 25.4 Reviews von Interventionen zur Reduzierung von Sexualstraftaten und Gewalt

Review	Fokus des Reviews	Anzahl Studien	Erkenntnisse
Hanson et al. (2002)	Wirksamkeit psychologischer Behandlung für Sexualstraftäter*innen	43 (5078 behandelte, 4376 unbehandelte Teilnehmer*innen)	Alle außer vier Studien waren zu erwachsenen Teilnehmer*innen. Stellte mittlere Rückfallquoten bei Sexualdelikten bei behandelten und unbehandelten Gruppen von jeweils 12,3 % und 16,8 % fest, eine mittlere Effektgröße (OR) von 0,81 zugunsten der Behandlung, basierend auf einer durchschnittlichen Nachbeobachtungszeit von 46 Monaten. Dies ist zwar statistisch signifikant, aber nur ein kleiner Effekt, und es gab große Unterschiede zwischen den Studien.
Lösel und Schmucker (2005)	Review von Behandlungen von Sexualstraftäter*innen	69 $n = 22.181$	Umfasst organische, psychologische und andere Interventionen und erlaubte so 80 Tests zwischen behandelten und unbehandelten Gruppen. Stellte eine absolute Differenz von 6,4 Prozentpunkten für erneute Sexualstraftaten zwischen den Gruppen fest, entsprechend einer 37 %igen Reduzierung (OR = 1,70) für Gewalttaten zeigte sich eine 44 % Reduktion, für Straftaten allgemein 31 %. Sehr große mittlere Effektgröße für chirurgische Kastration (OR = 15,34) und großer Effekt für hormonelle Medikation (OR = 3,08). Kleinere, aber dennoch signifikante Effekte für verhaltensbezogene (OR = 2,19) und KVT-Interventionen (OR = 1,45).
Bilby et al. (2006); Brooks-Gordon et al. (2006)	Behandlung zur Reduktion der Rate an Sexualstraftaten inkl. QE- und RCT-Designs	9 RCTs 17 QEs 4 qualitative Studien	Von den RCTs wurden 8/9 Studien in Maßregelvollzugskliniken durchgeführt. Die Analyse zeigte kurzfristige Verbesserungen, aber die einzige Studie mit einer Verlaufskontrolle nach 10 Jahren fand in der behandelten Gruppe eine höhere Rate erneuter Verhaftungen als in der unbehandelten. Es wurden größere und besser kontrollierte Studien vorgeschlagen, um die Inkonsistenzen aufzuklären. Von den QE-Studien zeigten sieben positive und signifikante Effekte auf die Rate erneuter Verurteilungen, zehn allerdings nicht.

■ Tab. 25.4 (Fortsetzung)

Review	Fokus des Reviews	Anzahl Studien	Erkenntnisse
Doren und Yates (2008)	Behandlung psychopathischer Sexualstraftäter*innen	10 Evaluationen aus 4 Quellen	Nur eine Studie enthielt eine Vergleichsgruppe, daher wurden die Ergebnisse als nicht eindeutig angesehen. Wesentliche Erkenntnis war, dass manche Teilnehmer*innen, die die Psychopathiekriterien erfüllten, Hinweise auf Behandlungsfortschritt zeigten und Rückfallraten ähnlich von Personen außerhalb dieser Gruppe hatten. Die Autor*innen legten nahe, dass andere Faktoren als Psychopathie die Behandlungseffekte beeinflussten.
Hanson et al. (2009)	Behandlung von Sexualstraftäter*innen und Prüfung der Einhaltung des Risk-Need-Responsivity (RNR)-Modells	23	22 der Studien berichteten Ergebnisse zu erneuten Sexualdelikten, 10 zu Gewaltdelikten und 13 zu sonstigen Delikten. Odds Ratio (OR) für erneute Sexualstraftaten: 0,66; für allg. erneute Straftaten: 0,61. Für erneute Gewaltdelikte: 0,81 (nicht signifikant). Die Outcomes der Programme waren besser, je mehr der Prinzipien des RNR-Modells befolgt wurden. OR für erneute Sexualstraftaten waren: keine Einhaltung: 1,17; Befolgen eines Prinzips: 0,64; bei zwei Prinzipien: 0,63; bei drei Prinzipien: 0,21.
Dennis et al. (2012)	Cochrane-Review von psychologischen Interventionen zur Reduktion von Sexualstraftaten durch Erwachsene	10 $n = 944$	Review von RCTs, fünf zu KVT, vier zu Verhaltenstherapien, eine zu psychodynamischer Therapie. Bei einer Verlaufskontrolle nach 8 Jahren zeigte KVT keinen Effekt, verdeckte Sensibilisierung zeigte vielversprechende Ergebnisse. Die Autor*innen folgerten, dass die Forschung noch unzureichend war und weitere gut kontrollierte Studien nötig seien.
Långström et al. (2013)	Systematischer Review medizinischer und psychologischer Interventionen zur Prävention erneuter Straftaten durch Personen, die Kinder sexuell missbrauchen	8 von 22 infrage kommenden Studien erfüllten die Mindestqualitätsansprüche	Bei Begrenzung des Reviews auf Studien mit geringem oder moderatem Verzerrungspotenzial konnten nur fünf Studien zu verurteilten Erwachsenen beibehalten werden. Keine sichere Evidenz, um aussagekräftige Rückschlüsse auf die Wirksamkeit von KVT bei erwachsenen Sexualstraftäter*innen zuzulassen. Es konnte keine Studie mit akzeptabler Qualität zu pharmakologischen Behandlungen identifiziert werden, alle ermittelten hatten ein hohes Verzerrungspotenzial.

(Fortsetzung)

25

Tab. 25.4 (Fortsetzung)

Review	Fokus des Reviews	Anzahl Studien	Erkenntnisse
Grønnerød et al. (2015)	Evaluation von Outcomes von Psychotherapie bei Sexualstraftäter*innen, die Straftaten an Kindern verübt haben	14 1421 behandelt, 1509 unbehandelt	Studien nach Designqualität in zwei Gruppen eingeteilt: „gut/schwach“ und „aussortiert“. Einschlusskriterium mindestens 3 Jahre Nachbeobachtungszeit. Effektgröße (über Korrelationskoeffizienten) von 0,08 für aussortierte Studien, aber von 0,03 für gute/schwache Studien. Schlossen, dass die veröffentlichte Forschung auf akzeptablem Qualitätsniveau keine Evidenz für die Wirksamkeit einer psychologischen Behandlung dieser Gruppe zeigte.
Jennings und Deming (2015)	Verknüpfung von Forschungsevidenz und klinischer Praxis zu Gruppentherapie für Sexualstraftäter*innen	5 Reviews 43 Forschungsstudien 55 praxisbasierte Studien	Konzentriert sich auf Evaluierungen von sexualstraftäterspezifischen Behandlungsgruppen. Beschäftigt sich mit Faktoren, die die Ergebnisse beeinflussen, und weniger mit der allgemeinen Wirksamkeit der Behandlung. Drei Haupttendenzen: (a) bestimmte Eigenschaften der Therapeuten hatten direkte Auswirkung auf Outcomes, (b) der Grad des Gruppenzusammenhalts hatte spürbare Auswirkungen auf Outcomes, (c) Konfrontation ist kontraproduktiv.
Schmucker und Lösel (2015, 2017)	Metaanalyse qualitativ robuster Studien zur Behandlung von Sexualstraftäter*innen	27 4939 behandelte, 5488 unbehandelte Teilnehmer*innen	Review von psychosozialen Behandlungen mit Studien, die bestimmte Designkriterien erfüllen und Vergleichsgruppen enthalten. Beinhaltete fünf Studien zu jugendlichen Altersgruppen und zehn mit nicht definiertem Altersspektrum. Mittlere Effektgröße (OR) von 1,41 war statistisch signifikant und entsprach einer relativen Senkung der Rückfallraten von 26,3 %.
Kim et al. (2016)	Ergebnissynthese früherer metaanalytischer Reviews	11 Metaanalysen	Erweiterung eines früheren Reviews von sechs Metaanalysen von Craig et al. (2003) um fünf weitere. Die mittlere Effektgröße bei den ursprünglichen sechs lag bei $d = -0{,}20$, was eine durchschnittliche Senkung der Rückfallraten von 10 % bedeutete, bei den fünf weiteren war $d = -0{,}36$, eine Senkung von 22 %. Ein großer Anteil der Studien und Effektgrößen basierte jedoch auf Arbeiten mit Jugendlichen, die im Durchschnitt eine höhere mittlere Verringerung der Rückfallrate (24 %) als Erwachsene (5 %) zeigten. Es zeigte sich eine größere durchschnittliche Senkung für gemeindebasierte (17 %) als für institutionelle (10 %) Interventionen.

Tab. 25.4 (Fortsetzung)

Review	Fokus des Reviews	Anzahl Studien	Erkenntnisse
Soldino und Carbonell-Vajá (2017)	Systematischer Review und Metaanalyse von Studien zur Behandlung von Sexualstraftäter*innen	17 Studien (19 Artikel) *n* = 6681	Stellte signifikante Behandlungseffekte auf sexuelle (OR = 0,69) wie allgemeine (OR = 0,66) Rückfallraten fest, aber nicht für Gewalt. Durchschnittliche Rückfallrate für Sexualdelikte war 13,12 % für behandelte und 17,94 % für unbehandelte Gruppen. Es gab aber eine deutliche Heterogenität in den Ergebnissen und die Behandlungseffekte fanden sich nicht in den Outcome-Variablen der qualitativ hochwertigsten Studien.
Mpofu et al. (2018)	Scoping-Review zu KVT-Wirksamkeit bei Sexualstraftätern mit hohem und moderatem Risiko	10 3073 Teilnehmer KVT, 3588 andere Methoden	Review von KVT-Interventionen für erwachsene männliche Sexualstraftäter klassifiziert nach Risikograd, mit Verlaufskontrollen in Zeiträumen von 2 bis 12,4 Jahren. Stellte relativ zu anderen Methoden eine Verringerung der durchschnittlichen Rückfallraten fest: Sexualdelikte 10,25 % vs. 17,67 %, Gewaltdelikte 21,1 % vs. 32,6 %, Rückfalltaten allgemein 27,05 % vs. 51,05 %. Alle Raten erhöhten sich bei späteren Verlaufskontrollen.
Harrison et al. (2020)	Metaanalyse KVT-basierter Behandlungen von Sexualstraftäter*innen	25 *n* = 12.811	In den 25 Studien wurden 42 Effektgrößen berichtet. Durchsuchten 29 Datenbanken seit 1970. Fanden OR der Rückfallraten von 0,639 (Sexualstraftaten), 0,642 (Gewalttaten), 0,811 (allgemeine Straftaten) (die ersteren beiden waren statistisch signifikant). Stellten beträchtliche Heterogenität der Effektgrößen fest und positivere Effekte bei Studien, die in den 1990er-Jahren durchgeführt wurden, als bei früheren oder späteren. 40 % der Studien nutzten Intention-to-Treat-Analyse.

d standardisierte mittlere Differenz der Effektgrößen, *DBT* Dialektisch-Behaviorale Therapie, *KVT* Kognitive Verhaltenstherapie, *OR* Odds Ratio (Chancenverhältnis) der Effektgröße, *QE* quasiexperimentelle Studie, *RCT* randomisierte kontrollierte Studie. Die Richtung der beschriebenen Odds Ratios variiert je nachdem, wie die Daten für die Analyse eingegeben wurden.

duzieren kann – ein Standpunkt ähnlich dem, zu dem Eher und Pfäfflin (2011) vor einigen Jahren kamen.

25.4.6 Brandstiftung

Die letzte zu betrachtende Gruppe forensischer Patient*innen, die von PSI profitieren könnte, ist die der Brandstifter*innen. Diese bilden eine relativ kleine Gruppe in den forensischen Diensten mit recht abgegrenzten Eigenschaften und Beweggründen hinter ihren Taten. In England und Wales beispielsweise wurde nur 1 % der Gefängnispopulation aufgrund von Brandstiftung verurteilt und etwa 500 Personen (72 % männlich) waren 2018 unter dem britischen Mental Health Act psychiatrisch untergebracht (Collins et al. 2021). In einer australischen Studie wurde festgestellt, dass bei erwachsenen Brandstifter*innen eine höhere Rate psychiatrischer Diagnosen vorliegt, insbesondere affektive, Substanzmissbrauchs- und Persönlichkeitsstörungen, als bei anderen Straftäter*innen (Ducat et al. 2013). Die Neigung zur Brandstiftung kann sich mit einem hohen Risiko, andere Arten von Straftaten zu begehen, überschneiden, jedoch wird Brandstiftung häufig nicht in der Absicht, Verletzungen herbeizuführen, begangen und ist somit nicht notwendigerweise eine Gewalttat im Hinblick auf den rechtlichen Aspekt des subjektiven Tatbestands (*mens rea*). Während einige Fälle der Brandstiftung von aggressiven Absichten wie dem Verlangen nach Rache oder Vergeltung geleitet sind (Gannon et al. 2012), existieren eine ganze Reihe anderer Beweggründe, wie etwa Gruppendruck oder der Wunsch, eine andere Straftat zu vertuschen.

Leider ist die Evidenzbasis für PSI als Intervention zur Reduktion brandstifterischen Verhaltens deutlich kleiner als die für den breiteren Kontext der Gewalttaten. Bei der Planung von Diensten wird normalerweise eine klare Trennung zwischen Straftäter*innen mit und ohne Intelligenzminderung und/oder Autismus gezogen. Etwa 8 % aller Brandstifter*innen erfüllen die Kriterien für Letzteres (Collins et al. 2021), und dieser Aspekt des klinischen Profils der Patient*innen hat wichtige Implikationen für die Entwicklung geeigneter Interventionen.

Ein systematischer Review von Collins et al. (2021) identifizierte eine Reihe von PSI-Evaluationen in Stichproben erwachsener Brandstifter*innen mit einer Intelligenzminderung. Viele davon waren Standardvarianten einer Intervention wie Aggressionsbewältigung oder das Training sozialer Fertigkeiten für Straftäter*innen, ohne an den Kontext des Brandstiftens angepasst worden zu sein. Im Gegensatz dazu entwickelten und prüften Taylor et al. (2002) vor einiger Zeit eine gruppenbasierte, speziell auf Brandstifter*innen mit Intelligenzminderungen angepasste Intervention. In einer gemischtgeschlechtlichen forensisch-psychiatrischen Gruppe wurden nach 40 Therapiesitzungen signifikante Verbesserungen verschiedener feuerbezogener und allgemeinerer Selbsteinschätzungsfaktoren festgestellt. Ähnliche Verbesserungen wurden daraufhin in einer weiblichen Gruppe in einer hoch gesicherten forensisch-psychiatrischen Einrichtung beobachtet (Taylor et al. 2006). Die Teilnehmenden übten das angegebene brandstifterische Verhalten in den 2 Jahren nach der Behandlung nicht aus.

Ein früherer systematischer Interventionsreview zielte darauf ab, Evaluationen zu identifizieren, die erwachsene Brandstifter*innen ohne intellektuelle Defizite beinhalteten (Curtis et al. 2012). Bemerkenswerterweise konnten in der einzigen in diesem Review ermittelten KVT-Evaluation mit Erwachsenen, durchgeführt im niederländischen TBS-System, signifikante Verbesserungen in einer Reihe von Outcomes der psychischen Gesundheit festgestellt werden (Timmerman und Emmelkamp 2005).

Allerdings bezog sich keine dieser Verbesserungen explizit auf brandstifterisches Verhalten, und die Teilnehmer*innen wiesen eine heterogene kriminelle Vorgeschichte auf. Eine spätere britische Studie von Gannon et al. (2015) präsentiert einen Vergleich zwischen einer speziellen Gruppentherapie für Brandstifter*innen in zwei Gefängnissen und herkömmlicher Behandlung (TAU, treatment-as-usual) in fünf anderen Gefängnissen. Unter den Insass*innen in der spezialisierten Gruppe waren vielversprechende kurzfristige Veränderungen zu beobachten. Die Teilnehmer*innen zeigten ein geringeres Interesse an Feuer und verminderte weitere Risikofaktoren, die bei einer Verlaufskontrolle nach 3 Monaten aufrechterhalten waren. Diese, wenn auch begrenzten, Ergebnisse stimmten zuversichtlich.

Ellis-Smith (2017) hat die Arten von Interventionen, die aus anderen Gründen auf diesem Gebiet mit größter Wahrscheinlichkeit wirksam sind, beschrieben. Wie auch anderswo basieren sie oft auf KVT- und verwandten Ansätzen, die auf das Problem des Interesses an Feuer, kognitive Verzerrungen, Selbstregulation und andere relevante Variablen angewandt werden. Es gibt jedoch bisher kaum Outcome-Evaluationen, auf deren Basis Vorschläge für die Praxis gemacht werden könnten. Daher ist es zu diesem Zeitpunkt trotz einiger vorläufiger positiver Hinweise nicht möglich, gesicherte Aussagen zu machen. Wieder einmal wird die Evidenzbasis durch viele der Grenzen der Forschung in diesem vernachlässigten Bereich gehindert: sehr geringe Stichprobenumfänge, kurze Nachbeobachtungszeit, wenige verhaltensbezogene Outcomes sowie fehlende Kontrollgruppen.

Fazit

Das in diesem Kapitel zusammengefasste Material deutet darauf hin, dass es bei der Arbeit mit Erwachsenen mit einer Vorgeschichte interpersoneller Gewalt Ansätze gibt, die die Wahrscheinlichkeit der erneuten Ausübung dieses Verhaltens erfolgreich senken können. Dies bezieht sich auf Personen im Strafvollzug, auf Straftäter*innen mit psychischen Störungen, auf Personen mit Intelligenzminderungen, auf verurteilte Sexualstraftäter*innen sowie – auch wenn wir hierfür bisher nur vorläufige Hinweise haben – auf Brandstifter*innen.

Die folgende Darstellung kann möglicherweise verzerrt sein, da bis dato zu einigen Formen von Interventionen mehr geforscht wurde als zu anderen.

Die meisten der evaluierten Methoden beinhalten Versuche, Muster in den Verbindungen zwischen Gedanken, Gefühlen und Verhalten zu ändern. Bei der Arbeit mit Straftäter*innen umfassen solche Methoden das Training der Selbstkontrolle, Stressimpfung und Aggressionsbewältigung, das Training sozialer oder interpersoneller Kompetenzen; kognitive Umstrukturierung; das Training kognitiver Fähigkeiten und Perspektivübernahme sowie therapeutische Gemeinschaften. Größere Effekte erhält man durch die Kombination verschiedener Elemente dieser Ansätze (*multimodale* Programme).

Es wäre jedoch unbedacht, allzu rasche oder drastische Veränderungen zu erwarten. Der Transfer der Forschung in die Praxis ist ein unsicherer Prozess. Keine Form von PSI funktioniert unabhängig von dem Setting, in dem sie stattfindet, und es ist daher essenziell, den Kernaspekten bei der Umsetzung von Interventionen Beachtung zu schenken. Die Wahrscheinlichkeit eines positiven Resultats kann durch Anwendung mehrerer Verfahrensweisen, einschließlich der Nutzung gut validierter Beurteilungen, durch Befolgung des Risk-Need-Responsivity (RNR)-Modells sowie durch das Verständnis des Wesens der kausalen Bahnen zwischen Symptomen psychiatrischer Störungen und antisozialem Verhalten im individuellen Falle erhöht werden. Zusätzlich müssen mehrere Aspekte der Organisation forensisch-psychiatrischer Einrichtungen genutzt werden, um die Möglichkeit positiver Effekte zu maximieren. Selbstverständlich muss das Personal, welches die psychosozialen Therapien durchführt, entsprechend geschult und qualifiziert sein. Es sollten jedoch auch andere, nicht direkt damit beschäftigte Personen den Charakter dieser Arbeit kennen, um den Behandlungsprozess zu unterstützen und ihm nicht entgegenzusteuern. Dies trifft in ähnlicher Weise auf die Leiter*innen einer Organisation zu.

Der Bestand an Forschungsmaterial leidet jedoch, wie es bedauerlicherweise auch in vielen anderen Gebieten ist, unter einigen wiederkehrenden Mängeln. Die Forschungsdesigns weisen häufig Schwächen auf, was zu Verzerrungspotenzialen und Auslegungsproblemen führt. Die Stichproben sind oft nur von geringer Größe und von deutlichem Schwund betroffen. Abgesehen von einigen Ausnahmen ist die Nachbeobachtungszeit typischerweise recht kurz. Die verschiedenen Methoden, die in der Beurteilungs- wie in der Evaluationsphase eingesetzt werden, machen Vergleiche zwischen Studien schwierig.

Wie zuvor erwähnt baut sich das Muster, auf Gewalt zurückzufallen, normalerweise über einen langen Entwicklungszeitraum hinweg auf. Studien, die verschiedene „Behandlungsdosierungen" in Bezug auf die in der Intervention verbrachte Zeit miteinander vergleichen, lassen darauf schließen, dass eine effektive Reduktion gewalttätigen Verhaltens eine erhebliche Zeitinvestition erfordert.

Um eine effektive Reduktion gewalttätigen Verhaltens zu erreichen, bedarf es im Bereich von 200–300 Stunden der Teilnahme an einer Therapie oder strukturierten Programmen (Bourgon und Armstrong 2005), eingebettet in ein unterstützendes Setting.

Dies entspricht z. B. drei zweistündigen Sitzungen pro Woche über 9–12 Monate, die – und dies ist maßgeblich – in ein unterstützendes Setting eingebettet sein müssen (Rahman et al. 2018; Serin et al. 2009). In Fällen, in denen die Aggressivität mit stärker verwurzelten Persönlichkeitsmerkmalen zusammenhängt, werden höchstwahrscheinlich noch längere Zeiträume in einer Stationsumgebung mit Merkmalen einer therapeutischen Gemeinschaft nötig sein.

Literatur

Ali A, Hall I, Blickwedel J, Hassiotis A (2015) Behavioural and cognitive-behavioural interventions for outwardly-directed aggressive behaviour in people with intellectual disabilities. Cochrane Database Syst Rev Issue 4:Art. No.: CD003406

Andrews DA (2012) The risk-need-responsivity (RNR) model of correctional assessment and treatment. In: Dvoskin JA, Skeem JL, Novaco RW, Douglas KS (Hrsg) Using social science to reduce violent offending. Oxford University Press, New York, S 127–156

Ashman LLM, Duggan L (2008) Interventions for learning disabled sex offenders (Review). Cochrane Database Syst Rev 1:CD003682. https://doi.org/10.1002/14651858.CD003682.pub2

Auty KM, Cope A, Liebling A (2017) Psychoeducational programs for reducing prison violence: A systematic review. Aggress Violent Behav 33:126–143. https://doi.org/10.1016/j.avb.2017.01.018

Bartlett A, Jhanji E, White S, Harty MA, Scammell J, Allen S (2019) Interventions with women offenders: a systematic review and meta-analysis of mental health gain. J Forensic Psychiatry Psychol 26(2):133–165

Beech A, Freemantle N, Power C, Fisher D (2015) An examination of potential biases in research designs used to assess the efficacy of sex offender treatment. J Aggress Confl Peace Res 7(4): 204–222

Bilby C, Brooks-Gordon B, Wells H (2006) A systematic review of psychological interventions for sexual offenders II: Quasi-experimental and qualitative data. J Forensic Psychiatry Psychol 17:467–484

Bonta J, Andrews DA (2017) The psychology of criminal conduct, 6. Aufl. Routledge/Taylor and Francis, London/New York

Bourgon G, Armstrong B (2005) Transferring the principles of effective treatment into a „real world“ prison setting. Crim Justice Behav 32:3–25
Braga AA, Weisburd DL (2012) The effects of „pulling levers“ focused deterrence strategies on crime. Campbell Syst Rev 2012:6. https://doi.org/10.4073/csr.2012.6
Braga AA, Weisburd DL (2015) Focused deterrence and the prevention of violent gun injuries: practice, theoretical principles, and scientific evidence. Annu Rev Public Health 36:55–68
Braga T, Gonçalves LC, Basto-Pereira M, Maia Â (2017) Unraveling the link between maltreatment and juvenile antisocial behavior: a meta-analysis of prospective longitudinal studies. Aggress Violent Behav 33:37–50
Brooks-Gordon B, Bilby C, Wells H (2006) A systematic review of psychological interventions for sexual offenders I: randomised control trials. J Forensic Psychiatry Psychol 17:442–466
Browne C, Smith IC (2018) Psychological interventions for anger and aggression in people with intellectual disabilities in forensic services. Aggress Violent Behav 39:1–14. https://doi.org/10.1016/j.avb.2018.01.002
Burgess RA, Jain S, Petersen I, Lund C (2020) Social interventions: a new era for global mental health? Lancet Psychiatry 7:118–119. https://doi.org/10.1016/S2215-0366(19)30397-9
Byrne G, Ghráda AN (2019) The application and adoption of four ‘third wave’ psychotherapies for mental health difficulties and aggression within correctional and forensic settings: a systematic review. Aggress Violent Behav 46:45–55
Cohen G, Harvey J (2016) The use of psychological interventions for adult male sex offenders with a learning disability: a systematic review. J Sex Aggress 22(2):206–223
Collins J, Barnoux M, Langdon PE (2021) Adults with intellectual disabilities and/or autism who deliberately set fires: a systematic review. Aggress Violent Behav 56. https://doi.org/10.1016/j.avb.2020.101545
Connell C, Furtado V, McKay EA, Singh SP (2017) How effective are interventions to improve social outcomes among offenders with personality disorder: a systematic review. BMC Psychiatry 12:368. https://doi.org/10.1186/s12888-017-1536-3
Courtney J, Rose J (2004) The effectiveness of treatment for male sex offenders with learning disabilities: a review of the literature. J Sex Aggress 10(2):215–236
Craig LA, Browne KD, Stringer I (2003) Treatment and sexual offence recidivism. Trauma Violence Abuse 4(1):70–89
Curtis A, McVilly K, Day A (2012) Arson treatment programmes for offenders with disability: a systematic review of the literature. J Learn Disabil Offend Behav 3(4):186–205
D’Silva K, Duggan C, McCarthy L (2004) Does treatment really make psychopaths worse? A review of the evidence. J Personal Disord 18:163–177
Dennis JA, Khan O, Ferriter M, Huband N, Powney MJ, Duggan C (2012) Psychological interventions for adults who have sexually offended or at risk of offending. Cochrane Database Syst Rev Issue 12:Art. No.: CD007507
Doren DM, Yates PM (2008) Effectiveness of sex offender treatment for psychopathic sexual offenders. Int J Offend Ther Compar Criminol 52:234–245
Douglas KS, Nicholls TL, Brink J (2016) Interventions for the reduction of violence by persons with severe mental illness. In: Kleespies PM (Hrsg) The Oxford handbook of behavioral emergencies and crises. Oxford University press, New York, S 466–488
Dowden C, Andrews DA (2000) Effective correctional treatment and violent reoffending: a meta-analysis. Can J Criminol Crim Justice 42(4):449–467
Ducat L, Ogloff JRP, McEwan T (2013) Mental illness and psychiatric treatment amongst firesetters, other offenders and the general community. Aust N Z J Psychiatry 47(10):945–953
Eher R, Pfäfflin F (2011) Adult sexual offender treatment – is it effective? In: Boer DP, Eher LA, Craig MH, Miner, Pfäfflin F (Hrsg) International perspectives on the assessment and treatment of sexual offenders: theory, practice and research. Wiley-Blackwell, Chichester, S 3–12
Ellis-Smith T (2017) Firesetters: a review of theory, facts, and treatment. In: Petherick W, Sinnamon G (Hrsg) The psychology of criminal and antisocial behavior. Elsevier, Amsterdam, S 549–564
England MJ, Butler AS, Gonzalez ML (Hrsg) (2015) Psychosocial interventions for mental and substance use disorders: a framework for establishing evidence-based standards. National Academies Press, Washington, DC. https://www.ncbi.nlm.nih.gov/books/NBK321284/
Fazel S, Danesh J (2002) Serious mental disorder in 23,000 prisoners: a systematic review of 62 surveys. Lancet 359:545–550
Fazel S, Seewald K (2012) Severe mental illness in 33,588 prisoners worldwide: systematic review and meta-regression analysis. Br J Psychiatry 200:364–373
Fazel S, Xenitidis K, Powell J (2008) The prevalence of intellectual disabilities among 12000 prisoners – a systematic review. Int J Law Psychiatry 31:369–373
Frazier SN, Vela J (2014) Dialectical behaviour therapy for the treatment of anger and aggressive

behaviour: a review. Aggress Violent Behav 19:156–163

French, S Gendreau P (2006) Reducing Prison Misconducts: What works! Crim Justice Behav 33(2): 185–218. https://doi.org/10.1177/0093854805284406

Gannon TA, Ciardha ÓC, Doley RM, Alleyne E (2012) The multi-trajectory theory of adult firsesetting (M-TTAF). Aggress Violent Behav 17:107–121

Gannon TA, Alleyne E, Butler H, Danby H, Kapoor A, Lovell T, Mosova K, Spruin E, Tostevin T, Tyler N, Ciardha ÓC (2015) Specialist group therapy for psychological factors associated with firesetting: evidence of a treatment effect from a non-randomized trial with male prisoners. Behav Res Ther 73:42–51

Gannon TA, Olver ME, Mallion JS, James M (2019) Does specialized psychological treatment for offending reduce recidivism? A meta-analysis examining staff and program variables as predictors of treatment effectiveness. Clin Psychol Rev. https://doi.org/10.1016/j.cpr.2019.101752

Gaynes BN, Brown CL, Lux LJ, Brownley KA, Van Dorn RA, Edlund MJ, Coker-Schwimmer E, Weber RP, Sheitman B, Zarzar T, Viswanathan M, Lohr KN (2017) Preventing and de-escalating aggressive behavior among adult psychiatric patients: a systematic review of the evidence. Psychiatr Serv 68:819–831

Georgieva I, Whittington R, Lauvrud C, Steinert T, Wilkman S, Lepping P, Duxbury J, Snorrason J, Mihai A, Berring LL, Raveesh BN, Vesselinov R (2019) International variations in mental-health law regulating involuntary commitment of psychiatric patients as measured by the mental health legislation attitudes scale. Med Sci Law 59(2):104–114

Gibbon S, Duggan C, Stoffers J, Huband N, Völlm B, Ferriter M, Lieb K (2010) Psychological interventions for antisocial personality disorder (Review). Cochrane Libr Issue 6. www.ncbi.nlm.nih.gov/pubmed/20556783

Gilling McIntosh LG, Janes S, O'Rourke S, Thomson LDG (2021) Effectiveness of psychological and psychosocial interventions for forensic mental health inpatients: a meta-analysis. Aggress Violent Behav 58:101551

Gottfried ED, Christopher SC (2017) Mental disorders among criminal offenders: a review of the literature. J Correct Health Care 23(3):336–346

Groebel J, Hinde RA (Hrsg) (1989) Aggression and war: their biological and social bases. Cambridge University Press, Cambridge

Grønnerød C, Grønnerød JS, Grøndahl P (2015) Psychological treatment of sexual offenders against children: a meta-analytic review of treatment outcome studies. Trauma Violence Abuse 16(3):280–290

Gühne U, Weinmann S, Arnold K, Becker T, Riedel-Heller SG (2015) S3 Guideline on psychosocial therapies in severe mental illness: evidence and recommendations. Eur Arch Psychiatry Clin Neurosci 256(3):173–188

Hamelin J, Travis R, Sturmey P (2013) Anger management and intellectual disabilities: a systematic review. J Ment Health Res Intellect Disabil 6:60–70

Hanson RK, Gordon A, Harris AJR, Marques JK, Murphy W, Quinsey VL, Seto MC (2002) First report of the collaborative outcome data project on the effectiveness of psychological treatment for sex offenders. Sex Abuse J Res Treat 14:169–194

Hanson RK, Bourgon G, Helmus L, Hodgson S (2009) The principles of effective correctional treatment also apply to sexual offenders: a meta-analysis. Crim Justice Behav 36(9):865–891

Harrison JL, O'Toole SK, Ammen S, Ahlmeyer S, Harrell SN, Hernandez JL (2020) Sexual offender treatment effectiveness within cognitive-behavioral programs: a meta-analytic investigation of general, sexual, and violent recidivism. Psychiatry Psychol Law 27(1):1–25. https://doi.org/10.1080/13218719.2018.1485526

Henwood KS, Chou S, Browne KD (2015) A systematic review and meta-analysis on the effectiveness of CBT informed anger management. Aggress Violent Behav 25:280–292

Heppell S, Jones C, Rose J (2020) The effectiveness of cognitive-behavioural therapy group-based interventions for men with intellectual disabilities and sexual offending histories: a meta-analysis. Int J Dev Disabil. https://doi.org/10.1080/20473869.2020.1845933

Hockenhull JC, Whittington R, Leitner M, Barr W, McGuire J, Cherry MG, Flentje R, Quinn B, Dundar Y, Dickson R (2012) A systematic review of prevention and intervention strategies for populations at high risk of engaging in violent behaviour: update 2002–8. Health Technol Assess 16(3):1–145

Horowitz D, Guyer M, Sanders K (2015) Psychosocial approaches to violence and aggression: contextually anchored and trauma-informed interventions. CNS Spectrums 20(3):190–199

Jennings JL, Deming A (2015) Review of the empirical and clinical support for group therapy specific to sexual abusers. Sex Abus 29(8):731–764

Jolliffe D, Farrington DP (2009) Effectiveness of interventions for adult male violent offenders. Swedish National Council for Crime Prevention, Stockholm

Jones E, Chaplin E (2020) A systematic review of the effectiveness of psychological approaches in the treatment of sex offenders with intellectual disabilities. J Appl Res Intellect Disabil 33:79–100

Kettrey SH, Lipsey MW (2018) The effects of specialized treatment on the recidivism of juvenile sex offenders: a systematic review and meta-analysis. J Exp Criminol 14:361–387

Kim B, Benekos PJ, Merlo AV (2016) Sex offender recidivism revisited: review of recent meta-analyses on the effects of sex offender treatment. Trauma Violence Abuse 17:105–117. https://doi.org/10.1080/13218719.2018.1485526

Långström N, Enebrink P, Laurén E-M, Lindblom J, Werkö S, Hanson RK (2013) Preventing sexual abusers of children from reoffending: systematic review of medical and psychological interventions. Br Med J 347. https://doi.org/10.1136/bmj.f4630

Larsen RR, Jalava J, Griffiths S (2020) Are Psychopathy Checklist (PCL) psychopaths dangerous, untreatable, and without conscience? A systematic review of the empirical evidence. Psychol Public Policy Law 26(3):297–311

Lösel F (2018) Evidence comes by replication, but needs differentiation: the reproducibility issue in science and its relevance for criminology. J Exp Criminol 14:257–278. https://doi.org/10.1007/s11292-017-9297-z

Lösel F, Schmucker M (2005) The effectiveness of treatment for sexual offenders: a comprehensive meta-analysis. J Exp Criminol 1:117–146

MacInnes D, Masino S (2019) Psychological and psychosocial interventions offered to forensic mental health inpatients: a systematic review. BMJ Open 9:e024351

Marotta PL (2017) A systematic review of behavioral health interventions for sex offenders with intellectual disabilities. Sex Abuse J Res Treat 29(2):148–185

Martin MS, Dorken SK, Wamboldt AD, Wootten SE (2012) Stopping the revolving door: a meta-analysis on the effectiveness of interventions for criminally involved individuals with major mental disorders. Law Hum Behav 36:1–12

McGuire J (2013) „What works" to reduce reoffending: 18 years on. In: Craig L, Dixon J, Gannon TA (Hrsg) What works in offender rehabilitation: an evidence-based approach to assessment and treatment. Wiley-Blackwell, Chichester, S 20–49

McGuire J (2020) What works with violent offenders? A response to „nothing works". In: Wormith SJ, Craig LA, Hogue T (Hrsg) The Wiley handbook on what works in violence risk management: theory, research and practice. Wiley, Chichester, S 53–78

McGuire J (2022) Psychosocial treatment. In: Black DW, Kolla N (Hrsg) Textbook of antisocial personality disorder. American Psychiatric Publishing, Washington, DC, S 389–418

Morgan RD, Flora DB, Kroner DG, Mills JF, Varghese F, Steffan JS (2012) Treating offenders with mental illness: a research synthesis. Law Hum Behav 36:37–50

Mpofu E, Athanasou JA, Rafe C, Belshaw SH (2018) Cognitive-behavioral therapy efficacy for reducing recidivism rates of moderate- and high-risk sexual offenders: a scoping systematic literature review. Int J Offend Ther Compar Criminol 62(1):170–186

Nicoll M, Beail N, Saxon D (2013) Cognitive behavioural treatment of anger in adults with learning disabilities: a systematic review and meta-analysis. J Appl Res Intellect Disabil 26:47–62

Novaco RW, Whittington R (2013) Anger regulation for psychotic patients. In: Fernandez E (Hrsg) Treatments for anger in specific populations: theory, application, and outcome. Oxford University Press, New York, S 114–137

Papalia N, Spivak B, Daffern M, Ogloff JRP (2019) A meta-analytic review of the efficacy of psychological treatments for violent offenders in correctional and forensic mental health settings. Clin Psychol Sci Pract 26:e12282

Patterson CW, Williams J, Jones R (2019) Third-wave therapies and adults with intellectual disabilities: a systematic review. J Appl Res Intellect Disabil 32:1295–1309

Penney SR, Seto MC, Crocker AG, Nicholls TL, Grimbos T, Darby PL, Simpson AIF (2019) Changing characteristics of forensic psychiatric patients in Ontario: a population-based study from 1987 to 2012. Soc Psychiatry Psychiatr Epidemiol 54(5):627–638

Rahman S, Poynton S, Wan W-Y (2018) The effect of the violent offender treatment program (VOTP) on offender outcomes. Crime and Justice Bulletin, Number 216. New South Wales Bureau of Crime Statistics and Research, Sydney

Rampling J, Furtado V, Winsper C, Marwaha S, Lucca G, Livanou M, Singh SP (2016) Non-pharmacological interventions for reducing aggression and violence in serious mental illness: a systematic review and narrative synthesis. Eur Psychiatry 34:17–28

Reid JB, Patterson GR, Snyder J (2002) Antisocial behavior in children and adolescents: a developmental analysis and model for intervention. American Psychological Association, Washington, DC

Reidy DE, Kearns MC, DeGue S (2013) Reducing psychopathic violence: a review of the treatment literature. Aggress Violent Behav 18:527–538

Riemer M, Reich SM, Evans SC, Nelson G, Prilleltensky I (2020) Community psychology: In pursuit of liberation and well-being, 3. Aufl. Macmillan Education and Red Globe Press, London

Ross J, Quayle E, Newman E, Tansey L (2013) The impact of psychological therapies on violent behaviour in clinical and forensic settings: a systematic review. Aggress Violent Behav 18:761–773

Saini M (2009) A meta-analysis of the psychological treatment of anger: developing guidelines for evidence-based practice. J Am Acad Psychiatr Law 37:473–488

van Schalkwyk GI, Beyer C, Johnson J, Deal M, Bloch MH (2018) Antipsychotics for aggression in adults: a meta-analysis. Prog Neuro-Psychopharmacol Biol Psychiatry 81:452–458

Schmucker M, Lösel F (2008) Does sexual offender treatment work? A systematic review of outcome evaluations. Psicothema 20:10–19

Schmucker M, Lösel F (2015) The effects of sexual offender treatment on recidivism: an international meta-analysis of sound quality evaluations. J Exp Criminol 11:597–630

Schmucker M, Lösel F (2017) Sexual offender treatment for reducing recidivism among convicted sex offenders: a systematic review and meta-analysis. Campbell Syst Rev 2017:8. https://doi.org/10.4073/csr.2017.8

Serin RC, Gobeil R, Preston DL (2009) Evaluation of the persistent violent offender treatment program. Int J Offend Ther Compar Criminol 53:57–73

Serin RC, Lloyd CD, Helmus L, Derkzen DM, Luong D (2013) Does intra-individual change predict offender recidivism? Searching for the Holy Grail in assessing offender change. Aggress Violent Behav 18:32–53

Soldino V, Carbonell-Vajá EJ (2017) Effect of treatment on sex offenders' recidivism: a meta-analyis. Anal Psycol 33(3):578–588

Talbot EC, Völlm B, Khalifa N (2019) Effectiveness of work skills programmes for offenders with mental disorders: a systematic review. Crim Behav Ment Health 27:40–58

Taylor JL, Thorne I, Robertson A, Avery G (2002) Evaluation of a group intervention for convicted arsonists with mild and borderline intellectual disabilities. Crim Behav Ment Health 12(4):282–293

Taylor JL, Robertson A, Thorne I, Belshaw T, Watson A (2006) Responses of female fire-setters with mild and borderline intellectual disabilities to a group intervention. J Appl Res Intellect Disabil 19(2):179–190

Timmerman IGH, Emmelkamp PMG (2005) The effects of cognitive-behavioral treatment for forensic inpatients. Int J Offend Ther Compar Criminol 49(5):590–606

Vereenooghe L, Langdon PE (2013) Psychological therapies for people with intellectual disabilities: a systematic review and meta-analysis. Res Dev Disabil 34(11):4085–4102

Weisburd D, Farrington DP, Gill C (Hrsg) (2016) What works in crime prevention and rehabilitation: lessons from systematic reviews. Springer, New York

Weisburd D, Farrington DP, Gill C et al (2017) What works in crime prevention and rehabilitation: an assessment of systematic reviews. Criminol Public Policy 16:415–449

Whittington R, McGuire J (2020) Violence rewired: evidence and strategies for public health action. Cambridge University Press, Cambridge

Whittington R, Richter D (2005) Interactional aspects of violent behaviour on acute psychiatric wards. Psychol Crime Law 11(4):377–388

Wilson HA (2014) Can antisocial personality be treated? A meta-analysis examining the effectiveness of treatment in reducing recidivism for individuals diagnosed with ASPD. Int J Forensic Ment Health 13:36–46

World Health Organization (WHO) (2014) Global status report on violence prevention. World Health Organisation, Geneva

World Health Organization (WHO) (2016) INSPIRE: seven strategies for ending violence against children. World Health Organisation, Geneva

Yount KM, Krause KH, Miedema SS (2017) Preventing gender-based violence victimization in adolescent girls in lower-income countries: systematic review of reviews. Soc Sci Med 192:1–13

Dialektisch-Behaviorale Therapie

Deniz Cerci

Inhaltsverzeichnis

B. Völlm, B. Schiffer (Hrsg.), *Forensische Psychiatrie*, https://doi.org/10.1007/978-3-662-64465-2_26

26.1 Was ist DBT?

Die Dialektisch-Behaviorale Therapie (DBT) wurde von Marsha Linehan entwickelt und das zugehörige Behandlungsmanual im Jahr 1993 veröffentlicht (Linehan 1993a, b). Fokus der DBT-Behandlung waren ursprünglich maladaptive Verhaltensweisen und nicht bestimmte Diagnosen, doch etablierte sich die DBT bald als spezielle Behandlungsmethode für Menschen mit einer Borderline-Persönlichkeitsstörung (Linehan und Wilks 2015).

Die DBT integriert eine Reihe an empirisch und theoretisch fundierten Behandlungsansätzen. Zunächst liegt ihr eine biosoziale Theorie zugrunde, derzufolge sich bei manchen Menschen aufgrund einer biologischen Prädisposition in Verbindung mit spezifischen Lernerfahrungen eine Dysfunktion der Affektregulierung entwickelt (Linehan 1993a). Diese äußert sich in einer ausgeprägten Empfindlichkeit gegenüber emotionalen Stimuli, intensiven Emotionen und einem verlangsamten Rückgang zur emotionalen Baseline.

Die erhöhte emotionale Vulnerabilität hängt eng mit Defiziten der Emotionsregulation zusammen, die durch Entwertungserfahrungen durch eine invalidierende Umgebung verstärkt werden. So geht man davon aus, dass bei Betroffenen in der Kindheit die Umwelt situationsadäquate Emotionen und Wahrnehmungen ignorierte, ablehnte, abwertete oder gar bestrafte. Erschwerend kommt hinzu, dass maladaptive Verhaltensweisen durch die Bezugspersonen möglicherweise sogar verstärkt wurden. In Folge fällt es den Betroffenen schwer, Emotionen zu erkennen und die eigene emotionale Reaktion zu modulieren, aber auch, anderen zu vertrauen und stabile Beziehungen aufzubauen (Bauer 2002).

Die DBT soll dabei helfen, Emotionen zu stabilisieren, um lebensbedrohendes und impulsives Verhalten zu reduzieren. Sie vereinigt kognitiv-verhaltenstherapeutische Interventionen mit Meditationspraktiken, die an den Zen-Buddhismus angelehnt sind, sowie mit Elementen aus der dialektischen Philosophie (Heard und Linehan 1994).

Zum Einsatz kommen kognitiv-behaviorale Strategien wie Expositionstraining, Kontingenzmanagement und kognitive Modifikation (Tennant und Howells 2010). Ein weiterer Schwerpunkt liegt auf der Vermittlung von Skills, also Fertigkeiten zur Emotionsregulation, und achtsamkeitsbasierten Techniken.

Der dialektische Ansatz kann dabei helfen, die unterschiedlichen Perspektiven von Patient*in und Behandler*in zu verstehen. Unter Dialektik versteht man dabei das Kontinuum, das zwei gegensätzliche Positionen verbindet. Im Zentrum des DBT-Therapiekonzeptes steht das dialektische Spannungsfeld zwischen Veränderung und Akzeptanz. Dieser Ansatz ermöglicht es dem*der Therapeut*in, dysfunktionales Verhalten zu akzeptieren und den Sinn zu verstehen, ohne Vorwürfe zu machen oder darüber zu richten und zugleich dabei zu unterstützen, Veränderungen einzuleiten (Dimeff und Linehan 2001).

Das Verhalten wird als gelernte Bewältigungsstrategie verstanden. Es erfolgt ein aktives Problemlösetraining, während man die Schwierigkeiten des*der Patient*in validiert, die dieser Umlernprozess ihm*ihr bereitet. Hierbei sollen interne und externe Faktoren identifiziert werden, die die Veränderung behindern. Insbesondere das Leben in einem institutionellen Setting kann häufig herausfordernde Verhaltensweisen exazerbieren. Die DBT soll dabei helfen, extreme Positionen in einem ausgewogenen, dritten Weg aufzulösen, der eine adaptive, prosoziale Handlungsweise darstellt (Tennant und Howells 2010).

26.2 Warum eignet sich DBT für ein forensisches Setting?

Die DBT wurde für verschiedene Populationen und Behandlungssettings adaptiert und evaluiert, so z. B. für unterschiedliche Altersgruppen und psychiatrische Diagnosen (Berzins und Trestman 2004; Dimeff et al. 2021). An der Entwicklung mancher Modelle waren sowohl Behandler*innen als auch Betroffene beteiligt (McCann et al. 2000).

Im forensischen Kontext wurde die DBT Mitte der 1990er-Jahre erstmals in den USA und in Großbritannien eingesetzt und breitete sich schließlich auch außerhalb des klinischen Settings aus (Ivanoff und Marotta 2018). Warum die DBT für die Forensik geeignet ist, ergibt sich aus patient*innenbezogenen und kontextbezogenen Faktoren.

26.2.1 Patient*innenbezogene Faktoren

Zielgruppen der DBT im Maßregelvollzug sind in erster Linie Patient*innen mit Borderline-Persönlichkeitsstörung und/oder dissozialer Persönlichkeitsstörung, wobei vor allem dissozial-impulsive Straftäter*innen angesprochen werden sollen (Oermann 2018).

Die dissoziale Persönlichkeitsstörung soll bei bis zu 50 % von inhaftierten Menschen auftreten (Teplin 1994). In Bezug auf Symptome lässt sich feststellen, dass sowohl bei der Borderline-Persönlichkeitsstörung als auch bei der dissozialen Persönlichkeitsstörung emotionale Labilität, erhöhte Depressions- und Suizidraten, Impulsivität, Misshandlungs- und Vernachlässigungserfahrungen in der Kindheit gehäuft vorkommen, was sowohl für die Allgemeinbevölkerung als auch für klinische und forensische Stichproben gilt (Paris 1997; Grant 2009). Für beide Persönlichkeitsstörungen werden gemeinsame biologische (genetische) und Umwelteinflüsse angenommen, die mit Impulsivität, Aggression, Ängsten und Depressionen in Zusammenhang stehen (Beauchaine et al. 2009). Suchterkrankungen treten in beiden Gruppen vermehrt auf und stellen einen Risikofaktor für Strafrückfälligkeit dar (Tomlinson 2018).

Forensische Patient*innen haben häufig Probleme mit der Emotionsregulation, die nicht selten auch mit ihren Straftaten in Zusammenhang stehen. Oft fehlt es ihnen an Problemlösefähigkeiten, was es ihnen erschwert, ihren Alltag zu bewältigen. Das Risk-Need-Responsivity-Modell unterscheidet drei Grundprinzipien der effektiven Straftäter*innenbehandlung: Die Intensität der Behandlungsmaßnahmen soll sich an der individuellen Gefährlichkeit orientieren, die Behandlungsziele sollen auf dynamische Risikofaktoren ausgerichtet sein und Behandlungsmethoden sollen die individuelle Ansprechbarkeit der behandelten Person berücksichtigen (Bonta et al. 2017). Sowohl die in der DBT übliche Hierarchisierung der Therapieziele als auch die Vermittlung von Skills innerhalb unterschiedlicher Module scheinen diesem Prinzip in besonderer Weise gerecht zu werden, da individuell auf die Bedürfnisse der Betroffenen reagiert und zugleich am Erreichen von Behandlungszielen gearbeitet werden kann (Ivanoff und Marotta 2018).

26.2.2 Kontextbezogene Faktoren

Es lässt sich belegen, dass intensive, multimodale, hochstrukturierte und kognitiv-behaviorale Behandlungskonzepte in der Forensik am ehesten geeignet sind, die Strafrückfälligkeit zu senken (McCann et al. 2000). Die DBT stellt ein solches Programm dar.

Menschen, die infolge einer gerichtlich angeordneten Unterbringung längere Zeit in einem Behandlungssetting verbringen, scheinen in besonderer Weise von der DBT-Behandlung zu profitieren (Ivanoff und Marotta 2018). Das restriktive Setting kann Schwierigkeiten im Zusammenleben mit anderen unter Umständen noch verstärken. Ein Vorteil der DBT ist, dass sie sowohl Patient*innen als auch Mitarbeiter*innen Sicherheit im Handeln vermittelt (Berzins und Trestman 2004). So sehen sich Mitarbeiter*innen Situationen ausgesetzt, in denen sie Krisen managen müssen, anstatt den Patient*innen therapeutische Angebote machen zu können. Oft haben sie den Eindruck, dass sie ihren Patient*innen keine erfolgversprechenden Strategien zur Krisenbewältigung anbieten können. Manchmal reagiert das Personal mit Ärger, Hilflosigkeit, Resignation oder Rückzug auf die Herausforderungen mit der Klientel (Oermann 2013). Die DBT formuliert klare Strategien zum Umgang mit gereizt-aggressiven Patient*innen, die selbst-, fremd- oder therapieschädigendes Verhalten zeigen. Durch die Implementierung von DBT können Burn-out-Raten von Mitarbeiter*innen im forensischen Setting signifikant gesenkt werden (McCann et al. 2000).

26.3 Wie wird DBT in der Forensik angewendet?

Im Maßregelvollzug sind Patient*innen zwangsweise und über lange Zeit untergebracht, meist männlich, oft misstrauisch, im Denken und Handeln häufig antisozial und impulsiv, bisweilen narzisstisch kränkbar, manchmal wenig veränderungsmotiviert und haben dabei in der Regel ein großes Autonomiebedürfnis (Oermann 2013). Daher macht die Implementierung der DBT im forensischen Kontext Anpassungen erforderlich, um das Setting und die jeweilige Zielgruppe zu berücksichtigen. So müssen zum einen die Sprache und die Anwendungsbeispiele adaptiert werden (Tomlinson 2018). Das betrifft z. B. häufig vermittelte Skills wie spontane Spaziergänge im Freien, die im Maßregelvollzug nicht immer möglich sind, oder Alltagsbeispiele, die mit der Lebenswelt der Untergebrachten wenig zu tun haben.

Kernelemente der DBT

Üblicherweise werden bei der DBT vier Kernelemente unterschieden:

- Therapeutische Einzelsitzungen
- Skills-Training
- Telefoncoaching
- Konsultationsteam

In den therapeutischen Einzelsitzungen wird der*die Patient*in durch den*die Therapeut*in bei der Anwendung der im Skills-Training vermittelten Fertigkeiten unterstützt. Ergänzt wird dies im ambulanten Bereich durch ein Telefoncoaching, um den Transfer des Gelernten in den Alltag zu erleichtern. Im Konsultationsteam bespricht das Behandlungsteam einzelne Fälle oder besondere Herausforderungen in der Behandlung und stellt sicher, dass es DBT-konform agiert.

Abhängig vom jeweiligen Setting existieren unterschiedliche Behandlungsmodelle, die sich beispielsweise auf die Vermittlung von Skills beschränken, die Sitzungen verkürzen oder sich auf besondere Ziele im Bereich dynamischer Risikofaktoren und Bewältigungsstrategien im Umgang mit Stressoren konzentrieren (Ivanoff und Marotta 2018). Auch wird der Behandlungsfokus zum Teil auf bestimmte Bereiche wie aggressive Verhaltensweisen, sexuelle Übergriffe, Trauma oder Wut gelegt. Nicht zuletzt deshalb unterscheiden sich die Angaben in der Literatur zur Implementierung der DBT zum Teil erheblich, was sowohl die Strukturierung der Therapieeinheiten als auch die Behandlungsdauer betrifft.

26.3.1 Vorbereitung und Diagnostik

Im ersten Therapieabschnitt, der üblicherweise mehrere Wochen oder Monate dauert, sollen zunächst Informationen gesammelt werden, um die Diagnose(n) und die Indikation für die Behandlung sicherstellen zu können. Dabei kommen auch psychometrische Instrumente zum Einsatz. In der Forensik eignen sich nach Empfehlungen von Tennant und Howells (2010) beispielsweise das Beck Depression Inventory, die Beck Hopelessness Scale, das The State-Trait Anger Expression Inventory, die Dissociation Scale und die Impulse Behavior Scale. In dieser Behandlungsphase erfolgt außerdem eine ausführliche Aufklärung des*der Patient*in zum Störungsbild und dem möglichen Zusammenhang zum Einweisungsdelikt.

In der Folge geht es um den Aufbau von Therapiemotivation. Das gemeinsame Abwägen von Pro und Contra in Bezug auf die Behandlung im Sinne der motivierenden Gesprächsführung kann einen guten Ausgangspunkt darstellen. Hierbei handelt es sich um eine klientenzentrierte, direktive Methode der Gesprächsführung, die die intrinsische Veränderungsmotivation fördern soll, indem Ambivalenzen gemeinsam betrachtet und aufgelöst werden (Miller et al. 2015).

Das DBT-Programm, wozu u. a. die Teilnahme an einzel- und gruppentherapeutischen Sitzungen, die Erledigung von Hausaufgaben und das Ausfüllen von Tagebüchern zu selbstverletzendem oder aggressivem Verhalten gehören, wird vorgestellt. Bisweilen erfolgt eine Einsichtsänderung erst nach der Verhaltensänderung, da die Ambivalenz in Bezug auf die Behandlung bei Patient*innen im forensischen Setting oft stark ausgeprägt ist (Oermann 2013). Dem Engagement der Behandler*innen und der therapeutischen Beziehung in diesem Prozess kommt daher besondere Bedeutung zu. Das Multifactor Offender Readiness Model (MORM) kann hierbei Unterstützung bieten (Howells und Tennant 2007).

In diesem Zusammenhang ist die Identifikation von protektiven Faktoren und Ressourcen des*der Patient*in hilfreich; defizitorientiertes Arbeiten mit einseitiger Konzentration auf Risikofaktoren kann das therapeutische Verhältnis schädigen und den Therapieprozess letztendlich zum Abbruch bringen. Manchmal kann es helfen, mit dem*der Patient*in zu erarbeiten, wie Lernerfolge in der Vergangenheit möglich waren, und die Behandlung entsprechend zu planen (Tennant und Howells 2010).

Im nächsten Schritt erfolgt eine ausführlichere Vorstellung des Programms mit Teilnahme an Einführungssitzungen, die mit einer schriftlichen Ausarbeitung abschließen, in der sich die Patient*innen für oder gegen das Programm entscheiden. Die Entscheidung für die Teilnahme ist freiwillig, aber verbindlich, und wird in Form einer Behandlungsvereinbarung schriftlich niedergelegt (Oermann 2013).

26.3.2 Erstellung des Behandlungsplans

Danach wird unter Anleitung des*der Bezugstherapeut*in ein Behandlungsplan mit Behandlungszielen erstellt, die konkret benannt werden sollen. Zu denken ist an die Reduktion bestimmter extremer Verhaltensweisen, die üblicherweise nach Priorität geordnet werden (◘ Tab. 26.1, Hierarchie der Therapieziele). Lebensbedrohlichem Verhalten wird dabei die höchste Wichtigkeit eingeräumt, weshalb dieses im Sinne eines konsequenten Kontingenzmanagements nicht durch den*die DBT-Behandler*in ignoriert werden soll. Neben Suizidalität und selbstschädigendem Verhalten ist fremdaggressives Verhalten im forensischen Kontext von besonderer Bedeutung. An zweiter Stelle steht die Therapie schädigendes Ver-

Tab. 26.1 Ziele der DBT-Module

Stufe	Hierarchie der Therapieziele	
I	Verhaltensweisen, die das eigene Leben oder das Leben anderer bedrohen	Suizidale Verhaltensmuster, selbstverletzendes Verhalten, Ablehnen von medizinisch notwendigen Behandlungen, Fremdaggression o. ä.
II	Verhaltensweisen, die die Therapie schädigen	Mangelnde Behandlungsadhärenz, disruptive Verhaltensweisen gegenüber Mitpatient*innen oder Behandler*innen, Substanzkonsum oder -verkauf, Mobbing, Entweichungsversuche o. ä.
III	Verhaltensweisen, die die Lebensqualität beeinträchtigen	Psychiatrische Störungen, finanzielle Probleme, soziale Isolation, Kriminalität o. ä.

halten. Erst nachgeordnet wird die Aufmerksamkeit Themen gewidmet, die mit der Lebensqualität zusammenhängen.

Wenn Verhalten beobachtet wird, das gegen höhere Therapieziele verstößt, also z. B. eigen- oder fremdgefährdendes Verhalten gezeigt wird, kann dies nach dem DBT-Modell zur Folge haben, dass der*die Patient*in die Arbeit mit dem regulären Programm aussetzt und eine Krisenintervention erfolgt, bis die Teilnahme wieder möglich ist (Bauer 2002). Die Bearbeitung einer Verhaltensanalyse ist in diesen Situationen hilfreich (McCann et al. 2000). Dieses Vorgehen sollte im Vorfeld mit den Patient*innen besprochen werden.

26.3.3 Umsetzung des Behandlungsplans

In dieser Phase soll an den vereinbarten Zielen gearbeitet werden. Der Fokus der Behandlung richtet sich nach dem höchstrangigen Therapieziel, wobei einfache Probleme vor komplizierten Problemen gelöst werden sollen (Bauer 2002). Spätestens zu diesem Zeitpunkt sollte auch eine vorläufige Deliktanalyse vorliegen.

Der*die Patient*in nutzt ein Tagebuch, um über das Auftreten der beobachteten Verhaltensweisen täglich Buch zu führen und die Intensität auf einer Likert-Skala einzuschätzen. Hierbei kann es sich beispielsweise um Problemverhalten wie Suchtverlangen, suizidale Gedanken, aggressive Impulse oder den Gebrauch von abwertenden Äußerungen handeln.

26.3.4 Therapeutische Einzelsitzungen

Der*die Einzeltherapeut*in hat die Aufgabe, während des gesamten therapeutischen Prozesses die Therapieziele im Auge zu behalten, problematisches Verhalten entsprechend einzuordnen und zum Behandlungsfokus zu machen. Neu erlernte Fertigkeiten sollen in die Therapieplanung integriert, Veränderungsprozesse vorangetrieben und zugleich der aktuelle Zustand gemäß des dialektischen Ansatzes akzeptiert werden (Oermann 2018).

Das Tagebuch ist auch Grundlage für die Verhaltensanalysen in den therapeutischen Einzelsitzungen (Tab. 26.2). Anhand der Aufzeichnungen wird gemeinsam untersucht, welche Gedanken, Emotionen, Körperempfindungen und Verhaltensweisen in welcher Intensität aufgetreten sind und ob die Reaktion des*der Patient*in die gewünschte Wirkung gezeigt hat. Das kann beispielsweise anhand der Hausaufgaben

Tab. 26.2 Inhalte der therapeutischen Einzelsitzungen

1	DBT-Tagebuch	Mithilfe des DBT-Tagebuchs wird die therapeutische Einzelsitzung anhand der Hierarchie der Therapieziele strukturiert.
2	Hausaufgaben	Die Hausaufgaben der letzten Woche werden besprochen.
3	Verhaltensanalyse	Eine Verhaltensanalyse in Bezug auf ein hochrangiges Therapieziel wird bearbeitet.
4	Problemlösung	Problemlösefertigkeiten werden anhand eines aktuellen Beispiels trainiert.
5	Commitment	Durch das Stellen von Hausaufgaben und eine Anleitung zum Einsatz von Skills wird das Behandlungscommitment gesichert.

der letzten Woche besprochen werden. Eine Verhaltensanalyse hilft zu verstehen, welche Faktoren in Zusammenhang mit dem Verhalten des*der Patient*in eine Rolle gespielt haben. Der*die Behandler*in zeigt sich dabei interessiert und wertschätzend und vermeidet eine abwertende, richtende oder konfrontative Haltung.

Reaktionen, die im Sinne der Behandlungsziele den gewünschten Erfolg gebracht haben, werden durch den*die Therapeut*in validiert und verstärkt (Tennant und Howells 2010). Ein Grundprinzip der Behandlung ist dabei, dass man im Sinne eines Kontingenzmanagements funktionalen Verhaltensweisen mehr Aufmerksamkeit schenkt, während bei dysfunktionalem Verhalten der Kontakt minimiert wird (Bauer 2002). In der Bearbeitung kommen verschiedene DBT-Strategien und -Techniken zum Einsatz (z. B. Achtsamkeit, Stresstoleranz, Emotionsregulation, interpersonelle Fertigkeiten, Problemlösetraining), die in den Skills-Modulen thematisiert werden. Auch werden mögliche alternative Verhaltensweisen in diesem Zusammenhang besprochen und trainiert. So kann das Problemlösetraining in der therapeutischen Einzelsitzung anhand eines aktuellen Beispiels geübt werden. Die Einzelsitzung endet üblicherweise mit einer Hausaufgabe für die nächste Woche, z. B. welchen Skill der*die Patient*in in den kommenden Tagen verstärkt einsetzen möchte (McCann und Ball 2021).

26.3.5 Skills-Training

DBT bietet ein Repertoire an störungsspezifischen Fertigkeiten (Skills), die der*die Patient*in in der Gruppe kennen lernt, um sie dann im Alltag anwenden zu können. Sie sollen dabei helfen, mit psychischer Belastung und Anspannung adäquat umzugehen, und eine Alternative zu den bisherigen maladaptiven Verhaltensmustern darstellen.

Das Skills-Training findet üblicherweise mindestens zweimal pro Woche in 90-minütigen Sitzungen statt. Ziel ist es, eine Alternative zum bisherigen selbst- und fremdschädigenden Verhalten zu erlernen. Die Inhalte sollten nicht nur in den einzeltherapeutischen Gesprächen aufgegriffen werden, sondern auch im Stationsalltag in einer wohlwollenden, akzeptierenden und validierenden Atmosphäre umgesetzt, geübt und gelebt werden.

DBT-Skills werden in vier Modulen im Rahmen einer Gruppentherapie vermittelt (Tab. 26.3), wobei man üblicherweise mit Achtsamkeit beginnt. Eine Sitzung startet gewöhnlich mit der Durchführung einer Achtsamkeitsübung. Danach werden die Hausaufgaben der letzten Stunde be-

Tab. 26.3 Inhalt und Ziele der DBT-Module

Modul	Ziel
1: Achtsamkeit	Gedanken, Emotionen und Verhalten im Hier und Jetzt in einer nicht richtenden Weise beobachten und beschreiben.
2: Stresstoleranz	Stress akzeptieren, aushalten und Bedeutung finden, ohne sich in einer Weise zu verhalten, die die Situation verschlimmert
3: Emotionsregulation	Emotionen erkennen, benennen, mitteilen und regulieren
4: Interpersonelle Fertigkeiten	Eine Situation analysieren und Ziele bestimmen Sich selbst behaupten und zwischenmenschliche Fähigkeiten anwenden Beziehungen aufbauen, verbessern und aufrechterhalten

sprochen. Hausaufgaben sind in der DBT deshalb von Bedeutung, weil jede*r Patient*in DBT-Skills in seinem*ihrem eigenen Kontext anwenden soll. Wenn Hausaufgaben nicht gemacht wurden, werden die Gründe mithilfe der DBT-Behandler*innen auf wertschätzende und validierende Weise besprochen (Vergessen, Zeitmangel, teilweises Durchführen, ohne es zu merken, o. ä.). Erfolgreiches Einsetzen von Skills soll immer positiv validiert werden. Ziel ist es, die Nutzung von Skills zu verstärken und maladaptives Verhalten abzubauen (Berzins und Trestman 2004).

Anpassungen an den forensischen Kontext wurden beispielsweise im Modul „Emotionsregulation" vorgenommen, indem zusätzlich emotionale Bindung, Empathie und Mitgefühl thematisiert werden (McCann et al. 2000). Eine praktische Übung beinhaltet z. B., anderen etwas Gutes zu tun.

Manchmal werden weitere Module angeboten, die auf den forensischen Kontext zugeschnitten sind: „Straftatbearbeitung" (McCann et al. 2000; Tomlinson 2018) oder „Moralische Urteilsfähigkeit" und „Problemlösen" (Oermann 2013). Die Deliktbearbeitung im Gruppensetting soll dabei eine Grundlage für die Besprechung in den therapeutischen Einzelsitzungen darstellen. Die Diskussion moralischer Konflikte kann eine kognitive Restrukturierung anstoßen und das kritische Denken fördern. Im Problemlösetraining wird ein Schema zur systematischen Lösung von Problemen vermittelt.

26.3.6 Straftatbearbeitung und Behandlung der Konsumstörung

Nachdem die Behandlungsziele mit höherer Priorität stabilisiert werden konnten, widmet man sich den Lebensqualitätszielen. Hierzu zählen im Maßregelvollzug vor allem die Straftatbearbeitung und die Behandlung der Konsumstörung.

Die Behandlung von Risikoverhalten in Bezug auf Straffälligkeit erfolgt oft mit bereits etablierten Programmen wie z. B. dem Violence Reduction Programme (Wong und Gordon 2013) und kann unabhängig von den DBT-Inhalten durchgeführt werden, wobei diese in die Straftatbearbeitung integriert werden können und sollten. In dieser Phase geht es darum, die kriminalitätsbegünstigenden dynamischen Risikofaktoren zu bearbeiten, die mit der Delinquenz in Zusammenhang stehen.

Auch die Behandlung der Konsumstörung erfolgt nach den in der Suchtbehandlung etablierten Modellen. In diesem Zusammenhang kann auch eine Substitutionsbehandlung eine Rolle spielen.

26.3.7 Behandlungsabschluss

In der letzten Phase der Behandlung wird das Gelernte wiederholt und zusammengefasst. Außerdem erstellt der*die Patient*in mithilfe seines*ihres Bezugstherapeut*in einen Rückfallvermeidungsplan. Dazu vergegenwärtigt er*sie sich die Umstände, die zum Delikt geführt haben, und versucht zu ermitteln, welche Situationen in Zukunft eine Herausforderung darstellen können und wie er*sie damit umgehen kann. Dieser Prozess erfolgt in Anlehnung an die Suchtbehandlung (Marlatt und Gordon 1985). Dem DBT-Ansatz folgend sollen hierbei Bewältigungsstrategien, Behandlungscommitment und Problemlösefertigkeiten für mögliche Herausforderungen in den Mittelpunkt gestellt werden. Häufig stellen die Patient*innen die von ihnen erarbeiteten und erprobten Lösungsstrategien (Skillsketten, Notfallkoffer) ihrem*ihrer Bezugstherapeut*in oder in der Gruppe vor. Manchmal wird ihnen ein Zertifikat zum erfolgreichen Abschluss des Programms überreicht.

26.3.8 Telefoncoaching

Das Telefoncoaching stammt aus dem ambulanten Bereich der DBT und wird bei der stationären Form in der Regel durch andere Aspekte der Behandlung ersetzt. So kann beispielsweise eine intensivierte Bezugspflegearbeit zur Anwendung der DBT-Skills im Alltag oder eine besondere Gestaltung der Stationsumgebung mithilfe von Illustrationen von DBT-Prinzipien vorgenommen werden (McCann et al. 2000). Ein Beispiel ist der „Skill der Woche“, also eine Fertigkeit, die sich in den Gruppensitzungen aktuell als besonders nützlich oder wichtig erwiesen hat und deshalb von den Patient*innen verstärkt trainiert werden soll (McCann und Ball 2021).

26.3.9 Konsultationsteam

Die DBT ist explizit als Gesamtteamkonzept konzipiert, das verschiedene Berufsgruppen integriert. Das Team, das sich als Konsultationsteam aufstellt, trifft sich in der Regel wöchentlich. Hier können sich Teammitglieder über einzelne Behandlungen beraten, besondere Herausforderungen im Umgang mit bestimmten Patient*innen besprechen oder gemeinsam überlegen, ob die Behandlung DBT-konform und gemäß den Hierarchiezielen verläuft (McCann et al. 2000). Das Konsultationsteam hat die Aufgabe, die Motivation und die Expertise der Teilnehmer*innen zu erhöhen. In den Sitzungen kann beispielsweise auch therapieschädigendes Verhalten auf Seiten des behandelnden Teams identifiziert und bearbeitet werden (Galietta und Rosenfeld 2012).

26.4 Welche Herausforderungen stellen sich bei der Implementierung der DBT in der Forensik?

26.4.1 Institutionelle Voraussetzungen

Oft stellen sich logistische und personelle Herausforderungen bei der Implementierung der DBT, denen sich nur mit finanziellen Ressourcen begegnen lässt.

Eine wichtige Prämisse ist ein strukturierter, institutioneller Rahmen mit klaren Regeln, Rechten, Pflichten und Verantwortlichkeiten (Haus- und Stationsregeln, Tages- und Wochenpläne, transparente Arbeitsabläufe etc.). Dies gilt auch für die therapeutische Umsetzung (DBT-Tagebuchkarte, Behandlungsvertrag etc.). Das Behandlungssetting kann mit Postern und Plakaten so gestaltet werden, dass wichtige DBT-Prinzipien aufgegriffen und verstärkt werden (Oermann 2013).

Nicht immer haben Behandler*innen die DBT-Ausbildung durchlaufen und müssen sich häufig ohne entsprechende Vorkenntnisse in das Behandlungssetting einfügen (McCann und Ball 2021).

26.4.2 Herausforderungen für die Patient*innen

Für die Patient*innen stellt es oftmals eine besondere Herausforderung dar, Bilder, Impulse, Gedanken und aggressives Verhalten aufrichtig zu dokumentieren. Zwar ist dies im Sinne des Behandlungsfortschritts erforderlich, kann aber zugleich dazu führen, dass ihre Freiheit aufgrund der darauf basierenden Risikoeinschätzung eingeschränkt wird. Hier empfiehlt es sich, dieses Dilemma offen zu besprechen (Tennant und Howells 2010).

Viele Patient*innen im Maßregelvollzug fühlen sich ausgeliefert und haben den Eindruck, dass die Rahmenbedingungen zu streng sind oder nicht ausreichend ihre Bedürfnisse berücksichtigen. Wirkung zeigende Verhaltensweisen werden manchmal von Mitarbeiter*innen als manipulativ wahrgenommen, was Patient*innen als irritierend empfinden. Der dialektische Ansatz kann dabei helfen, diese Widersprüche konstruktiv für die Behandlung zu nutzen.

Es kann eine Herausforderung für Patient*innen darstellen, die im institutionellen Setting erlernten Skills im Stationsalltag und später extramural anzuwenden. Entscheidend ist deshalb, dass die Informationen und Fertigkeiten nicht nur in den Einzel- und Gruppensitzungen vermittelt werden, sondern im Gemeinschaftsleben Anwendung finden. Konflikte, Frustrationen und Enttäuschungen im Stationsalltag bieten eine Chance, sich in der dialektischen Haltung zu üben und die erlernten Skills zu nutzen, was sowohl für Patient*innen als auch für das Personal gilt.

26.4.3 Herausforderungen für die Behandler*innen

Für eine erfolgreiche Implementierung der DBT sind vor allem das Engagement und die Motivation des Personals entscheidend (Oermann 2013). Manchmal zeigt sich bei den Besprechungen im Konsultationsteam eine Spaltung zwischen den Teammitgliedern, die eher auf die Behandlung fokussieren, und den Teammitgliedern, die eher auf Sicherheit bedacht sind. Beide Positionen haben ihre Berechtigung, was mithilfe des dialektischen Ansatzes verstehbar wird.

Patient*innen mit Persönlichkeitsstörung strahlen häufig eine scheinbare Kompetenz aus, die aber mit einer passiven Herangehensweise in Bezug auf Problemlösung im Kontrast steht und häufig dazu führt, dass sie Lösungen von ihrer Umwelt einfordern (Bauer 2002). Wichtig ist in diesem Zusammenhang, dass Therapeut*innen den Patient*innen beratend zur Seite stehen und sie ihre eigenen Problemlösefertigkeiten anwenden lassen, anstatt deren Probleme selbst zu lösen (Tennant und Howells 2010).

Ein hochfrequenter Einsatz von Verhaltensanalysen kann den Charakter von Strafarbeiten annehmen, sodass der therapeutische Nutzen verloren geht. Wichtig ist, dass Verhaltensanalysen gezielt eingesetzt werden und der Inhalt mit dem*der Patient*in besprochen wird (McCann und Ball 2021).

Bisweilen kann es Behandler*innen schwerfallen, eine Emotion zu validieren, ohne das damit verknüpfte Verhalten gutzuheißen. In diesem Zusammenhang gilt es, diesen Unterschied mit dem*der Patient*in klar herauszuarbeiten (McCann und Ball 2021).

26.5 Welche Evidenz gibt es für die Wirksamkeit von DBT im forensischen Setting?

Verschiedene Leitlinien sprechen eine Empfehlung für die Anwendung der DBT bei der Behandlung der Borderline-Persönlichkeitsstörung aus (National Institute for Health and Care Excellence 2009; Arbeitsgemeinschaften der Wissenschaftlichen Medizinischen Fachgesellschaften e.V. 2021).

Im nichtforensischen Kontext konnte für die DBT nachgewiesen werden, dass im Vergleich zu Treatment-as-usual parasuizidale Handlungen signifikant reduziert, Behandlungsabbrüche seltener und Krankenhausaufenthalte verkürzt werden (Linehan et al. 1991). Ein Cochrane-Review zeigte kürzlich, dass DBT bei Menschen mit Borderline-Persönlichkeitsstörung die Ausprägung der Symptome und selbstschädigendes Verhalten reduzieren sowie das psychosoziale Funktionsniveau verbessern kann, wobei die Qualität der Evidenz als niedrig eingeschätzt wird (Storebø et al. 2020).

Im forensischen Setting ist die DBT seit den 1990er-Jahren etabliert und wurde sowohl im stationären als auch im ambulanten Bereich evaluiert. Allerdings befassen sich nur wenige Studien mit DBT-Programmen, bei denen alle Kernelemente (therapeutische Einzelsitzungen, Skills-Training, Telefoncoaching, Konsultationsteam) implementiert wurden, und sie sind häufig nicht randomisiert (McCann und Ball 2021). So wird z. B. die Dauer der Sitzungen variiert oder es werden nur bestimmte Behandlungselemente wie das Skills-Training eingesetzt (Berzins und Trestman 2004). Insgesamt scheinen jedoch die Konzepte die größte Wirksamkeit zu zeigen, die eine große Adhärenz in Bezug auf den DBT-Standard aufweisen und das RNR-Prinzip berücksichtigen (Tomlinson 2018).

In den untersuchten forensischen Populationen handelte es sich vorwiegend um Menschen mit einer Borderline-Persönlichkeitsstörung, dissozialen Persönlichkeitsstörung und anderen Persönlichkeitsstörungen. Aber auch bei der Behandlung psychotischer und affektiver Erkrankungen wurde die DBT untersucht. Im forensischen Kontext wurde die DBT im ambulanten und im stationären Bereich sowie bei unterschiedlichen Patient*innengruppen (Jugendliche, Menschen mit Intelligenzminderung, Sexualstraftäter*innen etc.) evaluiert. Insgesamt deutet sich im Ergebnis eine Reduktion an selbst- und fremdaggressivem Verhalten sowie in Bezug auf das Risiko der Strafrückfälligkeit an (Ivanoff und Marotta 2018).

So wurde in einer kleinen Gruppe von mit DBT behandelten männlichen Patienten gezeigt, dass die Schwere an aggressiven Vorkommnissen, selbstberichtete Feindseligkeit und verschiedene mit Wut in Zusammenhang stehende Messwerte reduziert werden konnten (Evershed et al. 2003). Auch zeigten männliche forensische Patienten nach einer DBT-Behandlung eine signifikante Reduktion an Impulsivität und eine verbesserte emotionale Regulationsfähigkeit (Bianchini et al. 2019). Bei männlichen Stalking-Straftätern konnte die Strafrückfälligkeit gesenkt werden (Rosenfeld et al. 2007).

Im deutschsprachigen Raum konnte im Maßregelvollzug ein positiver Einfluss der DBT auf die Fähigkeit zum schlussfolgernden Denken gezeigt werden. Auch wurde anhand der Prognosebeurteilung festgestellt, dass insbesondere dissoziale Patient*innen von der DBT profitieren (Pein et al. 2012). In einem Vergleich der DBT-F mit Reasoning and Rehabilitation (R&R) sowie Treatment-as-usual zeigte sich allerdings keines der Behandlungsprogramme überlegen (Wettermann et al. 2020).

In einer qualitativen Studie wurde ermittelt, dass aus Patient*innensicht bei der DBT-Behandlung vor allem wichtig ist, dass sie Unterstützung erfahren, sich der Gruppe zugehörig fühlen, etwas erreicht haben, sich neues Wissen aneignen und Skills erfolgreich im Alltag anwenden (Russell und Siesmaa 2017).

Eine ausreichend sichere Beurteilung der Effektivität der forensischen Modifizierung der DBT ist aktuell aber noch nicht möglich.

Literatur

Arbeitsgemeinschaften der Wissenschaftlichen Medizinischen Fachgesellschaften e.V. (2021) S3-Leitlinie: Borderline-Persönlichkeitsstörung

Bauer P (2002) Dialektisch-Behaviorale Therapie der Borderline Störung (DBT). In: Psychiatrische Kriminaltherapie. Pabst Science Publishers, Lengerich

Beauchaine TP, Klein DN, Crowell SE, Derbidge C, Gatzke-Kopp L (2009) Multifinality in the development of personality disorders: a biology × sex × environment interaction model of antisocial and borderline traits. Dev Psychopathol 21:735–770. https://doi.org/10.1017/S0954579409000418

Berzins LG, Trestman RL (2004) The development and implementation of dialectical behavior therapy in forensic settings. Int J Forensic Ment Health 3:93–103. https://doi.org/10.1080/14999013.2004.10471199

Bianchini V, Cofini V, Curto M, Lagrotteria B, Manzi A, Navari S, Ortenzi R, Paoletti G, Pompili E, Pompili PM, Silvestrini C, Nicolò G (2019) Dialectical behaviour therapy (DBT) for forensic psychiatric patients: an Italian pilot study. Crim Behav Ment Health 29:122–130. https://doi.org/10.1002/cbm.2102

Bonta J, Andrews DA, Andrews DA (2017) The psychology of criminal conduct, 6. Aufl. Routledge/Taylor & Francis Group, London/New York

Dimeff L, Linehan MM (2001) Dialectical behavior therapy in a nutshell. Calif Psychol 34:10–13

Dimeff LA, Rizvi SL, Koerner K (Hrsg) (2021) Dialectical behavior therapy in clinical practice: applications across disorders and settings, 2. Aufl. The Guilford Press, New York

Evershed S, Tennant A, Boomer D, Rees A, Barkham M, Watson A (2003) Practice-based outcomes of dialectical behaviour therapy (DBT) targeting anger and violence, with male forensic patients: a pragmatic and non-contemporaneous comparison. Crim Behav Ment Health 13:198–213. https://doi.org/10.1002/cbm.542

Galietta M, Rosenfeld B (2012) Adapting dialectical behavior therapy (DBT) for the treatment of psychopathy. Int J Forensic Ment Health 11:325–335. https://doi.org/10.1080/14999013.2012.746762

Grant BF (2009) Prevalence, correlates, disability, and comorbidity of DSM-IV borderline personality disorder: results from the wave 2 national epidemiologic survey on alcohol and related conditions. 25

Heard HL, Linehan MM (1994) Dialectical behavior therapy: an integrative approach to the treatment of borderline personality disorder. J Psychother Integr 4:55–82. https://doi.org/10.1037/h0101147

Howells K, Tennant A (2007) Ready or not, they are coming: dangerous and severe personality disorder and treatment engagement. Issues Forensic Psychol 7:11–20

Ivanoff A, Marotta PL (2018) DBT in forensic settings. In: Swales MA (Hrsg) The Oxford handbook of dialectical behaviour therapy. Oxford University Press, S 614–644

Linehan M (1993a) Cognitive-behavioral treatment of borderline personality disorder. Guilford Press, New York

Linehan M (1993b) Skills training manual for treating borderline personality disorder. Guilford Press, New York

Linehan MM, Wilks CR (2015) The course and evolution of dialectical behavior therapy. APT 69:97–110. https://doi.org/10.1176/appi.psychotherapy.2015.69.2.97

Linehan MM, Armstrong HE, Suarez A, Allmon D, Heard HL (1991) Cognitive-behavioral treatment of chronically parasuicidal borderline patients. Arch Gen Psychiatry 48:1060–1064. https://doi.org/10.1001/archpsyc.1991.01810360024003

Marlatt GA, Gordon JR (Hrsg) (1985) Relapse prevention: maintenance strategies in the treatment of addictive behaviors. Guilford Press, New York

McCann R, Ball EM (2021) Comprehensive DBT forensic and correctional programs – orchids, not dandelions. In: Dimeff LA, Rizvi SL, Koerner K (Hrsg) Dialectical behavior therapy in clinical practice – applications across disorders and settings, 2. Aufl. The Guildford Press, New York

McCann RA, Ball EM, Ivanoff A (2000) DBT with an inpatient forensic population: the CMHIP forensic model. Cogn Behav Pract 7:447–456. https://doi.org/10.1016/S1077-7229(00)80056-5

Miller WR, Rollnick S, Demmel R (2015) Motivational interviewing, 3. Auflage des Standardwerks in Deutsch. Lambertus, Freiburg im Breisgau

National Institute for Health and Care Excellence (2009) Borderline personality disorder: recognition and management (CG 78). 32
Oermann A (2013) Dialektisch-behaviorale Therapie im forensischen Setting. Psychotherapie 18:115–131
Oermann A (2018) Dialektisch-Behaviorale Therapie im forensischen Setting (DBT-F). In: Praxisbuch Forensische Psychiatrie, 3. Aufl. Hogrefe, Bern, S 373–382
Paris J (1997) Childhood trauma as an etiological factor in the personality disorders. J Personal Disord 11:34–49. https://doi.org/10.1521/pedi.1997.11.1.34
Pein A, Kliemann A, Schläfke D, Kupke F, Wettermann A, Tardel D, Fegert JM (2012) Profitieren dissoziale Suchtpatienten von der DBT-F? Nervenheilkunde 31:30–35. https://doi.org/10.1055/s-0038-1628196
Rosenfeld B, Galietta M, Ivanoff A, Garcia-Mansilla A, Martinez R, Fava J, Fineran V, Green D (2007) Dialectical behavior therapy for the treatment of stalking offenders. Int J Forensic Ment Health 6:95–103. https://doi.org/10.1080/14999013.2007.10471254
Russell S, Siesmaa B (2017) The experience of forensic males in dialectical behaviour therapy (forensic version): a qualitative exploratory study. JFP 19:47–58. https://doi.org/10.1108/JFP-01-2016-0003
Storebø OJ, Stoffers-Winterling JM, Völlm BA, Kongerslev MT, Mattivi JT, Jørgensen MS, Faltinsen E, Todorovac A, Sales CP, Callesen HE, Lieb K, Simonsen E (2020) Psychological therapies for people with borderline personality disorder. Cochrane Database Syst Rev. https://doi.org/10.1002/14651858.CD012955.pub2
Tennant A, Howells K (Hrsg) (2010) Using time, not doing time: practitioner perspectives on personality disorder and risk. Wiley-Blackwell, Chichester\Malden
Teplin LA (1994) Psychiatric and substance abuse disorders among male urban jail detainees. Am J Public Health 84:290–293. https://doi.org/10.2105/ajph.84.2.290
Tomlinson MF (2018) A theoretical and empirical review of dialectical behavior therapy within forensic psychiatric and correctional settings worldwide. Int J Forensic Ment Health 17:72–95. https://doi.org/10.1080/14999013.2017.1416003
Wettermann A, Völlm B, Schläfke D (2020) Highly structured treatment programs for addicted offenders: comparing the effects of the reasoning & rehabilitation program and DBT-F. Front Psychiatr 11:499241. https://doi.org/10.3389/fpsyt.2020.499241
Wong SCP, Gordon A (2013) The violence reduction programme: a treatment programme for violence-prone forensic clients. Psychol Crime Law 19:461–475. https://doi.org/10.1080/1068316X.2013.758981

Reasoning & Rehabilitation (R&R): Ein Therapieprogramm für Straftäter*innen mit dissozialen Persönlichkeitseigenschaften

Petra Bauer und Alexandra Kirste

Inhaltsverzeichnis

B. Völlm, B. Schiffer (Hrsg.), *Forensische Psychiatrie*, https://doi.org/10.1007/978-3-662-64465-2_27

27.1 Einleitung

Das Reasoning & Rehabilitation Programm (R&R) ist ein auf kognitiv-behavioraler Grundlage basierendes Gruppentherapieprogramm für Straftäter*innen in JVA und Maßregelvollzug, im stationären wie im ambulanten Bereich. Ziel ist es, die dynamischen Risikofaktoren für kriminelles Verhalten zu beeinflussen, um die Rückfälligkeit zu senken. Es ist ein gut evaluiertes Therapieprogramm (Robinson 1995; Knott 1995), welches weltweit am häufigsten eingesetzt wird. Das R&R fokussiert im Kern auf den für dissoziale Persönlichkeiten typischen impulsiven Denk- und Verhaltensstil. Es bedient sich dabei einer Methode, die den besonderen Lernstil (schnelle Langeweile, geringe Aufmerksamkeitsspanne, Sensation Seeking) dieser Klientel berücksichtigt.

27.2 Entwicklung des R&R-Programms und Effektivität

Die Programmentwickler*innen (Ross et al. 1986, 1988) vollzogen die Entwicklung des Programms in sechs Schritten:

1. Im ersten Schritt analysierten sie 100 Studien zu Straftäter*innen-Behandlungsprogrammen aus den Jahren 1973 bis 1978. Dabei zeigte sich, dass bei effektiver Behandlung die Rückfallquoten um 30 % bis 74 % sanken, dieser positive Effekt hielt auch noch nach 3–15 Jahren an (Ross und Gendreau 1980).
2. Im zweiten Schritt ergab ein Vergleich mit ineffektiven Programmen, dass effektive Programme ein gemeinsames Merkmal haben: Sie adressieren nicht nur das Verhalten des Straftäters bzw der Straftäterin, sondern vor allem die Art, wie er*sie denkt.
3. Im dritten Schritt zeigte sich, dass viele Straftäter*innen einen Entwicklungsrückstand bezüglich einer Reihe von kognitiven Fertigkeiten aufweisen, die für die soziale Anpassung relevant sind. So haben sie z. B. Schwierigkeiten, die Konsequenzen ihres Verhaltens zu antizipieren, dabei sind sie impulsiv handlungsorientiert. Sie sind häufig konkretistisch, egozentrisch und rigide.
4. Im vierten Schritt ergab die Analyse der effektiven Programme, dass diese Interventionstechniken enthalten, die die kognitiven Defizite adressieren. Dies bedeutet, dass kognitives Training ein essenzieller Bestandteil wirksamer Straftäter*innenbehandlungsprogramme ist.
5. Im fünften Schritt erfolgte die Sammlung einzelner kognitiver Techniken aus den erfolgreichen Programmen.
6. Im sechsten Schritt fand die Konzipierung des R&R-Programms unter Einbeziehung dieser Techniken und einiger neu entwickelter Methoden statt sowie ein erster Praxistest.

Der erste Wirksamkeitsnachweis wurde in der Studie von Ross et al. 1988 erbracht. In einer Metaanalyse (Tong und Farrington 2006) zur Wirksamkeit des R&R-Programms ergab sich bei den R&R-Teilnehmer*innen im Vergleich zu den Kontrollgruppen-Personen eine signifikante Senkung der Rückfallrate von durchschnittlich 14 %.

Ursprünglich wurde das R&R-Programm für Straftäter*innen im Strafvollzug entwickelt. Aufgrund der guten Wirksamkeit wurde es auch bei Straftäter*innen mit psychischen Störungen eingesetzt, etwa in den USA – mit ebenfalls gutem Erfolg (Robinson und Porporino 2000). In Deutschland wurde das R&R-Programm 1998 in der Klinik für forensische Psychiatrie Haina (Maßregelvollzug gemäß § 63 StGB) implementiert und findet mittlerweile in weiten Teilen Deutschlands Anwendung. In England wurde das R&R-Programm mit Straftäter*innen durchgeführt, die an einer Schizophrenie erkrankt waren. Hier zeigte sich, dass positive Effekte hinsichtlich verbaler Aggressionen und

Substanzmissbrauch auch noch 12 Monate nach Beendigung des Programms nachweisbar waren (Cullen et al. 2012).

Eine Evaluationsstudie (Robinson 1995) kam bezüglich der Wiederverurteilung nach R&R-Teilnahme im Vergleich zur Kontrollgruppe zu folgenden Ergebnissen: 24,8 % der Kontrollgruppe waren innerhalb von 12 Monaten rückfällig, 19,7 % der R&R-Gruppe, die das Training komplett durchlaufen hatte, und – interessanterweise – 28,8 % der R&R-Abbrecher. Hier stellt sich die Frage: Macht ein unvollständig durchgeführtes R&R-Programm gefährlicher? Es ist eher davon auszugehen, dass Abbrecher eine Negativselektion darstellen, die entweder trotz der Chance auf adäquate Therapie diese nicht wahrnehmen oder für die die Methode nicht die geeignete war. Dies macht deutlich, wie wichtig die Auswahl der Teilnehmer*innen nach den Grundsätzen der Kriminaltherapie nach Andrews und Bonta (2007) ist.

Grundsätze der Kriminaltherapie nach Andrews und Bonta (RNR-Prinzip)

- Das *Risikoprinzip* besagt, dass eine Straftäter*innenbehandlung Täter*innen mit hohem Rückfallrisiko vorbehalten sein soll.
- Das *Bedürfnisprinzip* besagt, dass kriminogene Merkmale im Mittelpunkt der Behandlung stehen sollten, z. B. Defizite der dissozialen Persönlichkeit.
- Das *Ansprechbarkeitsprinzip* besagt, dass das Programm dem Kommunikationsstil und den individuellen Lernmöglichkeiten der Teilnehmer*innen angepasst sein soll.

Das Ansprechbarkeitsprinzip wird durch die in ► Abschn. 27.3. dargestellten didaktischen Methoden des R&R-Programms erfüllt. In der Evaluationsstudie von Robinson 1995 zeigte sich, dass bei niedrigem Bedürfnis kaum Unterschiede bezüglich der Rückfallquote zwischen Kontroll- und R&R-Teilnehmern festgestellt wurden. Bei mittlerem Bedürfnis ergab sich eine Rückfallquote von 27,8 % in der Kontrollgruppe versus 15,6 % in der R&R-Gruppe. Bei hohem Bedürfnis fand sich eine Rückfallquote von 47,1 % in der Kontrollgruppe versus 32 % in der R&R-Gruppe. Deutliche Unterschiede bezüglich der Rückfälligkeit zeigten sich bei der Gewaltdelinquenz von 32,8 % bei der Kontrollgruppe versus 22,8 % bei den R&R-Teilnehmern. Bei Sexualstraftätern zeigte sich eine Rückfälligkeit von 19,6 % bei der Kontrollgruppe versus 10,1 % bei der R&R-Gruppe sowie bei Drogendelikten eine Rückfälligkeit von 36,8 % bei der Kontrollgruppe versus 24,1 % bei der R&R-Gruppe.

27.3 Zielfertigkeiten und didaktische Methoden des R&R-Programms

Diese werden abgleitet aus den Defiziten der dissozialen Persönlichkeit, welche insbesondere durch einen kurzfristigen, konkretistisch-rigiden Denkstil, Impulsivität, ein geringes Angstniveau/hohe Risikofreude und eine egozentrische Weltsicht gekennzeichnet sind. Dies wird auch in den folgenden Diagnosekriterien nach ICD-10 (Internationale Klassifikation psychischer Störungen, Dilling et al. 2019) für die dissoziale Persönlichkeitsstörung abgebildet.

Kriterien der dissozialen Persönlichkeitsstörung nach ICD-10 (F 60.2)

Es müssen mindestens 3 Kriterien für die Diagnose erfüllt sein.

1. Herzloses Unbeteiligtsein gegenüber Gefühlen anderer
2. Deutliche und andauernde Verantwortungslosigkeit und Missachtung sozialer Normen, Regeln und Verpflichtungen

3. Unvermögen zur Beibehaltung längerfristiger Beziehungen, aber keine Schwierigkeiten, Beziehungen einzugehen
4. Sehr geringe Frustrationstoleranz und niedrige Schwelle für aggressives, auch gewalttätiges Verhalten
5. Unfähigkeit zum Erleben von Schuldbewusstsein oder zum Lernen aus Erfahrung besonders aus Bestrafung
6. Neigung, andere zu beschuldigen oder vordergründige Rationalisierungen für das eigene Verhalten anzubieten, durch welches die Person in einen Konflikt mit der Gesellschaft geraten ist

Betrachtet man die Kriterien, werden die dahinterstehenden kognitiv-emotionalen Defizite deutlich. So führen der kurzfristige Denkstil, das geringe Angstniveau und die erhöhte Risikofreude zu verantwortungslosem Handeln, Brechen von Regeln, Missachtung von Verpflichtungen und einem „Nicht-Lernen-Können aus Erfahrung". Kommt eine emotionale Impulsivität hinzu, kann dies zu aggressiv-gewalttätigem Verhalten führen. Die egozentrische Sicht begünstigt ein dissoziales Wertesystem,, was dann wiederum zur Überschreitung von Grenzen anderer, Externalisierung, Rationalisierung und unzuverlässigem Beziehungsverhalten führen kann.

Auf den Punkt gebracht, müssen impulsives Handeln, mangelhafte Problemlösefertigkeiten, Defizite im Umgang mit sozialen Fertigkeiten, selbstschädigendes Bewältigungsverhalten, inadäquates Planungsvermögen, Nicht-Antizipieren-Können von Schwierigkeiten und das antisoziale Wertesystem adressiert werden.

Folgende Zielfertigkeiten werden im R&R-Programm trainiert:

- Selbstkontrolle: Innehalten, Konsequenzen abwägen, Pläne formulieren und erlernte Denkstrategien anwenden
- Metakognition: das eigene Denken kritisch bewerten, weil die Art des Denkens das Verhalten bestimmt
- Kritisches Denken: Fähigkeit zum logisch-rationalen Denken unter Berücksichtigung der Fakten
- Soziale Fertigkeiten
- Problemlösefertigkeiten
- Kreatives Denken: die Rigidität des eigenen Denkens hinterfragen, offen sein für Alternativen
- Soziale Perspektivenübernahme: Wahrnehmen und berücksichtigen, was andere denken und fühlen; Perspektivwechsel
- Werteentwicklung: egozentrische Weltsicht erweitern durch Berücksichtigung von Bedürfnissen anderer
- Ärgermanagement: Emotionsregulierung

Da die dissoziale Persönlichkeit aufgrund des Sensation Seeking schnell gelangweilt und leicht ablenkbar ist, wenig Frustrationstoleranz und ein geringes Durchhaltevermögen besitzt, muss ein wirksames Therapieprogramm entsprechend abwechslungsreich, anregend und unterhaltsam sein. So bedient sich das R&R folgender didaktischer Methoden: Gruppendiskussionen, Rollenspiele, Spiele, Denkaufgaben, sokratischer Dialog, Modelllernen sowie schneller Wechsel der Methoden und Aufgaben. Der*die Trainer*in selber hat hier nicht die Aufgabe eines Dozenten oder einer Dozentin, sondern eher die eines Entertainers oder einer Entertainerin. Er*sie ist letztendlich dafür verantwortlich, dass eine anregende Dynamik in der Gruppe herrscht, er*sie die Denkprozesse der Teilnehmer*innen anregt und im Fluss hält – und diese nicht durch langatmiges Dozieren erstickt oder durch Vorgabe von Lösungen abrupt beendet. Der*die Trainer*in sollte auf regelmäßige positive Verstärkung von prosozialen Äußerungen und Verhaltensweisen achten. Das bedeutet, großzügig mit Lob umzugehen. Dagegen sind Charaktererziehung, Moralisieren, Predigen und Abkanzeln zu unterlassen. Wichtig ist auch das Zeitmanagement, was der*die Trainer*in stets im Auge behalten muss.

Es werden im R&R-Programm allgemeine und keine individuellen Defizite behandelt. Daher werden bei den Übungen keine tiefer gehenden persönlichen Probleme thematisiert (insbesondere relevante biografische Erlebnisse), sondern Alltagsbeispiele vorgegeben. Diese sollen auch deshalb verwendet werden, da sie keine persönliche Betroffenheit auslösen und somit affektiv neutral sind. Dies ist Voraussetzung zum Erlernen neuer Fertigkeiten, da eine affektive Überlagerung den Lernprozess beeinträchtigt und zu wenig zielführenden Gruppendiskussionen führt.

27.4 Inhalt des R&R-Programms

Das Programm besteht aus 35 durchstrukturierten Sitzungen. Die einzelnen Programmstunden sind inhaltlich streng definiert und an ein festgelegtes Arbeitspensum gebunden. Sie müssen von dem*der Trainer*in sorgfältig vorbereitet werden, nach jeder Gruppensitzung sollte eine Bewertung und Einschätzung vorgenommen werden. Die inhaltliche Gestaltung der einzelnen Sitzungen wird dem dem Programm zugehörigen Handbuch entnommen, wobei das Handbuch in acht Module gegliedert ist.

Module des R&R-Programms

1. Problemlösen
2. Soziale Fertigkeiten
3. Verhandlungsfertigkeiten
4. Management von Emotionen
5. Kreatives Denken
6. Bewusstmachung von Wertvorstellungen/Perspektivwechsel
7. Kritisches Denken
8. Fertigkeiten im Überblick

Jedes Modul enthält eine Reihe von Sitzungen. Jede Sitzung enthält eine der spezifischen kognitiven Teilfertigkeiten, die das allgemeine kognitive Gebiet betreffen, das in dem zugehörigen Modul behandelt wird. Die Reihenfolge, in welcher die Module im Handbuch dargestellt werden, ist zur besseren Übersicht für den*die Trainer*in gedacht. Die Module kommen jedoch nicht in der im Handbuch aufgeführten Reihenfolge zur Anwendung. Unter Berücksichtigung der kurzen Aufmerksamkeitsspanne und der schnell aufkommenden Langeweile der Teilnehmer*innen werden die einzelnen Sitzungen der Module im weiteren Programmverlauf gemischt, bauen jedoch inhaltlich aufeinander auf. Eine Fertigkeit wird somit von verschiedenen Seiten betrachtet und mit verschiedenen Techniken vermittelt. Dies regt den Denkprozess an und soll zum besseren Abspeichern und Abrufen der erlernten Fertigkeiten beitragen.

27.5 Die Module des R&R-Programms, Fallstricke und Tipps aus der Praxis

27.5.1 Problemlösen

Das Problemlösen ist ein wichtiger Bereich im R&R-Programm und stellt die Grundlage für alle anderen Sitzungen dar. Die Beherrschung grundlegender Techniken auf diesem Gebiet ist die Voraussetzung für die Beherrschung der anderen im Programm behandelten Fertigkeiten. Bei diesem Modul wird davon ausgegangen, dass die Fertigkeit, Probleme zu lösen, gelernt werden kann. So kann man einem*einer Teilnehmer*in, der*die fragt, wozu das R&R dient, mit einem Satz antworten: Das R&R hilft, ein*e bessere*r Problemlöser*in zu werden.

Das Modul „Problemlösen“ wird in neun aufeinander aufbauenden Sitzungen vermittelt:

- Problemerkennung: Hier geht es um die Grundvoraussetzung, möglichst früh zu erkennen, dass man ein Problem hat. Hierbei wird auf innere und äußere Hinweisreize geachtet.
- Problemidentifikation: Hierbei wird vermittelt, Fakten und Meinungen zu unterscheiden.
- Informationssammlung: Möglichst viele Fakten sollen beobachtet und zusammengetragen werden.
- Problemerfassung: Die Fakten sollen erinnert und das Problem soll in Worte gefasst werden. Dies ist ein zentraler Punkt – denn von der Problemdefinition sind alle weiteren Schritte abhängig.
- Nonverbale Kommunikation: Körpersprache erkennen und selber ausdrücken.
- Verbale Kommunikation: Verstehen, was der*die andere ausdrücken will mit dem, was er*sie sagt. Auch hier geht es um Perspektivübernahme und die Fähigkeit, eigene Gendanken und Gefühle zu verbalisieren.
- Problemlösungsvorschläge: Ziel ist hier, mit einem wertfreien Brainstorming möglichst viele Lösungsvorschläge zu sammeln. Es geht um Kreativität und Spaß am Denken.
- Konsequenzen: Betrachtung der Problemlösungsvorschläge im Hinblick auf die kurzfristigen und langfristigen Konsequenzen, Kosten-Nutzen-Analyse und Zielerreichung.
- Selbstsichere Kommunikation: Um die Problemlösung erfolgreich umsetzen zu können, benötigt es die Fertigkeit, selbstsicher und nicht unsicher oder aggressiv aufzutreten. Dies wird im Rollenspiel geübt.

Fallstricke und Tipps aus der Praxis

Die im Manual vorgegebene Problemsituation „E-Werk“ (es droht die Stromabstellung, wenn die Rechnung nicht umgehend bezahlt wird) kann für den gesamten Problemlöseprozess benutzt werden – so kann man auf die Ausarbeitung der vorherigen Sitzungen zurückgreifen und verzettelt sich nicht mit immer wieder neu zu beginnenden Problemlöseprozessen. Besonderes Augenmerk muss auf die Problemdefinition/Problemerfassung gelegt werden, da hiervon die weiteren Schritte des Problemlöseprozesses abhängen. Beim Bestimmen der Konsequenzen der zuvor gesammelten Lösungsvorschläge sollten unter Berücksichtigung eines praktikablen und prosozialen Lösungsvorschlages wegen der besseren Übersicht nur einige (drei bis fünf) ausgewählt werden.

27.5.2 Soziale Fertigkeiten

Straftäter*innen verhalten sich oft auch deshalb antisozial, weil ihnen die Fertigkeiten fehlen, sich prosozial zu verhalten. Oft sind prosoziale Verhaltensfertigkeiten nicht entwickelt, weil sie z. B. als Schwäche interpretiert werden (z. B. um Hilfe bitten) oder in der Subkultur nicht zum Erfolg führen – viel eher wird auf aggressive Verhaltensmuster zurückgegriffen.

Somit sind viele prosoziale Fertigkeiten nicht oder kaum vorhanden. Daher werden sie im R&R-Programm schrittweise dargestellt und im Rollenspiel eingeübt, um die Teilnehmer*innen in die Lage zu versetzen, ihre Ziele prosozial zu erreichen und in prosozialen Kontexten akzeptiert und nicht abgelehnt zu werden.

Bei den acht einzelnen Sitzungen handelt es sich um folgende Fertigkeiten:

- Bitten um Hilfe
- Sich beschweren können
- Andere überzeugen (vs. manipulieren)
- Umgang mit Beschwerden
- Umgang mit Überzeugungsversuchen
- Umgang mit eigenen Fehlern
- Umgang mit Gefühlen anderer
- Umgang mit widersprüchlichen Botschaften

Jede Sitzung läuft nach dem gleichen Schema ab: Der*die Trainer*in bringt zunächst ein Einführungsbeispiel. Im Rollenspiel üben die Teilnehmer*innen dann die konkrete Umsetzung der Fertigkeit ein.

- **Fallstricke und Tipps aus der Praxis am Beispiel „Um Hilfe bitten"**

Der*die Trainer*in beginnt mit dem Einführungsbeispiel: Man will morgens zur Arbeit fahren, das Auto springt nicht an, man bittet eine*n Nachbar*in, mit dem Starthilfekabel zu helfen. Es bietet sich an, dass der*die Trainer*in zunächst ein Negativbeispiel mit aggressivem Verhalten präsentiert, was nicht zum Erfolg führt. Nach der Gruppendiskussion wird dann das erwünschte Verhalten in folgenden Schritten dargestellt:

1. Definieren Sie Ihr Problem.
2. Entscheiden Sie, ob Sie Hilfe möchten.
3. Entscheiden Sie, wer Ihnen helfen kann.
4. Suchen Sie jemanden aus, der Ihnen hilft.
5. Erklären Sie dieser Person Ihr Problem.

Punkt 1 bis 4 laufen als „lautes Denken" („mental aside") ab und dürfen auf keinen Fall übersprungen werden. Sie dienen dazu, das impulsive Verhalten – also Handeln vor Denken – auszubremsen. Dies kann man optisch darstellen, indem sich der*die Übende beim lauten Denken die Hand auf den Kopf legt („Denkkappe"). Bei der Fertigkeit „andere überzeugen" sollte ein Beispiel gewählt werden, bei dem das Gegenüber einen Vorteil haben kann, da es sich ansonsten nicht um Überzeugen, sondern um Überreden oder Manipulieren (dies, wenn es nur um den eigenen Vorteil geht) handelt.

> Generell gilt, dass negatives Verhalten ausschließlich durch den*die Trainer*in dargestellt wird, da dieses Verhalten von den Teilnehmer*innen nicht geübt werden soll, aber auch weil die Resonanz der Gruppe bei Darstellung dissozialer Verhaltensweisen immer am größten ist und somit positiv verstärkt wird. Bei der vorherigen Absprache zum Rollenspiel sollte darauf geachtet werden, dass antisoziales Verhalten nicht zum Erfolg führt.

27.5.3 Verhandlungsfertigkeiten

Geraten dissoziale Straftäter*innen in einen Konflikt mit einer anderen Person, reagieren sie oft aggressiv, vermeidend oder rückzügig (z. B. verbunden mit Flucht in Drogen). Im Modul „Verhandlungsfertigkeiten" sollen die Teilnehmer*innen lernen, durch Verhandeln ihre Ziele zu erreichen, was gewöhnlich einen Kompromiss beinhaltet. Dieser ist vielen Straftäter*innen ein Greul, weil er als Schwäche ausgelegt wird. Dementsprechend ist es notwendig, den Teilnehmer*innen zu vermitteln, dass ihre Art der Auseinandersetzung insgesamt kein effektiver Weg ist, mit Konflikten umzugehen, und für sie letztendlich keine Gewinnstrategie darstellt. Verhandlung ist demgegenüber eine Gewinn-Gewinn-Strategie. Zu diesem Zweck werden im Handbuch verschiedene Situationen, die im Rollenspiel verwendet werden können, angeboten. Nicht alle Situationen sind verhandelbar, was mit den Teilnehmer*innen erarbeitet wird. Zu nicht verhandelbaren Situationen gehören solche wie Gesetz (Richter*in, Polizei), Machtgefälle (Chef*in, Lehrer*in) oder wenn keine Verhandlungsgrundlage besteht (man hat nichts zu geben, was der*die andere will).

- **Fallstricke und Tipps aus der Praxis**

Wenn es im Rollenspiel nicht gelingt, zu einem Verhandlungsergebnis zu kommen, ist es wichtig, darauf hinzuweisen, dass „nicht verhandelbar" nicht gleichbedeutend mit „nicht zum Ziel kommen können" ist. Vielmehr bedeutet das, dass man eine andere Fertigkeit wählen muss, wie z. B. um Hilfe bitten, um ans Ziel zu kommen.

27.5.4 Management von Emotionen

Emotionen sind ein wesentlicher Aspekt des Denkens. Kognitionen sind von Emotionen begleitet und umgekehrt. Emotionen können so stark werden, dass sie das rationale Abwägen förmlich überrollen. Deshalb ist es besonders für dissoziale Straftäter*innen wichtig, mittels Techniken zu lernen, ihre Emotionen zu kontrollieren. Anzumerken ist, dass hier die Regulation der Emotionen des dissozialen Persönlichkeitstyps adressiert ist und nicht z. B. die emotionale Instabilität des Borderline-Typus. Hierbei wird ein mittleres Erregungsniveau angestrebt, da dieses nachgewiesenermaßen die beste Voraussetzung für wirksames Handeln ist (Erregungskurve: Effektivität von Denken und Handeln in Abhängigkeit des Erregungsniveaus, Fahrenberg 1995). Für dissoziale Straftäter*innen ist es besonders wichtig, mit Emotionen wie Wut oder Ärger umzugehen. Die Kontrolle dieser Emotionen setzt voraus, rechtzeitig die Umstände, in denen die Teilnehmer*innen höchstwahrscheinlich wütend werden, sowie physiologische Anzeichen von Erregung zu erkennen. Die in dieser Sitzung vermittelten Fertigkeiten sollen sie dann in die Lage versetzen, mit der aufkommenden Erregung adäquat umzugehen.

Dazu werden drei Techniken vermittelt:

1. Zentrale Kontrolle (Entspannungstechnik)
2. Konstruktives Selbstgespräch (hilfreiche Selbstverbalisation)
3. Ärgertagebuch (Kennenlernen von relevanten Ärger auslösenden Reizen/Situationen)

27.5.5 Kreatives Denken

Dissoziale Straftäter*innen haben ein rigides Denken – sie klammern sich eigensinnig an ihre Ideen, ohne Gegenargumente zu berücksichtigen. Diese geistige Unbeweglichkeit führt dazu, dass sich Verhaltensmuster stets wiederholen, auch wenn sie damit keinen Erfolg haben oder sogar negative Konsequenzen erfahren. Auf Ratschläge reagieren sie nicht, weil ihre Unfähigkeit, die Perspektive zu wechseln, sie unempfänglich für neue Ideen macht. Daher sind die Übungen des Programms darauf ausgerichtet, den Teilnehmer*innen beizubringen, neue Ideen zu entwickeln und sie von ihrem engen oder beschränkten Denken zu befreien. In einzelnen Sitzungen des Moduls „Kreatives Denken“ werden einige der Techniken zum lateralen Denken, die Edward de Bono (1981) entwickelt hat, verwendet.

Es handelt sich hierbei um folgende zehn Techniken, die mit eingängigen Akronymen bezeichnet werden:

1. PMI (= Plus, Minus, Interessant): Umgang mit Ideen, Berücksichtigung aller Gesichtspunkte
2. DAF (= Denk an alle Faktoren)
3. Regeln: Sinn von Regeln, verschiedene Arten von Regeln
4. KUF (= Konsequenzen und Folgen)
5. ZPV (= Ziele, Pläne, Vorstellungen)
6. Planen
7. WEP (wichtige erste Priorität): Setzen von Prioritäten
8. WAM (= Wahl alternativer Möglichkeiten)
9. Entscheidungen
10. SAM (= Sichtweise anderer Menschen)

Die einzelnen Sitzungen erfolgen alle nach demselben Schema. So wird der Gruppe eine Idee, ein Vorschlag oder ein Problem präsentiert. Anschließend werden die Teilnehmer*innen gebeten, ihre Gedanken dazu zu äußern. Dann wird ihnen mit der Technik eine neue Art zu denken vermittelt, die ihnen mehr Flexibilität erlaubt. Die Technik wird dann anhand von verschiedenen Beispielen geübt.

■ Fallstricke und Tipps aus der Praxis

Generell sollten die Gruppenübungen zügig bearbeitet werden mit einer festen Zeitvorgabe, um ein Abschweifen vom Thema und Langeweile zu verhindern. Bei dem Thema „Regeln“ ist zu beachten, dass das Aufstellen der Regeln unter dem Aspekt, an alle Faktoren zu denken (DAF) erfolgt und die Regeln einer Bewertung nach den Vorgaben des „Plus, Minus, Interessant“ (PMI) zu unterziehen sind. Als Einführungsbeispiel sollte eine Situation gewählt werden, die den positiven Aspekt von Regeln unterstreicht, wie z. B. Zinken beim Kartenspiel.

27.5.6 Werte – Bewusstmachung von Wertvorstellungen/Perspektivwechsel

Dissoziale Straftäter*innen haben einen rigiden-egozentrischen Denkstil und bewegen sich zumeist auf dem präkonventionellen Moralniveau nach Kohlberg, d. h., sie orientieren sich an Belohnung/Bestrafung bzw. Gewinn und Verlust (Heidbrink 1996). Wertvorstellungen können nicht in einem Frontalunterricht erzeugt werden („Charaktererziehung“ via Predigen und Dozieren). Ziel im Programm ist es, eine kognitive Dissonanz zu erzeugen, um die Teilnehmer*innen darin zu fördern, andere Perspektiven einzunehmen und sich mit diesen anderen Sichtweisen auseinanderzusetzen, insbesondere mit den Wünschen, Einstellungen und Gefühlen anderer Menschen. Dazu werden insgesamt sechs verschiedene Dilemmasituationen präsentiert. Bei diesen Situationen stehen letztendlich zwei Möglichkeiten zur Auswahl nach dem Prinzip „Pest oder Cholera“. Da es bei einem Dilemma keine richtige oder falsche Lösung gibt, muss sich der*die Trainer*in hinsichtlich seiner*ihrer eigenen Meinung neutral verhalten. Gleichzeitig muss er*sie die Diskussion leiten und durch provokative Fragen diese anheizen („challenging“).

Die Sitzung verläuft nach folgendem Schema:

1. Einführen ins Thema/Vorstellen der Dilemmasituation für den Protagonisten bzw. die Protagonistin.
2. Formulieren der zentralen Frage (Was soll der*die Protagonist*in tun – die Frage muss bei allen Dilemmasituationen immer mit Ja oder Nein beantwortet werden).
3. Die Teilnehmer*innen müssen sich bei der entscheidenden Dilemmafrage also auf Ja oder Nein festlegen.
4. Die Gruppe wird dann aufgeteilt: Soweit möglich, werden die Teilnehmer*innen entgegen ihrer vorherigen Antwort aufgeteilt, um dann anschließend in der Kleingruppe Argumente zu sammeln, die eigentlich entgegen der ursprünglichen Antwort der Teilnehmer*innen stehen (erzwungener Perspektivwechsel).
5. In der Großgruppe wird dies nun zusammengetragen und anschließend frei diskutiert.
6. Nach Ablauf der vorgegebenen Zeit wird die Diskussion abgebrochen. Ziel ist es nicht, eine Lösung zu finden, da es keine richtige Lösung gibt, sondern bei den Teilnehmer*innen einen Zustand der kognitiven Dissonanz zu erzeugen. Dies führt dazu, dass das Diskussionsende bisweilen als unbefriedigend erlebt wird. Das ist durchaus beabsichtigt und soll auf keinen Fall von dem*der Trainer*in durch die Darstellung der eigenen Meinung aufgelöst werden, weil damit der Denkprozess beendet wird.

Im Wertemodul kommen weiterhin Spiele mit entsprechender Zielsetzung zum Einsatz.

▪ Fallstricke und Tipps aus der Praxis

Die Situation muss so aufgearbeitet werden, dass das Dilemma deutlich wird, da ansonsten keine kognitive Dissonanz entsteht. Es ist besonders wichtig, bei den sechs Dilemmasituationen die o. g. Schritte genau einzuhalten und die Diskussion nicht mit Vorgaben zu ersticken. Nach Ablauf der Zeitvorgabe wird die Diskussion abgebrochen, da es nicht Ziel ist, einen befriedigenden Kompromiss zu finden – das für ein Dilemma typische Unbehagen ist erwünscht.

27.5.7 Kritisches Denken

Hier geht es im Kern darum, Überredungskünste zu erkennen und ihnen zu widerstehen. Aufgrund des oft unkritischen und impulsiven Denkens fallen grade auch Menschen mit dissozialen Persönlichkeitszügen auf für sie langfristig ungünstige Geschäfte (z. B. Handyverträge, Autokauf) herein und schaffen sich so Probleme. In diesem Modul wird das eigene Denken sowie das Denken anderer kritisch hinterfragt. Dabei wird geprüft, ob Schlussfolgerungen in sich schlüssig sind, ob sie auf hinreichenden und zutreffenden Informationen beruhen oder vielmehr auf Vorurteilen, ungeprüften Behauptungen oder verdrehten Tatsachen. Das R&R-Programm endet mit der vierten Sitzung aus diesem Modul (Sitzung 35) mit der Originalüberschrift: „Learning to be open-minded" – dies ist im Kern das, was das R&R erreichen möchte.

- **Fallstricke und Tipps aus der Praxis**

Hier können kreativ eigene Beispiele gestellt werden, z. B. Heranziehung von Werbespots.

27.6 Praktische Umsetzung

Die 35 durchstrukturierten Sitzungen à 2 Schulstunden (jeweils mit einer 10- bis 15-minütigen Pause) sollten mindestens einmal in der Woche (Gesamtdauer 8 Monate), optimal zweimal in der Woche (Gesamtdauer 4 Monate) durchgeführt werden. Die Reihenfolge der Sitzungen entspricht nicht der Reihenfolge der Sitzungen im Manual, wo sie nach den einzelnen Modulen geordnet sind. Sie werden durch einen zum Manual gehörigen Stundenplan vorgegeben, wobei die Inhalte verschiedener Module miteinander verknüpft sind und aufeinander aufbauen. Das hat den Sinn, dass das Programm abwechslungsreich, interessant und unterhaltsam ist. Zum anderen werden gleiche Prozesse mit unterschiedlichen Inhalten trainiert.

Eine Teilnehmer*innenzahl von sechs bis acht Personen ist ideal. Ist die Gruppe kleiner als sechs Personen, sind die Gruppenübungen nicht mehr gut möglich.

Es sind zwei Gruppenleiter*innen erforderlich, davon muss einer die Trainer*innenlizenz besitzen. Die Lizenz können verschiedene Berufsgruppen erwerben; wichtig sind vor allem persönliche Eigenschaften i. S. der anfangs beschriebenen Rolle des Trainers bzw. der Trainerin.

Die Indikation des R&R-Programm ist die dissoziale Persönlichkeitsstörung bzw. entsprechend akzentuierte Persönlichkeiten. Im Fokus des Programms steht hier die Impulsivität als Hauptrisikofaktor für die Delinquenz. Bei gleichzeitig bestehender Diagnose einer Schizophrenie ist zu prüfen, inwieweit diese remittiert ist. Als Kontraindikation gilt eine Intelligenzminderung nach ICD-10 (IQ unter 70). Bei Nicht-Muttersprachler*innen ist zu prüfen, ob genügend Deutschkenntnisse vorliegen. Im Weiteren sind Personen mit akuten psychotischen und Personen mit schweren hirnorganischen Beeinträchtigungen für eine Teilnahme nicht geeignet. Als relative Kontraindikation sollte bei vulnerablen Personen mit einer Diagnose einer Schizophrenie geprüft werden, ob sie den Belastungen der Gruppe (z. B. Dauer, Aushalten von Diskussionen und Meinungsunterschieden) gewachsen sind. Bei schweren Persönlichkeitsstörungen ist zu beachten, inwieweit der*die Betroffene das Potenzial hat, einen konstruktiven Gruppenprozess massiv zu behindern und die Aufmerksamkeit der Trainer*innen zu binden (i. d. R. weitere Cluster-B-Störungen und paranoide Persönlichkeitsstörung). Hierzu können auch Persönlichkeiten mit einem hohen PCL-Score (Psychopathy, Hare 1991) zählen. Bei Vorliegen einer Psychopathie ohne Impulsivität („Betrüger") ist eine Gruppenteilnahme nicht indiziert, da diese Personen i. d. R. nicht von dem Programm profitieren.

Literatur

Andrew DA, Bonta J (2007) Risk-need-responsivity. Model for offender assessment and rehabilitation. Her Majesty the Queen in Right of Canada. Cat. No. PS3-1/2007-6, ISBN No.:978-0-662-05049. http://www.Pbpp.pa.gov/Information/Documents/Research/EBP7.pdf. Zugegriffen am 06.01.2006

Cullen AE, Clarke AY, Kuipers E, Hodgins S, Dean K, Fahy T (2012) A multisite randomized trial of cognitive skills program for male mentally disordered offenders: violence and antisocial behavior autcomes. J Consult Clin Psychol 80:1114–1120

De Bono E (1981) CORT thinking program. Pergamon Press, Toronto

Dilling H, Mombour W, Schmidt MH (Hrsg) (2019) Internationale Klassifikation psychischer Störung, Hans Huber, 10. Aufl. Hogrefe, Göttingen

Fahrenberg J (1995) Erregungskurve. In: Lexikon der Psychologie, Dorsch (2019). Hogrefe, Göttingen

Hare R (1991) Manual for the Hare Psychopathy Checklist-Revised. Multi Health System, Toronto

Heidbrink H (1996) Einführung in die Moralpsychologie. Psychologie Verlags Union, Weinheim

Knott C (1995) The STOP programme: reasoning and rehabilitation in a British setting. In: Mc Guire J (Hrsg) What works: Reducing reoffending. John Wiley & Sons, Chichester/New York, S 115–126

Robinson D (1995) The impact of cognitive skills training on post-release recidivism among Canadian Federal Offenders. Research Report. Ottawa, Correctional Research and Development, Correctional Service of Canada

Robinson D, Porporino F (2000) Programming in cognitive skills: the Reasoning and Rehabilitation Programme. In: Hollin CR (Hrsg) Handbook of offender assessment and treatment. Wiley, Chilester, S 179–193

Ross RR, Gendreau P (1980) Effective correctional treatment. Butterworth, Toronto

Ross RR, Fabiano EA, Ross RD (1986) Reasoning and rehabilitation: a handbook for teaching cognitive skills. Cognitive Center of Canada, Ottawa

Ross RR, Fabiano EA, Ewles CD (1988) Reasoning und Rehabilitation. Int J Offender Ther Comp Criminol 32:29–36

Tong JLS, Farrington D (2006) How effective is the „reasoning and rehabilitation" programme in reducing reoffending? A meta-analysis of evaluations in four countries. Psychol Crime Law 22:3–24

Licht in einen Sexualmord bringen: Forensisch-schematherapeutische Fallkonzeptualisierung eines Kindermörders

Lars Bang Madsen und David P. Bernstein

Inhaltsverzeichnis

B. Völlm, B. Schiffer (Hrsg.), *Forensische Psychiatrie*, https://doi.org/10.1007/978-3-662-64465-2_28

28

28.1 Einleitung

Sexualmorde (oder Sexualtötungen) machen Schlagzeilen und fesseln das öffentliche Interesse wie nur wenige andere Verbrechen. Hochintelligente, penible Serienmörder*innen oder Verrückte, von Wahnvorstellungen geblendet, sind ein häufiges Motiv populärer Filme und Fernsehserien wie *CSI: Crime Scene Investigation* oder *Mindhunter*. Diese Straftäter*innen werden oftmals als eiskalt und skrupellos dargestellt, sie zu verstehen oder gar zu behandeln gilt als schwierig, wenn nicht unmöglich. Schwere körperliche und sexuelle Viktimisierung in der Kindheit liefert die Haupterklärung für die darauffolgende Entstehung eines Monsters im Erwachsenenalter. Diese Darstellungen mögen zwar auf breites Interesse stoßen, damit geht jedoch einher, dass diese Straftäter*innen Opfer stark vereinfachender Vorurteile und Verurteilungen durch das Prisma fabrizierter populärer Mythen werden. Aber bildet dieses Porträt prototypischer Sexualmörder*innen tatsächlich die Realität und die Beweggründe hinter den Straftaten ab?

Die vorliegende Fallstudie beschreibt die schematherapeutische Fallkonzeptualisierung eines Sexualmörders von Kindern (SMK), der 2 Jahre an einer Schematherapie (ST) teilgenommen hat. Die Schematherapie ist eine evidenzbasierte Behandlung für Persönlichkeitsstörungen (Young et al. 2003), die von Bernstein und Kollegen für forensisch-psychiatrische Patient*innen (Bernstein et al. 2007), die von antisozialen, narzisstischen, paranoiden oder Borderline-Persönlichkeitsstörungen betroffen sind und ein hohes Rückfallrisiko für Gewalt- oder Sexualdelikte haben, angepasst wurde. In einer kürzlichen 3-jährigen randomisierten klinischen Studie, durchgeführt in acht niederländischen forensisch-psychiatrischen Kliniken (Bernstein et al. 2023), zeigte sich die Schematherapie effektiver für die Senkung der Symptomatik von Persönlichkeitsstörungen als gewöhnliche Behandlung. Sie reduzierte die Risiken, erhöhte die Stärken und erleichterte den Wiedereintritt in die Gesellschaft.

Kernkonzepte der Schematherapie

- Frühe maladaptive Schemata sind dauerhafte Denk- und Gefühlsmuster. Schemata entwickeln sich, wenn die emotionalen Grundbedürfnisse in der Kindheit nicht erfüllt wurden.
- Schemamodi sind extreme, schwankende Gefühlszustände.

Die vorliegende Studie nutzt Kernkonzepte der Schematherapie, nämlich „frühe maladaptive Schemata", d. h. dauerhafte Denk und Gefühlsmuster, und „Schemamodi", extreme, schwankende Gefühlszustände, um diese komplexen Verbrechen zu erklären. Frühere Studien haben gezeigt, dass frühe maladaptive Schemata mit Sexual- und Gewaltdelikten sowie mit Psychopathie assoziiert sind, Schemamodi dagegen mit Rückfallrisiko, Psychopathie und institutioneller Gewalt (Keulen-de Vos et al. 2016). In der soeben erwähnten randomisierten klinischen Studie führte Schematherapie im Verlauf der 3-jährigen Behandlung zu einer stärkeren Reduktion früher maladaptiver Schemata und Schemamodi, was zu einer Risikosenkung bei den Patient*innen beigetragen haben kann. Diese Konzepte werden in dieser Fallkonzeptualisierung einerseits angewandt, um das Wesen eines gewaltvollen Sexualdelikts zu ergründen, aber auch, um die entwicklungsbedingten Ursprünge der während der Straftat wirkenden Risikofaktoren zu erklären. Es wird dargelegt, dass der Einsatz von frühen maladaptiven Schemata und Schemamodi nicht nur von theoretischem Interesse ist, sondern einen Rahmen für eine Behandlung schaffen kann, die das Unverständliche sowohl für Praktiker*innen als auch Patient*innen auf zugängliche Weise verständlich macht.

28.2 Schematherapie

Schematherapie (ST; Rafaeli et al. 2011; Young et al. 2003) ist eine integrative Therapie, die speziell für Persönlichkeitsstörungen entwickelt wurde. Sie ist eine der wenigen evidenzbasierten Therapien für die Borderline-Persönlichkeitsstörung (Farrell et al. 2009; Nadort et al. 2009) sowie für Persönlichkeitsstörungen aus Cluster C (Bamelis et al. 2014) und wurde auch bereits bei forensisch-psychiatrischen Patient*innen mit schweren Persönlichkeitsstörungen und einem Rückfallrisiko für Gewalt- oder Sexualdelikte angewandt (Bernstein et al. 2007). In forensisch-psychiatrischen Kontexten sind Persönlichkeitsstörungen hochgradig prävalent (Fazel und Danesh 2002). Antisoziale, narzisstische und Borderline-PS sind dabei die am häufigsten diagnostizierten Persönlichkeitsstörungen. Diese Personen weisen typischerweise ein hohes Maß an Wut, Impulsivität und interpersoneller Feindseligkeit auf, gepaart mit früh einsetzendem kriminellem Verhalten, häufigen Straftaten und Gefängnisaufenthalten, Substanzmissbrauch und eingeschränkter Sozialfunktion (z. B. Wohnungs-, Arbeitslosigkeit). Psychopathische Personen, die zwischen 7,9 und 30 % der Straffälligenpopulationen ausmachen, haben ein besonders hohes Rückfallrisiko (z. B. Coid et al. 2009; Hemphill et al. 2011). Diese Patient*innen weisen zusätzlich zu vielen charakteristischen Symptomen aus Cluster B deutliche affektive und interpersonelle Merkmale auf, einschließlich mangelnder Reue, Arglist sowie einer Neigung, andere auszunutzen (Hare 1991). Ebendiese Merkmale und Tendenzen machen den Therapieprozess zu einer Herausforderung und sind der Grund dafür, warum Persönlichkeitsstörungen einen wichtigen Ansprechbarkeitsfaktor („responsivity“ im Sinne des Risk-Needs-Responsivity-Modells) darstellen, der bei jeder psychologischen Intervention mit forensisch-psychiatrischen Patient*innen zu berücksichtigen ist.

Definition

ST fasst Persönlichkeitsstörungen als langfristige, selbstzerstörerische Muster, die in der Kindheit entstehen (*frühe maladaptive Schemata*) und sich in maladaptiven Bewältigungsstrategien und -verhalten manifestieren, sowie als dysfunktionale, schnelle Veränderungen des Gefühlszustands bei Aktivierung der Schemata (*Schemamodi*) auf.

Schemata entwickeln sich, wenn die emotionalen Grundbedürfnisse *Bindung/Sicherheit, Autonomie, die Freiheit, sich mitzuteilen, Anerkennung* sowie *Spontanität* in der Kindheit nicht erfüllt oder konstant frustriert wurden. Es wurden 18 frühe maladaptive Schemata identifiziert, die sich in fünf Domänen einteilen lassen, die jeweils mit den unerfüllten Entwicklungsbedürfnissen, aus denen sich die Schemata der Domäne ergeben, verbunden sind (s. ◘ Tab. 28.1; Young et al. 2003).

Maladaptive Bewältigungsstrategien spiegeln die drei möglichen Arten der Bewältigung der Aktivierung eines Schemas wider. Personen können entweder

- sich dem Schema fügen, als wäre es real, typischerweise in passiver, hilfloser oder unterwürfiger Manier (*Unterwerfung*),
- Situationen umgehen, die zur Schemaaktivierung führen (*Vermeidung*), oder
- entgegen dem Schema handeln (*Überkompensation*).

Tab. 28.1 Frühe maladaptive Schemata

Abgetrenntheit und Ablehnung (Disconnection and Rejection)	
1. Verlassenheit/Instabilität (Abandonment/Instability)	Die Erwartung, dass Bezugspersonen einen unausweichlich verlassen werden. Andere bieten nur unzuverlässig Unterstützung und Nähe. Schnelle Wechsel zwischen Angst, Trauer und Wut.
2. Misstrauen/Missbrauch (Mistrust/Abuse)	Die Überzeugung, dass andere einen selbst verletzen, missbrauchen, demütigen, betrügen, anlügen, manipulieren oder ausnutzen werden. Man ist misstrauisch und stets nervös.
3. Emotionale Entbehrung (Emotional Deprivation)	Die Erwartung, dass andere den eigenen emotionalen Bedürfnissen (nach Unterstützung, emotionaler Nähe, Empathie und Schutz) nicht entgegenkommen werden. Man fühlt sich isoliert und einsam.
4. Unzulänglichkeit/Scham (Defectiveness/Shame)	Die Überzeugung, dass man innerlich in wesentlicher Hinsicht mangelhaft, schlecht. unzulänglich, unerwünscht, unterlegen oder fehlerbehaftet ist. Man fühlt sich beschämt und wertlos.
5. Soziale Isolierung/Entfremdung (Social Isolation/Alienation)	Das Gefühl, vom Rest der Welt isoliert, anders als andere und/oder nicht Teil einer Gruppe oder Gemeinschaft zu sein.
Beeinträchtigung von Autonomie und Leistung (Impaired Autonomy and Performance)	
6. Abhängigkeit/Inkompetenz (Dependence/Incompetence)	Die Überzeugung, dass man alltägliche Aufgaben nicht ohne erhebliche Hilfe von außen meistern kann. Man fühlt sich ängstlich, extrem hilflos und unfähig, unabhängig zu funktionieren.
7. Anfälligkeit für Schädigungen oder Krankheiten (Vulnerability to Harm or Illness)	Die übertriebene Angst, dass eine bevorstehende Katastrophe jeden Moment eintreffen wird und man sie nicht abwenden kann.
8. Verstrickung/Unentwickeltes Selbst (Enmeshment/Undeveloped Self)	Übermäßige emotionale Involviertheit und Nähe zu anderen auf Kosten einer vollständigen Individuation oder einer normalen sozialen Entwicklung.
9. Versagen (Failure)	Die Überzeugung, dass man versagt hat oder unausweichlich versagen wird oder in leistungsbezogenen Lebensbereichen grundlegend unzulänglich ist. Man fühlt sich dumm oder untalentiert.
Beeinträchtigungen im Umgang mit Begrenzungen (Impaired Limits)	
10. Anspruchshaltung/Grandiosität (Entitlement/Grandiosity)	Die Überzeugung, besser als andere zu sein, bestimmte Rechte und Privilegien verdient zu haben oder nicht an normale Regeln sozialer Gegenseitigkeit gebunden zu sein. Zentrale Motive sind Macht und Kontrolle über Situationen oder Personen.
11. Unzureichende Selbstkontrolle/Selbstdisziplin (Insufficient Self-Control/Self-Discipline)	Allgegenwärtige Schwierigkeiten oder die Weigerung, ausreichende Selbstkontrolle und Frustrationstoleranz auszuüben, um persönliche Ziele zu erreichen, oder den übermäßigen Ausdruck der eigenen Gefühle und Impulse einzuschränken. Man kann keinerlei Unbehagen aushalten.
Fremdbezogenheit (Other-Directedness)	
12. Unterwerfung (Subjugation)	Die übermäßige Abtretung von Kontrolle an andere, weil man sich dazu gezwungen fühlt, normalerweise, um Zorn, Vergeltung oder Verlassenwerden abzuwenden. Die zwei Hauptformen sind: Unterwerfung der eigenen Bedürfnisse und Unterwerfung emotionalen Ausdrucks.

Tab. 28.1 (Fortsetzung)

13. Selbstaufopferung (Self-Sacrifice)	Das übertriebene Bemühen, die Bedürfnisse anderer in alltäglichen Situationen von sich aus auf Kosten der eigenen Bedürfnisbefriedigung zu erfüllen. Gründe: verhindern wollen, anderen Leid zuzufügen, sich egoistisch und somit schuldig zu fühlen und um Beziehungen zu aufmerksamkeitsbedürftigen Personen aufzubauen.
14. Streben nach Zustimmung und Anerkennung (Approval-Seeking/Recognition-Seeking)	Der übermäßige Fokus darauf, Zustimmung, Anerkennung oder Aufmerksamkeit von anderen auf Kosten der eigenen Entwicklung und Bedürfnisse zu erhalten.
Übertriebene Wachsamkeit und Gehemmtheit (Over-Vigilance and Inhibition)	
15. Negativität/Pessimismus (Negativity/Pessimism)	Der allgegenwärtige, lebenslange Fokus auf negative Aspekte des Lebens (z. B. Leid, Tod, Verlust, Enttäuschung, Konflikt, Schuld, Groll, ungelöste Probleme, mögliche Fehler, Betrug), während positive oder optimistische Aspekte minimiert werden.
16. Emotionale Gehemmtheit (Emotional Inhibition)	Die übertriebene Hemmung spontanen Handels, Fühlens oder Kommunizierens, um die Missbilligung durch andere, Scham oder Kontrollverlust zu verhindern.
17. Überhöhte Standards/übertrieben kritische Haltung (Unrelenting Standards/Hypercriticalness)	Die Überzeugung, sehr hohen verinnerlichten Verhaltens- oder Leistungsansprüchen gerecht werden zu müssen, normalerweise, um Kritik zu verhindern. Zeigt sich als: (a) Perfektionismus, (b) strenge Regeln oder (c) ständige Beschäftigung mit Zeit und Effizienz.
18. Bestrafen (Punitiveness)	Die Überzeugung, dass Menschen für ihre Fehler hart bestraft werden sollten. Beinhaltet die Tendenz, wütend, intolerant und ungeduldig gegenüber den Personen (einschließlich einem selbst), die die eigenen Erwartungen oder Ansprüche nicht erfüllen, zu sein.

Unabhängig von der konkreten Reaktion (*Unterwerfung*, *Vermeidung* oder *Überkompensation*) wird das zugrunde liegende Schema normalerweise verstärkt und dadurch aufrechterhalten (Rafaeli et al. 2011; Young et al. 2003).

Das Konzept der *Schemamodi* wurde in jüngerer Zeit entwickelt, um den Herausforderungen der Arbeit mit schwergradig persönlichkeitsgestörten Patient*innen, insbesondere denen mit einer PS aus Cluster B, gerecht zu werden (Bernstein et al. 2007, 2019). Diese Personen zeigen normalerweise Stimmungsschwankungen und Unbeständigkeit in ihren interpersonellen Interaktionen, die häufig in den Therapiesitzungen erkennbar werden. Beispielsweise können Patient*innen zwischen intensiven emotionalen Zuständen wie Angst und Wut schwanken oder scheinbar in einem extremen Zustand (z. B. Zuständen emotionaler Distanz und Vermeidung) „feststecken", was den Therapieprozess verkompliziert und den Fortschritt verlangsamt oder ganz verhindert. In der ST werden diese Zustände als „Modi" aufgefasst, die die schnell wechselnden Strategien eines Patienten oder einer Patientin zur Bewältigung eines aktivierten Schemas darstellen. Bei seiner Auslösung tritt ein Modus als Kombination von Emotionen, Kognitionen und Verhaltensweisen in Erscheinung. Der *Modus des verärgerten Kindes* beispielsweise zeigt sich in Gefühlen von Wut und Feindseligkeit und Kognitionen, die sich um Themen der Ungerechtigkeit oder Benachteiligung drehen („Du bist unfair!") sowie in dem offenen Ausdruck der Wut durch Brüllen, Schreien, geballte Fäuste oder Werfen von Gegenständen. Es wurden vier Moduskategorien identifiziert, von denen jede ein Kernthema des Erlebens des*der Patient*in widerspiegelt. Diese sind: a) *Kindmodi*, die sich auf die emotionalen Reaktionen, die nahezu universell bei Kindern auftreten, wie Traurigkeit, Angst, Scham, Wut und Impulsivität, beziehen; b) *dysfunktionale Elternmodi*, die die internalisierten, strengen elterlichen Forderungen oder strafende Kritik widerspiegeln; c) *dysfunktionale Bewältigungsmodi*, die sich auf die übertriebenen Versuche, die Aktivierung eines Schemas entweder durch Unterwerfung, Vermeidung oder Überkompensation zu bewältigen, beziehen; und d) *gesunde Modi,* die gesunde Selbstreflektion und Gefühle von Freude und Vergnügen widerspiegeln (s. ◘ Tab. 28.2).

Die Forensische Schematherapie legt etwas mehr Aufmerksamkeit auf Schemamodi als auf frühe maladaptive Schemata.

28

◘ **Tab. 28.2** Schemamodi

Kindmodi	
1. Vulnerables Kind (verlassen, missbraucht, gedemütigt) (Vulnerable Child [abandoned, abused, humiliated])	Fühlt sich verletzlich, von schmerzlichen Gefühlen wie Angst, Depression, Trauer oder Scham/Demütigung übermannt.
2. Verärgertes Kind (Angry Child)	Fühlt und drückt Ärger in übertriebenem Maße aus als Reaktion auf vermeintliche oder tatsächliche schlechte Behandlung, Verlassenwerden, Demütigung oder Frustration, fühlt sich häufig ungerecht behandelt, verhält sich wie ein Kind in einem Wutanfall.
3. Wütendes Kind (Enraged Child)	Fühlt und handelt ähnlich dem verärgerten Kind, verliert aber die Kontrolle über seine Aggression und attackiert und zerstört Dinge und Menschen; Patient*innen sprechen häufig von dem Gefühl, in einen dissoziativen Zustand einzutreten („Alles wurde schwarz").
4. Impulsives Kind (Impulsive Child)	Handelt impulsiv, um Bedürfnisse zu erfüllen, kann durch eine rebellische Haltung gegen schlechte Behandlung oder verinnerlichte Elternmodi motiviert sein.
5. Undiszipliniertes Kind (Undisciplined Child)	Benimmt sich wie ein verwöhntes Kind, das „will, was es will und wann es will", will nichts tun, was es nicht möchte; kann die von Grenzen und Disziplin ausgehende Frustration nicht ertragen.
6. Einsames Kind (Lonely Child)	Fühlt sich einsam und leer, als ob es niemand verstehen, beruhigen oder trösten könne oder niemand mit ihm Kontakt aufnimmt.
Maladaptive Elternmodi	
7. Strafendes, kritisches Elternteil (Punitive, Critical Parent)	Internalisierte, kritische, anklagende oder bestrafende elterliche Stimme, übermäßig selbstkritisch oder -bestrafend, ruft Scham- oder Schuldgefühle hervor.
8. Forderndes Elternteil (Demanding Parent)	Stellt unerfüllbare Erwartungen an sich selbst, treibt sich an, mehr zu machen, mehr zu erreichen, alles in Ordnung zu halten, nach hohem Ansehen zu streben, die Bedürfnisse anderer vor die eigenen zu stellen; ist nie mit sich zufrieden.

■ **Tab. 28.2** (Fortsetzung)

Vermeidende und unterwerfende Bewältigungsmodi	
9. Distanzierter Beschützer (Detached Protector)	Nutzt emotionale Distanz, um sich selbst vor schmerzlichen Gefühlen zu schützen; ist sich seinen*ihren Gefühlen nicht bewusst, fühlt „nichts", scheint emotional distanziert, flach, roboterartig; vermeidet es, anderen nahe zu kommen.
10. Distanzierende Selbstberuhigung/-stimulation (Detached Self-Soother/Self-Stimulator)	Nutzt wiederholte, „suchtartige", zwanghafte oder selbststimulierende Verhaltensweisen, um sich selbst zu beruhigen und zu besänftigen, nutzt angenehme oder aufregende Eindrücke, um sich selbst von schmerzlichen Gefühlen zu distanzieren.
11. Ärgerlicher Beschützer (Angry Protector)	Nutzt eine „Mauer der Wut", um sich selbst vor anderen, als bedrohlich wahrgenommenen Personen zu schützen; hält andere auf sicherer Distanz durch Zurschaustellung der Wut; diese Wut ist kontrollierter als im Modus des verärgerten Kindes.
12. Klagender Beschützer (Complaining Protector)	Beklagt sich, jammert und fordert auf wehleidige und unzufriedene Weise; drückt Unzufriedenheit auf abweisende Weise aus, um wahre Gefühle und Bedürfnisse zu verstecken.
13. Bereitwillige Unterwerfung (Compliant Surrenderer)	Gibt tatsächlichen oder vermeintlichen Forderungen oder Erwartungen anderer im ängstlichen Bestreben, Leid zu vermeiden oder die eigenen Bedürfnisse erfüllt zu bekommen, nach; unterwirft sich ängstlich den Forderungen anderer, vermeintlich mächtigerer Personen.
Überkompensierende Modi	
14. Selbstüberhöher (Self-Aggrandizer)	Fühlt sich überlegen, besonders oder mächtig und beansprucht besondere Rechte; schaut auf andere herab; versteht die Welt als „Könige und Bettler"; gibt an oder verhält sich auf wichtigtuerische oder selbstüberhöhende Weise, stellt Äußerlichkeiten über Gefühle oder echte Kontakte mit anderen.
15. Schikane-und-Angriff-Modus (Bully and Attack)	Nutzt Drohungen, Einschüchterung, Aggression oder Zwang, um die eigenen Ziele einschließlich Vergeltung zu erreichen oder sich selbst zu einer dominanten Position zu verhelfen; hat sadistische Freude daran, andere anzugreifen.
16. Täuschender und manipulierender Modus (Conning and Manipulative Mode)	Täuscht, lügt oder manipuliert, um ein bestimmtes Ziel zu erreichen, das entweder beinhaltet, andere zu Opfern zu machen oder einer Bestrafung zu entgehen.
17. Killermodus (Predator Mode)	Konzentriert sich darauf, eine Bedrohung, eine*n Rival*in, ein Hindernis oder eine*n Feind*in auf kalte, rücksichtslose und kalkulierte Weise auszuschalten.
18. Modus der übermäßigen Kontrolle (paranoid oder zwanghaft) (Over-Controller Mode [paranoid or obsessive-compulsive])	Versucht, sich vor einer vermeintlichen oder tatsächlichen Bedrohung durch Wachsamkeit, ständiges Nachdenken und übermäßige Kontrolle zu schützen. Der zwanghafte Typ nutzt Ordnung, Wiederholung oder Rituale. Der paranoide Typ versucht, eine versteckte (vermeintliche) Bedrohung zu finden und aufzudecken.

Die Schemamodi sind in dem offen zum Ausdruck gebrachten verbalen und nonverbalen Verhalten der Patient*innen leicht zu erkennen, so z. B. im eingeschränkten Affekt und dem vermeidenden Verhalten eines *distanzierten Selbstschutzmodus*, der Dominanz und Überlegenheit eines *Selbstüberhöhungsmodus* oder der offenen Aggressivität des *Schikane-und-Angriff-Modus*. Im Gegensatz dazu haben frühe maladaptive Schemata normalerweise einen verdeckten Charakter und repräsentieren subjektiv erlebte Gefühls- und Denkmuster, die häufig von Motiven der Verletzlichkeit wie Verlassenwerden, Einsamkeit, Versagen oder Unzulänglichkeit geprägt sind. Die meisten forensisch-psychiatrischen Patient*innen mit Persönlichkeitsstörungen zeigen insbesondere zu Behandlungsbeginn nur wenig bis gar keine Vulnerabilität. Stattdessen ist ihr klinisches Erscheinungsbild durch maladaptive Bewältigungsstrategien, deren Funktion darin liegt, den*die Patient*in hinter einer „Mauer" der Unverwundbarkeit zu schützen, geprägt. Hinter dieser Mauer finden sich die Kindmodi, die häufig die Vorgeschichte des Missbrauchs in der Kindheit (*Modus des missbrauchten Kindes*), des Verlassenwerdens (*Modus des verlassenen Kindes*) oder der emotionalen Vernachlässigung (*Modus des einsamen Kindes*) etc. dieser Patient*innen widerspiegeln. Eines der wichtigsten Ziele der Forensischen Schematherapie ist es, die verletzlichen Seiten letztendlich sichtbar zu machen, um frühe traumatische Erfahrungen zu verarbeiten und emotionale Grundbedürfnisse, die in der Kindheit unerfüllt blieben, zu befriedigen. Auch wenn Forensische Schematherapie auf die Reduzierung sowohl der frühen maladaptiven Schemata als auch der Schemamodi, die mit (sexuellen) Gewalttaten assoziiert sind, abzielt, bietet der Fokus auf Schemamodi somit praktische Vorteile für die Fallkonzeptualisierung und Behandlung dieser Population.

> Ein *Schemamodusmodell* ist eine individuelle Veranschaulichung der Schemamodi eines Patienten bzw. einer Patientin in Form eines Diagramms (s. ◘ Abb. 28.1).

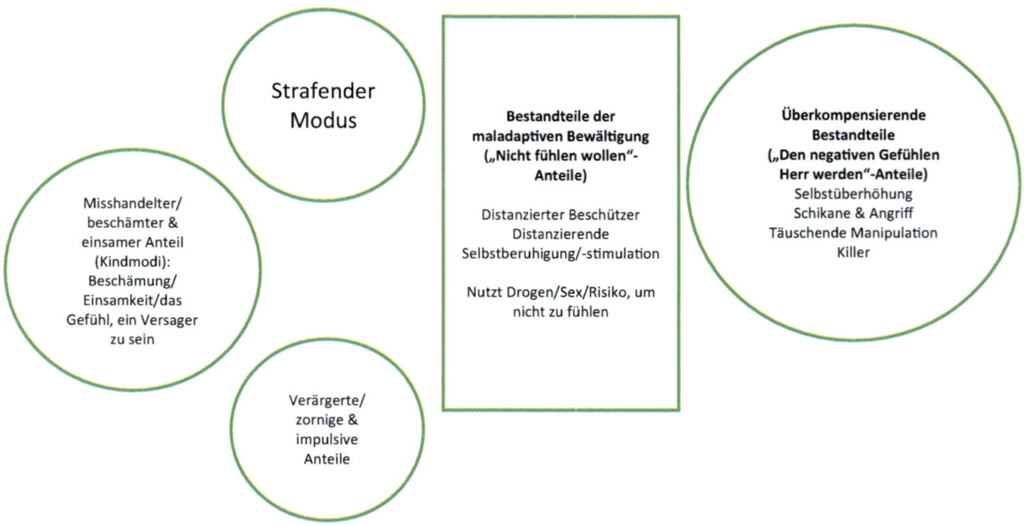

◘ **Abb. 28.1** Viktors Modusmodell

Diese Visualisierung der Modi macht das Modell Praktiker*innen wie Patient*innen zugänglich. Eines der charakteristischen Merkmale forensischer Populationen ist die Prävalenz von Modi, die Täuschung, Gefühlslosigkeit, Misstrauen und Aggression beinhalten. Diese Modi spiegeln das Zurückgreifen auf *Überkompensation* als Methode zur Bewältigung des jeweils aktivierten Schemas wider. Es wurden fünf Modi der Überkompensation identifiziert, die in forensisch-psychiatrischen Populationen besonders prävalent sind und deren gemeinsames Merkmal eine sogenannte vorbeugende Reaktion auf psychische Belastung ist (z. B. wenn die *Modi des vulnerablen Kindes* aktiviert werden). Der *Modus der Selbstüberhöhung* beispielsweise nutzt Arroganz und Überlegenheit, um sich über andere zu stellen, während der *Modus der täuschenden Manipulation* Täuschung, Betrug und Lügen zur Bedürfnisbefriedigung einsetzt. Im *Modus der übermäßigen misstrauischen Kontrolle* konzentriert sich eine Person darauf, Bedrohungen zu finden und aufzudecken, bevor sie (vermeintlich) ausgenutzt wird, wohingegen *Schikane-und-Angriff-* und *Killermodi* Zwang und Einschüchterung oder kalte, instrumentelle Aggression als Strategie zur Bedürfniserfüllung einsetzen.

Es konnte festgestellt werden, dass bestimmte Persönlichkeitsstörungen charakteristische Moduskonfigurationen aufweisen (Bamelis et al. 2011; Chakhssi et al. 2012; Lobbestael et al. 2009). Beispielsweise zeigt sich bei antisozialen PS ein ausgeprägter *Schikane-und-Angriff-Modus,* der die Tendenz widerspiegelt, herausfordernden Interaktionen mit Aggression und Feindseligkeit zu begegnen. Im interpersonellen Kontext zeigen Betroffene sich machohaft, unnahbar und unverwundbar im *distanzierten Selbstschutzmodus,* während im *ärgerlichen Selbstschutzmodus* die deutliche Botschaft „Geh weg und halte dich fern" gesendet wird. Sie können auch andere Modi der Überkompensation wie etwa die Tendenz zu täuschen und zu manipulieren (*Modus der täuschenden Manipulation*) aufweisen und befinden sich in einem Zustand erhöhter Alarmbereitschaft (*Modus der übermäßigen misstrauischen Kontrolle*).

Häufig findet sich hinter diesen Schutzfunktionen jedoch eine überraschende sensible und hilfsbedürftige Seite. Diese Verletzlichkeit kann aus den Modi des *missbrauchten, verlassenen, gedemütigten* und/oder *einsamen Kindes* bestehen, abhängig von den jeweils unerfüllten emotionalen Bedürfnissen der Person und den frühen maladaptiven Schemata, die sich daraus entwickelt haben. Dabei weist der *Hair-Trigger*, also der äußerst empfindliche Auslöser ihrer Wut und Aggression auf die Seite eines *impulsiven* und *undisziplinierten Kindes* hin, die schnell, ohne über die Konsequenzen nachzudenken, reagiert und nie den Bedürfnisaufschub zugunsten langfristiger Ziele gelernt hat. Diese impulsive Seite kann auch zu Drogen- und/oder Alkoholmissbrauch sowie zu Sensation Seeking und einer „Komme, was wolle"-Einstellung im Leben beitragen. Der *Modus der distanzierenden Selbstberuhigung und -stimulation* nutzt Alkohol, Opiate oder Beruhigungsmittel, um schmerzliche Gefühle zu betäuben, oder Kokain und andere Stimulanzien, um Gefühle von Euphorie und Aufregung herbeizuführen.

In der FST wird Straffälligkeit häufig als eine sich entfaltende Abfolge von Schemamodi, die in einer Straftat mündet, angesehen (Bernstein et al. 2007). Ein sexueller Übergriff kann sich beispielsweise in Wut (*verärgertes/wütendes Kind*), Gefühlen des Verlassenwerdens, der Demütigung oder des Betrugs (*verlassenes/gedemütigtes/missbrauchtes Kind*), Impulsivität und Sensation Seeking (*impulsives Kind*) oder einer Anspruchshaltung und dem Bedürfnis nach Macht und Kontrolle (*Selbstüberhöhung*) begründen. Drogen- oder Alkoholmissbrauch (*Modus der distanzierenden Selbst-*

beruhigung und -stimulation) können sexuelle und aggressive Impulse enthemmen, sodass die inneren Widerstände der Patientin oder des Patienten, sexuelle Handlungen durchzuführen, überwunden werden. Täuschung und Manipulation (*Modus der täuschenden Manipulation*) können Sexualverbrechen begünstigen, indem externe Hindernisse der Straftat überwunden werden, beispielsweise wenn Missbrauchstäter*innen von Kindern sich das Vertrauen ihrer Opfer erschleichen (sog. Grooming) oder Personen, die Sexualstraftaten gegen Erwachsene begehen, ihre Opfer in eine schutzlose Lage bringen (z. B. eine Frau betrunken machen, um sie zu vergewaltigen). Sexualstraftaten können den Einsatz von Drohungen und Einschüchterung (*Schikane-und-Angriff-Modus*) oder kalte, lüsterne Aggression (*Killermodus*) beinhalten. Sexuelle Fantasien und Verhaltensweisen können auch eine überkompensierende Funktion haben und es dem Patienten bzw. der Patientin ermöglichen, sich mächtig und wichtig anstatt schwach und unfähig zu fühlen (*Modus der Selbstüberhöhung*), während sie in anderen Fällen Sadismus als Zustand kalter, distanzierter Wut zeigen (*Killermodus*). Pädophile Patient*innen malen sich eventuell eine idealisierte oder besondere Beziehung zu einem Kind aus, ein *Modus der Selbstüberhöhung*, der Gefühle des Misstrauens und der Entfremdung kompensiert.

Die Forschung hat die Verbindung zwischen Straffälligkeit und der Aktivierung der vulnerablen Modi bestätigt. So konnten Keulen-de Vos und Kollegen (2016) in einer Stichprobe von 95 männlichen Straftätern feststellen, dass (a) kriminellem Verhalten normalerweise eine Aktivierung von Modi der emotionalen Vulnerabilität (*Modus des vulnerablen Kindes*) und Einsamkeit (*einsames Kind*) sowie ein Rauschzustand (*distanzierende Selbstberuhigung*) vorausging; gefolgt von (b) einem sich zuspitzenden Muster der Wut und Impulsivität (*verärgertes* und *impulsives Kind*), diese Modi also während den der Tat vorausgehenden Ereignissen aktiviert waren und sich während der eigentlichen Tat verstärkten; und c) kriminelles Verhalten von Modi der Überkompensation wie instrumenteller Aggression (*Killermodus*) und Einschüchterung (*Schikane-und-Angriff-Modus*) gekennzeichnet war. Diese Erkenntnisse deuten darauf hin, dass aggressives Verhalten als Form der Bewältigung vulnerabler emotionaler Trigger fungiert.

Das Modell der FST hat viele Ähnlichkeiten zu einer weithin anerkannten Theorie der Aggression, dem General Aggression Model (GAM; Anderson und Bushman 2002). Wie das FST-Modell hebt auch das GAM die Bedeutung emotionaler Aktivierung (z. B. Erregung von Wut) in Kombination mit maladaptiven Kognitionen (z. B. frühe maladaptive Schemata, feindseliger Attributionsstil) und dysfunktionaler Bewältigung (z. B. unzureichende Selbstkontrolle) hervor. Innerhalb des GAM stellt Aggression eine Person x Situation-Interaktion dar, die die Zustandsaktivierung dieser dauerhaften affektiven, kognitiven und Verhaltenstendenzen beinhaltet (z. B. in Situationen, die als feindselige oder bedrohlich empfunden werden). Die Schemata des FST-Modells stellen ebenfalls eine Person x Situation-Interaktion dar, die auftritt, wenn frühe maladaptive Schemata in Kombination mit dysfunktionalen Bewältigungsstrategien aktiviert werden, was das Risiko für aggressives und anderweitig antisoziales Verhalten erhöht.

Der Fokus der FST liegt auf der Reduktion der Schwere der dysfunktionalen Modi, die interne Risikofaktoren für Rückfalltaten darstellen, sowie auf der Stärkung gesunder Modi, die eine schützende Funktion haben (Bernstein et al. 2007, 2019). Bei Patient*innen mit schwergradigen Persönlichkeitsstörungen dauert eine Therapie oft 3 Jahre oder länger und setzt sich aus drei Phasen zusammen. In der anfänglichen Bindungsphase baut der Therapeutin bzw. der Therapeut langsam eine Beziehung zu dem Patienten bzw. der Patientin auf und erfüllt, in angemessenem Rahmen, die grundlegenden emotionalen Entwicklungsbedürfnisse, die während Kindheit und Jugend frustriert wurden, die sogenannte „begrenzte elterliche Fürsorge" (*limited reparenting*). In forensisch-psychiatrischen Populationen umfassen diese Bedürfnisse typischerweise Bindungswünsche wie Wärme, Aufmerksamkeit und Stabilität sowie die Notwendigkeit strenger, aber fairer und konsequenter Grenzen (Bernstein et al. 2019). Aufgrund des tiefgreifenden Misstrauens forensisch-psychiatrischer Patient*innen, von denen die meisten nie eine gesunde Beziehung erlebt haben, benötigt dieser Prozess Zeit und Geduld. Die Therapiephase beinhaltet außerdem die Entwicklung eines Bewusstseins des Patienten bzw. der Patientin für seine*ihre Modi mithilfe der Erstellung eines Modusmodells, aus dem die charakteristischen Modi einer Patientin bzw. eines Patienten herauszulesen sind. Dieses Modell wird daraufhin genutzt, um „Verbrechenszenarien" wiederzugeben, es werden also die Ereignisse, die sich vor den Straftaten abspielten und schließlich in ihnen gipfelten, als Abfolge aktivierter Schemamodi rekonstruiert (Bernstein et al. 2007). Dieser Prozess hilft bei der Identifizierung der zugrunde liegenden psychologischen Prozesse, Bedürfnisse und Beweggründe, die eine bestimmte Straftat begünstigen und daraufhin in der Behandlung adressiert werden können. Die Untersuchung der Modusaktivierung in alltäglichen Interaktionen des Patienten bzw. der Patientin und der Vergleich dessen mit dem vorherigen „Delinquenzmuster" dieser Personen gibt dem Praktiker bzw. der Praktikerin die Möglichkeit, das Rückfallrisiko zu bewerten und deliktparalleles Verhalten zu identifizieren, das möglicherweise im momentanen Umfeld auftritt (Daffern et al. 2007).

In der Wiederaufarbeitungsphase der Schemamodi nutzt die Therapeutin bzw. der Therapeut empirisch erprobte Methoden, um den Therapieprozess zu vertiefen. Mithilfe von Stuhldialogen und „Imagery Rescripting" werden die Reaktionen des Patienten bzw. der Patientin auf aktuelle Situationen ergründet und Erinnerungen an frühe, traumatische Erfahrungen, die bei der Genese der Problematik eine Rolle gespielt haben, geweckt und neu verarbeitet. Kognitive Techniken können eingesetzt werden, um das Für und Wider dysfunktionaler Bewältigungsmodi auszuloten und kognitive Verzerrungen zu identifizieren und zu verändern. Karteikarten (schriftlich oder als Audio) können z. B. dabei helfen, Patient*innen an die Nachteile ihrer dysfunktionalen Verhaltensweisen zu erinnern und ihren *Modus des gesunden Erwachsenen* unterstützen, gesündere alternative (Bewältigungs-)Strategien zu wählen. In der Reintegrationsphase konzentriert sich der Therapeut bzw. die Therapeutin auf Verhaltensänderungen und Rückfallprävention. Kettenanalysen und andere Methoden werden mit dem Ziel, die Kette zu unterbrechen, zur Identifikation der Trigger und eskalierenden Modusabfolgen, aus denen sich die typischen Verbrechensszenarien des Patienten bzw. der Patientin zusammensetzen, eingesetzt.

Kurz gesagt stellt das FST-Modell somit einen kohärenten Rahmen für das Verständnis und die Konzeptualisierung delinquenten Verhaltens dar. Durch den Fokus auf emotionale Zustände, die sogenannten Schemamodi, ermöglicht es den Aufbau eines Delinquenzpfades, der Risikofaktoren offenlegt, die daraufhin behandelt werden können. So können Schemamodi als interne – oder psychologische – Risikofaktoren verstanden werden, die die Wahrscheinlichkeit straffälligen Verhaltens erhöhen, und können genutzt werden, um das aktuelle Risiko und Bevorstehen von Straftaten zu evaluieren.

28.3 Schemata und Sexualdelikte

In der Literatur zu Sexualdelikten finden sich verschiedene Konzepte des Begriffs „Schema“, die, auch wenn sie unterschiedliche Theoriemodelle widerspiegeln (Mann und Shingler 2006; Polaschek und Ward 2002), nennenswerte Ähnlichkeiten haben, so das gemeinsame Verständnis, dass Schemata die Informationsverarbeitung beeinflussen und mehr oder weniger maladaptiv sind. Studien haben übereinstimmend gezeigt, dass Vergewaltiger und Kindesmissbraucher ausgeprägt dysfunktionale/maladaptive Schemata nutzen. Vergewaltiger von Erwachsenen tendieren beispielsweise zu Schemata der Kontrolle, Sexualisierung und Feindseligkeit von und gegenüber Frauen (e.g., Beech et al. 2005, 2006; Polaschek und Gannon 2004; Mann und Shingler 2006; Mann und Hollin 2010; Szlachic et al. 2014). Sie neigen weiterhin zu Selbstmitleid und negativen Verzerrungen (z. B. „*Die Welt ist ein gefährlicher Ort*“). Kindesmissbraucher dagegen tendieren zu Schemata der eigenen Wertlosigkeit und Passivität sowie zu dem Glauben, dass Kinder von einem Wunsch nach sexueller Lust geleitet werden und dieser Kontakt nicht schädlich ist (z. B. Hanson et al. 1994; Marziano et al. 2006; Ward und Keenan 1999). Sowohl Straftäter, die Kinder, als auch solche, die Erwachsene missbrauchen, sehen sich selbst als Opfer, als wertlos und machtlos (e.g. Mann und Hollin 2010; Milner und Webster 2005; Stinson et al. 2011; Ward und Beech 2006; Ward et al. 2006).

Nur wenige Studien haben sich speziell mit der Verbindung von frühen maladaptiven Schemata mit Sexualdelikten beschäftigt. Die durchgeführte Forschung weist jedoch tendenziell darauf hin, dass Sexualstraftäter und -aggressoren im Vergleich zu Nichtstraffälligen zu Schemata aus den Domänen *Abgetrenntheit und Ablehnung*, *überhöhte Wachsamkeit und Gehemmtheit* sowie *Beeinträchtigungen im Umgang mit Begrenzungen* neigen (z. B. Leirós et al. 2013; Richardson 2005; Szlachcic et al. 2014; Manesh et al. 2010). Zwei Studien haben speziell frühe maladaptive Schemata bei verschiedenen Typen von Sexualstraftätern verglichen. Carvalho und Nobre (2014) haben gezeigt, dass frühe maladaptive Schemata bei wegen sexueller Gewalt gegen Kinder verurteilten Personen signifikant prävalenter waren als bei Vergewaltigern Erwachsener und Nichtstraffälligen. Zwischen Letzteren waren die Unterschiede weniger deutlich, außer in der Domäne der *Beeinträchtigungen der Autonomie/Leistung*. Missbraucher von Kindern wiesen signifikant mehr Schemata aus der Domäne der *Abgetrenntheit/Ablehnung* auf (d. h. *Verlassenwerden*, *Misstrauen/Missbrauch* und *Unzulänglichkeit*). In einer ähnlichen Studie stellten Chakhssi et al. (2013) fest, dass Missbraucher von Kindern im Vergleich zu Nichtsexualstraftätern eine signifikant höhere Prävalenz von Schemata aus den Domänen der *Abgetrenntheit/Ablehnung* und *Fremdbezogenheit* zeigten (d. h. *Verlassenwerden, soziale Isolation, Unzulänglichkeit/Scham, Unterwerfung* und *Selbstaufopferung*). Missbraucher von Kindern wiesen verglichen mit Vergewaltigern von Erwachsenen außerdem tendenziell höhere Werte bei *sozialer Isolation* auf.

Zusammenfassend wurde die Erforschung von Schemata bei Sexualstraftätern durch schwammige Definitionen erschwert. Einige Autor*innen haben vorgeschlagen, Einstellungen zu der Sexualität von Kindern als solche als Schema zu kategorisieren. In anderen Fällen werden Annahmen, die unter dem Dach der Einstellungsforschung untersucht werden (z. B. Anspruchsdenken), als Schemata gefasst. Unabhängig davon deuten die Ergebnisse darauf hin, dass Sexualstraftäter im Vergleich zu Nichtstraffälligen eine größere Anzahl an Schemata berichten, einschließlich früher maladaptiver Schemata. Missbraucher von Kindern tendieren zu Schemata in Verbindung mit Passivität, Wertlosigkeit und Isolation, während Straftäter gegen Erwachsene solche in Verbindung mit Anspruchsdenken und einer ablehnenden, sexualisierten Sicht auf Frauen aufweisen. Beide Gruppen zeigen sexuelles Anspruchsdenken, unzureichende Selbstkontrolle und Machtlosigkeit im weiteren Sinne. Diese Erkenntnisse stimmen mit dem geringen Umfang der Forschung speziell zu frühen maladaptiven Schemata überein. Hier weisen Studien darauf hin, dass die häufigsten relevanten Domänen sich auf Schemata innerhalb der Domänen *Abgetrenntheit und Ablehnung* sowie *Beeinträchtigungen der Autonomie* und im *Umgang mit Begrenzungen* beziehen.

28.4 Schemata und Sexualmord

Sexualmord ist glücklicherweise ein seltenes Verbrechen. Studien in verschiedenen Ländern schätzen, dass 1–5 % aller Tötungen Sexualmorde sind (Chan und Heide 2016), Kinder machen dabei etwa 8 % der Opfer aus (Spehr et al. 2010). Es ist nur wenig über die Eigenschaften von Sexualmördern von Kindern (SMK) bekannt und es wurden nur wenige Studien dazu veröffentlicht (z. B. Proulx et al. 2018). In einer der frühen Studien verglichen Firestone et al. (1998) Sexualmörder von Kindern mit Missbrauchern von Kindern und stellten fest, dass die SMK tendenziell antisozialer, psychopathischer und sadistischer waren. Studien, die SMK mit Sexualmördern von Frauen (SMF) vergleichen, berichten ähnlich Ergebnisse. SMK wiesen mit höherer Wahrscheinlichkeit sexuelle Devianz und eine Vorgeschichte der Straffälligkeit auf sowie einen eigenen sexuellen Missbrauch in der Kindheit (Beauregard et al. 2008; Langevin 2006). Geringere Unterschiede stellten Spehr et al. (2010) zwischen Sexualmördern von Kindern und von Erwachsenen fest: Beide Gruppen waren mit gleicher Wahrscheinlichkeit von einer Persönlichkeitsstörung betroffen, hatten eine Vorgeschichte emotionalen Missbrauchs und hatten Vernachlässigung und soziale Isolation erfahren. Im Gegensatz dazu zeigten SMK mit höherer Wahrscheinlichkeit sexuelle Devianz, hatten die Straftat mit höherer Wahrscheinlichkeit geplant und direkt vor der Straftat Pornografie konsumiert sowie deviante Fantasien in zwanghafter Weise verfolgt (Proulx et al. 2018).

Auch wenn bisher keine Studien speziell zu Schemata bei SMK durchgeführt wurden, deuten die Erkenntnisse darauf hin, dass SMK als Kohorte ein Profil ähnlich dem von Missbrauchern von Kindern haben. SMK weisen allerdings tendenziell mehr psychopathische Merkmale auf, haben wie Missbraucher von Kindern Probleme mit dem Zwischenmenschlichen, sind sozial isoliert und beherrscht von sexuellen Gedanken, was auf prominente Schemata aus den Domänen der *Abgetrenntheit und Ablehnung* sowie der *Beeinträchtigungen im Umgang mit Begrenzungen* hinweist. Hinsichtlich der Schemamodi haben SMK aller Wahrscheinlichkeit nach den Mord geplant und sich vor der Tat mit sexuellen Fantasien zwanghaft beschäftigt, was auf einen *Killermodus* (d. h. eine Seite, die sich darauf konzentriert, eine Bedrohung, einen Rivalen bzw. eine Rivalin, ein Hindernis oder eine*n Feind*in auf kalte, unbarmherzige und kalkulierte Weise auszuschalten) und einen Bewältigungsmodus der *distanzierenden Selbstberuhigung und -stimulation* (d. h. eine Seite, die wiederholte, „suchtartige", zwanghafte oder selbststimulierende Verhaltensweise zur eigenen Beruhigung und Besänftigung nutzt sowie angenehme oder stimulierende Empfindungen einsetzt, um sich von schmerzlichen Gefühlen zu distanzieren).

Schlussendlich kann gesagt werden, dass SMK für Institutionen wie für Praktiker*innen eine beträchtliche Herausforderung darstellen. Die Kosten der Gefahreneindämmung, Behandlung und Überwachung sind hoch, die Folgen eines Fehlers bei der Reintegration in die Gesellschaft potenziell katastrophal. Formale Risikobeurteilungen sind bei Delikten von so geringer Häufigkeit nur begrenzt aussagekräftig, sodass die Relevanz einer Formulierung hinsichtlich eines Verständnisses des „wahren Risikos" eines Straftäters sowohl vorausschauend als auch nötig für die Entscheidungsfindung ist. Was folgt, ist, soweit wir uns bewusst sind, der erste Versuch einer Präsentation einer Fallkonzeptualisierung eines SMK mithilfe von FST-Konzepten. Konkret beschreibt der Fall die Entwicklung der Schemata eines Patienten und die Entstehung sowie Verstärkung von Schemamodi, die letztendlich zu einem Doppelmord führen.

28.5 Der Patient

Viktor (ein Pseudonym) verbüßte eine lebenslange Freiheitsstrafe für den Mord und die Vergewaltigung zweier Mädchen. Da der Zeitpunkt für eine frühzeitige Entlassung erreicht war und eine Risikobeurteilung dies empfahl, wurde er zur weiteren Behandlung überwiesen. Viktor hatte zuvor drei gruppenbasierte Programme für Sexualstraftäter sowie verschiedene kurze Interventionen zu Substanzmissbrauch durchlaufen. Er war mit einer *unspezifischen paraphilen Störung* sowie einer *antisozialen Persönlichkeitsstörung* diagnostiziert worden und hatte einen Wert von 25 auf der Psychopathy Checklist-Revised (PCL-R). Während der Dauer der Behandlung lebte er im offensten Teil des Gefängnisses und arbeitete in Vollzeit in einem der Gefängnisbetriebe.

Bei der ersten Vorstellung berichtete Viktor, dass er den Empfehlungen für weitere Therapie zustimme und frühere psychologische Behandlungen als förderlich empfunden habe. Er glaube, er habe sich über die Jahre gegenüber der Person, die er bei Haftantritt war, verändert, und erklärte, dass er sich nun selbst besser verstehe und emotionale Probleme besser bewältigen könne. Interpersonell zeigte sich Viktor emotional distanziert, aber nicht übermäßig kontrollierend oder wütend. Er pflegte Beziehungen zu seiner Familie und gab an, dass er jetzt besser darin sei, über seine vulnerablen Gefühle und emotionalen Bedürfnisse zu sprechen, wobei er diese allerdings nicht sicher benennen konnte.

Als Ausgangspunkt der Behandlung diente eine Schema-Fallkonzeptualisierung, die eine Evaluation der folgenden Bereiche beinhaltete: (a) Temperament des Patienten, (b) Ausmaß, in dem seine emotionalen Grundbedürfnisse in der Kindheit erfüllt wurden, (c) Modellverhalten der Eltern und familiäre Ansichten, (d) seine frühen maladaptiven Schemata, (e) Lebensereignisse oder traumatische Erfahrungen im Erwachsenenalter, (f) sein Modusmodell und (g) seine psychischen Symptome und Stärken. Die Verknüpfung psychischer Probleme mit Viktors Schemamodi und frühen maladaptiven Schemata sowie ihren Ursprüngen in der Kindheit unterstützte ihn und den Therapeuten bei der Formulierung der Therapieziele. Zusätzlich wurde die Fallkonzeptualisierung durch die Outcomes einer Risikobeurteilung ergänzt, die ebenfalls mit seinen Schemamodi und deren Ursprüngen in der Kindheit verbunden waren.

28.5.1 Kindheit und Entwicklung von Schemata

Viktor wurde adoptiert und wuchs mit sechs anderen Kindern auf. Er beschrieb die frühe häusliche Umgebung als chaotisch und sehr belastend. Seine Adoptivmutter misshandelte ihn körperlich und emotional, sein Adoptivvater war entweder nicht zu Hause oder nicht in der Lage, ihn zu erziehen, zu schützen oder ihm Zuwendung zu bieten. Viktor hatte viele Erinnerungen daran, zu Hause angespannt und ängstlich zu sein, und fühlte sich für einen Großteil seines jungen Lebens nirgendwo zugehörig. Er hatte früh mit Verhaltensauffälligkeiten zu kämpfen und beschrieb viele der charakteristischen Verhaltensweisen einer Störung des Sozialverhaltens mit oppositionellem, aufsässigem Verhalten im Kindesalter und dann einer Störung des Sozialverhaltens in der frühen Jugend.

In der Schule hatte er Probleme, mitzukommen, beschrieb sich als Einzelgänger und geriet häufig für irgendetwas in Schwierigkeiten, bis er in der 9. Klasse der Schule verwiesen wurde, nachdem er sie angezündet hatte, und nie zurückkehrte. Als Jugendlicher kam er zunehmend in Kontakt mit Kriminalität, Drogen und einem älteren, antisozialen Freundeskreis. Er entwickelte außerdem verschiedene sexuelle Neigungen einschließlich Stalking, Voyeurismus und einen Unterhosenfetischismus. Während dieser gesamten Zeit fühlte Viktor sich im Vergleich zu Gleichaltrigen, insbesondere Frauen, zutiefst unzulänglich und nicht begehrenswert.

Eine Auseinandersetzung mit Viktors Kindheit zeigte, dass viele seiner Bedürfnisse in der Kindheit unerfüllt geblieben waren. Er fühlte sich ungeliebt, von seinen Bezugspersonen missverstanden und empfand das häusliche Umfeld als unsicher und unstet. Bestrafungen waren streng, inkonsequent und nicht vorhersehbar und ihm wurden nur minimale Anleitung und Struktur geboten. Er selbst erinnerte sich daran, sich durch sein Versagen in der Schule und die Schwierigkeiten, Freunde zu finden, als fehlerbehaftet und „auf schlechte Weise" anders als andere zu fühlen. Dementsprechend lagen Viktors Kernschemata in den Domänen der *Abgetrenntheit und Ablehnung* (*emotionale Entbehrung, Verlassenwerden, Unzulänglichkeit und soziale Isolation*), *Beeinträchtigung von Autonomie und Leistung* (*Versagen*), *Beeinträchtigungen im Umgang mit Begrenzungen* (*Anspruchshaltung/Grandiosität*) und *Fremdbezogenheit* (*Unterwerfung*). Identifiziert wurden diese zusätzlich zum zuvor beschriebenen ausführlichen Beurteilungsansatz mithilfe von Youngs Schemafragebogen (YSQ; Young und Brown 1994).

28.5.2 Die Entstehung von Bewältigungsmodi

Viktor platzierte den Anfang devianter Fantasien in die Kindheit und das mittlere Jugendalter. Er beschrieb, wie er ab etwa 8 Jahren voyeuristische Verhaltensweisen zeigte und ab einem Alter von 12 oder 13 begann, in der Nachbarschaft Unterhosen von den Wäscheleinen zu stehlen. Ihm gefielen der Nervenkitzel und die Macht/Kontrolle, die er durch dieses Verhalten empfand. Er masturbierte nicht währenddessen und behielt die gestohlene Unterwäsche auch nicht; es ging ihm mehr um das eigentliche „Ausführen" des Verhaltens, das er als befriedigend empfand, als um die Tatsache, dass es sexueller Natur war, auch wenn er von Zeit zu Zeit mit den Unterhosen masturbierte. Insbesondere gaben die Verhaltensweisen ihm das Gefühl von Macht und davon, etwas Besonderes zu sein, was auf die Entstehung des überkompensierenden Bewältigungsmodus der *Selbstüberhöhung* hindeutet. In dieser Zeit hatte er Probleme, sich zugehörig zu fühlen, und auch wenn er versuchte, Beziehungen zu Mädchen zu führen, verliefen diese immer schlecht. Dieser Umstand ließ ihn sich unzulänglich fühlen und beschämte ihn, was wiederum auf das Vorliegen von *Modi des vulnerablen Kindes* (*Unzulänglichkeit*, *Einsamkeit* und *Demütigung*) hinweist. Er wünschte sich verzweifelt, akzeptiert und gemocht zu werden, fühlte sich jedoch als Versager, ungeliebt und „kaputt" (Schemata der *Unzulänglichkeit*, der *sozialen Isolation* und des *Versagens*). Viktor fiel es schwer, diese Gefühle zu ertragen, und er konsumierte Drogen (zunächst Cannabis), Alkohol und Pornografie und zeigte „risikofreudiges" Verhalten (einschließlich der oben beschrieben paraphilen Verhaltensweisen und allgemeinem kriminellem Verhalten) sowohl zur Bewältigung als auch als Strategie, um die Akzeptanz und Anerkennung anderer zu gewinnen. Hier lässt sich die Entstehung der Modi der *distanzierenden Selbstberuhigung und -stimulation* erkennen. Diese Verhaltensweisen verstärkten jedoch nur, wie „anders" er sich im Vergleich zu Gleichaltrigen fühlte (z. B. *„Ich war immer der, der in Schwierigkeiten geriet, die gefährlichsten Sachen machte, am meisten trank*" etc.), was zu weiterer Zurückweisung und sozialer Ausgrenzung führte und die psychische Belastung, Gefühle der Unzulänglichkeit und des persönlichen Versagens steigerte. Gleichzeitig schürten diese Umstände seine Besessenheit von Sex, den Drogenkonsum, Ressentiments gegenüber Frauen sowie allgemeine Gefühle der Unzulänglichkeit und des Versagens.

28.5.3 Sexualstraftaten und Schemamodi

Viktor beging seine erste „sexuelle" Straftat (auch wenn er nicht wegen eines Sexualdelikts angeklagt wurde) mit 17 Jahren, nachdem er mit Freunden in einer Kneipe getrunken hatte und sich am Ende des Abends auf den Weg nach Hause machte. Er berichtete, dass er versucht hatte, sich einer Frau sexuell anzunähern, jedoch gescheitert (Schemata der *Unzulänglichkeit* und des *Versagens*) und nun entmutigt und wütend war (Modi des *vulnerablen* und *verärgerten Kindes*). Zufälligerweise radelte eine Frau vorbei, als er die Kneipe verließ, und er reagierte impulsiv, indem er ihr hinterherrannte und sie zu Boden riss (*Modus des impulsiven Kindes*). Er erinnerte sich, wie er sich in diesem Moment erregt und euphorisch fühlte (Modi *Schikane und Angriff/Selbstüberhöhung*). Ein anderer Mann (der Ehemann des Opfers) griff jedoch ein, bevor er irgendetwas anderes tun konnte, und Viktor floh. Er wurde daraufhin zu einer Haftstrafe verurteilt, allerdings nicht für ein Sexualdelikt.

Während seines ersten Gefängnisaufenthalts begann er, Vergewaltigungs- und Entführungsfantasien zu entwickeln und zu kultivieren. In diesem Umfeld hatte er mit anderen Straffälligen Kontakt, die ihm von solchen Dingen erzählten. Zu diesem Zeitpunkt hatte er noch keinen Geschlechtsverkehr gehabt, jedoch ließen ihn diese Fantasien nicht mehr los und wurden immer ausgefeilter und detaillierter. Viktor beschrieb, dass sie sich allgemein darum drehten, die Kontrolle über ein passives weibliches Opfer zu haben, und niemals darum, zu quälen oder Leiden herbeizuführen. Mehr ging es um Macht (*Selbstüberhöhung*) und darum, dem Opfer sexuelle Befriedigung zu verschaffen (d. h., *„Der Kick lag darin, die Kontrolle zu haben und mit ihnen sexuell alles machen zu können. In den Fantasien würden sie [die Opfer] es am Ende mögen und zum Orgasmus kommen"*).

Am Ende seiner ersten Haftstrafe, mit 21, hatte Viktor immer noch keinen Geschlechtsverkehr gehabt, ein Umstand, der ihn sehr beschämte. Um sein Gefühl der Unzulänglichkeit zu kompensieren, stellte er sich aktiv als „harter Kerl" dar (Schlägereien, Trinken, Eingehen von Risiken etc.) und führte ein chaotisches und gewaltvolles Leben. Schließlich begann er eine Beziehung zu einer Frau, mit der er in einem Küstenort, weg von der Stadt, zusammenzog. Mit dem Umzug ans Meer versuchte Viktor, die Probleme, die er aufgrund seines Verhaltens und Lebenswandels hatte, hinter sich zu lassen. Die Dinge sollten sich jedoch anders entwickeln. Die Beziehung war von Beginn an von Konflikten, Drogenmissbrauch und allgemeiner Unzufriedenheit zersetzt. Viktors Partnerin war seiner Adoptivmutter erstaunlich ähnlich, misshandelte ihn emotional, entzog ihm ihre Zuneigung und war manipulativ. Er beschrieb große Unbeständigkeit, häufige Auseinandersetzungen und körperliche Misshandlung. Dennoch blieb er trotz seiner Unzufriedenheit in der Beziehung. Er fühlte sich der Situation ausgeliefert und glaubte, er könne nicht gehen, da er sich einerseits Sorgen machte, seine Partnerin würde einen Nervenzusammenbruch erleiden (wofür er sich verantwortlich fühlte), und andererseits, weil er fürchtete, er würde nie wieder jemanden finden.

Im Laufe der Zeit wuchs sein Unmut über seine Umstände und er kehrte langsam zu alten Mustern der Bewältigung emotionaler Probleme zurück. Tagsüber konsumierte er Cannabis und Amphetamine und verbrachte viel Zeit allein damit, Pornografie anzusehen und zu masturbieren (*distanzierende Selbstberuhigung/-stimulation*). Abends oder am späten Nachmittag ging er allein spazieren und folgte manchmal Frauen an abgelegene Orte am nahen Strand, während er in Entführungs-/Vergewaltigungsfantasien vertieft war (*Selbstüberhöhungs-/Killermodus*). Bei anderen Gelegenheiten zeigte er voyeuristisches Verhalten oder stahl Unterhosen von Wäscheleinen. Diese Erfahrungen gaben ihm Gefühle von „Macht", „Lebendigkeit" und „Kontrolle", Gefühle, die in scharfem Gegensatz zu seinem Alltag standen, in dem er sich als kompletter Versager und ohnmächtig empfand. Sein Bedürfnis, diese maladaptiven „Bewältigungsstrategien" und Fantasien zu nutzen, schien proportional mit dem Grad der Unzufriedenheit und des Unmuts, den er zu dieser Zeit empfand, zusammenzuhängen.

Viktor berichtete, dass er am Tag der Morde wieder verschiedene Drogen konsumiert hatte und sich nach einem Streit mit seiner Partnerin allein am Strand wiederfand. Er konnte sich nicht daran erinnern, wie er sich gefühlt hatte, nahm jedoch an, dass er wütend war und vor sich hin brütete (*Modi des vulnerablen* und *verärgerten Kindes*). Diese Gefühlszustände lösten typischerweise seine „Stalking"-Gedanken (Vergewaltigungs-/Entführungsfantasien) und -Verhalten (an abgelegenen Orten Frauen auflauern, *Selbstüberhöhungs-/Killermodus*) aus. Zu diesem Zeitpunkt sah er die beiden Mädchen allein am Strand. Fast sofort bemerkte er das Verlangen, sexuellen Kontakt mit ihnen zu haben, und begann, in seinem Kopf eine Entführungs-/Vergewaltigungsfantasie durchzuspielen, wie er es sonst auch tat. An diesem Tag jedoch entschied er sich, sich den Mädchen zu nähern, und schwamm zu ihnen herüber. Normalerweise beobachtete er mögliche Opfer nur aus der Ferne und schwelgte in dem Gedanken, dass er sie „nehmen könnte" und dass sie „nicht wussten", dass er ihnen folgte. Als er das Wasser verließ, folgten ihm die Mädchen an den Strand – es könnte sein, dass er sie mit einer Geschichte gelockt hatte, aber das wusste er nicht mehr (*Modus der täuschenden Manipulation*). Sobald er mit ihnen an einem abgelegenen Ort war, prügelte er sie mit einem Ast, bis sie tot waren, und vergewaltigte sie daraufhin (*Schikane und Angriff, Selbstüberhöhung, Killer*). Zurückblickend dachte er, er sei möglicherweise in „Raserei" gewesen, als er die Tat beging, war jedoch auch sehr darauf aus, seine sexuellen Bedürfnisse zu befriedigen, und erinnerte sich an Machtgefühle. Er beschrieb, wie er danach das Gefühl hatte, *zu erwachen*, und ihm bewusst wurde, was er getan hatte.

28.5.4 Fallkonzeptualisierung: Schemamodusmodell

Viktors Sexualdelikte können als eine sich entfaltende Abfolge von Schemamodi verstanden werden (s. ◘ Abb. 28.1). Viktors Beweggrund für die Straftat war der Wunsch nach Macht und Kontrolle (*Selbstüberhöhungsmodus*), um Gefühle von Unzulänglichkeit/Scham, Versagen und persönlicher Unzulänglichkeit zu kompensieren. Diese Bewältigungsstrategien entstanden während seiner frühen Kindheit als Reaktion auf ein ungeeignetes frühes häusliches Umfeld und hatten sich über die Zeit durch Ausgestaltung und Wiederholung verstärkt. Viktor hatte seinen MO (Modus operandi) der Morde bereits einige Zeit vor der eigentlichen Tat durch sein Verhalten und seine Fantasien eingeübt und folgte einem bestimmten Ablauf. Dabei führte ein Trigger zur Aktivierung schemagenerierender Belastung (Gefühle der Demütigung, Scham, Versagen – *Modus des vulnerablen Kindes*), der dann wiederum zu Drogen- oder Pornografiekonsum (*distanzierende Selbstberuhigung und -stimulation*) und daraufhin zu Stalking-/sadistischen Fantasien und Verhaltensweisen (*Selbstüberhöhung/Killer*) führte. Wie zuvor erwähnt, gaben sein Stalking-Verhalten und die Vergewaltigungs-/Entführungsfantasien ihm das Gefühl von Macht und Stärke, was ihm normalerweise „auszureichen" schien. Am Tag der Morde enthemmten Drogen und Alkohol seine sexuellen und aggressiven Impulse und überwanden so seine inneren Widerstände, sexuelle Handlungen zu begehen. Täuschendes und manipulatives Verhalten (*Modus der täuschenden Manipulation*) ermöglichte das Sexualdelikt durch die Überwindung der externen Hindernisse, indem er die Opfer in eine schutzlose Lage brachte. Der Einsatz von Drohungen und Einschüchterung (*Schikane-und-Angriff-Modus*) sowie kalter, rücksichtsloser Aggression (*Killermodus*) ermöglichte ihm die Kontrolle über seine Opfer. Die Vergewaltigungen und Morde wurden im *Selbstüberhöhungsmodus* begangen, während Viktor in seinem Gefühl von Macht und Kontrolle schwelgte.

28

28.5.5 Zusammenfassung

Diese Fallstudie präsentierte eine FST-Fallkonzeptualisierung eines Sexualmörders von Kindern (SMK). Dies ist insofern wertvoll, als bisher nach unserem Wissen keine Studien existieren, die speziell die Anwendung von FST bei Sexualmorden, oder konkret SMK, untersucht haben. Viktor wies viele der für SMK charakteristischen Merkmale und Verhaltensmuster auf (Proulx et al. 2018). Er hatte eine Persönlichkeitsstörung, eine Vorgeschichte von emotionalem Missbrauch und Vernachlässigung, war sozial isoliert und sexuell deviant. Weiterhin hatte er die Morde seit geraumer Zeit durch das Durchspielen von Fantasien und das tatsächliche Stalking schutzloser Frauen an abgelegenen Orten eingeübt. Viktors Schemaprofil mit den Ausprägungen in den Domänen der *Abgetrenntheit und Ablehnung, Beeinträchtigungen der Autonomie* und im *Umgang mit Begrenzungen* stimmt mit Erkenntnissen allgemeinerer Untersuchungen zu Schemata von Sexualstraftätern überein, was die Relevanz von Schemata in dieser Population weiter untermauert (z. B. Chakhssi et al. 2013; Ward und Keenan 1999; Polaschek und Ward 2002).

Durch Einsatz des FST-Ansatzes konnte gezeigt werden, dass Viktors frühe Kindheitserfahrungen zu der Entstehung von Schemata beigetragen hatten, die dann wiederum zu der Entwicklung einer Reihe überkompensierender Bewältigungsstrategien geführt hatten. Im Laufe seiner Kindheit und des frühen Erwachsenenalters führten diese Modi zu weiteren Problemen, durch die er sich immer distanzierter und abgelehnter fühlte und mehr und mehr auf dysfunktionale Bewältigungsstrategien und starre Skripte zurückgriff, um seine Bedürfnisse zu erfüllen. In dieser Hinsicht scheint der frühe Einsatz sexueller Fantasien zum Teil eine selbstberuhigende, aber auch eine psychologische Funktion zu haben, um Macht- und Kompetenzgefühle hervorzurufen. Diese Fantasien wurden im Laufe der Zeit ausgefeilter und dominanter, wobei der Grad der Gewalt und des offenen Sadismus gleichzeitig mit seinem Belastungserleben als Reaktion auf die Aktivierung seiner Schemata verbunden zu sein schien. Aus dieser Perspektive können die letztendlichen Morde als sich entfaltende Abfolge von Schemamodi verstanden werden, die in der Straftat gipfelten – eine Betrachtung, die, wie bereits gesagt, im Einklang mit den wenigen Studien, die die Verbindung zwischen Modi und Strafffälligkeit untersucht haben, steht (Keulen-de Vos et al. 2016).

Erwähnenswert ist, wie oben bereits hervorgehoben, dass das FST-Modell als Methode zur Konzeptualisierung von Aggression Ähnlichkeiten mit dem General Aggression Model hat (Allen und Anderson 2017), das postuliert, dass menschliche Aggression stark von Wissensstrukturen, die eine Bandbreite sozial-kognitiver Phänomene wie Wahrnehmung, Interpretation, Entscheidungsfindung und Verhalten betreffen, beeinflusst ist. Zu einigen der wichtigsten Strukturen zählen Einstellungen und Überzeugungen. Diese entwickeln sich durch die Erfahrungen einer Person und fungieren als „Fahrplan" für das Verständnis von und die Reaktion auf interpersonelle Konfliktsituationen. Verhaltensskripte beschreiben die Handlungs- oder Ereignisabfolgen, die eine Person ausführt, um ein bestimmtes Ziel zu erreichen, wie z. B., Gewalt als Reaktion auf eine Beleidigung oder vermeintliche Drohung einzusetzen. Solche Reaktionen können durch stetes Einstudieren und Wiederholen die automatische Antwort auf einen bestimmten Trigger sein. Viktor beschreibt in seinem Fall eine starre Abfolge automatischer Verhaltensweisen, Wahrnehmungen und Denkprozesse als Reaktion auf bestimmte psychologische (z. B. Gefühle der Machtlosigkeit, des Versagens, der Unzulänglichkeit) und kontextuelle (z. B. Konflikte und Unzufriedenheit mit der Partnerin) Erfahrungen. Aus dieser Perspektive kann er als Person mit ständig verfügbarem aggressivem Skript zu Machtlosigkeit, persönlicher Unzulänglichkeit und Versagen gesehen werden.

Nach 2 Jahren Therapie hatte Viktor deutliche Fortschritte gemacht. Die antisozialen Modi wie die *Killer-*, *Schikane-und-Angriff-* und *Selbstüberhöhungsmodi* waren eindeutig weniger prävalent als am Anfang. Außerdem gab es mehr Raum für gesunde erwachsene Überlegungen und Gefühle. Seine primären Schwachstellen waren weiterhin die Schemata des Versagens, Misstrauens und Missbrauchs, er war jedoch besser in der Lage, seine Reaktionen darauf zu erkennen, zu tolerieren und konstruktiver dagegen anzugehen. Es gab keine identifizierbaren prokriminellen Einstellungen, und sein Grad an psychosozialer Kompetenz war, unter den Bedingungen eines Gefängnisses gemessen, gut. Weiterhin gab es keine Hinweise auf Impulsivität, Rücksichtslosigkeit oder schwache Selbstkontrolle. Sadistische sexuelle Neigungen, die in seinem Leben vor dem betreffenden Vergehen eine so große Rolle gespielt hatten, schienen in den Hintergrund getreten zu sein oder waren überwunden. Eine Diagnose zu stellen war schwierig. Zum Zeitpunkt des betreffenden Vergehens hatte er vermutlich die Kriterien für eine antisoziale Persönlichkeitsstörung, Psychopathie und Paraphilien erfüllt. Zum Ende der Behandlung war nicht klar, ob diese Diagnosen weiterhin zutrafen.

Fazit

Diese FST-Fallkonzeptualisierung dient dazu, unverständliche Straftaten wie Sexualmord an Kindern nachzuvollziehen. Dies ist aus theoretischer Perspektive ein wichtiger Beitrag, hat aber auch praktische Relevanz. Die FST-Fallkonzeptualisierung einschließlich des Schemamodusmodells stellt einen Behandlungsfahrplan dar. Sie rückt den Fall in stärkeren Fokus, indem die Kernkonzepte – Schemata und Schemamodi –, die die Delinquenzmuster des Patienten oder der Patientin erklären, identifiziert werden, und kann auch eine Rolle für den Therapieverlauf spielen, beispielsweise bei Schwierigkeiten beim Aufbau der therapeutischen Beziehung und deliktparallelem Verhalten. Eine angemessene, auf ST-Konzepten basierende Fallkonzeptualisierung kann somit den Grundstein für die Behandlung von Patient*innen legen, die häufig für nicht behandelbar gehalten werden.

Literatur

Allen JJ, Anderson CA (2017) Aggression and violence: Definitions and distinctions. In: Sturmey P (Hrsg) The Wiley Handbook of Violence and Aggression. John Wiley & Sons Ltd, S 1–14

Anderson A, Bushman BJ (2002) Human aggression. Annu Rev Psychol 53:27–51

Bamelis LL, Renner F, Heidkamp D, Arntz A (2011) Extended schema mode conceptualizations for specific personality disorders: an empirical study. J Personal Disord 25(1):41–58

Bamelis LL, Evers SM, Spinhoven P, Arntz A (2014) Results of a multicenter randomized controlled trial of the clinical effectiveness of schema therapy for personality disorders. Am J Psychiatr 171(3):305–322

Beauregard E, Stone MR, Proulx J, Michaud P (2008) Sexual murderers of children: developmental, precrime, crime, and postcrime factors. Int J Offender Therapy Comp Criminol 52(3):253–269

Beech A, Fisher D, Ward T (2005) Implicit theories in sexual murderers. J Interpersonal Viol 20:1366–1389

Beech AR, Ward T, Fisher D (2006) The Identification of Sexual and Violent Motivations in Men Who Assault Women: Implication for Treatment. J Interpers Violence 21(12):1635–1653

Bernstein D, Keulen-de Vos M, Clercx M, De Vogel V, Kersten G, Lancel M, Jonkers P, Bogaerts S, Slaats M, Broers NJ, Deenen TA, Arntz A (2023) Schema therapy for violent PD offenders: A randomized clinical trial. Psychol Med 53(1):88–102

Bernstein DP, Arntz A, de Vos ME (2007) Schema-Focused Therapy in forensic settings: theoretical model and recommendations for best clinical practice. Int J Forensic Ment Health 6(2):169–183

Bernstein DP, Clercx M, Keulen-De Vos M (2019) Schema therapy in forensic settings. In: The Wiley international handbook of correctional psychology. Wiley Blackwell, Oxford, S 654–668

Carvalho J, Nobre PJ (2014) Early maladaptive schemas in convicted sexual offenders: preliminary findings. Int J Law Psychiatry 37(2):210–216

Chakhssi F, Bernstein DP, de Ruiter C (2012) Early maladaptive schemas in relation to facets of psychopathy and institutional violence in offenders with personality disorders. Legal and Criminological Psychology. Advance online publication. https://doi.org/10.1111/lcrp.12002

Chakhssi F, de Ruiter C, Bernstein DP (2013) Early maladaptive schemas in child sexual offenders compared with sexual offenders against adults and nonsexual violent offenders: an exploratory study. J Sex Med 10:2201–2210

Chakhssi F, Kersten T, de Ruiter C, Bernstein DP (2014) Treating the untreatable: a single case study of a psychopathic inpatient treated with schema therapy. Psychotherapy 51(3):44 7–461

Chan H, Heide K (2016) Sexual homocide offenders distinguished from non-homicidal sexual offenders: a review of the literature. Aggress Violent Behav 31:147–156

Coid J, Yang M, Ullrich S, Roberts A, Moran P, Bebbington P, Brugha T, Jenkins R, Farrell M, Lewis G, Singleton N, Hare R (2009) Psychopathy among prisoners in England and Wales. Int J Law Psychiatry 32:134–141

Daffern M, Howells K, Ogloff J (2007) What's the point? Towards a methodology for assessing the function of psychiatric inpatient aggression. Behav Res Ther 45(1):101–111

Farrell JM, Shaw IA, Webber MA (2009) A schema-focused approach to group psychotherapy for outpatients with borderline personality disorder: a randomized controlled trial. J Behav Ther Exp Psychiatry 40:317–328

Fazel S, Danesh J (2002) Serious mental disorder in 23,000 prisoners: a systematic review of 62 surveys. Lancet 359(9306):545–550

Firestone P, Bradford JM, Greenberg DM, Larose MR, Curry S (1998) Homicidal and non-homicidal child molesters: psychological, phallometric, and criminal features. Sex Abus 10:305–323

Hanson RK, Gizzarelli R, Scott H (1994) The attitudes of incest offenders: sexual entitlement and acceptance of sex with children. Crim Justice Behav 21(2):187–202

Hare RD (1991) The Hare Psychopathy Checklist-Revised. Multi-Health Systems, Toronto

Hemphill J, Hare R, Wong S (2011) Psychopathy and recidivism: a review. Leg Criminol Psychol 3(1):139

Keulen-de Vos ME, Bernstein DP, Vanstipelen S, de Vogel V, Lucker TP, Slaats M, Arntz A (2016) Schema modes in criminal and violent behaviour of forensic cluster B PD patients: a retrospective and prospective study. Leg Criminol Psychol 21(1):56–76

Langevin R (2006) An actuarial study of recidivism risk among sex killers of adults and children: could we have identified them before it was too late? J Forens Psychol Pract 6:29–49

Leirós V, Carvalho J, Nobre P (2013) Early maladaptive schemas and aggressive sexual behaviour: a preliminary study with male college students. J Sex Med 10:1764–1772

Lobbestael J, Arntz A, Cima M, Chakhassi F (2009) Effects of induced anger in patients with antisocial personality disorder. Psychol Med 39:557–568
Manesh EH, Baf H, Abadi B, Mahram B (2010) Early maladaptive schemas and schema domains in rapists. Iran J Psychiatry Clin Psychol 16(2):145–153
Mann RE, Hollin C (2010) Self-reported schemas in sexual offenders. J Psychiatry Psychol 21:834–851
Mann RE, Shingler J (2006) Schema-driven cognition in sexual offenders: theory, assessment and treatment. In: Marshall WL, Fernandez YM, Marshall LE, Serran GA (Hrsg) Sexual offender treatment: controversial issues. Wiley, Chichester, S 173–185
Marziano V, Ward T, Beech A, Pattison P (2006) Identification of five fundamental implicit theories underlying cognitive distortions in child abusers: a preliminary study. Psychol Crime Law 12:97–105
Milner R, Webster S (2005) Identifying schemas in child molesters, rapists, and violent offenders. Sex Abus 17:425–438
Nadort M, Arntz A, Smit JH, Giesen-Bloo J, Eikelenboom M, Spinhoven P, van Dyck R (2009) Implementation of outpatient schema therapy for borderline personality disorder with versus without crisis support of the therapist outside office hours: a randomized trial. Behav Res Ther 47:961–973
Polaschek D, Ward T (2002) The implicit theories of potential rapists: What our questionnaires tell us. Aggress Violent Behav 7(4):385–406
Polaschek DL, Gannon T (2004) The implicit theories of rapists: What our questionnaires tell us. Aggression and Violent Behavior 7(4):385–406
Proulx J, James J, Siwic M, Beauregard E (2018) Sexual murderers of children: psychopathological and modus operandi factors. In: Proulx J, Beauregard E, Carter A, Mokros A, Darjee R, James J (Hrsg) Routledge international handbook of sexual homicide studies. Routledge, London
Rafaeli E, Bernstein DP, Young JE (2011) Schematherapy: distinctive features. Routledge, New York
Richardson G (2005) Early maladaptive schemas in a sample of British adolescent sexual abusers: implications for therapy. J Sex Aggress 11:259–276
Spehr A, Hill A, Habermann N, Briken P, Berner W (2010) Sexual murderers with adult or child victims: are they different? Sex Abus 22(3):290–314
Stinson JD, Robbins SB, Crow CW (2011) Self-regulatory deficits as predictors of sexual, aggressive, and self-harm behaviours in a psychiatric sex offender population. Crim Justice Behav 38: 885–895
Szlachcic R, Fox S, Conway C, Lord A, Christie A (2014) The relationship between schemas and offence supportive attitudes in mentally disordered sexual offenders. J Sex Aggress Pract 21(3): 318–336
Ward T, Beech A (2006) An integrated theory of sexual offending. Aggress Violent Behav 11:44–63
Ward T, Keenan T (1999) Child molesters' implicit theories. J Interpersonal Viol 14(8):821–838
Ward T, Polaschek DLL, Beech AR (2006) Theories of sexual offending. Wiley, Chichester
Young JE, Brown G (1994) Young schema questionnaire, 2. Aufl. Cognitive Therapy Center of New York, New York
Young YE, Klosko J, Weishaar M (2003) Schema therapy: a practitioner's guide. Guilford, New York

Behandlung von Sexualstraftätern

Boris Schiffer

Inhaltsverzeichnis

Im Gegensatz zu den anderen Kapiteln wird hier auf die Gender-Schreibweise weitgehend verzichtet, da die bestehende Evidenz sich überwiegend auf männliche Sexualstraftäter bezieht.

B. Völlm, B. Schiffer (Hrsg.), *Forensische Psychiatrie*, https://doi.org/10.1007/978-3-662-64465-2_29

29.1 Einleitung

Die Erklärung sexuell übergriffigen oder gewalttätigen Verhaltens ist komplex und ergibt sich aus einem Zusammenspiel verschiedener miteinander verbundener Faktoren. Dazu zählen sexuelle Gedanken, Fantasien und Interessen, soziale, moralische und kulturelle Werte, psychologische Bedürfnisse und Wünsche und ggf. auch psychiatrische Erkrankungen oder Persönlichkeitsstörungen. Während die meisten Täter sexuelle Übergriffe einfach deshalb begehen, weil sie ihr Verhalten grundsätzlich nicht an rechtlichen oder sozialen Normen ausrichten (Stichwort: antisoziale Orientierung), gibt es relativ wenige Täter mit spezifischer für die Begehung von Sexualdelikten prädisponierender Psychopathologie etwa im Sinne einer paraphilen Störung. Menschen (v. a. Männer), die Sexualstraftaten begehen, bilden also eine heterogene Gruppe, bei deren deliktpräventiver Behandlung es darauf ankommt, die relevanten Behandlungsziele zu identifizieren und entsprechend zu adressieren. Vorhandene psychiatrische Erkrankungen oder Persönlichkeitsstörungen gehören nicht zwangsläufig in diese Kategorie.

Da der Fokus dieses Kapitels auf der Darstellung der Grundsätze, der relevanten Ziele und der Wirksamkeit psychologischer Behandlung von Sexualstraftäten im Allgemeinen liegen soll, wird im Hinblick auf die Besonderheiten von psychotisch motivierten Tätern oder Tätern mit Persönlichkeitsstörungen auf die entsprechenden anderen Kapitel dieses Buches verwiesen.

Moderne psychologische Behandlungsprogramme für Sexualstraftäter wurden zunächst in den späten 1960er- und frühen 1970er-Jahren eingeführt (Laws und Marshall 2003; Marshall und Laws 2003), waren zu Beginn jedoch klassisch verhaltenstherapeutisch orientiert. Ab den 1970er-Jahren wurden die Programme umfassender und schlossen vermehrt auch kognitive Elemente i. S. der damals aufkommenden kognitiv-behavioralen (CBT) Ansätze und damit auch ein immer breiteres Spektrum von Problemen mit in die Behandlung ein. Viele der in diesen frühen Ansätzen angesprochenen Ziele bzw. Problembereiche erwiesen sich später als nicht für eine wirksame Behandlung relevant (Thornton und D'Orazio 2017), weil sie auf Erkenntnissen beruhten, die aus Vergleichen zwischen verurteilten Sexualstraftätern und der Normalbevölkerung resultierten und nicht auf Vergleichen zwischen deliktrückfälligen und nicht deliktrückfälligen Sexualstraftätern. Sie wurden entsprechend aus den Programmen gestrichen bzw. hätten gestrichen werden sollen. Variationen der Kognitiven Verhaltenstherapie wurden jedenfalls zum etablierten Ansatz, der von der Mehrheit der Programme für diese Straftäter übernommen wurde.

Inzwischen gibt es eine beträchtliche Menge an Literatur über CBT-Programme, die auf diese Klientel angewendet werden. Da die Anzahl der Veröffentlichungen zu umfangreich ist, um hier vollständig behandelt zu werden, soll sich auf die relevantesten und auf eine solide Evidenzbasis gestützten Themenbereiche fokussiert werden. Obwohl sich dieser Beitrag auf die Behandlung erwachsener männlicher Sexualstraftäter beschränkt, sind viele der angesprochenen Themen und Erkenntnisse in begrenztem Umfang auch für die Behandlung von Frauen und jugendlichen Straftätern relevant.

29.2 Grundsätze einer wirksamen Behandlung

Andrews und Bonta beschrieben und untersuchten zwischen Ende der 1980er- und Anfang der 1990er-Jahre in einer Reihe von Arbeiten empirisch abgeleitete allgemeine Behandlungsgrundsätze oder -prinzipien (z. B. Andrews et al. 1990), welche auch heute noch die Grundlage von Programmen zur Straftäterrehabilitation darstellen sollte. Für diese als *Risk, Need, Responsivity* (RNR) bekannten Prinzipien, deren vollständige Beachtung Behandlungsprogramme nachweislich effektiver macht, konnte später gezeigt werden, dass sie auch für die Behandlung von Sexualstraftätern gelten (Hanson et al. 2009; Olver 2017). Das Risikoprinzip besagt, dass die Behandlungsressourcen entsprechend dem empirisch ermittelten Risikoniveau der Patienten investiert werden sollten, wobei den Straftätern mit dem höchsten Risiko die meisten Ressourcen zur Verfügung gestellt werden sollten. Wenn genügend Mittel zur Verfügung stehen, sollte die Behandlung von Straftätern mit mittlerem Risiko etwas weniger umfangreich ausfallen, während für die Behandlung von Straftätern mit geringem Risiko, wenn überhaupt, nur wenig Mittel zur Verfügung stehen sollten. Die Begründung für den Verzicht auf Ressourcen für die letztgenannte Gruppe ist, dass eine Behandlung ihr Risiko wahrscheinlich nicht weiter zu verringern vermag. Das Bedürfnisprinzip verlangt, dass sich die Behandlung auf die Defizite konzentriert und beschränkt, die nachweislich sowohl mit einem erhöhten Rückfallrisiko verbunden als auch zumindest potenziell veränderbar sind. Diese Merkmale werden üblicherweise auch als kriminogene Faktoren oder Bedürfnisse bezeichnet. Das Ansprechbarkeitsprinzip bezieht sich darauf, dass die Behandlung in einem therapeutischen Stil und mit Methoden durchgeführt werden muss, die für den jeweiligen Einzelfall geeignet erscheinen, um ein vertrauensvolles therapeutisches Bündnis zu schaffen und dem Patienten zu einem Lernerfolg bzw. einer Verhaltensänderung zu verhelfen.

Einen direkteren Beleg für den Wert der Anwendung dieses Prinzips im Hinblick auf den therapeutischen Stil liefern die Studien von Marshall et al. (2003), die zeigen, dass bei der Behandlung von Sexualstraftätern das Vorhandensein von vier Merkmalen der Therapeut*innen zwischen 40–60 % der durch die Behandlung bewirkten Veränderungen erklärte. Es überrascht vielleicht nicht, dass alle Behandlungsziele erreicht wurden, wenn die Therapeut*innen als einfühlsam, warmherzig und ermutigend eingeschätzt wurden. Wurden die Therapeut*innen jedoch als konfrontativ oder aggressiv herausfordernd eingeschätzt, wurden alle positiven Veränderungen, die sich sonst aus der Behandlung ergeben hätten, zunichte gemacht (Marshall et al. 2003; Beech und Hamilton-Giachritsis 2005). Dazu passt auch der Befund, dass die Dropout-Raten der diversen Behandlungsprogramme durchschnittlich bei 27,6 % liegen (vgl. Metaanalyse von Olver et al. 2011), während stärkenorientierte Programme deutlich geringere Abbruchquoten von etwa 5 % berichten (Marshall et al. 2011b).

> Ein einfühlsamer, warmherziger und ermutigender therapeutischer Stil führt nachweislich zu einem besseren Behandlungsergebnis als ein konfrontativer oder aggressiver Stil. Ressourcenorientierte Programme haben eine niedrigere Dropout-Rate als Programme anderer Orientierung.

Trotz der oben beschriebenen empirisch fundierten Beobachtungen entsprechen viele Programme für Sexualstraftäter nicht den RNR-Grundsätzen, d. h., sie gehen nicht auf alle (relevanten bzw. empirisch belegten) kriminogenen Faktoren ein, machen den Einsatz der Behandlungsressourcen nicht vom Risikoniveau der einzelnen Straftäter abhängig und adressieren das Ansprechbarkeitsprinzip nicht hinreichend. Stattdessen beinhalten viele Details dieser Programme veraltete Behandlungsmodelle und zielen auf zahlreiche Probleme ab, die nach den vorliegenden Erkenntnissen keinen kriminogenen Status haben. Tatsächlich haben sich viele der Behandlungsziele dieser gerade in den Vereinigten Staaten, aber sicher auch andernorts (noch) verbreiteten

Programme als nicht prädiktiv für eine Rückfallneigung erwiesen. Somit wird in diesen Programmen wertvolle Behandlungszeit vergeudet, indem auf nicht relevante Probleme eingegangen wird, was dazu führt, dass die wirklich kriminogenen Probleme nicht angemessen angegangen werden können. Gannon et al. (2019) bestätigten diese Beobachtungen und stellten fest, dass solche Programme in der Regel nicht zu einer Verringerung der Rückfälligkeit führen. Erfreulicherweise ergab diese umfassende Metaanalyse, dass einige Behandlungsansätze zu einer Verringerung der Rückfälligkeit führten.

Merkmale wirksamer Sexualstraftäterprogramme

- Orientierung an den Grundsätzen von Andrews et al. (1990) für die Zuweisung und Durchführung der Behandlung
- Fokussierung ausschließlich auf kriminogenen Faktoren
- Einsatz von Therapeut*innen mit mindestens Masterabschluss in Psychologie

Gannon et al. (2019) stellten außerdem fest, dass Programme in Kanada, Australien und Neuseeland zu denjenigen gehören, die durchweg positive Ergebnisse erzielen.

29.3 Ziele der Behandlung

Bevor wir uns mit den empirisch fundierten Behandlungszielen befassen, muss darauf hingewiesen werden, dass die Art und Weise, wie die Behandlung neu aufgenommenen Patienten erklärt wird, sehr wichtig ist. Die Therapeut*innen vieler Programme behaupten ohne jegliche Grundlage, dass es notwendig sei, die Behandlung damit zu beginnen, dass die Patienten ihre Straftat(en) beschreiben und alle Details aus den Polizei- und Opferberichten oder dem Gerichtsurteil zugeben; bei Letzterem wird mehr oder weniger vorausgesetzt, dass es die „Wahrheit" wiedergibt.

Davon abweichende Beschreibungen der Patienten werden dann in Frage gestellt, oft auf aggressive Art und Weise, weil man glaubt, dass diese Schilderungen selbstschützende Ansichten zum Ausdruck bringen und dadurch Fortschritte in der Behandlung behindern werden. Es gibt jedoch keine Belege dafür, dass das vollständige Eingeständnis der Patienten zu den Einzelheiten ihrer Straftat für die anschließende Behandlung oder die Bereitschaft zur erneuten Straffälligkeit entscheidend ist (Marshall und Marshall 2017). Tatsächlich haben Maruna und Mann (2006) gezeigt, dass bei allen Arten von Straftätern diejenigen, die bereitwillig zugaben, eine Straftat begangen zu haben, und die durchaus bereit waren, die Einzelheiten zu beschreiben, mit größerer Wahrscheinlichkeit wieder rückfällig wurden als Straftäter, die sich abwehrend verhielten und leugneten.

Im Gegensatz zu diesen eingefahrenen Vorstellungen lässt sich die anfängliche Behandlungsbereitschaft am effektivsten durch einen unterstützenden und respektvollen Umgang mit den Patienten sicherstellen (Prescott und Wilson 2013). Anstatt sich – wie es häufig der Fall ist – zu Beginn der Behandlung auf die Defizite der Patienten zu konzentrieren, ist es motivierender, sie dabei zu unterstützen, die Stärken zu erkennen, die sie in der Vergangenheit gezeigt haben und die sie derzeit auszeichnen. In der Tat haben sich solche „stärkenorientierten" Behandlungsansätze bei diesen Patienten als wirksam erwiesen (Olver et al. 2020). Sobald das Vertrauen der Patienten gesichert ist, kann die Behandlung auf die wirklich kriminogenen Faktoren ausgerichtet werden.

Die empirischen Grundlagen für die Identifizierung geeigneter kriminogener Ziele wurden durch verschiedene Arbeiten mehrerer Autor*innen, aber dennoch sehr wesentlich durch die Metaanalysen von

Hanson und Morton-Bourgon (2005) über 82 Primärstudien beeinflusst. Um sich als kriminogenes Ziel zu qualifizieren, müssen zwei wesentliche Merkmale erfüllt sein: 1) Das Problem muss nachweislich die Rückfälligkeit vorhersagen, und 2) das Problem muss potenziell veränderbar sein. Was Letzteres betrifft, so spiegeln einige Aspekte, die nachweislich Rückfälle vorhersagen, statische (d. h. unveränderliche) Merkmale wider. So besteht beispielsweise bei einem Straftäter unter 25 Jahren ein höheres Rückfallrisiko als bei älteren Patienten. Hanson und Morton-Bourgon (2005) lieferten relevante Befunde zu beidem, zu unveränderbaren, statischen, aber auch dynamischen oder stabil-dynamischen (d. h. potenziell veränderbaren) Merkmalen, die signifikant mit der Rückfälligkeit von Sexualstraftätern assoziiert sind. Zu den im Hinblick auf ihren Prädiktionswert vier wichtigsten Merkmalen zählen deviante sexuelle Präferenzmuster oder Interessen, antisoziale Orientierung, sexuelle Dranghaftigkeit und geringe allgemeine Selbstregulationsfähigkeiten. Darüber hinaus hat sich aber auch eine Reihe anderer Merkmale wie etwa kognitive Verzerrungen (Ó Ciardha und Gannon 2011) als rückfallprädiktiv und damit als relevantes Behandlungstarget etabliert. Damit gemeint sind etwa Überzeugungen wie diese, dass Kinder Sex mit einem Erwachsenen wünschen oder dass Frauen gerne vergewaltigt werden. Eine Übersicht des aktuellen wissenschaftlichen Standes zu empirisch abgesicherten kriminogenen Merkmalen (und damit relevanten Behandlungszielen) bei Sexualstraftätern findet sich in ◘ Tab. 29.1.

Viele Programme gehen nicht auf jedes dieser Probleme ein, sondern zielen auf eine Reihe von empirisch (bislang) nicht untermauerte „Problembereiche" wie etwa Leugnung, fehlende Verantwortungsübernahme für delinquentes Verhalten, mangelnde Opferempathie oder die allgemeine psychische Belastung eines Täters/Patienten, die erwiesenermaßen keinen Zusammenhang mit der Deliktrückfälligkeit zeigen.

In diesem Zusammenhang erwähnenswert ist auch die (neuere) Erkenntnis, dass das Verfolgen positiver Ziele motivierender wirkt als das „Verfolgen" von Vermeidungszielen. Insofern täte die Praxis des Maßregelvollzugs gut daran, über die Bedeutung von Risikovermeidungsplänen vs. Plänen, die auf die Erreichung von Annäherungszielen fokussieren, nachzudenken. Diesem Gedanken folgend sollte das Good Lives Model (GLM; Ward 2002; Ward und Gannon 2006) Erwähnung finden, welches zunächst als stärkenbasierte Rehabilitationstheorie entwickelt wurde. Ward ging davon aus, dass alle Menschen ihren eigenen Plan für ein „gutes Leben" verfolgen, indem sie nach be-

◘ **Tab. 29.1** Empirisch belegte kriminogene Merkmale von Sexualstraftätern

Kognitive Merkmale	Deliktfördernde Einstellungen Emotionale Identifikation mit Kindern
Sexuelle Themen	Deviante sexuelle Präferenzen/Interessen Sexuelle Dranghaftigkeit/Hypersexualität
Interpersonelle Themen	Mangelnde Beziehungsfähigkeit v. a. in Bezug auf Intimpartnerschaften Emotionale Einsamkeit Dysfunktionale Bindungsstile Unzureichende sexuelle Fähigkeiten
Probleme bei der Selbstregulation	Impulsivität Instabilität im Bereich Arbeit und Beschäftigung Mangelhafte Problemlösungsfähigkeiten

stimmten Erfahrungen (d. h. menschlichen Gütern – „goods") suchen wie z. B. nach Gesundheit, Verbundenheit (in Bezug auf Intimbeziehungen, Familie und Freunde), Selbstbestimmtheit (im Handeln und Denken), Kompetenz(-erleben) in Arbeit und Freizeit und innerem Frieden (Freiheit von Stress, Gefühl eines sinnvollen Lebens). Probleme beim Erreichen dieser menschlichen Erfahrungen, z. B. ein Mangel im Bereich der Verbundenheit, können das Begehen von Sexualdelikten begünstigen. Das GLM als Rahmen bzw. eine auf Förderung oder Erreichung dieser Ziele bzw. Erfahrungen ausgerichtete Behandlung soll Sexualstraftätern dabei helfen, interne und externe Ressourcen zu gewinnen, um ein gutes oder besseres Leben zu führen, d. h. ein Leben, das einerseits gesellschaftlich akzeptabel ist und auf das Begehen von Straftaten verzichtet und andererseits als persönlich sinnvoll oder sinnstiftend erlebt wird. Der stärkenorientierte Behandlungsansatz von Marshall und Marshall (2017), das sogenannte Rockwood Program, welches in der Klinik des Verfassers umgesetzt wird, verbindet alle o. g. und empirisch fundierten Strategien, von der Berücksichtigung der RNR-Prinzipien über mit GLM und Motivational Interviewing (Miller und Rollnik 2013) assoziierte Interventionsstrategien bis hin zu Aspekten hilfreicher therapeutischer Grundhaltung.

> Die Therapieziele Verantwortungsübernahme und Opferempathie sind empirisch nicht belegt und sollten von daher nicht im Fokus der Sexualstraftäterbehandlung stehen.

29.4 Medikamentöse Behandlungsstrategien

Pharmakologische Behandlungsansätze für Sexualstraftäter umfassen antihormonelle Präparate, d. h. solche, die eine testosteronsupprimierende Wirkung haben, und nichthormonelle Medikamente, die die Libido über andere Mechanismen beeinflussen. Die drei wichtigsten Klassen testosteronsupprimierender Medikamente, die derzeit verwendet werden, sind Gestagene (z. B. Medroxyprogesteronacetat; MPA), Antiandrogene (z. B. Cyproteronacetat; CPA) und Gonadotropin-Releasing-Hormon (GnRH)-Analoga (in Deutschland v. a. Salvacyl als einziges mit der entsprechenden Indikation zugelassenes Medikament). Zu den Medikamenten, die die Libido auf andere Weise beeinflussen, gehören Antipsychotika sowie selektive Serotonin-Wiederaufnahmehemmer (SSRIs).

Nicht wenige Sexualstraftäter auch in Deutschland werden aktuell mit solchen Präparaten behandelt, obwohl deren Wirksamkeit v. a. im Hinblick auf eine Reduktion der Gefährlichkeit bzw. der Rückfallraten wenn überhaupt nur sehr spärlich belegt ist (vgl. Cochrane-Review von Khan et al. 2015). Nur sieben kleine Studien (alle vor mehr als 25 Jahren veröffentlicht) zu einer begrenzten Anzahl von Medikamenten erfüllten die relativ strengen Eingangskriterien für die Studie, sodass eine metaanalytische Betrachtung nicht in Betracht kam. Zudem erfüllte keine einzige Studie zu SSRIs oder GnRH-Analoga, wie sie heute schwerpunktmäßig in Deutschland eingesetzt werden, die Einschlusskriterien der Studie.

Insofern schlussfolgern die Autor*innen nicht zu Unrecht, dass es besorgniserregend erscheint, dass die Wirksamkeit pharmakologischer Behandlungsmaßnahmen bei Sexualstraftätern so spärlich ausfällt, in den letzten 25 Jahren keine randomisiert klinischen Studien (RCTs) durchgeführt oder veröffentlicht wurden und die Medikamente gleichwohl mit einer Indikation (Reduktion von Gefährlichkeit bzw. Rückfälligkeit) eingesetzt werden, die wissenschaftlich nicht als ausreichend belegt angesehen werden kann. Metaanalytische Evidenz (die stärkste Form empirischer Evidenz) fehlt in diesem Feld bislang völlig. Allerdings ist es aktuell v. a. aus rechtlichen, aber auch medizinethischen Gründen schwierig bis unmöglich, RCTs in diesem Feld zu realisieren (vgl. Briken et al. 2017).

Das heißt aber nicht, dass es bislang keinerlei Evidenz für den Nutzen der Antiandrogene gäbe. So kommt z. B. ein aktuelles systematisches Review mit weniger strengen Einschlusskriterien als in dem Cochrane-Review zu dem Schluss, dass GnRH-Analoga aktuell die „effektivsten" Substanzen zur Behandlung paraphiler Fantasien und Verhaltensweisen zu sein scheinen (Turner und Briken 2018).

Insofern überrascht es vielleicht auch nicht, dass es trotz der eher schwachen Evidenzlage eine Leitlinie bzw. einen Behandlungsalgorithmus für den Einsatz von Medikamenten in der Behandlung von Sexualstraftätern gibt, der durch die World Federation of Societies of Biological Psychiatry (WFSBP) kürzlich in aktualisierter Form veröffentlicht wurde (Thibaut et al. 2020).

Diese Leitlinie sieht die in ◘ Tab. 29.2 zusammengefassten fünf Indikations- bzw. Behandlungslevels vor und benennt auch den jeweiligen Evidenzgrad (Anmerkung:

◘ **Tab. 29.2** Behandlungsalgorithmus der WFSBP. (Thibaut et al. 2020)

Level 1	
Ziel: Kontrolle über paraphile Impulse, Fantasien und Verhaltensweisen ohne Einfluss auf die sexuelle Funktionsfähigkeit oder das Lustempfinden	Ausschließlich Psychotherapie (bevorzugt **CBT**, weil Evidenzgrad C/D)
Level 2	
Ziel: wie Level 1, aber mit geringfügigem Einfluss auf die sexuelle Funktionsfähigkeit bzw. das Lustempfinden Sollte in milderen Fällen von Hands-off-Paraphilien mit geringem Übergriffsrisiko eingesetzt werden oder bei unbefriedigendem Behandlungsergebnis auf Level 1	Psychotherapie, bevorzugt **CBT**, **plus** **SSRI** in derselben Dosierung wie bei Zwangsstörungen (z. B. Fluoxetin 40–60 mg/d oder Sertralin 200 mg/d) (Evidenzgrad C)
Level 3	
Ziel: wie Level 1, aber mit substanziellem Einfluss auf die sexuelle Funktionsfähigkeit bzw. das Lustempfinden Sollte in allen Fällen mit moderatem Risiko für sexualisierte Gewalt (auch bei Geistiger Behinderung oder ZNS-Erkrankungen, aber nicht bei sexuellem Sadismus → Level 4) eingesetzt werden oder wenn kein befriedigendes Behandlungsergebnis auf Level 2	Psychotherapie, bevorzugt **CBT**, **plus** **CPA** oral, 50–200 (max. 300) mg/d oder i. m. 200–400 mg zunächst einmal wöchentlich, später alle 2–4 Wochen (Evidenzgrad C) **oder** **MPA** (in Deutschland nicht verfügbar)
Level 4	
Ziel: wie Level 1, aber mit nahezu vollständiger Unterdrückung der sexuellen Funktionsfähigkeit bzw. des Lustempfindens Sollte in Fällen mit moderat hohem bis hohem Risiko für sexualisierte Gewalt und bei schweren paraphilen Störungen eingesetzt werden oder wenn kein befriedigendes Behandlungsergebnis auf Level 3	Psychotherapie, bevorzugt **CBT**, **plus** **GnRH-Agonisten,** z. B. Leuprorelin Acetat, Dosierung 3-mtl. 11,25 mg i. m. (Evidenzgrad B/C) Eine Woche vor und während des 1. Monats der Therapie muss zusätzlich CPA gegeben werden (wegen Flare-up-Effekt, d. h., das Medikament führt initial zu einem stimulierenden Effekt, bevor es zur einer Desensibilisierung der gonadotropen Zellen kommt)

(Fortsetzung)

Tab. 29.2 (Fortsetzung)

Level 5	
Ziel: wie Level 1, aber mit vollständiger Unterdrückung der sexuellen Funktionsfähigkeit bzw. des Lustempfindens Sollte Fällen mit schwersten paraphilen Störungen („catastrophic cases") vorbehalten bleiben oder wenn kein befriedigendes Behandlungsergebnis auf Level 4	Psychotherapie, bevorzugt **CBT**, **und zusätzlich zu einem GnRH Agonisten:** - **CPA** (Dosierung, wie bei Level 3 beschrieben – kein Evidenzgrad vorhanden) und ggf. zusätzlich - **SSRI** in Dosierung wie bei Zwangsstörung (kein Evidenzgrad vorhanden)

Tab. 29.3 Depo-Provera Scale. (Modifiziert nach Holoyda und Kellaher 2016)

Item Definition	Score
- Mehrere Opfer	1
- Multiple paraphile Störungen	1
- Hat paraphile Sexualität in der Vergangenheit in strafbewehrter Weise ausgelebt[a]	1
- Paraphile sexuelle Interessen vorhanden (nach PPG [penile Plethysmographie] oder Abel Assessment)[a]	2 2
- Männliche Opfer in der Vergangenheit[a]	1
- Keine Opfer aus dem eigenen Haushalt	1
- Nutzung von Zwang bei Begehung der Sexualstraftaten	2
- ZNS-Erkrankungen (Entwicklungsstörung, Intelligenzminderung, Schädel-Hirn-Trauma, Demenz etc.)[a]	1 1
- Psychiatrische Erkrankungen in der Vorgeschichte	1
- Alter unter 30 zum Zeitpunkt der erwarteten Entlassung	1
- Sexuelle Gewalt in einer Institution gezeigt	2
- Sexuelle Gewalt während einer laufenden Bewährung gezeigt	
- Gescheiterte Behandlungsversuche (hinsichtlich Sexualdelinquenz) in der Vergangenheit	

Anm.: Cut-off zur Indikationsstellung: 6 oder mehr Punkte bzw. 2 der 4 mit einem der *a*-indizierten Items erfüllt

Der Evidenzgrad ist definiert in 4 Stufen von A–D; für den stärksten Evidenzgrad A müssen mind. drei ausreichend große RCTs mit positivem Behandlungseffekt vorliegen, von denen mindestens eine placebokontrolliert und von guter methodischer Qualität sein muss; Evidenzgrad D umfasst lediglich Expertenmeinungen, die wenigstens durch eine Open-Label-Fallserie gestützt sind). Darüber hinaus umfasst die Leitlinie auch Empfehlungen zur Mindestbehandlungsdauer sowie Abbruchkriterien. Bei leichteren paraphilen Störungen sollte die Behandlung demnach mindestens 2 Jahre betragen, ansonsten wenigstens 5 Jahre oder bei hohem Risiko für sexualisierte Gewalt ggf. auch länger. Der abrupte Abbruch einer GnRH-Behandlung sollte aufgrund des Testosteron-Rebound-Effektes immer vermieden werden.

Eine weitere Hilfe bei der Indikationsstellung (zur antihormonellen Behandlung) bietet möglicherweise die modifizierte Depo-Provera Scale (Holoyda und Kellaher 2016). Die in Tab. 29.3 gezeigte Skala umfasst insgesamt 13 Items, die mit einem bzw. in vier Fällen mit zwei Punkten gescort werden sollen.

Der Maximalwert liegt demnach bei 17 Punkten, wobei der Cut-off für eine Indikationsstellung nach Holoyda und Kellaher mit 6 oder mehr Punkten angegeben wird. Abweichend davon soll aber bereits auch dann eine Indikationsstellung erfolgen, wenn mindestens 2 der 4 in der Beschreibung zusätzlich mit einem *a* indizierten Merkmale vorliegen. Das würde bedeuten, dass bei Missbrauchstätern mit männlichen Opfern prinzipiell eine Indikation vorläge, was sicherlich kritisch zu bewerten ist. Möglicherweise ist die Skala aber insofern hilfreich, als dass sie dem Kliniker anzeigt, bei welchen seiner Patienten eine größere oder weniger große Notwendigkeit einer medikamentösen Behandlung besteht.

In Anbetracht der (rein wissenschaftlich) geringen Evidenz für den Einsatz gerade der antiandrogenen Präparate ist hier schließlich der Empfehlung von Turner und Briken (2018) zu folgen, nach der der Einsatz antiandrogener Medikation (auch aufgrund der vielfältigen somatischen Risiken und unerwünschten Wirkungen) Patienten/Tätern mit paraphilen Störungen und dem höchsten Risiko für die Begehung von (Hands-on-) Sexualdelikten vorbehalten sein sollte.

29.5 Deliktpräventiver Nutzen psychologischer Behandlung

Bei der Bewertung des Nutzens der Behandlung von Sexualstraftätern stützen sich Forscher*innen auf strafrechtliche Daten zur Rückfälligkeit. Die Vollständigkeit dieser Daten ist jedoch nicht immer gewährleistet.

Trotz dieser Einschränkung haben mehrere Metaanalysen zu den Ergebnissen der Behandlung von Sexualstraftätern (Gannon et al. 2019; Hanson et al. 2002; Lösel und Schmucker 2005; Schmucker und Lösel 2015) niedrigere Raten für behandelte Patienten (12–14 %) als für unbehandelte Straftäter (13–17 %) ergeben.

Darüber hinaus ergab eine neuere Langzeitevaluierung (11,5 Jahre Follow-up) von zwei stärkenorientierten Behandlungsansätzen in Haftanstalten (Olver et al. 2020), dass beide Programme niedrigere Rückfallquoten als in einer Vergleichsgruppe unbehandelter Patienten aufwiesen. Im Vergleich zum Standardtherapieprogramm, dem Sex Offender Treatment Program (SOTP; n = 625) wiesen die mit dem Rockwood Program (n = 579) behandelten Sexualstraftäter deutlich niedrigere Rückfallraten auf (12,6 % bei SOTP vs. 5,4 % bei Rockwood). Die Rückfallquoten der beiden Programme wurden auch mit einer Gruppe unbehandelter Straftäter (n = 107) verglichen. In beiden Behandlungsgruppen waren die Rückfallquoten während des Nachbeobachtungszeitraums niedriger als bei den unbehandelten Männern, wo jeder Fünfte (19,6 %) innerhalb der 11,5 Jahre erneut mit einem Sexual- oder Gewaltdelikt strafrechtlich in Erscheinung trat. Es ist erwähnenswert, dass die SOTP-Daten mit den Ergebnissen der verschiedenen Metaanalysen, über die bereits berichtet wurde, übereinstimmen, während der Nutzen des Rockwood Program gemessen an diesen Zahlen höher ausfällt.

Es gibt jedoch eine neuere Ergebnisbewertung, die über eine ungewöhnlich niedrige Rückfallquote bei unbehandelten Straftätern berichtet (Mews et al. 2017). Die Autor*innen evaluierten im Auftrag des britischen Justizministeriums die Ergebnisse der SOTP-Behandlung, die in britischen Gefängnissen standardmäßig zum Einsatz kommt. Sie berichteten, dass die Rückfallquote bei SOTP-behandelten Straftätern bei 10 % lag. Während die Rückfallrate der Behandelten also innerhalb der in den Metaanalysen angegebenen Rückfallquoten für behandelte Sexualstraftäter lag, war die Rückfallquote der unbehandelten Täter mit nur 8 % überraschenderweise noch niedrig. Eine genauere Untersuchung dieser Studie zeigt jedoch, dass die Autor*innen die Möglichkeit, dass die angeblich „unbehandelten" Männer nach ihrer Entlassung aus dem Gefängnis doch eine Behandlung durch die Bewährungshilfe erhalten haben könnten, nicht berücksichtigt wurde. Da die Gesetzeslage in Großbritannien von der Bewährungshilfe verlangt, dass den Entlassenen immer eine Behandlung angeboten werden muss, erscheint es naheliegend, dass die als „unbehandelt" ausgewiesene Vergleichsgruppe bei Mews et al. in Wirklichkeit zu großen Teilen doch eine Behandlung erhalten hat. Dies würde jedenfalls den ansonsten sehr außergewöhnlichen Befund erklären.

> **Fazit**
> Die psychologische Behandlung kann die Rückfallquote von Sexualstraftätern zwar begrenzt, aber dennoch deutlich senken, wobei die Evidenzlage für ressourcenorientierte Programme am besten ist.

Literatur

Andrews DA, Zinger I, Hoge RD, Bonta J, Gendreau P, Cullen FT (1990) Does correctional treatment work? A clinically relevant and psychologically informed meta-analysis. Criminology 28:369–404

Beech AR, Hamilton-Giachritsis CE (2005) Relationship between therapeutic climate and treatment outcome in group-based sexual offender treatment. Sex Abus 17:127–140

Briken P, Müller JL, Berner W, Bödeker RH, Vollmann J, Kasperk C, Koller M (2017) Vom Scheitern einer Studie in Maßregelvollzugskrankenhäusern. Nervenarzt 88(5):480–485

Gannon TA, Olver ME, Mallion JS, James M (2019) Does specialized psychological treatment for offending reduce recidivism? A meta-analysis examing staff and program variables as predictors of treatment effectiveness. Clin Psychol Rev 73:101752

Hanson RK, Morton-Bourgon KE (2005) The characteristics of persistent sexual offenders: a meta-analysis of recidivism studies. J Consult Clin Psychol 73(6):1154–1163

Hanson RK, Gordon A, Harris AJR, Marques JK, Murphy WD, Quinsey VL, Seto MC (2002) First report of the Collaborative Outcome Data Project on the effectiveness of psychological treatment of sex offenders. Sex Abus 14:169–194

Hanson RK, Bourgon G, Helmus L, Hodgson S (2009) The principles of effective correctional treatment also apply to sexual offenders: a meta-analysis. Crim Justice Behav 36:865–891

Holoyda BJ, Kellaher DC (2016) The biological treatment of paraphilic disorders: an updated review. Curr Psychiatry Rep 18(2):19

Khan O, Ferriter M, Huband N, Smailagic N (2015) Pharmacological interventions for those who have sexually offended or are at risk of offending. Cochrane Database of Syst Rev 2:CD007989. https://doi.org/10.1002/14651858. CD007989.pub2

Laws DR, Marshall WL (2003) A brief history of behavioral and cognitive behavioral approaches to sexual offenders: Part 1. Early developments. Sex Abus 15:75–92

Lösel F, Schmucker M (2005) The effectiveness of treatment for sexual offenders: a comprehensive meta-analysis. J Exp Criminol 1:117–146

Marshall LE, Marshall WL (2017) Motivating sex offenders to enter and effectively engage in treatment. In: Wilcox D, Gray R, Donathy R, Brim B (Hrsg) Working with sex offenders: a guide for practitioners. Routledge, Oxford, UK, S 98–112

Marshall WL, Laws DR (2003) A brief history of behavioral and cognitive behavioral approaches to sexual offender treatment: Part 2. The modern era. Sex Abus 15:93–120

Marshall WL, Serran GA, Fernandez YM, Mulloy RE, Mann RE, Thornton D (2003) Therapist characteristics in the treatment of sexual offenders: tentative data on their relationship with indices of behavior change. J Sex Aggress 9:25–30

Marshall WL, Marshall LE, Kingston DA (2011a) Are cognitive distortions of child molesters in need of treatment? J Sex Aggress 17:118–129

Marshall WL, Marshall LE, Serran GA, O'Brien MD (2011b) Rehabilitating sexual offenders: a strength-based approach. American Psychological Association, Washington, DC

Maruna S, Mann RE (2006) A fundamental attribution error? Rethinking cognitive distortions. Leg Criminol Psychol 11(2):155–177

Mews A, Di Bella L, Purver M (2017) Impact evaluation of the prison-based Core Sex Offender Programme. Minister of Justice Analytical Series. https://assets.publishing.service.gov.uk/government/uploads/system/uploads/attachment_data/file/623876/sotp-report-web-.pdf. Zugegriffen am 25.10.2021

Miller WR, Rollnick S (2013) Motivational interviewing: helping people change. The Guilford Press, New York

Ó Ciardha C, Gannon TA (2011) The cognitive distortions of child molesters are in need of treatment. J Sex Aggress 17:130–141

Olver ME (2017) The risk-need-responsivity model: applications to sex offender treatment. In: Marshall LE, Marshall WL (Hrsg) The Wiley handbook on the theories, assessment, and treatment of sexual offending (Vol 3: Treatment). Wiley, Chichester, S 1313–1329

Olver ME, Stockdale KC, Wormith JS (2011) A meta-analysis of predictors of offender treatment attri-

tion and its relationship to recidivism. J Consult Clin Psychol 79(1):6–21
Olver ME, Marshall LE, Marshall WL, Nicholaichuk TP (2020) A long-term outcome assessment of the effects on subsequent re-offense rates of a prison-based CBT/RNR sex offender treatment program with strength-based elements. Sex Abus 32(2): 127–153
Prescott DP, Wilson RJ (2013) Awakening motivation for difficult changes. Safer Society Press, Holyoke
Schmucker M, Lösel F (2015) The effects of sexual offender treatment on recidivism: an international meta-analysis of sound quality evaluations. J Exp Criminol 11:597–630
Thibaut F, Cosyns P, Fedoroff JP, Briken P, Goethals K, Bradford JMW, WFSBP Task Force on Paraphilias (2020) The World Federation of Societies of Biological Psychiatry (WFSBP) 2020 guidelines for the pharmacological treatment of paraphilic disorders. World J Biol Psychiatry 21(6): 412–490
Thornton D, D'Orazio DM (2017) Advancing the evolution of sexual offender risk assessment: the relevance of psychological risk factors. In: Craig LE, Rettenberger M (Hrsg) The Wiley handbook on the theories, assessments, and treatment of sexual offending (Vol 2: Assessment). Wiley, Chichester, S 667–693
Turner D, Briken P (2018) Treatment of paraphilic disorders in sexual offenders or men with a risk of sexual offending with luteinizing hormone-releasing hormone agonists: an updated systematic review. J Sex Med 15:77–93
Ward T (2002) Good lives and the rehabilitation of offenders: promises and problems. Aggress Violent Behav 7(513):528
Ward T, Gannon TA (2006) Rehabilitation, etiology, and self-regulation: the comprehensive good lives model of treatment for sexual offenders. Aggress Violent Behav 11:77–94

Behandlung von Gewaltstraftäter*innen

Bernd Borchard und Annika Gnoth

Inhaltsverzeichnis

B. Völlm, B. Schiffer (Hrsg.), *Forensische Psychiatrie*, https://doi.org/10.1007/978-3-662-64465-2_30

30.1 Überblick zu Gewaltstraftaten und zur Behandlung

Laut polizeilicher Kriminalstatistik des Bundeskriminalamtes (BKA) Deutschland wurden im Berichtsjahr 2019 (BKA 2020) 181.054 Fälle von „Gewaltkriminalität" registriert. Ihr Anteil an der Gesamtkriminalität beträgt 3,3–3,4 %.

Zudem hat sich der Rückgang der Gewaltkriminalität (mit Unterbrechung im Jahr 2016) weiter fortgesetzt; die Anzahl der registrierten Delikte sank um 2,3 %. Fast drei Viertel (2019: 73,5 %) der registrierten Gewaltkriminalität entfielen auf Fälle von „gefährlicher und schwerer Körperverletzung". Oder aus der Perspektive der Geschädigten betrachtet: 75,1 % aller Gewaltopfer erlebten eine „gefährliche und schwere Körperverletzung", 19,1 % waren Opfer von Raubdelikten.

Die registrierten Fälle von Gewaltkriminalität verursachten im Jahr 2019 einen Schaden von 43.151.756 €, und an dem insgesamt durch Straftaten registrierten Gesamtschaden in Höhe von rund 6,6 Mrd. € ist Gewaltkriminalität mit einem Anteil von 0,6 % beteiligt (BKA 2020).

Die Bedeutung einer Auseinandersetzung mit der Behandlung von Gewaltstraftäter*innen ergibt sich auch durch einen Blick auf die Zahlen im deutschen Maßregelvollzug nach § 63 StGB. In dieser forensisch-psychiatrischen Unterbringungs- und Behandlungsform sind die Hälfte der von den Untergebrachten begangenen Delikte den beiden Kategorien Körperverletzung (ca. 30 %) und Straftaten gegen das Leben (ca. 20 %) zuzuordnen (Schäfer 2019).

Auf dieser Ebene der Problembeschreibung ist recht klar, worum es bei Gewaltdelikten geht. Eine Erschwernis für die Behandlung ist allerdings, dass es „den*die typische*n Gewaltstraftäter*in" nicht gibt (vgl. Wong und Gordon 2013), der*die durch psychiatrisch-psychotherapeutische Diagnosen oder durch eine typologische Persönlichkeitsbeschreibung zu definieren wäre. Entsprechend ist festzuhalten, dass die deliktorientierten Interventionen (von Gewaltstraftäter*innen) aufgrund der Heterogenität der Täter*innengruppe zudem keinem einheitlichen Programm für alle zu Behandelnden folgen.

Wie an anderer Stelle ausgeführt (Borchard 2020), sollte die Rückfallprävention durch Behandlung mittels individuell zugeschnittener Interventionen verfolgt werden. Ziel ist dabei eine Reduktion der Ausprägung der in der Fallkonzeption formulierten Risikofaktoren bzw. ein risikoreduzierendes Management dieser Faktoren. Am effektivsten konnten diese Ziele mit kognitiv-behavioral ausgerichteten Interventionen, welche die emotionalen Regulationsprozesse und Perspektivübernahmen der Straftäter*innen verbesserten, erreicht werden (Maruna und Mann 2019). Im Vordergrund stehen dabei die Befunde, dass vor allem risikoorientierte und individualisierte Interventionen („tailored treatment") zu einer vergleichsweise hohen Reduktion der Rückfallrate führen (z. B. Lipsey und Cullen 2007; Schmucker und Lösel 2015), wobei der Kerngedanke der risikoorientierten und individualisierten Interventionen von Andrews und Bonta (2010) im Risk-Needs-Responsivity-Prinzip (RNR) erstmals formalisiert wurde. Demnach sollte die Ausprägung des individuellen Risikos für Straftaten die Intensität der Behandlung bestimmen, die Intervention auf die kriminogenen Faktoren des Täters oder der Täterin fokussieren und die Ressourcen des Täters oder der Täterin berücksichtigen (Bonta und Andrews 2017).

Gewaltstraftäter*innen sind also keine einheitliche Gruppe und es gibt kein einheitliches gewaltpräventives Behandlungsprogramm. Doch liegen empirisch gestützte psychologische Konzepte und abgrenzbare Reaktions- sowie Verhaltensmuster vor, die motivational und verhaltenssteuernd hinter den forensisch relevanten Gewaltformen stehen. Es lassen sich Motive und spezifische Disinhibitoren beschreiben, die individualisierte Fallkonzeptionen und dadurch auch zugeschnittene Behandlungen für Gewaltstraftäter*innen begründen, ohne einerseits einen rein klinisch-intuitiven Weg beschreiten oder andererseits ein allzu starres Behandlungsprogramm umsetzen zu müssen.

Die Risikoeinschätzungen, Indikationsstellungen und Interventionen orientieren sich insofern am Gewaltdelikt, als dass die mit dem gewalttätigen Verhalten im Deliktmechanismus verbundenen Risikoeigenschaften, Motive, enthemmenden Einflussfaktoren und Entscheidungen des Täters bzw. der Täterin im Fokus stehen. Ziel sollte sein, ein Risikoprofil zu erarbeiten, durch das das zu beurteilende Verhalten sowohl für den*die Straftäter*in als auch die Behandler*in und andere zuständige Personen sinnvoll erklärt und nachvollziehbar wird, sodass eine Verantwortungsübernahme für zukünftig straffreies Verhalten übernommen werden kann und der Weg dorthin klar wird. Das Verhalten und Erleben des Täters bzw. der Täterin während seiner*ihrer Gewaltstraftat – einmal forensisch-diagnostisch verstanden und in der Fallkonzeption psychologisch-psychiatrisch eingeordnet – muss für therapeutische Zwecke jedoch keineswegs dauernd in der forensischen Therapie durchgesprochen, nacherlebt oder sonst irgendwie „bearbeitet" oder sogar „aufgearbeitet" werden. So kann es z. B. auch sinnvoll sein, in einer oftmals jahrelang dauernden Behandlung Therapiepausen einzulegen.

30.2 Hintergründe von Gewalt

Die forensisch-psychologisch relevanten Konzepte von Gewaltanwendung sollen im Folgenden anhand aktueller Befunde und Analysen so zusammengefasst dargestellt werden, dass daraus unmittelbare Implikationen für die Behandlung von Gewaltstraftäter*innen deutlich werden können. Aufgrund der Aktualität, der guten empirischen Evidenz und der hohen Nützlichkeit für forensische Fallkonzeptionen wird dabei der Fokus auf die Überlegungen von Pinker (2018) sowie Kropp und Hart (2019) gelegt. Letztlich geht es dabei um Erklärungen und Differenzierungen, die ein verstehendes Einordnen von Gewalthandlungen ermöglichen, um fokussiert an einer Reduktion von Gewaltmotivation und (mindestens genauso wichtig) an einer Erhöhung der Hemmschwellen in Bezug auf Gewaltanwendung arbeiten zu können.

Ein im weitesten Sinne gewaltvolles Reagieren ist ein recht normales menschliches Phänomen. So weist Tremblay (2003) darauf hin, dass das Trotzalter von ungefähr 2–3 Jahren das „gewalttätigste Lebensstadium" ist. Daher könnte die Grundfrage – angelehnt an die o. g. Notwendigkeit der Erhöhung von Hemmschwellen in der forensischen Behandlung – auch lauten, wie Menschen in einer gelungenen Sozialisation lernen, nicht gewalttätig zu sein. Hier sind erste Verbindungen zu rückfallpräventiven, inhibitorischen Konzepten wie Impulskontrolle, Wut- und Ärgermanagement, Mitgefühl und Moral zu ziehen. Pinker (2018) weist in diesem Zusammenhang auf eine grundsätzliche Moralisierungslücke hin: Wenn sich die Gelegenheit ergibt, eine*n verhasste*n Gegner*in zu beseitigen, und gleichzeitig nur eine geringe Gefahr einer Vergeltung besteht, wird ein darwinistisches Lebewesen sie ergreifen. Der Autor stellt mit Bezug auf Baumeister (2012) fünf abgrenzbare psychologische Ursachen für Gewalt dar:

Ursachen von Gewalt

1. **Praktische, instrumentelle, ausbeuterische, räuberische Gewalt** (Mittel zum Zweck); hierbei geht es um Habgier, Wollust und Ehrgeiz; Wut und Hass spielen dabei kaum eine Rolle; es fehlen hemmende Faktoren wie Mitgefühl oder moralische Bedenken.
2. **Dominanzstreben** als das Bestreben, gegenüber einem Rivalen oder einer Rivalin die Oberhand zu behalten, wahrscheinlich mit den von Testosteron angetriebenen Systemen der Dominanz und der Aggression zwischen Männern in Verbindung stehend; dominante Gewalt ist kein Problem von zu wenig, sondern von zu viel Selbstbewusstsein.
3. **Rache** als Drang, einen Schaden mit gleicher Münze heimzuzahlen; der unmittelbare Motor dazu ist das Wutsystem (Signalweg zwischen Mittelhirn, Hypothalamus und Amygdala); das Wutsystem aktiviert die Inselrinde, die Gefühle von Schmerz, Abscheu und Verärgerung entstehen lässt; die Inselrinde wird aktiv, wenn der Mensch das Gefühl hat, von einem anderen ausgenutzt zu werden.
4. **Sadismus**, die Freude, anderen Schmerzen zuzufügen (mildere Form: Schadenfreude); Sadismus kann aus instrumentalisierter Gewalt erwachsen; die Entwicklung von Sadismus braucht zwei Dinge: Motive, um Freude am Leiden anderer zu haben (morbide Faszination an der Verletzlichkeit von Lebewesen, höchste Form der Macht über einen anderen Menschen, Herstellung von Gerechtigkeit/moralischer Bestrafung und sexueller Sadismus als seltene Paraphilie), und die Beseitigung der Hemmungen, die Menschen normalerweise daran hindern, sie auszuleben.
5. **Ideologie** als die zahlenmäßig folgenreichste Ursache von Gewalt; wie räuberische oder instrumentalisierte Gewalt, so ist auch ideologische Gewalt ein Mittel zum Zweck; bei einer Ideologie ist dieser Zweck aber idealistischer Natur, er besteht in einer Vorstellung von einem höheren Guten.

Kropp und Hart (2019) formulieren in ähnlicher Weise für die forensische Behandlungsplanung eine Zusammenstellung motivationaler Konzepte und enthemmender Aspekte und verstehen diese als Ausdruck der im Einzelfall vorliegenden Risikoeigenschaften, die im Rahmen einer Behandlung (jeweils für den Einzelfall ausgewählt) im Fokus stehen sollten. Gewaltstraftäter*innen kann es demnach im Delikt motivational um Verteidigung/Distanz/Schutz, Gerechtigkeit/Ehre/Rache, Gewinn/Profit/Besitz, Kontrolle, Status/Wertschätzung/Dominanz, emotionalen Ausdruck/Katharsis/Erleichterung, Erregung/Aktivität/Aufregung/Stimulation und Nähe/Zugehörigkeit/Bindung gehen, wobei sie für die konkrete Gewalthandlung enthemmt sein können durch negative Einstellungen/fehlerhafte Kognitionen, ein negatives Selbstkonzept, Entfremdung, Nihilismus, mangelnde Einsicht und fehlendes Schuldbewusstsein/fehlende Angst/mangelnde Empathie. In der Regel sind diese Konzepte Ausdruck der Elemente eines individuellen Risikoprofils für Gewaltrisiken wie eine schwere psychische Störung, eine Persönlichkeitsstörung, gewaltlegitimierende Einstellungen, emotionale Probleme oder kriminell-dissoziale Haltungen. Somit sind die psychologischen Konzepte hinter Gewalthandlungen skizziert und leiten über zur Basis von Risikoeinschätzung und Behandlungsplanung, der forensischen Fallkonzeption.

30.3 Forensische Fallkonzeption für eine individualisierte Behandlung von Gewaltstraftäter*innen

Ein kohärenter forensischer Beurteilungsprozess zur Behandlungsindikation, Behandlungsplanung und Verlaufseinschätzung sollte durch ein hohes Maß an Widerspruchsfreiheit, Nachvollziehbarkeit und Sinnzusammenhang gekennzeichnet sein. Diagnostik, Risikoeinschätzung, Behandlungsplanung und Behandlungsevaluation sind im Idealfall mit einem roten Faden verbunden und beziehen sich aufeinander (vgl. Borchard und Gerth 2019).

In einem individualisierten und möglichst kohärenten *risiko- und interventionsorientierten Beurteilungsprozess* wird im ersten Schritt anhand eines klinischen Modells des zu beurteilenden Falls (inkl. Diagnose nach ICD) und zur empirischen und wissenschaftlichen Absicherung sowie Ausdifferenzierung durch Einsatz eines strukturierten forensischen Verfahrens zur Einschätzung von Risiko, Interventionsbedarf und Managementvariablen (wie HCR-20, VRS oder FOTRES; s. u.) eine funktionale Diagnostik umgesetzt. Dabei wird das individuelle deliktrelevante psychosoziale Störungsbild mit Fokus auf dem vorliegenden Risikoprofil (fallbezogene Zusammenstellung der deliktrelevanten persönlichkeitsnahen Risikofaktoren) beschrieben. In dieses Störungsbild gehört die Formulierung einer individuellen und zieldeliktspezifischen Hypothese zum Deliktmechanismus (fallbezogenes Zusammenspiel der deliktrelevanten persönlichkeitsnahen bzw. krankheitsbedingten Risikofaktoren). Im Anschluss werden ausgehend von dieser funktionellen Diagnostik das (Rückfall-) Risiko und separat die ressourcenorientierte Behandlungsfähigkeit eingeschätzt. Funktionelle Diagnostik und die Einschätzungen des Risikos sowie der Behandlungsfähigkeit bilden zusammen das klinisch-forensische Fallkonzept.

Fallkonzept und Behandlungsplanung

Das Fallkonzept setzt sich zusammen aus
- funktioneller Diagnostik,
- Risikoeinschätzung und
- Beurteilung der Behandlungsfähigkeit.

Die Einschätzung der Behandlungsindikation umfasst die Behandlungsbedürftigkeit und die Behandlungsfähigkeit. Ausgehend von diesen Grundlagen wird der individuelle Behandlungsplan entwickelt, dessen Zielerreichung in regelmäßigen Abständen überprüft wird.

Damit ist zum einen die Grundlage für die Einschätzung der Behandlungsindikation (Behandlungsbedürftigkeit und Behandlungsfähigkeit) gegeben, zum anderen aber auch die Basis für die individuelle Behandlungsplanung. Hier wird speziell auf die Person zugeschnitten festgelegt, mit welchen Zielen an welchen Risikofaktoren mit welchen Interventionen gearbeitet werden soll. Nach einer gewissen Zeit der Behandlung wird unter Bezugnahme auf das Fallkonzept und die Behandlungsplanung eine Verlaufsevaluation vorgenommen. In diesem dritten Schritt wird somit im Rahmen der Überprüfung der Zielerreichung eingeschätzt, inwieweit das (zieldeliktspezifische) Rückfallrisiko reduziert werden konnte. Dabei werden – in zwei Unterschritten – die Ausprägung des deliktrelevanten Störungsbildes aus dem ursprünglichen Fallkonzept, aber auch aufgebaute bzw. erworbene Copingstrategien für einen deliktfreien Umgang mit diesem Störungsbild eingeschätzt (vgl. Borchard 2020).

30.4 Geeignete strukturierte forensische Verfahren zur Einschätzung des Risikos und Interventionsbedarfs von Gewaltstraftäter*innen (vom Risikoprofil zur Behandlungsevaluation)

Die im Folgenden vorgestellten drei Verfahren sind aufgrund ihrer wissenschaftlich bzw. empirisch begründeten Konstruktion, ihrer Differenziertheit und Flexibilität geeignet, die bisher genannten Konzepte und Anforderungen im Rahmen einer behandlungsorientierten Fallkonzeption zu berücksichtigen und abzubilden.

30.4.1 HCR-20 Version 3

Der HCR-20 Version 3 (Douglas et al. 2014) ist ein Verfahren aus der Gruppe der klinisch-strukturierten Risk-Assessment-Instrumente, die statische sowie dynamische Risikofaktoren abbilden und eine Verlaufsbeurteilung ermöglichen. Das Instrument kann bei Männern und Frauen im Alter von mindestens 18 Jahren angewendet werden. Der HCR-20 Version 3 ist eine revidierte Version der umfangreich in verschiedenen inhaltlichen und regionalen Kontexten validierten Vorversion. Die 2014 publizierte Revision integriert relevante wissenschaftliche Erkenntnisse aus dem Gebiet des forensischen Risk Assessment.

Der HCR-20 Version 3 besteht aus 20 Items, wobei über 10 Items Risikofaktoren der Vorgeschichte, über 5 Items gegenwärtige Risikofaktoren und über 5 weitere Items künftig zu erwartende Probleme erfasst werden können. Es wird jeweils die individuelle Relevanz des Risikofaktors in den Ausprägungen gering/mittel/hoch für eine Gewaltausübung beurteilt.

Die 10 Risikofaktoren in der Vorgeschichte (H, historische Faktoren), die 5 gegenwärtigen Risikofaktoren (C, klinische Faktoren) und die 5 Items für die zukünftig zu erwartenden Probleme (R, Risikomanagement-Faktoren) sind in ◻ Tab. 30.1 zusammengestellt.

In der anschließenden Risikokonzeptualisierung werden die einzelnen Risiko-

◻ **Tab. 30.1** Die statischen und dynamischen Risikofaktoren des HCR-20 Version 3

Historische Faktoren des HCR 20 Version 3	
H 1	Gewalt/Gewalttätigkeit
H 2	Andere antisoziale Verhaltensweisen
H 3	Beziehungen
H 4	Arbeit/Beschäftigung
H 5	Substanzkonsum
H 6	Schwerwiegende psychische Störung
H 7	Persönlichkeitsstörung
H 8	Traumatische Erfahrungen
H 9	Gewaltfördernde Einstellungen
H 10	Ansprechen auf Behandlungs- oder Kontrollmaßnahmen
Gegenwärtige Faktoren (in den letzten 6 Monaten) des HCR 20 Version 3	
C 1	Einsicht
C 2	Gewalttätige Fantasien oder Absichten
C 3	Symptome einer schwerwiegenden psychischen Störung
C 4	Instabilität
C 5	Ansprechen auf Behandlungs- oder Kontrollmaßnahmen
Risikomanagement-Faktoren des HCR 20 Version 3	
R 1	Professionelle Betreuung
R 2	Lebenssituation
R 3	Soziale Unterstützung
R 4	Ansprechen auf Behandlungs- oder Kontrollmaßnahmen
R 5	Stress und Stressbewältigung

faktoren zu einer individuellen Risikotheorie zusammengefasst, um über ein möglichst genaues Verstehen der Gewaltdelinquenz die Wahrscheinlichkeit zukünftiger Gewalthandlungen einzuschätzen zu können und um geeignete Maßnahmen des Risikomanagements ableiten zu können. Die Verbindung von der Risikokonzeptualisierung zur Planung und Durchführung rückfallpräventiver Veränderungs- bzw. Managementmaßnahmen kann dabei durch das Formulieren von Risikoszenarien hergestellt werden. Diese Szenarien werden anhand der systematisierten Informationen aus den vorhergehenden Schritten so formuliert, dass belastbare Hypothesen über zukünftiges Verhalten in Bezug auf Gewalthandlungen vorliegen.

30.4.2 FOTRES (Forensisches Operationalisiertes Therapie-Risiko-Evaluations-System)

Das Forensische Operationalisierte Therapie-Risiko-Evaluations-System (FOTRES, Version 3, Urbaniok 2016) ist ein operationalisiertes, auf den Einzelfall bezogenes forensisches Dokumentations- und Qualitätsmanagementsystem. FOTRES ist kein statistisches Instrument, sondern einerseits ein risikoorientiertes diagnostisches System und andererseits ein System, das eine strukturierte therapeutische Evaluation ermöglicht. Es dient der Beurteilung und der standardisierten Dokumentation

- des (Rückfall-)Risikos einer Person, die strafrechtlich in Erscheinung getreten ist,
- der Beeinflussbarkeit bzw. Veränderbarkeit einer Risikodisposition (z. B. durch Therapie),
- des Therapieverlaufs deliktpräventiver Behandlungen (oder auch des allgemeinen Verlaufs, wenn keine Therapie durchgeführt wird).

Durch die Verwendung von FOTRES wird die Wahrscheinlichkeit dafür erhöht, dass relevante Informationen nicht übersehen und dass sie kohärent und angemessen bewertet werden. Zudem werden weitere Qualitätsaspekte wie z. B. Transparenz, Standardisierung, Nachvollziehbarkeit und Korrigierbarkeit des Beurteilungsprozesses und der Schlussfolgerungen verbessert. FOTRES unterscheidet das Risk-Needs-Assessment (RNA) und das Risk-Management (RM).

Das Risk-Needs-Assessment (RNA) besteht aus zwei Beurteilungsebenen:

- RNA Ebene 1: Basis-Risiko (BR)
- RNA Ebene 2: Basis-Beeinflussbarkeit (B-BE)

Das RNA beschreibt die Ausgangslage für die Risikobeurteilung zum Zeitpunkt der Anlassdelikte. Hier wird u. a. mit dem Basis-Risiko (BR) das grundsätzlich vorhandene, persönlichkeitsbedingte Risikopotenzial einer Person dokumentiert.

Das Risk-Management (RM) besteht ebenfalls aus zwei Beurteilungsebenen:

- RM Ebene 1: Aktuelles Risiko (AR), bestehend aus:
  - aktuellem persönlichkeitsbedingtem Risiko-Potenzial (ApR)
  - Selbstkontrolle (SK)
- RM Ebene 2: Aktuelle Beeinflussbarkeit (A-BE)
- Separat: Aktuelle umweltbezogene Faktoren:
  - umweltbezogene Risikofaktoren (U-Risk) und umweltbezogene Schutzfaktoren (U-Protect) = mögliche Überlagerungseffekte, die auf die Selbstkontrolle wirken

Das RM dient der Beurteilung des Verlaufs seit den Anlassdelikten. Der Hauptwert des RM ist das *aktuelle Risiko (AR)*. Das *aktuelle Risiko (AR)* dokumentiert das Risiko für die Begehung einer – erneuten – Tat zum aktuellen Zeitpunkt der jeweiligen Beurteilung.

Im qualitativen Bewertungsprozess werden für ein vorher ausgewähltes Zieldelikt (z. B. allgemeine Gewalt, Körperverletzung, Raub, Tötung etc.) aus über 100 definierten und operationalisierten Risikoeigenschaften die Faktoren identifiziert, die das individuelle Risikoprofil einer Person ausmachen. Es können somit im Rahmen der Fallkonzeption die im Einzelfall vorliegenden und relevanten Eigenschaften ausgewählt werden, die mit z. B. einer Neigung zu Körperverletzungsdelikten im Zusammenhang stehen (z. B. chronifizierte Gewaltbereitschaft, wutgeprägte Aggressivität, Jähzorn, Dominanzproblematik, Impulsivität, risikorelevante Alkoholproblematik, gesteigerte Kränkbarkeit, Verfolgungswahn). Im Rahmen der quantitativen Bewertung kann die Ausprägung der vorgegebenen Items jeweils von 0 bis 4 eingeschätzt werden, wobei eine Validierung der aktuellen Version in Bezug auf den Zusammenhang zu Rückfallraten noch aussteht.

30.4.3 VRS (Violence Risk Scale)

Die Violence Risk Scale (VRS, Wong und Gordon 1999–2003) integriert ein Risk-Assessment für Gewaltstraftäter*innen und eine Behandlungsplanung inkl. Behandlungsverlauf in einem Instrument. Sie verwendet statische und dynamische Variablen zur Erfassung des Rückfallrisikos bei einem Gewaltdelikt. Die dynamischen Variablen sollen es ermöglichen, Behandlungsziele zu identifizieren und die Veränderung des Risikos durch Behandlung zu messen. Das Verfahren wurde auf Basis der Theorien der Psychology of Criminal Conduct (PCC), der Prinzipien der effektiven Behandlung im Justizvollzug – Risk-Need-Responsivity (RNR) – und des Transtheoretical Model of Change (TTM) entwickelt (Andrews und Bonta 2010; Prochaska et al. 1992). Die VRS bietet – basierend auf den u. g. dynamischen Items – ein Risikoprofil, das für die Fallkonzeption und die Behandlungsplanung genutzt werden kann. Veränderungen im Therapieverlauf deuten unter Berücksichtigung des aktuellen Risikos auf einen inversen Zusammenhang mit Rückfälligkeit mit einem Gewaltdelikt hin; die Ergebnisse sind konsistent mit der Annahme, dass die dynamischen Items tatsächlich dynamisch sind und dass ihre Veränderungen möglicherweise Informationen für den Behandlungsverlauf und die Risikoreduktion liefern. Die Veränderungen in den dynamischen Items („change scores") sind eng verknüpft mit Rückfälligkeit bei Hochrisiko-Gewaltstraftäter*innen (Wong und Gordon 1999–2003).

Die VRS besteht aus den 6 statischen Items (s. ◘ Tab. 30.2), die durch Expert*innen auf einer Skala von 0 bis 3 auf Basis der Aktenanalyse und eines semistrukturierten Interviews bewertet werden. Die dynamischen Items der VRS, die mit einem hohen Wert (2 oder 3) gewertet werden, stellen potenzielle Behandlungsziele dar. Veränderungen in den dynamischen Items sollen anhand einer modifizierten Version des Transtheoretical Model of Change (TTM) festgestellt werden. Die entsprechenden Veränderungen sollen aufzeigen, inwieweit Gewaltstraftäter*innen sich durch die Entwicklung von Bewältigungskompetenzen und -strategien in den gewaltrelevanten Bereichen verbessert haben. Die VRS verfügt somit über eine empirisch validierte Skala zur Messung einer risikorelevanten Veränderung bei Gewaltstraftäter*innen. Die 20 (potenziell) dynamischen Items der VRS sind ebenfalls in ◘ Tab. 30.2 dargestellt.

> In der Regel sollte der Einsatz eines dieser Verfahren in der Behandlung von Gewaltstraftäter*innen ausreichen, um Struktur, Kohärenz und eine nachvollziehbare Individualisierung in die verschiedenen Beurteilungsschritte gewährleisten zu können.

Tab. 30.2 Die statischen und dynamischen Items der Violence Risk Scale

Statische Items der VRS	
1	Derzeitiges Alter
2	Alter bei der 1. Verurteilung wegen eines Gewaltdeliktes
3	Anzahl von Verurteilungen wegen Jugendstraftaten
4	Überdauernde Gewalt (über die Lebenszeit)
5	Früheres Bewährungsversagen oder Fluchten
6	Stabilität der familiären Erziehung
Dynamische Items der VRS	
1	Gewalttätiger Lebensstil
2	Kriminelle Persönlichkeit
3	Kriminelle Einstellungen
4	Arbeitsmoral
5	Kriminelle Peergruppen
6	Zwischenmenschliche Aggression
7	Emotionale Kontrolle
8	Gewalttätigkeit während einer Unterbringung
9	Gebrauch von Waffen
10	Einsicht bzgl. Gewalttätigkeit
11	Psychische Störung
12	Substanzmissbrauch
13	Stabile Beziehungen
14	Sozialer Empfangsraum
15	Entlassung in Hochrisikosituationen
16	Gewaltzyklus
17	Impulsivität
18	Kognitive Verzerrungen
19	Einhaltung von Auflagen und Weisungen
20	Sicherheitsstufe der Entlassungseinrichtung

30.5 Überblick zu Behandlungsprogrammen für Gewaltstraftäter

Es gibt verschiedene Behandlungsprogramme, die Struktur und Verbindlichkeit in die Behandlung von Gewaltstraftäter*innen bringen wollen. Einige der im deutschsprachigen Raum recht verbreiteten Konzepte sollen kurz skizziert werden, wobei im Abschluss das Violence Reduction Programme (VRP, Wong und Gordon 2013) ausführlicher dargestellt wird, weil es empirisch bewährt ist, durch die Verbindung mit der VRS für die geforderte Kohärenz im forensischen Einschätzungs- und Interventionsprozess steht und im Sinn der individualisierten Behandlung von Gewaltstraftäter*innen eine sehr hohe Flexibilität in der Umsetzung aufweist.

30.5.1 Ausgewählte Programme (BPG, BIG, AAT/AGT und LMV)

Beim *Behandlungsprogramm für Gewaltstraftäter*innen* (BPG), Feelgood 2008) handelt es sich um ein strukturiertes, kognitiv-behavioral orientiertes Gruppenprogramm, das für den Strafvollzug entwickelt wurde. Es sind mindestens 90 Sitzungen à 2 Stunden vorgesehen, diese finden ein- bis zweimal wöchentlich statt. Insgesamt dauert das BPG etwa 1,5 Jahre und beinhaltet acht Module:

- Stärkung der Motivation (in der Regel durch motivierende Gesprächsführung)
- Persönliche Lebensmuster (Erkennen des Bindungsstils, von Einstellungen, des Glaubens und von Verhaltensmustern)
- Deliktszenario (Beschreibung des Ablaufs der Gewalthandlung)
- Aggressionsbewältigung (Entspannung und Stressbewältigung, Verhaltensstra-

tegien zur Ärgerbewältigung, kognitive Kontrolle und Umstrukturierung)
- Nichtkriminelles Denken (Reduktion gewaltfördernder Einstellungen, Überzeugungen und Denkmuster)
- Opferempathie (Reduktion des Defizits in der Einschätzung der Gefühle anderer und im Erkennen eigener Gefühle)
- Straftatablauf (Analyse tatfördernder Faktoren)
- Rückfallprävention (Erarbeitung interner und externer Bewältigungsstrategien für Risikosituationen)

Das *Behandlungsprogramm für inhaftierte Gewalttäter*innen* (BiG, Demmerling 2013) folgt einer ähnlichen Konzeption wie das BPG und findet sich auch eher im deutschen Justizvollzug. Als Eingangs- und Verlaufsdiagnostik werden laut der Autorin das Inventar zur Erfassung interpersonaler Probleme und der Gießen-Test empfohlen (Demmerling 2013). Die Durchführung kann in 60 Doppelstunden erfolgen und führt die teilnehmenden Gewaltstraftäter*innen durch mehrere Module, wobei ein allgemeiner Teil einem deliktspezifischen Teil vorangeht.

Der allgemeine Teil beinhaltet folgende Themen:
- Einführung und Gruppenfindung
- Körpererfahrung
- Kommunikation
- Gefühle
- Gedankenfallen
- Selbst- und Fremdbild
- Geschlechterrollen
- Werte und Normen
- Suchtmittel und Gewalt
- Stressmanagement
- Aggression

Der deliktspezifische Teil besteht aus diesen Modulen:
- Einführung in die Deliktarbeit
- Bilanzierung
- Persönliche Lebensgeschichte
- Deliktszenario
- Tat aus Sicht der Geschädigten
- Risikofaktoren
- Rückfallprävention
- Vertiefung und Bilanzierung
- Abschied

Ähnlich wie beim BPG bietet das BiG Orientierung in der Behandlung von Gewaltstraftäter*innen, ist aber kaum evaluiert und wirkt in Bezug auf Risikoeinschätzung und individualisierte Fallkonzeption recht abgekoppelt.

Das *Anti-Gewalt-Training* (AGT) wurde unter dem Namen Anti-Aggressivitäts-Training (AAT) in der Jugendvollzugsanstalt Hameln von Weidner (2001) entwickelt.

Als Eckpfeiler des Curriculums benennt Weidner (2001, S. 75):
1) Aggressivitätsauslöser
2) Aggressivität als Vorteil
3) Selbstbild zwischen Ideal- und Realselbst
4) Neutralisierungstechniken
5) Opferkommunikation/-perspektive
6) Provokationstests

Das Training soll in vier Phasen ablaufen:
- Einstieg und Gruppenfindung (u. a. werden die Regeln des Trainings festgelegt und die Gewalthandlungen durch die Täter*innen vorgestellt)
- Reduktion von Realitätsleugnung und Entwicklung von Empathie: (persönliche Lebenslinien, Selbst- und Fremdwahrnehmung, Verantwortungsübernahme, Opferbriefe, Kommunikationstraining, Kosten-Nutzen-Analyse, „heißer Stuhl" als ausführliche Konfrontation mit den Taten und den Folgen)
- Selbstbildkorrektur und Verhaltensalternativen (Erarbeitung eines neuen Selbstbilds als Mann*Frau ohne Gewalt)
- Sicherung (Formulierung von Zielen und von Rückfallpräventions- und Notfallplänen)

Eine Trainingssitzung dauert 3,5 Stunden, die wöchentlich von geschulten Trainer*innen, Bediensteten aus verschiedenen Bereichen des Strafvollzuges, durchgeführt wird. Es ergibt sich eine Gesamtbehandlungsdauer von etwa 9 Monaten. Im Gegensatz zu BPG und BiG fokussiert das AGT auf die aggressiven Anteile von Verhaltensweisen, nicht aber z. B. auf die Änderung gewaltfördernder Überzeugungen. Zur Wirksamkeit des AGT liegen keine überzeugenden Studien vor.

Ein weiteres kognitiv-behaviorales Behandlungsprogramm für Gewaltstraftäter*innen mit der Bezeichnung *Life Minus Violence* (LMV) wurde von Ireland (2009) beschrieben. Fünf Bereiche sollten laut LMV in der intensiven und stationären Therapie berücksichtigt werden:

- Informationsverarbeitungsprozesse
- Emotionale Kompetenzen
- Entwicklungsbedingungen
- Motivatoren für Aggression
- Rückfallprävention

Die Autorin betont die Relevanz und Nähe der vier erstgenannten Bereiche zu den Grundlagen der Gewalt- und Aggressionsforschung, um nicht nur auf antisoziale Straftäter*innen zu fokussieren, da dies gegenüber dem Phänomen von Gewaltstraftaten zu kurz gegriffen wäre. Insbesondere das Zusammenspiel von aggressionsbezogener Informationsverarbeitung und emotionalen Reaktionsweisen bzw. Verarbeitungsanforderungen wird dabei hervorgehoben. Daffern et al. (2018) legten eine Evaluationsstudie zum LMV vor, indem sie eine Stichprobe von männlichen psychisch gestörten Straftätern untersuchten. Sie konnten zeigen, dass die behandelten Gewaltstraftäter im Vergleich zur Kontrollgruppe weniger Impulsivität, eine Verbesserung von Wutregulation und mehr Kompetenzen im sozialen Problemlösen aufwiesen. Zudem konnte eine Teilnahme am LMV-Programm das zukünftige Gewaltrisiko signifikant reduzieren.

30.5.2 VRP als Beispiel für ein modulares und kohärentes Behandlungskonzept zur Behandlung von Gewaltstraftäter*innen

Die Behandlung von Gewaltstraftäter*innen sollte nach den bisherigen Ausführungen zwar theoretisch fundiert, strukturiert und empirisch validiert erfolgen, dabei aber gleichzeitig in Bezug auf Inhalt und Timing der Interventionen flexibel und individualisierbar sein. Das Violence Reduction Programme (VRP, Wong und Gordon 2013) ist ein Behandlungsprogramm für Gewaltstraftäter*innen mit einem mittleren bis hohen Risiko, das diesen Ansprüchen beispielhaft versucht zu genügen. Bei näherer Betrachtung ist das VRP weniger ein Programm als ein modulares Behandlungskonzept. Es dient der Reduktion des Gewaltrisikos von Täter*innen mit antisozialer und/oder gewalttätiger Vorgeschichte und wurde orientiert an forensischen Grundlagen wie den RNR-Prinzipien und kognitiv-behavioralen, rückfallpräventiven (Relapse Prevention) sowie motivierenden Interventionsansätzen (z. B. Motivational Interviewing) entwickelt. Um in der Behandlung das individuelle Risikoprofil des Gewaltstraftäters bzw. der Gewaltstraftäterin zu fokussieren, um Veränderungsprozesse und das Behandlungsergebnis strukturiert und am risikorelevanten Problem orientiert abbilden zu können, wird bei der Umsetzung des VRP die Violence Risk Scale (s. o.) eingesetzt. Entsprechend wird eine Verlaufsevaluation des VRP am Erreichen der mithilfe der VRS formulierten Behandlungsfoki vorgenommen, nicht anhand der Anzahl von absolvierten Therapiesitzungen. Zudem muss nicht jede*r Täter*in jedes Behandlungsmodul absolvieren.

Grundsätzlich soll durch das VRP eine Reduktion (wenn im Einzelfall vorliegend und risikorelevant) antisozialer Überzeugungen und Einstellungen, von Substanzkonsum und kriminellen bzw. gewaltnahen Verhaltensweisen bei gleichzeitiger Stärkung von Ressourcen durch den Erwerb prosozialer interaktioneller, kognitiver und beruflicher Fähigkeiten erfolgen. Das therapeutische Setting sollte so organisiert sein, dass neue Einstellungen und Verhaltensweisen in alltäglichen Aktivitäten und Interaktionen mit anderen in die Praxis umgesetzt, ausdifferenziert und stabilisiert werden können. Die zu vermittelnden kognitiven und behavioralen Fertigkeiten sollen durch Modelllernen, Rollenspiele, konstruktive Rückmeldungen und Transferübungen für den Alltag eingeübt und erprobt werden.

Das VRP ist kognitiv-verhaltenstherapeutisch ausgerichtet, orientiert sich an Prinzipien des sozialen Lernens und des Relapse-Prevention-Ansatzes. Konkret will das VRP die zu behandelnden Gewaltstraftäter*innen darin unterstützen, ihre Kognitionen, Emotionen und Verhaltensweisen, die Gewalt und Aggression beeinflussen und aufrechterhalten, zu erkennen und zu verändern. Gewaltrückfälle während der Behandlung werden als Gelegenheit verstanden, zu lernen, die dysfunktionalen kognitiven und verhaltensbezogenen Muster, die mit Gewalt verbunden sind, zu unterbrechen. Im Rahmen des VRP werden spezifische kognitive Fähigkeiten (z. B. Wahrnehmungsüberprüfung, Gedankenstopp und kognitive Umstrukturierung), Fähigkeiten zur Emotionsregulierung (z. B. Time-outs und Stressbewältigung) und verhaltensbezogene Selbstmanagementfähigkeiten (z. B. Deeskalationstechniken, effektive Kommunikation und Problemlösungsfähigkeiten) je nach Bedarf in Gruppen oder individuell vermittelt. Die Gewaltstraftäter*innen werden nachdrücklich ermutigt, diese Fähigkeiten im Alltag und im Umgang mit Mitarbeiter*innen und anderen Untergebrachten zu üben und zu verallgemeinern.

Konzeptionell und inhaltlich werden in der Umsetzung des VRP drei Phasen unterschieden, die zwar aufeinander aufbauen, sich aber auch überlappen können:

In *Phase 1* wird versucht, mit dem*der Gewaltstraftäter*in ein Deliktbewusstsein und -verständnis zu erarbeiten. Es geht dabei um die Entstehung und Aufrechterhaltung von Gewalt, die Bewertung und Identifizierung von eigenen Verhaltensmustern und individuellen Vorläufern von Gewalt (also orientiert am Risikoprofil, um die gemeinsame Identifikation von Behandlungszielen, s. HCR-20 Version 3, FOTRES oder VRS als Basis) und um den Aufbau eines tragfähigen therapeutischen Arbeitsbündnisses. Für Letzteres empfiehlt auch das VRP den Einsatz von Haltung und Techniken des Motivational Interviewing (Miller und Rollnick 2012), um im Rahmen der Gestaltung der therapeutischen Beziehung möglichst wenig Reaktanz und möglichst viel Therapie- und Veränderungsmotivation bei dem*der Klient*in auszulösen.

Phase 2 fokussiert auf den Erwerb von Fähigkeiten zur Veränderung oder Kontrolle von gewaltrelevanten Gedanken, Gefühlen und Verhaltensweisen. Individuelle Risikofaktoren wie gewaltlegitimierende Einstellungen, dissozial geprägte Überzeugungen oder Schwierigkeiten im Umgang mit Ärger oder Wut werden mit passenden Techniken (Ergebnisse der Delikt- und Verhaltensanalysen, Deliktkreis, kognitive Umstrukturierung, Impulskontrolltraining, Ärger-Management etc.) adressiert.

Phase 3 konzentriert sich auf das Ausprobieren und Einüben der in Phase 2 erlernten Fähigkeiten, die Formulierung eines Rückfallpräventionsplans und die Generalisierung der erlernten Fähigkeiten in verschiedenen alltagsrelevanten Situationen, um das zukünftige Gewaltrisiko zu reduzieren.

Für die Durchführung des VRP stehen ein Moderator*innenhandbuch, Hinweise für die Implementierung in Institutionen bzw. Teams und Arbeitsbücher für die zu behandelnden Gewaltstraftäter*innen zur Verfügung, die bei der individualisierten Behandlungsdurchführung eine transparente und verbindliche Struktur gewährleisten sollen. Im Idealfall wurde mit dem Beenden der VRP-Module aus Phase 3 das gesamte Behandlungsprogramm in allen – im Einzelfall relevanten – Behandlungs- und Rückfallpräventionsaspekten durchlaufen und im Sinn einer deutlichen Reduktion des Gewaltrisikos erfolgreich abgeschlossen.

Die Behandlungsmodule des VRP können als geschlossenes Programm durchgeführt werden, bringen aber auch an dieser Stelle hinreichend viel Flexibilität mit, um Teilnehmende auch nach Pausen, für „Auffrischungen" oder nur für bestimmte Inhalte zu integrieren.

Das VRP ist in erster Linie für die Durchführung in der Gruppe konzipiert und kann bei Bedarf durch Einzelsitzungen ergänzt werden. Für Gewaltstraftäter*innen mit einer Kontraindikation für Gruppentherapie (psychische Instabilität, isolierte Unterbringung, kognitive Einschränkungen) können die Inhalte auch nur im Einzelsetting vermittelt werden. Zusammenfassend lässt sich sagen, dass das VRP so konzipiert ist, dass es den Behandlungsbedürfnissen einer heterogenen Gruppe von gewaltbereiten forensischen Klient*innen gerecht wird und in einer Vielzahl von Maßregel- und Gefängnissettings implementiert werden kann.

Ein strikt manualisiertes Programm im engeren Sinn mit einer festen Anzahl von zu absolvierenden Sitzungen liegt mit dem VRP nicht vor. Die Behandlungsdauer hängt von der therapeutischen Erreichbarkeit der Teilnehmer*innen, der personellen Ausstattung und den Sicherheitsbedingungen der Institution und den konkreten Risikoprofilen und deren Ausprägung ab. Laut Wong und Gordon (2013) haben bisherige Untersuchungen gezeigt, dass nach einer Behandlungsdauer von etwa 8 Monaten eine signifikante Verringerung von gewalttätigen Rückfällen und institutionellem Fehlverhalten nachgewiesen werden konnte.

30.6 Zur Evaluation der Behandlung von Gewaltstraftäter*innen

Zur Evaluation des VRP berichten Wong und Gordon (2013) von verschiedenen Studien, die nachweisen konnten, dass Gewaltstraftäter*innen aus den Behandlungsgruppen weniger einschlägige Rückfälligkeit zeigten, wobei dies auch für hoch psychopathisch strukturierte Teilnehmer*innen galt.

Obwohl aber grundsätzlich die Bedeutung der risikopräventiven Beeinflussung dynamischer Risikofaktoren anerkannt ist (z. B. Andrews und Bonta 2010), ist wenig differenziertes Wissen über deren deliktpräventive Wirkung in Bezug auf Gewaltbehandlungen bekannt, wie z. B., bei wem eine Veränderung am wahrscheinlichsten ist, in welchen Settings/Kontexten eine Veränderung am ehesten eintritt und welche Behandlungsmerkmale für die Veränderung am relevantesten sind (Papalia et al. 2020). Papalia und Kollegen (2020) untersuchten in einer Metaanalyse, ob bei in Justizvollzugsanstalten und forensisch-psychiatrischen Einrichtungen untergebrachten Erwachsenen mit Gewaltdelikten in der Anamnese Behandlungseffekte durch psychologische Interventionen bei dynamischen Risikofaktoren nachzuweisen waren. In einen systematischen Review einbezogen wurden 22 unabhängige Studien aus dem Zeitraum Januar 1990 bis Juli 2017, hiervon lieferten 18 Studien ausreichend Daten für die Metaanalyse (wobei wiederum eine unterschiedliche Anzahl der Studien in die untersuchten Merkmale einbezogen wurden; eine ausführliche Darstellung hierzu findet sich bei Papalia et al. 2019, 2020).

Zu den in den Originalstudien berichteten Behandlungsarten gehörten verschiedene Versionen des Reasoning- und Rehabilitationsprogramms (n = 7; 31,8 %), andere kognitiv-verhaltenstherapeutische Behandlungen (n = 4; 18,2 %), Programme zur Wutbewältigung (n = 6; 27,3 %), kognitive Verhaltenstherapien der dritten Welle (d. h. dialektische Verhaltenstherapie, schemaorientierte Therapie; n = 2, 9,1 %) und Programme zur Gewaltreduktion (n = 3, 13,6 %). Es konnten nicht aus allen Studien vergleichbare Daten gezogen werden, weswegen die Anzahl der einbezogenen Studien für die analysierten Behandlungseffekte variierte.

Im Durchschnitt hatten die Behandlungen einen statistisch signifikanten Effekt, mit kleinen bis moderaten Verbesserungen bei den Indikatoren für Wutausbrüche, soziales Problemlösen, Impulsivität und allgemeine soziale Fähigkeiten. Diese Veränderungen waren größer als die, die bei unbehandelten gewalttätigen Personen beobachtet wurden. Für eine Reduktion der Impulsivität zeigte sich ein positiver „Dosis-Wirkung"-Zusammenhang; auch erzielten Gruppenprogramme (im Vergleich zur Kombination Gruppe und Einzelsitzungen) sowie Behandlungen, die eine moralische/wertorientierte Behandlungskomponente (auch eher durchgeführt als reine Gruppenprogramme ohne Einzelinterventionen) enthielten, eine größere Reduktion der Impulsivität (Papalia et al. 2020.)

Für weitere Ausführungen zur Evaluation von Interventionen bei Straftäter*innen wird auf ► Kap. 25 verwiesen.

Fazit

Insgesamt sind relevante Hinweise für die Möglichkeit einer wirkungsvollen rückfallpräventiven Behandlung von Gewaltstraftäter*innen vorhanden. Diese Behandlung sollte einer Individualisierung i. S. einer Ausrichtung am Risikoprofil folgen, dabei gleichzeitig strukturierte Module zu risikospezifischen Interventionen (z. B. Reduktion von Ärger- und Wutproblematiken, Veränderung gewaltlegitimierender Einstellungen, Verbesserung interaktioneller Konfliktlösekompetenzen etc.) vorhalten und die spezifischen Variablen des Behandlungssettings sowie die Kompetenz der Behandler berücksichtigen. Eine weitere Ausdifferenzierung dieser „zugeschnittenen Therapieangebote" von Gewaltstraftäter*innen, einhergehend mit einem verbesserten Verständnis der dynamischen Risikofaktoren für Gewalt sowie der Ansprechbarkeit auf möglichst multisystemisch angelegte Behandlungsangebote, wäre wünschenswert. Im Sinn eines kohärenten Prozesses von Indikationsstellung, Behandlung und Behandlungsevaluation mit integrierter Risikoeinschätzung sind Kombinationen wie die beispielhaft in diesem Betrag beschriebene aufeinander bezogene Anwendung und Umsetzung der VRS und des VRP ein Schritt in die richtige Richtung.

Literatur

Andrews DA, Bonta J (2010) The psychology of criminal conduct, 5. Aufl. Lexus/Nexus, New Providence, NJ

Baumeister RF (2012) Human evil: the myth of pure evil and the true causes of violence. In: Mikulincer M, Shaver PR (Hrsg) The social psychology of morality: exploring the causes of good and evil. Herzliya series on personality and social psychology. American Psychological Association, Washington, DC, S 367–380

Bonta J, Andrews DA (2017) The psychology of criminal conduct, 6. Aufl. Routledge, New York

Borchard B (2020) Deliktorientierte Therapie – Bedeutung, Missverständnisse und Begriffsbestimmung. Forens Psychiatr Psychol Kriminol 14(1):50–57

Borchard B, Gerth J (2019) Alternative zur schweren psychischen Störung nach ICD oder DSM als Voraussetzung für die Anordnung therapeutischer Massnahmen bei Straftätern. Forum Justiz und Psychiatrie, Stämpfli, Bern, S 55–77

Bundeskriminalamt (2020) PKS-Kompakt, Band Gewaltkriminalität, Version 1.0, Stand: Juli 2020

Daffern M, Simpson K, Ainslie H, Chu S (2018) The impact of an intensive inpatient violent offender treatment programme on intermediary treatment targets, violence risk and aggressive behaviour in a sample of mentally disordered offenders. J Forens Psychiatry Psychol 29(2):163–188

Demmerling R (2013) Behandlungsprogramm für inhaftierte Gewalttäter (BiG). In: Behandlung von Straftätern. Centaurus Verlag & Media, Herbolzheim, S 454–464

Douglas KS, Hart SD, Webster CD, Belfrage H, Guy LS, Wilson CM (2014) Historical-Clinical-Risk Management-20, version 3 (HCR-20V3): development and overview. Int J Forensic Ment Health 13(2):93–108

Feelgood S (2008) Behandlungsprogramm für Gewaltstraftäter. BPG. Sozialtherapeutische Anstalt, Brandenburg an der Havel (unveröffentlicht)

Ireland JL (2009) Treatment approaches for violence and aggression: essential content components. In: Violent and sexual offenders: assessment, treatment and management. Routledge, New York, S 153–178

Kropp PR, Hart SD (2019) SARA-V3, Instructor's Manual (Version 1.1), 15–23

Lipsey MW, Cullen FT (2007) The effectiveness of correctional rehabilitation: a review of systematic reviews. Ann Rev Law Soc Sci 3:297–320

Maruna S, Mann R (2019) Reconciling ‚Desistance' and ‚What Works'. Academic Insights 2019/1

Miller WR, Rollnick S (2012) Motivational interviewing: helping people change, 3. Aufl. Guilford Press, New York

Papalia N, Spivak B, Daffern M, Ogloff JR (2019) A meta-analytic review of the efficacy of psychological treatments for violent offenders in correctional and forensic mental health settings. Clin Psychol Sci Pract 26(2):e12282

Papalia N, Spivak B, Daffern M, Ogloff JR (2020) Are psychological treatments for adults with histories of violent offending associated with change in dynamic risk factors? A meta-analysis of intermediate treatment outcomes. Crim Justice Behav 47(12):1585–1608

Pinker S (2018) Gewalt – Eine neue Geschichte der Menschheit, 3. Aufl. Fischer, Frankfurt am Main

Prochaska JO, DiClemente CC, Norcross JC (1992) In search of the structure of change. In: Klar Y, Fisher JD, Chinsky JM, Nadler A (Hrsg) Self change. Springer, New York, S 87–114

Schäfer K (2019) Aus der Sicherungsverwahrung in den psychiatrischen Maßregelvollzug: Eine empirische Untersuchung zur Überweisung Untergebrachter und Gefangener in den Vollzug einer anderen Maßregel (§ 67a II StGB), Bd 17. Kriminologische Zentralstelle, Wiesbaden

Schmucker M, Lösel F (2015) The effects of sexual offender treatment on recidivism: an international meta-analysis of sound quality evaluations. J Exp Criminol 11(4):597–630

Tremblay RE (2003) Why socialization fails: the case of chronic physical aggression. In: Lahey BB, Moffitt TE, Caspi A (Hrsg) Causes of conduct disorder and juvenile delinquency. The Guilford Press, New York, S 182–224

Urbaniok F (2016) FOTRES – Forensisches Operationalisiertes Therapie-Risiko-Evaluations-System: Diagnostik, Risikobeurteilung und Risikomanagement bei Straftätern. Medizinisch Wissenschaftliche Verlagsgesellschaft, Berlin

Weidner J (2001) AAT-Anti-Aggressivitäts-Training für Gewalttäter: ein deliktspezifisches Behandlungsangebot im Jugendvollzug. Forum, Godesberg

Wong S, Gordon AE (1999–2003) The Violence Risk Scale. Unpublished manuscript, University of Saskatchewan, Saskatoon, Saskatchewan, Canada

Wong SC, Gordon A (2013) The Violence Reduction Programme: a treatment programme for violence-prone forensic clients. Psychol Crime Law 19(5–6):461–475

Aspekte der Behandlung straffälliger Menschen mit Suchtproblemen

Norbert Schalast

Inhaltsverzeichnis

B. Völlm, B. Schiffer (Hrsg.), *Forensische Psychiatrie*, https://doi.org/10.1007/978-3-662-64465-2_31

31.1 Sucht und Straffälligkeit

Sowohl der Missbrauch und die Abhängigkeit von Rauschmitteln als auch das weite Feld delinquenten Verhaltens sind Problembereiche von erheblicher gesellschaftlicher Bedeutung, die zudem in einem komplexen Wirkungszusammenhang stehen. Ein intensiver Konsum von Suchtmitteln geht überzufällig häufig mit Straffälligkeit einher, und in verschiedenen Kriminalitätsfeldern sind Menschen mit Suchtproblemen entsprechend überrepräsentiert. Dies lässt schon die polizeiliche Kriminalstatistik (PKS 2019) erkennen:

So waren z. B. 24,2 % der nach einer Tat „gegen das Leben" Festgenommenen alkoholisiert, 24 % der Vergewaltiger, 24,4 % der Körperverletzer und – wenig überraschend – 55,3 % der Deliktgruppe „Widerstand gegen und tätlicher Angriff auf Vollstreckungsbeamte". Konsumenten harter Drogen sollen 22,5 % der wegen schweren Diebstahls aus Warenhäusern oder Kiosken Festgenommenen, 18,1 % der Gruppe „Räuberischer Diebstahl", aber auch 10,6 % der Kategorie „Straftaten gegen das Leben" gewesen sein.

Addiert man die Prozentangaben für Drogentäter und solche unter Alkoholeinfluss, so ergeben sich für viele Straftatbestände Summenwerte von 30 und mehr Prozent. Das unterstützt die These, dass zwischen einem problematischen Konsum von Alkohol und Drogen und bestimmten Bereichen der Kriminalität ein Wirkzusammenhang oder zumindest ein verstärkender Zusammenhang besteht. Auch in prognostischen Instrumenten zur Einschätzung des kriminellen Rückfallrisikos werden Drogen- und Alkoholmissbrauch in aller Regel berücksichtigt. Beispielsweise werden Alkoholprobleme als Prädiktoren zukünftiger Gewalttätigkeit bei Straffälligen im „Violence Risk Appraisal Guide" und im „Sex Offender Risk Appraisal Guide" (Quinsey et al. 1998) stark gewichtet. Berücksichtigt werden sogar fünf verschiedene Aspekte: Alkoholismus der Eltern, Alkoholprobleme im Jugendalter und im Erwachsenenalter, Alkoholisierung bei einem früheren Delikt und beim Anlassdelikt.

Im Rahmen einer bundeseinheitlichen Erhebung zur stoffgebundenen Suchtproblematik im Justizvollzug (Stoll et al. 2019) wurde für 27 % der männlichen Gefangenen (n = 39.699) eine „Substanzabhängigkeit" angenommen, für 17 % ein „Substanzmissbrauch". Die beteiligten Bundesländer berichteten allerdings unterschiedliche Gesamtschätzungen: für 25–64 % aller Gefangenen wurde eine Suchtmittelbelastung angenommen.

In den Haftanstalten NRWs hatte Wirth (2002), basierend auf den Eingangsuntersuchungen und mit einheitlicher Methodik, Daten zur Suchtbelastung der Gefangenen erhoben. Konsumenten illegaler Drogen waren unter den Gefangenen deutlich stärker repräsentiert als „Trinker": 31 % aller Neuzugänge hatten Heroin oder andere Opioide mehrmals pro Woche oder täglich konsumiert, während sich Anzeichen für eine akute Alkoholabhängigkeit bei 8,1 % der Neuzugänge fanden, Hinweise auf eine akute Medikamentenabhängigkeit sogar bei 13,4 %. Im Jugendstrafvollzug erwies sich der Anteil der zuvor Drogenkonsumierenden mit fast 70 % besonders hoch.

> Der Anteil Gefangener mit einer stoffgebundenen Sucht- oder Substanzmissbrauchsproblematik ist mit einem Drittel bis über die Hälfte hoch, vor allem im Jugendstrafvollzug.

31.2 Ursache und Wirkung?

In früheren Zeiten gab es gerade in Bezug auf die Straffälligkeit von Konsumenten harter Drogen eine erhöhte Bereitschaft, diese gleichsam als notwendige Konsequenz der Suchterkrankung anzusehen. Inzwischen hat man sich hinsichtlich des Zusammenwirkens von Sucht und Delinquenz von einem einfachen Kausalmodell verabschiedet. „Keine Droge – ob legale oder illegale – führt an sich zu Kriminalität und Gewalt" (Kreuzer 2015, S. 3). Bei alkohol- wie auch drogenabhängigen Tätern finden sich gehäuft Hinweise auf soziale Devianz und frühe Delinquenz schon vor der Manifestation einer Substanzabhängigkeit. Für alkoholaffine (Gewalt-)Täter konnte in Laborexperimenten gezeigt werden, dass sie auch „nüchtern" eine niedrigere Aggressionsschwelle aufwiesen (Moeller und Dougherty 2001). Die Risikofaktoren, die sich für Jugenddelinquenz darstellen lassen, überschneiden sich mit denjenigen für einen früh einsetzenden Substanzmissbrauch (Mulvey et al. 2010). Dies gilt z. B. für die Risikofaktoren „unsicherer Bindungsstil" und „Aufmerksamkeitsdefizit-/Hyperaktivitätsstörung (ADHS)" (Ridinger et al. 2009).

Rautenberg formulierte die These, „dass Delinquenz und Sucht, Drogenkarriere und kriminelle Karriere nach dem gegenwärtigen Stand der Forschung nicht in einem erkennbaren kausalen Zusammenhang stehen, sondern vielmehr aus einem insgesamt als deviant zu bezeichnenden, von den sozialen Normen und Werten abweichenden Lebensstil erwachsen" (Rautenberg 1997, S. 9). Solche Befunde werden diskutiert mit der Tendenz: Sucht ist keine Ursache von Delinquenz – erstere ist nur eine weitere Manifestation der primär bestehenden sozialen bzw. Persönlichkeitsdevianz. Hier tendiert die Debatte von einer Vereinfachung (Drogentäter sind kranke Opfer ihrer Beschaffungszwänge) zu einer anderen (Drogentäter sind primär dissozial). Es ist richtig, dass gerade bei Jugendlichen mit dissozialen Tendenzen Straffälligkeit, Gewaltbereitschaft und riskanter Substanzkonsum oft parallele Auffälligkeiten sind. Die bekannte „Age-Crime-Kurve" (z. B. Tremblay und Nagin 2005) beschreibt jedoch, dass bei einer Mehrzahl der Betroffenen im frühen Erwachsenenalter allmählich eine Stabilisierung eintritt, dass also das „Herauswachsen" aus der Devianz eher die Regel als die Ausnahme ist. Dieses „Herauswachsen" wird erheblich erschwert, wenn eine Person tatsächlich eine Substanzabhängigkeit entwickelt.

Suchtprobleme erhöhen das Risiko, dass eine Person eigene Einsichten und Vorsätze nicht umzusetzen vermag. Auch wiegen sich manche Betroffene nach einer längeren Abstinenzphase – etwa im Rahmen stationärer Behandlung – in der Gewissheit, ihre Suchtprobleme überwunden zu haben. Sie vermögen nicht zu antizipieren, wie heftig sie Drogenverlangen (Craving) überkommen kann, wenn sie in einer ungeschützten Situation mit Schlüsselreizen konfrontiert werden (Wolffgramm 2008), und wie leicht sie dann in frühere Verhaltensmechanismen zurückfallen. Zur Sucht gehört der Rückfall, und zum Rückfall gehört bei Abhängigen der „abstinence violation effect" (Collins und Lapp 1991): Die Hoffnung, die Suchttendenzen „im Griff" zu haben, kann in einer Rückfallsituation schlagartig zusammenbrechen. Dies ist bei der Klientel, um die es hier geht, besonders ausgeprägt, weil manche regressiven (negativistischen, selbstaggressiven) Tendenzen, die in einer Abstinenzphase unterdrückt werden können, im Rausch wieder ins Bewusstsein drängen. Jeder Kliniker kennt Suchtkranke, die im akuten Rausch zutiefst wehleidig oder gar präsuizidal erscheinen und verzweifelt Hilfe einfordern, und solche, die im Rausch als ausgesprochen aggressiv imponieren, was auch nebeneinander und im raschen Wechsel auftreten kann. Mit der Wiederaufnahme des Konsums können konstruktivere, reifere Haltungen verloren gehen, die in einer längeren Behandlung mühsam aufgebaut wurden.

Was in der aktuellen Debatte zudem oft ausgeblendet bleibt, ist der Aspekt von Sucht als psychopathologischer Entwicklung (Rasch 1986). Das neuronale „Belohnungssystem" wird – aufgrund der Abfolge von Substanzverlangen (Craving),

Entzugsbeschwerden und der entlastenden Wirkung erneuten Konsums – immer stärker okkupiert (Wolffgramm 2008), sodass allgemeine Interessen und soziale Bezogenheit schwinden. Wie bei einer Zwangsstörung kommt es zu einer „zunehmenden Besetzung mit dem speziellen Tun und Schwund anderer Lebensmöglichkeiten" (Rasch 1986, S. 221). Folge ist eine weitere Erosion der bei den Betroffenen ohnehin meist schwachen Persönlichkeitsressourcen.

31.3 Das Problem der Behandlungsmotivation

Menschen mit dem oben beschriebenen Zusammentreffen von Substanzmissbrauch und dissozialen Tendenzen wird man in den Praxen niedergelassener Psychotherapeutinnen und Psychotherapeuten so gut wie nie antreffen (am ehesten nach längerer Vorbehandlung und im Rahmen einer justiziellen Behandlungsweisung). Das ist auch Folge einer Prägung durch ein häufig desolates familiäres Milieu. Im Rahmen der Essener Evaluationsstudie zur Unterbringung in einer Entziehungsanstalt (Schalast 2019) gaben 26 % der Patienten an, manchmal/oft/sehr oft körperlich misshandelt worden zu sein. Das Gefühl, „dass jemand in der Familie mich hasste", beschrieben 29 %, 35 % berichteten über Handgreiflichkeiten in der Familie (manchmal bis sehr oft). Solche Erfahrungen führen zu basalen negativen Internalisierungen, wenn sie früh die Entwicklung prägen, zu einem „Urmisstrauen" (Erikson 1982, S. 267). Dieses steht der Vorstellung entgegen, dass die Selbstoffenbarung und Auseinandersetzung mit einer Therapeutin eine entlastende oder gar heilsame Wirkung entfalten kann. „Unmotiviert sein bedeutet nicht, dass hier der Wunsch fehlt, sich besser zu fühlen. Es hat weit mehr mit negativen (aggressiven) Internalisierungen zu tun, die auf Verzerrungen und Versagen in frühen Erlebnissen basieren, und verhindert eine optimistische Antizipation sowie das Verständnis der therapeutischen Erfahrung als einer dyadischen Wechselbeziehung, die günstige Möglichkeiten verspricht" (Blanck und Blanck 1978, S. 205).

Im Hinblick auf den komplexen Hintergrund von Motivationsproblemen erschreckt das folgende Statement eines früheren Klinikleiters (Martens 2000): „Ein Patient, der nicht wirklich behandlungsmotiviert ist, ist offensichtlich in einem Spezialkrankenhaus fehl am Platze. Ein spezielles Gefängnis für Langzeitpatienten wäre geeigneter für ihn. Das ist billiger, und es ist für alle Patienten eine Warnung, was passieren kann, wenn jemand nicht wirklich motiviert ist." Ein solches, moralisch wertendes Konzept von Behandlungsmotivation war früher gerade im Suchtbereich sehr verbreitet (Petry 1993).

Es ist ein Unglück, wenn solche Haltungen das „therapeutische" Handeln einer Institution prägen. In dem Zusammenhang sind die hohen Raten von „Erledigungen der Unterbringung" bei Patienten der Entziehungsanstalten (§ 64 StGB) sehr bedenklich. Sie liegen im Durchschnitt bei deutlich über 40 %, wobei in solchen Fällen in der Regel die Rückverlegung der Betreffenden aus der Behandlungsklinik in den Strafvollzug erfolgt. Dabei tendieren manche Kliniken über die Jahre zu höheren Erledigungsquoten als andere, agieren also selektiver und repressiver (Schalast 2019, S. 111 f.). In einer großen NRW-Klinik lag die Erledigungsquote über mehrere Jahre bei im Mittel 85 % der Untergebrachten (Trenckmann 2011). Dies einseitig mit Fehlzuweisungen von Patienten zu erklären ist eine Externalisierung, wie man sie Patienten gerne unterstellt.

Hinsichtlich des therapeutischen Vorgehens heißt es häufig, zunächst müsse eine „tragfähige therapeutische Beziehung" aufgebaut werden. Das ist in dieser Einfachheit leider auch eine Phrase. Denn die von Blanck und Blanck (1978) aufgezeigten Bedingungen lassen sich ja nicht en passant verändern. Sie prägen vielmehr die therapeutische Beziehung langfristig. Widerstand erwächst auch aus dem existenziellen Bedürfnis, „nie wieder unten zu sein" (Sachsse 1989): Ernsthafte Selbstexploration und Selbstkonfrontation sind mit der Angst verbunden, sich auszuliefern. Einzelgespräche verlaufen mit solchen Patienten oft adynam, gerade im forensischen Kontext. Sie bemühen sich weniger um eine kritische Selbstreflexion als um eine reife und einsichtige Selbstdarstellung. Für Behandler kann das ermüdend sein.

31.4 Zur therapeutischen Haltung

Die klassische psychoanalytische Behandlung („auf der Couch") verweigert ihren Patientinnen und Patienten geradezu die Realbeziehung. Zweck des speziellen analytischen Settings war und ist es ja, „Regression" zu fördern mit dem Ziel, dass unverarbeitete Erfahrungen, Fantasien und Ängste ins Bewusstsein treten und bearbeitet werden können. Die reservierte, zurückgenommene Haltung der Therapeutin soll Übertragung und Projektionen fördern. Das ist in der Arbeit mit der hier betrachteten Patientengruppe deplatziert und problematisch, weil sich leicht misstrauische und schwer handhabbare Übertragungen einstellen (Heigl-Evers und Ott 1997).

Aktuellere tiefenpsychologische und „interaktionelle" Therapiekonzepte, etwa das sog. Göttinger Modell, unterstreichen die Bedeutung der Realperson der Therapeutin als Interaktionspartnerin. Diese kommentiert weniger mit Worten das, was der Patient mit Worten mitteilt. Vielmehr „antwortet" sie als reale Person auf das, was in der Interaktion kommuniziert wird. Streeck (2002) als ein namhafter Vertreter dieser Schule bezeichnet schwere Persönlichkeitsstörungen als „Störungen des Sozialen", die sich vor allem im Kontakt mit anderen manifestieren. „Die interpersonalen Probleme stellen sich nicht in der Bedeutung der Worte dar, die die Patienten verwenden und mit denen sie ihr Erleben ausdrücken, sondern im Vollzug der Interaktion" (Streeck 2002, S. 112). Die Therapeutin „deutet" das Verhalten nicht, in dem Sinne, dass sie auf dessen verborgene (unbewusste) Hintergründe hinweist. Vielmehr antwortet sie als reales Gegenüber (Streeck: nicht als vieldeutige Person, die Ziel von Projektionen ist, sondern als reale Interaktionspartnerin).

Sie ist damit grundsätzlich freier in ihrem Reagieren. Sie darf berührt sein, loben, Verwirrung oder Ärger zum Ausdruck bringen. Sie sollte das aber reflektiert tun und den Patienten z. B. nicht beschämen. Dabei kann es wichtig sein, Angriffe auf die eigene Person ausdrücklich zurückzuweisen, auch als Modell für adäquate (und nicht destruktive) Selbstbehauptung. Die Behandler sollten bemüht sein, verbale und averbale Signale und Inszenierungen möglichst umfassend zu verstehen. Ziel kann es aber nicht sein, alle Launen und Entlastungsstrategien von Patienten masochistisch zu ertragen (Sachsse 1996).

Vor seinem forensischen Hintergrund möchte der Verfasser gerade Letzteres unterstreichen. In der forensischen Suchtbehandlung könnten die hohen Quoten von Rückverlegungen in den Strafvollzug auch damit zusammenhängen, dass Therapeuten zu lange zu viel ertragen und Ärger kumulieren, anstatt ihn angemessen zu kommunizieren. Das verhindert Beziehung und beschädigt auch die Motivation auf der Behandlerseite. Dann kann ein Anlass willkommen sein, um die Arbeit mit dem Patienten abzubrechen. Zudem besteht die Gefahr, dass Patienten eine typisch reflektierende, spiegelnde Therapeutenrolle als wenig haltgebend erleben. Es ist in einem solchen Kontext sinnvoller und beziehungsstiftender, einmal überschießend zu reagieren und sich bei nächster Gelegenheit ausdrücklich zu entschuldigen, als sich resignierend zu distanzieren.

Damit ist nicht gemeint, dass in der Interaktion mit Patienten kritische Konfrontation breiten Raum einnehmen sollte. Rudolf Moos, bekannt für seine Untersuchungen zum Institutionsklima, hat sich auch mit den Bedingungen für erfolgreiche Suchttherapien befasst. Er beschrieb, dass 7–15 % der Patienten, die eine Suchtbehandlung absolvieren, sich verschlechtern (Moos 2005).

Merkmale, die nach Moos das Risiko von Verschlechterungen bei Patienten in Suchttherapie erhöhen

- Mangel an Bindung zwischen Patient und Therapeut
- Häufige Konfrontation und Kritik in der therapeutischen Interaktion
- Defizitmodell vom Patienten
- Unangemessene oder zu niedrige Anforderungen an Patienten

Die Suchtbehandlung ist auch eine Domäne der Gruppentherapie. Wichtig ist dabei, dass Leiterinnen und Leiter ein Gespür dafür haben bzw. entwickeln, wie sehr sich Teilnehmende in einem Gruppensetting bedroht fühlen können, weil Themen wie Ausgrenzung, Beschämung und Hilflosigkeit aktualisiert werden. In dem Zusammenhang bedarf es solider Selbsterfahrung, die in den meisten psychotherapeutischen Weiterbildungen einen zentralen Stellenwert hat. Häufige missbilligende, gar aggressive Konfrontation im Gruppensetting ist ein effektiver Weg, Patienten in ihren basal negativen Erfahrungen zu bestärken und Renitenz zu provozieren.

31.5 Therapeutische Kontexte: Strafzurückstellung (§ 35 BtMG) und die Entziehungsanstalt (§ 64 StGB)

Als Therapeutin und Therapeut kann man Straffälligen mit Suchtproblemen in verschiedenen Kontexten begegnen. In hohem Maße gilt das natürlich für den Strafvollzug, aber auch für die Bewährungshilfe und für Übergangseinrichtungen für Haftentlassene. Des Weiteren sind viele Klientinnen und Klienten in stationären Drogentherapieeinrichtungen strafrechtlich vorbelastet. Das liegt zum einen in der Natur der Abhängigkeit von illegalen Drogen, zum anderen an einer besonderen strafrechtlichen Vorschrift, nämlich § 35 des Betäubungsmittelgesetzes (BtMG): Die Vollstreckungsbehörde (i. d. R. die Staatsanwaltschaft) kann mit Zustimmung des erkennenden Gerichts die Vollstreckung einer Strafe (aber auch einer Unterbringung!) für längstens 2 Jahre zurückstellen, wenn der oder die Betroffene sich in einer stationären Suchttherapieeinrichtung behandeln lässt bzw. zusagt, sich einer solchen zu unterziehen, und deren Beginn gewährleistet ist.

Von der Unterbringung in einer Entziehungsanstalt unterscheidet sich diese Form einer nicht ganz freiwilligen Suchtbehandlung dahingehend, dass sie im Rahmen einer offenen Behandlungseinrichtung durchgeführt wird. Die entsprechenden Klientinnen und Klienten können sich der Behandlung de facto jederzeit entziehen, müssen aber damit rechnen, dann (wieder) in Haft genommen zu werden.

Die andere bedeutsame strafrechtliche Bestimmung ist eine Variante des Maßregelvollzugs, eben die Unterbringung in einer Entziehungsanstalt gemäß § 64 StGB. Über diese Maßregel wird nicht nach der Verurteilung auf Antrag der Betroffenen durch die „Vollzugsbehörde" (i. d. R. Staatsanwaltschaft) entschieden, vielmehr wird sie schon im Urteil angeordnet. Sie kann auch parallel zu hohen Haftstrafen angeordnet werden, in der Praxis gelegentlich sogar neben einer lebenslangen Freiheitsstrafe.

Auf die vollständige Zitierung der Bestimmung wird aus Raumgründen verzichtet. Sie ist im Laufe der letzten Jahrzehnte mit jeder Gesetzesänderung umfangreicher und komplizierter geworden. Gesetzesreformen haben auch dazu beigetragen, dass die Zahl der Unterbringungen beständig ansteigt und der Aufnahmedruck trotz Kapazitätserweiterungen beträchtlich ist (Schalast 2021). Die Zahl der jährlichen Neuanordnungen hat sich im Laufe von gut 25 Jahren von 626 (1990) auf 3559 (2021) fast versechsfacht, wobei ein kleinerer Teil des Anstiegs auf die Einbeziehung der neuen Bundesländer in die Strafverfolgungsstatistik im Jahre 2007 zurückgeht. Ein wesentlicher Grund ist, dass die Unterbringung die Aussichten auf eine deutlich frühere Entlassung in die Freiheit eröffnet, wenn sie neben einer längeren Gefängnisstrafe angeordnet wird. Dies hat die Attraktivität der Maßregel für Täter mit hoher Straferwartung enorm erhöht. Sie ist in solchen Fällen regelhaft das Verteidigungsziel, und die Einlassungen der Betroffenen zum früheren Alkohol- und Drogenkonsum werden häufig darauf abgestellt (Schalast 2017).

In der Praxis kommen Patienten zur Aufnahme, die in der Vergangenheit in der Regel exzessiv Alkohol (ca. 1/3) oder Drogen (ca. 2/3) konsumiert haben und überwiegend schon deutlich mehr als fünfmal gerichtlich verurteilt wurden. Diese Patienten weisen häufig dissoziale, emotional instabile und/oder narzisstische Persönlichkeitszüge auf. Viele können das Alleinsein nicht ertragen und geraten rasch in eine Krise (einschließlich entsprechendem Substanzkonsum), wenn eine Partnerschaft zerbricht – was sie aufgrund ihres anstrengenden, fordernden Naturells nicht selten provozieren. Betrachtet man die Biografien der Patienten des § 64-Maßregelvollzugs, so finden sich als Risikofaktoren gehäuft: ein in vieler Hinsicht belastetes familiäres Milieu, Bindungstraumata, Hyperaktivitätsprobleme, geringer Schulerfolg und Auffälligkeiten im Sinne einer Störung des Sozialverhaltens mit frühen ersten Straftaten (Schalast 2019). Diese Darstellung soll nicht vermitteln, dass die Mehrzahl der Patienten „schwerstgestört" ist, aber ihre Behandlung ist immer eine Herausforderung mit unsicherer Prognose.

31.6 Praxis und Behandlungsschwerpunkte in der § 64-Entziehungsanstalt

Wenn eine Patientin oder ein Patient zur Aufnahme kommt, haben beide Seiten – Behandler und Betroffene – ein Bedürfnis, sich ein umfassenderes Bild vom Gegenüber zu machen. Für die Therapeutinnen ist es wichtig, die Unterlagen zu sichten, die die Aufnahme des Patienten begleiten, namentlich das Unterbringungsurteil und das im Verfahren erstellte Gutachten. Es ist ratsam, diese zu exzerpieren und jedenfalls Aspekte der Vorgeschichte und der Straffälligkeit festzuhalten und hervorzuheben, die weichenstellend erscheinen und/oder in der Therapie auf jeden Fall adressiert werden sollten. Diese verliert man im Institutionsalltag bisweilen aus dem Blick und arbeitet sich an den alltäglichen Ärgernissen ab. Weiterhin ist es sinnvoll, wenn möglich frühere Behandlungsunterlagen beizuziehen.

Für den Untergebrachten stellt sich primär die Frage: Was blüht mir hier und wie komme ich bald und heil wieder raus? Für die seltenen „Selbststeller“ ohne Hafterfahrung können die ersten Eindrücke einer modernen und gesicherten § 64-Einrichtung ein Schockerlebnis sein. So oder so ist es Aufgabe der Behandler, auch den Patienten frühzeitig umfassend zu informieren: über das „Programm“, über die ihn betreffenden Abläufe (zu denen auch Fristen und Stellungnahmen für die Justiz gehören), über Regeln und Beschwerdemöglichkeiten und über das Verständnis des Teams von Behandlung. Letzteres setzt allerdings voraus, dass sich das Team selbst darüber eine Meinung gebildet hat. Das ist nicht selbstverständlich. Es ist z. B. ein großer Unterschied, ob man die Auseinandersetzung mit Delikten als zentrales Element von Therapie ansieht oder ob es eher um Ressourcenstärkung und die Entwicklung einer realistischen Lebensperspektive geht.

In den Standards für die Behandlung im Maßregelvollzug (Müller et al. 2017) nehmen Sicherheitsüberlegungen, Risk Assessment und deliktzentrierte Arbeit einen breiten Raum ein. In einem anderen Beitrag (Müller 2005) wird ausgeführt, dass beim Einstieg in die § 64-Behandlung die konfrontative Auseinandersetzung mit dem Delikt im Vordergrund stehen solle, und zwar zur Motivationsprüfung und um frühzeitig Patienten zu identifizieren, bei denen es an den Erfolgsaussichten der Behandlung fehlt. Im Hinblick auf die weiter oben diskutierten Aspekte ist das problematisch. Es überfordert viele Patienten, wenn der Fokus der Behandlung im Rahmen von Gruppentherapien früh und konfrontativ auf die früheren Missetaten gerichtet wird. Das Gruppensetting ist für viele Betroffene ausgesprochen bedrohlich, weil basale Ängste aktiviert werden, namentlich Ängste vor Beschämung und sozialer Ausgrenzung. Das gilt in extremer Weise für Menschen mit frühen und schweren Störungen. Änderungsmotivation in Bezug auf das Selbst des Patienten, seine Persönlichkeit, zu erwarten, ist generell problematisch. Diese Persönlichkeit hat sich, unter oft schwierigsten Umständen, so entwickelt, wie sie ist, und wird scheinbar trotzig verteidigt. „Jede explizite Veränderungsabsicht des Therapeuten bedeutet für Persönlichkeitsgestörte eine Verunsicherung, wenn nicht gar eine Kränkung, die unter Umständen zum Beziehungsabbruch führt. Unabsichtlich wird die frühkindliche Botschaft erneut übermittelt, dass man nicht in Ordnung ist, so wie man ist“ (Möhlenkamp 1999, S. 420).

Auch Kröber (2020) kritisiert eine Praxis, in der der Patient vor allem als Risikoträger wahrgenommen wird und in der mit dem alltagsfernen Einüben von Deliktvermeidung die Lebenszeit verrinnt. Vermeidungsziele können Menschen kaum motivieren. Es kann in der Therapie nicht jahrelang darum gehen, was jemand in Zukunft *nicht* tun will oder soll (nicht trinken, nicht zuschlagen, nicht zocken …). Vielmehr muss das Bemühen darauf abzielen, ob und wie er einen für sich leidlich erträglichen Platz in der Welt finden kann, im Sinne des „Good Lives Model“ (Ward et al. 2007). Generell gilt für Therapieziele, dass sie am ehesten motivieren können, wenn sie realistisch erreichbar und möglichst positiv formuliert sind (Sack et al. 1999).

> Vermeidungsziele, also was in Zukunft nicht gemacht werden soll, sind wenig motivationsfördernd. Die Therapieplanung mit Patienten in der Entziehungsanstalt sollte auf Therapieziele fokussieren, die motivieren können und realistisch erreichbar sind.

Die forensische Entziehungsanstalt gemäß § 64 StGB macht ihren Patienten in der Regel vielfältige Angebote, die im Sinne des „Good Lives Model“ wirksam werden können. Das gilt für therapeutische Einzel- und Gruppengespräche (Wertklärung und Training sozialer Fertigkeiten), für arbeits- und kreativtherapeutische Angebote (Förderung der Freude an praktischer Tätigkeit) und für Sportangebote (Regeneration und Fitness). Unterrichtsangebote haben für manche

Patienten einen hohen Motivationswert (durch Verbesserung der Kulturtechniken und ggf. die Vorbereitung qualifizierender Abschlüsse). Es geht im multimodalen Programm auch darum, Spielräume des Erlebens und Verhaltens zurückzuerobern, die durch die Fixierung auf den Substanzgebrauch und das Leben im Milieu okkupiert waren.

Besondere Bedeutung kommt der Möglichkeit zu, Lockerungen flexibel zu gewähren und die Entlassung auch im Rahmen von Langzeitbeurlaubungen vorzubereiten. Dies ermöglicht eine Qualität von Übergangsmanagement, wie es für den Strafvollzug seit Langem diskutiert wird. Aus den großen drogenbelasteten Anstalten des geschlossenen Vollzugs heraus ist es jedoch kaum in vergleichbarer Weise realisierbar (Maelicke 2014).

31.7 Medikamentöse Hilfen

31.7.1 Bei Betäubungsmittel-, namentlich Heroinabhängigkeit

In der modernen Suchtbehandlung haben medikamentöse Hilfen einen bedeutenden Platz, auch wenn stationäre Langzeitbehandlungen doch in der Regel auf das Ziel langfristiger Suchtmittelabstinenz ausgerichtet sind. Auch für die Betroffenen ist diese häufig das präferierte Behandlungsziel. Sie tendieren jedoch nach einer längeren Phase (therapeutisch gestützter) Abstinenz oft dazu, ihre zukünftige Stabilität zu überschätzen. In vielen Fällen sind Abhängigkeitssyndrome chronische Störungen, und es kommt im längeren Verlauf häufiger zum vorzeitigen Versterben als zu stabiler Abstinenz (Wittchen et al. 2011). Andererseits bezieht sich der Begriff des „growing out, maturing out“ (Winnick 1962), des „Herauswachsens“ aus Sucht und Kriminalität, gerade auf einen möglichen Entwicklungspfad bei Drogenabhängigen. Es gilt eben, dieses „Herauswachsen“ durch geeignete Interventionen zu fördern und nicht zu behindern.

Dabei spielen medikamentöse Strategien eine Rolle. In besonderem Maße gilt das für die Abhängigkeiten von harten Drogen, namentlich vom Heroin. Bei Heroinabhängigkeit ist die Gabe von Ersatzstoffen – Substituten – seit Langem als Standardbehandlung etabliert (Ullmann 2003). Im Jahre 2014 schlossen 14.500 Frauen und Männer eine Drogentherapie ab (Quelle: Deutsche Rentenversicherung). Im Folgejahr befanden sich dagegen 77.300 Menschen in einem Substitutionsprogramm (Quelle: Europäischer Drogenbericht). Die gängigen Substitutionsmittel sind D,L-Methadon, L-Polamidon und Buprenorphin, allesamt synthetische Opioide mit einer stark schmerzstillenden Wirkung, aber etwas unterschiedlichem pharmakologischem Profil. Buprenorphin hat weniger sedierende Eigenschaften als die beiden anderen Stoffe. Es befriedigt weniger das Verlangen nach Spannungsausgleich und ist mit einer aktiven Alltagsgestaltung (Arbeit, Ausbildung) besser kompatibel. Seine „Haltequote“ ist jedoch etwas niedriger als die der beiden anderen Substanzen (Mattick et al. 2014). Erwähnenswert ist, dass inzwischen mit einer Depotvariante des Buprenorphin (Buvidal®) Erfahrungen gesammelt wurden. Bei dieser erfolgt nur einmal pro Woche bzw. einmal pro Monat die Applizierung eines subkutanen Depots des Medikaments. In einem Betroffenenforum (▶ https://arznei-news.de/buvidalerfahrung/, zugegriffen: 28.07.2023) werden recht unterschiedliche, zum Teil sehr positive Erfahrungen berichtet. Auch die Deutsche Aids-Hilfe bewertet das Angebot vorsichtig positiv (▶ https://www.aidshilfe.de/meldung/buvidal-depotspritze-buprenorphin (zugegriffen: 01.09.2021).

> Inzwischen konnten erste positive Erfahrungen mit einem Buprenorphin-Depot, das wöchentlich oder monatlich verabreicht wird, gesammelt werden.

Patienten des Maßregelvollzugs gemäß § 64 StGB werden im Zuge der Entlassungsvorbereitung, die häufig im Rahmen einer Dauerbeurlaubung aus der Einrichtung erfolgt, selten substituiert (unter 10 %, s. Schalast 2019, S. 115). In den wenigen Fällen kommt es im Laufe der Bewährungszeit häufig zu erneuter Straffälligkeit. Man kann also davon ausgehen, dass die wenigen Substituierten als eher instabil und prognostisch ungünstig eingeschätzt wurden.

> Insgesamt ergibt sich aus der Evidenzlage für Substitutionsbehandlungen einerseits und aus den hohen „Erledigungsquoten" in den Entziehungsanstalten andererseits, dass eine Substitution vor der Entlassung häufiger in Erwägung gezogen werden sollte. Für Richtlinien und Vorgehensweisen bei der Substitutionsbehandlung wird auf die Seite „Substitutionsgestützte Behandlung von Opioidabhängigen" der Bundesärztekammer (BÄK 2017) verwiesen.

Unter bestimmten Voraussetzungen und innerhalb einer definierten Organisationsstruktur kann Patienten auch der kontrollierte Konsum injizierbaren Diamorphins (synthetischen Heroins) ermöglicht werden. Eine entsprechende gesetzliche Regelung trat 2009 in Kraft. Die Behandlung findet unter Sicherheitsvorkehrungen in sogenannten Diamorphinambulanzen statt. Anfang 2019 existierten zehn dieser Ambulanzen in deutschen Großstädten (vgl. Bt-Drs. 19/9569). Die Zielgruppe bilden Schwerstabhängige, bei denen bisherige Drogentherapien nicht erfolgreich waren oder bei denen andere Substitutionsbehandlungen nicht befriedigend verliefen. In der Schweiz wurden mit dieser Form einer „akzeptierenden Behandlung" länger Erfahrungen gesammelt. Sie wurde in der Bundesrepublik zunächst im Rahmen eines Modellprojektes evaluiert (Verthein et al. 2008). Es zeigte sich, dass der Gesundheitszustand der Behandelten sich besserte, die Kriminalitätsrate sank und der Ausstieg aus der Drogenszene besser gelang als unter herkömmlicher Substitution. Allerdings verhindert auch die Versorgung mit Diamorphin nicht sicher, dass Betroffene aus dem Programm herausfallen und in der Illegalität weiterkonsumieren (Frick et al. 2010).

Zumindest bei den Patienten der Entziehungsanstalten spielt die diamorphingestützte Nachsorge bisher überhaupt keine Rolle. Dies liegt auch an den engen Zugangsvoraussetzungen: Die Zielgruppe sind konkret schwerst Opioidabhängige, seit mindestens 5 Jahren abhängig, und die Suchterkrankung muss mindestens zweimal erfolglos behandelt worden sein, davon einmal mit einer anderen Substitutionstherapie (Bühring 2020). Wäre man dem Ansatz gegenüber aufgeschlossen, würde man auch unter Gefangenen und Maßregelpatienten manche finden, die die Voraussetzungen erfüllen.

31.7.2 Anti-Craving-Medikamente bei Alkoholabhängigkeit

Es gibt recht intensiv beforschte Medikamente, deren Nutzen hinsichtlich einer Minderung des Alkohol-Cravings, der Verhinderung von Rückfällen und Begrenzung erneuten Konsums diskutiert werden. Ergebnisse sollen in diesem Beitrag nur kurz skizziert werden, und zwar mit Bezug auf die S3-Leitlinie „Screening, Diagnose und Behandlung alkoholbezogener Störungen" der Arbeitsgemeinschaft wissenschaftlicher medizinischer Fachverbände (AWMF-Leitlinie 2020).

Für die Anti-Craving-SubstanzNalmefen werden signifikant positive Befunde hinsichtlich einer Reduktion schwerer Trinktage referiert, allerdings mit schwachen Effektstärken. Es wird auch betont, dass die

Behandlung immer im Zusammenhang mit anderen psychologischen oder psychosozialen Interventionen erfolgen müsse.

Für Acamprosat werden Studien mit signifikanten kleinen Effekten hinsichtlich der Kriterien „Aufrechterhaltung der Abstinenz über 6–12 Monate“ und „Rückkehr zu schwerem Trinken“ zitiert. Es wird dabei festgestellt: „Insgesamt erwies sich Acamprosat *insbesondere bei psychiatrisch unauffälligen, funktional konsumierenden PatientInnen* mit einer Abhängigkeit als wirksam“ (AWMF-Leitlinie 2020, S. 347).

Es gibt keine medikamentöse Patentlösung für die Behandlung einer Alkoholabhängigkeit. Bei Betroffenen mit geordneten Lebensverhältnissen und sozialem Halt (und ohne schwere Persönlichkeitsstörung) können die verschiedenen verfügbaren Substanzen den weiteren Verlauf günstig beeinflussen. Bei deliktgeneigten Patienten mit erheblich belasteter Biografie dürfte entscheidend sein, ob eine leidlich stabile, ggf. betreute Lebenskonstellation aufgebaut werden kann. Wird ein Patient ohne eine solche und ohne ein Nachsorgeangebot in die Freiheit entlassen, so werden sich die bei Alkoholabhängigen diskutierten medikamentösen Strategien kaum entscheidend auf das Rückfallrisiko auswirken.

31.7.3 Die Option Disulfiram bei Alkoholabhängigkeit

Einen besonderen Stellenwert könnte der Einsatz von Disulfiram in der forensischen Nachsorge haben, ein sogenanntes Aversivmedikament, welches viele Jahre unter der Handelsbezeichnung Antabus® in der Behandlung Alkoholabhängiger eine Rolle spielte. Dieses Medikament erzeugt eine Alkoholunverträglichkeit. Wird unter der Medikation mit Disulfiram Alkohol konsumiert, so treten unangenehme Beschwerden (Schwindel, Tachykardie, Übelkeit) auf. Die Nutzen-Risiko-Bilanz des Medikaments wurde einige Zeit kritisch bewertet, doch erlebte es vor über 20 Jahren eine Renaissance, und zwar im Rahmen eines ambulanten Intensivbehandlungsprogramms für erheblich rückfallgefährdete Trinker (Programm ALITA, Ehrenreich et al. 1997).

Für dieses Programm wurden gute Wirkungsnachweise erbracht (Krampe et al. 2005, vgl. ALITA/OLITA 2017). Es verfügte über innovative und kreative Elemente, unter anderem die Therapeutenrotation (Krampe et al. 2001): Jeder Patient hat in einer längeren Phase des Programms täglich einen etwa viertelstündigen Kontakt mit einer Person aus dem Behandlerteam. Im Falle der Nichtbefolgung von Absprachen wird „aggressiv interveniert“, im Sinne von kurzfristiger Aufsuchung der Person und Abklärung erforderlicher Hilfen.

Die Kombination aus intensiver Nachsorge und einer Vereinbarung der Gabe von Disulfiram wäre für viele rückfall- und deliktgefährdete Alkoholabhängige des Maßregelvollzugs eine Alternative zu überlangen stationären Behandlungen und Verwahrungen sowie Rückverlegungen in die Haft. Leider ist Disulfiram derzeit in der Bundesrepublik nicht mehr zugelassen. Es kann daher zulasten der gesetzlichen Krankenversicherung nicht verordnet werden. Dies wurde von Fachverbänden (DG Sucht und DG Suchtmedizin) und führenden Suchtwissenschaftlern nachdrücklich bedauert (DG Sucht 2013). Disulfiram kann allerdings weiterhin beschafft werden, und es besteht grundsätzlich die Möglichkeit, es in der ambulanten Nachsorge einzusetzen (Reker 2019; s. auch ALITA/OLITA 2017). Allerdings besteht Einigkeit, dass dieser Einsatz in strukturierte Nachsorgeprogramme eingebettet sein muss. Die Evidenz für Disulfiram als Stand-alone-Intervention ist nicht überzeugend (Krystal et al. 2001).

Eine weitere Indikation für Disulfiram stellen substituierte Drogenabhängige mit der Nebendiagnose Alkoholabhängigkeit dar. Durch die bei ihnen häufigen Hepatitisinfektionen besteht bei fortgesetztem Alkoholkonsum das hohe Risiko einer Leberzirrhose. Im Rahmen eines Substitutionsprogramms kann die Einnahme von Disulfiram sichergestellt werden. Ihre Effektivität ist unter solchen Bedingungen gut belegt (Jørgensen et al. 2011).

31.8 Behandlung im forensischen Kontext ohne strikte Abstinenzforderung?

Eine substitutionsgestützte Behandlung, die grundsätzlich auch im Rahmen einer Unterbringung eingeleitet werden kann, geht mit der Aufgabe des Ziels einer suchtmittelfreien Lebensführung einher. Joachim Körkel hat jedoch seit Jahren in Beiträgen das scheinbar selbstverständliche Behandlungsziel „Abstinenz" generell in Frage gestellt, z. B. in den Aufsätzen „Alkoholtherapie: Vom starren Abstinenzdogma zu einer patientengerechten Zielbestimmung" (Körkel 2014) oder „Befähigung zum selbstkontrollierten Drogenkonsum. Das Programm KISS" (Körkel 2009). Der Verfasser des vorliegenden Handbuchbeitrags hat in der Vergangenheit einige der Körkelschen Beiträge als anregend zur Kenntnis genommen, doch erschien ihm die Abstinenzausrichtung einer Unterbringung in der Entziehungsanstalt alternativlos.

In einem neueren Beitrag befasst sich Körkel (2020) jedoch eingehend mit der Frage der „Abstinenz als Primärziel in der Behandlung suchtmittelabhängiger Straftäter". Er diskutiert zunächst traditionelle Grundannahmen der Behandlung Alkoholabhängiger: dass sich Abhängige qualitativ und nicht nur quantitativ von Nicht-Abhängigen unterschieden; dass „richtige" Alkoholiker nach dem ersten Quantum exzessiv weitertrinken müssten; dass die „wahren" Ursachen des Alkoholismus genetischer Natur seien; dass kein Alkoholiker lernen könne, kontrolliert zu trinken. Diese Grundannahmen seien im fachlichen Diskurs auch auf Drogen- und Tabakabhängige übertragen worden, Nacherhebungen nach Suchtbehandlungen hätten sie jedoch widerlegt (Miller 1993). Einem Teil der erheblich Abhängigen gelinge das „Herauswachsen" aus einem selbstschädigenden exzessiven Konsum. Nacherhebungsstudien nach abstinenzorientierter Behandlung zeigten, dass nicht wenige teilnehmende Alkohol-, Opiat-, Kokain- und Tabakabhängige nach einer Abstinenztherapie dauerhaft zu einem sozial integrierten und selbstkontrollierten Konsum übergingen. Auch zu den positiven Folgen einer therapeutisch angestoßenen Konsumreduktion werden etliche Studien zitiert. Psychotherapeutische Behandlungen, die explizit auf das Ziel eines selbstkontrollierten Konsums ausgerichtet sind, hätten mindestens so positive Effekte wie Abstinenzbehandlungen.

Körkel lehnt das Ziel der Abstinenz keineswegs grundsätzlich ab, wirbt aber dafür, mit den Betroffenen die Zielsetzung der Therapie offen zu verhandeln, und zwar in Bezug auf die Alternativen: Abstinenz – kontrollierter/reduzierter Konsum – schadensgeminderter Konsum. Unter Letzterem subsumiert er Substitutionsbehandlungen, aber auch das Vermeiden von Mischkonsum, hygienischeren Konsum und die kritische Prüfung von Substanzen („Drug-Checking").

Körkel führt aus, dass ein solches flexibleres, klientzentrierteres Vorgehen den Aufbau einer tragfähigen therapeutischen Beziehung erleichtere, die nach zahlreichen Studien ohnehin die Basis erfolgreicher therapeutischer Arbeit darstelle. Dem Patienten oder der Patientin solle kein Behandlungsziel aufgedrängt werden. Körkel zitiert dazu Mache (2017), einen Vertreter des Maßregelvollzugs, mit der Feststellung: „Natürlich hat jeder Suchtkranke zumindest zwei Herzen in seiner Brust, natürlich leiden Suchtkranke und wollen ihr Leiden auch beenden. Insoweit sind sie bereits motiviert. Leichter ist vielleicht die Frage zu beantworten, wie wir es doch immer wieder schaffen, Patienten zu demotivieren. Und da sehe ich schon, dass wir durch eine ungleiche Kommunikation (nicht auf Augenhöhe), durch Be- und Verurteilungen, Reueforderungen und Besserwissen immer wieder Patienten auch in die innere Therapiekündigung treiben."

Die zieloffene Suchtbehandlung, so Körkel, sei kein Laissez-faire, keine „niedrigschwellige akzeptierende Suchtarbeit" und kein „betreutes Saufen". In der Therapie werde konsequent an der erwünschen Änderung des Verhaltens gearbeitet.

> Es gibt Hinweise darauf, dass Abstinenz nicht das einzig erfolgversprechende Ziel in der Suchtbehandlung ist, sondern dass manchen Patienten das „kontrollierte Trinken" gelingt. Diese „zieloffene Suchtbehandlung" spielt im Maßregelvollzug bisher noch keine Rolle. Das liegt zum einen an rechtlichen Rahmenbedingungen, zum anderen an der Komplexität der dort untergebrachten Patienten. Möglicherweise gewinnt dieser Ansatz jedoch in einiger Zeit auch im Maßregelvollzug Bedeutung.

▪ Eigene Überlegungen zur Option einer „zieloffenen Behandlung" in der Entziehungsanstalt

Körkel argumentiert in seinem hier primär herangezogenen Beitrag überzeugend und belegt seine Schlussfolgerungen mit einer Fülle von Forschungsergebnissen und auch mit eigenen Studien. So wie das in früheren Zeiten vorherrschende, moralisch befrachtete Konzept „Behandlungsmotivation" zugunsten flexiblerer und komplexerer Überlegungen aufgegeben wurde (Petry 1993, 1996; Schalast 2000), erscheint auch eine dogmatische Fixierung auf das Therapieziel „Abstinenz" nicht adäquat.

Dennoch stellen sich in Bezug auf den Kontext § 64-Maßregelvollzug Fragen. Wenn doch der Anlass der Unterbringung rechtswidrige Handlungen sind, „die auf den Hang zurückgehen", und ein Ziel darin besteht, die Betroffenen vom Rückfall in den Hang abzuhalten: wie soll dann toleriert werden, dass diese ihrem Hang weiter frönen? Im Sinne von Körkel wäre zu antworten: Die Betroffenen müssten das gefährliche „Übermaß" vermeiden und Substanzen selbstbestimmter und kontrollierter konsumieren. Sie müssten sich namentlich damit auseinandersetzen, unter welchen Umständen ihr Konsum zu gefährlichem Verhalten führt. Mit diesen Fragen könnte man sich in der stationären Behandlung intensiv befassen und auch vorbereitend Überlegungen entwickeln, wie – etwa im Rahmen einer Langzeitbeurlaubung aus der stationären Unterbringung – in kritischen Situationen interveniert werden kann.

An Grenzen kommt man mit solchen Überlegungen a) bei Patienten, bei denen der Rausch eng mit gefährlichem Verhalten assoziiert ist, b) bei Patienten in einer weiter instabilen Lebenssituation. Zu Ersteren ist festzustellen, dass manche Betroffene im Rausch eine sehr niedrige Aggressionsschwelle haben. Das gilt ohne Frage für das Rauschmittel Alkohol (Beck und Heinz 2013). Besondere Risiken gehen von einer Mischintoxikation mit Alkohol und Kokain aus, bei der sich sedierende (enthemmende) und antriebssteigernde Wirkungen wechselseitig verstärken (Chermack und Blow 2002). Dass dabei „Alkoholwirkungserwartungen" (Goldman et al. 1999) die entscheidende Rolle spielen, darf bezweifelt werden und wird der Phänomenologie entsprechender Rauschsituationen nicht gerecht. Bei diesen nehmen Beobachter eher eine Regression auf primitive Affekte wahr, und komplexe Steuerungsfunktion wie auch das Abwägen von Konsequenzen erscheinen nicht selten komplett ausgesetzt. Es wird vom Ausmaß der Persönlichkeitsgestörtheit des Betroffenen und eigenen Traumatisierungen abhängen, ob der Rausch zu einer aggressiven Gestimmtheit und Handlungsbereitschaft führt (Mancke et al. 2018). Bekannt sind die Tierversuche Higleys, der an Rhesusaffen und Makaken zeigte, dass das Fehlen von Bemutterung in den ersten Lebensmonaten zu Serotoninmangel, gestörtem Sozialverhalten, Problemen mit der Peer-Gruppe und zudem zu verstärktem Alkoholkonsum disponiert (Higley et al. 1996).

Körkel konstatiert an mehreren Stellen seines zitierten Beitrags, dass für manche Betroffene der kontrollierte Konsum und für andere völlige Abstinenz nicht erreichbar seien. Diese beiden Teilgruppen darf man sich allerdings nicht als diskret denken. Anders formuliert: Es gibt Schwerstabhängige, die mit beiden Behandlungszielen überfordert sind. Wolffgramm (2018) beschreibt, dass im Laufe einer Suchtentwicklung ein „point of no return" erreicht wird, dessen Überschreiten zu einem Verlust an Flexibilität führt. In Tierversuchen wurde gezeigt, dass dabei neben individuellen Faktoren auch die Dauer des Konsums und Entzugserfahrungen eine Rolle spielen. Es etabliert sich ein „Suchtgedächtnis", das zu Rückfällen disponiert. Insofern erscheint das Konstrukt „Kontrollverlust" als Merkmal fortgeschrittener Abhängigkeit doch nicht ungerechtfertigt.

Die Rückkehr zu einem kontrollierten und begrenzten Konsum erscheint dem Verfasser für diejenigen Betroffen unwahrscheinlich, die schon immer wenig Kontrolle über ihr Leben und ihr Verhalten hatten und eher impulsiv agierten, statt langfristige Ziele zu verfolgen. Das ist für viele Straffällige mit Suchtproblemen anzunehmen. Andererseits zeigt sich in der forensischen Nachsorge, dass erneute Straffälligkeit auch bei ehemaligen Maßregelpatienten, die gelegentlich Rauschmittel konsumieren, kein Automatismus ist. Sehr bedeutsam ist, ob die Lebenssituation der Betreffenden einigermaßen geordnet ist und ihre sozialen Bezüge nicht vor allem subkulturell geprägt sind.

Das Konzept „Zieloffene Behandlung" für Patienten des Maßregelvollzugs kann in diesem Beitrag nicht abschließend bewertet werden. Skepsis ist in vielen Einzelfällen angezeigt. Aber Körkel liefert für seinen innovativen Ansatz zu viele gewichtige Belege und Referenzen, als dass man ihn leichtfertig abtun sollte. Man kann sich derzeit eigentlich nicht vorstellen, dass ein Patient der Entziehungsanstalt ohne Abstinenzweisung in die Freiheit entlassen wird, aber vielleicht sieht man das in einigen Jahren flexibler. Im Übrigen geht auch jegliche Gabe einer Ersatzdroge mit der Aufgabe eines rigiden Abstinenzziels einher.

Eine kritische Frage ist, wie man im forensischen Stationsalltag „zieloffen" mit den Patienten arbeiten kann. Ein Weg wäre, in den eigentlichen Therapiekontakten (im Gruppen- wie im Einzelsetting) keine Einsichten und guten Vorsätze einzufordern, sondern sich ernsthaft und offen mit Konsumwünschen und den diese betreffenden Zukunftsvorstellungen zu befassen. Dem müsste eine ernsthafte Bilanzierung des früheren Konsumverhaltens vorausgehen. Es wäre interessant, wie Patienten die jeweiligen Überlegungen ihrer Mitpatienten bewerten und kommentieren.

Aber auf die Frage, wie man verfahren sollte, wenn ein Patient unter Suchtmitteleinfluss aus dem Ausgang oder Wochenendurlaub zurückkehrt, hat der Verfasser keine befriedigende Antwort. Man muss sich wohl mit der Tatsache abfinden, dass sowohl Beschäftigte als auch Patienten in der Einrichtung einem Abstinenzgebot unterliegen.

Es darf aber auch noch einmal darauf hingewiesen werden, dass der Zweck einer Unterbringung in der Entziehungsanstalt die Gefahrenabwehr ist, also die Verhinderung neuer Straftaten. Der Versuch, das Konsumverhalten zu ändern, ist ein Mittel zu diesem Zweck.

▶ Beispiel

Der Verfasser war über Jahre in die Nachsorge eines § 64-Patienten einbezogen (Schalast 2009), der zunächst aus der Unterbringung in die Haft verlegt worden war. Dieser wies eine beträchtliche Zahl von Vorverurteilungen und längere Haftzeiten auf. Abstinenz erreichte er in den Jahren des Kontaktes nicht. Das Trinken führte auch zu körperlichen Beeinträchtigungen, an denen er nach dem Tod seiner langjährigen Partnerin ebenfalls verstarb. Der Kontakt bestand 11 Jahre lang. Der Patient hatte viele Probleme mit dem sozialen Umfeld, fühlte sich immer wieder benachteiligt, provoziert und schikaniert. Häufig standen am Anfang der Gespräche wütende Äußerungen über die Zumutungen des Lebens. Er nahm die verabredeten Termine sehr zuverlässig war. Zu einem Haftaufenthalt kam es nicht mehr. ◀

Fazit

Rezidivierende Straffälligkeit geht häufig mit einem intensiven Gebrauch von Suchtmitteln und mit Abhängigkeitssyndromen einher. Die Straffälligkeit als direkte, quasi monokausale Folge des Substanzgebrauchs anzusehen entspricht nicht dem Stand des kriminologischen und psychologischen Wissens. Doch ist der problematische Gebrauch von Drogen und Alkohol geeignet, das „Herauswachsen“ aus einem sozial devianten Lebensstil zu verhindern.

Vor diesem Hintergrund haben suchttherapeutische Maßnahmen auch ein sozialtherapeutisches Element. Die Wahrnehmung einer stationären Behandlung kann unter gerichtlichem Druck (Strafzurückstellungsregelung, § 35 BtMG) oder als zwangsweise Behandlung erfolgen (Unterbringung in der Entziehungsanstalt, § 64 StGB). Trotz scheinbar ungünstiger Voraussetzungen ist es gut belegt, dass viele Betroffene von solchen Behandlungen profitieren und das Risiko erneuter Straffälligkeit substanziell gesenkt wird (Schalast 2019; Schalast et al. 2019, 2021).

Eine belastbare und stabile Behandlungsmotivation darf man bei diesen entwicklungsgestörten und biografisch stets belasteten Menschen nicht voraussetzen. Die Erarbeitung von Motivation ist immer ein langfristiger Prozess, ja ein zentrales Behandlungsziel.

Im Zentrum der Behandlung sollte ein Bemühen stehen, mit den Betreffenden eine leidlich realistische und motivierende Lebensperspektive zu erarbeiten. Das ist schwierig, doch kann z. B. die Entziehungsanstalt durch ihre vielen Behandlungsbausteine und gut entwickelte Strategien der Überleitung und Nachsorge geeignete Bedingungen bieten.

Der Nutzen medikamentöser Hilfestellungen sollte nicht überschätzt werden. Das gilt namentlich für die gut vermarkteten Anti-Craving-Substanzen bei Alkoholabhängigkeit. Die können bei sozial integrierten Menschen mit Alkoholproblematik die Abstinenzchancen verbessern. Bei den stark Deliktgefährdeten ist in einer längeren Übergangsphase Nachsorge wichtig, mit den Elementen Motivierung und aktive Unterstützung (s. hierzu auch ▶ Kap. 21).

Bei den Abhängigen von Betäubungsmitteln und vor allem von Heroin ist die Substitution mit Ersatzstoffen eine wesentliche und gut erprobte Option. Man sollte sie während einer stationären Behandlung und auch in der Nachsorge als Möglichkeit im Blick haben, um ein Abgleiten in schwere und riskante Konsumformen zu verhindern. Auch bei stabilem Verlauf sollte man dies als grundsätzliche Möglichkeit gelegentlich thematisieren. Substitution bedeutet nicht, sonstige Therapieziele aufzugeben.

Das Alkohol-Aversivum Disulfiram, deutlich kostengünstiger als die vielbeworbenen Anti-Craving-Medikamente, darf leider nicht mehr von gesetzlichen Krankenkassen erstattet werden. Es kann von Apotheken beschafft werden und ist im Rahmen intensiver Nachsorge ein geeignetes Mittel, entsprechend motivierbare Patienten vor Rückfälligkeit zu schützen.

Überlegungen Körkels zu einer zieloffenen Suchtbehandlung werden in diesem Beitrag als Denkanstoß referiert. Der

Verzicht auf das strikte Behandlungsziel Abstinenz erscheint mit einem forensischen Kontext von Suchtbehandlung nicht vereinbar. Doch dürfte es eine Gruppe von Betroffenen geben, bei der das Behandlungsziel „Deliktfreiheit" eher zu erreichen ist als die völlige Aufgabe jeglichen Suchtmittelgebrauchs. Die Diskussion hierüber steckt noch in den Anfängen.

Literatur

ALITA/OLITA (2017) Ambulante Langzeit-Intensivtherapie für Alkoholkranke. Quelle: http://www.alita-olita.de/de/index_de.html. Zugegriffen am 06.03.2021

AWMF-Leitlinie (2020) Screening, Diagnose und Behandlung alkoholbezogener Störungen. Quelle https://www.awmf.org/leitlinien/detail/ll/076-001.html. Zugegriffen am 07.03.2021

BÄK (2017) Substitutionsgestützte Behandlung von Opioid-Abhängigen. Quelle: https://www.bundesaerztekammer.de/aerzte/versorgung/suchtmedizin/illegale-drogen/substitution/. Zugegriffen am 06.03.2021

Beck A, Heinz A (2013) Alcohol-related aggression-social and neurobiological factors. Dtsch Arztebl Int 110:711–715. https://doi.org/10.3238/arztebl.2013.0711. Zugegriffen am 08.08.2021

Blanck G, Blanck R (1978) Angewandte Ich-Psychologie. Klett-Cotta, Stuttgart

Bühring P (2020) Die tägliche Spritze. Diamorphingestützte Substitutionsbehandlung. Dtsch Ärztebl 117:A16–A19

Chermack ST, Blow FC (2002) Violence among individuals in substance abuse treatment: the role of alcohol and cocaine consumption. Drug Alcohol Depend 66:29–37

Collins RL, Lapp WM (1991) Restraint and attributions: evidence of the abstinence violation effect in alcohol consumption. Cogn Ther Res 15:69–84

Ehrenreich H, Mangholz A, Schmitt M, Lieder P, Völkel W, Rüther E et al (1997) OLITA: an alternative in the treatment of therapy-resistant chronic alcoholics. Eur Arch Psychiatry Clin Neurosci 247:51–54

Erikson E (1982) Kindheit und Gesellschaft, 8. Aufl. Klett-Cotta, Stuttgart

Frick U, Wiedermann W, Schaub M, Uchtenhagen A, Rehm J (2010) Heroingestützte Behandlung in der Schweiz im Langzeitverlauf 1994–2007: Einflussfaktoren auf den Behandlungserfolg. *Psychiatr Prax* 37:175–182

Goldman MS, Darkes J, Del Boca FK (1999) Expectancy meditation of biopsychosocial risk for alcohol use and alcoholism. In: Kirch L (Hrsg) How expectancies shape experience. American Psychological Association, Washington, DC, S 233–262

Heigl-Evers A, Ott J (1997) Die Bedeutung der psychoanalytisch-interaktionellen Grundeinstellungen für die Gruppentherapie. Gruppenpsychother Gruppendynamik 33:55–73

Higley JD, Suomi SJ, Linnoila M (1996) A nonhuman primate model of type II excessive alcohol consumption? Part 1. Low cerebrospinal fluid 5-hydroxyindoleacdetic acid concentrations and diminished social competence correlate with excessive alcohol consumption. Alcohol Clin Exp Res 20:629–642

Jørgensen CH, Pedersen B, Tønnesen H (2011) The efficacy of disulfiram for the treatment of alcohol use disorders. Alcohol Clin Exp Res 35:1749–1758

Körkel J (2009) Befähigung zum selbstkontrollierten Drogenkonsum. Das Programm „KISS". Konturen 31:8–13

Körkel J (2014) Alkoholtherapie: Vom starren Abstinenzdogma zu einer patientengerechten Zielbestimmung. Suchtmedizin 16:211–222

Körkel J (2020) Abstinenz als Primärziel in der Behandlung suchtmittelabhängiger Straftäter – ein zeitgemäßes Konzept? Bewährungshilfe 67:269–293

Krampe H, Küfner H, Wagner T, Ehrenreich H (2001) Die Therapeutenrotation – Ein neues Element in der ambulanten Behandlung alkoholkranker Menschen. Psychotherapeut 46:232–242

Krampe H, Stawicki S, Wagner T, Ribbe K, El Kordi A, Niehaus S, Ehrenreich H (2005) ALITA – Ambulante Langzeit-Intensivtherapie für Alkoholkranke. Psychoneuro 31:507–512

Kreuzer A (2015) Zusammenhänge zwischen Drogen und Kriminalität. Forensic Psychiatr Psychol Kriminol 9:3–9

Kröber HL (2020) Rehabilitative ressourcenorientierte Therapie mit Straffälligen – eine Kritik von „Deliktbearbeitung" und „Rückfallvermeidungsplänen". Forensic Psychiatr Psychol Kriminol 14:58–66

Krystal JH, Cramer JA, Krol WF, Kirk GF, Rosenheck RA (2001) Naltrexone in the treatment of alcohol dependence. N Engl J Med 345:1734–1739

Mache W (2017) Suchttherapie im Maßregelvollzug. Vortrag gehalten auf der 3. Fachtagung Maßregelvollzug und Sucht zum Thema „Zwangsheilung oder heilender Zwang?". Dortmund, 17.05.2017

Maelicke B (2014) Wie Wasser von Klippe zu Klippe geworfen – der organisierte Beziehungsabbruch

31

als Systemfehler der Resozialisierung. In: Lehmann M, Behrens M, Drees H (Hrsg) Gesundheit und Haft. Pabst, Lengerich, S 11–13
Mancke F, Herpertz SC, Bertsch K (2018) Correlates of aggression in personality disorders: an update. Curr Psychiatry Rep 20:53. https://doi.org/10.1007/s11920-018-0929-4
Martens W (2000) What shall we do with untreatable forensic psychiatric patients? Med Law 19:389–395
Mattick RP, Breen C, Kimber J, Davoli M (2014) Buprenorphine maintenance versus placebo or methadone maintenance for opioid dependence. Cochrane Database Syst Rev 2:CD002207. https://doi.org/10.1002/14651858.CD002207.pub4
Miller WR (1993) Alcoholism: toward a better disease model. Psychol Addict Behav 7:129–136
Moeller FG, Dougherty DM (2001) Antisocial personality disorder, alcohol, and aggression. Alcohol Res Health 25:5–11
Möhlenkamp G (1999) Stressinduzierte Lernblockaden: Eine Hypothese zur Entwicklungspsychologie bei Persönlichkeitsstörungen. Verhaltensther Psychosoz Praxis 31:415–421
Moos RH (2005) Iatrogenic effects of psychosocial interventions for substance use disorders: prevalence, predictors, prevention. Addiction 100:595–604
Müller JL (2005) Motivation oder Aussichtslosigkeit? Konzept und 1-Jahres-Evaluation einer suchtforensischen Aufnahme – Diagnostik- und Motivationsstation. Psychiatr Prax 32:205–207
Müller JL, Saimeh N, Briken P, Eucker S, Hoffmann K, Koller M, Wolf T, Dudeck M, Hartl C, Jakovljevic AK, Klein V, Knecht G, Müller-Isberner R, Muysers J, Schlitz K, Seifert D, Simon A, Steinböck H, Stuckmann W, Weissbeck W, Wiesemann C, Zeidler R (2017) Standards für die Behandlung im Maßregelvollzug nach §§ 63 und 64 StGB. Nervenarzt 88(Suppl 1):S1–S29
Mulvey EP, Schubert CA, Chassin L (2010) Substance use and delinquent behavior among serious adolescent offenders. US-Department of Justice: Office of Juvenile Justice and Delinquency Prevention. Quelle: https://www.ncjrs.gov/pdffiles1/ojjdp/232790.pdf. Zugegriffen am 22.02.2021
Petry J (1993) Behandlungsmotivation. Grundlagen und Anwendung in der Suchttherapie. Psychologie Verlags Union, Weinheim
Petry J (1996) Suchtentwicklung und Motivationsdynamik. Psychotherapeut 41:225–235
PKS (2019) Polizeiliche Kriminalstatistik 2019. https://www.bka.de/DE/AktuelleInformationen/StatistikenLagebilder/PolizeilicheKriminalstatistik/PKS2019/PKSTabellen/BundFalltabellen/bundfalltabellen.html?nn=131006. Zugegriffen am 11.02.2021
Quinsey VL, Harris GT, Rice ME, Cormier C (1998) Violent offenders. Appraising and managing risk. APA, Washington, DC
Rasch W (1986) Forensische Psychiatrie. Kohlhammer, Stuttgart
Rautenberg M (1997) Zusammenhänge zwischen Devianzbereitschaft, kriminellem Verhalten und Drogenmissbrauch. Schriftenreihe des Bundesministeriums für Gesundheit, Bd 103. Nomos Verlagsgesellschaft, Baden Baden
Reker M (2019) Win-Win-Situation für suchtkranke Straftäter aus der Perspektive des Community Reinforcement Approach. In: Schalast N (Hrsg) Straffällige mit Suchtproblemen. Pabst, Lengerich, S 177–192
Ridinger M, König S, Lange K, Wodarz N (2009) Einfluss unsicherer Bindungsstile und ADHS auf Alkoholabhängigkeit. Nervenarzt 80:827–832
Sachsse U (1989) Psychotherapie mit dem Sheriffstern. Gruppenpsychother Gruppendynamik 25:141–158
Sachsse U (1996) Die traumatisierte therapeutische Beziehung. Gruppenpsychother Gruppendynamik 32:350–365
Sack M, Schmid-Ott G, Lempa W, Lamprecht F (1999) Individuell vereinbarte und fortgeschriebene Therapieziele. Z Psychosom Med 45:113–127
Schalast N (2000) Therapiemotivation im Maßregelvollzug gemäß § 64 StGB. Reihe: Neue kriminologische Studien. Wilhelm Fink, München
Schalast N (2009) „Die Frage nach der Motivation ist für mich ein rotes Tuch" (Rauchfleisch). In: Saimeh N (Hrsg) Motivation und Widerstand – Herausforderungen im Maßregelvollzug. Psychiatrie, Bonn, S 134–142
Schalast N (2017) Missbrauch der Entziehungsanstalt. NStZ 37:433–439
Schalast N (2019) Ergebnisse der Essener Evaluationsstudie. In: Schalast N (Hrsg) Straffällige mit Suchtproblemen: Fakten, Erfahrungen und Ergebnisse der Essener Evaluationsstudie. Pabst, Lengerich, S 29–150
Schalast N (2021) Zur Debatte um die Reform der gesetzlichen Voraussetzungen einer Unterbringung gemäß § 64 StGB. Forensic Psychiat Psychol Kriminol. https://doi.org/10.1007/S11757-021-00652-1. Zugegriffen am 10.03.2021
Schalast N, Frey M, Boateng S, Dönisch-Seidel U, Leygraf N (2019) Was rechtfertigt eine Behandlungsmaßregel für Täter mit Suchtproblemen? Recht Psychiatrie 37:141–146. https://forschen-und-teilen.de/wp-content/uploads/2019/06/RP_19_3_schalast-et-al.pdf. Zugegriffen am 01.03.2021
Schalast N, Frey M, Nau B, Boateng S, Leygraf N (2021) Zum Ertrag der Unterbringung in einer Entziehungsanstalt und methodischen Einwänden

gegen die Essener Evaluationsstudie. Psychiatr Prax 48:412–420, im Druck
Stoll K, Bayer M, Häßler U, Abraham K (2019) Bundeseinheitliche Erhebung zur stoffgebundenen Suchtproblematik im Justizvollzug. Quelle: https://www.berlin.de/justizvollzug/_assets/sen-justv/sonstiges/bericht_suchtproblematik_justiz-vollzug_stand_august-2019.pdf. Zugegriffen am 13.04.2021
Streeck U (2002) Gestörte Verhältnisse – Zur psychoanalytisch-interaktionellen Gruppentherapie von Patienten mit schweren Persönlichkeitsstörungen. Persönlichkeitsstörungen 2:109–125
Tremblay RE, Nagin DS (2005) The developmental origins of physical aggression in humans. In: Tremblay RE, Hartup WH, Archer J (Hrsg) Developmental origins of aggression. Guilford Press, New York, S 83–106
Trenckmann JR (2011) Zur Verweildauer im Maßregelvollzug einer Entziehungsanstalt gemäß § 64 StGB. NStZ 31:322–330
Ullmann R (2003) Wenn Sucht Krankheit ist, ist Substitutionsbehandlung Krankenbehandlung. Strafverteidiger 23:293–296
Verthein U, Bonorden-KK DP, Dilg C, Köhler WK, Passie T, Soyka M, Tanger S, Vogel M, Haasen C (2008) Long-term effects of heroin-assisted treatment in Germany. Addiction 103:960–966
Ward T, Mann RE, Gannon TA (2007) The good lives model of offender rehabilitation: clinical implications. Aggress Violent Behav 12:87–107
Winnick C (1962) Maturing out of narcotic addiction. Bull Narc 14:1–7
Wirth W (2002) Das Drogenproblem im Justizvollzug – Zahlen und Fakten. Bewährungshilfe 49:104–122
Wittchen HU, Bühringer G, Rehm J (2011) PREMOS: Predictors, Moderators and Outcome of Substitution Treatments – Effekte der langfristigen Substitution Opioidabhängiger. https://www.bundesgesundheitsministerium.de/fileadmin/Dateien/5_Publikationen/Drogen_und_Sucht/Berichte/Forschungsbericht/Projektbericht_PREMOS_-_Langfristige_Substitution_Opiatabhaengiger.pdf. Zugegriffen am 05.03.2021
Wolffgramm J (2008) Verhaltenssteuerung – Der Weg von der Flexibilität zur Sucht. Konturen 31(5):18–23

Psychotherapie bei Psychosen

Stephanie Mehl

Inhaltsverzeichnis

B. Völlm, B. Schiffer (Hrsg.), *Forensische Psychiatrie*, https://doi.org/10.1007/978-3-662-64465-2_32

32.1 Einführung

Im deutschsprachigen Raum gibt es insbesondere im stationären Bereich eine große Bandbreite psychotherapeutischer Verfahren für Menschen mit Psychosen, die im Gruppen- oder Einzelsetting angeboten werden. Zu diesen Verfahren gehören beispielsweise psychoedukative Gruppenprogramme (Bäuml et al. 2018), kognitive Remediationsprogramme wie das Integrierte Neurokognitive Therapieprogramm (INT; Roder und Mueller 2013), Programme zum Training spezifischer Fertigkeiten oder auch familientherapeutische Programme (Hahlweg et al. 2006). Der Fokus der Programme ist sehr heterogen und reicht von der Informationsvermittlung über die Symptomatik psychotischer Störungen und die Wirkung antipsychotischer Medikation sowie Rückfallgefahr über das Training neuropsychologischer Defizite und das Training emotionaler oder sozial-kognitiver Probleme wie Einfühlungsvermögen in andere Menschen (sog. Theory of Mind), Emotionserkennung und die Verbesserung der sozialen Kompetenz. In Familienprogramme wurden verschiedene Aspekte der Trainings integriert, aber z. B. auch gemeinsames Lösen familiärer Probleme oder Rückfallprävention thematisiert.

Als psychotherapeutisch spezifischeres Verfahren wurde etwa vor 20 Jahren mit großem Erfolg die Kognitive Verhaltenstherapie bei Psychosen (CBTp) zur Behandlung von Wahn und Halluzinationen entwickelt. CBTp setzt direkt an Wahn und Halluzinationen an mit dem Ziel, herauszufinden, wie bestimmte Gedanken, Handlungen oder Emotionen mit belastenden Symptomen wie Wahn und Halluzinationen in Zusammenhang stehen (Bechdolf et al. 2015; Fowler et al. 1995; Lincoln 2019; Mehl und Heibach 2022). Patient*innen analysieren und revidieren eigene Wahrnehmungen, Gedanken, Verhaltensweisen und Schlussfolgerungen in Bezug auf Wahnüberzeugungen und andere belastende Symptome. Weiterhin beobachten sie diese und erarbeiten bei Bedarf alternative Wahrnehmungs-, Denk- und Verhaltensweisen bzw. Copingstrategien, um besser mit den belastenden Symptomen zurechtzukommen (CBTp-Definition des NICE-Instituts, NICE 2019). Weitere wichtige Bestandteile zu Beginn der Therapie sind der Aufbau einer tragfähigen therapeutischen Beziehung, die Vermittlung entstigmatisierender und entpathologisierender Informationen über Wahn und Halluzinationen sowie zum Abschluss der Intervention eine individuelle Rückfallprophylaxe, in die auch Familienmitglieder involviert werden können.

Kognitive Verhaltenstherapie bei Psychosen (CBTp)

Die Kognitive Verhaltenstherapie bei Psychosen (CBTp) beinhaltet zu Beginn der Therapie den Aufbau einer tragfähigen Beziehung und die Vermittlung von Informationen. Sodann zielt die Therapie auf die belastenden Symptome wie Wahn und Halluzinationen ab. Dabei soll herausgefunden werden, wie bestimmte Gedanken, Handlungen und Emotionen mit belastenden Symptomen in Zusammenhang stehen. Patient*innen analysieren und revidieren ihre eigenen Wahrnehmungen, Gedanken und Verhaltensweise und erarbeiten alternative Wahrnehmungen, Denk- und Verhaltensweisen. Zum Abschluss wird eine individuelle Rückfallprophylaxe erarbeitet.

Basierend auf kognitiv-verhaltenstherapeutischen Methoden und neuen grundlagenpsychologischen Modellen zur Entstehung und Aufrechterhaltung von Wahn (Garety und Freeman 2013) wurden weitere Gruppentherapien und Trainingsverfahren entwickelt wie z. B. das Metakognitive Training (MKT) (Moritz und Woodward 2007), das einerseits entpathologisierende Elemente und Psychoedukation über Wahn und Halluzinationen beinhaltet, andererseits Fertigkeiten wie das Einfühlungsvermögen in andere Menschen (Theory of Mind) oder Gedächtnisstrategien trainiert. Ziel des Trainings ist es auch, über psychosenspezifische kognitive Verzerrungen wie die Tendenz, voreilige Schlussfolgerungen zu treffen, negative Ereignisse anderen Personen kausal zuzuschreiben (externaler Attributionsstil) oder über niedrigen Selbstwert zu informieren, somit integriert es auch kognitiv-verhaltenstherapeutische Elemente. Als Fertigkeitentraining aus dem forensischen Kontext ist hier beispielsweise das Soziale und Emotionale Kompetenztraining (SEKT) interessant (Friedensstab 2013), das ebenfalls sozial-kognitive wie emotionale Fertigkeiten in der Gruppe trainiert, wie z. B. Körper- und Emotionswahrnehmung, Umgang mit negativen Emotionen, Problemlösen, soziale Kompetenz und Selbstkontrolle.

32.2 Wirksamkeit Kognitiver Verhaltenstherapie

Kognitive Verhaltenstherapie bei Positivsymptomatik (CBTp) erwies sich in inzwischen mehr als 60 randomisiert-kontrollierten Studien und vielen Metaanalysen als wirksam in Bezug auf Positivsymptomatik (Bighelli et al. 2018; Turner et al. 2014, 2020; Wykes et al. 2008), Wahn (Mehl et al. 2015) und Halluzinationen (van der Gaag et al. 2014). Die Wirksamkeit wurde in einer Studie auch bei Patient*innen mit Psychosen bestätigt, die keine zusätzliche antipsychotische Medikation erhielten (Morrison et al. 2014). Zu kognitiver Verhaltenstherapie bei Psychosen zur Reduktion von Negativsymptomatik gibt es hingegen nur wenige Studien, die erste Hinweise für eine Wirksamkeit der Therapie belegen (Grant et al. 2012; Staring et al. 2013). Kognitive Verhaltenstherapie ist ebenfalls bei Patient*innen wirksam, die neben psychotischen Störungen zusätzlich unter einer posttraumatischen Belastungsstörung (van den Berg et al. 2015) oder einer Substanzkonsumstörung leiden.

32.3 Aktuelle Weiterentwicklungen der dritten Welle der Kognitiven Verhaltenstherapie

Eine Neuentwicklung in der kognitiven Verhaltenstherapie stellen sogenannte **„targeted interventions“** dar (Hazell et al. 2016). Diese Interventionen setzen nicht direkt an den Wahnüberzeugungen und den zugrunde liegenden dysfunktionalen Überzeugungen an („Ich werde verfolgt“, „Andere Menschen sind nicht vertrauenswürdig“), sondern an kognitiven und emotionalen Faktoren, die die Entwicklung von Wahnüberzeugungen in kognitionspsychologischen Modellen begünstigen. Zu diesen kognitiven Faktoren sind die Tendenz von Menschen mit Psychosen zu zählen, voreilige Schlussfolgerungen zu treffen (sog. Jumping-to-Conclusions-Bias) bzw. andere Personen als ursächlich für negative Ereignisse zu halten (externaler Attributionsstil) sowie Intentionen und Emotionen anderer Menschen nicht gut vorhersagen zu können (Probleme in der Theory of Mind). Emotionale Faktoren sind z. B. häufiges Grübeln und Sorgen, Ängste und Depressionen, Schlafprobleme und Probleme im Umgang mit negativen Emotionen und mit dem Selbstwert. Von Arbeitsgruppen in England wurde eine Reihe von Manualen entwickelt, um direkt die genannten kognitiven und emotionalen Faktoren zu verändern, und in ersten Pilotstudien erwiesen sich die „targeted interventions“ als wirksam in Bezug auf die Reduktion von Sorgenverhalten und Grübeln (Freeman et al. 2015a), die Verbesserung des Selbstwerts (Freeman et al. 2014), verbesserten Schlaf (Freeman et al. 2015b) und die Reduktion von voreiligem Schlussfolgern (Waller et al. 2015) und reduzierten ebenfalls Wahnüberzeugungen (Mehl et al. 2015). Freeman und Kolleg*innen entwickelten basierend auf den „targeted interventions" ein modularisiertes Therapieprogramm für Patient*innen mit paranoiden Wahnüberzeugungen, das Feeling-Safe-Programm, dass sich in einer ersten Studie im Vergleich zu einer therapeutischen Kontrollbedingung („befriending") als wirksam erwies (Freeman et al. 2021).

Weitere Neuentwicklungen der Kognitiven Verhaltenstherapie von Psychosen sind noch etwas eindeutiger der sogenannten **dritten Welle der Verhaltenstherapie** zuzurechnen (Hayes et al. 1999). Gemeinsam ist den Therapieansätzen, dass dysfunktionale automatische Gedanken nicht mehr direkt kognitiv umstrukturiert werden, sondern dass den Patient*innen zunächst Strategien zum verbesserten Umgang mit ihnen vermittelt werden. Häufig wird dies mit der Technik der Achtsamkeit erreicht, einer bestimmten Form der Aufmerksamkeit, die bewusst auf den aktuellen Moment gerichtet, aber nicht bewertend ist (Kabat-Zinn und Kappen 2013). Im Bereich von Wahn und Halluzinationen ist der Fokus von Interventionen der dritten Welle der Verhaltenstherapie, Wahnüberzeugungen und Halluzinationen radikal zu akzeptieren, Achtsamkeitstechniken als Copingstrategie einzusetzen und wichtige motivierende Lebensziele zu realisieren (trotz des Wahns und der Halluzinationen).

32

Chadwick kombinierte in der sogenannten **Person-based Cognitive Therapy** Techniken der Mindfulness-basierten Therapie (Segal et al. 2002) und Elemente der Gesprächspsychotherapie nach Rogers. Neben klassischen kognitiven Techniken zur Veränderung dysfunktionaler Bewertungen (ABC-Schema) werden mit den Patient:innen Achtsamkeitstechniken trainiert, um weniger dysfunktional auf störende und belastende Symptome (Stimmen) zu reagieren. Zusätzlich werden schematherapeutische Interventionen eingesetzt, um z. B. dysfunktionale Muster in der Interaktion mit den Stimmen zu identifizieren und das Selbstbewusstsein der Patient*innen gegenüber den Stimmen sowie die Beziehung zu ihnen zu verbessern.

Ziel der sogenannten **Acceptance-and-Commitment-Therapie** (ACT; Hayes et al. 1999) ist es, Patient*innen eine höhere Toleranz und eine akzeptierende Haltung für die Symptomatik zu vermitteln. Dies erfolgt durch Meditationsübungen, in denen die Patient*innen erproben, auf dysfunktionale Gedanken nicht emotional zu reagieren, sondern diese „an sich vorbeiziehen zu lassen". Zusätzlich werden die Lebensziele thematisiert und Patient*innen motiviert, diese trotz störender Symptome und belastender Gedanken zu realisieren.

Die Grundidee des **Compassionate-Mind-Trainings** (Gilbert 2010) besteht darin, die Beziehung der Patient*innen zu ihrer Person zu verbessern, indem Scham und Selbstkritik reduziert werden. Den Patient*innen werden Techniken vermittelt, um mehr Mitgefühl für sich selbst zu entwickeln, sensibler mit sich selbst umzugehen und eigene Bedürfnisse besser wahrzunehmen und zu realisieren. Zu diesem Zweck werden klassische kognitiv-verhaltenstherapeutische Techniken angewendet (z. B. der sokratische Dialog), aber auch imaginative Interventionen eingesetzt, z. B. wird durch imaginative Verfahren das Bild des „inneren Kritikers" positiv verändert.

32.4 Module der Kognitiven Verhaltenstherapie

32.4.1 Aufbau einer positiven therapeutischen Beziehung

Viele Patient*innen mit einer schizophrenen Störung kommen zunächst nicht unbedingt in die erste Therapiesitzung, um etwas gegen störende Symptome wie Wahn und Halluzinationen zu unternehmen. Ihre Hauptprobleme sind häufig eher sozialer Natur, sie haben z. B. den Eindruck, verfolgt zu werden oder die Verfolger*innen als Stimmen zu hören, sie haben Angst um sich und auch um ihre Angehörigen. Ihr soziales Umfeld hegt daran Zweifel, versucht, sie davon zu überzeugen, dass sie nicht verfolgt werden, oder ist der Ansicht, dass sie verrückt oder psychisch krank sind. Häufig sind sie sehr skeptisch in Bezug auf die Aufnahme einer Psychotherapie, kommen aufgrund des Drängens ihrer Angehörigen oder haben bereits negative Erfahrungen mit dem Gesundheitswesen gemacht, z. B. dass ihnen nicht geglaubt wird oder ihre Probleme als Symptome einer psychischen Erkrankung angesehen oder nicht ernst genommen werden. Die Konfrontation mit der Diagnose Schizophrenie ist daher häufig mit Stigmatisierung, großer Angst vor dem weiteren Verlauf oder Rückfällen und sehr viel Unsicherheit verbunden, oder die Diagnose passt nicht zu den Erfahrungen der Patient:innen und wird abgelehnt.

Für den Aufbau einer therapeutischen Beziehung ist es daher wichtig, zunächst das persönliche Anliegen der Patient*innen für die Therapie zu erfragen. Weiterhin ist es in der ersten Phase sehr wichtig, Patient*innen aktiv zuzuhören und sich in ihre Situation hineinzuversetzen und nachzuvollziehen, wie sie zu ihren Überzeugungen gelangt sind. In Bezug auf die bestehenden Wahnüberzeugungen können Therapeut*innen offene Fragen stellen, Interesse zeigen und versuchen, die Hintergründe und Schlussfolgerungen der Patient*innen, die dazu geführt haben, dass sie die Wahnüberzeugung als realistisch ansehen, zu verstehen. Zusätzlich sollten Therapeut*innen möglichst häufig verbal oder nonverbal signalisieren, dass sie der Sichtweise der Patient*innen Verständnis entgegenbringen und diese nachvollziehen können. Zu diesem Zweck können sie versuchen, sich vorzustellen, dass die (wahnhaften) Erlebnisse der Patient*innen real wären oder sogar ihnen selbst passieren würden, und sich überlegen, wie sie auf diese reagieren würde.

Gelingt es den Therapeut*innen, die wahnhaften Überzeugungen vor dem Hintergrund der Erlebnisse und Erfahrungen der Patient*innen nachzuvollziehen, werden sie ihnen zunehmend weniger bizarr oder unverständlich vorkommen. Therapeut*innen sollten bei Exploration von Wahnüberzeugungen generell immer auch die Möglichkeit in Betracht ziehen, dass mindestens einige Erlebnisse der Patient*innen tatsächlich realistisch sind. Einige Personen werden tatsächlich zu Unrecht verfolgt, einige Personen wie Nachbar*innen/Ehepartner*innen/Chef*innen könnten tatsächlich die Dinge gesagt haben, die die Patient*innen ihnen zuschreiben.

Weiterhin sollten Therapeut*innen Verständnis und Empathie für die mit den Erlebnissen und Erfahrungen verbunden Emotionen und Gedanken äußern und diese positiv validieren, s. folgendes Beispiel.

▶ Beispiel einer positiven Validierung

„Frau T., ich kann gut nachvollziehen, dass Sie, nachdem Sie bemerkten, dass in der WG über Ihnen ständig die Mieter wechselten, die Klingelschilder ausgetauscht wurden und Sie das Trampeln der Personen über Ihnen hörten, irgendwann dachten, die Wohnung könnte eine Wohnung sein, die dazu dient, dass der Verfassungsschutz andere Leute observiert.“ ◀

In Bezug auf die Psychose und die mit ihr verbundenen Symptome wie Stimmenhören empfiehlt es sich, gegenüber diesen Symptomen eine entpathologisierende und entstigmatisierende Haltung einzunehmen und diese als Teil des normalen menschlichen Erlebens aufzufassen. Dazu ist es günstig, sich als Behandelnder*in vor Augen zu führen, dass psychosenahe Symptome auch in der Allgemeinbevölkerung nachweisbar sind, und dies auch den Patient*innen bei der Schilderung der Symptome zu vermitteln.

Viele Patient*innen fühlen sich durch die Diagnose Schizophrenie stigmatisiert. Es empfiehlt sich, zu Beginn der Behandlung zu fragen, wie sie zu der Diagnose stehen und wie sie diese bezeichnen, und die gewünschte Bezeichnung zu verwenden.

- **Beziehungsaufbau bei misstrauischen Patient*innen**

Es erleichtert den Aufbau einer positiven therapeutischen Beziehung ebenfalls, wenn Therapeut*innen mögliche Befürchtungen misstrauischer oder paranoider Patient*innen von sich aus ansprechen und Angebote machen, die den Patient*innen den Aufbau von Vertrauen erleichtern. So können Therapeut*innen beispielsweise bei Patient*innen mit Verfolgungswahn nachfragen, ob diese befürchten, dass auch die Therapeut*innen an ihrer Verfolgung mitarbeiten. Sollte dies der Fall sein, können Therapeut*innen zunächst signalisieren, dass sie das nicht tun würden, da sie in einer Klinik arbeiten und es ihr Ziel ist, Menschen zu helfen, dass es aber vor dem Hintergrund der Vorerfahrungen der Patient*innen nachvollziehbar ist, wenn diese ihnen nicht glauben können. Sie können anschließend nachfragen, ob sie etwas tun können, um den Patient*innen die Befürchtung zu nehmen. Häufig ist es auch hilfreich, wenn Therapeut*innen beim Aufbau der therapeutischen Beziehung auch etwas Persönliches über sich erzählen, damit die Patient*innen sie besser einschätzen und kennenlernen können.

- **Beziehungsaufbau bei Negativsymptomatik**

Auch ausgeprägte Negativsymptomatik wie Affektverflachung, geringe Motivation oder starke Konzentrationsprobleme können den Beziehungsaufbau erschweren. Diese Einschränkungen sollten, wenn sie auftreten, vorsichtig angesprochen werden, und es sollte gemeinsam nach Lösungen gesucht werden. Lösungen können daraus bestehen, dass Therapeut*innen auf häufige Pausen achten und Patient*innen immer wieder um kurze Zusammenfassungen der wichtigsten Punkte bitten. Auch kann in den Therapieablauf ein kurzer Spaziergang („Walk and talk") integriert werden, wenn Patient*innen z. B. sehr unmotiviert sind. Die Sitzungslänge kann ebenfalls angepasst werden. Die Verwendung schriftlicher Materialien und das Mitschreiben sind ebenfalls günstig. Bei Patient*innen mit Sprachverarmung ist es z. B. ratsam, ihnen viel Zeit zu lassen, um sich an die neue Situation zu gewöhnen, und jede sprachliche Äußerung positiv zu verstärken oder sich (zunächst) auf Themen zu konzentrieren, über die das Sprechen leichter fällt.

- **Geringe Therapiemotivation**

Viele Patient*innen im forensischen Kontext haben eine sehr geringe Motivation, an einer Psychotherapie teilzunehmen, sind es beispielsweise auch aus Kliniksettings gewohnt, dass Psychotherapie vor allem aus unterstützenden Gesprächen besteht. An dieser Stelle ist zunächst hilfreich, generell zu erklären, wie Kognitive Verhaltenstherapie funktioniert, dass diese im Hier und Jetzt mit einer klaren Struktur und festen Therapiezielen arbeitet, die in jeder Stunde bzw. über die Therapie hinweg neu festgelegt werden. Weiterhin kann vermittelt werden, dass Kognitive Verhaltenstherapie sich zum Ziel setzt, problematische Verhaltensweisen herauszuarbeiten und diese gezielt durch neue Denk- und Verhaltensweisen zu verändern. Da Patient*innen häufig aufgrund einer sehr schwierigen Situation in der forensischen Psychiatrie gelandet sind, ist ein sehr relevantes Ziel, in der Verhaltenstherapie mit ihnen herauszuarbeiten, wie die problematische Situation, in der sie die Straftat begangen haben, entstanden ist und wie die Patient*innen in der Zukunft weitere ähnliche Situationen verhindern können.

Techniken der Motivierenden Gesprächsführung (Miller und Rollnick 2015) sind ebenfalls hilfreich, um einer geringen Therapiemotivation entgegenzuwirken, beispielsweise die Förderung von sogenanntem Change Talk. Dies erreicht die Motivierende Gesprächsführung, indem Therapeut*innen nicht Gründe für eine Teilnahme an der Kognitiven Verhaltenstherapie benennen, um Patient*innen zu motivieren, sondern im Gegenteil im Gespräch betonen, dass eine Arbeit an der problematischen Situation und eine Veränderung eigener Denk- und Verhaltensweisen zwar möglich, aber auch sehr anstrengend ist. Die Therapeut*innen benennen also so lange Nachteile einer Verhaltensänderung, bis Patient:innen selbst deren Vorteile benennen und herausarbeiten (sog. Sustain Talk). Erst zu diesem Zeitpunkt steigen Therapeut*innen in die Therapiezielplanung ein.

32.4.2 Entwicklung eines individuellen Problemmodells und Psychoedukation

Die gemeinsame Entwicklung eines individuellen Erklärungs- oder Problemmodells, das über die Entwicklung und Aufrechterhaltung der Probleme der Patient*innen informiert, ist eine wichtige Grundlage für die psychologische Einordnung der Erfahrungen der Patient*innen und bereitet auf die in der Therapie notwendigen Schritte vor, die zur Erreichung der Therapieziele notwendig sind. Ein individualisiertes Problemmodell ist für viele Patient*innen leichter zu akzeptieren als allgemeine Vulnerabilitäts-Stress-Modelle, da es besser mit den persönlichen Erfahrungen in Einklang zu bringen und weniger stigmatisierend ist.

Das Problemmodell kann sich entweder auf bestimmte Symptome (Wahn, Halluzinationen, Depressionen, Angst, Negativsymptomatik) oder auf mit den Symptomen verbundenen Stress oder Belastung beziehen oder auch das Delikt in den Fokus nehmen. Andere häufige Probleme von Patient*innen mit Psychosen, auf die das Erklärungsmodell entweder abzielen kann oder die in das Modell integriert werden könnten, sind beispielsweise Probleme mit Freund*innen oder Familienangehörigen, Probleme in Schule, Studium oder Ausbildung, soziale Ängste, geringer Selbstwert, negative Stimmung, Grübeln und Sorgen oder Probleme in der Alltagsplanung, die die Entstehung und Aufrechterhaltung der psychotischen Symptome und letztlich der Straftat begünstigten.

Wichtige Prinzipien der Vermittlung und gemeinsamen Entwicklung eines Problemmodells bestehen darin, dass das Modell für die Patient*innen möglichst plausibel sein sollte. Ferner sollte es eigene Erfahrungen und auch eigene Erklärungsmodelle der Patient*innen für Probleme, die Symptome der Psychose oder das Delikt mit aufnehmen und diesen möglichst nicht widersprechen. Schließlich sollte es zu den erarbeiteten Therapiezielen gut passen.

Wenn Wahnsymptome im Vordergrund des Erlebens und des Leidensdrucks von Patient*innen stehen, kann das Erklärungsmodell auch vermitteln, wie psychotische Symptome wie Wahn und Halluzinationen entstehen.

Die Modelle lehnen sich an kognitionstheoretische Modelle wie das Modell von Garety und Kollegen (Garety und Freeman 2013) sowie Freeman (2007) an und sind Weiterentwicklungen klassischer Vulnerabilitäts-Stress-Modelle (Nuechterlein und Dawson 1984), die im Wesentlichen auf der Ausweitung genetischer/biologischer Vulnerabilität auf den Bereich der kognitiven und emotionalen Vulnerabilität basieren (Überblick bei Freeman 2007; Garety und Freeman 2013; Lincoln 2014). In den Modellen wird postuliert, dass eine Interaktion zwischen genetischer Vulnerabilität und belastenden Lebenserfahrungen (Traumatisierung, interpersonelle negative Erfahrungen) zu einer Überlastungsreaktion des Informationsverarbeitungssystems bei der Konfrontation mit weiteren belastenden Lebensereignissen oder täglichen Stressoren führt.

Die Überlastung führt zum Auftreten ungewöhnlicher Sinneswahrnehmungen (z. B. ungewöhnliche Erfahrungen wie Halluzinationen). Diese werden nicht als normale Stressreaktion bewertet („Ich bin völlig fertig, ist kein Wunder, dass ich so komische Sachen höre"), sondern external und personal attribuiert („Irgendwas passiert hier, ich glaube, meine Nachbarn stecken dahinter"). Sowohl dysfunktionale Selbst- und Fremdschemata und andere emotionale Probleme (Grübeln, Schlafprobleme, negative Emotionen, Probleme in der Emotionsregulation) und kognitive Verzerrungen (voreiliges Schlussfolgern, Probleme in der Theory of Mind, einseitiger Attributionsstil, inflexible Urteilsbildung) begünstigen/mediieren diesen Bewertungsprozess. Denselben Faktoren wird auch eine wichtige Rolle in der Aufrechterhaltung der Symptome zugeschrieben, zusätzliche aufrechterhaltende Faktoren sind, dass die Personen immer mehr Aufmerksamkeit auf die Bedrohung richtet, Sicherheitsverhaltensweisen zeigt (z. B. auf den Boden sehen, wenn sie Menschen treffen), positive Metakognitionen in Bezug auf die Wahnüberzeugung entwickeln („So schütze ich mich") und sie sich sozial zurückziehen.

Diese Modelle werden in adaptierter Form (s. Abb. 32.1) als Arbeitsmodelle eingeführt, die über plausible alternative Erklärungen für einige der Erfahrungen der Patient*innen informieren sollen. Es wird bei der gemeinsamen Erarbeitung der Modelle darauf hingewiesen, dass die Sichtweise der Patient*innen zunächst plausibel und richtig ist, dass es aber eine alternative Erklärung geben könnte, die ebenfalls richtig oder falsch sein kann. Ziel der weiteren Therapie ist es, gemeinsam die beiden Modelle zu überprüfen. Wie bereits bei der Exploration der Symptomatik ist auch bei der Erarbeitung der Modelle eine offene Haltung der Therapeut*innen wichtig. Thera-

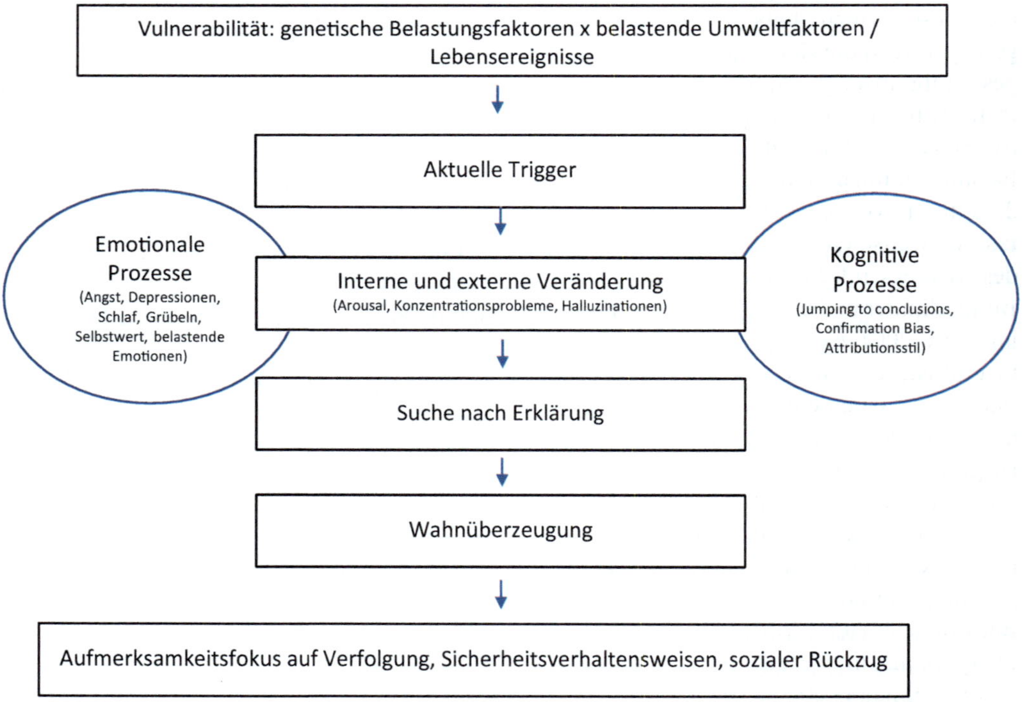

Abb. 32.1 Theoretisches Modell der Entstehung und Aufrechterhaltung von paranoidem Wahn in Anlehnung an Freeman und Garety (Freeman und Garety 2014)

peut*innen sollten nicht das Ziel im Hinterkopf haben, Patient*innen von der Richtigkeit des alternativen Modells zu überzeugen, sondern sich vornehmen, mit den Patient*innen gemeinsam die Gültigkeit beider Erklärungsmodelle zu prüfen. Weiterhin sollten Therapeut*innen das Modell so flexibel handhaben, dass Anregungen oder Korrekturen der Patient*innen darin Platz finden.

32.4.3 Erarbeitung individueller Therapieziele

Bei der Erarbeitung von Therapiezielen mit Patient*innen mit Psychosen ist zu beachten, dass viele Patient*innen (insbesondere im forensischen Setting) nicht mehr daran glauben, allgemein übliche normale Lebensziele, wie z. B. unabhängig zu leben, einen Beruf auszuüben oder eine Familie zu gründen, jemals in ihrem Leben erreichen zu können. Aus diesem Grund ist die Erarbeitung von Therapiezielen eine sehr wichtige Phase in der Therapie. Therapeut*innen sollten trotzdem versuchen, Patient*innen zu vermitteln, dass es für sie möglich sein kann, wichtige Lebensziele trotz der psychotischen Störung und des Aufenthaltes in der forensischen Psychiatrie zu erreichen, vielleicht nicht sofort, aber möglicherweise innerhalb eines längeren Zeitraums. In der Therapie kann beispielsweise erarbeitet werden, dass der Versuch, sich diesen Zielen anzunähern, besser ist, als ganz aufzugeben.

Therapeut*innen sollten hinsichtlich ihrer inneren Haltung davon ausgehen, dass motivierende Lebensziele grundsätzlich für ihre Patient*innen erreichbar und im Rahmen des Möglichen sind, auch wenn sie vielleicht nur schrittweise oder über einen langen Zeitraum realisierbar sein werden (aber möglicherweise im Laufe der nächsten Jahre/Jahrzehnte). Mögliche Fragen zur Erarbeitung von motivierenden Therapiezielen finden sich im Folgenden:

Fragen zum Eruieren von motivierenden Therapiezielen

- Wie sollte Ihr Leben sein, damit es erfüllt ist?
- Was möchten Sie haben, wie soll es Ihnen gehen, was möchten Sie machen?
- Wenn eine Fee auftauchen würde, die Ihnen einen Wunsch erfüllt, was würden Sie sich dann wünschen?
- Was würden Sie sich für ein erfülltes Leben wünschen? Wie würden Sie sich fühlen, was würden Sie machen, wenn Ihr Leben erfüllt wäre?

Manche Patient*innen nennen, wenn sie nach persönlichen Therapiezielen befragt werden, auch eher kleinschrittige, „vernünftige“ Ziele (z. B. „meine Medikation regelmäßig einnehmen“), die gegebenenfalls weniger dazu geeignet sind, für einen starken motivationalen Antrieb zu sorgen. In einem solchen Fall empfiehlt es sich, noch einmal nachzuhaken, welche Implikationen Patient*innen mit diesem Ziel verbinden (wieder mehr unternehmen können etc.). Beispielsweise können Therapeut*innen die folgende Formulierung wählen: „Was würden Sie denn anders machen, wenn dieses Ziel eingetreten ist?“ Ähnliches gilt für Vermeidungsziele (z. B. „nicht wieder rückfällig werden“). Wenn Patient*innen sich wünschen, ihre soziale Umwelt zu verändern („Die Verfolger sollen mich in Ruhe lassen“), sollten Therapeut*innen Verständnis äußern, aber ihr Bedauern darüber ausdrücken, dass dies eine Therapie nicht leisten kann. Sie können beispielsweise anbieten, stattdessen andere Ziele in den Fokus zu nehmen. Ein mögliches Ziel, das angestrebt werden kann, ist z. B. das Ziel, dass Patient*innen sich weniger mit der Verfolgung beschäftigen, sondern sich um andere wichtige Ziele kümmern (Interessen, soziale Kontakte in der Klinik etc.).

Ausgehend von den motivierenden Lebenszielen sollte erarbeitet werden, welche Zwischenschritte notwendig sind, um diese zu erreichen. Wenn sich Patient*innen, die aktuell Probleme mit der Tagesstruktur haben, später eine eigene Wohnung wünschen, besteht ein erstes Zwischenziel beispielsweise darin, jeden Tag selbstständig aufzustehen (ohne vom Pflegeteam geweckt werden zu müssen). Weitere Ziele könnten darin bestehen, an der eigenen Konzentration zu arbeiten, wieder aktiver werden, die sozialen Kompetenzen wieder zu verbessern, die Straftat aufzuarbeiten und einen guten Weg aus der forensischen Psychiatrie zu finden, die Wiedereingliederung gut zu bewältigen, neue Bekanntschaften und Freundschaften aufzubauen, irgendwann einer bezahlten Tätigkeit nachzugehen und dann langfristig eine eigene Wohnung für sich zu suchen.

32.4.4 Interventionen bei akustischen Halluzinationen

Interventionen bei akustischen Halluzinationen werden unterteilt in 1) Interventionen zur Verbesserung von Copingstrategien mit Halluzinationen, 2) Interventionen zur Reduktion aufrechterhaltender Bedingungen von Halluzinationen (Reduktion von sozialem Rückzug, Sicherheitsverhaltensweisen und Stress), 3) Fokussierungsstrategien, 4) Veränderung von (meta-)kognitiven Überzeugungen über die Halluzinationen und 5) Verbesserung der sozialen Kompetenz in Bezug auf die Halluzinationen.

Die Ansätze zur Verbesserung der Copingstrategien mit Halluzinationen basieren auf der Annahme, dass die Symptome in einem Kontext auftreten, der durch bestimmte situative Bedingungen, bestimmte Wahrnehmungen, Gedanken, Verhaltensweisen oder Reaktionen begünstigt wird. Daher ist in einem ersten Schritt eine individuelle Problemanalyse der Situationen notwendig, in denen Halluzinationen auftreten, um auslösende und aufrechterhaltende Bedingungen herauszuarbeiten. Dies erfolgt über Stimmenprotokolle, die ebenfalls Copingstrategien erfassen, die viele Patient:innen bereits erfolgreich einsetzen, um die Belastung durch die Stimmen zu reduzieren. Bei der Auswertung der Protokolle sollten bisher eingesetzte Copingstrategien positiv validiert werden, jedoch auch kritisch hinsichtlich kurz- und längerfristiger Folgen diskutiert werden (z. B. sich den ganzen Tag ins Bett zu legen). Bei Bedarf sollten auch alternative Strategien ausprobiert werden. Günstige Strategien erhöhen langfristig das Kontrollempfinden der Patient*innen, z. B. Ablenkungsstrategien (von hoher Zahl immer 7 abziehen, Gegenstände laut benennen), Musik oder Hörbücher hören, Singen, Atementspannung, Progressive Muskelentspannung, jemanden anrufen, einen Film sehen etc. Wenn Patient*innen mit Stimmen sprechen oder über bestimmte Sachverhalte streiten, empfehlen sich Begrenzungsstrategien, die die Kommunikation mit den Stimmen nur auf bestimmte Zeiten limitieren. Auch Selbstinstruktionen, die die Patient*innen bei belastenden Situationen mit den Stimmen einsetzen können, sind hilfreich. Diese werden beispielsweise auf einer Karteikarte notiert und in belastenden Situationen durchgelesen.

Bei Angst vor den Stimmen werden als Fokussierungsstrategie graduierte Expositionsübungen eingesetzt (Haddock und Slade 1996), mit deren Hilfe Patient*innen an die physikalischen Eigenschaften der Stimme, typische Aussagen der Stimme und die durch die Stimmen evozierten Emotionen habituieren. Die Veränderung von mit den Stimmen assoziierten (Meta-)Kognitionen erfolgt analog der Veränderung von mit Wahnüberzeugungen assoziierten Kognitionen.

Die Verbesserung der sozialen Kompetenz in Bezug auf die Stimmen erfordert zunächst eine Situationsanalyse von belastenden Situationen mit den Stimmen (oder auch mit anderen sozialen Kontakten). Therapeut*innen und Patient*innen arbeiten heraus, ob sich die Patient*innen den Stimmen eher unterwerfen, z. B. deren Befehle befolgen und sich ihnen unterordnen, versuchen, sie zufriedenzustellen. Manche Patient*innen versuchen auch, die Stimmen zu dominieren, indem sie mit ihnen diskutieren, streiten, sie von der Richtigkeit der eigenen Meinung zu überzeugen suchen. Therapeut*innen und Patient*innen arbeiten anschließend heraus, welche langfristigen Folgen die Strategien haben. Unterwerfungsstrategien führen meistens langfristig dazu, dass die Stimmen immer mächtiger werden, die Angst der Patient*innen vor ihnen zunimmt und sie sich ihnen immer stärker unterordnen und unter ihnen leiden. Dominanzstrategien führen dazu, dass der Streit mit den Stimmen nicht abebbt und Patient*innen dann z. B. auffälliges Verhalten zeigen (Stimmen anschreien). Auch sind viele Patient*innen häufig sehr emotional in die Streits mit den Stimmen involviert, und es fällt ihnen schwer, sich auf andere soziale Kontakte zu konzentrieren (in der Station, mit Bekannten oder Freund*innen). Therapeut*innen und Patient*innen arbeiten als neue Verhaltensalternative sozial kompetentes Verhalten gegenüber den Stimmen heraus und trainieren das neue Verhalten. Das Verhalten sieht so aus, dass Patient*innen Stimmen aufmerksam zuhören, aber auch ihre eigene Meinung sagen, auch Wünsche an die Stimmen äußern. Patient*innen können versuchen, die Stimmen von ihrem Standpunkt zu überzeugen, aber sollten, wenn das nicht klappt, nicht mit ihnen streiten, sondern eher vereinbaren, dass man bei diesem Thema keine Einigung erzielen kann („agree to disagree"). Die neuen Verhaltensweisen werden anschließend mit Rollenspielen trainiert, und es wird jeweils reflektiert, wie es den Patient*innen mit der neuen Verhaltensweise im Kontakt mit den Stimmen geht, und wie diese langfristig in den Alltag integriert werden kann.

32.4.5 Interventionen bei Wahnüberzeugungen

Eine Veränderung von Wahn ist nicht immer notwendig, aber immer dann indiziert, wenn Patient*innen durch den Wahn deutlich beeinträchtigt in ihrer Lebensführung sind und von ihrer Seite der Wunsch besteht, Stress und Belastung durch die Wahnüberzeugung zu reduzieren. In der forensischen Psychiatrie ist von einer solchen Situation fast regelhaft auszugehen.

Eine wichtige Voraussetzung besteht darin, eine motivationale Basis für eine Veränderung der Wahnüberzeugung aufzubauen. Häufig hindert die wahnhafte Überzeugung Patient*innen an der Realisierung wichtiger Lebensziele (Partnerschaft, alleine wohnen, Beruf oder Aufgabe im Leben finden). Daher ist es günstig, die kritische Beschäftigung mit der Wahnüberzeugung aus den individuellen Therapiezielen abzuleiten und zu erkennen, dass die Wahnüberzeugung im Hinblick auf wichtige Lebensziele (Entlassung aus der forensischen Psychiatrie) nicht hilfreich (dysfunktional) ist. Auf diese Weise können Patient*innen motiviert werden, die wahnhafte Überzeugung aktiv zu überprüfen und zu hinterfragen.

Bei der Veränderung von Wahnüberzeugungen sollte stets beachtet werden, dass das Ziel nicht darin bestehen sollte, dass Patient*innen davon überzeugt werden, dass die Überzeugung falsch ist, sondern darin, den mit der Wahnüberzeugung verbundenen Stress zu reduzieren. Dieser besteht insbesondere im forensischen Kontext z. B. in der Straftat, die möglicherweise durch die wahnhafte Überzeugung begünstigt wurde, daher ist es ein relevantes Thema für die meisten Patient*innen.

Therapeut*innen sollten eine empathische, offene und interessierte Haltung einnehmen und versuchen, die gedanklichen Hintergründe der Patient*innen zu verstehen und nachzuvollziehen.

Zunächst sollten Therapeut*innen mit den Patient*innen besprechen, dass es in den nächsten Sitzungen um ihre Überzeugungen gehen sollte, die zum Delikt geführt haben oder die Wahrscheinlichkeit erhöht haben, dass sie straffällig geworden sind. Wie die Beschäftigung mit der wahnhaften Überzeugung eingeleitet werden kann, zeigt das folgende Beispiel.

▶ Beispiel eines Gesprächs zu deliktrelevanten Überzeugungen

„Frau M., in den nächsten Sitzungen würde ich mich gerne mit Ihnen damit beschäftigen, wie es damals zu Ihrer Straftat gekommen ist. Da haben ja bestimmte Überzeugungen eine Rolle gespielt, Überzeugungen, von denen Sie damals ganz stark überzeugt waren. Ich würde mich in den nächsten Sitzungen gerne mit Überzeugungen im Allgemeinen beschäftigen, wie Menschen sie bilden und auch damit, welche Gefahren mit den Überzeugungen verbunden sind, wenn man diese als 100 % gegeben hinnimmt und nicht mehr hinterfragt und wie man das lernen kann. Beispielsweise aktuell sind Sie ja auch noch ganz fest davon überzeugt, verfolgt zu werden. Es könnte aber sein, dass die Verfolgung irgendwann endet. Da Sie aber jahrelang davon überzeugt waren, kann es sein, dass dann psychologische Mechanismen bei Ihnen weiterhin wirken, die dazu führen, dass Sie die Überzeugung nicht mehr hinterfragen, dabei bleiben, obwohl die Verfolgung längst aufgehört hat. Hätten Sie Lust, sich das mal mit mir anzusehen?“ ◀

Wenn die Patient*innen diesen einleitenden Worten zustimmen, können Therapeut*innen einleitend erklären, dass es neben den Überzeugungen und Erklärungen, die man selbst als Person hat, häufig auch noch alternative Erklärungen gibt, die durch typische psychologische Mechanismen entstanden sind und die man sich gemeinsam ansehen kann.

Therapeut*innen und Patient*innen können in einem nächsten Schritt Überzeugungen der Patient*innen genau untersuchen: Welche Beweise oder Erlebnisse haben die Patient*innen zur Bildung der Überzeugung veranlasst, und können die Beweise und Erlebnisse auch mit psychologischen Mechanismen erklärt werden? An dieser Stelle können Therapeut:innen dann mögliche Denkverzerrungen vorstellen und dabei immer wieder betonen, dass diese universell und bei allen Menschen nachweisbar sind. Dazu zählt z. B. ein externalisierender und personalisierender Attributionsstil, die Tendenz, voreilige Schlussfolgerungen zu treffen, ohne nach einer hinreichenden Anzahl Beweisen zu suchen. Auch der „Confirmation Bias“, die Tendenz, eher Hinweise wahrzunehmen und zu suchen, die für eine bestimmte Überzeugung sprechen, sorgt dafür, dass man bei der einmal gewonnenen Überzeugung bleibt. Weiterhin können Therapeut*innen darüber aufklären, dass einige Beweise für eine Wahnüberzeugung auch als Halluzinationen angesehen werden können, die bei manchen Menschen durch erhöhten Stress und Belastung entstehen.

Therapeut*innen sollten im Gespräch über die Denkverzerrungen immer wieder betonen, dass man nicht wissen kann, welche Erklärung die richtige ist, dass es aber nun in der Therapie darum geht, die Mechanismen zu kennen und die eigene Anfälligkeit für die Mechanismen zu betrachten und immer wieder eigene Überzeugungen kritisch zu prüfen.

Auch kann geprüft werden, welche Konsequenzen verschiedene Erklärungen für Patient*innen beinhalten, welche Erklärungen mehr oder weniger Stress verursachen. Relevant ist auch, welche Überzeugungen letztlich zu der Straftat geführt haben, wegen der Patient*innen in forensischer Behandlung sind. Diese Überzeugungen sind besonders kritisch zu prüfen, da sie ja sehr negative Folgen für Patient*innen beinhalten.

Für Patient*innen mit Verfolgungswahn besteht im Falle des tatsächlichen Wahrheitsgehaltes der Wahninhalte einerseits die Gefahr, ein naives Opfer der „Verfolger“ zu werden. Andererseits führt im Fall, dass die

Befürchtungen nicht gerechtfertigt sind, ein Festhalten an den Wahninhalten zu Konflikten und anderen negative Konsequenzen. Diese Konsequenzen können mit der Intervention der Vierfeldertafel erarbeitet werden. Die Identifikation möglicher Konsequenzen der Beibehaltung oder der Aufgabe der wahnhaften Überzeugung hilft Patient*innen, sich mit den Wahninhalten auseinanderzusetzen. Therapeut*innen liefert sie andererseits die Möglichkeit, die motivationale Lage und die Funktion des Wahns einzuschätzen. Dabei erscheint die Infragestellung von Wahnüberzeugungen wenig vielversprechend, wenn es für Patient*innen wenig zu gewinnen, aber viel zu verlieren gibt, was insbesondere bei Größenwahnüberzeugungen der Fall sein kann. In diesen Fällen ist es hilfreicher, an anderen Bereichen anzusetzen, z. B. am Selbstwert.

Wenn Patient*innen dafür offen sind, können Therapeut:innen ferner zum direkten Hinterfragen der Wahnüberzeugung übergehen. Von den beschriebenen Techniken der kognitiven Umstrukturierung kommt hierbei vor allem dem Sammeln und Untersuchen von Beweisen eine wichtige Rolle zu. Auch können Patient*innen ermutigt werden, gezielt falsifizierende Informationen zu suchen, um die eigene Überzeugung infrage zu stellen. In jedem Fall bietet es sich an, mit Überzeugungen zu beginnen, die eher in jüngerer Zeit entstanden sind und noch etwas weniger verfestigt erscheinen.

Weitere Interventionen zur Veränderung von Wahnüberzeugungen sind die Überprüfung dysfunktionaler automatischer Gedanken mithilfe des Pro-Contra-Schemas, des ABC-Schemas und der Fünf-Spalten-Technik. Das Tortendiagramm wird zur Analyse von Wahrscheinlichkeiten einer Verfolgung verwendet, Verhaltensexperimente dienen der Überprüfung von Wahnüberzeugungen in der Realität. Selbstinstruktionen sind hilfreich in Situationen, in denen Patient*innen stark unter Paranoia leiden und es ihnen schwerfällt, sich davon aktiv zu distanzieren. Für genauere Anleitungen zur Durchführung der Interventionen sei auf die entsprechenden Manuale oder Arbeitsbücher (Lincoln 2019; Mehl und Heibach 2022) verwiesen.

> Die direkte Infragestellung von Wahnüberzeugungen ist oft wenig vielversprechend. Bei der Veränderung von Wahnüberzeugungen besteht das Ziel nicht darin, die Patient*innen davon zu überzeugen, dass ihre Sichtweisen falsch sind, sondern darin, den mit den Symptomen verbundenen Stress zu reduzieren. Therapeut*innen sollten Patient*innen signalisieren, dass sie ihnen zuhören und Verständnis entgegenbringen. Wichtig ist auch, den Patient*innen zu vermitteln, dass sie wichtige Lebensziele trotz ihrer Symptome erreichen können.

32.4.6 Interventionen, um indirekt Wahn zu verändern/ Interventionen der dritten Welle der Kognitiven Verhaltenstherapie

Wenn Patient*innen die Wahnüberzeugung nicht hinterfragen möchten, werden indirekte Interventionen zur Veränderung von Wahn eingesetzt. So kann ein alternatives Therapieziel beispielsweise darin bestehen, sich generell weniger mit der Wahnüberzeugung zu beschäftigen, diese als Tatsache zu akzeptieren und nicht mehr über sie zu grübeln, ihr aber auch weniger Raum im eigenen Leben zu geben. Weiterhin kann herausgearbeitet werden, dass Wahnüberzeugungen nur dann bei den Patient*innen auftreten, wenn diese unter Stress und Belastungen leiden. Eine solche Erkenntnis kann ebenfalls zu einer größeren Distanz zu den eigenen Wahnüberzeugungen führen.

Strategien aus diesem Bereich können sehr viele verschiedene Zielbereiche umfassen, beispielsweise die emotionale Stabilisierung der Patient*innen (s. Abschn. 32.4.7), die Reduktion von Grübeln oder die Verbesserung des Selbstwerts. Andere Strategien fokussieren auf die Akzeptanz der belastenden Symptome wie Wahn und Halluzinationen und die Anwendung von Achtsamkeitsstrategien. Eine ganze Reihe von Strategien ist dem Manual von Mehl und Heibach (2022) zu entnehmen.

32.4.7 Interventionen bei Negativsymptomatik

Patient*innen mit ausgeprägter Negativsymptomatik haben häufig den Eindruck, dass ihre Schwierigkeiten eine Folge davon sind, dass sie selbst sich zu wenig bemühen oder sich „nur zusammenreißen müssten", dann wäre wieder alles wie vorher. Häufig versuchen die Betroffenen auch selbst, sich zu motivieren, und scheitern daran, da viele Alltagsaktivitäten ihnen sehr viel schwerer fallen als zu Beginn der Erkrankung. Sie leiden in Folge unter starken Schuldgefühlen und geringem Selbstwert.

32

Es ist daher zunächst wichtig, dass Therapeut*innen betonen, dass die Negativsymptomatik, der innere oder äußere Rückzug des Patient*innen, zunächst eine nachvollziehbare Reaktion darstellt, um sich vor weiteren Überlastungen zu schützen und sich nicht zu überfordern. Zu diesen Belastungen gehören chronische Stressoren genauso wie der durch den langen Krankenhausaufenthalt, Schuldgefühle oder beeinträchtigende Symptome wie Wahn und Halluzinationen entstandene Verlust positiver Verstärkungserlebnisse. Therapeut*innen sollten daher Patient*innen signalisieren, dass es ihr gutes Recht ist, sich zurückzuziehen, und versuchen, ihnen die Schuldgefühle zu nehmen.

Nach einer Phase der Validierung der Negativsymptome werden zunächst Interventionen zur Erhöhung der Motivation eingesetzt. Zu diesem Zweck werden attraktive langfristige Lebensziele herausgearbeitet, von denen Patient:innen häufig annehmen, dass sie diese mit den aktuell begrenzten Mitteln nicht mehr realisieren kann (s. Abschn. 32.4.3). Da Patient*innen mit Negativsymptomatik Probleme haben können, die mit dem Erreichen der Ziele verbundenen positiven Emotionen zu antizipieren, sollten Therapeut*innen darauf achten, dass sich die Patient*innen die Ziele auch (z. B. durch den Einsatz von Imaginationsübungen) vorstellen können.

In einem nächsten Schritt werden die Entstehungs- und die aufrechterhaltenden Bedingungen der Negativsymptomatik in spezifischen Situationen mithilfe von individuellen Problemanalysen herausgearbeitet. Zu diesem Zweck werden Situationen ausgewählt, in denen Patient*innen sich nicht im Einklang mit den kurz- und langfristigen Zielen verhalten haben. Häufig treten bei Patient*innen mit Negativsymptomatik typische dysfunktionale automatische Gedanken auf, die z. B. die geringen Erwartungen der Patient*innen an Freude oder Erfolg oder Zweifel an eigenen Fähigkeiten zum Ausdruck bringen (z. B. „Ich werde es nicht schaffen"/„Es wird mir sowieso keinen Spaß machen"/„Mir fällt sowieso nichts zum Reden ein"; s. Beck et al. 2008). Weitere aufrechterhaltende Faktoren sind z. B. bestehende neuropsychologische Defizite, Mangel an Beschäftigungsmöglichkeiten und Tagesstruktur, ungewollte Nebenwirkungen der Medikation oder auch paranoider Wahn und negative Überzeugungen über andere Menschen, die Patient*innen daran hindern, ihren Alltag aktiver zu gestalten. Mit Patient*innen sollte daher erarbeitet werden, dass ihre ungünstigen Annahmen dazu führen, dass sie sich der Situation nicht aussetzen und keine korrigierenden Erfahrungen machen, sodass ihre dysfunktionalen Annahmen immer wieder bestätigt werden. Ebenfalls können Verhaltensexperimente eingesetzt werden, um dysfunktionale Annahmen zu testen, beispielsweise die häufig bestehende Annahme, dass sich „Aufstehen nicht lohnt“. Ein Verhaltensexperiment könnte darin bestehen, am nächsten Morgen aufzustehen, eine angenehme Beschäftigung zu planen und vorher und nachher die eigene Stimmung aufzuschreiben.

Weitere Schritte der Veränderung von Negativsymptomatik lehnen sich an die für die Depressionstherapie entwickelten Techniken zum Aufbau positiver Aktivitäten und zur Veränderung dysfunktionaler Kognitionen an (Hautzinger 2021). Therapeut*innen und Patient*innen wählen positive Aktivitäten aus, die Patient*innen allein oder bei schwerer Negativsymptomatik mit Unterstützung durch andere Personen ausführen. Patient*innen beobachten mit Selbstbeobachtungsprotokollen ihre Stimmung und versuchen, nachzuvollziehen, welchen Einfluss positive Aktivitäten auf diese haben. Sie werden darin unterstützt, positive Aktivitäten nach und nach in ihren Alltag zu integrieren, sich dabei aber nicht zu überfordern.

Es kann ebenfalls wichtig sein, auch an weiteren spezifischen Problembereichen zu arbeiten. Hierzu zählen beispielsweise stark ausgeprägtes Grübelverhalten, zu wenig Bewegung, geringe soziale Fertigkeiten, Probleme mit neuropsychologischen Defiziten, komorbide Angststörungen oder andere psychische Störungen.

32.4.8 Rückfallprävention

Interventionen zur Rückfallprävention verfolgen das Ziel, Patient*innen auf ein mögliches Wiederauftraten psychotischer Symptome vorzubereiten. Im forensischen Kontext sind solche Interventionen zum Ende der therapeutischen Unterstützung sehr wichtig. Dabei sollten auch die gesamte vorherige Therapie und alle Strategien, die den Patient*innen geholfen haben, noch einmal rekapituliert werden.

Patient*innen wird dabei vermittelt, dass sie in einem begrenzten Rahmen auch eine gewisse Kontrolle über den weiteren Verlauf ihrer Erkrankung ausüben können. Zu diesem Zweck ist es notwendig, den Patient*innen zu helfen, frühzeitig erste Anzeichen, Warnsignale oder Frühsymptome einer möglichen weiteren psychotischen Episode zu erkennen. Es werden zunächst typische Gedanken, Emotionen und Verhaltensweisen herausgearbeitet, die im Vorfeld der letzten psychotischen Episoden auftraten. Dabei ist es günstig, auch Informationen von Angehörigen zu explorieren, da diese sich oft umfassender erinnern oder die Ereignisse aus ihrer persönlichen Perspektive schildern können.

Auf diese Weise wird das persönliche Bewusstsein für Frühwarnsignale verbessert, und Patient*innen werden in die Lage versetzt, in Zukunft Signale möglichst frühzeitig zu erkennen und typische Stressoren funktionaler zu bewältigen. Die Patient*innen werden ebenfalls ermutigt, sich für die Rückfälle nicht zu schämen oder sie katastrophisierend zu bewerten, sondern frühzeitig zu akzeptieren und sich Hilfe im (forensischen) Supportsystem zu suchen. Die Kernbotschaft sollte lauten, dass es zu Rückfällen kommen kann, und zugleich, dass ein Rückfall keine Katastrophe ist, da manche Rückfälle aufgrund von erhöhter Stressbelastung nicht immer verhindert werden können, aber man sich schnell Hilfe suchen sollte, damit es nicht schlimmer wird. Dennoch können Patient*innen ihre Wahrscheinlichkeit, einen weiteren Rückfall zu erleben, reduzieren, indem sie ein gutes Gespür für Anzeichen ihrer persönlichen Überforderung entwickeln und Strategien erlernen, besser mit diesen Anzeichen umzugehen.

Mithilfe der Therapeut*innen wird in einem nächsten Schritt ein persönlicher Krisenplan entwickelt, in dem Maßnahmen enthalten sind, die Patient*innen bei auftretenden Warnsignalen einsetzen können.

An dieser Stelle ist wichtig, zu betonen, dass nicht nur Patient*innen mit Schizophrenie auf Frühwarnsignale achten müssen, sondern dass es im Prinzip für viele Menschen wichtig ist, darauf zu achten, dass sie ihre psychische und körperliche Gesundheit erhalten und bei Anzeichen für zu viel Stress gegensteuern. Die Gegenmaßnahmen reichen von positiven Aktivitäten, Stressreduktion, sozialer Unterstützung, Bedarfsmedikation, Sport bis hin zur Vereinbarung eines Therapie- oder Arzttermins oder zum Aufsuchen einer Akutklinik. Die Gegenmaßnahmen sollten an die Intensität der Frühwarnsignale angepasst werden (Arbeitsblätter, die hier eingesetzt werden, sind den gängigen Manualen zu entnehmen; Bäuml et al. 2018; Conradt et al. 2003).

In dieser Phase der Therapie erfolgt auch häufig eine Auseinandersetzung mit der antipsychotischen Medikation. Es ist wichtig, Patient*innen über die rückfallprophylaktische Wirkung der Medikation (Leucht et al. 2012) aufzuklären; ausführliche Arbeitsblätter finden sich dazu bei Mehl und Heibach (2022). Häufig sind Patient*innen trotz einer ausführlichen Aufklärung weiterhin in Bezug auf die Medikation ambivalent eingestellt. In einem solchen Fall sollten die individuell durch Patient*innen wahrgenommenen Vor- und Nachteile der Medikation in einer Pro-Contra-Liste einander gegenübergestellt werden und gegeneinander abgewogen werden. Weiterhin kann es sinnvoll sein, mögliche Gegenmaßnahmen gegen Nebenwirkungen zu vermitteln, die Patient*innen dabei helfen können, diese zu lindern.

Es empfiehlt sich, die letzten Sitzungen in größeren zeitlichen Abständen anzusetzen, um die Therapie schrittweise zu beenden. Auf diese Weise haben Therapeut*innen die Möglichkeit, Patient*innen weiterhin in der selbstständigen Anwendung der Strategien zu unterstützen, letzte Fragen zu klären und in Krisen weiterhin Unterstützung zu leisten.

Literatur

Bäuml J, Pitschel-Walz G, Berger H, Gunia H, Heinz A, Juckel G (2018) Arbeitsbuch PsychoEdukation bei Schizophrenie (APES). Schattauer, Stuttgart

Bechdolf A, Pützfeld V, Güttgemanns J, Groß S (2015) Kognitive Verhaltenstherapie bei Personen mit erhöhtem Psychoserisiko – ein Behandlungsmanual. Huber, Mannheim

Beck AT, Rector N, Stolar N, Grant P (2008) Schizophrenia: cognitive theory, research and therapy. Guilford, New York

van den Berg DP, de Bont PAJM, van der Vleugel BM, de Roos C, de Jongh A, van Minnen A, van der Gaag M (2015) Prolonged exposure vs. eye movement desensitization and reprocessing vs. waiting list for posttraumatic stress disorder in patients with a psychotic disorder: a randomized clinical trial. JAMA Psychiatry 72(3):259–267. https://doi.org/10.1001/jamapsychiatry.2014.2637

Bighelli I, Salanti G, Huhn M, Schneider-Thoma J, Krause M, Reitmer C, Wallis S, Schwermann F, Pitschel-Walz G, Barbui C, Furukawa TA, Leucht S (2018) Psychological interventions to reduce positive symptoms in schizophrenia: systematic review and network meta-analysis. World Psychiatry 17:316–329. https://doi.org/10.1002/wps.20577

Chadwick P (2006) Person-based Cognitive Therapy for Distressing Psychosis. Wiley, New Jersey

Conradt B, Klingberg S, Schaub A (2003) Rezidivprophylaxe bei schizophrenen Störungen: Ein kognitivverhaltenstherapeutisches Behandlungsmanual. Beltz, Weinheim

Fowler D, Garety PA, Kuipers E (1995) Cognitive behaviour therapy for psychosis. Theory and practice. Wiley, New Jersey

Freeman D (2007) Suspicious minds: the psychology of persecutory delusions. Clin Psychol Rev 27(4):425–457. https://doi.org/10.1016/j.cpr.2006.10.004

Freeman D und Garety P (2014) Advances in understanding and treating persecutory delusions: a review. Social Psychiatry and Psychiatric Epidemiology 49(8), 1179–1189. https://doi.org/10.1007/s00127-014-0928-7

Freeman D, Pugh K, Dunn G, Evans N, Sheaves B, Waite F, Cernis E, Lister R, Fowler D (2014) An early Phase II randomised controlled trial testing the effect on persecutory delusions of using CBT to reduce negative cognitions about the self: the potential benefits of enhancing self confidence. Schizophr Res 160(1-3):186–192. https://doi.org/10.1016/j.schres.2014.10.038

Freeman D, Dunn G, Startup H, Pugh K, Cordwell J, Mander H, Cernis E, Wingham G, Shirvell K, Kingdon D (2015a) Effects of cognitive behaviour therapy for worry on persecutory delusions in patients with psychosis (WIT): a parallel, single-blind, randomised controlled trial with a mediation analysis. Lancet Psychiatry 2(4):305–313. https://doi.org/10.1016/S2215-0366(15)00039-5

Freeman D, Waite F, Startup H, Myers E, Lister R, McInemey J, Harvey A, Geddes J, Zaiwalla Z, Luengo-Fernandez R, Foster R, Clifton L, Yu LM (2015b) Efficacy of cognitive behavioural therapy for sleep improvement in patients with persistent delusions and hallucinations (BEST): a prospective, assessor-blind, randomised controlled pilot trials. Lancet Psychiatry 2:975–983

Freeman D, Emsley R, Diamond R, Collett N, Bold E, Chadwick E, Isham L, Bird JC, Edwards D, Kingdon D, Fitzpatrick R, Kabir T, Waite F (2021) Comparison of a theoretically driven cognitive therapy (the Feeling Safe Programme) with befriending for the treatment of persisting persecutory delusions: a parallel single-blind randomised controlled trial. Lancet Psychiatry 8:696–707. https://doi.org/10.1016/S2215-0366(21)00158-9

Friedensstab T (2013) Soziales und emotionales Kompetenztraining (SEKT) für psychisch kranke Straftäter mit Erkrankungen aus dem schizophrenen Formenkreis und komorbiden Störungen wie Substanzmissbrauch und Persönlichkeitsstörungen. Pabst-Verlag, Lengerich

van der Gaag M, Valmaggia LR, Smit F (2014) The effects of individually tailored formulation-based cognitive behavioural therapy in auditory hallucinations and delusions: a meta-analysis. Schizophr Res 156(1):30–37. https://doi.org/10.1016/j.schres.2014.03.016

Garety PA, Freeman D (2013) The past and future of delusions research: from the inexplicable to the treatable. Br J Psychiatry 203(5):327–333. https://doi.org/10.1192/bjp.bp.113.126953

Gilbert P (2010) Compassion-focused therapy: distinctive features. Routledge Chapman & Hall, London

Grant PM, Huh GA, Perivoliotis D, Stolar NM, Beck AT (2012) Randomized trial to evaluate the efficacy of cognitive therapy for low-functioning patients with schizophrenia. Arch Gen Psychiatry 69(2):121–127. https://doi.org/10.1001/archgenpsychiatry.2011.129

Haddock G, Slade PD (1996) Cognitive-behaviour interventions with psychotic disorders. Routledge Chatman & Hall, London

Hahlweg K, Dürr H, Dose M, Müller MJ (2006) Familienbetreuung schizophrener Patienten. Ein verhaltenstherapeutischer Ansatz zur Rückfallprophylaxe. Hogrefe, Göttingen

Hautzinger M (2021) Kognitive Verhaltenstherapie bei Depression. Beltz, Weinheim

Hayes SC, Strosahl KD, Wilson KG (1999) Acceptance and commitment therapy. Guilford, New York

Hazell CM, Hayward M, Cavanagh K, Strauss C (2016) A systematic review and meta-analysis of low intensity CBT for psychosis. Clin Psychol Rev 45:183–192. https://doi.org/10.1016/j.cpr.2016.03.004

Kabat-Zinn J, Kappen H (2013) Gesund durch Meditation. Knaur, München

Leucht S, Tardy M, Komossa K, Heres S, Kissling W, Davis JM (2012) Maintenance treatment with antipsychotic drugs for schizophrenia. Cochrane Database Syst Rev 5:CD008016. https://doi.org/10.1002/14651858.CD008016.pub2

Lincoln T (2014) Kognitive Verhaltenstherapie der Schizophrenie. Ein individuenzentrierter Ansatz, 2., überarb. Aufl. Hogrefe, Göttingen

Lincoln TM (2019) Kognitive Verhaltenstherapie der Schizophrenie, 3. Aufl. Hogrefe, Göttingen

Mehl S, Heibach E (2022) Therapie-Tools Psychosen, 2. Aufl. Belz, Weinheim

Mehl S, Werner D, Lincoln TM (2015) Does Cognitive Behavior Therapy for psychosis (CBTp) show a sustainable effect on delusions? A meta-analysis. Front Psychol 6(6):1450–1459. https://doi.org/10.3389/fpsyg.2019.01868

Miller WR, Rollnick S (2015) Motivierende Gesprächsführung. Lambertus, Freiburg im Preisgau

Moritz S, Woodward TS (2007) Metacognitive training in schizophrenia: from basic research to knowledge translation and intervention. Curr Opin Psychiatry 20(6):619–625. https://doi.org/10.1097/YCO.0b013e3282f0b8ed

Morrison AP, Turkington D, Pyle M, Spencer H, Brabban A, Dunn G, Christodoulides T, Dudley R, Chapman N, Callcott P, Grace T, Lumley V, Drage L, Tully S, Irving K, Cummings A, Byrne R, Davies LM, Hutton P (2014) Cognitive therapy for people with schizophrenia spectrum disorders not taking antipsychotic drugs: a single-blind randomised controlled trial. Lancet 383:1395–1403. https://doi.org/10.1016/S0140-6736(13)62246-1

NICE (2019) Psychosis and schizophrenia in adults: treatment and management [CG 178]. National Institute for Health and Clinical Excellence

Nuechterlein KH, Dawson ME (1984) A heuristic vulnerability/stress model of schizophrenic episodes. Schizophr Bull 10:300–312

Roder V, Mueller DL (2013) INT – Integriertes neurokognitives Therapieprogramm bei schizophren Erkrankten. Springer, Berlin

Segal ZV, Williams JMG, Teasdale JD (2002) Mindfulness-based cognitive therapy for depression. Guilford, New York

Staring ABP, ter Huume M-AB, van der Gaag M (2013) Cognitive Behavioral Therapy for negative symptoms (CBT-n) in psychotic disorders: a pilot study. J Behav Ther Exp Psychiatry 44(3):300–305

Turner DT, van der Gaag M, Karyotaki E, Cuijpers P (2014) Psychological interventions for psychosis: a meta-analysis of comparative outcome studies. Am J Psychiatr 171(5):523–538. https://doi.org/10.1176/appi.ajp.2013.13081159

Turner DT, Rejinders M, Van der Gaag M, Karyotaki E, Valmaggia L, Moritz S, Lecomte T, Turkington D, Penades R, Elkis H, Cather C, Shawyer F, O'Connor K, Li Z-J, de Paiva Baretto EM, Cuijpers P (2020) Efficacy and moderators of Cognitive Behavioural Therapy for psychosis vs. other psychological interventions: an individual-participant data meta-analysis. Front Psych 11(402). https://doi.org/10.3389/fpsyt.2020/00402

Waller H, Emsley R, Freeman D, Bebbington P, Dunn G, Fowler D, Hardy A, Kuipers E, Garety P (2015) Thinking Well: a randomised controlled feasibility study of a new CBT therapy targeting reasoning biases in people with distressing persecutory delusional beliefs. J Behav Ther Exp Psychiatry 48:82–89. https://doi.org/10.1016/j.jbtep.2015.02.007

Wykes T, Steel C, Everitt B, Tarrier N (2008) Cognitive behavior therapy for schizophrenia: effect sizes, clinical models, and methodological rigor. Schizophr Bull 34(3):523–537. https://doi.org/10.1093/schbul/sbm114

Besonderheiten der psychopharmakologischen Behandlung im Maßregelvollzug

Birgit Völlm

Inhaltsverzeichnis

B. Völlm, B. Schiffer (Hrsg.), *Forensische Psychiatrie*, https://doi.org/10.1007/978-3-662-64465-2_33

33.1 Grundsätze psychopharmakologischer Behandlung

Dieses Kapitel soll und kann kein pharmakologisches Lehrbuch ersetzen. Für eine ausführliche Behandlung pharmakokinetischer und -dynamischer Inhalte sowie Empfehlungen zur Behandlung einzelner Krankheitsbilder sei auf die einschlägigen Lehrbücher verwiesen. Besonders empfehlenswert sind hier die *Prescribing Guidelines in Psychiatry* (Taylor et al. 2021) sowie das *Kompendium der Psychiatrischen Pharmakotherapie* (Benkert und Hippius 2021). Dennoch sollen kurz wesentliche Grundzüge evidenzbasierten Verschreibens psychotroper Medikamente dargestellt werden. Dabei wird selektiv vorgegangen und auf Aspekte der psychopharmakologischen Therapie mit besonderer Relevanz für im Maßregelvollzug untergebrachte Personen fokussiert. Diese Gruppe von Patient*innen stellt aus vielfältigen Gründen eine besondere Herausforderung für Verschreibende dar: Patient*innen haben oft eine lange Medikamentenanamnese, die nur mit erheblichem Zeitaufwand, wenn überhaupt, befriedigend aufgearbeitet werden kann, oft liegen Komorbiditäten auch mit somatischen Erkrankungen, Behandlungsresistenz, fehlende Einwilligungsfähigkeit oder eine Ablehnung der Behandlung vor.

33

33.1.1 Aufklärung und Einwilligung

Jede ärztliche Behandlung setzt die Aufklärung des Patienten oder der Patientin durch die*den Behandelnde*n sowie die darauf fußende Einwilligung in die Maßnahme voraus. Ohne Einwilligung ist eine Behandlung nicht zulässig und kann als Körperverletzung gewertet werden. Dies gilt selbstverständlich auch für im Maßregelvollzug Untergebrachte.

Vor Aufklärung und Einwilligung ist die Einwilligungsfähigkeit zu prüfen.

> Einwilligungsfähig ist, wer Art, Bedeutung und Tragweite der geplanten Maßnahme erfassen kann.

Der Inhalt der Aufklärung ist thematisch und von der Ausführung her vom Gesetzgeber vorgegeben (Bürgerliches Gesetzbuch [BGB] § 630e). Tipps zur Feststellung der Einwilligungsfähigkeit (angelehnt an Erhard 2012) sowie notwendige Inhalte der Aufklärung finden sich im Folgenden. Zu beachten ist, dass Einwilligungsfähigkeit keine Eigenschaft einer Person, sondern situationsabhängig und themenspezifisch ist. So kann die Einwilligungsfähigkeit von Tag zu Tag, z. B. in Zusammenhang mit dem Ausprägungsgrad psychotischer Symptome, schwanken. Auch kann Einwilligungsfähigkeit für manche Interventionen vorliegen, aber nicht für andere. Eine nicht nachvollziehbare oder (aus der Sicht des*r Behandelnden) unvernünftige Entscheidung ist nicht mit Einwilligungsunfähigkeit gleichzusetzen. Bei Personen mit fehlenden oder geringen Deutschkenntnissen ist ggf. ein*e Dolmetscher*in hinzuzuziehen.

Kriterien zur Feststellung der Einwilligungsfähigkeit

- Hat der*die Patient*in das Aufklärungsgespräch verstanden?
- Um dies festzustellen, kann der*die Patient*in z. B. gebeten werden, wichtige Informationen in eigenen Worten zu wiederholen.
- Kann der*die Patient*in die Informationen verarbeiten?

- Dies bedeutet, dass der*die Patient*in Vor- und Nachteile bzw. Risiken abwägen und bewerten kann. Geeignete Fragen, um dies festzustellen, sind z. B.:
  - Welche Folgen wird die Behandlung Ihrer Ansicht nach haben?
  - Was denken Sie, was passiert, wenn Sie sich nicht behandeln lassen?
- Kann der*die Patient*in eine Wahl treffen?

  Der*Die Patient*in kann die von ihm*ihr getroffene Entscheidung dem*der Behandelnden vermitteln.

Notwendige Elemente der Aufklärung zu einer medikamentösen Behandlung
- Art der Maßnahme (z. B. Medikation)
- Umfang der Maßnahme (z. B. Dosierung, zeitliche Dauer)
- Durchführung (z. B. Applikationsart p.o., i.m. Depot)
- Zu erwartende Folgen und Risiken der Maßnahme (Wirkung und Nebenwirkungen)
- Notwendigkeit, Dringlichkeit, Eignung und Erfolgsaussichten im Hinblick auf die Diagnose oder die Therapie
- Alternativen zur Maßnahme

Praktisch gesehen ist es wünschenswert, wenn auch nicht rechtlich vorgeschrieben, schriftliches Aufklärungsmaterial zu den unterschiedlichen Medikamenten, wenn möglich in der Muttersprache des*der Patient*in, zu verwenden. Aufklärung und Einwilligung sollten schriftlich dokumentiert werden.

Ist der*die Patient*in einwilligungsfähig, so verfügt er*sie in der Sprache der Jurist*innen über einen „freien Willen". Gegen den freien Willen darf ein*e Patient*in nicht behandelt werden. Dabei sind auch frühere Willensbekundungen wie z. B. Patientenverfügungen zu beachten. Diesbezüglich hatte das Bundesverfassungsgericht 2021 (BvR 1314/18) einem im Maßregelvollzug untergebrachten Patienten Recht gegeben, der sich dagegen wehrte, dass mehrfach eine Zwangsbehandlung durchgeführt wurde, obwohl er zuvor schriftlich niedergelegt hatte, dass er nicht mit Antipsychotika behandelt werden möchte.

Im Gegensatz zum freien Willen ist ein*e Patient*in mit bloßem „natürlichen Willen" nicht einwilligungsfähig, kann seinen*ihren Willen jedoch z. B. durch Gesten, z. B. abwehrende Handbewegungen, äußern. Ohne freien Willen kann ein*e Patient*in einer medikamentösen Behandlung nicht zustimmen, darf also nicht ohne Einleitung weiterer Schritte behandelt werden, auch wenn er*sie sich nicht wehrt und z. B. „überredet" werden kann, die angebotene Medikation einzunehmen. Es sind ggf. entsprechende Maßnahmen zur rechtswirksamen Einwilligung, z. B. die Einrichtung einer Betreuung, einzuleiten.[1] Auf jeden Fall müssen die Wünsche, Ziele und Wertvorstellungen des Patienten bzw. der Patientin im Entscheidungsprozess Berücksichtigung finden. Eine abgegebene Einwilligung ist jederzeit form- und grundlos widerrufbar.

Die Zwangsbehandlung ist ausführlich in ▶ Kap. 38 in diesem Buch beschrieben. Hier sei nochmals darauf hingewiesen, dass Zwang nicht erst bei der Anwendung von Gewalt, um etwa eine i.m.-Medikation zu verabreichen, beginnt, sondern schon deutlich früher. Hier ist unbedingt darauf zu achten, dass insbesondere das Pflege-

1 Vgl. BGB § 630c (1) Satz 2: „Ist der Patient einwilligungsunfähig, ist die Einwilligung eines hierzu Berechtigten einzuholen, soweit nicht eine Patientenverfügung nach § 1901a Absatz 1 Satz 1 die Maßnahme gestattet oder untersagt."

personal dahingehend geschult wird, dass auch persistierende Überredungsversuche, emotionaler Druck, In-Aussicht-Stellen von Belohnungen (z. B. die Zuteilung einer Zigarette nach Medikamenteneinnahme) bzw. Bestrafungen (z. B. kein Ausgang, wenn die Medikation nicht eingenommen wurde) als Zwang zu verstehen und daher zu unterlassen sind. Bei der Beantragung einer Zwangsmedikation ist auch zu beachten, dass ggf. Blutkontrollen notwendig sind. Hierbei handelt es sich um eine separate Maßnahme, die ebenfalls entsprechend beantragt werden muss.

33.1.2 Indikation und Substanzwahl

Psychopharmaka können neben den gewünschten Wirkungen zahlreiche unerwünschte Effekte, also Nebenwirkungen, oft mit Langzeitfolgen, haben, was die Compliance deutlich beeinträchtigen kann. Schon deshalb muss die Indikation für eine medikamentöse Therapie klar gestellt werden. In jedem Fall sollte die Indikation zur Anwendung einer psychopharmakologischen Intervention dokumentiert werden, in der Regel also die Diagnose mit aktueller Symptomatik, die Gründe für die Auswahl des Medikamentes, die geplante Dosierung und ggf. Dosissteigerung sowie die geplante Länge der Anwendung (z. B. ob es sich um eine kurzfristige Anwendung zur Spannungsreduktion oder zum Schlafanstoß zu für den Patienten oder die Patientin schwierigen Zeiten, um die zeitlich begrenzte Anwendung bei einer einmaligen depressiven Episode oder um die langfristige Behandlung einer nicht vollständig remittierten Schizophrenie handelt). Hier sind die Evidenz bzw. aktuelle Behandlungsrichtlinien, aber auch Medikamentenanamnese und Patient*innenpräferenz zu beachten. In der Regel gibt es mehrere potenziell wirksame Optionen, wobei bei der Auswahl dann andere Faktoren außer der Wirksamkeit, z. B. Verträglichkeit oder Darreichungsform, eine Rolle spielen.

Faktoren bei der Auswahl einer bestimmten Substanz
- Patient*innenpräferenz
- Patient*innenfaktoren
  - Alter (z. B. erhöhtes Risiko bei Neben- und Wechselwirkungen)
  - Geschlecht (Möglichkeit einer Schwangerschaft bei Teratogenität)
  - Allergien
  - Erkrankung und Symptomatik
  - Komorbiditäten
  - Suizidalität (beachte mögliche Toxizität bei Überdosierung)
  - Früheres Ansprechen bzw. Unverträglichkeiten (Medikamentenanamnese)
  - Compliance
- Substanzeigenschaften
  - Indikation
  - Wirkungseintritt
  - Einnahmefaktoren (mehrmals tägliche Dosierung → erhöhtes Risiko von Non-Compliance, Notwendigkeit von [späterer] Depotgabe)
  - Nebenwirkungen
  - Wechselwirkungen mit anderen Substanzen
  - Suchtpotenzial
  - Mögliche Weitergabe bzw. Handel

33.1.3 Dosierung, Wirksamkeit, Nebenwirkungen und Wechsel von Psychopharmaka

Oft tritt der erwünschte Effekt der Medikation verzögert ein, allerdings ist ein Ansprechen meist nach spätestens 1–2 Wochen zu beobachten. Eine Wirklatenz von 2–4

Wochen bei Antidepressiva, wie oft noch postuliert, hält der Evidenz von Metaanalysen nicht stand (z. B. Taylor et al. 2006). Bei welcher Dosierung das Medikament bei individuellen Patient*innen wirksam sein wird, ist im Einzelfall kaum vorherzusehen; ein klarer Dose-Response-Zusammenhang fehlt bisweilen. Ein solcher ist oft bei Nebenwirkungen deutlicher zu erkennen, d. h., mit zunehmender Dosis nehmen im ungünstigsten Fall die Nebenwirkungen zu, aber nicht unbedingt die gewünschte Wirkung.

Zu beachten ist daher zum einen, dass der*die Patient*in ggf. über den verzögerten Wirkungseintritt aufgeklärt wird, und zum anderen, dass einer zu raschen Dosissteigerung (z. B. auf Druck des Patienten oder der Patientin, des Personals etc.) widerstanden wird. Bei Eindosierung sollte immer zunächst bis auf die niedrigste wirksame Dosis titriert werden. Dabei ist zu beachten, dass die niedrigste wirksame Dosis bei Antipsychotika meist deutlich unter den üblicherweise angewandten Dosierungen liegt. So liegt z. B. bei einer ersten psychotischen Episode die niedrigste wirksame Dosis von Haloperidol bei 2 mg/Tag (bei mehreren Episoden bei 4 mg), von Risperidon bei 2 mg (4 mg), bei Olanzapin bei 5 mg (7,5 mg), bei Quetiapin bei 150 mg (300 mg) und bei Aripiprazol bei 10 mg (10 mg) (s. Taylor et al. 2021, S. 9). Nebenwirkungen von Antipsychotika sind oft auf eine zu hohe Dosierung, also eine Dosierung höher als diejenige, mit der eine Wirkung erzielt werden könnte, zurückzuführen.

> Bei der Eindosierung von Psychopharmaka sollte immer zunächst bis auf die niedrigste wirksame Dosis titriert werden. Besonders bei Antipsychotika liegen die angewandten Dosen oft oberhalb dieser Dosis. Vor Erhöhung der Dosierung muss ausreichend lange abgewartet werden, wobei sich der angemessene Zeitraum von Substanz zu Substanz unterscheidet. Die Wirksamkeit sollte regelmäßig mit standardisierten Fragebögen evaluiert werden. Bei fehlender Ansprechbarkeit nach ausreichend langer Beobachtungszeit (in der Regel 4 Wochen) im therapeutischen Dosierungsbereich sollte die pharmakotherapeutische Strategie angepasst werden (z. B. Dosiserhöhung, Wechsel des Präparates, Augmentation etc.).

Zum Zeitpunkt der initialen Anordnung sollten bereits die Kriterien zur Erfassung der Wirksamkeit und die Zeitintervalle zur Reevaluierung festgelegt werden. Idealerweise werden sowohl für die Bewertung der Wirksamkeit also auch für die Erhebung von Nebenwirkungen standardisierte Fragebögen eingesetzt, z. B. das Beck-Depressions-Inventar (Beck et al. 2013), die deutsche Version des Positive and Negative Affect Schedule (PANAS) (Breyer und Bluemke 2016) bzw. für Nebenwirkungen z. B. die Extrapyramidale Symptome-Skala (EPS) bzw. die Barnes-Akathisia-Skala (für eine Zusammenstellung der relevanten Skalen für Bewegungsstörungen mit deutscher Übersetzung s. Jahn 2019).

▶ Beispiel

Herr Müller klagt seit etwa 4 Wochen über eine gedrückte Stimmung, innere Leere und Antriebsmangel. Nichts mache ihm mehr Freude, er schlafe schlecht – vor allem wache er immer schon sehr früh morgens auf – und sei tagsüber müde. Außerdem könne er sich schlecht konzentrieren und habe keinen Appetit. Suizidale Gedanken liegen nicht vor, und Herrn Müller gelingt es nach wie vor, wenn auch mit Schwierigkeiten, seinen Tagesaktivitäten nachzugehen. Der Wert auf dem Beck-Depressions-Inventar liegt bei 26. Hypomanische oder manische Episoden liegen in der Vergangenheit nicht vor, allerdings wird von einer einmaligen vorigen depressiven Episode berichtet. Es wird die Diagnose einer rezidivierenden depressiven Störung, gegenwärtig mittelgradige Episode (ICD10 F33.1), gestellt.

Die Behandlungsoptionen werden mit Herrn Müller besprochen. Bei einer mittelgradigen depressiven Episode kommen entweder verhaltenstherapeutische Maßnahmen oder eine medikamentöse Behandlung in Betracht, die Evidenz ist vergleichbar (Amick et al. 2015). Herr Müller entscheidet sich für die medikamentöse Behandlung, er nutze die psychologischen Einzelgespräche derzeit zur Erarbeitung seiner Suchtanamnese und wolle sich weiterhin darauf konzentrieren. Auch habe er vor einigen Jahren einmal eine ähnliche Phase gehabt, und da habe ihm ein Medikament gut geholfen, er könne sich aber nicht mehr an den Namen erinnern.

Herrn Müller wird aufgrund der guten Verträglichkeit ein Selektiver Serotoninwiederaufnahmehemmer (SSRI) vorgeschlagen. Er bekommt schriftliches Informationsmaterial zu diesem Medikament. Im anschließenden Aufklärungsgespräch werden die Nebenwirkungen erläutert und es wird auf die am häufigsten zu erwartenden Nebenwirkungen besonders hingewiesen, z. B. Kopfschmerzen, Schwindel, Schläfrigkeit, Schlaflosigkeit, Nervosität, Schwitzen, Tremor, Mundtrockenheit, Übelkeit, Obstipation, Palpitationen und Akkommodationsstörungen. Auf die Wirkungslatenz von 1–2 Wochen wird er hingewiesen. Herr Müller ist einwilligungsfähig und willigt in die Behandlung ein. Die Symptomatik wird in wöchentlichen Gesprächen evaluiert, dabei werden auch Nebenwirkungen abgefragt. Außerdem füllt Herr Müller jede Woche das Beck-Depressions-Inventar aus.

Nach zwei Wochen zeigt sich eine leichte Verbesserung, der Wert auf dem Beck-Depressions-Inventar liegt nun bei 20. Herr Müller gibt aber an, sich nach wie vor depressiv zu fühlen, vor allem der Antrieb bereite ihm Schwierigkeiten und er leide an Übelkeit und Schwindel. Da es zumindest zu einem Teilansprechen gekommen war, wird zunächst entschieden, die aktuelle Medikation noch für 2 Wochen fortzuführen. Da bei dem gegebenen Präparat die niedrigste wirksame Dosierung und die Erhaltungsdosis identisch sind und die Evidenz für eine Dosiserhöhung begrenzt ist (z. B. Benkert und Hippius 2021, S. 98), wird die aktuelle Dosierung fortgeführt.

Nach weiteren 2 Wochen zeigt sich ein unverändertes Bild. Die regelmäßige Einnahme steht nicht in Zweifel, andere Erkrankungen liegen nicht vor, auch andere Medikamente werden nicht eingenommen, die Einnahme von illegalen Substanzen wird durch einen Urintest ausgeschlossen. Die weiteren Behandlungsoptionen werden mit Herrn Müller besprochen. Prinzipiell kommen eine Kombinationsbehandlung, Augmentationsstrategien und der Wechsel des Präparates auf eines mit einem anderen Wirkmechanismus in Betracht.[2] Um weiterhin eine Monotherapie zu erhalten und aufgrund der andauernden Nebenwirkungen fällt die Entscheidung für den Wechsel des Antidepressivums. Erneut wird Herr Müller aufgeklärt und willigt in die Behandlung ein. Nach weiteren 4 Wochen zeigt sich eine vollständige Remission der depressiven Episode. Da es sich bei Herrn Müller um eine rezidivierende depressive Episode handelt, wird die Behandlung für 2 Jahre fortgeführt. ◄

33

Bei Nichtansprechen auf den ersten Behandlungsversuch gibt es verschiedene Ansätze, die sich je nach Substanzklasse (z. B. Antidepressiva, Antipsychotika) unterscheiden. Sinnvoll scheint oft, bei Einnahme über einen ausreichend langen Zeitraum in therapeutischer Dosis bei Teil-

2 Hier gibt es etwas divergierende Empfehlungen. Während die S3-Leitlinie für Depressionen (Bundesärztekammer et al. 2022) Augmentations- und Kombinationsstrategien gleichrangig als ersten Schritt bei Therapieresistenz empfiehlt, empfehlen andere Veröffentlichungen (z. B. Benkert und Hippius 2021) unterschiedliche Vorgehensweisen, insbesondere bei fehlender Ansprechbarkeit den Wechsel des Präparates, die Kombinations- oder Augmentationstherapie hingegen bei Teilremission. Taylor et al. (2021) empfehlen den Wechsel als ersten Schritt.

ansprechen zunächst eine Dosissteigerung zu versuchen, bei Nichtansprechen (oder auch bei intolerablen Nebenwirkungen) das Medikament zu wechseln (bei Antipsychotika) bzw. ggf. Augmentationsstrategien anzuwenden (bei Antidepressiva). Empfehlenswert ist es, zuvor die Diagnose erneut zu überprüfen und sicherzustellen, dass andere Faktoren, die zu einem Nichtansprechen führen könnten, adressiert wurden, so z. B. Komorbiditäten, Interaktionen, Gebrauch illegaler Substanzen, fehlende Medikamentenadhärenz (z. B. durch Medikamentenspiegelbestimmung zu identifizieren) etc. Bei Wechsel des Präparates sind die in den entsprechenden Lehrbüchern vorgeschlagenen Schemata zu beachten, ggf. ist hier ein Zeitraum der überlappenden Gabe notwendig (v. a. bei Antipsychotika).

Einer Monotherapie ist grundsätzlich der Vorzug zu geben. Die oft vorherrschende Meinung, dass Nebenwirkungen durch eine Kombination mehrerer niedriger dosierter Präparate verringert werden können, ist wissenschaftlich unzureichend erforscht und kann daher nicht empfohlen werden. Wenn es sinnvoll erscheint, zu Beginn der Behandlung etwa einer Depression oder einer Psychose noch ein zweites sedierendes Medikament zu geben, so ist darauf zu achten, dieses wieder abzusetzen, wenn das Hauptmedikament seine Wirkung entfaltet hat.

Besonderer Aufmerksamkeit bedarf auch das Absetzen einer psychotropen Medikation, wofür es je nach Präparat unterschiedliche Vorgehensweisen gibt. Oft ist eine schrittweise Reduktion (Ausschleichen) empfehlenswert oder sogar zwingend indiziert. Beim Ausschleichen einer antipsychotischen Medikation bei psychotischer Erkrankung wird ein Zeitraum von 6–12 Wochen unter engmaschiger Beobachtung, um eventuell erneut auftretende psychotische Symptome zu erkennen, empfohlen (z. B. S3-Leitlinie Schizophrenie, Gaebel et al. 2019). Beim Absetzen von Antidepressiva ist insbesondere auf das SSRI-Absetzsyndrom zu achten (das in geringerem Ausmaß auch bei anderen serotonergen Substanzen vorkommt), das u. a. durch Unruhe, Schlaflosigkeit, Kopfschmerzen, Stimmungsschwankungen und grippeähnliche Symptomen gekennzeichnet ist. Daher wird ein langsames Ausschleichen von SSRIs über 4 Wochen empfohlen.

Auf die Fragestellungen der Hochdosierung und Polypharmazie wird in Abschn. 33.2.3 und Abschn. 33.2.2 eingegangen.

33.1.4 Darreichungsformen

Die bei Weitem häufigste Darreichungsform in der psychopharmakologischen Behandlung stellt die orale Medikation, meist in Tablettenform, dar. Auf eine flüssige Darreichungsform, soweit vorhanden, ist ggf. zurückzugreifen, wenn die Gefahr des Missbrauchs der Medikation besteht. Auch bei Überwachung der Medikamenteneinnahme ist nicht immer ganz zu verhindern, dass Patient*innen die Medikation nicht schlucken, sondern im Mund behalten, um sie dann später auszuspucken, um sie zu sammeln oder weiterzugeben. Dies ist bei flüssiger Darreichung sehr viel schwieriger, wobei dies gelegentlich auch hier, z. B. mithilfe von kleinen in der Backentasche aufbewahrten Schwämmchen, versucht wird.

Die Gabe einer Depotmedikation ist meist dann angezeigt, wenn die Compliance fraglich und die regelmäßige Medikation von besonderer Bedeutung ist, in der Regel zur Verhinderung eines psychotischen Schubes. Dass die langfristige Einnahme einer antipsychotischen Medikation die Wahrscheinlichkeit psychotischer Schübe verringert, steht außer Frage. Manche Studien haben auch einen Wirksamkeitsvorteil einer Depotmedikation gegenüber einer äquivalenten oralen Medikation gezeigt (z. B. Ceraso et al. 2020), wobei der wichtigste Vorteil der Depotmedikation sicherlich in der gesicherten Applikation besteht. Ein Nachteil ist die eingeschränkte Verfügbarkeit von Präparaten in Depotform, so liegt z. B. Clozapin (aus nachvollziehbaren Gründen aufgrund des Nebenwirkungsprofils) nicht als Depotzubereitung vor. Ein weiterer Nachteil besteht in der eingeschränkten Steuerbarkeit, d. h., bei eventuellen Nebenwirkungen kann nicht zügig durch Absetzen oder Dosisanpassung des Medikamentes reagiert werden, wobei sich dieses Szenario in der Regel dadurch verhindern lässt, dass die Depotmedikation erst nach ausreichend getesteter Verträglichkeit der oralen Medikation eingeführt wird.

Eine Depotmedikation eignet sich aus diesen Gründen nicht zur Akutanwendung. Eine Sonderstellung nimmt Zuclopenthixolacetat (Acuphase) ein. Dabei handelt es sich um ein kurzwirksames (2–3 Tage) Depot, das zur Behandlung akuter psychotischer und manischer Zustände zugelassen ist. Die Indikation sollte jedoch zurückhaltend gestellt werden. Nachteile sind der im Vergleich zu anderen Präparaten gleicher Indikation verzögerte Wirkungseintritt und die geringe Steuerbarkeit. Taylor et al. (2021) empfehlen die Anwendung erst, nachdem kürzer wirksame Präparate nach mehrfacher Gabe nicht zu einer ausreichenden Symptomreduktion geführt haben, und nur zur Vermeidung wiederholter Dosen dieser anderen Medikamente, z. B. Haloperidol.

Eine i.v.-Applikation ist in der Regel, auch in Notfallsituationen, nicht angezeigt, da es keine hinreichende wissenschaftliche Evidenz für einen Wirkvorteil gegenüber anderen Applikationsformen gibt.

33.1.5 Bedarfsmedikation

Bei der Verordnung eines Bedarfsmedikamentes handelt es sich um eine symptomabhängige ärztliche Verordnung für einen erwarteten, noch nicht eingetretenen Bedarfsgrund eines Patienten oder einer Patientin. Daraus resultiert die Notwendigkeit zusätzlicher Kriterien, die über die Verschreibungskriterien für eine Dauermedikation hinausgehen. Die Anordnungsverantwortung obliegt stets einer Ärztin bzw. einem Arzt, während die Durchführungsverantwortung an nichtärztliches Personal übertragen werden kann. Hierzu bedarf es klarer Anweisungen (s. ◘ Tab. 33.1) (adaptiert nach Demut et al. 2017).

33

◘ **Tab. 33.1** Anforderungen für die Verschreibung von Bedarfsmedikamenten

Was	Angabe von
Patientendaten	Name, Vorname, Geburtsdatum
Arzneimittel	Fertigpräparatename bzw. Wirkstoffbezeichnung mit Stärke
Darreichungsform	Art der Darreichung (z. B. Tablette, Kapsel, Injektion) und Applikation (p.o., i.m., s.c., i.v.)
Indikation	Bedarfsgrund, z. B. Symptom (Ausprägung), zu prüfende Kontraindikationen
Dosierung	Minimale und maximale Einzeldosis, maximale Tagesdosis
Applikationsfrequenz	Minimale und maximale Applikationsfrequenz, Mindestabstand zwischen den Gaben
Sonstige Hinweise	z. B. Einnahmezeitpunkt, nicht gleichzeitig einzunehmende Nahrungsmittel, besondere Einnahmemodalitäten

Eine Bedarfsmedikation ist akuten Situationen vorbehalten, d. h., es kommen hier in der Regel Präparate mit schnellem Wirkungseintritt in Frage. Daher eignen sich antipsychotische Medikamente nicht als Bedarfsmedikation, zumindest nicht für Zielsymptome wie Wahnvorstellungen oder Halluzinationen, da der antipsychotische Effekt erst mit einer Latenz von mindestens Stunden eintritt. Die Wirksamkeit einer antipsychotischen Bedarfsmedikation ist daher auf ihren sedierenden Effekt zurückzuführen – diesbezüglich gibt es aber deutlich nebenwirkungsärmere Alternativen, denen der Vorzug gegeben werden sollte.

Zu beachten ist auch, dass einige häufig zur Sedierung oder zum Schlafanstoß verschriebenen Bedarfsmedikamente (z. B. sedierende Antidepressiva bei Schlafstörungen) nicht für diese Indikation zugelassen sind. Ihre Anwendung bedarf daher einer besonders detaillierten Begründung und Aufklärung zum Off-Label-Use.

> Antipsychotische Medikamente eignen sich aufgrund des verzögerten Eintritts der antipsychotischen Wirkung nicht als Bedarfsmedikation. Bei nicht ausreichender antipsychotischer Wirkung ist die Dauermedikation zu überprüfen. Zur Sedierung sollten nebenwirkungsärmere Alternativen gewählt werden.

Es ist wichtig, sowohl den Patient*innen als auch den Pflegenden zu kommunizieren, dass es sich bei der Bedarfsmedikation nicht um eine Medikation handelt, die beliebig und ohne Angabe von Gründen eingenommen werden kann. Vielmehr ist sie spezifischen Situationen vorbehalten; es ist daher notwendig, dass der Patient bzw. die Patientin den Grund seines oder ihres Bedarfswunsches kommuniziert, sodass von der Pflegekraft abgeschätzt werden kann, ob diese Gründe mit den in der Verschreibung angezeigten Situationen übereinstimmen.

33.2 Psychopharmakologische Anwendungspraxis im Maßregelvollzug

33.2.1 Unterschiede in der Verschreibungspraxis zwischen Maßregelvollzug und Allgemeinpsychiatrie

Vor dem Hintergrund der komplexen Patient*innenpopulation liegt die Frage nahe, ob sich die Verschreibungspraxis in der forensischen Psychiatrie von der in anderen Settings unterscheidet. Hierzu gibt es verschiedene Studien. In Schweden (Nationellt rättspsykiatriskt kvalitetsregister [RättspsyK] 2018, zitiert in Howner et al. 2020) wurde ein häufigeres Verschreiben von typischen im Vergleich zu atypischen Antipsychotika sowie häufigere Polypharmazie bei forensischen im Vergleich zu allgemeinpsychiatrischen Patient*innen gefunden.

Im deutschen Maßregelvollzug fanden Vasic et al. (2018) in einer kleinen Studie (31 männliche Patienten mit Diagnose Schizophrenie, Vergleich: 29 Patienten aus der Allgemeinpsychiatrie) eine höhere Prävalenz von Polypharmazie in der Allgemeinpsychiatrie. Die Verordnung von Benzodiazepinen sowie von typischen Antipsychotika war in der Allgemeinpsychiatrie ebenfalls deutlich höher, ebenso die von Chlorpromazinäquivalenten der Antipsychotika, ansonsten fanden sich keine signifikanten Unterschiede zwischen den Gruppen, inkl. in Bezug auf Depotmedikation. Im Maßregelvollzug fand sich jedoch eine häufigere Anordnung von Quetiapin und von Clozapin, diese Unterschiede waren jedoch nicht statistisch signifikant.

Stübner et al. (2022) legten, basierend auf Medikamentenstichtagserhebungen von 5 Jahren mit einer Gesamtstichprobe von 4590 Patienten aus dem Maßregelvollzug und 5136 aus der Allgemeinpsychiatrie, einen Vergleich der Verschreibungen in beiden Settings vor; es wurden nur männliche Patienten in die Untersuchung einbezogen. Die Autor*innen fanden eine durchweg höhere Dosierung, eine häufigere Anwendung von Clozapin sowie von Depotpräparaten im Maßregelvollzug. Andererseits war die Anzahl der durchschnittlich verordneten Arzneimittel in der Allgemeinpsychiatrie höher, der Anteil der Patienten, die keine Medikation erhielten, war niedriger. Diese Ergebnisse sind allerdings aufgrund signifikanter Unterschiede in den beiden Stichproben (die allgemeinpsychiatrischen Patienten waren älter und hatten häufiger eine Diagnose einer affektiven Erkrankung) schwierig zu interpretieren.

Insgesamt sind die Ergebnisse diesbezüglicher wissenschaftlicher Untersuchungen also uneinheitlich. Es ist denkbar, dass Unterschiede, sofern sie gefunden wurden, auf tatsächliche Divergenzen der Krankheitsbilder bzw. -ausprägung zurückzuführen sind, möglicherweise spielen hier auch lokale Präferenzen und individuelles Verschreibungsverhalten eine Rolle.

33.2.2 Polypharmazie

Polypharmazie bezeichnet die gleichzeitige Anwendung mehrerer Medikamente. Eine einheitliche Definition hinsichtlich der Anzahl dieser gleichzeitig verschriebenen Medikamente gibt es nicht. Die Weltgesundheitsorganisation bezeichnet den gleichzeitigen Gebrauch von vier oder mehr Arzneimitteln als Polypharmazie, wobei hier auch rezeptfreie Medikamente eingeschlossen sind. Ebenso müssen Verschreibungen für physische und psychische Erkrankungen und auch die Bedarfsmedikation, sofern sie mit einer gewissen Regelmäßigkeit eingenommen wird, einbezogen werden.

Polypharmazie ist ein häufiges Phänomen, das mit zunehmender Krankheitskomplexität und steigendem Alter zunimmt und mit einem erhöhten Risiko unerwünschter Arzneimittelwirkungen verbunden ist. Farell und Brink (2020) untersuchten 142 forensisch-psychiatrische Patient*innen in Kanada. Bei etwas über der Hälfte wurde mehr als eine antipsychotische Medikation verschrieben. Diese antipsychotische Polypharmazie stand mit erhöhtem Sicherheitsgrad der Station und langer Unterbringungsdauer signifikant in Zusammenhang. Zudem waren Clozapin und Depotmedikation prädiktiv für Polypharmazie, d. h., es handelte sich zu einem großen Teil um Patient*innen mit behandlungsresistenten Verläufen einer Schizophrenie. Ähnliche Ergebnisse beschreiben Mandarelli et al. (2022): In einem Sample von fast 700 Patient*innen in einer italienischen forensisch-psychiatrischen Einrichtung erhielten etwa 45 % zwei oder mehr antipsychotische Medikamente; Polypharmazie war positiv mit männlichem Geschlecht, Depotmedikation sowie aggressivem Verhalten innerhalb der Einrichtung assoziiert.

Polypharmazie ist also häufig und scheint mit komplexeren Verläufen assoziiert zu sein. Hervorzuheben ist jedoch, dass die Evidenz für das Verschreiben mehrerer antipsychotischer Medikamente sehr begrenzt ist. Behandlungsrichtlinien empfehlen bei Schizophrenie zunächst die Monotherapie, bei Nichtansprechen den Wechsel auf ein anderes Antipsychotikum und dann auf Clozapin. Bei unzureichender Symptomremission unter Clozapin können verschiedene Augmentationsstrategien (vor allem mit Stimmungsstabilisatoren und Antipsychotika) angewandt werden, die jedoch alle eine unzureichende Evidenzlage aufweisen (s. ► Kap. 34). Auch bei der Behandlung einer depressiven Erkrankung stellt eine Kombinations- bzw. Augmentationsstrategie nicht die erste Wahl dar.

33.2.3 Hochdosistherapie

Eine Hochdosistherapie, also die Dosierung eines Medikamentes, meist eines Antipsychotikums, oberhalb der empfohlenen Höchstdosis, ist eine Off-Label-Therapie und sollte die absolute Ausnahme sein. Sie ist jedoch, möglicherweise gerade in der Forensik, häufig (z. B. Mandarelli et al. 2022), obwohl es keine Evidenz für die Effizienz dieser Strategie gibt. Zahlreiche Studien mit verschiedenen Präparaten, z. B. Haloperidol, Olanzapin, Quetiapin, Risperidon und Ziprasidon konnten allesamt keine verbesserte Wirksamkeit oberhalb der empfohlenen Höchstdosis finden (s. Taylor et al., S. 16). Dies ist vor dem Hintergrund des Wirkmechanismus – meist ein Antagonismus an bestimmten Rezeptoren – auch nicht verwunderlich: Bei zunehmender Rezeptorblockade kann eine größere Menge der rezeptorblockierenden Substanz kaum eine zusätzliche Wirkung entfalten. Zu beachten ist, dass sich die Dosierungen verschiedener Medikamente addieren, auch dadurch kann eine Hochdosierung entstehen. Zur Berechnung der kumulativen Dosis von Antipsychotika können Äquivalenztabellen hilfreich sein. Unabhängig davon, ob eine Hochdosistherapie durch die Anwendung eines oder mehrerer Medikamente entsteht, ist es notwendig, die üblichen Routineuntersuchungen zur Therapieüberwachung zu intensivieren.

> Zur Berechnung der Gesamtdosis einer antipsychotischen Medikation bei mehr als einem verschriebenen Präparat dieser Klasse sollten Äquivalenzdosistabellen angewandt werden. Bei Hochdosistherapie ist die Therapieüberwachung (Gewicht, Blut, EKG etc.) zu intensivieren.

33.2.4 Medikamente mit Missbrauchspotenzial

Im Maßregelvollzug werden häufig Patient*innen mit (primären oder sekundären) Substanzgebrauchsstörungen behandelt. Auf Medikamente mit Missbrauchspotenzial ist daher ein besonderes Augenmerk zu legen. Dazu gehören primär Benzodiazepine, die sogenannten Z-Drogen sowie opioide Schmerzmedikamente. Während bei Ersteren beiden meist die restriktive Vergabe bzw. die Unterstützung bei Reduktion und Absetzen die geeignete Strategie darstellt, muss bei Letzteren sorgfältig zwischen Kosten und Nutzen abgewogen werden; bei klarer medizinischer Indikation darf nicht gegen Patient*innen mit substanzkonsumassoziierten Problemen diskriminiert werden, auch hier muss, bei entsprechender Indikation, eine adäquate Schmerztherapie vorgehalten werden.

Zwei weitere Substanzen haben in den letzten Jahren besondere Bedeutung im Hinblick auf eine missbräuchliche Anwendung gewonnen: Quetiapin und Pregabalin. Quetiapin ist ein atypisches Antipsychotikum mit sedierender Wirkung mit Zulassung für Schizophrenie, mäßig bis schwere manische sowie schwere depressive Episoden im Rahmen einer bipolaren Störung sowie zur Rezidivprophylaxe bei diesen Störungen (Benkert und Hippius 2021, S. 429). Quetiapin war in der Studie von Stübner et al. (2022) die im Maßregelvollzug am häufigsten verschriebene psychotrope Medikation; dies lässt sich durch eine ausschließliche Anwendung innerhalb der Zulassungsindikationen nur schwerlich nachvollziehen. Tatsächlich wird Quetiapin häufig Off-Label verschrieben, vor allem zur Spannungsreduktion und bei Schlafstörungen. Quetiapin hat ein hohes Missbrauchspotenzial, wie in zahlreichen Berichten und inzwischen auch Reviews dokumentiert. Chiappini und Schifano (2018) z. B. führten einen Literaturreview durch und analysierten alle Meldungen bezüglich Missbrauch, Abhängigkeit und Entzugssymptomen zu Quetiapin bei EudraVigilance, der Europäischen Datenbank gemeldeter Verdachtsfälle von Arzneimittelnebenwirkungen. Es lagen 18.112 Berichte aus den Jahren 2004–2016 vor (im Vergleich: Olanzapin 4178). Berichtet wurden der Wert der Substanz auf dem Schwarzmarkt, die Verwendung szenespezifischer

Ausdrücke für Quetiapin (z. B. Susie Q, Baby Heroin), der Gebrauch in Kombination mit Kokain und Marihuana, die verschiedenen Applikationsformen (meist in zerkleinerter Form intranasal) sowie der Missbrauch in bestimmten Subpopulationen wie Personen im Gefängnis oder in ambulanten Substitutionsprogrammen. Als Gründe für den Missbrauch wurde der sedative Effekt, aber auch eine Selbstmedikation bei Entzugssymptomatik von anderen Substanzen postuliert. Von Interesse ist auch, dass in einer Anzahl von Fällen Symptome einer Substanzabhängigkeit von Quetiapin berichtet wurden (z. B. Toleranzentwicklung, Craving, Entzugssymptomatik).

Pregabalin ist ein Antiepileptikum; zusätzlich ist es zur Behandlung bei neuropathischen Schmerzen sowie bei der generalisierten Angststörung zugelassen. Auch Pregabalin wird häufig aufgrund seines sedierenden und anxiolytischen Effektes Off-Label angewandt und hat Missbrauchs- und Abhängigkeitspotenzial. Hierauf macht z. B. auch die Arzneimittelkommission der Deutschen Ärzteschaft aufmerksam (Köberle et al. 2020). Auch für Pregabalin gibt es mehrere Tausend Meldungen an Eudra-Vigilance im Zusammenhang mit Missbrauch, Fehlgebrauch und Abhängigkeit. Häufig werden gleichzeitig andere Arzneimittel oder illegale Drogen, in 10 % der Fälle Opioide, eingenommen. Insgesamt steigen die Missbrauchszahlen wie auch die in Giftnotrufen mit der Substanz assoziierten Fälle. Die Kommission empfiehlt, Pregabalin bei Patient*innen mit vorbestehender Substanzabhängigkeit nicht einzusetzen und Patient*innen über das Risiko einer Abhängigkeitsentwicklung und zum Teil gravierenden Entzugssymptomen aufzuklären.

Häufig kommen Patient*innen mit einer Verschreibung von Quetiapin oder Gabapentin aus der Justizvollzugsanstalt und bestehen auf der Fortführung dieser Medikation auch bei fehlender Indikation. Hier ist es notwendig, klinikinterne Verschreibungsrichtlinien zu etablieren, um den Off-Label-Gebrauch dieser Medikamente klar zu begrenzen. Dies steht im Einklang mit zahlreichen relevanten Empfehlungen, so z. B. auch des Bundesinstituts für Arzneimittel und Medizinprodukte (2016), welches empfiehlt: „Aufgrund von Bedenken bezüglich der Langzeittherapie mit Quetiapin (d. h. Spätdyskinesien, metabolische Komplikationen), widersprüchlicher Beobachtungen bezüglich der Wirkung bei nicht bestimmungsgemäßer Anwendung und aufgrund unzureichender aktueller Nachweise ist von einer Off-Label-Anwendung von Quetiapin abzusehen."

> Die Gabe von Quetiapin und Pregabalin zur Sedierung oder zum Schlafanstoß ist ein Off-Label-Use und sollte vermieden werden.

33.3 Psychopharmakologische Behandlung ausgewählter Patient*innengruppen

33.3.1 Patient*innen mit Gewaltstraftaten und Schizophrenie

Dass Antipsychotika eine evidenzbasierte Behandlung der Schizophrenie darstellen, steht außer Frage. Durch die Wirkung auf Positivsymptome wie Halluzinationen und Wahnvorstellungen liegt es nahe, dass die Auftretenswahrscheinlichkeit von Gewalt, die ja zumindest teilweise mit einer solchen Symptomatik assoziiert sein kann, durch die Anwendung von Antipsychotika reduziert werden kann. Dass dies tatsächlich der Fall ist, konnte in verschiedenen Studien gezeigt werden. Insbesondere ein antiaggressiver Effekt von Clozapin wird seit Langem postuliert und konnte inzwischen auch durch verschiedene Studien belegt werden, für einen Review der Evidenz sei z. B. auf den systematischen Review von Frogley et al. (2012) verwiesen.

Reisegger et al. (2021) führten einen systematischen Review der Literatur durch, um Studien zu pharmakologischen Strategien zur Reduktion von Gewalt bei Patient*innen mit der Diagnose einer Schizophrenie in forensischen Settings zu identifizieren. Es wurden zehn Studien gefunden, alle allerdings mit ausgeprägten methodischen Limitationen. Keine der Studien nutzte ein randomisiertes kontrolliertes Studiendesign, die Interpretation der Ergebnisse muss daher zurückhaltend erfolgen. In drei Studien wurde Clozapin verwendet, in je zwei Studien Olanzapin und Risperidon, eine Studie verglich typische mit atypischen Antipsychotika, eine Hoch- mit Niedrigdosierung von Antipsychotika, eine weitere untersuchte die Augmentation mit Omega-3-Fettsäuren. Die verwendeten Outcomes waren unterschiedlich, am häufigsten wurden Vorkommnisse während der Unterbringung beobachtet. Die drei Clozapin-Studien, beide Olanzapin-Studien sowie eine der Risperidon-Studien zeigten einen positiven Effekt im Sinne einer Reduktion von Vorfällen von Gewalt. Kein Unterschied konnten zwischen typischen und atypischen Antipsychotika gefunden werden, und in der Hochdosisgruppe kam es zu mehr Vorkommnissen als in der Niedrigdosisgruppe. In der Studie, die Omega-3-Fettsäuren untersuchte, konnte ein positiver Effekt gefunden werden, allerdings waren hier als Outcome Symptomchecklisten und die Gabe von Bedarfsmedikation und nicht tatsächliche Vorkommnisse gewählt worden.

Sariaslan et al. (2021) nutzten verschiedene schwedische Register und identifizierten eine Stichprobe von nahezu 75.000 Patient*innen, denen zwischen 2006 und 2013 eine antipsychotische Medikation verschrieben worden war (die größte diagnostische Gruppe stellte die Schizophrenie dar). Dabei wurden Festnahmen und Verurteilungen in Zusammenhang mit dem verschriebenen Antipsychotikum (fünf typische und fünf atypische Medikamente wurden eingeschlossen) untersucht. Insgesamt war das Risiko für Festnahmen während Zeiten einer Medikamenteneinnahme signifikant reduziert gegenüber Zeiten, in denen keine Medikamenteneinnahme erfolgte. Patient*innen, die Clozapin, Olanzapin oder Risperidon einnahmen, zeigten eine signifikant niedrigere Rate von Festnahmen und Verurteilungen, inkl. solcher für Gewaltstraftaten, verglichen mit anderen Präparaten. Eine Depotmedikation war ebenso mit einem geringeren Risiko verbunden. Bei Patient*innen mit psychotischen Erkrankungen war der Effekt größer als in anderen diagnostischen Gruppen. Die gefundenen Effekte waren groß, so konnte insgesamt eine Reduktion von 30–50 % in den gemessenen Outcomes, je nach Deliktart, Antipsychotikum und Diagnose, gefunden werden.

33.3.2 Impulsivität

Unter Impulsivität versteht man das spontane Handeln ohne Erwägung der Konsequenzen. Sie ist ein Symptom verschiedener Störungen, z. B. von Substanzgebrauchsstörungen, affektiven Störungen, Persönlichkeitsstörungen und der Aufmerksamkeits-/Hyperaktivitätsstörung. Im Kontext der forensischen Psychiatrie ist die impulsive Aggression (im Gegensatz zur instrumentellen Aggression) von Bedeutung, eine „rasch ausbrechende, emotionsgeladene Überreaktion, typischerweise mit Wut- oder Zorngefühlen, die auf eine leichte Provokation hin erfolgt und mit Verlust von Kontrolle über das eigene Verhalten einhergeht" (Felthous et al. 2018). Die Behandlung des Symptoms Impulsivität erfolgt vorwiegend im Rahmen der Behandlung der Grunderkrankung, jedoch gibt es auch transdiagnostische Ansätze zur Behandlung bzw. Behandlungsversuche, die speziell auf die Impulsivität bei einem bestimmten Krankheitsbild abzielen. Anzumerken ist, dass es sich hierbei ausnahmslos um Off-Label-Behandlungen handelt.

Huband et al. 2010 legten einen Cochrane-Review vor, der die Evidenz zur Behandlung mit Antiepileptika bei Aggression und assoziierter Impulsivität zusammenfasst. Die Autoren fanden insgesamt 14 randomisierte kontrollierte Studien zu fünf verschiedenen Substanzen. Die beste Evidenz konnte für Divalproex/Valproat gefunden werden, auch für Männer mit Cluster-B-Persönlichkeitsstörungen. Carbamazepin zeigte Wirksamkeit bezüglich Selbstverletzungen bei Frauen mit Borderline-Persönlichkeitsstörung, wohingegen Oxcarbazepin zu einer Reduktion verbaler Aggression und Aggression gegenüber Dingen führte. Mit Phenytoin konnte eine Reduktion aggressiver Handlungen in männlichen Gefangenen, einschließlich solcher mit Persönlichkeitsstörung, erreicht werden. Für drei der untersuchten Substanzen lagen neben positiven Ergebnissen allerdings auch Studien vor, die keine Wirksamkeit fanden. Insgesamt wurde die Evidenz als nicht ausreichend angesehen, um daraus Behandlungsempfehlungen ableiten zu können.

Felthous et al. (2018) beschreiben 23 plazebokontrollierte Studien guter Qualität zur Pharmakotherapie impulsiver Aggression. Sie empfehlen allerdings, nur solche Substanzen zur Behandlung auszuwählen, die sich in mindestens zwei hochqualitativen Studien als wirksam erwiesen haben. Dazu gehörten: Fluoxetin, Phenytoin, Divalproex/Valproat, Carbamazepin/Oxcarbazepin und Lithiumsalz. Fluoxetin soll demnach bei der intermittierenden explosiven Störung sowie bei Patient*innen mit Depression, und zwar unabhängig von der antidepressiven Wirkung, wirksam sein. In einem aktuellen systematischen Review hatten auch Tahir et al. (2022) die Wirksamkeit von Fluoxetin und Oxcarbazepin bei der intermittierenden explosiven Störung beschrieben. Divalproex/Valproat soll sich nach Felthous et al. (2018) besonders im Zusammenhang mit der Borderline-Persönlichkeitsstörung als wirksam erwiesen haben. Dies konnte in einem aktuellen Review (Mungo et al. 2020) hingegen nicht bestätigt werden, in diesem wurde nur für die Substanzen Duloxetin, Fluoxetin, Topiramat, Lamotrigin, Oxcarbazepin, Aripiprazol, Flupenthixol, Olanzapin (nur in einer von fünf Studien), Paliperidon, Quetiapin, Risperidon und Omega-3-Fettsäuren eine gewisse Wirksamkeit bei Impulsivität im Rahmen einer Borderline-Persönlichkeitsstörung gefunden; dabei wurden allerdings auch Studien mit sehr geringer methodischer Qualität einbezogen. Für die Substanzen Phenytoin, Carbamazepin/Oxcarbazepin und Lithiumsalz empfehlen Felthous et al. (2018) einen Behandlungsversuch erst, nachdem andere Ansätze gescheitert sind, und vor allem im Kontext affektiver Erkrankungen.

Insgesamt ist die Evidenz zur Behandlung des Symptoms Impulsivität also uneinheitlich und schwierig zu interpretieren. Die beste Evidenz scheint für antiepileptische Substanzen, die ja teilweise auch als Stimmungsstabilisatoren eingesetzt werden, vorzuliegen. Jedenfalls ist eine psychopharmakologische Behandlung der Impulsivität immer als Behandlungsversuch anzusehen und kann sich nicht auf evidenzbasierte Behandlungsrichtlinien stützen.

33.3.3 Persönlichkeitsstörungen

Ähnlich wie bei der Impulsivität als Symptom liegen auch bei der Behandlung von Persönlichkeitsstörungen keine evidenzbasierten Behandlungsempfehlungen vor. Hier ist psychotherapeutischen Interventionen klar der Vorzug zu geben, z. B. der Dialektisch-Behavioralen Therapie (s. ▶ Kap. 26 in diesem Band) bei der Borderline-Persönlichkeitsstörung. Im Hinblick auf die pharmakologische Therapie werden im Allgemeinen eine konsequente Behandlung von Komorbiditäten (z. B. einer Depression) sowie ein symptomorientierter Ansatz empfohlen. Dies bedeutet, dass es nicht um die Behandlung der Störung als solche, sondern vielmehr um die Besserung einzelner Zielsymptome geht, z. B. von Impulsivität oder von vorübergehenden psychotischen Symptomen bei der Borderline-Persönlichkeitsstörung (z. B. Benkert und Hippius 2021, S. 875 ff.).

Zu Cluster-B-Persönlichkeitsstörungen, insbesondere zur Borderline-Persönlichkeitsstörung, liegen im Vergleich zu anderen Persönlichkeitsstörungen mehr Studien vor. Dennoch ist auch hier die wissenschaftliche Evidenz insgesamt unbefriedigend und steht im Widerspruch zur Verschreibungsrealität bei dieser Störung (Völlm et al. 2012). Die Evidenz zur Pharmakotherapie der Borderline-Persönlichkeitsstörung ist in einem Cochrane-Review zusammengefasst (Lieb et al. 2010). Insgesamt lagen 27 randomisierte kontrollierte Studien vor. Die beste Evidenz konnte für Stimmungsstabilisatoren (Divalproex/Valproat, Lamotrigin, Topiramat) und atypische Antipsychotika (Aripiprazol und Olanzapin) gefunden werden. Auch die Autoren dieses Reviews schlussfolgern, dass keine der Substanzen geeignet ist, die Erkrankungsschwere der Persönlichkeitsstörung positiv zu beeinflussen, und dass es vielmehr um eine symptomfokussierte Anwendung geht. Eine Aktualisierung dieses Reviews ist kurz vor der Fertigstellung, wird aber im Wesentlichen zu denselben Ergebnissen kommen.

Einen Cochrane-Review zur psychopharmakologischen Behandlung der antisozialen Persönlichkeitsstörung legten Khalifa et al. (2020) vor. Hier ist die Evidenzlage noch unbefriedigender. Von den elf eingeschlossenen Studien hatte keine die antisoziale Persönlichkeitsstörung als Zielstörung. Vielmehr widmeten sich fast alle Studien Patient*innen mit Substanzgebrauchsstörungen; die oft vorliegende Komorbidität erlaubte aber auch Rückschlüsse auf die antisoziale Persönlichkeitsstörung. Nur Phenytoin zeigte einen positiven Effekt auf aggressive Vorkommnisse bei Strafgefangenen.

> Es gibt keine Arzneimittel, die zur Behandlung von Persönlichkeitsstörungen oder einzelner Symptome dieser Störungen zugelassen sind. Psychotherapeutischen Interventionen ist hier der Vorzug zu geben. Bei der psychopharmakologischen Therapie handelt es sich immer um einen individuellen Behandlungsversuch. Dabei sollte symptomorientiert vorgegangen werden. Die umfangreichste Evidenz liegt für Stimmungsstabilisatoren und atypische Antipsychotika bei der Borderline-Persönlichkeitsstörung vor.

Literatur

Amick HE, Gartlehner G, Gaynes BN, Forneris C, Asher GN, Morgan LC, Coker-Schwimmer E, Boland E, Lux LJ, Gaylord S, Bann C, Pierl CB, Lohr CN (2015) Comparative benefits and harms of second generation antidepressants and cognitive behavioral therapies in initial treatment of major depressive disorder: systematic review and meta-analysis. BMJ 2015(351):h6019

Beck AT, Brown GK, Steer RA (2013) Beck-Depressions-Inventar-FS (BDI-FS). Manual. Deutsche Bearbeitung von Sören Kliem & Elmar Brähler. Pearson Assessment, Frankfurt am Main

Benkert O, Hippius H (2021) Kompendium der psychiatrischen Pharmakotherapie, 13. Aufl. Springer, Heidelberg

Breyer B, Bluemke M (2016) Deutsche Version der Positive and Negative Affect Schedule PANAS (GESIS Panel). http://www.gesis.org/zis. Zugegriffen am 20.09.2022

Bundesärztekammer (BÄK), Kassenärztliche Bundesvereinigung (KBV), Arbeitsgemeinschaft der Wissenschaftlichen Medizinischen Fachgesellschaften (AWMF) (2022) Nationale VersorgungsLeitlinie Unipolare Depression – Langfassung, Version 3.0. https://doi.org/10.6101/AZQ/000493. http://www.leitlinien.de/depression

Bundesinstitut für Arzneimittel und Medizinprodukte (2016) Leitfaden für Ärzte zur Verordnung von Quetiapin-haltigen Arzneimitteln. https://www.bfarm.de/quetiapin-seroquel-aerzte.pdf. Zugegriffen am 24.09.2022

Ceraso A, Lin JJ, Schneider-Thoma J, Siafis S, Tardy M, Komossa K, Heres S, Kissling W, Davis JM, Leucht S (2020) Maintenance treatment with antipsychotic drugs for schizophrenia. Cochrane Database Syst Rev 2020(8):CD008016

Chiappini S, Schifano F (2018) Is there a potential of misuse for quetiapine? J Clin Psychopharmacol 38:72–79

Demut A, Grandt D, Radaecke K (2017) Anforderungen an die Verordnung und Anwendung von Bedarfsmedikation zur Gewährleistung von Arnzeimitteltherapiesicherheit. Arzneimittelkommission der deutschen Ärzteschaft, Berlin. Anforderungen an die Verordnung und Anwendung von Bedarfsmedikation zur Gewährleistung von Arzneimitteltherapiesicherheit – Arzneimittelkommission der deutschen Ärzteschaft. https://www.akdae.de. Zugegriffen am 24.09.2022

Erhard D (2012) Die Einwilligungsfähigkeit des Patienten. Lege Artis 2:292–295

Farell C, Brink J (2020) The prevalence and factors associated with antipsychotic polypharmacy in a forensic psychiatric sample. Front Psychiatry 11:263

Felthous AR, Stanford MS, Saß H (2018) Zur Pharmakotherapie impulsiver Aggression bei antisozialen und psychopathischen Störungen. Forensic Psychiatr Psychol Kriminol 12:266–278

Frogley C, Taylor D, Dickens G, Picchioni M (2012) A systematic review of the evidence of clozapine's antiaggressive effects. Int J Neuropsychopharmacol 15:1351–1371

Gaebel W, Hassan A, Falkai P (2019) S3-Leitlinie Schizophrenie. Springer, Heidelberg

Howner K, Andiné P, Engberg G, Ekström EH, Lindström E, Nilsson M, Radovic S, Hultcrantz M (2020) Pharmacological treatment in forensic psychiatry – a systematic review. Front Psychiatry 10:963

Huband N, Ferriter M, Nathan RE, Jones HF (2010) Antiepileptics for aggression and associated impulsivity. Cochrane Database Syst Rev 2010(2):CD003499

Jahn T (2019) Bewegungsstörungen bei psychischen Erkrankungen. Springer, Heidelberg

Khalifa NR, Gibbon S, Völlm BA, Cheung NH-Y, McCarthy L (2020) Pharmacological interventions for antisocial personality disorder. Cochrane Database Syst Rev 2020(9):CD007667

Köberle U, Stammschulte T, Acquarone D, Bonnet U (2020) Abhängigkeitspotenzial von Pregabalin. Berlin: Arzneimittelkommission der deutschen Ärzteschaft. Abhängigkeitspotenzial von Pregabalin – Arzneimittelkommission der deutschen Ärzteschaft. https://www.akdae.de. Zugegriffen am 24.09.2022

Lieb K, Völlm B, Rücker G, Timmer A, Stoffers JM (2010) Pharmacotherapy for borderline personality disorder: Cochrane systematic review of randomised trials. Br J Psychiatry 196:4–12

Mandarelli G, Carabellese F, Di Sciascio G, Catanesi R (2022) Antipsychotic polypharmacy and high-dose antipsychotic regimens in the residential Italian forensic psychiatric population (REMS). Front Psychol 13:722985

Mungo A, Hein M, Hubain P, Laos G, Fontaine P (2020) Impulsivity and its therapeutic management in borderline personality disorder: a systematic review. Psychiatry Q 91:1333–1362

Reisegger A, Slamanig R, Winkler H, de Girolamo G, Carrà G, Crocamo C, Gosek P, Heitzman J, Salize HJ, Picchioni M, Wancata J (2021) Pharmacological interventions to reduce violence in patients with schizophrenia in forensic psychiatry. CNS Spectrums 5:1–11

Sariaslan A, Leucht S, Zetterqvist J, Lichtenstein P, Fazel S (2021) Associations between individual antipsychotics and the risk of arrests and convictions of violent and other crime: a nationwide within-individual study of 74,925 persons, Bd 52. Psychological Medicine, S 1–9. Published Online: 2021-03-11

Stübner S, Yundina E, Mußmann L, Korbmacher J, Brieger P, Steinböck H (2022) Psychopharmaka – Anwendungspraxis in Maßregelvollzug und Allgemeinpsychiatrie im Vergleich. Psychiatr Prax 49:255–261

Tahir T, Wong MM, Maaz M, Naufal R, Tahir R, Naidoo Y (2022) Pharmacotherapy of impulse control disorders: a systematic review. Psychiatry Res 311:114499

Taylor D, Barnes TRE, Young AH (2021) Prescribing guidelines in psychiatry, 14. Aufl. Wiley Blackwell, Hoboken

Taylor MJ, Freemantle N, Geddes JR, Bhagwagar Z (2006) Early onset of selective serotonin reuptake inhibitor antidepressant action: systematic review and meta-analysis. Arch Gen Psychiatry 63:1217–1223

Vasic N, Segmiller F, Rees F, Jäger M, Becker T, Ormanns N, Otte S, Streb J, Dudeck M (2018) Psychopharmacologic treatment of in-patients with schizophrenia: comparing forensic and general psychiatry. J Forensic Psychiatry Psychol 29:1–15

Völlm BA, Chadwick K, Abdelrazek T, Smith J (2012) Prescribing of psychotropic medication for personality disordered patients in secure forensic settings. J Forensic Psychiatry Psychol 23:200–216

Behandlung von therapieresistenten Psychosen

David Zilles-Wegner

Inhaltsverzeichnis

B. Völlm, B. Schiffer (Hrsg.), *Forensische Psychiatrie*, https://doi.org/10.1007/978-3-662-64465-2_34

34.1 Therapieresistente Psychosen

Therapieresistente Psychosen stellen für Kliniker*innen eine große Herausforderung dar. Aufgrund der zunehmenden Häufigkeit schizophrener Störungen im Maßregelvollzug (Ceus Consulting 2016) und des Einflusses der Therapieresistenz auf die Unterbringungsdauer (Gosek et al. 2021) hat das Thema zudem eine besondere Relevanz für den Maßregelvollzug. Pharmakologisch ist einzig für die Therapie mit Clozapin eine überlegene Wirksamkeit gegenüber anderen Antipsychotika nachgewiesen. Jedoch ist Clozapin aufgrund der Kontraindikationen, des Nebenwirkungsprofils sowie der in der Regel oralen Darreichungsform nicht für alle Patient*innen geeignet. Zudem finden sich auch unter Clozapin therapieresistente Verläufe, für die keine evidenzbasierten pharmakologischen Strategien verfügbar sind. In den letzten Jahren wurde die Elektrokonvulsionstherapie (EKT) wieder vermehrt in der Indikation Schizophrenie eingesetzt und zeigte sich auch in Studien als wirksame und verträgliche Behandlungsoption in der Therapie Clozapin-resistenter Psychosen. Für den Einsatz der EKT im Maßregelvollzug gibt es bislang wenige, jedoch vielversprechende Daten.

34.1.1 Definition

Antipsychotische Therapieresistenz ist definiert als das Fortbestehen von Symptomen und Funktionsbeeinträchtigungen trotz zweier hinsichtlich Dauer und Dosierung ausreichender Behandlungsversuche mit unterschiedlichen Antipsychotika und gegebener Compliance (Howes et al. 2017).

34.1.2 Häufigkeit und Ursachen

Ein nicht ausreichendes Ansprechen auf antipsychotische Therapien ist ein in der klinischen Praxis häufiges Problem. Bei vorzugsweiser Betrachtung der Positivsymptomatik liegt eine Pharmakotherapieresistenz bei etwa 30 % der Betroffenen vor, bei Berücksichtigung aller Symptombereiche wie Negativsymptomen, kognitiven und sozialen Funktionsstörungen sogar bei über 50 % (DGPPN 2019). Einen Sonderfall stellen dabei Clozapin-resistente Verläufe dar, die wiederum bei etwa 40 % der therapieresistenten Patient*innen vorliegen. Klinisch bedeutsam ist die Differenzierung einer echten Therapieresistenz von einer sekundären bzw. Pseudotherapieresistenz, da Letztere durch entsprechende Maßnahmen potenziell behoben werden kann. ◘ Tab. 34.1 beschreibt eine Reihe von möglichen Ursachen sowie geeignete therapeutische Maßnahmen.

34.1.3 Fallbeispiel

Ein 35-jähriger Patient mit paranoider Schizophrenie wurde mit therapieresistent psychotischer Symptomatik übernommen. Es bestand eine ausgeprägte Symptomatik mit paranoidem Wahn, akustischen Halluzinationen mit imperativen Stimmen sowie formalgedanklicher Störung. Im Rahmen der Wahndynamik kam es wiederkehrend zu psychomotorischen Erregungszuständen und raptusartigen aggressiven Durchbrüchen. Der Patient schlug seinen Kopf gegen Wände und ließ sich vom Bett aus mit dem Gesicht auf den Boden fallen. Im Rahmen der im Nachhinein als unerträglich geschilderten Halluzinationen kam es zu tätlichen Angriffen auf Personal.

Tab. 34.1 Ursachen der Pseudotherapieresistenz. (Modifiziert nach DGPPN 2019)

Ursache	Mögliche Maßnahme
Falsche Diagnose	Ausführliche Differenzialdiagnostik unter Nutzung standardisierter Instrumente und Skalen
Beeinträchtigende Nebenwirkungen	Dosisanpassung, Präparatewechsel
Substanzkonsum	Anamnese, toxikologische Diagnostik
Zu niedriger Serumspiegel aufgrund von - Non-Compliance - Wechselwirkungen - Metabolisierung (Polymorphismen der CYP-Enzyme)	Spiegelkontrollierte Dosisanpassung (Hiemke et al. 2018), Psychoedukation, Präparatewechsel, ggf. Genotypisierung
Zu kurze Therapiedauer	Antipsychotika für mindestens 6 Wochen, Clozapin mindestens 12 Wochen
Psychosoziale Faktoren	Stressoren (z. B. High Expressed Emotions) identifizieren und behandeln

Es bestand eine Vormedikation aus vier parallel und hoch dosierten Antipsychotika inklusive Clozapin sowie Valproinsäure und Diazepam. Diese wurde aufgrund des fehlenden Ansprechens reduziert bzw. ausgeschlichen, ohne dass es zu einer weiteren klinischen Verschlechterung kam. Bei nachgewiesener Therapieresistenz erfolgte die Durchführung einer EKT-Serie. Unter dieser konnte eine deutliche Symptomreduktion erzielt werden. Der Patient war im Verlauf wieder einwilligungsfähig und stimmte der Fortführung der EKT sowie einer anschließenden Erhaltungs-EKT zu. Die Entlassung in ein Wohnheim erfolgte mit einer medikamentösen Monotherapie sowie zunächst wöchentlicher Erhaltungs-EKT.

34.2 Behandlungsoptionen bei Therapieresistenz

Für das Management behandlungsresistenter Psychosen ist es zunächst wichtig, das tatsächliche Vorliegen einer Therapieresistenz gründlich zu sichern. Hierbei sind besonders die in Tab. 34.1 genannten Ursachen für eine Pseudotherapieresistenz auszuschließen. Eine ausreichend lange, ausreichend dosierte Behandlung und deren Nachweis durch Spiegelkontrollen stellen hierfür die Basis dar. Mögliche Gründe für mangelnde Therapietreue des*der Patient*in wie fehlende Krankheitseinsicht oder Nebenwirkungen sollten aktiv von dem Patienten bzw. der Patientin erfragt und ggf. durch entsprechende Maßnahmen behoben werden. Ist eine echte Therapieresistenz gesichert, gibt es einige evidenzbasierte Strategien, die im Folgenden dargestellt werden sollen.

34.2.1 Clozapin

Clozapin ist das einzige Antipsychotikum, für das bei pharmakologischer Therapieresistenz metaanalytisch zuverlässig bessere Ansprechraten im Vergleich zu anderen Substanzen gezeigt werden konnten (Siskind et al. 2016). Insofern ist eine Behandlung mit Clozapin bei gesicherter medikamentöser Therapieresistenz gemäß Leitlinien mit dem höchsten Empfehlungsgrad indiziert. Ein besonderer Stellenwert im forensischen Kontext ergibt sich für Clozapin zudem aufgrund seiner antiaggressiven Wirkung (Patchan et al. 2018). Eingeschränkt wird die Anwendung von Clozapin durch die seltenen, aber potenziell gefährlichen hämatologischen (Agranulozytose) und kardialen (Myokarditis) Nebenwirkungen sowie die deshalb erforderlichen strikten Begleituntersuchungen. So ist für die ersten 4 Monate eine wöchentliche und danach mindestens 4-wöchige Kontrolle des Differenzialblutbilds notwendige Voraussetzung für die Therapie.

> Wichtig ist zu beachten, dass Clozapin aufgrund der Metabolisierung über das Enzym CYP1A2 anfällig für Wechselwirkungen mit anderen Medikamenten wie auch mit dem Rauchverhalten der Patient*innen ist (Hiemke et al. 2018). Rauchen führt über eine Enzyminduktion zu niedrigeren Clozapin-Konzentrationen (Tsuda et al. 2014), umgekehrt kann ein Rauchstopp zu deutlich steigenden Spiegeln bis hin zu Intoxikationen trotz unveränderter oraler Clozapin-Dosis führen.

Aufgrund der hohen interindividuellen Varianz der Pharmakokinetik des Clozapin können hier keine pauschalen Aussagen zu etwaigen Dosisanpassungen gegeben werden, in der Konsequenz sind häufigere Spiegelbestimmungen und ggf. Dosisanpassungen erforderlich. Ausreichende Spiegel von größer 350 ng/ml sind bei gegebener Verträglichkeit anzustreben. Einige Patient*innen profitieren erfahrungsgemäß erst unter deutlich höheren Konzentrationen, sodass die orale Dosierung nach klinischer Wirksamkeit, Nebenwirkungen sowie Blutkonzentration gesteuert werden sollte und auch Konzentrationen oberhalb der angegeben Referenzbereiche (Hiemke et al. 2018) bei gegebener Verträglichkeit angestrebt werden können (Yada et al. 2021).

Besonderheiten in der Behandlung mit Clozapin

Aus den spezifischen Anforderungen des forensischen Settings sowie aus der überlegenen Wirksamkeit von Clozapin können sich besondere Behandlungssituationen ergeben, auf die nachfolgend eingegangen werden soll. Ein limitierender Faktor der Therapie mit Clozapin ist die Verfügbarkeit als Tabletten oder Suspension, letztlich also eine orale Darreichungsform, die einer Kooperation der Patient*innen bedarf. In begründeten Ausnahmefällen kann eine Applikation per nasogastraler Sonde erwogen werden, die in einer Fallserie positive Effekte bei Patient*innen in hochgesicherten Settings zeigte, inkl. der Lockerung von Restriktionen (Till et al. 2019). Dasselbe gilt für die intramuskuläre Injektion von Clozapin, die prinzipiell mittels eines Präparates aus den Niederlanden erfolgen kann. Zu beachten ist dabei eine um jeweils 50 % reduzierte Dosierung (orale Bioverfügbarkeit) bei der i.m.-Injektion. Ein Behandlungsprotokoll ist publiziert (Casetta et al. 2020) und belegt die Möglichkeit des erfolgreichen Übergangs in eine orale Behandlung bei initial nicht adhärenten Patient*innen.

Eine weitere Herausforderung ist die Frage nach der Möglichkeit eines erneuten Behandlungsversuchs mit Clozapin bei zuvor bestehender Unverträglichkeit. Insbesondere Blutbildveränderungen sowie kardiale Nebenwirkungen sind wegen des potenziell letalen Verlaufs zu beachten. Eine Analyse von 259 publizierten Fällen fand dabei, dass etwa zwei Drittel der Patient*innen mit vorausgegangener Neutropenie unter Clozapin eine erneute Gabe ohne erneute Veränderung tolerierten, was laut Autor*innen in klinischen Ausnahmesituation und unter strikten Kontrollen einen neuerlichen Behandlungsversuch vertretbar erscheinen lässt (Manu et al. 2018). Bei zuvor aufgetretener Agranulozytose oder Myokarditis scheint das Risiko des erneuten Auftretens hingegen höher zu sein, weshalb die Autor*innen aufgrund der schwerwiegenden Konsequenzen von einer sogenannten Rechallenge abraten. Kriterien für eine Nutzen-Risiko-Analyse bietet die Arbeit von Silva et al. (2020).

34.2.2 Weitere pharmakologische Optionen

Obwohl andere pharmakologische Strategien in der klinischen Praxis regelmäßig zu finden sind (s. Fallbeispiel, Abschn. 34.1.3), besteht für ihre Anwendung nur eine geringe wissenschaftliche Evidenz (Galling et al. 2017). Die Häufigkeit von Strategien wie antipsychotischer Hochdosis- und Kombinationsbehandlung oder auch die Augmentation mit Nicht-Antipsychotika wie etwa Stimmungsstabilisierern (Valproinsäure, Carbamazepin, Lamotrigin, Lithium) steht zum Teil in deutlichem Widerspruch zu den Leitlinienempfehlungen (DGPPN 2019). Diese sehen im Falle einer Unverträglichkeit von Clozapin alternativ noch die Gabe von Olanzapin oder Risperidon vor, da diese in manchen Analysen eine Überlegenheit gegenüber anderen Antipsychotika aufwiesen. Generell ist auch bei Behandlungsresistenz eine Monotherapie anzustreben, erst nach erfolgloser konsekutiver Behandlung mit drei Antipsychotika inklusive Clozapin kann eine Kombination zweier Antipsychotika erwogen werden. Dabei sollte der Symptomverlauf sorgfältig, z. B. unter Nutzung entsprechender Symptomskalen wie der PANSS, beobachtet werden, um im Falle einer ausbleibenden relevanten Verbesserung eine Kombinationsbehandlung konsequent wieder zu beenden.

34.2.3 Psychotherapie

Patient*innen mit Schizophrenie sollten angepasst an die individuelle Situation auch das Angebot einer psychotherapeutischen Behandlung erhalten. Nachweisliche Effekte existieren für die Psychoedukation, insbesondere unter Einbeziehung von engen Bezugspersonen, für die Kognitive Verhaltenstherapie, Metakognitives Training sowie spezifische familientherapeutische Interventionen (Lincoln und Moritz 2017). Durch diese Maßnahmen konnten in Studien signifikante Rückgänge der psychotischen Symptomatik bzw. von Rezidiven oder Krankenhausbehandlungen gezeigt werden. Spezifische psychotherapeutische Interventionen für therapieresistente Verläufe liegen dabei nicht vor. Insbesondere bei schwer ausgeprägter Symptomatik sind Patient*innen psychotherapeutischen Interventionen nicht immer zugänglich, sodass ggf. im Sinne einer sequenziellen Therapie zunächst die Symptomlast durch andere Therapien reduziert werden muss, bevor psychotherapeutische Interventionen das Gesamtkonzept ergänzen können. Psychotherapeutische Interventionen bei Psychosen werden in ▶ Kap. 32 diskutiert.

34.2.4 Neurostimulationsverfahren

Neben pharmakologischen und psychotherapeutischen Verfahren stellen elektrische Stimulations- bzw. Neuromodulationsverfahren eine weitere Therapieform in der Psychiatrie dar. Zu erwähnen ist hier insbesondere die Elektrokonvulsionstherapie (EKT), die aufgrund ihres Stellenwerts im folgenden Abschnitt ausführlicher behandelt werden soll. Daneben haben Studien in den letzten Jahren aber auch für andere Verfahren erste Wirksamkeitsnachweise erbringen können. Für die repetitive Transkranielle Magnetstimulation (rTMS) etwa wurde gezeigt, dass pharmakotherapieresistente akustische Halluzinationen signifikant reduziert werden können. Aktuelle Übersichten stellen diese und andere, zum Teil noch experimentelle Stimulationsverfahren vor (Kinfe und Hurlemann 2019).

34.3 Elektrokonvulsionstherapie (EKT)

Seit mehr als 80 Jahren existiert die Elektrokonvulsionstherapie (EKT) unter technischer Weiterentwicklung als psychiatrisches Therapieverfahren. In der letzten Dekade verzeichnete die EKT vor dem Hintergrund einer besseren Evidenzbasis bei verschiedenen Indikationen und entsprechender Leitlinienempfehlungen auch in Deutschland wieder einen größeren Stellenwert und deutlich steigende Behandlungszahlen (Jolivet und Grözinger 2020), wenngleich diese im internationalen Vergleich noch immer relativ niedrig sind.

> EKT bezeichnet die zu therapeutischen Zwecken durchgeführte Induktion eines generalisierten zerebralen Anfalls mittels elektrischem Strom.

34.3.1 Durchführung

Als sogenannte modifizierte EKT wird dieses Verfahren heute standardmäßig unter kurzer Allgemeinanästhesie und Muskelrelaxation angewandt. Ärztliches und pflegerisches Personal aus Psychiatrie und Anästhesiologie führen die Behandlung gemeinsam durch. EKT findet meist als Behandlungsserie statt mit drei Therapiesitzungen pro Woche. Die Gesamtzahl der Behandlungen ist variabel und richtet sich nach dem klinischen Ansprechen. Oft sind 10–12 Behandlungen für die Akuttherapie ausreichend, bis entweder eine Remission der Symptome oder ein stabiles Plateau erreicht wird, zum Teil profitieren Patient*innen jedoch auch erst nach längeren Serien. Die Behandlung kann u. a. hinsichtlich Elektrodenplatzierung, Stimulationsdosis, Pulsweite und Anästhetikum variiert werden, womit Wirksamkeit und Verträglichkeit beeinflusst werden können. Für Details der Anwendung sei auf das deutschsprachige Standardwerk verwiesen (Grözinger et al. 2013).

34.3.2 Wirkmechanismen

Die Wirksamkeit der EKT ist abhängig von der Auslösung eines generalisierten zerebralen Anfalls. Im Verlauf der Behandlung sind Veränderungen auf zerebraler und systemischer Ebene nachweisbar, die zum Teil im Zusammenhang mit dem klinischen Ansprechen stehen. Bei depressiven Patient*innen konnten regional spezifische Zunahmen von Hirnvolumina etwa in der Hippocampusregion gezeigt werden (Sartorius et al. 2019). Hierzu passend sind Befunde einer erhöhten Konzentration neuronaler Wachstumsfaktoren nach EKT-Behandlungen. Die darauf basierende Neuroplastizitätshypothese könnte auch erklären, wieso sich krankheitsassoziiert gestörte neuronale Netzwerke im Verlauf der Therapie normalisieren. Auch neuroimmunologische Befunde im Sinne einer Reduktion von Entzündungsfaktoren liegen vor und sind im Kontext pathophysiologischer Annahmen depressiver und psychotischer Störungen als potenzieller Wirkmechanismus plausibel.

34.3.3 Indikationen

Für vielfältige neuropsychiatrische Störungsbilder ist eine Wirksamkeit der EKT beschrieben (DGPPN 2015; DGBS und DGPPN 2019; DGPPN 2019; Takamiya et al. 2021). Diese breite syndromale Wirksamkeit lässt sich aus den oben beschriebenen, eher unspezifischen Wirkmechanismen gut ableiten. Einen aktuellen Überblick zu den Indikationen zur EKT bietet die 2022 aktualisierte Stellungnahme der DGPPN (DGPPN 2022).

Es werden Indikationen erster und zweiter Wahl unterschieden, je nachdem, ob die EKT als primäre Behandlung eingesetzt werden sollte oder erst nach Nichtansprechen auf andere Therapieformen. Primär ist die EKT dann indiziert, wenn aufgrund des Störungsbildes ein besonders gutes Ansprechen auf die EKT zu erwarten ist bzw. wenn aufgrund der Akuität und des Schweregrades ein rasches und definitives Ansprechen erforderlich ist. Einen Überblick gibt Tab. 34.2.

Für die Diagnosen Schizophrenie, unipolare Depression sowie bipolare affektive Störung existieren die umfangreichsten Studiendaten, sodass für diese Indikationen evidenzbasierte Leitlinienempfehlungen abgeleitet werden konnten. Diese werden in Tab. 34.3. zusammengefasst.

Trotz dieser klaren Empfehlungen und insgesamt steigender Behandlungszahlen sieht die Versorgungsrealität vielfach noch anders aus. 2016 wurde nur an knapp der Hälfte der psychiatrischen Kliniken in Deutschland EKT durchgeführt (Jolivet und Grözinger 2020), sodass zumindest regional von einer deutlichen Unterversorgung auszugehen ist. Dies spiegelt sich auch in den zum Teil weit überregionalen Zuweisungen an große EKT-Zentren wider (Methfessel et al. 2022).

Tab. 34.2 Indikationen zur EKT

Therapie erster Wahl	Therapie zweiter Wahl	Seltenere Indikationen
Schwere depressive Episoden mit - psychotischen Symptomen - akuter Suizidalität - Nahrungsverweigerung Schwere (perniziöse) Katatonie	Therapieresistente Episoden einer unipolaren Depression, einer bipolaren affektiven Störung, Schizophrenie oder Katatonie Andere therapieresistente psychiatrische Störungen (z. B. Zwangsstörung, posttraumatische Belastungsstörung) mit komorbider Depression	Schwerwiegende Verhaltensstörungen bei Autismus-Spektrum-Störungen Schwerwiegende Verhaltensstörungen bei Demenzen Malignes neuroleptisches Syndrom Therapierefraktärer Status epilepticus Therapierefraktäres Parkinson-Syndrom Delirante Manie Organische Psychosyndrome inkl. Autoimmunenzephalitiden

Tab. 34.3 Leitlinienempfehlungen zur EKT. (Modifiziert nach DGPPN 2015; DGBS und DGPPN 2019; DGPPN 2019)

Diagnose	Akutbehandlung	Erhaltungstherapie
Unipolare Depression	Soll bei schweren oder therapieresistenten depressiven Episoden in Betracht gezogen werden	Sollte eingesetzt werden bei mangelnder Wirksamkeit oder Verträglichkeit einer sonstigen Rezidivprophylaxe sowie Patientenpräferenz
Bipolare affektive Störung	Sollte bei pharmakotherapieresistenten manischen Episoden durchgeführt werden Sollte zur Behandlung schwerer und therapieresistenter depressiver Episoden eingesetzt werden	Kann angeboten werden bei mangelnder Wirksamkeit oder Verträglichkeit einer sonstigen Rezidivprophylaxe sowie Patientenpräferenz
Schizophrenie	Sollte bei eindeutiger medikamentöser Behandlungsresistenz zur Augmentierung angeboten werden	Keine spezifische Empfehlung

34.3.4 Nebenwirkungen, Sicherheit, Kontraindikationen

EKT gilt mit einer Mortalität von 1:50.000 Behandlungen (Tørring et al. 2017) als eines der sichersten in Allgemeinanästhesie durchgeführten Therapieverfahren überhaupt. In Abhängigkeit von der Schwere der psychiatrischen Diagnose gibt es kaum absolute Kontraindikationen. Insbesondere relevant sind kardio- und zerebrovaskuläre Erkrankungen sowie Krankheitsbilder, die mit einem erhöhten Hirndruck einhergehen, da es während der Behandlung zu einer sympathikotonen Reaktion mit Anstieg von Herzfrequenz, Blutdruck sowie zerebraler Durchblutung kommt.

34

Nebenwirkungen sind in den meisten Fällen moderat ausgeprägt und transient, sodass das Nutzen-Risiko-Verhältnis bei den dargestellten Behandlungsindikationen meist klar zugunsten der EKT ausfällt. Häufiger auftretende Nebenwirkungen wie Kopf- und Muskelschmerzen sowie Übelkeit sind einer symptomatischen Therapie gut zugänglich bzw. können durch eine medikamentöse Prophylaxe verhindert werden, ebenso ein zu starker Anstieg von Herzfrequenz und Blutdruck während der Behandlung. Eine durchaus häufige und relevante Nebenwirkung können zudem kognitive Störungen sein, die sich meist im Sinne von Tage bis wenige Wochen bestehenden Beeinträchtigungen des Kurzzeitgedächtnisses sowie anderer neuropsychologischer Funktionen äußern. Selten werden länger anhaltende Defizite des autobiografischen Gedächtnisses beschrieben. Bei objektiver Messung zeigen Patient*innen mehr als 2 Wochen nach EKT durchschnittlich jedoch sogar bessere kognitive Leistungen als vor der Behandlung (Semkovska und McLoughlin 2010). Wichtig ist zudem, dass EKT nicht zu strukturellen Schäden des Gehirns führt (Besse et al. 2020).

34.3.5 Wirksamkeit der EKT bei Schizophrenie

Die erste Anwendung der EKT überhaupt erfolgte am 11. April 1938 in Rom bei einem Patienten mit Schizophrenie und ermöglichte seine Entlassung aus der Klinik (Shorter und Healy 2007). Nach Einführung der Antipsychotika wurde die EKT zwischenzeitlich nur noch selten zur Behandlung von Störungen aus dem Schizophrenie-Spektrum eingesetzt; lediglich die (perniziöse) Katatonie blieb als klare Indikation bestehen. In der letzten Dekade hat sich die Studienlage jedoch deutlich verbessert. Eine methodisch hochwertige randomisierte, kontrollierte, einfach verblindete Studie mit Crossover-Design konnte für die EKT selbst bei Clozapin-resistenter Schizophrenie Ansprechraten von 50 % in der Akutbehandlung zeigen (Petrides et al. 2015). Aktuelle Übersichten (Grover et al. 2019) und Leitlinien (DGPPN 2019) empfehlen daher einen deutlich breiteren Einsatz der EKT in der Indikation Schizophrenie. Vor dem Hintergrund häufig chronifizierter oder zumindest rezidivierender Krankheitsverläufe kommt der Erhaltungstherapie eine besondere Bedeutung zu. Erste vielversprechende Daten zeigen auch in der Erhaltungstherapie signifikant reduzierte Rückfallraten unter einer Kombination von Antipsychotika plus EKT im Vergleich zur Monotherapie (Übersicht in Ward et al. 2018).

34.3.6 Katatonie

Die Katatonie steht in einem besonderen Verhältnis zur EKT. Wie oben beschrieben, stellte die perniziöse Katatonie immer eine primäre Indikation zur EKT dar. Auch bei depressiven Störungen fanden Untersuchungen besonders hohe Ansprechraten, wenn neben der affektiven Symptomatik zusätzlich eine psychomotorische Hemmung bzw. Agitation vorlag. Katatone Symptome leichterer Ausprägung werden im klinischen Alltag jedoch nicht selten übersehen. Im Gegensatz zur ICD-10 wurde die Katatonie im DSM-5 (American Psychiatric Association 2013) diagnostisch von der Schizophrenie gelöst und durch klare klinische Kriterien aus dem Spektrum psychomotorischer Störungen operationalisiert (s. Tab. 34.4).

Tab. 34.4 Katatone Symptome gemäß DSM-5

Das klinische Bild ist dominiert von drei oder mehr der folgenden Symptome:	
Stupor	keine psychomotorische Aktivität, keine aktive Reaktion auf die Umgebung
Katalepsie	passiv induzierte Haltung wird gegen die Schwerkraft aufrechterhalten
Wächserne Biegsamkeit	leichter, gleichmäßiger Widerstand bei passiver Bewegung
Mutismus	keine oder nur sehr reduzierte verbale Reaktion
Negativismus	Widerstand oder fehlende Reaktion auf Instruktionen oder externe Reize
Posieren	spontane Einnahme und Aufrechterhaltung einer Pose
Manierismen	seltsame, umständliche Ausführung normaler Bewegungen/Aktivitäten
Stereotypien	repetitive, nicht zielgerichtete Bewegungen
Agitation	psychomotorische Erregung unabhängig von externen Reizen
Grimassieren	seltsame, situationsunabhängige Mimik
Echolalie	Nachahmen verbaler Äußerungen
Echopraxie	Nachahmen von Bewegungen

Als Syndrom kann die Katatonie nun im Kontext verschiedener psychiatrischer Diagnosen sowie organischer Erkrankungen diagnostiziert werden. Diese eigenständigere diagnostische Bewertung wird hoffentlich zu einer häufigeren und frühzeitigeren Erkennung katatoner Zustandsbilder beitragen. Dies ist erforderlich, da die Prognose entscheidend von einem frühen Therapiebeginn abhängig ist. Die Wichtigkeit einer syndromalen Abgrenzung der Katatonie spiegelt sich auch in der spezifischen therapeutischen Herangehensweise wider, die primär auf einer (hochdosierten) Gabe von Benzodiazepinen (Lorazepam) und der raschen Etablierung der EKT basiert (Hirjak et al. 2019). Insbesondere hochpotente Antipsychotika der ersten Generation sollten eher vermieden werden.

34.3.7 EKT im Maßregelvollzug

In Anbetracht der aktuellen Leitlinienempfehlungen sowie der insgesamt deutlich häufigeren Anwendung der EKT im Verlauf der letzten Jahre ist die Datenbasis in der forensischen Psychiatrie sowohl in Deutschland als auch international sehr begrenzt. Eine dänische Arbeit aus dem Jahr 2012 (Kristensen et al. 2012) berichtet retrospektiv über die Behandlung von acht Patienten mit Störungen aus dem schizophrenen Formenkreis. Alle Patienten wiesen neben einer pharmakotherapieresistenten psychotischen Symptomatik ausgeprägt aggressive Verhaltensweisen auf. Bei sieben der acht Patienten kam es unter EKT zu einem guten bis sehr guten Ansprechen der Positivsymptomatik sowie der begleitenden Aggressivität. Vier Patienten wurden im Anschluss mittels Erhaltungs-EKT weiterbehandelt. Die Autor*innen schlussfolgern, dass EKT eine in der Forensik unterrepräsentierte Therapieform ist, die jedoch in einigen Fällen eine Entlassperspektive für den Übergang von Patient*innen aus hochgesicherten Bereichen in die Gesellschaft ermöglicht und somit für alle Patient*innen mit therapieresistenten psychotischen Störungen in Betracht gezogen werden sollte. Bemerkenswert an der Studienpopulation ist die Tatsache, dass es sich um Patienten mit einer durchschnittlichen Erkrankungsdauer von 16 Jahren und einer Episodendauer von 34 Monaten handelte. Auch Patient*innen mit einer chronifizierten Symptomatik können somit durchaus gut auf EKT ansprechen.

Eine aktuelle deutsche Studie (Besse et al. 2021) erhob erstmals systematisch Daten zur EKT im Maßregelvollzug. Demnach kann die EKT prinzipiell in etwa der Hälfte der forensischen Kliniken, oft in Kooperation mit anderen Kliniken, eingesetzt werden. Für etwa 4 % der Untergebrachten wurde eine Indikation zur EKT gesehen. Tatsächlich mit EKT behandelt wurden im Jahr 2018 jedoch nur 32 Patient*innen an zwölf Kliniken und somit nur etwa jede*r achte Patient*in mit bestehender Indikation. Alle Behandlungen wurden mit Zustimmung des Patienten bzw. der Patientin durchgeführt mit durchschnittlich gutem Ansprechen im klinischen Gesamteindruck. Von den Kliniken ohne EKT wurden als Ursache für die fehlende Anwendung zu etwa 80 % strukturell-organisatorische Gründe genannt, seltener auch juristische Hürden bzw. ethische Bedenken. Zwei Drittel der forensischen Kliniken sahen insgesamt einen mittleren bis hohen Bedarf an EKT im MRV. Diese Bedarfsangabe korrelierte mit der Anzahl der zuvor durchgeführten Behandlungen, was indirekt ebenfalls für die Erfahrung positiver Behandlungsverläufe unter EKT spricht. Eingeschränkt wird die Aussagekraft der Studien zu EKT im MRV dadurch, dass es bislang noch keine prospektiven und kontrollierten Studien sowie Daten zu Langzeitverläufen in dieser Population gibt.

34.3.8 EKT gegen den natürlichen Patient*innenwillen

In den letzten Jahren ist eine zunehmende Literatur zur Anwendung der EKT gegen den natürlichen Patient*innenwillen entstanden. Da randomisiert-kontrollierte Studien aus ethischen Gründen nicht durchführbar sind, müssen für die Beurteilung der

Wirksamkeit, der Verträglichkeit sowie der Patientensicht Fallserien bzw. Fall-Kontroll-Studien herangezogen werden, die für depressive und schizophrene Populationen vorliegen. Die Studien zeigen dabei sehr konsistent, dass weder fehlende Einwilligungsfähigkeit (Tor et al. 2020; Plahouras et al. 2021) noch eine Behandlung gegen den natürlichen Willen (Finnegan et al. 2018, Methfessel et al. 2018; Besse et al. 2019; Takamiya et al. 2019) nachteilige Effekte auf die Wirksamkeit der Behandlung und die Patient*innenperspektive hatten. Eine aktuelle Übersichtsarbeit und Metaanalyse bestätigte eindrücklich, dass fehlende Einwilligungsfähigkeit mit einer mindestens gleichwertigen, in einigen Populationen sogar überlegenen Wirksamkeit der EKT einhergeht, vermutlich aufgrund der Kumulation positiver klinischer Prädiktoren des Therapieansprechens (Takamiya et al. 2022). Initial gegen den natürlichen Willen behandelte Patient*innen beurteilten die EKT im Nachhinein zumeist als positiv und unterschieden sich in ihrer Haltung zur EKT nicht von mit Zustimmung behandelten Patient*innen. Bei wiederhergestellter Einwilligungsfähigkeit stimmte die Mehrzahl der Patient*innen einer Fortführung der Behandlung auf freiwilliger Basis zu. Wichtig erscheint auch eine Einordnung mit internationaler Perspektive. Während in Deutschland lediglich 0,63 % der EKT-Behandlungen unfreiwillig erfolgten (Jolivet und Grözinger 2020), wurden etwa in Dänemark 3 % (Bjørnshauge et al. 2019) oder in Schottland 15 % (Scottish ECT Accreditation Network 2019) der Patient*innen initial gegen ihren Willen behandelt. Es muss somit angenommen werden, dass in Deutschland viele der besonders schwer kranken Patient*innen eine medizinisch indizierte Therapie nicht erhalten.

> Die aktuelle Literatur spricht dafür, dass EKT auch bei einwilligungsunfähigen und initial gegen den natürlichen Willen behandelten Patient*innen eine gute Wirksamkeit aufweist und sich die Patient*innensicht nicht von derjenigen freiwillig behandelter Patient*innen unterscheidet.

34.3.9 Rechtliche und ethische Aspekte

Generell unterscheidet sich die EKT nicht von anderen medizinischen Maßnahmen und erfordert wie diese die Einwilligung des Patient*innen oder des gesetzlichen Vertreters bzw. der gesetzlichen Vertreterin. Im Falle einer Anwendung als Maßnahme gegen den natürlichen Willen ist auch für die EKT eine besonders sorgfältige Indikationsstellung erforderlich.

Der Bundesgerichtshof hat sich in zwei jüngeren Beschlüssen zur Genehmigungsfähigkeit der EKT gegen den natürlichen Willen geäußert. Die Genehmigungsfähigkeit einer Zwangsmaßnahme setzt demnach einen „breiten medizinisch-wissenschaftlichen Konsens" voraus, sowohl bezüglich der Indikation der Maßnahme per se als auch ihrer zwangsweisen Durchführung (BGH, Beschluss vom 15. Januar 2020, Az. XII ZB 381/19). Im konkret behandelten Fall eines Patienten mit einer „chronifizierten paranoiden Schizophrenie" sei dieser Konsens – in Abgrenzung zu katatonen oder aber akut exazerbierten Formen der Schizophrenie – nicht gegeben. Unabhängig davon, dass der Beschluss aus medizinischer Sicht aufgrund seiner Bezugnahme auf die 2003 publizierte und nicht mehr uneingeschränkt aktuelle Stellungnahme der Bundesärztekammer zur EKT sowie die fehlende Würdigung neuer, relevanter Primärliteratur kritisiert werden kann, enthielt er jedoch die allgemeine Feststellung, dass „die Durchführung einer EKT gegen den Widerstand des Patienten kunstgerecht sein kann". Dies wurde in einem weiteren Beschluss (BGH, Beschluss vom 30. Juni 2021, Az. XII ZB 191/21) bezüglich einer Patientin mit „Schizophrenie in akut exazerbiertem, teils kata-

Tab. 34.5 Medizinethische Prinzipien und EKT

Medizinethisches Prinzip	Rolle der EKT
Autonomie	- Einwilligungs*un*fähigkeit ist Eingangskriterium für jegliche Maßnahme gegen den natürlichen Willen - EKT kann Einwilligungsfähigkeit und somit Autonomie des Patienten bzw. der Patientin wiederherstellen
Wohltun, Benefizienz	- Wirksamkeitsnachweise und Leitlinienempfehlungen liegen vor - Positive Effekte auf Symptomatik und Lebensqualität nachgewiesen
Nicht-Schaden	- Bei Beachtung der wenigen Kontraindikationen sichere Behandlung, niedrige Mortalität (1:50.000) - Transiente Nebenwirkungen
Gerechtigkeit	- Zugang zu evidenzbasierter Therapie muss unabhängig von Therapiesetting und Behandler*innenvorlieben gewährleistet sein

tonem Zustand" auch positiv festgestellt. Unter engen Voraussetzungen besteht somit die Option der Durchführung der EKT als Maßnahme auch gegen den natürlichen Willen. Die Indikation auf medizinisch-wissenschaftlicher Basis zu stellen ist aufgrund der jüngeren Literatur zum Einsatz der EKT bei Schizophrenie deutlich einfacher geworden.

Auch aus medizinethischer Perspektive kann die EKT gegen den Patient*innenwillen unter engen Voraussetzungen geboten sein (Zilles et al. 2018; Gather und Vollmann 2018) und ist mit den medizinethischen Prinzipen nach Beauchamps und Childress (1994) vereinbar (s. Tab. 34.5).

Fazit

Für die klinisch herausfordernde Situation einer (pharmako-)therapieresistenten psychotischen Symptomatik bestehen wenige, dafür aber potenziell gut wirksame Behandlungsoptionen. Pharmakologisch ist Clozapin unter Berücksichtigung der Arzneimittelsicherheit Mittel der Wahl. Andere pharmakologische Strategien sind in der Praxis oft zu finden, stehen jedoch in Diskrepanz zu den meist fehlenden Wirksamkeitsnachweisen. EKT stellt in diesen Situationen eine evidenzbasierte Alternative dar, deren gute Wirksamkeit auch für chronifizierte Verläufe sowie unabhängig von der Einwilligungsfähigkeit der Patient*innen und dem Behandlungssetting zu bestehen scheint. Auch im Maßregelvollzug kann die EKT basierend auf ersten wissenschaftlichen Daten eine wertvolle Erweiterung des Therapiespektrums therapieresistenter Psychosen darstellen.

Literatur

American Psychiatric Association (2013) Diagnostic and Statistical Manual of mental disorders, 5. Aufl. American Psychiatric Association, Arlington

Beauchamp TL, Childress JF (1994) Principles of biomedical ethics. Oxford University Press, New York/Oxford

Besse M, Methfessel I, Simon A et al (2019) Electroconvulsive therapy in incapable patients refusing treatment: prevalence, effectiveness, and associated factors. J ECT 35:161–164

Besse M, Belz M, Folsche T et al (2020) Serum neurofilament light chain (NFL) remains unchanged during electroconvulsive therapy. World J Biol Psychiatry 21:148–154

Besse M, Schomburg AK, Simon A et al (2021) Stellenwert der Elektrokonvulsionstherapie

(EKT) in der forensischen Psychiatrie. Nervenarzt 92:9–17

Bjørnshauge D, Hjerrild S, Videbech P (2019) Electroconvulsive Therapy Practice in the Kingdom of Denmark: A Nationwide Register- and Questionnaire-Based Study. J ECT 35(4):258–263. https://doi.org/10.1097/YCT.0000000000000586

Casetta C, Oloyede E, Whiskey E et al (2020) A retrospective study of intramuscular clozapine prescription for treatment initiation and maintenance in treatment-resistant psychosis. Br J Psychiatry 217:506–513. https://doi.org/10.1192/bjp.2020.115

Ceus Consulting (2016) Kerndatensatz im Maßregelvollzug, Auswertungen 2006 und 2016. Ceus FOGS, Bad Godesberg

DGBS e.V., DGPPN e.V. (2019) S3-Leitlinie zur Diagnostik und Therapie Bipolarer Störungen. Langversion

DGPPN (2022) https://www.dgppn.de/_Resources/Persistent/9cd2c06b085a4fa3315f5a68b27a832b7309d34a/2022-07-04_DGPPN-Stellungnahme_EKT_FIN.pd.f. Zugegriffen am 15.10.2022

DGPPN B, KBV, AWMF, AkdÄ, BPtK, BApK, DAG SHG, DEGAM, DGPM, DGPs, DGRW (Hrsg) für die Leitliniengruppe Unipolare Depression. S3-Leitlinie/Nationale VersorgungsLeitlinie Unipolare Depression – Langfassung. November 2015; 2. Aufl., Version 1

DGPPN e.V. (Hrsg) für die Leitliniengruppe: S3-Leitlinie Schizophrenie. Langfassung, 2019, Version 1.0, zuletzt geändert am 15.03.2019. https://www.awmf.org/leitlinien/detail/ll/038-009.html. Zugegriffen am 20.10.2021

Finnegan M, O'Connor S, McLoughlin DM (2018) Involuntary and voluntary electroconvulsive therapy: a case-control study. Brain Stimul 11:860–862

Galling B, Roldan A, Hagi K et al (2017) Antipsychotic augmentation vs. monotherapy in schizophrenia: systematic review, meta-analysis and meta-regression analysis. World Psychiatry 16:77–89

Gather J, Vollmann J (2018) Abschließende Stellungnahme der Autoren auf die Leserbriefe zu Gather J, Vollmann J (2017) Elektrokonvulsionstherapie unter Zwang? – Pro. Psychiat Prax 44: 313-314. Psychiatr Prax 45:220–221

Gosek P, Kotowska J, Rowińska-Garbień E et al (2021) Treatment resistance and prolonged length of stay among schizophrenia inpatients in forensic institutions. Psychiatry Res 298:113771. https://doi.org/10.1016/j.psychres.2021.113771

Grover S, Sahoo S, Rabha A et al (2019) ECT in schizophrenia: a review of the evidence. Acta Neuropsychiatrica 31:115–127

Grözinger M, Conca A, Nickl-Jockschat T et al (Hrsg) (2013) Elektrokonvulsionstherapie kompakt. Für Zuweiser und Anwender. Springer, Heidelberg

Hiemke C, Bergemann N, Clement HW et al (2018) Consensus guidelines for therapeutic drug monitoring in neuropsychopharmacology: update 2017. Pharmacopsychiatry 51:9–62

Hirjak D, Sartorius A, Kubera KM et al (2019) Antipsychotikaassoziierte motorische Symptome bei schizophrenen Psychosen – Teil 2. Nervenarzt 90:12–24

Howes OD, McCutcheon R, Agid O et al (2017) Treatment-resistant schizophrenia: Treatment Response and Resistance in Psychosis (TRRIP) working group consensus guidelines on diagnosis and terminology. Am J Psychiatry 174(3):216–229

Jolivet A, Grözinger M (2020) Electroconvulsive therapy in Germany. J ECT. https://doi.org/10.1097/YCT.0000000000000699

Kinfe TM, Hurlemann R (2019) Hirnstimulation zur selektiven Behandlung von Zielsymptomen der Schizophrenie. Nervenarzt 90:73–88

Kristensen D, Brandt-Christensen M, Ockelmann HH et al (2012) The use of electroconvulsive therapy in a cohort of forensic psychiatric patients with schizophrenia. Crim Behav Ment Health 22:148–156

Lincoln TM, Moritz S (2017) Psychotherapie bei Schizophrenie: Was geht? Verhaltenstherapie 27: 157–159

Manu P, Lapitskaya Y, Shaikh A, Nielsen J (2018) Clozapine rechallenge after major adverse effects: clinical guidelines based on 259 cases. Am J Ther 25:e218–e223

Methfessel I, Sartorius A, Zilles D (2018) Electroconvulsive therapy against the patients' will: a case series. World J Biol Psychiatry 19:236–242

Methfessel I, Belz M, Bühler F, Zilles-Wegner D (2022) Versorgungsaspekte der Elektrokonvulsionstherapie: Analyse der externen Zuweisungen an ein universitäres Zentrum. Nervenarzt. https://doi.org/10.1007/s00115-022-01360-9

Patchan K, Vyas G, Hackman AL et al (2018) Clozapine in reducing aggression and violence in forensic populations. Psychiatr Q 89:157–168

Petrides G, Malur C, Braga RJ et al (2015) Electroconvulsive therapy augmentation in clozapine-resistant schizophrenia: a prospective, randomized study. Am J Psychiatry 172:52–58

Plahouras JE, Konstantinou G, Kaster TS, Buchman DZ, Foussias G, Daskalakis ZJ, Blumberger DM (2021) Treatment Capacity and Clinical Outcomes for Patients With Schizophrenia Who Were Treated With Electroconvulsive Therapy: A Retrospective Cohort Study. Schizophr Bull 47(2):424–432. https://doi.org/10.1093/schbul/sbaa144

Sartorius A, Demirakca T, Böhringer A et al (2019) Electroconvulsive therapy induced gray matter increase is not necessarily correlated with clinical data in depressed patients. Brain Stimul 12: 335–343

Scottish ECT Accreditation Network (2019) https://www.sean.org.uk/AuditReport/Main.html. Zugegriffen am 18.01.2021

Semkovska M, McLoughlin DM (2010) Objective cognitive performance associated with electroconvulsive therapy for depression: a systematic review and meta-analysis. Biol Psychiatry 68:568–577

Shorter E, Healy D (2007) Shock therapy: a history of electroconvulsive treatment in mental illness. Rutgers University Press, New Brunswick/London

Silva E, Higgins M, Hammer B, Stephenson P (2020) Clozapine rechallenge and initiation despite neutropenia – a practical, step-by-step guide. BMC Psychiatry 20:279. https://doi.org/10.1186/s12888-020-02592-2

Siskind D, McCartney L, Goldschlager R et al (2016) Clozapine v. first- and second-generation antipsychotics in treatment-refractory schizophrenia: systematic review and meta-analysis. Br J Psychiatry J Ment Sci 209:385–392

Takamiya A, Sawada K, Mimura M, Kishimoto T (2019) Attitudes toward electroconvulsive therapy among involuntary and voluntary patients. J ECT 35:165–169

Takamiya A, Seki M, Kudo S et al (2021) Electroconvulsive therapy for Parkinson's disease: a systematic review and meta-analysis. Mov Disord 36:50–58

Takamiya A, Sienaert P, Gergel T, Gather J, Kishimoto T, Zilles-Wegner D (2022) Effectiveness of electroconvulsive therapy in patients lacking decision making capacity: a systematic review and meta-analysis. Brain Stimul 15:1246–1253. https://doi.org/10.1016/j.brs.2022.09.001

Till A, Selwood J, Silva E (2019) The assertive approach to clozapine: nasogastric administration. B J Psych Bull 43:21–26. https://doi.org/10.1192/bjb.2018.61

Tor PC, Tan FJS, Martin D et al (2020) Outcomes in patients with and without capacity in electroconvulsive therapy. J Affect Disord 266:151–157

Tørring N, Sanghani SN, Petrides G et al (2017) The mortality rate of electroconvulsive therapy: a systematic review and pooled analysis. Acta Psychiatr Scand 135:388–397

Tsuda Y, Saruwatari J, Yasui-Furukori N (2014) Meta-analysis: the effects of smoking on the disposition of two commonly used antipsychotic agents, olanzapine and clozapine. BMJ Open 4(3):e004216. https://doi.org/10.1136/bmjopen-2013-004216

Ward HB, Szabo ST, Rakesh G (2018) Maintenance ECT in schizophrenia: a systematic review. Psychiatry Res 264:131–142

Yada Y, Kitagawa K, Sakamoto S et al (2021) The relationship between plasma clozapine concentration and clinical outcome: a cross-sectional study. Acta Psychiatr Scand 143:227–237. https://doi.org/10.1111/acps.13264

Zilles D, Koller M, Methfessel I et al (2018) Behandlung gegen den natürlichen Willen am Beispiel der Elektrokonvulsionstherapie. Nervenarzt 89:311–318

Behandlung im Maßregelvollzug: Besondere Aspekte

Inhaltsverzeichnis

Pflegende im Maßregelvollzug

Gitte Herwig, Andrea Trost, und Michael Löhr

Inhaltsverzeichnis

B. Völlm, B. Schiffer (Hrsg.), *Forensische Psychiatrie*, https://doi.org/10.1007/978-3-662-64465-2_35

Pflegende stellen in den multiprofessionellen forensischen Behandlungsteams nicht nur die zahlenmäßig größte Berufsgruppe dar, sondern sie haben infolge ihrer alltäglichen 24-stündigen Präsenz auch die größte Nähe zu den Patient*innen. Sie gestalten kontinuierlich Beziehung zu den untergebrachten Menschen – und das nicht nur im formellen Rahmen wie beispielsweise in terminierten Bezugspflegegesprächen, sondern auch in den vielen alltäglichen Situationen und während der Behandlungszeiten, in denen keine „klassischen Therapieangebote" stattfinden. Diese Zeiten sind therapeutisch sehr wirksam (Pfammatter und Tschacher 2012) und erfordern daher entsprechende Gestaltung (Sauter et al. 2020).

Für Pflegende birgt der Maßregelvollzug als *totale Institution* (Goffman 1973) mehrere Herausforderungen: Patient*innen sind im Maßregelvollzug oftmals mehrere Jahre untergebracht, was Chance und Herausforderung zugleich für die Herstellung von Beziehung, eines therapeutischen Arbeitsbündnisses und für die langfristige Gestaltung von Veränderungsprozessen bedeutet. Das Balancieren zwischen Therapie und Sicherung ist eine besondere Herausforderung für alle Professionen im forensischen Setting. So bewegen sich Aufgabengebiete und Rollen forensisch-psychiatrisch Pflegender grundsätzlich im Spannungsfeld der Fürsorge und Kontrolle (Haynert 2012). In diesem Zusammenhang spielen auch Fragen von Macht und Machtmissbrauch eine bedeutende Rolle. So müssen sich Patient*innen darauf verlassen können, dass auch im Zwangskontext Maßregelvollzug ihre Rechte gewahrt werden und die Kontrolle über die Einhaltung von Regeln bzw. Reaktionen auf Regelverstöße nicht willkürlich erfolgen.

> Beziehungsgestaltung ist die Kernaufgabe (forensisch-)psychiatrischer Pflege.

Beziehungsgestaltung wird als Kernaufgabe (forensisch-)psychiatrisch Pflegender definiert (u. a. Bowen und Mason 2012; Gaupp 2018; Marshall und Adams 2018; Martin et al. 2013; Needham 2015; Peternelj-Taylor 1998; Trost 2018; Trost und Rogge 2016) und nimmt auch im Zusammenhang mit der Verhinderung von Aggression und Gewalt einen besonderen Stellenwert ein.

35.1 Forensisch-psychiatrische Pflege

In Deutschland wird forensisch-psychiatrische Pflege dem Fachgebiet der Gesundheits- und Krankenpflege zugeordnet (Trost 2018). Im internationalen Kontext werden vergleichbar die Termini Forensic Mental Health Nurse (FMHN) oder Forensic Psychiatric Nurse (FPN) verwendet. Nach der Definition der American Nurses Association (ANA) wird die Rolle der FPN ebenso verortet in ambulanten Settings, psychiatrischen Kliniken wie auch in Haftanstalten. Forensisch Pflegende haben in aller Regel akademische Qualifikationen auf dem Niveau einer Registered Nurse (RN) oder Advanced Practice Nurse (APN) (Kolbe 2017).

Pflegefachpersonen sind unverzichtbar für die Versorgung und Behandlung von Maßregelvollzugspatient*innen. Sie gehen über lange Zeiträume hinweg kontinuierlich enge, professionelle Beziehungen mit ihren Patient*innen ein und leisten einen bedeutenden Beitrag zur Gefährlichkeitsreduktion, der Bewältigung der Anlasserkrankung und der Wiedereingliederung psychisch kranker Straftäter*innen in die Gesellschaft (Haynert 2012). Die klinische Tätigkeit forensisch-psychiatrisch Pflegender wird nicht nur durch die Auswirkungen der schwerwiegenden psychischen Erkrankungen oder Suchterkrankungen beeinflusst, sondern ist geprägt von den oftmals vorliegenden Beziehungsstörungen der Patient*innen und ihren krankheits- und milieubedingten herausfordernden Verhaltensweisen. Infolgedessen ist eine zwingende Notwendigkeit, dass Pflegende hohe fachliche und soziale Kompetenzen besitzen müssen. In Ermangelung einer gesetzlich determinierten Fachquote schwankt der Anteil 3-jährig ausgebildeter Pflegender im Ländervergleich jedoch zwischen 85 % und 50 % (Hax-Schoppenhorst 2015). Mitarbeitende mit Abschlüssen in Pflegeassistenzberufen sind genauso Teil des Pflege- und Erziehungsteams wie, in unterschiedlichen Konstellationen, Heilerziehende, Erziehende und Heilpädagog*innen.

35.2 Aufgabengebiete und Rollen forensisch-psychiatrisch Pflegender

Die besondere Komplexität der Aufgabenfelder und Rollen forensisch-psychiatrisch Pflegender (Bowring-Lossock 2006; Jacob et al. 2009; Mason 2002; Martin et al. 2013) liegt begründet im Doppelmandat der Therapie und Sicherung, in der hochkomplexen Patient*innengruppe und deren langen Aufenthaltsdauern (Dutta et al. 2016). Ein allgegenwärtiges internationales Thema forensisch-psychiatrischer Pflege sind Rollenspannungen, insbesondere das Ausbalancieren der therapeutischen/professionellen Rolle, und die Aufrechterhaltung von Sicherheit, Schutz und Risikomanagement (Barr et al. 2019). Mason (2002) verdeutlicht in seinem theoretischen Rahmenkonzept ein binäres Konstrukt der wesentlichen einander entgegenwirkenden Konzepte und Ansprüche forensisch-psychiatrischer Pflege. Vielfach wird in der Literatur das Fehlen forensisch spezifischer Fort- und Weiterbildungsmöglichkeiten sowie eine unzureichende Ausbildung zur Förderung persönlicher und fachlicher Kompetenz kritisiert (Barr et al. 2019; Tenkanen et al. 2011). Es fehlen spezifische Kenntnisse über forensisch relevante Störungsbilder, Erklärungsmodelle schwieriger Verhaltensweisen, therapeutische Beziehungsgestaltung ebenso wie vertiefe Kenntnisse über Wirkfaktoren von Therapie und vertiefende Reflexion zur eigenen Person, z. B. im Zusammenhang mit Übertragungsphänomen.

Die Herstellung einer professionellen Beziehung und die Aufrechterhaltung eines therapeutischen Milieus sind wesentliche Aufgaben forensisch-psychiatrisch Pflegender (Gaupp 2018). Darüber hinaus leiten sie eigenverantwortlich milieutherapeutische und störungsspezifische Gruppen zur Förderung lebenspraktischer und sozialer Kompetenzen. Beispiele sind Morgen- oder Abendrunden, Koch- und Backgruppen, Milieugruppen und Freizeitaktivitäten innerhalb und außerhalb der Klinik. Berufsgruppenübergreifend leiten sie Gruppen zur Rückfallprävention und Adherence-Gruppen. Pflegende führen im Rahmen des Risikomanagements kontinuierlich zahlreiche Kontrollen durch, wie z. B. Zimmerdurchsuchungen und Drogenscreenings. Sie überwachen fortwährend die Sicherheitsstandards. Pflegende vertreten gegenüber den Patient*innen die vielfältigen Regeln im Stationsalltag, sie sind organisatorisch und administrativ tätig. Zudem fällt das unmittelbare Management von Gewalt und Aggression in den Aufgabenbereich der Pflegenden (Gaupp 2018; Hax-Schoppenhorst 2015).

35.3 Die Bedeutung und die Herausforderung professioneller Beziehungsgestaltung für die forensisch-psychiatrische Pflege

Zwangskontexte sind Orte der Machtasymmetrie. Ein durch Zwang und Kontrolle geprägtes Umfeld lässt keine gleichberechtigte Beziehung zu (Schmidt-Quernheim 2018; Schwarze und Schmidt 2008; Zobrist und Kähler 2017). Die Interaktionen zwischen Fachpersonen und Patient*innen finden zunächst fremdinitiiert statt, d. h., der Auftrag erfolgt nicht unmittelbar durch den*die Patient*in selbst, sondern ergibt sich infolge der gerichtlichen Unterbringung. Die Autonomie der untergebrachten Personen ist erheblich eingeschränkt (Zobrist und Kähler 2017). Von den Patient*innen wird einerseits Mitarbeit, Einsicht und Akzeptanz der Gegebenheiten eingefordert, andererseits kann dies aufgrund der vorgegeben Strukturen und Abläufe innerhalb der totalen Institution nicht vorausgesetzt werden. Dies bedeutet erhebliche Einschränkungen der Patient*innenbedürfnisse, der Privatsphäre sowie der Entscheidungs- und Handlungsmöglichkeiten. Es ist für alle Seiten eine Herausforderung, mit diesen besonderen Verhältnissen umzugehen (Sachse und Walburg 2017).

Der Schaffung eines Arbeitsbündnisses auf der Basis einer professionellen Beziehung und eines therapeutischen Milieus (Heim 1985) kommt in der totalen Institution Maßregelvollzug daher eine hohe Bedeutung zu, um Motivation zur Therapieteilnahme und Veränderung herbeizuführen (Trost 2018). Die besondere Herausforderung entsteht in dem Spannungsfeld von Kontrolle, Überwachung und dem Fürsorge- und Hilfsangebot (Sachse und Walburg 2017; Zobrist und Kähler 2017).

Ist eine tragfähige Beziehung nicht gegeben, kann das weitreichende Konsequenzen haben. So können etwa Behandlungs- und Veränderungsprozesse verzögert stattfinden oder ausbleiben. Ohne eine tragfähige Beziehung wird auch die beste Methodik fehlschlagen (Hermer und Röhrle 2008). Das kann zur Folge haben, dass die Patient*innen weniger von ihrer Behandlung profitieren oder sich gar verschlechtern. Oft bedeutet dies eine Verlängerung der Therapie oder eine Rückverlegung in die Haftanstalt. Da Therapieabbrüche als wichtiger Prädiktor für erneute Straffälligkeit gelten, sind die Konsequenzen für Patient*innen und Gesellschaft weitreichend (Querengässer et al. 2018; Müller et al. 2017).

Beziehung ist nicht nur Voraussetzung für ein Arbeitsbündnis und Prädiktor für einen Behandlungserfolg – also Variable der Kategorie Besserung –, sondern auch eine Variable der Kategorie Sicherung. „Eine Maßregelvollzugseinrichtung sollte die Beziehungen zwischen Bediensteten und Patienten als wichtigstes Element der Sicherung betrachten" (Gaertner 2017). Nur äußerst selten wenden sich Gewalttätigkeiten von Patient*innen gegen Bezugspersonen. Ein vertrauensbasierter und persönlicher Kontakt erhöht die Hemmschwelle für Übergriffe. Der Einsatz von Sicherheitsdiensten kann in diesem Zusammenhang als kritisch betrachtet werden, weil diese im Vergleich zu forensisch-psychiatrisch geschulten Pflegefachpersonen ihrer Profession und Erfahrung entsprechend eine andere Perspektive auf Patient*innen einnehmen (Gaertner 2017).

35.4 Alles eine Frage der Haltung – Konzepte und Theorien der Haltung

Forensisch-psychiatrisch Pflegende sind im Maßregelvollzug stetigen Spannungsfeldern – wie soziale Kontrolle und Fürsorge oder Nähe und Distanz – ausgesetzt (Gaupp 2018; Trost 2018).

Insbesondere Bezugspflegende gehen oftmals langjährige enge professionelle Beziehungen mit ihren Patient*innen ein. Wolff (2015) postuliert: „Die Qualität interpersonaler Beziehungen hängt in hohem Maße von der inneren Haltung der Pflegenden ab" (S. 309). Damit wird dem Konstrukt Haltung eine elementare Bedeutung und Funktion zugeschrieben. Das betrifft nach Trost und Rogge (2016, S. 64) sowohl die Wirksamkeit der angebotenen Therapien als auch die Beziehungsgestaltung. Von Trost (2018) wird die Haltung als „Grundlage und Kern der Professionalität" forensisch-psychiatrisch Pflegender betrachtet.

Die Konzeption von Haltung präsentiert sich als komplex, gründet diese doch in einem Geflecht von miteinander in Beziehung stehenden weiteren Konstrukten wie Werten und Einstellungen, für die ihrerseits eine Vielzahl an Definitionen und Theorien vorliegen (Fishbein und Ajzen 1975; Rohan 2000; Rokeach 1968; Schädle-Deininger 2018; Mummendey 1988). Im *Dorsch – Lexikon der Psychologie* wird Haltung als „innere Grundeinstellung, die das Wahrnehmen, Denken, Erleben und Handeln einer Person prägt (z. B. Werte, Einstellungen, Gesinnung, Überzeugungssysteme)" definiert (Wirtz 2020). Werte sind zentraler Gegenstand soziologischer, kulturanthropologischer und psychologischer Theorien. Eine allgemeine Definition persönlicher Werte lautet „Überzeugungen einer Person zur Wichtigkeit von breiten, situationsübergreifenden Zielen als Leitprinzipien in ihrem Leben" (Wirtz 2020, S. 1921). Der Soziologe Max Weber vollzieht idealtypische Beschreibungen von Wertesystemen. Werte versteht er als Standards, die – eingebettet in komplexe Sinnsysteme – das Handeln und Denken von Individuen bestimmen. Er unterscheidet vier Idealtypen von Handlungen: zweckrationales, wertrationales, affektuelles und traditionales Handeln. Die Begriffe „Einstellungen" und „Werte" sind in der Literatur nicht immer trennscharf voneinander abgegrenzt. Einstellungen sind ebenso wie Werte nicht offen sichtbar und meist unbewusst. Einstellungen stehen in direkter und indirekter Beziehung mit Verhalten (Mummendey 1988), d. h., sie beeinflussen das Verhalten und die Art und Weise, die Realität zu konstruieren (Gerrig und Zimbardo 2008).

> Haltung ist Grundlage und Kern der Professionalität forensisch-psychiatrischer Pflege.

In Deutschland werden diese persönlichen Charakteristika forensisch-psychiatrisch Pflegender erst vereinzelt als Gegenstand pflegewissenschaftlicher empirischer Forschung wahrgenommen. Das gilt insbesondere für die Gruppe der Bezugspflegenden, zu deren Aufgaben explizit die Herstellung und Gestaltung von Beziehung zu den Patient*innen zählt (Gaupp 2018, S. 519). International liegt eine überschaubare Anzahl von Forschungsarbeiten über personale Eigenschaften forensisch-psychiatrisch Pflegender als wahrgenommener Einflussfaktor auf Beziehung, Aggressionsvorkommen und Milieu vor (Daffern et al. 2004, 2006; Doyle et al. 2017; Gildberg et al. 2010, 2012; Papadopoulos et al. 2012). Allerdings ist davon auszugehen, dass länderspezifische Rahmenbedingungen zum Umgang mit psychisch kranken Straftäter*innen, heterogene organisatorische Strukturen und unterschiedliche Qualifikationsniveaus forensisch-psychiatrisch Pflegender (Tenkanen et al. 2011) die Vergleichbarkeit mit dem deutschen Kontext einschränken.

Haltung ist in der Literatur[1] oftmals nicht unmittelbarer Gegenstand der For-

1 Zur Ermittlung des aktuellen Forschungsstands zu Haltungen forensisch-psychiatrisch-Pflegender wurde eine systematische Literaturrecherche in den Datenbanken Medline, CINAHL, PsycInfo und Cochrane Library durchgeführt.

schung, ist jedoch Facette der folgenden Themenfelder:

a) Aufgabengebiete und Rollen forensisch-psychiatrisch Pflegender,
b) Beziehungsgestaltung und Pflegende-Patient*innen-Interaktionen,
c) Gestaltung eines sozialen stationären Klimas oder
d) Aggression und Gewalt.

35.5 Beziehungsgestaltung im Kontext des stationären sozialen Klimas

Nach Schüßler (2013) ist die Aufrechterhaltung und Gestaltung von Pflegenden-Patient*innen-Beziehungen eine zentrale Kategorie des professionellen Selbstverständnisses forensisch-psychiatrisch Pflegender. Benannt werden personenbezogene Merkmale wie Gelassenheit, Humor und Haltung im Zusammenhang mit dem beruflichen Selbstverständnis Pflegender im Maßregelvollzug. In der internationalen Literatur wird die professionelle Beziehung immer wieder in den Zusammenhang mit der Entstehung oder Verhinderung von stationärer Aggression und Gewalt gebracht. So kann sie einerseits als relationales Mittel zur Verhütung, andererseits zur Entstehung von Konflikten beitragen (Gildberg et al. 2010; Papadopoulos et al. 2012). Daffern et al. (2004; 2006) stellen fest, dass trotz der eindeutig wichtigen Rolle, die Mitarbeitende bei der Entstehung von stationären Aggressionsvorkommen innehaben, wenig darüber bekannt ist, inwieweit die Persönlichkeit, Verhaltensweisen und Interaktionen mit Patient*innen beeinflussend wirken.

Dazu gehören u. a. Verhaltensweisen wie die Bereitschaft der Pflegenden, Patient*innen bei Anliegen zu unterstützen, und die Art und Weise von Grenzsetzungen:

- fair,
- respektvoll,
- konsistent und
- sachkundig

statt

- autoritär,
- kontrollierend und
- gleichgültig

(Maguire et al. 2014).

Nicht-Präsenz der Pflegenden im Stationsalltag, bevormundendes, zynisches sowie unflexibles, ungeduldiges und allzu konfrontierendes Verhalten werden ebenso mit aggressivem Verhalten assoziiert wie mangelndes Einfühlungsvermögen, ein Überreagieren oder urteilende Reaktionen Pflegender (Doyle et al. 2017; Meehan et al. 2006).

Die therapeutische Beziehung wird in der systematischen Übersichtsarbeit von Doyle et al. (2017) als einer von sieben Einflussfaktoren des stationären sozialen Klimas forensischer Einrichtungen identifiziert. Die Einstellungen und Eigenschaften bzw. Merkmale forensisch-psychiatrisch Pflegender werden von den Autor*innen als Grundlage therapeutischer Beziehung betrachtet, die sowohl Pflege- und Behandlungsorientierung als auch das soziale Klima positiv oder negativ beeinflussen können. Bowring-Lossock (2006) weist in ihrem Review darauf hin, dass die fortschreitende Entwicklung von Fähigkeiten und Wissen idealerweise mit entsprechenden Werten und Einstellungen verbunden ist, jedoch die Messung und Bewertung von Haltungen eine schwierige Aufgabe ist. Gildberg et al. (2010) zeigen auf, dass persönliche Eigenschaften Pflegender im Zusammenhang mit Patient*inneninteraktionen oftmals nicht spezifiziert dargestellt werden. Rask und Aberg (2002) kommen zu dem Schluss, dass eine Verbesserung forensisch-psychiatrischer Pflege Wissen über grundlegende humanistische Werte erfordert.

> Pflegerisch-interaktive Verhaltensweisen lassen sich zwei übergreifenden Themen zuordnen: einer beziehungs- und persönlichkeitsabhängigen Pflege oder einer paternalistischen und verhaltensverändernden Pflege (Gildberg et al. 2010).

Die beziehungs- und persönlichkeitsabhängige Pflege ist charakterisiert durch den Aufbau und die Aufrechterhaltung einer vertrauensvollen Beziehung durch das Erzeugen von Gemeinsamkeiten infolge wiederholter Rekonstruktion von Normalität ohne verbalen Bezug zur Erkrankung. Ziel des Austausches ist es, einen Einblick in die Lebenswelt der Patient*innen, deren Erfahrungen und Wertvorstellungen zu erhalten. Die tragfähige Beziehung soll eine verhaltens- und wahrnehmungskorrigierende Betreuung ermöglichen (Gildberg et al. 2010, 2012). Genutzt werden hier sowohl gemeinsame informelle soziale Aktivitäten wie Spaziergänge, Sport und Spiele als auch informelle Kontakte, d. h. der Small-Talk über Alltägliches wie Wetter, Fernsehen, Sport und Musik (Martin und Street 2003).

Gildberg et al. (2010) identifizierten in ihrer Übersichtsarbeit 31 personale Qualitäten Pflegender, die für die beziehungsbasierte Pflege essenziell sind. Genannt werden beispielsweise:

- Freundlichkeit,
- Zuverlässigkeit,
- Offenheit,
- Humor,
- ruhiges, entspanntes, nicht bedrohliches Auftreten,
- Vermittlung von Wärme,
- eines Gefühl der Sicherheit und
- von Hoffnung und Vertrauen.

Letzteres ist gekennzeichnet durch das Einhalten von Zusagen und ein echtes Interesse am Kennenlernen der Patient*innen (Rask et al. 2008). Empathie wird als deeskalierender Faktor hinsichtlich Aggressionen der Patient*innen eingeschätzt (Daffern et al. 2006), im umgekehrten Fall kann mangelndes Einfühlungsvermögen ein Grund für Vergeltungen und Aggressionen gegenüber Pflegenden sein (Meehan et al. 2006). Doyle et al. (2017) verweisen auf die Bedeutung einer positiven Einstellung, von Grenzen setzen und von Selbstbewusstsein forensisch-psychiatrisch Pflegender. Mason et al. (2008) zählen zu den Hauptstärken forensisch-psychiatrisch Pflegender Lebenserfahrung, Einfühlungsvermögen, Zuhörerfähigkeiten, Kommunikation und Fairness und zu den notwendigen Fähigkeiten eine nicht wertende Haltung, klinische Erfahrung, Fachwissen und multiprofessionelles Arbeiten. Diese Ergebnisse werden von anderen Forschungsarbeiten unterstützt (Bowen und Mason 2012; Doyle et al. 2017; Marshall und Adams 2018; Stevenson und Taylor 2020). Bowen und Mason (2012) identifizierten als weitere wichtige Kompetenzen forensisch-psychiatrisch Pflegender ein nicht bedrohliches Auftreten und Vorurteilsfreiheit. Negativ betrachtet werden dagegen zu starke Konfrontation und Überreaktionen.

Vertrauen und eine nicht wertende Haltung werden als Schlüsselqualitäten verstanden. Etwas Persönliches, Unverfängliches von sich Preis zu geben habe eine wichtige vertrauensbildende und infolgedessen eine beziehungsstiftende Funktion (Marshall und Adams 2018), d. h., dem Austausch von alltäglichen Themen, der Konversation zwischen forensisch-psychiatrischen Bezugspflegenden und ihren Patient*innen kommt als relationales Werkzeug eine hohe Bedeutung in der klinischen Praxis zu – gleichzeitig bedarf es innerhalb der bekannten Grenzen professioneller helfender Beziehungen auch eindeutiger und sicherer persönlicher Grenzen, die nicht überschritten werden. Die Frage nach Unvergänglichkeit und Grenzen von Konversation bietet einen gewissen Interpretationsspielraum, der insbesondere für unerfahrene Mitarbeitende nur schwer zu definieren ist. Um eine empathische Beziehung in einem ausgewogenen Nähe-Distanz-Verhältnis mit den Patient*innen einzugehen und aufrechtzuerhalten, bedarf es der Vermittlung spezifischen Fachwissens und praktischer Begleitung in Form einer systematischen Einarbeitung. Darüber hinaus sind eine offene Kritikkultur innerhalb der Teams sowie regelmäßige Supervisionen zur Reflexion unerlässlich.

Humor wird auch in weiterführenden Untersuchungen als relationales Werkzeug identifiziert. Ein situationsgerechter Einsatz von Humor kann zur Minimierung potenzieller Konflikte beitragen und beziehungsstiftend wirken (Gildberg et al. 2012, 2014, 2016). In der Literatur werden der beziehungsorientierten Form der Pflege in der Regel positive Auswirkungen bezüglich der Pflegenden-Patient*innen-Beziehung zugeschrieben (Gildberg et al. 2010).

Das zweite Thema, die paternalistische und verhaltensverändernde Pflege, beinhaltet die Kategorien

- Kontrolle und Beobachtung
- Grenzen setzen, Konfrontation, Durchsetzung von Regeln,
- Unterstützung, Motivation und Erklärung.

Hinter diesen Interaktionsmerkmalen verbirgt sich eine bestimmte Einstellung zu Sicherheit und Konfliktmanagement, welche vom Gefühl der Pflegenden geprägt ist, soziales Fehlverhalten der Patient*innen korrigieren und regulieren zu müssen (Gildberg et al. 2010, 2013). Das Setzen von Grenzen dient als wichtiges Element zur Einhaltung der Regeln, der Aufrechterhaltung der Ordnung und zur Kontrolle inakzeptablen Verhaltens. Patient*innen sind Objekte von Beobachtung und Kontrolle (Hinsby und Baker 2004), die dadurch charakterisiert sind, „ein Auge auf die Untergebrachten zu haben" (Gildberg et al. 2010). Zweck der Beobachtung ist die Sammlung von Informationen für Beurteilungen und Pflegeplanungen (Rask und Hallberg 2000) sowie die Aufrechterhaltung der Sicherheit (Bowring-Lossock 2006). Während die Pflegenden proaktive Kontrolle und die aktive Ausübung physischer Kontrolle als notwendige Interaktion betrachten, wird diese von den Patient*innen oft als Bestrafung empfunden (Gildberg et al. 2010).

Das paternalistische Vorgehen beinhaltet des Weiteren die Konfrontation der Patient*innen bei Fehlverhalten mit der Absicht der Erziehung und Verhaltensänderung. Dabei kann ein rigides Durchsetzen von Regeln der Grund für Aggressionen stationärer Patient*innen sein (Meehan et al. 2006). Dieses Resultat stimmt mit anderen Forschungsergebnissen überein. So kamen Papadopoulos et al. (2012) in ihrer Metaanalyse zu dem Schluss, dass Aggressionen oftmals infolge eines interaktionellen Geschehens mit Mitarbeitenden auftreten, nämlich durch die Einschränkung von Freiheit oder die Ablehnung einer Bitte von Patient*innen. Eine Abweichung von Regeln oder Flexibilität bei der Durchsetzung von Regeln kann bei entsprechender Erfahrung der Pflegenden möglich und sinnvoll sein (Gildberg et al. 2010).

Zur Unterstützung, Motivation und Erklärung werden jede Interaktion und auch der kleinste Kontakt genutzt, mit der Absicht, das klinische Ergebnis positiv zu beeinflussen. Die Interaktionen zwischen Pflegenden und Patient*innen beruhen auf einer erzieherischen Intention: Patient*innen sollen motiviert werden, neue Verhaltensweisen zu erlernen. Hierzu dienen informations-, beratungs- und unterrichtsbasierte Interventionen (Rask und Hallberg 2000; Rask und Levander 2001; Martin und Street 2003). Im Mittelpunkt stehen hier zumeist Erläuterungen zu Patient*innenverhalten und deren Folgen, oftmals im Zusammenhang mit dem Durchsetzen von Regeln und Grenzen (Gildberg et al. 2010).

35.6 Aggression und Gewalt

Auch im erweiterten Kontext des Fachbereiches der Psychiatrie nimmt die professionelle Pflegebeziehung im Zusammenhang mit der Verhinderung von Aggression und Gewalt einen besonderen Stellenwert ein. In der S3-Leitlinie Verhinderung von Zwang: Prävention und Therapie aggressiven Verhaltens bei Erwachsenen (Deutsche Gesellschaft für Psychiatrie und Psychotherapie, Psychosomatik und Nervenheilkunde e. V. [DGPPN] 2018) finden explizit die therapeutische Beziehung Pflegender, deren Haltungen bzw. Beziehungsmuster im Spannungsfeld zwischen Kontrolle und Partnerschaft Erörterung (Finfgeld-Connett 2009; Björkdahl et al. 2010).

Die Perspektiven für die Konzeption des Gegenstandes Gewalt und Zwang sind teilweise divergent: Einerseits werden Patient*innenmerkmale fokussiert, andererseits wird Gewalt als grundsätzliches interaktionales Geschehen begriffen, zu dem Patient*innen als auch Mitarbeitende beitragen (Steinert und Hirsch 2020). Letzteres wird von weiteren Forschungsergebnissen unterstützt. Papadopoulos et al. (2012) zeigen in ihrer Übersichtsarbeit, dass Interaktionen zwischen Mitarbeitenden und Patient*innen häufig Auslöser aggressiver Handlungen in der (forensisch)-psychiatrischen Versorgung sein können.

Fazit

Die Berufsgruppe der Pflegenden ist im multiprofessionellen Team in der forensischen Behandlung ein bedeutendes Mitglied. Die Pflegenden sind aktivierend therapeutisch tätig und Akteure in unterschiedlichen Interventionen des gemeinsamen Behandlungsplans. Der „Body of Knowledge" der Pflege in der Forensik ist die Alltags- und Beziehungsgestaltung, gepaart mit dem Aspekt der Sicherheit. Dieses Spannungsfeld macht die Arbeit in der Pflege sehr besonders. Die Betreuung der Patient*innen über 24 Stunden an 7 Tagen pro Woche macht deutlich, dass ohne eine professionelle Beziehungsgestaltung diese Arbeit nicht möglich erscheint. Beziehungen zu gestalten und darüber in Kontakt zu kommen und Vertrauen zu schaffen ist die die große Kunst der Pflegenden.

Literatur

Barr L, Wynaden D, Heslop K (2019) Promoting positive and safe care in forensic mental health inpatient settings: evaluating critical factors that assist nurses to reduce the use of restrictive practices. Int J Ment Health Nurs 28(4):888–898. https://doi.org/10.1111/inm.12588

Björkdahl A, Palmstierna T, Hansebo G (2010) The bulldozer and the ballet dancer: aspects of nurses' caring approaches in acute psychiatric intensive care. J Psychiatr Ment Health Nurs 17(6):510–518. https://doi.org/10.1111/j.1365-2850.2010.01548

Bowen M, Mason T (2012) Forensic and non-forensic psychiatric nursing skills and competencies for psychopathic and personality disordered patients. J Clin Nurs 21(23-24):3556–3564. https://doi.org/10.1111/j.1365-2702.2011.03970.x

Bowring-Lossock E (2006) The forensic mental health nurse – a literature review. J Psychiatr Ment Health Nurs 13(6):780–785. https://doi.org/10.1111/j.1365-2850.2006.00993.x

Daffern M, Mayer MM, Martin T (2004) Environment contributors to aggression in two forensic psychiatric hospitals. Int J Forensic Ment Health 3(1):105–114. https://doi.org/10.1080/14999013.2004.10471200

Daffern M, Mayer MM, Martin T (2006) Staff gender ratio and aggression in a forensic psychiatric hospital. Int J Ment Health Nurs 15(2):93–99. https://doi.org/10.1111/j.1447-0349.2006.00408.x

Deutsche Gesellschaft für Psychiatrie und Psychotherapie, Psychosomatik und Nervenheilkunde e. V. (DGPPN) (2018) S3-Leitlinie Verhinderung von Zwang: Prävention und Therapie aggressiven Verhaltens bei Erwachsenen. https://www.dgppn.de/_Resources/Persistent/154528053e2d1464d9788c0b2d298ee4a9d1cca3/S3%20LL%20Verhinderung%20von%20Zwang%20LANG%2BLITERATUR%20FINAL%2010.9.2018.pdf. Zugegriffen am 19.07.2022

Doyle P, Quayle E, Newman E (2017) Social climate in forensic mental health settings: a systematic review of qualitative studies. Aggress Violent Behav

36:118–136. https://doi.org/10.1016/j.avb.2017.06.008
Dutta S, Majid S, Völlm B (2016) Experiences and perceptions of nursing staff working with long-stay patients in a high secure psychiatric hospital setting. J Forensic Nurs 12(3):111–119. https://doi.org/10.1097/JFN.0000000000000119
Finfgeld-Connett D (2009) Model of therapeutic and non-therapeutic responses to patient aggression. Issues Ment Health Nurs 30(9):530–537. https://doi.org/10.1080/01612840902722120
Fishbein M, Ajzen I (1975) Belief, attitude, intention, and behavior: an introduction to theory and research. https://www.researchgate.net/publication/233897090_Belief_attitude_intention_and_behaviour_An_introduction_to_theory_and_research. Zugegriffen am 19.07.2022
Gaertner G (2017) Handlungsfelder der Pflege. In: Müller-Isberner R, Born P, Eucker S, Eusterschulte B (Hrsg) Praxishandbuch Maßregelvollzug. Grundlagen, Konzepte und Therapie der Kriminaltherapie, 3., erw. u. akt. Aufl. Medizinisch Wissenschaftliche Verlagsgesellschaft, Berlin, S 485–496
Gaupp A (2018) Die Rolle professionell Pflegender in der forensischen Psychiatrie. In: Schmidt-Quernheim F, Hax-Schoppenhorst T (Hrsg) Praxisbuch forensische Psychiatrie. Behandlung und ambulante Nachsorge im Maßregelvollzug, 3., vollst. überarb. u. erw. Aufl. Hogrefe, Bern, S 515–539
Gerrig RJ, Zimbardo PG (2008) Psychologie, 18., akt. Aufl. Pearson, Hallbergmoos
Gildberg FA, Elverdam B, Hounsgaard L (2010) Forensic psychiatric nursing: a literature review and thematic analysis of staff-patient interaction. J Psychiatr Ment Health Nurs 17(4):359–368. https://doi.org/10.1111/j.1365-2850.2009.01533.x
Gildberg FA, Bradley SK, Fristed P, Hounsgaard L (2012) Reconstructing normality: characteristics of staff interactions with forensic mental health inpatients. Int J Ment Health Nurs 21(2):103–113. https://doi.org/10.1111/j.1447-0349.2011.00786.x
Gildberg FA, Bradley SK, Hounsgaard L (2013) Comparing the obvious: interactional characteristics of staff in acute mental health nursing and forensic psychiatric nursing. Int J Forensic Ment Health 12(3):205–214. https://doi.org/10.1080/14999013.2013.832443
Gildberg FA, Bradley SK, Paaske KJ, Hounsgaard L (2014) The use of humor in forensic mental health staff-patient interactions. J Forensic Nurs 10(2):98–105. https://doi.org/10.1097/JFN.0000000000000029
Gildberg FA, Paaske KJ, Rasmussen VL, Nissen RD, Bradley SK, Hounsgaard L (2016) Humor: power conveying social structures inside forensic mental health nursing. J Forensic Nurs 12(3):120–128. https://doi.org/10.1097/JFN.0000000000000118
Goffman E (1973) Asyle. Über die soziale Situation psychiatrischer Patienten und anderer Insassen. Suhrkamp, Frankfurt a. Main
Hax-Schoppenhorst T (2015) Forensische Psychiatrie. In: Sauter D, Abderhalden C, Needham I, Wolff S (Hrsg) Lehrbuch Psychiatrische Pflege. 1. Nachdruck der 3., vollst. überab. Aufl. 2011. Huber, Bern, S 1166–1171
Haynert H (2012) Das ungenutzte Potential der forensischen Pflege. Der Beitrag der forensischen Pflege zur Gefährlichkeitsreduktion, Bewältigung der Anlasserkrankung und Wiedereingliederung in die Gesellschaft. In: Haynert H, Kammeier H (Hrsg) Wegschließen für immer? Ethische, rechtliche und soziale Konzepte im Umgang mit gefährlichen Menschen auf dem Prüfstand. Pabst Science Publishers, Lengerich, S 105–119
Heim E (1985) Praxis der Milieutherapie. Springer, Berlin
Hermer M, Röhrle B (2008) Therapeutische Beziehungen: Geschichte, Entwicklungen und Befunde. In: Hermer M, Röhrle B (Hrsg) Handbuch der therapeutischen Beziehung. Band 1: Allgemeiner Teil. dgvt, Tübingen, S 15–105
Hinsby K, Baker M (2004) Patient and nurse accounts of violent incidents in a medium secure unit. J Psychiatr Ment Health Nurs 11(3):341–347
Jacob JD, Gagnon M, Holmes D (2009) Nursing so-called monsters: on the importance of abjection and fear in forensic psychiatric nursing. J Forensic Nurs 5(3):153–161. https://doi.org/10.1111/j.1939-3938.2009.01048.x
Kolbe HJ (2017) Gefährlichkeit erkennten und behandeln: der Beitrag Pflegender. In: Saimeh N (Hrsg) Therapie und Sicherheit im Maßregelvollzug. Medizinisch Wissenschaftliche Verlagsgesellschaft, Berlin, S 95–108
Maguire T, Daffern M, Martin T (2014) Exploring nurses' and patients' perspectives of limit setting in a forensic mental health setting. Int J Ment Health Nurs 23(2):153–160. https://doi.org/10.1111/inm.12034
Marshall LA, Adams EA (2018) Building from the ground up: exploring forensic mental health staff's relationships with patients. J Forensic Psychiatry Psychol 29(5):744–761. https://doi.org/10.1080/14789949.2018.1508486
Martin T, Street AF (2003) Exploring evidence of the therapeutic relationship in forensic psychiatric nursing. J Psychiatr Ment Health Nurs 10(5):543–551. https://doi.org/10.1046/j.1365-2850.2003.00656
Martin T, Maguire T, Quinn C, Ryan J, Bawden L, Summers M (2013) Standards of practice for forensic mental health nurses – identifying contem-

porary practice. J Forensic Nurs 9(3):171–178. https://doi.org/10.1097/JFN.0b013e31827a593a
Mason T (2002) Forensic psychiatric nursing: a literature review and thematic analysis of role tensions. J Psychiatr Ment Health Nurs 9(5):511–520. https://doi.org/10.1046/j.1365-2850.2002.00521.x
Mason T, Lovell A, Coyle D (2008) Forensic psychiatric nursing: skills and competencies: I role dimensions. J Psychiatr Ment Health Nurs 15(2):118–130. https://doi.org/10.1111/j.1365-2850.2007.01191.x
Meehan T, McIntosh W, Bergen H (2006) Aggressive behaviour in the high-secure forensic setting: the perceptions of patients. J Psychiatr Ment Health Nurs 13(1):19–25. https://doi.org/10.1111/j.1365-2850.2006.00906.x
Müller J, Saimeh N, Briken P et al (2017) Standards für die Behandlung im Maßregelvollzug nach §§ 63 und 64 StGB: Interdisziplinäre Task-Force der DGPPN. Nervenarzt 88(1):1–29. https://doi.org/10.1007/s00115-017-0382-3
Mummendey HD (1988) Die Beziehung zwischen Verhalten und Einstellungen. In: Mummendey HD (Hrsg) Verhalten und Einstellung. Untersuchung der Einstellungs- und Selbstkonzeptänderung nach Änderung des alltäglichen Verhaltens. Springer, Berlin, S 1–26
Needham I (2015) Pflegesysteme und Bezugspflege. In: Sauter D, Abderhalden C, Needham I, Wolff S (Hrsg) Lehrbuch Psychiatrische Pflege, 1. Nachdruck der 3., vollst. überarb. Aufl. 2011. Huber, Bern, S 228–238
Papadopoulos C, Ross J, Stewart D et al (2012) The antecedents of violence and aggression within psychiatric in-patient settings. Acta Psychiatr Scand 125(6):425–439. https://doi.org/10.1111/j.1600-0447.2012.01827.x
Peternelj-Taylor C (1998) Forbidden love: Sexual exploitation in the forensic milieu. J Psychosoc Nurs Ment Health Serv 36(6):17–23
Pfammatter M, Tschacher W (2012) Wirkfaktoren in der Psychotherapie – eine Übersicht und Standortbestimmung. Z Psychiatr Psychol Psychother 60(1):67–76
Querengässer J, Bulla J, Hoffmann K, Ross T (2018) Therapieabbruch als Prädiktor erneuter Straftaten: Legalbewährung von Patienten nach Unterbringungen gemäß § 64 StGB. Nervenarzt 89(1):71–77. https://doi.org/10.1007/s00115-017-0386-z
Rask M, Aberg J (2002) Swedish forensic nursing care: nurses' professional contributions and educational needs. J Psychiatr Ment Health Nurs 9(5):531–539. https://doi.org/10.1046/j.1365-2850.2002.00538.x
Rask M, Hallberg IR (2000) Forensic psychiatric nursing care – nurses apprehension of their responsibility and work content: a Swedish survey. J Psychiatr Ment Health Nurs 7(2):163–177. https://doi.org/10.1046/j.1365-2850.2000.00280
Rask M, Levander S (2001) Interventions in the nurse-patient relationship in forensic psychiatric nursing care: a Swedish survey. J Psychiatr Ment Health Nurs 8(4):323–333. https://doi.org/10.1046/j.1365-2850.2001.00395
Rask M, Brunt D, Fridlund B (2008) Validation of the verbal and social interaction questionnaire: nurses' focus in the nurse-patient relationship in forensic nursing care. J Psychiatr Ment Health Nurs 15(9):710–716. https://doi.org/10.1111/j.1365-2850.2008.01292.x
Rohan MJ (2000) A rose by any name? The values construct. Personal Soc Psychol Rev 4(3):255–277. https://doi.org/10.1207/S15327957PSPR0403_4
Rokeach M (1968) A theory of organization and change within value-attitude systems. J Soc Issues 24(1):13–33. https://doi.org/10.1111/j.1540-4560.1968.tb01466.x
Sachse R, Walburg M (2017) Umgang mit narzisstisch geprägten Klienten. Professionelles Fallverständnis und motivierende Therapie unter strafrechtlichen Bedingungen. Psychiatrie, Köln
Sauter D, Löhr M, Scheydt S et al (2020) Die Tätigkeiten der Pflege in der klinischen Erwachsenpsychiatrie und Psychosomatik – ein Update. Pflege Gesellschaft 25(4):293–306
Schädle-Deininger H (2018) Ethische Aspekte der forensischen Pflege. In: Schmidt-Quernheim F, Hax-Schoppenhorst T (Hrsg) Praxisbuch forensische Psychiatrie. Behandlung und ambulante Nachsorge im Maßregelvollzug, 3., vollst. überarb. u. erw. Aufl. Hogrefe, Bern, S 159–169
Schmidt-Quernheim F (2018) Behandlung im Maßregelvollzug gemäß § 63 StGB. In: Schmidt-Quernheim F, Hax-Schoppenhorst T (Hrsg) Praxisbuch forensische Psychiatrie. Behandlung und ambulante Nachsorge im Maßregelvollzug, 3., vollst. überarb. u. erw. Aufl. Hogrefe, Bern, S 173–278
Schüßler N (2013) Professionelles Selbstverständnis von Pflegenden in der forensischen Psychiatrie – eine qualitative Studie in Anlehnung an die Grounded Theory. Pflege Gesellschaft 18(2):138–152
Schwarze C, Schmidt AF (2008) Zwangskontexte. In: Hermer M, Röhrle B (Hrsg) Handbuch der therapeutischen Beziehung. Band 2: Spezieller Teil. dgvt, Tübingen, S 1477–1507
Steinert T, Hirsch S (2020) S3-Leitlinie Verhinderung von Zwang: Prävention und Therapie aggressiven Verhaltens bei Erwachsenen. Nervenarzt 91(7):611–616. https://doi.org/10.1007/s00115-019-00801
Stevenson C, Taylor J (2020) Nurses' perspectives of factors that influence therapeutic relationships in secure inpatient forensic hospitals. J Forensic

Nurs 16(3):169–178. https://doi.org/10.1097/JFN.0000000000000274

Tenkanen H, Tiihonen J, Repo-Tiihonen E, Kinnunen J (2011) Interrelationship between core interventions and core competencies of forensic psychiatric nursing in Finland. J Forensic Nurs 7(1):32–39. https://doi.org/10.1111/j.1939-3938.2010.01093.x

Trost A (2018) Forensische Psychiatrie als Fachbereich der Gesundheits- und Krankenpflege. In: Schmidt-Quernheim F, Hax-Schoppenhorst T (Hrsg) Praxisbuch forensische Psychiatrie. Behandlung und ambulante Nachsorge im Maßregelvollzug, 3., vollst. überarb. u. erw. Aufl. Hogrefe, Bern, S 483–513

Trost A, Rogge S (2016) Umgang mit Menschen im Maßregelvollzug. Psychiatrie, Köln

Wirtz MA (2020) Dorsch – Lexikon der Psychologie, 19., überarb. Aufl. Hogrefe, Bern

Wolff S (2015) Pflegebeziehung und Interaktionen. In: Sauter D, Abderhalden C, Needham I, Wolff S (Hrsg) Lehrbuch Psychiatrische Pflege, 1. Nachdruck der 3., vollst. überab. Aufl. 2011. Huber, Bern, S 309–346

Zobrist P, Kähler HD (2017) Soziale Arbeit in Zwangskontexten, 3., vollst. überarb. Aufl. Ernst Reinhardt, München

Ergotherapie in forensisch-psychiatrischen Settings

Judith Pettigrew, Jordan Balfry und Katie Robinson

Inhaltsverzeichnis

B. Völlm, B. Schiffer (Hrsg.), *Forensische Psychiatrie*, https://doi.org/10.1007/978-3-662-64465-2_36

36.1 Einführung in die Ergotherapie

Seit Entstehung des Berufsbilds im frühen 20. Jahrhundert arbeiten Ergotherapeut*innen mit Personen mit psychischen Störungen (Pettigrew et al. 2017) und haben in jüngeren Jahrzehnten eine gut etablierte Stellung in psychiatrisch-forensischen Settings erhalten (O'Connell und Farnworth 2007).

Definition

Ergotherapie wird definiert als „die therapeutische Nutzung alltäglicher Betätigungen mit Personen, Gruppen oder Populationen (d. h. den Klient*innen) zur Förderung oder Ermöglichung von Teilhabe" (American Occupational Therapy Association 2020, S. 1).

Der Ergotherapie liegt die Annahme zugrunde, dass Betätigung und Aktivitäten Gesundheit und Teilhabe fördern, ermöglichen, unterstützen und aufrechterhalten können (American Occupational Therapy Association 2020, S. 5). Erfolgreiche und effektive Teilhabe an alltäglichen Aktivitäten und aus dieser Betätigung sekundären Nutzen zu ziehen ist zentraler Punkt des Recovery-Konzepts (Whitley und Drake 2010). Eine Synthese der qualitativen Literatur zur Bedeutung von Recovery für Klient*innen forensisch-psychiatrischer Dienste identifizierte mehrere Verbindungen zwischen der Teilnahme an Aktivitäten und Recovery, einschließlich der Bereitstellung von Möglichkeiten, ein Selbstverständnis abseits der kriminellen Identität zu entwickeln, des Ausbaus neuer, das Selbstwertgefühl stärkender Fähigkeiten und der erhöhten Hoffnung auf Genesung durch die Betätigung in für die betreffende Person bedeutungsvollen Aktivitäten und durch das Verfolgen persönlicher Interessen (Clarke et al. 2016).

Psychische Erkrankungen und ihre Konsequenzen wie Stigmatisierung (Sheehan et al. 2017) können die Teilhabe an grundlegenden alltäglichen (APA 2013; Regev und Josman 2020), gemeinschaftlichen (Baker und Procter 2014) sowie akademischen (Eisenberg et al. 2009; Grøtan et al. 2019) Aktivitäten, berufliche Teilhabe (OECD 2012) und den Schlaf (Hombali et al. 2019) stören. Veränderungen der Teilhabe können die Schwierigkeiten, mit denen Menschen mit psychischen Erkrankungen konfrontiert sind, verstärken und so einen Teufelskreis erzeugen. Klient*innen forensisch-psychiatrischer Dienste sind mit weiteren Herausforderungen konfrontiert, darunter mehrere Stigmata (West et al. 2014) und der restriktive Charakter forensischer Dienste, in denen die Möglichkeiten zur bedeutungsvollen Betätigung eingeschränkt sein können (Royal College of Occupational Therapists 2017). Studien weisen auf weitreichende Aktivitätsstörungen unter Klient*innen forensisch-psychiatrischer Dienste hin, die einen Großteil der Zeit schlafend verbringen (O'Connell et al. 2010; Farnworth et al. 2004). So stellte beispielsweise eine Studie, die ADL-Funktionen (Activities of Daily Living) von Bewohner*innen einer forensisch-psychiatrischen Station untersuchte, begrenzte ADL-Kompetenzen in dieser Kohorte und ein geringes Bewusstsein ihrer Fähigkeiten fest (Kottorp et al. 2013). Die Ausübung bedeutungsvoller Betätigungen ist empfohlener Bestandteil des therapeutischen Milieus in forensisch-psychiatrischen Settings (Völlm et al. 2018). Sie ist nicht nur wichtig, um die Lebensqualität während der stationären Behandlung zu verbessern, sondern unterstützt auch Recovery und Rehabilitation und verhindert langfristige negative Outcomes.

Ergotherapeutische Konzepte, die entwickelt wurden, um die komplexe Beziehung zwischen Betätigungsausübung und dem Wohlbefinden zu verstehen, können in forensisch-psychiatrischen Settings eingesetzt werden.

Definition

Betätigungsdeprivation meint „einen Zustand, in dem Personen von Möglichkeiten bedeutungsvoller Betätigung aufgrund von Faktoren außerhalb ihrer Kontrolle ausgegrenzt sind“ (Whiteford 2000, S. 200).

Klient*innen in gesicherten Settings sind gefährdet, Betätigungsdeprivation als Folge ihres restriktiven Umfelds, in dem Wahlfreiheit und Kontrolle über die Ausübung bevorzugter Betätigungen eingeschränkt sind, zu erfahren (Whiteford et al. 2019). Diese und weitere Einschränkungen wie begrenzter Zugang zu materiellen Ressourcen wie Werkzeugen und Gegenständen können gemeinsam vorliegende Risikofaktoren im Bereich Beschäftigung über die Zeit hinweg verstärken (Pettigrew et al. 2019). Betätigungsdeprivation wird auch in einer qualitativen Studie zu jungen Straffälligen verdeutlicht, in welcher diese Langeweile, innere Leere, Beschäftigungsmangel, Schlaf und fehlende Wahlfreiheit bei Betätigungen beschreiben (Falardeau et al. 2015).

36.2 Theoretische Grundlagen der ergotherapeutischen Praxis

Ergotherapeutische Behandlungsansätze unter Sicherheitsbedingungen sind denen in nicht forensischen psychiatrischen Settings nicht unähnlich. Forensische Ergotherapeut*innen untersuchen zusätzlich zu den Auswirkungen einer psychischen Krankheit auf die Betätigungsperformanz einer Person auch, wie deren kriminelle Vorgeschichte und das restriktive institutionelle Umfeld ihre funktionelle Selbstständigkeit beeinflussen (McNeill und Bannigan 2012). Psychosoziale Rehabilitationsinterventionen, die eingesetzt werden, um Aktivitätsstörungen anzugehen und Teilhabe, Wohlbefinden und Recovery für Menschen mit schweren psychischen Erkrankungen zu ermöglichen, umfassen Interventionen zur Zeitnutzung („Time-Use“), Gesundheitsförderung durch körperliche Aktivität und unterstützte Beschäftigung („Supported Employment“, Höhl et al. 2017) Diese Interventionen könnten auch in forensisch-psychiatrischen Settings von Interesse sein.

Ergotherapeutische Interventionen basieren auf theoretischen Grundlagen, die konzeptionelle Praxismodelle sowie Orientierungsrahmen beinhalten und gemeinsam einen Praxisleitfaden bilden (Duncan 2011). Ein geläufiges ergotherapeutisches Modell in forensisch-psychiatrischen Settings ist das Model of Human Occupation (Modell der menschlichen Betätigung, MOHO) (O'Connell und Farnworth 2007; Moore 2014).

Model of Human Occupation (MOHO)

Das Model of Human Occupation ist ein klientenzentriertes Modell, das sich auf den Zusammenhang zwischen der Volition (die Motivation, Betätigungen auszuüben), Habituation (mit Rollen und Routinen verbundene Muster der Betätigungsperformanz) und dem Performanzvermögen (die Fähigkeit, Betätigungen auszuüben) einer Person konzentriert und dabei auch den Einfluss ihres Umfelds berücksichtigt (Duncan 2011).

Die Ausübung bedeutungsvoller Betätigungen, die im Einklang mit dem Lebensnarrativ einer Person stehen, kann dabei helfen, die Outcomes einer Intervention zu maximieren (Farnworth und Muñoz 2009). Um für die Planung einer solchen Intervention Informationen hinsichtlich des Betätigungsprofils eines Klienten oder einer Klientin zu erhalten, nutzen Ergotherapeut*innen eine Bandbreite von Bewertungsansätzen, darunter individuelle Interviews, Beobachtung, Befragung von Verwandten/Pflegepersonen und standardisierte Erhebungsinstrumente (Chui et al. 2016; Moore 2014). Das Model of Human Occupation Screening Tool (MOHOST) (Parkinson et al. 2006) und die Occupational Circumstances Assessment Interview and Rating Scale (OCAIRS) (Forsyth et al. 2005) sind auf dem MOHO basierende standardisierte Bewertungsinstrumente mit an den Einsatz in restriktiven Settings angepassten Versionen (Farnworth und Muñoz 2009). In der Ergotherapie existieren verschiedene Modelle und Assessments, wobei ihre Anwendbarkeit in forensischen Settings von den Kenntnissen, Fähigkeiten und Präferenzen des Ergotherapeutenen bzw. der Ergotherapeutin abhängt. Nach Abschluss der Bewertung stellen Ergotherapeut*innen die Therapieziele auf. Dabei arbeiten sie so eng wie möglich mit den Klient*innen zusammen, um einen klientenzentrierten, betätigungsfokussierten Ansatz zu gewährleisten.

Ergotherapeut*innen können in verschiedenen forensisch-psychiatrischen Settings arbeiten. Farnworth et al. (2010) schildern, dass Ergotherapeut*innen durch ihren besonderen Fokus auf die Wechselwirkungen zwischen einer Person und ihrem Umfeld gut dafür aufgestellt sind, mit forensisch-psychiatrischen Klient*innen in Gefängnissen zu arbeiten. Ergotherapeutische Interventionen in diesem Tätigkeitsfeld können Klient*innen darin unterstützen, die Fähigkeiten, die für ein Leben in der Gemeinde benötigt werden, zu entwickeln.

36.3 Interventionsbeispiele

Forschungsergebnisse zu ergotherapeutischen Interventionen in forensisch-psychiatrischen Settings sind begrenzt (O'Connell und Farnworth 2007; Fitzgerald 2011), entwickeln sich jedoch. Faktoren wie die Schwierigkeit, eine ausdrückliche Einwilligungserklärung von Klient*innen forensisch-psychiatrischer Dienste zu erhalten, haben den Forschungsoutput behindert (Muñoz et al. 2016a). Dennoch ist die Zahl ergotherapeutischer Studien in den letzten Jahren gewachsen (Hitch et al. 2016), was auf ein steigendes internationales Interesse für dieses Fachgebiet hindeutet (Pettigrew et al. 2019).

Art und Umfang ergotherapeutischer Interventionen in forensisch-psychiatrischen Settings variieren, und die Praxis wird immer durch lokale, soziale, politische, ökonomische, kulturelle, ethnische und geschlechtsspezifische Gegebenheiten und Werte beeinflusst.

In einer von Muñoz et al. (2016b) durchgeführten Mixed-Methods-Befragung von im Strafvollzug arbeitenden Ergotherapeut*innen in den USA (n = 45) berichteten die Befragten von gruppenbasierten Interventionen zu Themen wie Kompetenzen für Problemlösung, Arbeit, Freizeit und Wohlbefinden. Weitere Aufgabenbereiche von Gruppeninterventionen waren Gesundheit und körperliche Fitness, Finanzmanagement, Reintegration in die Gesellschaft und Suchtmanagement (Muñoz et al. 2016b). Baker und McKay (2001) befragten Ergotherapeut*innen zu den Interventionen, die Frauen in Einrichtungen mittlerer Sicherheit in England zugänglich sind. Befragte (n = 35), die Interventionen für weibliche Patientinnen auf Station anboten, beschrieben ergotherapeutische Interventionen unter anderem zu funktionellen und sozialen Fertigkeiten, Selbstbehauptungstraining, Problemlösung, berufsbezogener Praxis und Kompetenzen für das Leben in der Gemeinde. Die Bereitstellung erfolgte auf verschiedene Weisen, darunter Einzelsitzungen (am häufigsten), gemischte sowie reine Frauengruppen.

Ergotherapie kann durch betätigungsfokussierte Interventionen das Risiko von Betätigungsdeprivation in psychiatrisch-forensischen Settings mildern (Whiteford et al. 2019). In einer Querschnittsbeobachtungsstudie von in forensisch-psychiatrischen Kliniken untergebrachten

Klienten (n = 52) stellten O'Flynn et al. (2018) fest, dass die Ausübung bedeutungsvoller Betätigung positiv mit Lebensqualität assoziiert war, vor allem in den Domänen psychologische Gesundheit und soziale Beziehungen. Die Studie unterstützt die Kernprinzipien der ergotherapeutischen Theorie, nach welcher die Ausübung bedeutungsvoller Betätigungen zur allgemeinen Gesundheit und zum Wohlbefinden beiträgt. Das forensisch-psychiatrische Umfeld birgt viele Herausforderungen für die Ermöglichung bedeutungsvoller Aktivitäten für die Klient*innen; Ergotherapeut*innen, die in diesen restriktiven Settings arbeiten, verfügen jedoch über gute Voraussetzungen und Fähigkeiten, um solche Initiativen zu fördern (O'Flynn et al. 2018). Als Praxisbeispiel der Förderung bedeutungsvoller Tätigkeiten beschreiben Whiteford et al. (2019), wie ein Ergotherapeut gemeinsam mit einem Klienten die Erneuerung von dessen Führerschein beantragte, während sich dieser aus therapeutischen Gründen auf Urlaub außerhalb einer Hochsicherheitseinrichtung befand. Dies verhalf dem Klienten zu mehr Selbstbefähigung.

Ein weiteres Beispiel der Ermöglichung bedeutungsvoller Betätigungen unter Sicherheitsbedingungen zeigten Ergotherapeut*innen des National Forensic Mental Health Service Irlands, die Hühner auf dem Gelände einer Hochsicherheitsklinik einführten, um die Klient*innen bei der Entwicklung beruflicher Perspektiven zu unterstützen (Mulholland et al. 2015). Die Klient*innen, die zuvor wenig bis gar keine täglichen Aufgaben hatten und nur minimal bedeutungsvollen Betätigungen nachgingen, kümmerten sich daraufhin um die Hennen, kochten mit den Eiern und berichteten von Gefühlen der Freude, des Stolzes und der Zufriedenheit. Außerdem konnte ein Rückgang der Notwendigkeit für Isolation und Fixierung beobachtet werden (Mulholland et al. 2015).

Ergotherapeut*innen können bedeutungsvolle kreative Betätigungen nutzen, um mit den Klient*innen Behandlungsziele zu erreichen. Linstead und Brooks (2015) untersuchten in einer kleineren Mixed-Methods-Studie die Anwendbarkeit und Effektivität einer kreativen ergotherapeutischen Intervention auf Einzelbasis für männliche Bewohner einer stationären forensisch-psychiatrischen Einrichtung. Das als „Re-Animationsansatz" bekannte Interventionskonzept beinhaltet den kreativen Einsatz von Stop-Motion-Techniken und Computersoftware, um Bilder aufzunehmen, die, wenn sie hintereinander abgespielt werden, eine Illusion von Bewegung schaffen. Die Outcomes der Intervention deuteten auf eine Verbesserung der Gesundheit und des Wohlbefindens der Teilnehmenden hin, wobei beobachtet werden konnte, dass durch den Ansatz eine betätigungsbezogene Bereicherung die Auswirkungen der Betätigungsdeprivation innerhalb des restriktiven Umfelds begrenzte.

Gewichtszunahme durch verschriebene Medikamente ist unter Klient*innen forensisch-psychiatrischer Dienste nicht ungewöhnlich (Bacon et al. 2012). In einer kleineren Studie in einer forensischen Klinik in Australien untersuchten Bacon et al. (2012) den Einsatz eines Virtual-Reality-Spiels mit Komponenten körperlicher Betätigung (Wii Fit), um Klient*innen zu mehr Bewegung zu motivieren. Die Studie stellte eine positive Veränderung hinsichtlich des Bewegungspensums der Klient*innen verbunden mit leichter Gewichtsabnahme fest. Es wurden auch Änderungen in der Einstellung zu Bewegung beobachtet, die als Folge der spaßigen und herausfordernden Bewegung erachtet wurden, sowie vermehrte Gelegenheiten für soziale Interaktion. Die Teilnahme an Virtual-Reality-Spielen wurde als motivierende Aktivität für die Klient*innen angesehen und steht beispielhaft dafür, wie bedeutungsvolle Betätigung in restriktiven Settings ermöglicht werden kann (Bacon et al. 2012)

Ergotherapeut*innen spielen weiterhin eine Rolle in der Bereitstellung von Interventionen zur sozialen Inklusion in forensischen Einrichtungen. Fitzgerald (2011) untersuchte die Auswirkungen eines Programms zur sozialen Inklusion (Social Inclusion Programme, SIP) auf Klient*innen eines forensisch-psychiatrischen Rehabilitationsdienstes niedriger Sicherheitsstufe. Das zuvor genannte MOHOST, ein betätigungsbasiertes Bewertungsinstrument, wurde zur Erhebung von Prä- und Posttestdaten zur betätigungsbezogenen Funktion genutzt. Zur Vergleichsanalyse wurde eine Kontrollgruppe von Klient*innen genutzt, die auf der Station herkömmliche Behandlung (Treatment-as-Usual, TAU) erhielten und die Teilnahme am SIP abgelehnt hatten. Inhalte des SIP waren Initiativen zu gemeinnützigem Engagement, Zielsetzung, Freizeit, Lese- und Schreibfähigkeit und arbeitsbezogene Gruppen sowie regelmäßige Behandlung. Vor der Intervention wurden durch die MOHOST-Werte geringe Unterschiede in der betätigungsbezogenen Funktion zwischen der Interventions- und der Kontrollgruppe gemessen. Ein signifikanter Unterschied zeigte sich nach der Intervention: Bei den Teilnehmenden des SIP wurde im Vergleich zur TAU-Kohorte eine deutliche Verbesserung der Betätigungsperformanz beobachtet. Diese Forschung unterstützt den vorgeschlagenen Einsatz von Interventionen zur sozialen Inklusion in der forensisch-psychiatrischen ergotherapeutischen Praxis. Soziale Interaktionskompetenzen können von Ergotherapeut*innen in forensischen Settings evaluiert und zur Interventionsplanung mit Klient*innen genutzt werden. Williams und Chard (2016) beschreiben eine kleinere Praxisanalyse, die den Einsatz eines standardisierten Instruments zur Bewertung sozialer Interaktion in einer stationären forensisch-psychiatrischen Einrichtung niedriger Sicherheitsstufe untersucht. Ergotherapeut*innen setzten das Instrument ein, um Daten zur Ausgangslage der Interaktionsfähigkeiten der Klienten zu sammeln, die für gemeinsame Diskussionen bezüglich derer Stärken bei der sozialen Interaktion sowie individueller Zielsetzungen, Kompetenzentwicklung und für die Planung auf bedeutungsvoller Betätigung basierender Interventionen genutzt wurden. Drei der fünf Teilnehmer zeigten nach der Intervention eine signifikante Verbesserung bei Tests zur sozialen Interaktionsfähigkeit, bei einem von ihnen konnte darüber hinaus eine klinisch beobachtete Veränderung festgestellt werden.

Die Bereitstellung von Ergotherapie in forensisch-psychiatrischen Settings kann auch Arbeit mit Familien umfassen. In einer Fallstudie eines Klienten einer Einrichtung niedriger Sicherheitsstufe in Großbritannien stellten Fitzgerald et al. (2012) basierend auf der erfolgreichen Entlassung des Klienten nach Hause im Anschluss an die Umsetzung dieses Ansatzes fest, dass Ergotherapie sich gut für die Bereitstellung familienbasierter Interventionen eignet. Die Intervention beinhaltete Familienarbeit, die die Reduktion von Expressed Emotions innerhalb der Familie unterstützte und bei der Schaffung eines häuslichen Umfelds, das weitere ergotherapeutische Betätigung für den Klienten ermöglichte, half. Der Einsatz eines familientherapeutischen Ansatzes in psychiatrischen Settings passt aufgrund des speziellen Fokus der Disziplin auf die Umgestaltung des Umfelds und Verhaltensmanagement gut zu dem Berufsbild der Ergotherapie, multidisziplinäre Unterstützung wird für einen solchen Ansatz jedoch als notwendig angesehen (Fitzgerald et al. 2012).

36.4 Risikominderung

Wie andere in forensisch-psychiatrischen Kontexten Tätige auch müssen Ergotherapeut*innen zwischen Risikominderung und der Verbesserung der individuellen Gesundheit abwägen (Ward 2013). Dafür müssen die ergotherapeutischen Teilhabebedarfe dem Bewusstsein gegenübergestellt werden, dass Klient*innen möglicherweise Betätigungen nachgehen, die selbst- oder fremdgefährdend, antisozial oder kriminell sind (Connell 2016). Ergotherapeut*innen steuern das Risiko auf Einzelfallbasis im Rahmen therapeutischer Intervention (Craik et al. 2010; Perkes et al. 2015).

Eine Querschnittsbefragung forensisch-psychiatrischer Ergotherapeut*innen von Connell (2016) ergab, dass ergotherapeutische Praxis das Risiko erneuter Straftaten in Großbritannien senkt. Die Analyse zeigte, dass Ergotherapeut*innen

- Faktoren, die zu Teilhabe beitragen, evaluieren, um ergotherapeutische Bedarfe zu identifizieren, die zu (einer Reduktion von) Risiko führen können,
- ergotherapeutische Interventionen einsetzen, die darauf abzielen, die Volition neu in Richtung prosozialerer Interessen, Werte, Einstellungen, Ziele und Entscheidungen auszurichten,
- therapeutische Betätigung nutzen, um Eigenschaften aufzubauen, die vor erneuter Straffälligkeit schützen, wie z. B. die Entwicklung von Alltagskompetenzen, um einen strukturierten und ausgewogenen Alltag zu ermöglichen, den Kontakt mit betätigungsbezogenen Risikofaktoren zu reduzieren und Narrative der Entscheidungsfreiheit und Möglichkeiten zu stärken,
- die Wichtigkeit des Zugangs zur Gemeinde für die Entwicklung von Kompetenzen unterstreichen, während sie die Sicherheit gewährleisten,
- Möglichkeiten der betätigungsbezogenen Teilhabe in der Gemeinde evaluieren, um risikofördernde Faktoren zu identifizieren und Anbieter von unterstützenden Diensten nach der Entlassung zu informieren.

36.5 Berufliche Rehabilitation

Ergotherapeut*innen berücksichtigen bei der Bereitstellung auch die mögliche Zukunft der Klient*innen. In der forensischen Psychiatrie arbeitende Ergotherapeut*innen spielen eine wichtige Rolle dabei, es Klient*innen zu ermöglichen, die für eine erfolgreiche Wiedereingliederung in die Gesellschaft oder den Übergang in ein Umfeld mit geringeren Sicherheitsbedingungen benötigten Fähigkeiten zu entwickeln, aufrechtzuerhalten oder zu erwerben (RCOT 2017). Dies ist insbesondere im Bereich der beruflichen Rehabilitation der Fall, wo Ergotherapeut*innen Klient*innen darin unterstützen, realistische Berufsfelder einschließlich bezahlter oder ehrenamtlicher Arbeit, Studium oder Ausbildung zu identifizieren, während sie ihre psychische Gesundheit sowie Vorstrafen, die bestimmte Bereiche ausschließen, berücksichtigen.

Für Klient*innen, die nicht wieder in Arbeit kommen werden, ist die Schaffung anderer produktiver, bedeutungsvoller und prosozialer Betätigungen essenziell (RCOT 2017). Personen mit forensischem Hintergrund stehen bei der Suche und Erhaltung eines Arbeitsplatzes vor vielen Herausforderungen (Duncan 2008), und diese Population ist von hoher Arbeitslosigkeit betroffen (Khalifa et al. 2020). Barrieren sind die Angst vor Zurückweisung, geringes Selbstbewusstsein, begrenzte Motivation, Sorge, den Anspruch auf Sozialleistungen zu verlieren, Stigmatisierung, Zurückhaltung auf Arbeitgeberseite sowie Probleme rund um die Preisgabe von Vorstrafen (McQueen und Turner 2012). Soeker et al. (2021) führten eine kleinere qualitative Studie zum Nutzen ergotherapeutischer Interventionen zur Etablierung von Arbeitsrollen in forensisch-psychiatrischen Settings durch. Die Autoren beschreiben, wie Klient*innen in diesem Bereich vor einer Reihe von Hindernissen stehen, wenn sie in ihre beruflichen Rollen zurückkehren, wie ein zweifaches Stigma, Medikationsmanagement und das Risiko eines Rückfalls und/oder Substanzmissbrauchs. Diese Herausforderungen können den Klient*innen eine erfolgreiche Rehabilitation und Rückkehr in den Beruf erschweren. Ergotherapeutische Interventionen, die Komponenten wie Gruppen zum Erwerb von Alltagskompetenzen, Rollenspiele und die Bereitstellung von Vor-Ort-Unterstützung am Arbeitsplatz beinhalten, sind bei der Rückkehr in Arbeit Wegbereiter für die Klient*innen.

Im Rahmen eines der schottischen Regierung vorgelegten Reviews zu beruflicher Rehabilitation in forensisch-psychiatrischen Diensten, führte McQueen halbstrukturierte Interviews und Fokusgruppen mit zehn Klient*innen forensisch-psychiatrischer Dienste in verschiedenen Teilen Schottlands durch (McQueen 2011; McQueen und Turner 2012). Die Teilnehmenden waren in bezahlte oder ehrenamtliche Arbeit oder in Arbeitsvorbereitungsmaßnahmen eingebunden. Dabei wurden Ansichten zum Ablauf beruflicher Rehabilitation, der Entwicklung von Zielen und Fähigkeiten sowie Barrieren und hilfreiche Aspekte untersucht. Es ergaben sich drei Hauptmotive: „Normalisierung meines Lebens", bezogen auf den positiven Einfluss von Arbeit, „Einzelne Schritte", bezogen auf die Konfrontation mit Barrieren, und „Praktische Hilfe und Ermutigung", was sich auf das Gefühl, unterstützt zu werden, bezog. Die Teilnehmenden schätzten es, wenn arbeitsbezogene Probleme frühestmöglich angesprochen wurden. Arbeit hatte einen sehr positiven Einfluss auf die psychische Gesundheit. Sie stärkte das Selbstbewusstsein, förderte den Glauben an sich selbst, Zufriedenheit, Erfolge und das Gefühl nützlich zu sein.

Cox et al. (2014) stellten die Erkenntnisse der Evaluation eines „Echte Beschäftigungsmöglichkeiten"-Programms (Real Work Opportunities) für berufliche Rehabilitation vor, das im Rahmen eines forensisch-psychiatrischen Dienstes für Menschen mit Intelligenzminderung bereitgestellt wurde. Das Programm zielte auf den Aufbau von Fähigkeiten, Selbstbewusstsein, die Motivation sich zu bewerben sowie auf die Aufrechterhaltung von Arbeit nach Entlassung ab. Die Teilnehmenden führten ihre Arbeitsrollen über einen Zeitraum von 12 Wochen für eine Stunde pro Woche aus. Die möglichen Rollen waren Küchenreinigungskraft, Tierpflegehelfer*in und Aushilfe im Fitnessraum. Zu jedem Zeitpunkt des Programms von der Stellenanzeige bis zum Bewerbungs- und Einstellungsprozess wurde „echte Arbeit" simuliert. Allerdings war der Grad an Unterstützung, der durch das ergotherapeutische Personal in Workshops, gespielten Bewerbungsgesprächen und durch Feedback erbracht wurde, höher als die normalerweise von einem „echten" Arbeitgeber gebotene Unterstützung.

Das Programm wurde von den Klient*innen positiv bewertet und die Teilnahme war trotz der Anforderungen der Arbeitsrollen durchgängig hoch. Auch wenn die Outcomes nicht formell gemessen wurden, war die Entwicklung verschiedenster beruflicher Kompetenzen zu erkennen. Die Autorinnen empfahlen das Programm „Echte Beschäftigungsmöglichkeiten" als ersten Teil eines stufenweisen Pfades mit dem Ziel, nach der Risikominderung in Richtung Arbeit in gemeindebasierten Programmen zu gehen. In ihrer Studie zu den Ansichten des Personals und der Patient*innen zu der Bedeutung von Beschäftigung – durch Ergotherapie und Sitzungen zu beruflichen Kompetenzen –, die in einer Hochsicherheitsklinik angeboten wurde, stellten Völlm et al. (2014) außerdem fest, dass die Teilnehmenden der Meinung waren, dass Beschäftigungsaktivitäten „echter Arbeit" stärker ähneln sollten. Die Teilnehmenden erkannten die Wichtigkeit von Arbeit für die Vermeidung erneuter Straftaten und ihre psychische Gesundheit. Die Zeit in der Klinik bietet Patient*innen die Möglichkeit, ihre Kompetenzen aufrechtzuerhalten bzw. zu erweitern, wodurch ihre zukünftige Wiedereingliederung in den Beruf gefördert wird.

36.6 Leben in der Gemeinde

Ein zentrales Ziel forensisch-psychiatrischer Ergotherapie ist die Ermöglichung des Übergangs zu einem sicheren und erfolgreichen Leben in der Gemeinde. Lin et al. (2009) stellten die Erkenntnisse einer interviewbasierten kanadischen Studie zur Bedeutung ergotherapeutischer Beschäftigung für zehn in der Gemeinde lebende Klient*innen vor. Viele der Befragten übten positive Betätigungen aus, die für sie bedeutungsvoll waren. Sie gingen beispielsweise einer Arbeit nach, spielten Musik, kümmerten sich um andere und pflegten soziale Kontakte. Die Teilnehmenden berichteten, dass die Ausübung von Betätigungen ihrem Alltag Beständigkeit, Rhythmus und Kohärenz gab.

Sie erkannten die Bedeutung von Freiheit und Verantwortung, und während sie selbstgewählte Betätigungen ausübten, die ihnen Spaß machten, wollten sie auch den Behörden zeigen, dass sie aufgrund dieser Betätigungen auf dem richtigen Weg sind. Den Teilnehmenden war es wichtig, „das Richtige" zu tun, ein „guter Bürger" zu sein und mit anderen in Kontakt zu treten. Sie berichteten weiterhin von Herausforderungen bei der Ausübung von Betätigungen einschließlich institutioneller und sozialer Einschränkungen, interner Barrieren und Zeitmanagement.

Ergotherapeut*innen können Klient*innen bei der Preisgabe vertraulicher Informationen unterstützen, wenn dies sinnvoll erscheint und die Integration in die Gemeinde fördern könnte. Informationen etwa über das Vorliegen einer psychischen Erkrankung offenzulegen ist aufgrund des Risikos von Stigmatisierung, Isolation und Diskriminierung jedoch immer besonders kritisch abzuwägen (Pritchard et al. 2020). Das Vorliegen einer psychischen Krankheit zusammen mit einer Vorgeschichte der forensischen Psychiatrie birgt weitere Schwierigkeiten für diese Aufgabe. Unterstützung bei der Steuerung einer solchen Offenlegung kann die Möglichkeiten der Klient*innen erhöhen und die Teilhabe an bedeutungsvollen Betätigungen wie beruflichen Perspektiven fördern.

Fazit

Klient*innen psychiatrisch-forensischer Institutionen sind bei der Ausübung von bedeutungsvollen Betätigungen mit spezifischen Hindernissen konfrontiert. Die Teilnahme an solchen Aktivitäten kann jedoch das Gefühl von Gesundheit und Wohlbefinden stärken, Entfremdung und antisoziales Verhalten abschwächen und den Erwerb von Alltagskompetenzen unterstützen. Um diese Ziele zu erreichen, setzen Ergotherapeut*innen verschiedene Interventionen etwa zur beruflichen Rehabilitation in Einzel- oder Gruppensettings ein. Der mögliche zukünftige Kontext der Klient*innen nach der Entlassung wird dabei natürlich entsprechend berücksichtigt. Ergotherapeut*innen unterstützen den Übergang der Klient*innen zum Leben in der Gemeinde, wo die Ausübung bedeutungsvoller, strukturierter Betätigung einschließlich dem Erreichen beruflicher Ziele positive Teilhabe ermöglichen kann.

Unter der Prämisse, dass die Ausübung von Aktivitäten Gesundheit fördern, ermöglichen, unterstützen und aufrechterhalten kann, spielen Ergotherapeut*innen eine wichtige Rolle im Recovery-Prozess der forensisch-psychiatrischen Klient*innen.

Literatur

American Occupational Therapy Association (2020) Occupational therapy practice framework: domain and process. Am J Occup Ther 74 (Supplement_2):7412410010p1–7412410010p87

American Psychiatric Association (2013) Diagnostic and statistical manual of mental disorders, 5. Aufl. American Psychiatric Association, Washington, DC

Bacon N, Farnworth L, Boyd R (2012) The use of the Wii Fit in forensic mental health: exercise for people at risk of obesity. Br J Occup Ther 75(2):61–68. https://doi.org/10.4276/030802212X13286281650992

Baker AEZ, Procter NG (2014) Losses related to everyday occupations for adults affected by mental illness. Scand J Occup Ther 21(4):287–294. https://doi.org/10.3109/11038128.2014.894571

Baker S, McKay EA (2001) Occupational therapists' perspectives of the needs of women in medium secure units. Br J Occup Ther 64(9):441–448

Chui ALY, Wong CI, Maraj SA, Fry D, Jecker J, Jung B (2016) Forensic occupational therapy in Canada: the current state of practice: Canadian forensic occupational therapy practice. Occup Ther Int 23(3):229–240. https://doi.org/10.1002/oti.1426

Clarke C, Lumbard D, Sambrook S, Kerr K (2016) What does recovery mean to a forensic mental health patient? A systematic review and narrative synthesis of the qualitative literature. J Forensic Psychiatry Psychol 27(1):38–54

Connell C (2016) Forensic occupational therapy to reduce risk of reoffending: a survey of practice in the United Kingdom. J Forensic Psychiatry Psychol 27(6):907–928

Cox A, Simmons H, Painter G, Philipson P, Hill R, Chester V (2014) Real Work Opportunities: establishing an accessible vocational rehabilitation programme within a forensic intellectual disability service. J Intellect Disabil Offending Behav. https://doi.org/10.1108/JIDOB-10-2014-0016/full/html

Craik C, Bryant W, Ryan A, Barclay S, Brooke N, Mason A, Russell P (2010) A qualitative study of service user experiences of occupation in forensic mental health. Aust Occup Ther J 57(5):339–344. https://doi.org/10.1111/j.1440-1630.2010.00857.x

Duncan E (2008) Forensic occupational therapy. In: Creek J, Lougher L (Hrsg) Occupational therapy and mental health, 4. Aufl. Churchill Livingstone Elsevier, London, S 513–534

Duncan EAS (2011) Foundations for practice in occupational therapy. Churchill Livingstone, Edinburgh

Eisenberg D, Golberstein E, Hunt JB (2009) Mental health and academic success in college. J. Econ Anal Policy 9:40. https://doi.org/10.1016/j.edurev.2010.10.003

Falardeau M, Morin J, Bellemare J (2015) The perspective of young prisoners on their occupations. J Occup Sci 22(3):334–344

Farnworth L, Muñoz JP (2009) An occupational and rehabilitation perspective for institutional practice. Psychiatr Rehabil J 32(3):192–198. https://doi.org/10.2975/32.3.2009.192.198

Farnworth L, Nikitin L, Fossey E (2004) Being in a secure forensic psychiatric unit: every day is the same, killing time or making the most of it. Br J Occup Ther 67(10):430–438. https://doi.org/10.1177/030802260406701003

Farnworth L, Morgan SUE, Fernando B (2010) Prison based occupational therapy. Aust Occup Ther J 34:40–46. https://doi.org/10.1111/j.1440-1630.1987.tb01567.x

Fitzgerald M (2011) An evaluation of the impact of a social inclusion programme on occupational functioning for forensic service users. Br J Occup Ther 74(10):465–472

Fitzgerald M, Ratcliffe G, Blythe C (2012) Family work in occupational therapy: a case study from a forensic service. Br J Occup Ther 75(3):152–155

Forsyth K, Deshpande S, Kielhofner G, Henriksson C, Haglund L, Olson L, Skinner S, Kulkarni S (2005) The occupational circumstances assessment interview and rating scale (OCAIRS) (version 4.0). University of Illinois, Chicago

Grøtan K, Sund ER, Bjerkeset O (2019) Mental health, academic self-efficacy and study progress among college students–the SHoT study, Norway. Front Psychol 10:45. https://doi.org/10.3389/fpsyg.2019.00045

Hitch D, Hii QK, Davey I (2016) Occupational therapy in forensic psychiatry: recent developments in our understandings (2007–2013). Br J Occup Ther 79(4): 197–205. https://doi.org/10.1177/0308022615591018

Höhl W, Moll S, Pfeiffer A (2017) Occupational therapy interventions in the treatment of people with severe mental illness. Curr Opin Psychiatry 30(4):300–305

Hombali A, Seow E, Yuan Q, Chang SHS, Satghare P, Kumar S, Verma SK, Mok YM, Chong SA, Subramaniam M (2019) Prevalence and correlates of sleep disorder symptoms in psychiatric disorders. Psychiatry Res 279:116–122

Khalifa N, Hadfield S, Thomson L, Bird Y, Schneider J, Attfield J, Völlm B, Bates P, Walker D-M (2020) Barriers and facilitators to the implementation of Individual Placement and Support (IPS) for patients with offending histories in the community: The United Kingdom experience. Br J Occup Ther 83(3):179–190

Kottorp A, Heuchemer B, Lie IP, Gumpert CH (2013) Evaluation of activities of daily living ability and awareness among clients in a forensic psychiatry evaluation unit in Sweden. Br J Occup Ther 76(1):23–30

Lin N, Kish B, Polatajko H, Seto M (2009) The nature and meaning of occupational engagement for forensic clients living in the community. J Occup Sci 16(2):110–119

Linstead H, Brooks R (2015) A mixed methods study of the re-animation approach within a forensic mental health setting. Occup Ther Ment Health 31(4):402–420

McNeill S, Bannigan K (2012) Forensic and prison services. In: Bryant W, Fieldhouse J, Bannigan K

(Hrsg) Creek's occupational therapy and mental health. Churchill Livingstone, Edingburgh, S 424–438
McQueen J (2011) Towards work in forensic mental health: national guidelines for allied health professionals a review to government, Scottish Government. www.forensicnetwork.scot.nhs.uk/news/AHP/Toward%20work%20in%20forensic%20mental%20health%20lo%20res.pdf. Zugegriffen am 10.08.2023
McQueen JM, Turner J (2012) Exploring forensic mental health service users' views on work: an interpretative phenomenological analysis. Br J Forensic Pract 14(3):168–179
Moore M (2014) Forensic psychiatry and occupational therapy. In: Crouch R, Alers V (Hrsg) Occupational therapy in psychiatry and mental health. Wiley, Chichester, S 106–114
Mulholland F, Ronney R, Pettigrew J (2015) The hen project: introducing vocational opportunity into a secure forensic unit. Irish J Occup Ther 43:34
Muñoz JP, Farnworth L, Dieleman C (2016a) Harnessing the power of occupation to meet the needs of people in criminal justice settings. Occup Ther Int 23(3):221–228. https://doi.org/10.1002/oti.1439
Muñoz JP, Moreton EM, Sitterly AM (2016b) The scope of practice of occupational therapy in U.S. criminal justice settings. Occup Ther Int 23(3):241–254. https://doi.org/10.1002/oti.1427
O'Connell M, Farnworth L (2007) Occupational therapy in forensic psychiatry: a review of the literature and a call for a united and international response. Br J Occup Ther 70(5):184–191. https://doi.org/10.1177/030802260707000502
O'Connell M, Farnworth L, Hanson EC (2010) Time use in forensic psychiatry: a naturalistic inquiry into two forensic patients in Australia. Int J Forensic Ment Health 9(2):101–109
O'Flynn P, O'Regan R, O'Reilly K, Kennedy HG (2018) Predictors of quality of life among inpatients in forensic mental health: implications for occupational therapists. BMC Psychiatry 18(1):16–16. https://doi.org/10.1186/s12888-018-1605-2
OECD (2012) Sick on the Job? Myths and realities about mental health and work. OECD Publishing, Paris. https://doi.org/10.1787/9789264124523-en. Zugegriffen am 30.07.2021
Parkinson S, Forsyth K, Kielhofner G (2006) Model of human occupational screening tool (MOHOST) (Version 2.0.). University of Illinois, Chicago
Perkes D, Whiteford G, Charlesworth G, Weekes G, Jones K, Brindle S, Hoare L, Todd E, Ray M (2015) Occupation-focussed practice in justice health and forensic mental health: using a practice-based enquiry approach. WFOT Bull 71(2):101–107. https://doi.org/10.1080/14473828.2015.1103464
Pettigrew J, Robinson K, Dunne B, O'Mahoney J (2017) Major trends in the use of occupation as therapy in Ireland 1863–1963. Irish J Occup Ther 45(1):4–14
Pettigrew J, O'Regan R, Kidd A, O'Flynn P (2019) Occupational therapy with long-stay service users. In: Völlm B, Braun P (Hrsg) Long-stay in forensic-psychiatric care: clinical, ethical and legal challenges. Springer, Berlin
Pritchard E, Normile K, Khlentzos D, Muro J, Mynard L (2020) What should I say? Supporting mental health consumers to navigate disclosure of sensitive information. N Z J Occup Ther 67(2):30–35
Regev S, Josman N (2020) Evaluation of executive functions and everyday life for people with severe mental illness: a systematic review. Schizophrenia Res Cogn 21:100178. https://doi.org/10.1016/j.scog.2020.100178
Royal College of Occupational Therapists (2017) Occupational therapists' use of occupation-focused practice in secure hospitals: practice guideline, 2. Aufl. Royal College of Occupational Therapists, London
Sheehan L, Nieweglowski K, Corrigan PW (2017) Structures and types of stigma. In: The stigma of mental illness – end of the story? Springer, Cham, S 43–66
Soeker MS, Hare S, Mall S, van der Berg J (2021) The value of occupational therapy intervention for the worker roles of forensic mental healthcare users in Cape Town, South Africa. Work-a J Prev Assess Rehabil 68(2):399–414
Völlm B, Panesar K, Carley K (2014) Promoting work-related activities in a high secure setting: exploration of staff and patients' views. J Forensic Psychiatry Psychol 25(1):26–43
Völlm BA, Clarke M, Herrando VT, Seppänen AO, Gosek P, Heitzman J, Bulten E (2018) European Psychiatric Association (EPA) guidance on forensic psychiatry: evidence based assessment and treatment of mentally disordered offenders. Eur Psychiatry 51:58–73
Ward T (2013) Addressing the dual relationship problem in forensic and correctional practice. Aggress Violent Behav 18(1):92–100
West ML, Yanos PT, Mulay AL (2014) Triple stigma of forensic psychiatric patients: Mental illness, race, and criminal history. Int J Forensic Ment Health 13(1):75–90
Whiteford G (2000) Occupational deprivation: global challenge in the new millennium. Br J Occup Ther 63(5):200–204

Whiteford G, Jones K, Weekes G, Ndlovu N, Long C, Perkes D, Brindle S (2019) Combatting occupational deprivation and advancing occupational justice in institutional settings: using a practice-based enquiry approach for service transformation. Br J Occup Ther 83(1):52–61. https://doi.org/10.1177/0308022619865223

Whitley R, Drake RE (2010) Recovery: a dimensional approach. Psychiatr Serv 61(12):1248–1250

Williams B, Chard G (2016) Using the Evaluation of Social Interaction (ESI) with men in a low secure forensic unit. Br J Occup Ther 79(4):206–211

Widerstand und Motivationsförderung

Anne Wettermann

Inhaltsverzeichnis

Ergänzende Information Die elektronische Version dieses Kapitels enthält Zusatzmaterial, auf das über folgenden Link zugegriffen werden kann [https://doi.org/10.1007/978-3-662-64465-2_37]. Die Videos lassen sich durch Anklicken des DOI-Links in der Legende einer entsprechenden Abbildung abspielen, oder indem Sie diesen Link mit der SN More Media App scannen.

B. Völlm, B. Schiffer (Hrsg.), *Forensische Psychiatrie*, https://doi.org/10.1007/978-3-662-64465-2_37

37.1 Was ist Widerstand?

Der Begriff des *Widerstandes* wurde als ursprünglich psychoanalytischer Terminus erstmals 1895 erwähnt (Breuer und Freud 1895). Schon 1900 formulierte Freud: „Was immer die Fortsetzung der Arbeit stört, ist ein Widerstand" (Freud 1900, S. 521).

Definition

Als Widerstand werden alle Phänomene bezeichnet, die dem Erreichen der Therapieziele entgegenstehen (Wöller und Kruse 2018a). Obgleich oft negativ konnotiert (z. B. im Sinne eines bewussten Entgegenstellens gegen die Therapie), ist Widerstand eine auch außerhalb der Therapie auftretende normalpsychologische Bewältigungsleistung, die vor negativen Affekten schützt.

Die Begriffe Widerstand und Abwehr werden häufig synonym verwendet, wenn der Therapieprozess stagniert. Dabei handelt es sich allerdings um unterschiedliche Phänomene. Während die Abwehr die Ebene der Inhalte (z. B. gegen das Bewusstwerden einer bestimmten Emotion) betrifft, mit denen sich die Therapie befasst, betrifft Widerstand die Ebene der therapeutischen Beeinflussung (Blum 1985). Widerstand richtet sich also gegen das Wirksamwerden einer Intervention und somit gegen das Erreichen eines Therapieziels (Wöller und Kruse 2018a). Während Widerstand früher vor allem nur auf Patientenseite gesehen wurde, wird er heute als interaktionelles, interpersonelles Phänomen betrachtet, an dessen Entstehung und Aufrechterhaltung Patient und Therapeut beteiligt sind (König 1995).

Im psychotherapeutischen Prozess ist der Patient gefordert, sich „mit schmerzhaften Gefühlen, maladaptiven Verhaltensweisen und negativen Überzeugungen auseinander zu setzen" (Wöller und Kruse 2018a, S. 215). Aufgrund dessen können negative Affekte (Angst, Scham etc.) hervorgerufen werden, vor denen sich der Patient (verständlicherweise) schützen möchte. Widerstand (und Abwehr) sind also als bedeutsame Bewältigungsleistungen zu verstehen, die vor negativen Affekten schützen oder sie minimieren. Sie sind grundsätzlich (auch außerhalb der Therapie) wichtig, um die Belastungen des Alltags auszuhalten (Wöller und Kruse 2018a). Widerstandsphänomene geben uns wichtige Hinweise auf die Persönlichkeitsstruktur, die Beziehung zum Therapeuten, den aktuellen therapeutischen Prozess und die Platzierung von Interventionen (Seiffge-Krenke 2017).

Der damals gewählte Begriff *Widerstand* impliziert eine negative Konnotation, oft im Sinne eines Sichwidersetzens, Sichentgegenstellens, etwas, was einer Sache entgegenwirkt und sich als hinderlich erweist (Dudenredaktion o. J.). Dies kann implizit auch Auswirkungen auf die Bewertung des Widerstands an sich haben: Die negative Konnotation kann mittel- und langfristig die therapeutische Beziehung gefährden. Widerstand wird häufig (trotz unterschiedlicher Erscheinungsformen) als ein bewusstes Entgegenstellen gegen den Therapiefortschritt verstanden. Dies wird noch zusätzlich dadurch unterstützt, dass Widerstand bei dem anderen (z. B. beim Therapeuten) häufig negative Affekte wie Ärger, Wut, Kränkung oder Enttäuschung hervorruft. Impulse, wie den Patienten abzuwerten oder seinen Ärger über ihn unsachlich kundzutun und Denkweisen wie „Der will nichts", „So schlimm kann es ja dann nicht sein", können entstehen. Es ist wichtig, diese Affekte, Impulse und Gedanken wahrzunehmen, sie zu reflektieren und die Gründe für deren Auslösung zu erforschen.

Nach Thomä und Kächele (2006) sind Widerstände beziehungsregulierend. Der Patient will die therapeutische Beziehung schützen, er möchte nicht vor dem Therapeuten weinen, ihm gegenüber negative Gefühle haben oder sich Blöße geben (Wöller und Kruse 2018a). Wöller und Kruse (2018a) empfehlen, sich in das Bedürfnis nach Vermeidung hineinzuversetzen und sich gewahr zu werden, dass sich der Patient in der therapeutischen Situation so verhält wie in seinem „normalen Alltag". Die Autoren raten zu der Perspektive, dass der Patient eine Alltagsanforderung mit der spezifischen Anforderung in der Therapie „verwechselt". In seinem Alltag sind diese Strategien sinnvoll, notwendig, teilweise sogar überlebenssichernd (z. B. bei Patienten mit dissozialen Persönlichkeitsstörungen).

▶ Beispiel

Bei der Aufarbeitung eines Problemverhaltens (der Patient hatte ohne Absprache eine CD an einen Mitpatienten verkauft) log mich Herr X. unverhohlen an. Hintergrund war sein erlerntes Verhalten. Er war in einem destruktiven Elternhaus groß geworden und Opfer fast täglicher massiver Gewalt vonseiten des Vaters. Insbesondere wenn Herr X. sich nicht so verhielt wie vom Vater erwartet, drohten massive Gewalttätigkeiten und Misshandlung (z. B. Fesseln ans Bett). Er lernte, Verhalten/Ereignisse, die vom Vater massiv bestraft worden wären, zu verschweigen, zu vertuschen oder zu lügen, um den Misshandlungen zu entgehen. Diese Strategie führte kurzfristig zum Erfolg, nämlich nicht misshandelt zu werden, und auch mittel- und langfristig war sie immer noch erfolgreicher, als Probleme/Problemverhalten sofort zuzugeben, da es eine gewisse Wahrscheinlichkeit gab, dass nach längerer Zeit die Probleme nicht mehr zur Sprache kamen. Herr X. hat für sich als Kind also eine (zum damaligen Zeitpunkt) sehr wichtige adaptive Überlebensstrategie entwickelt, die sich im therapeutischen Prozess als maladaptiv erwies. ◀

37.2 Gründe und Erscheinungsformen

Widerstände (ebenso wie Abwehrmechanismen) treten ubiquitär auf, d. h. nicht nur in psychologischen/psychotherapeutischen Sitzungen, sondern auch im Stationsalltag oder in anderen Therapieformen. Widerstandsphänomene können sehr unterschiedlich in Erscheinung treten (z. B. Lammers 2017; Münchau 2007).

Beispiele für Widerstandsphänomene

- Ständiges Zuspätkommen
- Häufige Themenwechsel
- Kritisches, abweisendes, ironisches Verhalten gegenüber Behandlern
- Orientierung auf die derzeitige Lage (Fokussierung auf aktuelle Probleme, Schildern von Beschwerden, Klagen etc.)
- Lange Schweigepausen
- „Türschwellen-Botschaften" (das Anbringen wichtiger Themen zum Ende der Sitzung)
- Nichterledigen von therapeutischen Hausaufgaben
- Passives Verhalten
- Stereotype, kurze Antworten
- Gähnen
- u. v. m.

Wöller und Kruse (2018a) haben typische bewusste und unbewusste Widerstandsphänomene zusammengestellt. Unter bewussten Widerstandsphänomenen im psychodynamischen Sinne sind Verhaltensweisen zu verstehen, bei denen sich der Patient darüber im Klaren ist, dass diese dem angestrebten Behandlungsziel zuwiderlaufen. Dazu gehören z. B. Substanzkonsum (entgegen der Absprache), die Unwahrheit zu sagen oder Informationen vorzuenthalten. Zu den unbewussten Widerstandsphänomenen gehören z. B. Therapieeinheiten zu verpassen, ständige Verspätungen, vom Thema abzuschweifen oder zu agieren. Diese müssen analysiert und dem Patienten als Widerstand verdeutlicht werden.

Aus verhaltenstherapeutischer Sicht wird zwischen folgenden Erscheinungsformen zu unterschieden (Michalak et al. 2007; Zarbock 2019):

- *Therapiewiderstand* im Sinne eines Nicht-Akzeptierens der eigenen Patientenrolle und fehlender Krankheitseinsicht
- *Änderungswiderstand* gegen Neues, Verhinderung von Veränderungen
- *Beziehungswiderstand* als Ablehnung, mit dem Behandler zusammen zu arbeiten, zu kooperieren
- *Methodenwiderstand* als Widerstand gegen bestimmte Vorgehensweisen und Therapiemethoden

Trotz unterschiedlicher schulenspezifischer Benennungen und Konzeptualisierungen bleibt das Phänomen *Widerstand* inhaltlich und von der Erscheinung her gleich, sodass hier die ursprüngliche (auch heute noch gut anwendbare) Unterscheidung angeführt werden soll. Der große Vorteil der klassischen Unterscheidung der Erscheinungsformen ist, dass sie Hypothesen über die Gründe der jeweiligen Widerstandsform bildet und somit das Verstehen, Analysieren und Gegensteuern erleichtert.

Die klassische Unterscheidung nach Freud (1926) umfasst fünf Formen:

- *Verdrängungswiderstand*: etwas irreführender Begriff, der den Widerstand gegen das Bewusstwerden schmerzlicher Gefühle, Erinnerungen und Triebimpulse bezeichnet. Neben der Verdrängung können auch andere Abwehrmechanismen Widerstände hervorrufen (Wöller und Kruse 2018a).
- *Übertragungswiderstand*: Widerstand, der aus der Übertragungssituation mit dem Therapeuten resultiert (z. B. spricht der Patient nicht über seine Emotionen, weil er fürchtet, von dem Therapeuten negativ behandelt zu werden, ebenso wie von frühen Bezugspersonen).
- *Widerstand aus sekundärem Krankheitsgewinn*: Widerstand gegen den Verzicht auf Erleichterungen, Vorteile und Befriedigungen, die aus dem Kranksein/aus dem Symptom gezogen werden. Diese Vorteile sind subjektiv so groß, dass eine Verbesserung/Gesundung subjektiv gesehen nachteiliger wäre.
- *Es-Widerstand*: Heute wenig üblicher Begriff für den Widerstand, einmal Gelerntes und Gebahntes aufzugeben. Freud spricht in diesem Zusammenhang auch vom *Wiederholungszwang*, nämlich vertraute Situationen immer wieder aktiv herzustellen, auch wenn sie mit Leid und negativen Emotionen einhergehen. Der *Es-Widerstand* „repräsentiert gewissermaßen ein Trägheitsmoment der Psyche und ist der wesentliche Grund für die wichtige Aufgabe des Durcharbeitens“ (Wöller und Kruse 2018a, S. 217).
- *Über-Ich-Widerstand*: Widerstand, der einem unbewussten Schuldgefühl oder Strafbedürfnis entspringt. Es wird dann eher das Leiden als die Heilung in Kauf genommen. Dabei kann die *negative therapeutische Reaktion* (als Sonderform) auftreten: Nach zeitweiser Besserung und therapeutischem Fortschritt tritt eine Verschlechterung der Symptomatik auf.

Um diese recht abstrakten Erscheinungsformen zu verdeutlichen, seien hier mögliche Beispiele beschrieben.

▶ Verdrängungswiderstand

Bei der Bearbeitung der Biografie schweift der Patient immer wieder vom Thema ab und berichtet über seinen letzten Ausgang. Er möchte verhindern, dass die schmerzlichen Erinnerungen an Kindheitserlebnisse ins Bewusstsein rücken und Affekte wie Trauer und Wut in ihm hervorrufen. ◀

▶ Übertragungswiderstand

Ein Patient nimmt die Bezugspflegegespräche nicht wahr. Grund hierfür ist ein Übertragungsphänomen, was in diesem Fall augenscheinlich ist. Der männliche Bezugspfleger mittleren Alters „erinnert" ihn an seinen Stiefvater, der ihn in der Kindheit misshandelt und sexuell missbraucht hat. ◀

▶ Widerstand aus dem sekundären Krankheitsgewinn

Als Widerstand aus sekundärem Krankheitsgewinn kann man z. B. das Festhalten am Substanzkonsum (bei diagnostiziertem Abhängigkeitssyndrom) verstehen. Ohne Substanzkonsum wird der Patient nicht mehr in der substanzkonsumierenden Subkultur verankert sein, zu den betreffenden Partys nicht mehr eingeladen werden, zunächst keine oder nur noch wenige Freunde haben, sich unberauscht mit den Problemen des Alltags auseinandersetzen müssen, und weniger Anerkennung (z. B. als Dealer) haben. ◀

▶ Es-Widerstand

Ein Patient ärgert sich über etwas und wird von seiner Wut überflutet. Er zeigt sich weder eigen- noch fremdaggressiv, weiß aber nicht wohin mit seinen Affekten. Gesprächsangebote und die Anwendung von Skills lehnt er ab. Er spricht seine fallführende Therapeutin an und möchte in sein Zimmer eingeschlossen werden. Sie lehnt ab, weil sie keine Indikation sieht. Daraufhin spricht der Patient (zunehmend angespannter) eine Pflegekraft an, damit sie ihn in sein Zimmer einschließt. Die Pflegekraft lehnt ab, mit dem Angebot, dass sich der Patient auch von sich aus in sein unverschlossenes Zimmer zurückziehen kann. Im weiteren Verlauf wird der Patient so fremdaggressiv, dass eine Separierung in sein Zimmer notwendig wird. Der Patient hat das Behandlerteam sehr beharrlich in die Rolle seines strafenden Vaters gedrängt, also in die Wiederholung eines Beziehungsmusters, das zwar Leid hervorruft, aber vertraut ist und paradoxerweise ein Gefühl von Sicherheit vermittelt. ◀

▶ Über-Ich-Widerstand

Zwischen Herrn Y. und dem Behandlerteam wird eine Therapievereinbarung geschlossen, in der neben der Teilnahme an bestimmten Therapieangeboten auch ein respektvolles Miteinander (keine Bedrohungen und Beleidigungen, kein aggressives Verhalten) festgehalten wird. Ziel ist die Beantragung der nächsten Lockerungsstufe. Herr Y. hält sich im Rahmen seiner Möglichkeiten an diese Therapievereinbarung, sodass als nächster Schritt die Lockerungserprobung anvisiert wird. In der Folge verhält sich der Patient dem Behandlerteam gegenüber so respektlos wie nie zuvor, sodass der nächste Lockerungsschritt heftige Diskussionen innerhalb des Behandlerteams hervorruft.

Die *negative therapeutische Reaktion* ist vor dem Hintergrund seiner Biografie zu verstehen. Herr Y. ist in einem Elternhaus groß geworden, in dem er stark emotional vernachlässigt und körperlich misshandelt wurde. Nach Wöller (2013) finden sich insbesondere bei traumatisierten Patienten oft Schuldgefühle, wenn sie für sich sorgen (in diesem Fall ein angenehmerer Therapieverlauf mit engerem Kontakt zum gesamten Behandlungsteam und eine weitere Lockerungserprobung). Die Schuldgefühle entstehen dabei aus der Überzeugung, Selbstfürsorge nicht zu verdienen. ◀

37.3 Der Zusammenhang zwischen Motivation und Widerstand

Widerstandsphänomene werden häufig als Gegenpol zu Motivation gesehen, was nur bedingt so sein muss. Klassischerweise wird zwischen *Therapiemotivation* und *Änderungsmotivation* unterschieden.

Definition

Unter *Therapiemotivation* versteht man die Bereitschaft, eine Therapie zu beginnen und fortzuführen, zu den Sitzungen zu erscheinen und bestimmte Regeln der Therapie einzuhalten (vgl. z. B. Lammers 2017; Zarbock 2019).

Änderungsmotivation meint die Bereitschaft, aktiv an den eigenen Problemen und Symptomen zu arbeiten und dementsprechende Veränderungen vorzunehmen. Dazu zählt auch, vorübergehend negative emotionale Zustände in Kauf zu nehmen und sonstige „Nachteile" wie die Erledigung von therapeutischen Aufgaben etc. zu akzeptieren (vgl. z. B. Lammers 2017; Zarbock 2019).

Daraus resultiert, dass ein Patient, der therapiemotiviert ist, nicht unbedingt änderungsmotiviert sein muss. Er kann sich also hilfesuchend an einen Therapeuten wenden (oder bei der Urteilsverkündung der Unterbringung in einer forensischen Klinik nach § 64 StGB zustimmen), gleichzeitig aber keine Bereitschaft oder Ambivalenz gegenüber der eigenen Veränderung zeigen. Nach Lammers (2017, S. 137) beginnen nur „wenige Patienten … mit einer eindeutigen und belastbaren Motivation eine Psychotherapie". Motivationsambivalenz ist also nicht die Ausnahme, sondern die Regel. Sie ergibt sich aus der Furcht vor dem Erleben negativer Emotionen, die durch die Therapie ausgelöst werden, dem Hemmnis, sich dem Therapeuten „tief" zu öffnen, den anstrengenden Veränderungsschritten oder den „Nebenwirkungen" der Veränderung (Aufgabe kurzfristiger positiver Konsequenzen durch das Symptom, neue Erfahrungen, Auswirkungen auf Beziehungen, Konfrontation mit unvertrauten Situationen etc.) (vgl. Lammers 2017). All diese nachvollziehbaren Gründe für eine ambivalente Änderungsmotivation können zu Widerstandsphänomenen führen.

Sowohl Therapie- als auch Änderungsmotivation sind keine statischen Zustände, sondern dynamische Prozesse, wie die Motivation (im normalpsychologischen Bereich), ins Fitnessstudio zu gehen. Zum Vergleich: In Deutschland gab es 2017 mehr als 10 Mio. zahlende Mitglieder in Fitnessstudios, wovon mindestens die Hälfte nach etwa 8–12 Wochen nie wieder ins Fitnessstudio ging (Knapp 2017). Es waren also 10 Mio. Menschen zunächst „therapiemotiviert", aber nur die Hälfte grundsätzlich „änderungsmotiviert". Würde man außerdem die Regelmäßigkeit der Fitnessstudiobesuche, die Frequenz und Art der sportlichen Aktivitäten und die Länge und Anzahl der Pausen betrachten, würde sich sicher ein noch erheblich geringerer Anteil von Personen als „stabil änderungsmotiviert" einstufen lassen. Dieses Beispiel verdeutlicht, dass es ungerecht wäre, mangelnde Änderungsmotivation zu verurteilen; vielmehr ist es eine zentrale Aufgabe der Psychotherapie, diese zu schaffen, aufrechtzuerhalten und immer wieder aufs Neue zu fördern (vgl. Sachse 2009, 2015; Sachse und Langens 2015; Sachse et al. 2012).

37.4 Besonderheiten in der forensischen Psychiatrie

Wenn man Widerstandsphänomene in der forensischen Psychiatrie betrachtet, sollte zunächst der Kontext, in dem die Behandlung stattfindet, in Augenschein genommen werden. Patienten, die im Maßregelvollzug untergebracht sind, haben Straftaten begangen und wurden als Täter ermittelt. Ein Gerichtsverfahren wurde eingeleitet, ein Urteil gefällt und die Unterbringung in einer forensischen Klinik angeordnet. Dort soll sich der Patient in Behandlung begeben und „gebessert" entlassen werden. Der gebesserte Zustand ist als Therapieziel von außen festgelegt: Die Wahrscheinlichkeit für zukünftige Straftaten soll verringert werden.

Im Gegensatz zur Therapie in Einrichtungen jenseits des Strafrechtssystems haben für den Straftäter bereits vor der Aufnahme Prozesse stattgefunden, die für ihn negativ besetzt sind und letztlich zur Unterbringung geführt haben. Bereits bei der Aufnahme haben wir also potenziell Widerstand gegen die Unterbringung an sich zu erwarten. Hinzu kommen die in der Klinik geltenden Regeln, das unfreiwillige Zusammenleben mit Mitpatienten, die Einstellung auf die Umgebungsbedingungen und das Klinikpersonal sowie individuelle Besonderheiten des Patienten, die Akzeptanz und Anpassung erfordern.

Die Voraussetzungen für den Aufbau einer tragfähigen therapeutischen Beziehung sind also schon allein durch die o. g. Umstände von Anfang an erschwert. Zudem bekleiden die fallführenden Therapeuten in vielen Maßregelvollzugseinrichtungen eine „Doppelrolle" bzw. ein Doppelmandat: Zum einen sind sie Behandler und wollen dem Patienten helfen, zum anderen sind sie maßgeblich an (auch einschränkenden) Entscheidungen wie Lockerungen und der Fortdauer der Unterbringung beteiligt.

Meiner Erfahrung nach ist der Umgang mit Widerstandsphänomenen bei Patienten mit komplexen Persönlichkeitsstörungen und/oder langer Hafterfahrung am schwierigsten. Sie reichen von Gruppendynamiken wie „Ferienlagerstimmung" im Stationsalltag oder „dissozialer Wand" in Gruppentherapien, in denen man vor Stille die Wanduhr ticken hört, bis hin zu Verstrickung in komplexe Übertragungsphänomene in psychotherapeutischen Einzelsitzungen. Dies beruht v. a. darauf, dass Persönlichkeitsstörungen als „zentralen Kern" eine Beziehungsstörung (vgl. Sachse 2019a) beinhalten, sodass in der Therapie die Beziehungsmuster und -angebote gezeigt werden, die dem Patienten bekannt, gewohnt und schon lange gebahnt sind. Er verhält sich genauso wie in seinem bisherigen Alltag. Auch der Aspekt der „Ich-Syntonie" spielt in diesem Zusammenhang eine wesentliche Rolle (Fiedler 2007; Fiedler und Herpertz 2016). Je ich-syntoner eine psychische Störung ist, d. h., je eher die Symptome als Teil der Persönlichkeit wahrgenommen werden, desto geringer ist die Bereitschaft, diese zu ändern. Persönlichkeitsstörungen werden zumeist (in Abhängigkeit von Art, Schwere und Komplexität) als ich-synton erlebt, woraus folgt, dass gerade zu Beginn der Behandlung eine Änderungsbereitschaft als Ausgangsbedingung nicht zu erwarten ist. Diese Patienten möchten zwar oft etwas verändern, sehen aber zunächst den Zusammenhang zu ihrer eigenen Person nicht. Sie „kommen … oft nicht in Therapie, um therapeutisch zu arbeiten" (Sachse 2019b, S. 9), sondern um vom Therapeuten ihre Beziehungsmotive befriedigen zu lassen. Da sie daraus resultierend auch die therapeutischen Interventionen nicht annehmen, wird dies als „Sabotage" (vgl. Sachse 1997, 1999a, b, 2006, 2013) oder eben als Widerstand erlebt.

Eine besondere Herausforderung sind Patienten mit dissozialen, emotional-instabilen und narzisstischen Persönlichkeitsanteilen/-störungen. Diese Gruppe ist durch erhebliche Probleme mit der Regulation von Affekten und der Beziehungsgestaltung gekennzeichnet. Insbesondere Patienten mit dissozialer Persönlichkeitsstörung setzen bestimmte Abwehrformen als Widerstand gegen therapeutische Fortschritte ein, da eine Veränderung die antisoziale Identität bedroht. Diese Identität wird durch die gruppen- und institutions-

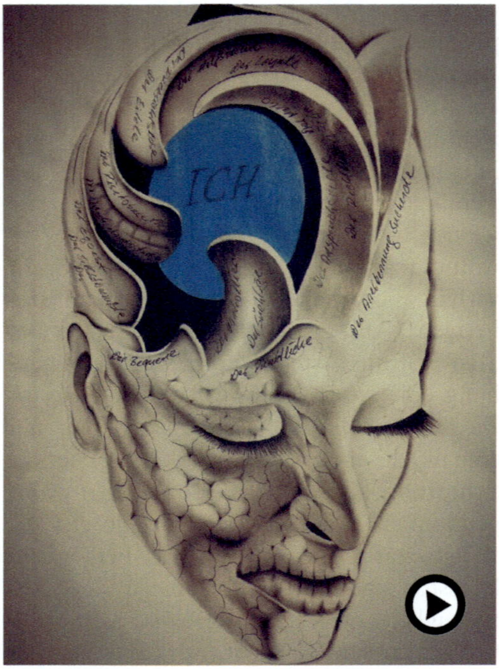

Abb. 37.1 Video 37.1 Interview zum Umgang mit Widerstand und zur Motivationsförderung in der forensischen Psychiatrie (Foto: Universitätsmedizin Rostock) (▶ https://doi.org/10.1007/000-bcx)

dynamischen Prozesse in Justizvollzugsanstalten und Maßregelvollzugseinrichtungen zusätzlich gestützt (vgl. Lohmer und Brem 2017). So ist es nachvollziehbar, dass es gerade diesen Patienten schwerfällt, ihre Persönlichkeitsstruktur zu hinterfragen und zu bearbeiten: weg vom respektierten Mitglied einer antisozialen Subkultur (mit allen dazugehörigen Vorteilen) hin zu einem prosozial lebenden, sozial integrierten Menschen (mit allen dazugehörigen Nachteilen) (Abb. 37.1).

37.5 Umgang mit Widerstand

37.5.1 Vorbeugen

Es existieren mittlerweile viele Ansätze, die sich mit den spezifischen Themen Widerstand und Motivationsförderung auseinandersetzen. Allen gemeinsam ist der Aufbau und die Festigung einer tragfähigen, vertrauensvollen therapeutischen Beziehung. Neben der affektiven Beziehung („bond“) sind die Übereinstimmung in den Zielen („goals“) und die Übereinstimmung in den Aufgaben („tasks“) die drei wesentlichen Aspekte der therapeutischen Beziehungsgestaltung (Bordin 1979). Sie sind wirksamer (Lambert und Barley 2008; Horvath et al. 2011) als die aus der Gesprächspsychotherapie (Rogers 1957) bekannten Elemente.

Schulen- und professionsübergreifend geht es also darum, zunächst einmal Kontakt zu dem Patienten herzustellen, seine Beziehungsgestaltung zu analysieren und vor dem Hintergrund seiner Biografie zu verstehen. Dabei sollte zunächst „schonend“ vorgegangen werden, um möglichst wenig (zusätzliche) Widerstände zu erzeugen. In den psychodynamischen Therapieformen wird dies „abwehrschonend“, in der Verhaltenstherapie „komplementäre Beziehungsgestaltung“, in der Systemischen Therapie „Joining“ und „Pacing“ genannt.

Ziel ist immer, ein kooperatives Arbeitsbündnis aufzubauen, indem sich der Profi auf die „Wellenlänge“ des Patienten begibt, um ihn „dort abzuholen, wo er steht". Entscheidend sind hier sowohl die eigene Haltung als auch ein tiefgreifendes Störungsverständnis.

Aufgrund der Vielfalt der Störungsbilder ist hier ein schwieriger „Balanceakt zwischen geduldig-abwartender Rücksichtnahme (z. B. auf den Erkrankungszustand eines Psychosekranken) und aktivem, auch konfrontativem Vorgehen bei persönlichkeitsgestörten Patienten" (Schmidt-Quernheim 2018, S. 181) gefordert.

Dabei stellt die Interaktion mit Patienten mit Persönlichkeitsstörungen eine besondere Herausforderung dar, die zu typischen Problemen für Therapeuten (Auflistung bei Sachse 2019b) führen können, die sich dann oft hilflos und frustriert fühlen. Da Patienten mit Persönlichkeitsstörungen (versus Patienten mit Achse-I-Störungen) in den Behandler „hineindiffundieren", ist es besonders wichtig, eigene und Patientenanteile immer wieder zu reflektieren und sich mit den Spezifika auseinanderzusetzen. Hierzu gibt es umfangreiche Literatur (z. B. Dulz et al. 2017; Sachse 2019b; Sachse und von Franqué 2019). Um nicht dauerhaft frustriert zu sein, ist es wichtig, die Patienten in ihrer Individualität zu „verstehen" und sich in sie hineinversetzen zu können, da die wenigsten sich so verhalten, um die Behandler zu „ärgern".

Der Erstkontakt zu Patienten ist meiner Erfahrung nach wesentlich für die Entwicklung der therapeutischen Beziehung. Dieser „erste Eindruck" kann kein zweites Mal gewonnen werden. Wenn der Patient auf die Station verlegt wird, ist es ratsam, sich zeitnah bei ihm vorzustellen und schon einmal kurz grundlegende Informationen (z. B. Zuständigkeit als fallführender Therapeut, Möglichkeiten der Anmeldung, Termin des Erstgesprächs) zu vermitteln und kurz nach einigen Eckdaten (Name, Alter, letzter Wohnort etc.) zu fragen. Dieses Vorgehen hat den Vorteil, dass der Patient schon einmal weiß, wer für ihn zuständig ist, denjenigen (außerhalb einer Therapie) schon einmal kennengelernt und erfahren hat, dass sich der Therapeut für ihn interessiert, ohne gleich „tief zu bohren".

Im ersten Einzelgespräch sollten dann eine kurze Vorstellung des Therapeuten (bei Wahrung der Distanz) sowie eine Einführung in das grundsätzliche therapeutische Prozedere und die formalen Rahmenbedingungen erfolgen. Ich habe gute Erfahrungen damit gemacht, Patienten in den ersten Therapiestunden „einfach erzählen" zu lassen, ohne ausführlichen Blick ins Einweisungsurteil oder ins Gutachten. Dieses Vorgehen verhindert Impulse wie „im Urteil stand das anders", fördert den Aufbau einer therapeutischen Beziehung und ist diagnostisch (Beziehungsmuster, Symptomatik etc.) sehr aufschlussreich. Diskrepanzen zu den Akten kann man im späteren Therapieprozess immer noch aufgreifen.

Fragen wie „Warum sind Sie hier?", „Möchten Sie hier sein?" und „Was möchten Sie hier erreichen?" können hilfreich sein, um ins Gespräch zu kommen.

37.5.2 Umgang mit Widerstandsphänomenen

Im Laufe einer Therapie ist davon auszugehen, dass Widerstandsphänomene auftreten. Wichtig ist, diese zunächst einmal zu bemerken. Einen ersten Hinweis liefert zumeist ein Störgefühl, dass der therapeutische Prozess ins Stocken gerät. Dies muss aber nicht immer so sein. So kann es durchaus vom Behandler als angenehm empfunden werden, wenn Gespräche in „Plauderlaune" über Smalltalk-Themen geführt werden, ohne dass relevante Themen (wie z. B. die Straffälligkeit) bearbeitet werden. So können auch fortlaufend thematisierte Regeln oder „Ungerechtigkeiten" in der Gruppentherapie ein Ausdruck von Widerstand sein, um eben nicht „ans Eingemachte" gehen zu müssen.

Dies sind nur einige Beispiele für mögliche Widerstandsphänomene. Um diese zu detektieren, ist es hilfreich, sich nach der Intervention (z. B. Einzelgespräch) zu fragen: Was war das ursprüngliche Ziel? Was war dann tatsächlich Inhalt? Was ist während der Intervention geschehen? Warum ist das geschehen? Was wurde mit dem Verhalten bewirkt? Was wurde verhindert?

Wenn diese Überlegungen zu der Hypothese führen, dass es sich um ein Widerstandsphänomen handelt, sollte man sich die Frage stellen, ob das Widerstandsphänomen 1. das Erreichen des langfristigen Behandlungsziels und/oder 2. die therapeutische Beziehung stört. Falls dem nicht so ist, ist es nicht zielführend, am Widerstand zu arbeiten, sondern ihn als Schutzfunktion zu belassen.

Gesetzt den Fall, dass das Widerstandsphänomen dazu führen würde, dass das übergeordnete Behandlungsziel nicht erreicht werden kann und/oder die therapeutische Beziehung brüchig wird, gilt grundsätzlich, dass Widerstände vor dem Inhalt zu analysieren sind (Fenichel 1941). Je nach Therapieschule gibt es hierzu unterschiedliche Techniken (ausführlich in Wöller und Kruse 2018b; Zarbock 2019), wobei es im Systemischen Ansatz den hier gemeinten Begriff des Widerstands letztlich nicht gibt.

Bei der Bearbeitung des Widerstands sollte Verständnis für den Eigenschutz signalisiert werden. Zudem sollte der Therapeut verdeutlichen, dass er dem Patienten Halt geben wird, um die negativen Emotionen erleben zu können, ohne dass es zu einer rapiden Verschlechterung des aktuellen Zustands kommen wird. Daneben sollte aufgezeigt werden, dass es für den Therapieprozess notwendig ist, sich eben mit diesen negativen Emotionen zu beschäftigen.

37

Leitend können Sätze/Fragen sein wie (vgl. Wöller und Kruse 2018a):

- Mir ist aufgefallen, dass in den letzten beiden Sitzungen Thema XY im Vordergrund stand, obwohl wir Ihr Anlassdelikt besprechen wollten.
- Ich vermute, dass Sie fürchten, dass es Ihnen schlechter gehen könnte, wenn wir uns damit beschäftigen.
- Ich verstehe, dass Sie verhindern möchten, dass Sie sich schlecht fühlen. Dennoch ist es wichtig, um in der Therapie voranzukommen. Wir können uns die Konfrontation damit nicht ersparen. Möchten Sie das schwierige Thema angehen?

37.5.3 Die Rolle der Therapieziele bei der Motivationsförderung

Ziele, und somit auch Therapieziele, haben einen immensen Einfluss auf das Handeln, weil sie ein wesentlicher Grundstein für Motivation sind (Elliot und Fryer 2008). „Ohne Ziele sind Handlungen undenkbar. Sie steuern den Einsatz der Fähigkeiten und Fertigkeiten von Menschen bei ihren Handlungen und richten ihre Vorstellungen und ihr Wissen auf die angestrebten Handlungsergebnisse hin aus" (Kleinbeck 2006, S. 255). Getreu der Konsistenztheorie (Grawe 2000, 2004), den Ansätzen aus der Selbstmanagement-Therapie (Kanfer et al. 2012) und des Good Lives Model (GLM; Ward und Stewart 2003) sollten Therapieziele positiv, als etwas Erstrebenswertes (Annäherungsziele), formuliert werden. Wenn solche Annäherungsziele erreicht werden, wird Kongruenz empfunden, weil innere Bedürfnisse und subjektives Erleben zusammenpassen. Diese Kongruenz wird von allen Menschen angestrebt (Grawe 2004). Dabei geht es um die Erfüllung von Grundbedürfnissen: Orientierung/Kontrolle, Lustgewinn/Unlustvermeidung, Bindung und Selbstwerterhöhung/-schutz (Grawe 2004). Delinquenz wird als antisoziale Möglichkeit gesehen, um eben diese Bedürfnisse (die einer individuellen Hierarchisierung folgen) zu erfüllen (GLM). Ziel der Rehabilitation von Straftätern soll nun sein, sie bei einer funktionalen und prosozialen Befriedigung dieser Bedürfnisse zu unterstützen.

Positiv und konkret formulierte Ziele sind motivierender als Vermeidungsziele. Annäherungsziele wie Freiheit, selbstbestimmt zu leben, abstinent zu sein etc. sind mögliche Annäherungsziele, die natürlich individualisiert und konkret formuliert werden sollten.

37.5.4 Spezielle Ansätze zur Motivationsförderung

Motivational Interviewing

Zu den bekanntesten Interventionsformen bezüglich des Aufbaus/der Festigung von Änderungsmotivation gehört die motivierende Gesprächsführung (Motivational Interviewing [MI]; Miller und Rollnick 2015). Sie zielt auf die Art der Gesprächsführung und die therapeutische Beziehung ab. Die Grundhaltung umfasst die *Partnerschaftlichkeit zwischen Patient und Therapeut*, die *Evokation der Ressourcen und der Veränderungsmotivation* und die *Hervorhebung und Achtung der Autonomie der Patienten.*

Dabei wird nach den Prinzipien von Arkowitz et al. 2010 gehandelt. Das bedeutet, dass zunächst das empathische Verständnis für die individuellen Vorteile bei der Beibehaltung des Ist-Zustandes und für die Änderungsambivalenz betont werden und gleichzeitig die Unterschiede zwischen derzeitigem Zustand und den angestrebten Zielen herausgearbeitet und bewusst gemacht werden. Außerdem soll die Selbstwirksamkeit gefördert werden.

Safewards

Auch Safewards (Bowers 2014; Bowers et al. 2015) als komplexes Stationskonzept kann man zu den Ansätzen der Motivationsförderung zählen. Ursprünglich für den Umgang mit aggressivem Verhalten und somit für die Erhöhung der Sicherheit für Personal und Patienten konzipiert, trägt dieses Konzept zur Verbesserung der Arbeitsbeziehung zwischen (vorwiegend) Pflegepersonal und Patienten bei und somit auch zur Verringerung von Widerstandsphänomenen.

Kurzintervention zur Motivationsförderung

Die Kurzintervention zur Motivationsförderung (KIM; Breuer et al. 2014) ist die deutsche Adaption des neuseeländischen Short Motivational Programme (SMP; Anstiss 2003) und ist speziell für die Arbeit mit Straftätern konzipiert. Sie folgt dem Prinzip des MI und hat zum Ziel, straffällig gewordene Personen dabei zu unterstützen, sich mit den Hintergründen ihrer Delinquenz und Möglichkeiten der Veränderung auseinanderzusetzen. In fünf Sitzungen werden die Problembereiche identifiziert, die strafbares Handeln begünstigen, das Verstehen der eigenen Straffälligkeit gefördert und die Vor- und Nachteile, sowie die förderlichen und hinderlichen Aspekte für eine Veränderung herausgearbeitet. Wenn sich daraus ein konkreter Änderungswunsch ergibt, werden weitere Interventionsschritte geplant.

Fazit

Abschließend ist es wichtig hervorzuheben, dass gerade im forensischen Kontext mit geringer Änderungsmotivation und Widerstandsphänomen zu rechnen ist. Änderungsmotivation aufzubauen und Widerstände zu bearbeiten ist eine zentrale therapeutische Aufgabe.

Es ist nicht ratsam, jedwedes Verhalten (z. B. das Zuspätkommen zu einer Therapie) zu psychologisieren, dennoch lohnt es sich, bei stagniertem Therapieverlauf das „Warum" zu ergründen. Es gibt natürlich auch Patienten (gerade im Zwangskontext der forensischen Psychiatrie), die nicht zum Ziel haben, sich zu verändern. Diese von denen zu unterscheiden, bei denen der Therapieprozess schwierig ist, ist die hohe Kunst, insbesondere im forensischen Kontext. Trotz aller Bemühungen wird es Patienten geben, bei denen die aktuelle Behandlung aus unterschiedlichsten Gründen nicht zum Erfolg führt. Dies anzuerkennen gehört auch zu einer akzeptierenden Grundhaltung.

Literatur

Anstiss B (2003) Short Motivational Programme (SMP) session guide for use with offenders. Department of Corrections, Wellington

Arkowitz H, Westra HA, Miller WR, Rollnick S (2010) Motivierende Gesprächsführung bei der Behandlung psychischer Störungen. Beltz, Weinheim

Blum HP (1985) Defense and resistance, Bd 31. International Universities Press, New York

Bordin ES (1979) The generalizability of the psychoanalytic concept of the working alliance. Psychother Theory Res Pract 16:252–260

Bowers L (2014) Safewards: a new model of conflict and containment on psychiatric wards. J Psychiatr Ment Health Nurs 21(6):499–508. https://doi.org/10.1111/jpm.12129

Bowers L, James K, Quirk A, Simpson A, Stewart D, Hodsoll J (2015) Reducing conflict and containment rates on acute psychiatric wards: the safewards cluster randomised controlled trial. Int J Nurs Stud 52(9):1412–1422. https://doi.org/10.1016/j.ijnurstu.2015.05.001

Breuer J, Freud S (1895) Studien über Hysterie. Franz Deuticke, Leipzig/Wien

Breuer MM, Gerber K, Buchen-Adam N, Endres J (2014) Kurzintervention zur Motivationsförderung: Ein Manual für die Arbeit mit straffällig gewordenen Klientinnen und Klienten. Pabst, Lengerich

Dudenredaktion (o.J.) Widerstand. In: Duden online. https://www.duden.de/rechtschreibung/Widerstand. Zugegriffen am 09.06.2021

Dulz B, Briken P, Kernberg OF, Rauchfleisch U (2017) Handbuch der Antisozialen Persönlichkeitsstörung. Schattauer, Stuttgart

Elliot A, Fryer J (2008) The goal construct in psychology. In: Shah J, Gardner W (Hrsg) Handbook of motivation science. Guilford, New York, S 235–250

Fenichel O (1941) Problems of psychoanalytic technique. Albany, New York

Fiedler P (2007) Persönlichkeitsstörungen, 6. Aufl. Beltz, Weinheim

Fiedler P, Herpertz SC (2016) Persönlichkeitsstörungen. Beltz, Weinheim

Freud S (1900) Die Traumdeutung, GW II/III. S. Fischer, Frankfurt am Main

Freud S (1926) Hemmung, Symptom, Angst, GW XIV. S. Fischer, Frankfurt am Main

Grawe K (2000) Psychologische Therapie, 2., korr. Aufl. Hogrefe, Göttingen

Grawe K (2004) Neuropsychotherapie. Hogrefe, Göttingen

Horvath AO, Del Re AC, Flückiger C, Symonds D (2011) Alliance in individual psychotherapy. Psychotherapy 48:9–16

Kanfer FH, Reinecker H, Schmelzer D (2012) Selbstmanagement-Therapie, 5., korr. Aufl. Springer, Berlin

Kleinbeck U (2006) Handlungsziele. In: Heckhausen J, Heckhausen H (Hrsg) Motivation und Handeln, 3. Aufl. Springer, Heidelberg, S 255–275

Knapp U (2017) Mindestens die Hälfte sind Karteileichen. In: manager magazin. https://www.manager-magazin.de/unternehmen/artikel/fitness-boom-gruendet-weitgehend-auf-karteileichen-a-1142102.html. Zugegriffen am 22.06.2021

König K (1995) Widerstandsanalyse. Vandenhoeck & Ruprecht, Göttingen

Lambert MJ, Barley DE (2008) Die therapeutische Beziehung und der Psychotherapieeffekt – eine Übersicht empirischer Forschungsergebnisse. In: Hermer M, Röhrler B (Hrsg) Handbuch der therapeutischen Beziehung. dgvt, Tübingen, S 109–139

Lammers C-H (2017) Motivation und Widerstand. In: Lammers C-H (Hrsg) Therapeutische Beziehung und Gesprächsführung. Beltz, Weinheim/Basel, S 136–166

Lohmer M, Brem J (2017) Abwehr und Gegenübertragung in der Therapie der Antisozialen Persönlichkeitsstörung. In: Dulz B, Briken P, Kernberg OF, Rauchfleisch U (Hrsg) Handbuch der Antisozialen Persönlichkeitsstörung. Schattauer, Stuttgart, S 418–427

Michalak J, Schulte D, Willutzki U (2007) Therapiemotivation. In: Strauß B, Hohagen F, Caspar F (Hrsg) Lehrbuch Psychotherapie (Teilband 2). Hogrefe, Göttingen, S 1327–1357

Miller WR, Rollnick S (2015) Motivierende Gesprächsführung, 3. Aufl. Lambertus, Freiburg

Münchau N (2007) Die therapeutische Beziehung in der VT. Seminarskript. IVAH, Hamburg

Rogers CR (1957) The necessary and sufficient conditions of therapeutic personality change. J Consult Psychol 21(2):95–103

Sachse R (1997) Persönlichkeitsstörungen: Psychotherapie dysfunktionaler Interaktionsstile. Hogrefe, Göttingen

Sachse R (1999a) Persönlichkeitsstörungen. Psychotherapie dysfunktionaler Interaktionsstile, 2. Aufl. Hogrefe, Göttingen

Sachse R (1999b) Lehrbuch der Gesprächspsychotherapie. Hogrefe, Göttingen
Sachse R (2006) Therapeutische Beziehungsgestaltung. Hogrefe, Göttingen
Sachse R (2009) Möglichkeiten und Grenzen der Motivierung von Klienten im Therapieprozess. In: Saimeh M (Hrsg) Motivation und Widerstand. Psychiatrie, Bonn, S 116–133
Sachse R (2013) Persönlichkeitsstörungen. Leitfaden für eine psychologische Psychotherapie, 2. Aufl. Hogrefe, Göttingen
Sachse R (2015) Änderungs- und Stabilisierungsmotivation in der Therapie und ihre therapeutische Beeinflussung. In: Sachse R, Schirm S, Kiszkenow-Bäker S (Hrsg) Klärungsorientierte Psychotherapie in der Praxis. Pabst, Lengerich, S 111–121
Sachse R (2019a) Wesentliche Grundkonzepte von Persönlichkeitsstörungen. In: Sachse R (Hrsg) Persönlichkeitsstörungen, 3. Aufl. Hogrefe, Göttingen, S 1–7
Sachse R (2019b) Charakteristika von Persönlichkeitsstörungen. In: Sachse R (Hrsg) Persönlichkeitsstörungen, 3. Aufl. Hogrefe, Göttingen, S 8–13
Sachse R, Langens TA (2015) Motivierung von Klienten im Therapieprozess: Herstellung und Steigerung von Änderungsmotivation. In: Sachse R, Schirm S, Kiszkenow-Bäker S (Hrsg) Klärungsorientierte Psychotherapie in der Praxis. Pabst, Lengerich, S 97–110
Sachse R, von Franqué F (2019) Interaktionsspiele bei Psychopathie. Springer, Berlin/Heidelberg
Sachse R, Langens TA, Sachse M (2012) Klienten motivieren. Therapeutische Strategien zur Stärkung der Änderungsbereitschaft. Psychiatrie, Bonn
Schmidt-Quernheim F (2018) Behandlung im Maßregelvollzug gemäß § 63 StGB. In: Schmidt-Quernheim F, Hax-Schoppenhorst T (Hrsg) Praxisbuch Forensische Psychiatrie. Hogrefe, Bern, S 173–278
Seiffge-Krenke I (2017) Der Blick auf die Ressourcen: Von der Abwehr zur Bewältigung. In: Seiffge-Krenke I (Hrsg) Widerstand, Abwehr und Bewältigung. Vandenhoeck & Ruprecht, Göttingen
Thomä H, Kächele H (2006) Lehrbuch der psychoanalytischen Therapie, Gesamtband. Springer, Berlin/Heidelberg
Ward T, Stewart CA (2003) Good lives and the rehabilitation of sexual offenders. In: Sexual deviance: issues and controversies. SAGE Publications, Inc., Thousand Oaks, S 21–44
Wöller W (2013) Trauma und Persönlichkeitsstörungen: Ressourcenbasierte Psychodynamische Therapie (RPT) traumabedingter Persönlichkeitsstörungen, 2. Aufl. Schattauer, Stuttgart
Wöller W, Kruse J (2018a) Widerstände sind beziehungsregulierend. In: Wöller W, Kruse J (Hrsg) Tiefenpsychologisch fundierte Psychotherapie, 5. Aufl. Schattauer, Stuttgart, S 215–229
Wöller W, Kruse J (2018b) Tiefenpsychologisch fundierte Psychotherapie, 5. Aufl. Schattauer, Stuttgart
Zarbock G (2019) Motivation. In: Zarbock G (Hrsg) Praxisbuch Verhaltenstherapie, 6. Aufl. Pabst, Lengerich, S 105–118

Anwendung und Reduktion von Zwang im Maßregelvollzug

Jakov Gather, Sylvia Gerritsen und Matthé Scholten

Inhaltsverzeichnis

B. Völlm, B. Schiffer (Hrsg.), *Forensische Psychiatrie*, https://doi.org/10.1007/978-3-662-64465-2_38

38.1 Einleitung

Psychiatrisch-psychotherapeutische Behandlung im Maßregelvollzug stellt *per se* eine Behandlung im Kontext von Zwang dar und geht mit einer Vielzahl von ethischen und rechtlichen Fragestellungen einher (Völlm und Nedopil 2016). In einer Maßregelvollzugsklinik untergebrachte Personen befinden sich unfreiwillig in der jeweiligen Einrichtung und sind ungewollt in ihren Freiheitsgraden erheblich eingeschränkt.

In bestimmten Situationen von Selbst- oder Fremdgefährdung stellt sich im Maßregelvollzug die Frage, ob zusätzlicher Zwang angewendet werden sollte. Sollte beispielsweise eine Person mit einer akuten Psychose, die sämtliche Kontaktaufnahmen und therapeutischen Angebote ablehnt und andere Personen in einer Einrichtung bedroht oder gar tätlich angreift, fixiert, isoliert oder gegen ihren Willen mit einem Medikament behandelt werden? Und wie sollte mit einer untergebrachten Person umgegangen werden, die eine dringend indizierte medizinische Behandlung einer somatischen Erkrankung ablehnt und sich dadurch der Gefahr einer erheblichen gesundheitlichen Schädigung aussetzt?

Die Frage ob, und wenn ja in welcher Form, zusätzlicher Zwang bei einer untergebrachten Person angewendet werden darf, stellt für Professionelle im Maßregelvollzug häufig schwierig zu lösende ethische Dilemma-Situationen dar (Steinert 2018). In den letzten Jahren hat sich eine intensive Debatte darüber entwickelt, unter welchen Bedingungen die Anwendung von Zwang in der Psychiatrie ethisch gerechtfertigt werden kann (ZEKO 2013; DGPPN 2014; SAMW 2015; Deutscher Ethikrat 2018). Es besteht ein breiter Konsens darüber, dass Bemühungen intensiviert werden müssen, um die Anwendung von Zwang auf ein absolut notwendiges Minimum zu reduzieren.

38

Im Rekurs auf die UN-Behindertenrechtskonvention wird bisweilen auch die Auffassung vertreten, dass auf die Anwendung von Zwang in der Behandlung von Menschen mit psychischen Erkrankungen generell verzichtet werden sollte und eine Unterbringung in einer Maßregelvollzugsklinik nur erfolgen sollte, wenn die betroffene Person eine freiwillige Behandlung in einer Maßregelvollzugsklinik einer Unterbringung in einer Justizvollzugsanstalt vorzieht (Zinkler und von Peter 2019; Zinkler 2021). Rechtlich bleibt die Anwendung von Zwang im Maßregelvollzug unter bestimmten Bedingungen jedoch zulässig, wenngleich sich in den vergangenen Jahren in der Folge mehrerer höchstrichterlicher Entscheidungen die Schwelle für die Anwendung verschiedener Zwangsmaßnahmen erhöht hat und viele landesrechtliche Regelungen dahingehend angepasst und ausdifferenziert worden sind (Schöch 2018).

Im Folgenden werden zunächst unterschiedliche Formen von Zwang erläutert und die Häufigkeit verschiedener Zwangsmaßnahmen im Maßregelvollzug dargestellt. Daran anschließend werden ethische Kriterien für die Rechtfertigung von Zwang bei der Behandlung von Personen mit psychischen Erkrankungen aufgezeigt. Abschließend werden Ansätze zur Reduktion von Zwang vorgestellt.

38.2 Formen von Zwang

> Die Anwendung von Zwang ist dadurch gekennzeichnet, dass darauf abgezielt wird, den Willen der von der Maßnahme betroffenen Person zu überwinden (Deutscher Ethikrat 2018, S. 27 ff.). Man kann sog. formelle von sog. informellen Zwangsmaßnahmen unterscheiden (Burns et al. 2016; Gather et al. 2019).

38.2.1 Formeller Zwang

Formelle Zwangsmaßnahmen unterliegen in der Regel klaren und engen rechtlichen Vorgaben und sind durch die Ausübung physischen Zwangs gekennzeichnet. Darunter fallen auch die sog. besonderen Sicherungsmaßnahmen, die unter anderem gegen den Willen einer Person durchgeführte freiheitsentziehende Maßnahmen wie Isolierungen oder mechanische Fixierungen umfassen (Schöch 2018). Darüber hinaus gibt es gegen den Willen einer Person durchgeführte diagnostische oder therapeutische Maßnahmen (Zwangsbehandlungen), wie zum Beispiel eine intramuskuläre Verabreichung eines antipsychotischen oder sedierenden Medikaments. Bei der Zwangsbehandlung muss unterschieden werden, ob eine Behandlung der Anlasserkrankung, die zur Unterbringung geführt hat, oder einer interkurrenten Erkrankung – z. B. einer akuten somatischen Erkrankung – durchgeführt werden soll, da sich die jeweiligen rechtlichen Vorgaben in der Regel unterscheiden (Henking und Mittag 2015; Schöch 2018).

38.2.2 Informeller Zwang

Informelle Zwangsmaßnahmen unterliegen keinen klaren rechtlichen Vorgaben und bedienen sich nicht physischer, sondern psychologischer Mittel (Hotzy und Jäger 2016; Yeeles 2016). Unter Einsatz kommunikativer Strategien wird auf Personen „psychologischer Druck“ ausgeübt, um sie zu bestimmten Handlungen zu bewegen, z. B. zur Einnahme eines Medikaments, dem sie initial zurückhaltend gegenüberstehen. Man kann verschiedene Formen psychologischen Drucks unterscheiden. Szmukler und Appelbaum (2008) haben eine Hierarchie von psychologischem Druck (*treatment pressures*) entwickelt, die bei Überzeugung (*persuasion*) beginnt und über zwischenmenschliche Beeinflussung (*interpersonal leverage*) und Anreize (*inducements*) bei Drohungen (*threats*) endet. Sie gehen dabei von einem steigenden Ausmaß psychologischen Drucks und einer zunehmenden ethischen Begründungsbedürftigkeit aus.

Nicht alle genannten Formen psychologischen Drucks stellen Zwang dar, weshalb der Begriff des informellen Zwangs zumindest teilweise irreführend und unpassend ist (Szmukler und Appelbaum 2008; Gather et al. 2019). Ethisch problematisch ist psychologischer Druck dann, wenn die Freiwilligkeit einer Entscheidung einer Person in erheblichem Ausmaß beeinträchtigt wird oder die Maßnahme dazu dient, ein nicht angemessenes Ziel zu verfolgen (zum Beispiel eine bloße Entlastung des Personals durch „Überredung“ zu einer sedierenden Medikation) (Gather und Scholten 2022). Drohungen stellen immer eine unangemessene Beeinflussung und damit informellen Zwang dar (Szmukler 2010). Ein Beispiel für eine Drohung im Kontext des Maßregelvollzugs könnte sein, dass ein*e Psychiater*in einer untergebrachten Person mitteilt: „Wenn Sie eine Depotmedikation nicht akzeptieren, werden wir Ihre aktuelle Lockerung zurücknehmen“. Dabei ist stets der zugrunde liegende Sachverhalt zu berücksichtigen, da die Frage, ob wirklich eine Drohung und damit eine Form informellen Zwangs vorliegt, von den konkreten Umständen abhängt. Wenn sich bei einer untergebrachten Person erfahrungsgemäß ohne antipsychotische Medikation eine Exazerbation der psychotischen Symptomatik mit erheblichem fremdaggressivem Verhalten entwickelt und andere therapeutische Maßnahmen erfahrungsgemäß nicht ausreichen, um diese Symptomatik hinreichend zu bessern, wäre die Aussage keine Drohung, sondern vielmehr eine Warnung (*unwelcome prediction*), die keinen informellen Zwang darstellt (Szmukler 2010; Schramme 2017). Dies sollte dann aber auch sprachlich zum Ausdruck kommen. Eine angemessene Formulierung gegenüber der betroffenen

Person könnte in einem solchen Fall sein: „Wenn Sie keine Depotmedikation erhalten, entwickelt sich bei Ihnen erfahrungsgemäß eine psychotische Symptomatik, die mit erheblicher Gefährdung für andere Personen einhergeht. Sollte es zu einer solchen Entwicklung kommen, werden wir Ihre aktuelle Lockerung zurückzunehmen müssen".

38.3 Häufigkeit von Zwang

Bezüglich der Häufigkeit der Anwendung verschiedener formeller Zwangsmaßnahmen wird international eine große Varianz zwischen einzelnen Ländern beschrieben, allerdings bei insgesamt schlechter Datenlage im Hinblick auf die spezifische Situation in der forensischen Psychiatrie (Hui et al. 2016). Auch für Deutschland ist die Datenlage lückenhaft, da es keine einheitliche bundesweite Erfassung von Zwangsmaßnahmen im Maßregelvollzug gibt (Jakovljević und Wiesemann 2016).

Im Rahmen einer Umfrage von Reinwald et al. (2022) wurden alle Maßregelvollzugseinrichtungen in Deutschland angeschrieben und nach der Anwendung von Zwangsmaßnahmen im Jahr 2016 gefragt. Die Umfrage kam bei einer Rücklaufquote von 46,6 % zu dem Ergebnis, dass ca. 21 % der untergebrachten Personen von Isolierungen, ca. 3 % von Fixierungen und ca. je 1 % von gerichtlich angeordneten bzw. notfallmäßig applizierten Zwangsmedikationen betroffen waren. Nach § 63 StGB untergebrachte Personen waren dabei deutlich häufiger von Zwangsmaßnahmen betroffen als nach § 64 StGB untergebrachte Personen. Diese Daten entsprechen insgesamt weitgehend den von Flammer et al. (2020) veröffentlichten Ergebnissen aus Baden-Württemberg, wo alle Zwangsmaßnahmen verpflichtend in einem landesweiten Register erfasst werden. Verglichen mit Daten aus der Allgemeinpsychiatrie wird deutlich, dass im Maßregelvollzug das Verhältnis von Isolierungen zu mechanischen Fixierungen deutlich in Richtung von Isolierungen verschoben ist (Flammer et al. 2020; Reinwald et al. 2022).

Eine differenzierte Quantifizierung informellen Zwangs ist aufgrund der schwierigen Operationalisierung und damit Messung der verschiedenen Formen psychologischen Drucks und der in der Literatur zum Teil unterschiedlichen Verwendung der vorhandenen Begriffe und Konzepte bis dato nicht möglich. Die zu diesem Thema durchgeführten empirischen Studien weisen jedoch darauf hin, dass informeller Zwang in der klinischen Praxis häufig angewendet wird (Hotzy und Jaeger 2016; Yeeles 2016). In einer großen internationalen Fokusgruppenstudie gaben psychiatrische Professionelle an, informellen Zwang oft anzuwenden, obwohl sie der Anwendung informellen Zwangs aus einer theoretischen Perspektive kritisch gegenüber eingestellt sind (Valenti et al. 2015). Außerdem weisen einige Studien darauf hin, dass psychiatrische Professionelle das Ausmaß des ausgeübten psychologischen Drucks oft unterschätzen (Jaeger et al. 2014; Elmer et al. 2018; Schori et al. 2018).

38.4 Kriterien für die Anwendung von Zwang

38.4.1 Verfassungsrechtliche Vorgaben und ethische Prinzipien

Verfassungsrechtliche Vorgaben für die Anwendung von Zwang in der forensischen Psychiatrie sind erstmalig in der maßgeblichen Entscheidung des Bundesverfassungsgerichts vom 23.03.2011 (BVerfGE 128, 282) formuliert worden. Diese sind in der Zwischenzeit in den Maßregelvollzugsgesetzen der Länder in unterschiedlicher

Weise umgesetzt worden. Da an dieser Stelle nicht auf rechtliche Details eingegangen werden kann, wird im Folgenden eine primär ethische Perspektive auf die Voraussetzungen für die Anwendung von Zwang eingenommen.

> Die Anwendung von Zwangsmaßnahmen bei untergebrachten Personen ist *prima facie* als ethisch problematisch und in jedem Fall als rechtfertigungsbedürftig anzusehen. Dabei sprechen aus ethischer Perspektive insbesondere zwei in der Gesellschaft breit getragene Werte gegen die Anwendung von Zwang:
> 1) Jede Person hat das Interesse, dass die eigene Selbstbestimmung geachtet wird.
> 2) Jede Person hat das Interesse, nicht von anderen Personen geschädigt zu werden.

Diese beiden Werte korrespondieren rechtlich mit den Grundrechten auf freie Selbstbestimmung (Art. 2 Abs. 1 i. V. m. Art. 1 Abs. 1 GG) und körperliche Unversehrtheit (Art. 2 Abs. 2 GG) (BverfGE 128, 282). Medizinethisch korrespondieren sie mit den Prinzipien des Respekts der Selbstbestimmung (*respect for autonomy*) und des Nicht-Schadens (*non-maleficence*) (Beauchamp und Childress 2019). Innerhalb der Grenzen der Unterbringung im Maßregelvollzug stehen untergebrachten Personen die genannten Rechte wie allen anderen Bürger*innen zu. Zusätzliche Zwangsmaßnahmen und Freiheitsbeschränkungen können daher nicht allein dadurch legitimiert werden, dass die Freiheitsrechte der untergebrachten Personen ohnehin schon durch die bloße Unterbringung eingeschränkt sind.

Aufgrund ihres Selbstbestimmungsrechts hat jede im Maßregelvollzug untergebrachte Person grundsätzlich das Recht, innerhalb der Grenzen der Unterbringung ihr Leben und damit auch ihre Behandlung orientiert an eigenen Werten und Vorstellungen zu gestalten, solange dadurch nicht die Rechte anderer Personen eingeschränkt werden. Mit der Anwendung von Zwang wird in dieses Selbstbestimmungsrecht eingegriffen. Zum anderen wird untergebrachten Personen durch die Anwendung von Zwang in der Regel auch Schaden zugefügt, was mit dem ethischen Prinzip des Nicht-Schadens in Konflikt gerät. Hierbei sind neben möglichen somatischen Komplikationen (DGPPN 2018, S. 210 ff.; Kersting et al. 2019) psychische ‚Nebenwirkungen', von subjektiv erlebtem Zwang über negative Emotionen bis hin zu Symptomen einer posttraumatischen Belastungsstörung, zu beachten (Soininen et al. 2016; Horvath et al. 2018; Chieze et al. 2019).

38.4.2 Ethische Begründungsmuster und Voraussetzungen für Zwang

Die genannten Rechte untergebrachter Personen können mit den beiden Aufgaben der forensischen Psychiatrie in ein Spannungsverhältnis geraten. Aufgabe der forensischen Psychiatrie ist es einerseits, untergebrachte Personen als ‚Patient*innen' psychiatrisch zu behandeln, und andererseits, die Gesellschaft vor einer Gefährdung durch die untergebrachten Personen zu schützen (Völlm und Nedopil 2016). In diesem Spannungsverhältnis kann sich in bestimmten Situationen die Frage nach der Anwendung von Zwang stellen. Korrespondierend zu den beiden Aufgaben der forensischen Psychiatrie lassen sich zwei ethische Begründungsmuster differenzieren, die im Folgenden im Hinblick auf formelle Zwangsmaßnahmen näher ausgeführt werden:

1) Zur ersten Aufgabe gehört, das gesundheitliche Wohl der untergebrachten Person, die an einer psychischen Erkrankung leidet, zu fördern. Dabei ist zunächst davon auszugehen, dass die untergebrachte Person selbst am besten beurteilen kann, welche Behandlung gut für sie ist. Psychiatrischen Professionellen kommt die Aufgabe zu, die untergebrachte Person über den erwarteten Nutzen und mögliche Risiken verfügbarer Therapieoptionen aufzuklären. In bestimmten Fällen können untergebrachte Personen jedoch aufgrund von Beeinträchtigungen ihrer Entscheidungsfähigkeiten nicht in der Lage sein, die Folgen von Entscheidungen und Verhaltensweisen für ihr Wohl hinreichend einzuschätzen. In solchen Fällen wird ab einer gewissen Schwelle juristisch von Einwilligungsunfähigkeit oder ethisch von Selbstbestimmungsunfähigkeit gesprochen (DGPPN 2014).

Die Einwilligungsfähigkeit einer Person besteht in ihrem Vermögen
- die Aufklärungsinformationen zu verstehen (*understanding*),
- den eigenen medizinischen Zustand sowie die Behandlungsmöglichkeiten angemessen einzuschätzen (*appreciation*),
- den Nutzen und die Risiken der Behandlungsoptionen in Bezug auf die eigenen Werte und Vorstellungen zu bewerten (*reasoning*)
- und eine Entscheidung zu treffen und zu kommunizieren (*evidencing a choice*) (Grisso und Appelbaum 1998; Scholten und Vollmann 2017).

Wenn Einwilligungsunfähigkeit vorliegt und die untergebrachte Person mithin nicht in der Lage ist, selbstbestimmt zu beurteilen, was gut für sie ist, kann die Situation eintreten, dass das gesundheitliche Wohl der Person nur durch eine Behandlung gegen ihren – im rechtlichen Sinne ‚natürlichen' – Willen gefördert werden kann. In einer solchen Situation kann unter bestimmten Bedingungen eine Zwangsbehandlung ethisch gerechtfertigt sein.

Wichtig ist hierbei zu beachten, dass mit dieser Argumentationsfigur freiheitsentziehende Maßnahmen oder Zwangsbehandlungen nur gerechtfertigt werden können, wenn sie den Zweck verfolgen, eine Eigengefährdung abzuwehren. Die Anwendung von Zwang zum Schutz Dritter kann auf diese Weise nicht ethisch gerechtfertigt werden.

2) Die zweite Aufgabe der „Sicherung" kommt der forensischen Psychiatrie nicht nur in Bezug auf die Gesellschaft außerhalb der Klinik zu, sondern auch im Hinblick auf das Personal und die anderen untergebrachten Personen innerhalb der Einrichtung. Unter ethischen Gesichtspunkten ist das Selbstbestimmungsrecht von Bürger*innen nicht uneingeschränkt: die Freiheit des*der Einzelnen hört dort auf, wo die Freiheit des*der anderen beginnt. Wenn eine untergebrachte Person aufgrund ihres Verhaltens andere Personen gefährdet und in deren Rechte eingreift, kann der Einsatz von zusätzlichen Zwangsmaßnahmen unter bestimmten Bedingungen ethisch gerechtfertigt sein. Da das Ziel der Maßnahme in diesem Fall der Schutz Dritter und nicht die Förderung des gesundheitlichen Wohls der untergebrachten Person selbst ist, kommen hier – anders als beim ersten Begründungsmuster im Kontext von Eigengefährdung – primär sichernde Maßnahmen und nicht Zwangsbehandlungen in Betracht (ZEKO 2013).

Zusammengefasst setzt das erste Begründungsmuster Einwilligungsunfähigkeit und eine Eigengefährdung und das zweite Begründungsmuster eine Fremdgefährdung voraus.

38.4.3 Zusätzliche ethische Bedingungen

Im Folgenden werden zusätzliche ethische Bedingungen, die aus verfassungsrechtlicher Perspektive mit einer Verhältnismäßigkeitsprüfung korrespondieren, für die Anwendung von Zwangsmaßnahmen erläutert. Sie müssen alle erfüllt sein, um eine Maßnahme gegen den Willen einer untergebrachten Person zu rechtfertigen (Gather et al. 2020).

Kriterien für die Prüfung der Verhältnismäßigkeit von Zwangsmaßnahmen

1. Kriterium der Geeignetheit: Die Maßnahme stellt ein geeignetes Mittel dar, um das Risiko eines Schadens für die Person selbst oder andere abzuwenden.
2. Kriterium der Notwendigkeit: Die Maßnahme ist notwendig, um das Risiko eines Schadens für die Person selbst oder andere abzuwenden.
3. Kriterium der Verhältnismäßigkeit: Die Risiken und Belastungen durch die Maßnahme sind verhältnismäßig im Vergleich zum abzuwendenden Risiko eines Schadens für die Person selbst oder andere.

Diese zusätzlichen Bedingungen gelten gleichermaßen für die beiden oben genannten Begründungsmuster. Im Folgenden werden sie anhand eines Beispiels im Kontext Eigengefährdung erläutert:

▶ Beispiel

Eine untergebrachte Person mit einer akuten psychotischen Symptomatik schlägt in einem Erregungszustand wiederholt und mit voller Wucht ihren Kopf gegen die Wand, was bereits zu sichtbaren Blutungen im Bereich der Stirn geführt hat.

ad 1) Kriterium der Geeignetheit: In diesem Beispiel wäre eine Isolierung kein geeignetes Mittel, um das Risiko von Schaden für die Person abzuwenden. Die Person könnte ihr selbstschädigendes Verhalten während der Isolierung fortsetzen und möglicherweise würde eine Isolierung sogar zu einer Verstärkung des selbstschädigenden Verhaltens führen. Eine mechanische Fixierung würde hingegen das Kriterium der Geeignetheit erfüllen, da eine fixierte Person ihren Kopf nicht gegen die Wand schlagen kann. Allein dadurch wäre eine Fixierung aber noch nicht ethisch gerechtfertigt, da zunächst die weiteren Kriterien geprüft werden müssen.

ad 2) Kriterium der Notwendigkeit: Ob die in dem genannten Beispiel prinzipiell als geeignet identifizierte Fixierung auch notwendig ist, um den Schaden von der Person abzuwenden, hängt davon ab, ob es in der konkreten Situation mildere Mittel – d. h. weniger eingreifende Maßnahmen, mit denen ein vergleichbares Ergebnis erzielt werden kann – gibt. Als mildere Mittel kommen verschiedene Maßnahmen in Betracht (Heumann et al. 2017). In dem konkreten Beispiel wären unter anderem menschliche Zuwendung, ein beruhigendes Gespräch, das Angebot eines Aufenthalts im Außengelände, das Rauchen einer Zigarette, die Einnahme eines Bedarfsmedikaments oder das kurzfristige Festhalten der Person als mildere Mittel vorstellbar. Nur wenn sämtliche milderen Mittel nicht ausreichen, wäre eine Fixierung in dieser Situation als notwendig anzusehen. Allein dadurch wäre eine Fixierung aber noch nicht ethisch gerechtfertigt, da noch nicht alle Kriterien geprüft worden sind.

ad 3) Kriterium der Verhältnismäßigkeit: Nehmen wir an, dass die Durchführung einer Fixierung in dem genannten Beispiel sowohl ein geeignetes als auch ein notwendiges Mittel zur Schadensabwehr darstellt. Damit ist aber noch nicht gesagt, dass die erhebliche Freiheitseinschränkung und die Risiken für die psychische und körperliche Gesundheit, die mit einer Fixierung einhergehen, auch in einem angemessenen Verhältnis zu dem abzuwendenden Risiko stehen. Die Risiken eines aktuellen Verhaltens oder einer aktuellen Situation für die Gesundheit der untergebrachten Person (oder in einer anderen Fallkonstellation: einer anderen Person) müssen mit den Risiken und Belastungen der Durchführung einer Zwangsmaßnahme abgewogen werden. Nur wenn das Risiko für die Gesundheit der betroffenen Person (oder einer anderen Person) erheblich ist und der Nutzen der Zwangsmaßnahme ihre Risiken deutlich überwiegt, ist eine Maßnahme verhältnismäßig und – sofern die anderen Voraussetzungen vorliegen – ethisch gerechtfertigt. ◄

38.4.4 Zwangsbehandlung

Die dargelegten Voraussetzungen und Bedingungen gelten nicht nur für freiheitsentziehende Maßnahmen, sondern grundsätzlich auch für Zwangsbehandlungen. Bei Zwangsbehandlungen zum gesundheitlichen Wohl der untergebrachten Person selbst (z. B. zur Abwehr eines drohenden erheblichen gesundheitlichen Schadens) ist darauf zu achten, dass die zwangsweise Behandlung der aktuell einwilligungsunfähigen Person nicht den Angaben in einer unter Umständen vorhandenen Patientenverfügung zuwiderlaufen darf. Bei Vorliegen der Gültigkeitsvoraussetzungen von Patientenverfügungen stellen diese nämlich – vorausverfügte und nicht aktuell geäußerte – selbstbestimmte Behandlungsentscheidungen dar, die zu respektieren sind, auch wenn sie mit einer mitunter schweren gesundheitlichen Schädigung einhergehen (Gather et al. 2016).

Ob und, wenn ja, unter welchen Bedingungen auch eine Zwangsbehandlung, zum Beispiel mit einem antipsychotischen oder sedierenden Medikament, einer untergebrachten Person bei (akuter) Drittgefahr zulässig ist, wird ethisch und rechtlich kontrovers diskutiert und ist landesrechtlich zum Teil unterschiedlich geregelt (ZEKO 2013; DGPPN 2014; Henking und Mittag 2013, 2014, 2015; Schöch 2018; Gather et al. 2020).

> Rechtlich geklärt ist hingegen, dass eine Behandlung gegen den sog. natürlichen Willen einer untergebrachten Person zur Erreichung des Vollzugsziels unter bestimmten Bedingungen zulässig sein kann (BVerfGE 128, 282), was sich mittlerweile in den entsprechenden landesrechtlichen Regelungen widerspiegelt.

Dabei geht es ethisch im Kern darum, einer untergebrachten und krankheitsbedingt einwilligungsunfähigen Person die Chance zu geben, durch die Behandlung die Voraussetzungen freier Selbstbestimmung wiederzuerlangen bzw. einen Zustand zu erreichen, der eine Entlassung aus der andernfalls andauernden Freiheitsentziehung im Maßregelvollzug ermöglicht (Henking und Mittag 2013; Pollähne 2014).

38.5 Ansätze zur Reduktion von Zwang

Vor dem Hintergrund, dass Zwang *prima facie* ethisch problematisch ist und potenziell mit vielfältigen negativen Auswirkungen auf die betroffenen Personen einhergeht, sind psychiatrische Institutionen und dort tätige Professionelle dazu aufgerufen, Maßnahmen zur Reduktion von Zwang zu ergreifen. In den vergangenen Jahren sind hierzu sowohl national (DGPPN 2018) als auch international (Ewington 2016) viele Ansätze und Empfehlungen entwickelt worden. Ansätze zur Reduktion von Zwang lassen sich grob in Einzelinterventionen und komplexe Interventionen unterteilen. Beispiele für Einzelinterventionen sind Nachbesprechungen von Zwangsmaßnahmen, Mitarbeitendentrainings und Nutzung von Instrumenten zur kurzfristigen Risikovorhersage; Beispiele für komplexe Interventionen sind Safewards und Six-Core-Strategies (Hirsch und Steinert 2019). Viele dieser Interventionen wurden in den letzten Jahren in unterschiedlichen psychiatrischen Settings wissenschaftlich untersucht und es konnte gezeigt werden, dass Zwang wirksam reduziert werden kann (Hirsch und Steinert 2019; Gooding et al. 2020; Barbui et al. 2021). Um die Implementierung verschiedener Ansätze in psychiatrischen Institutionen zu fördern, wurde basierend auf der S3-Leitlinie zur Verhinderung von Zwang (DGPPN 2018) ein 12-Punkte-Programm entwickelt, das zentrale Interventionen zusammenfasst (Steinert und Hirsch 2020).

Mit Blick auf die Häufigkeitsverteilung von Zwangsmaßnahmen in der forensischen Psychiatrie wird deutlich, dass insbesondere Ansätze zur Reduktion von Isolierungen entwickelt bzw. umgesetzt werden müssen. Vor diesem Hintergrund wird im Folgenden auf ein Versorgungsmodell aus den Niederlanden eingegangen, das es sich zum zentralen Ziel gesetzt hat, den Einsatz von Isolierungen in der forensischen Psychiatrie zu reduzieren.

▶ Das niederländische Forensic High and Intensive Care Model

Eine Grundidee des niederländischen *Forensic High and Intensive Care* (FHIC)-Modells ist, die Fokussierung auf Kontrolle – und damit verbunden den Einsatz von Isolierungen – zu überwinden. Darüber hinaus soll die Zusammenarbeit zwischen den verschiedenen Institutionen im Bereich der forensisch-psychiatrischen Versorgung verbessert werden. Inspiriert wurde das Modell durch eine Entwicklung in der niederländischen allgemeinpsychiatrischen Akutversorgung. Dort wurde das sog. High and Intensive Care (HIC)-Modell entwickelt, um Zwangsmaßnahmen zu reduzieren und die Qualität der Versorgung zu verbessern (Voskes et al. 2021). Das Modell wurde in der Zwischenzeit landesweit implementiert und evaluiert (van Melle et al. 2020, 2021). Aufbauend auf den positiven Erfahrungen mit dem HIC-Modell wurde schließlich das FHIC-Modell entwickelt (de Leede et al. 2020), dessen Kernelemente im Folgenden dargestellt werden:

1) **Care Ethik**: Das erste Kernelement ist die Care Ethik *(care ethics)*. Eine ethische Grundlage wird als notwendig erachtet, um einen radikalen Wandel in der forensischen Psychiatrie herbeizuführen, der nicht auf Kontrolle, sondern auf Kontakt setzt. Wichtige Werte im Rahmen der Care Ethik sind Aufmerksamkeit, Verantwortlichkeit, Kompetenz, Responsivität und Solidarität (Tronto 2013).
2) **Gestuftes Vorgehen**: Das zweite Kernelement ist das Prinzip des gestuften Vorgehens (*stepped care*). Um die kontaktbasierte Versorgung in herausfordernden Situationen und in Krisen aufrechtzuerhalten, kann die Versorgung im Rahmen eines gestuften Vorgehens intensiviert werden. So können forensisch untergebrachte Personen in Krisen vorübergehend auf eine FHIC-Station verlegt werden. Auf dieser Station erfolgt die Betreuung zunächst im High Care (HC)-Bereich oder, falls dies nicht ausreichend sein sollte, getrennt von den anderen untergebrachten Personen im Rahmen einer 1:1-Betreuung im Intensive Care (IC)-Bereich. Als letztes Mittel kann der Highly Secured Room (HSR) eingesetzt werden. Im Vergleich zu früheren Isolierungsräumen erlaubt es der HSR, z. B. durch ein großes Fenster oder über Smart Home gesteuerte digitale Interventionen, den Kontakt zur untergebrachten Person aufrechtzuerhalten. Der Einsatz des HSR bleibt aber eine Zwangsmaßnahme und sollte so weit wie möglich vermieden werden. Zuweisende Professionelle bleiben während des Aufnahmeprozesses involviert. Innerhalb der ersten drei Tage nach der Aufnahme

findet ein Behandlungsplanungstreffen statt, an dem die untergebrachte Person, Angehörige (sofern möglich), Professionelle der zuweisenden Institution und die Mitarbeitenden der FHIC-Station teilnehmen.

3) **Eine Krise ist relational**: Das dritte Kernelement besteht darin, dass eine Krise in der forensischen Psychiatrie als relational angesehen wird. Dies erfordert eine Reflexion über alle möglichen Faktoren, die für eine Krisensituation auf der FHIC-Station relevant sind, und nicht nur eine Fokussierung auf die untergebrachten Personen. FHIC-Professionelle reflektieren ihre Interaktion mit den untergebrachten Personen und ihre Teamprozesse und beraten diesbezüglich die zuweisenden Professionellen bei der Aufnahme. Frühwarnzeichen- und Risikomanagementpläne, die sich auf Beziehungsaspekte konzentrieren, werden entwickelt und stehen nach der Entlassung von der FHIC-Station zur Verfügung, um die zuweisenden Professionellen zu unterstützen und zukünftige Krisen zu verhindern.

4) **Sicherheit im Kontakt**: Das vierte Kernelement ist die Sicherheit im Kontakt. Im FHIC-Modell sorgen die Professionellen für Sicherheit, indem sie kontaktbasierte Behandlung und Zuwendung anbieten anstatt sich auf bloße Kontrolle zu konzentrieren. Dies zeigt sich in mehreren Situationen und Interventionen. Beispiele für solche Interventionen sind die sog. „ersten fünf Minuten" der Aufnahme und jedes Dienstbeginns, in denen ein persönlicher Kontakt zur untergebrachten Person hergestellt wird, ein offenes institutionelles Klima mit Fokus auf Unterstützung und Recovery sowie eine Theorie der Grenzsetzung, nach der klare Vereinbarungen und gegenseitiges Vertrauen maßgeblich sind (Ros et al. 2013; Maguire et al. 2014; Voskes et al. 2014). Ein einladender Ansatz wird auch in Bezug auf Angehörige und externe Professionelle verfolgt, um diese in den Behandlungsprozess einzubeziehen. Auf der FHIC-Station sind Professionelle zu jeder Tageszeit anwesend und erreichbar. Durch die Anwesenheit und den Kontakt sind die Professionellen in der Lage, Bedürfnisse, Signale und Risiken in einem frühen Stadium zu erkennen. Für eine sorgfältige Beurteilung der kurzfristigen und langfristigen Risiken setzen sie regelmäßig Risikobeurteilungsinstrumente ein (van de Sande et al. 2011; Bogaerts et al. 2018).

5) **Peer-Expertise**: Das fünfte Kernelement ist die Einbeziehung von Peer-Begleiter*innen für Betroffene und Angehörige in FHIC-Teams, die aufgrund ihrer eigenen Erfahrung in der forensischen Psychiatrie den Kontakt zu untergebrachten Personen und ihren Angehörigen in besonderer Weise herstellen können. Infolge dieser vorhandenen Peer-Expertise zeigen sich die untergebrachten Personen häufig offener gegenüber dem Team und erfahren Anerkennung (Short et al. 2012). Zusätzlich ermöglichen Peer-Begleiter*innen eine neue Perspektive auf Versorgungsprozesse und bei der Evaluation von Zwangsmaßnahmen.

Derzeit implementieren viele niederländische forensisch-psychiatrische Einrichtungen das FHIC-Modell. Die Implementierung des Modells erfordert einen Wandel in Kultur, Strukturen und Praktiken. Um die Implementierung von FHIC zu unterstützen und die Einhaltung des FHIC-Modells zu messen, wurde der sog. FHIC-Monitor entwickelt; eine Modell-Treueskala (*model fidelity scale*), die vergleichbar mit dem Monitor des HIC-Modells ist (van Melle et al. 2019). Anhand von 50 Items können die Kernelemente des FHIC-Modells auf einer fünfstufigen Likert-Skala beurteilt werden. Das Instrument hilft Professionellen dabei, den Implementierungsprozess zu reflektieren. Als Vehikel für Veränderungen wurde ein Prozess von Audits entwickelt, in dem Professionelle von FHIC-Stationen als Auditor*innen tätig sind. Gemeinsam bilden sie eine *Community of Practice* und fungieren als Botschafter*innen für FHIC in ihrer Institution und darüber hinaus, um die Implementierung von FHIC landesweit zu fördern. ◀

Literatur

Barbui C, Purgato M, Abdulmalik J, Caldas-de-Almeida JM, Eaton J, Gureje O et al (2021) Efficacy of interventions to reduce coercive treatment in mental health services: umbrella review of randomised evidence. Br J Psychiatry 218(4):185–195. https://doi.org/10.1192/bjp.2020.144

Beauchamp TL, Childress JF (2019) Principles of biomedical ethics. Oxford University Press, New York

Bogaerts S, Spreen M, Ter Horst P, Gerlsma C (2018) Predictive validity of the HKT-R risk assessment tool: two and 5-year violent recidivism in a nationwide sample of Dutch forensic psychiatric patients. Int J Offender Therapy Comp Criminol 62(8):2259–2270. https://doi.org/10.1177/0306624X17717128

Burns T, Rugkasa J, Yeeles K, Catty J (2016) Coercion in mental health: a trial of the effectiveness of community treatment orders and an investigation of informal coercion in community mental health care. Programme Grants Appl Res 4(21). https://doi.org/10.3310/pgfar04210

Chieze M, Hurst S, Kaiser S, Sentissi O (2019) Effects of seclusion and restraint in adult psychiatry: a systematic review. Front Psychiatry 10:491. https://doi.org/10.3389/fpsyt.2019.00491

Deutsche Gesellschaft für Psychiatrie und Psychotherapie, Psychosomatik und Nervenheilkunde (DGPPN) (2014) Achtung der Selbstbestimmung und Anwendung von Zwang bei der Behandlung von psychisch erkrankten Menschen: Eine ethische Stellungnahme der DGPPN. Nervenarzt 85:1419–1431. https://doi.org/10.1007/s00115-014-4202-8

Deutsche Gesellschaft für Psychiatrie und Psychotherapie, Psychosomatik und Nervenheilkunde (DGPPN) (2018) S3-Leitlinie Verhinderung von Zwang: Prävention und Therapie aggressiven Verhaltens bei Erwachsenen. https://www.dgppn.de/_Resources/Persistent/154528053e2d1464d-9788c0b2d298ee4a9d1cca3/S3%20LL%20Verhinderung%20von%20Zwang%20LANG%2BLITERATUR%20FINAL%2010.9.2018.pdf. Zugegriffen am 24.04.2021

Deutscher Ethikrat (2018) Hilfe durch Zwang? Professionelle Sorgebeziehungen im Spannungsfeld von Wohl und Selbstbestimmung. Stellungnahme. https://www.ethikrat.org/fileadmin/Publikationen/Stellungnahmen/deutsch/stellungnahme-hilfe-durch-zwang.pdf. Zugegriffen am 24.04.2021

Elmer T, Rabenschlag F, Schori D, Zuaboni G, Kozel B, Jaeger S et al (2018) Informal coercion as a neglected form of communication in psychiatric settings in Germany and Switzerland. Psychiatry Res 262:400–406. https://doi.org/10.1016/j.psychres.2017.09.014

Ewington J (2016) Best practices for reducing the use of coercive measures. In: Völlm B, Nedopil N (Hrsg) The use of coercive measures in forensic psychiatric care. Springer, Switzerland, S 285–314

Flammer E, Frank U, Steinert T (2020) Freedom restrictive coercive measures in forensic psychiatry. Front Psychiatry 11:146. https://doi.org/10.3389/fpsyt.2020.00146

Gather J, Scholten M (2022) Ethisches Spannungsfeld – Patientenselbstbestimmung und professionelle Fürsorge. In: Riedel A, Lehmeyer S (Hrsg) Ethik im Gesundheitswesen. Springer Reference Pflege – Therapie – Gesundheit. Springer, Berlin/Heidelberg. https://doi.org/10.1007/978-3-662-58685-3_48-2

Gather J, Henking T, Juckel G, Vollmann J (2016) Vorausverfügte Therapieablehnungen in Situationen von Eigen- oder Fremdgefährdung. Ethische und rechtliche Überlegungen zur Umsetzung von Patientenverfügungen in der Psychiatrie. Ethik Med 28(3):207–222. https://doi.org/10.1007/s00481-016-0409-5

Gather J, Scholten M, Henking T, Vollmann J, Juckel G (2019) Wodurch wird die geschlossene Tür ersetzt? Konzeptionelle und ethische Überlegungen zu offenen Unterbringungsformen, formellem Zwang und psychologischem Druck. Nervenarzt 90:690–694. https://doi.org/10.1007/s00115-019-0717-3

Gather J, Juckel G, Henking T, Efkemann SA, Vollmann J, Scholten M (2020) Under which conditions are changes in the treatment of people under involuntary commitment justified during the COVID-19 pandemic? An ethical evaluation of current developments in Germany. Int J Law Psychiatry 73:101615. https://doi.org/10.1016/j.ijlp.2020.101615

Gooding P, McSherry B, Roper C (2020) Preventing and reducing ‚coercion' in mental health services: an international scoping review of English-language studies. Acta Psychiatr Scand 142:27–39. https://doi.org/10.1111/acps.13152

Grisso T, Appelbaum PS (1998) Assessing competence to consent to treatment. Oxford University Press, New York/Oxford

Henking T, Mittag M (2013) Die Zwangsbehandlung in der öffentlich-rechtlichen Unterbringung – Vorschlag einer Neuregelung. Juristische Rundschau 8:341–351. https://doi.org/10.1515/juru-2013-1039

Henking T, Mittag M (2014) Die Zwangsbehandlung in der öffentlich-rechtlichen Unterbringung – Stand der Neuregelungen. Betreuungsrechtliche Praxis 23(3):115–119. https://www.reguvis.de/xaver/btrecht/start.xav?start=%2F%2F*%5B%40attr_id%3D%27btrecht_2779856139%27%5D#__btrecht__%2F%2F*%5B%40attr_id%3D%27btrecht_2779856139%27%5D__1619336029866. Zugegriffen am 24.04.2021

Henking T, Mittag M (2015) Rechtliche Rahmenbedingungen. In: Henking T, Vollmann J (Hrsg) Zwangsbehandlung psychisch kranker Menschen. Springer, Berlin/Heidelberg, S 29–90

Heumann K, Bock T, Lincoln TM (2017) Bitte macht (irgend)was! Eine bundesweite Online-Befragung Psychiatrieerfahrener zum Einsatz milderer Maßnahmen zur Vermeidung von Zwangsmaßnahmen. Psychiatr Prax 44(2):85–92. https://doi.org/10.1055/s-0041-109033

Hirsch S, Steinert T (2019) Measures to avoid coercion in psychiatry and their efficacy. Dtsch Arztebl Int 116:336–343. https://doi.org/10.3238/arztebl.2019.0336

Horvath J, Steinert T, Jaeger S (2018) Antipsychotic treatment of psychotic disorders in forensic psychiatry: patients' perception of coercion and its predictors. Int J Law Psychiatry 57:113–121. https://doi.org/10.1016/j.ijlp.2018.02.004

Hotzy F, Jaeger M (2016) Clinical relevance of informal coercion in psychiatric treatment. A systematic review. Front Psychiatry 7:197. https://doi.org/10.3389/fpsyt.2016.00197

Hui A, Middleton H, Völlm B (2016) The uses of coercive measures in forensic psychiatry: a literature review. In: Völlm B, Nedopil N (Hrsg) The use of coercive measures in forensic psychiatric care. Springer, S 285–314

Jaeger M, Ketteler D, Rabenschlag F, Theodoridou A (2014) Informal coercion in acute inpatient setting – knowledge and attitudes held by mental health professionals. Psychiatry Res 220(3):1007–1011. https://doi.org/10.1016/j.psychres.2014.08.014

Jakovljević AK, Wiesemann C (2016) Zwangsmaßnahmen in der forensischen Psychiatrie. Nervenarzt 87:780–786. https://doi.org/10.1007/s00115-015-4437-z

Kersting XAK, Hirsch S, Steinert T (2019) Physical harm and death in the context of coercive measures in psychiatric patients: a systematic review. Front Psychiatry 10:400. https://doi.org/10.3389/fpsyt.2019.00400

de Leede P, van der Helm P, Voskes Y, Gerritsen S (2020) Werkboek Fhic. High en Intensive Care uit forensisch perspectief. Kwaliteit forensische zorg, Utrecht. https://www.fhic.nl/werkboek. Zugegriffen am 24.04.2021

Maguire T, Daffern M, Martin T (2014) Exploring nurses' and patients' perspectives of limit setting in a forensic mental health setting. Int J Ment Health Nurs 23(2):153–160. https://doi.org/10.1111/inm.12034

van Melle A, Voskes Y, de Vet H, van der Meijs J, Mulder C, Widdershoven G (2019) High and intensive care in psychiatry: validating the HIC monitor as a tool for assessing the quality of psychiatric intensive care units. Admin Pol Ment Health 46(1):34–43. https://doi.org/10.1007/s10488-018-0890-x

van Melle AL, Noorthoorn EO, Widdershoven GAM, Mulder CL, Voskes Y (2020) Does high and intensive care reduce coercion? Association of HIC model fidelity to seclusion use in the Netherlands. BMC Psychiatry 20:469. https://doi.org/10.1186/s12888-020-02855-y

van Melle AL, van der Ham AJ, Widdershoven GAM, Voskes Y (2021) Implementation of High and Intensive Care (HIC) in the Netherlands: a process evaluation. Psychiatr Q 92:1327–1339. https://doi.org/10.1007/s11126-021-09906-x

Pollähne H (2014) Hat das Bundesverfassungsgericht das Heilen verboten? Die Rechtsprechung zur psychiatrischen Zwangsbehandlung im Maßregelvollzug. In: Henking T, Vollmann J (Hrsg) Gewalt und Psyche. Die Zwangsbehandlung auf dem Prüfstand. Nomos, Baden-Baden, S 17–39

Reinwald JR, Horten B, Dreßing H, Salize HJ (2022) Strukturmerkmale und Anwendungshäufigkeit von Zwangsmaßnahmen im deutschen Maßregelvollzug. Psychiatr Prax 49:22–28. https://doi.org/10.1055/a-1391-0192

Ros N, van der Helm P, Wissink I, Stams G-J, Schaftenaar P (2013) Institutional climate and aggression in a secure psychiatric setting. J Forensic Psychiatry Psychol 24(6):713–727. https://doi.org/10.1080/14789949.2013.848460

van de Sande R, Nijman H, Noorthoorn E, Wierdsma A, Hellendoorn E, van der Staak C, Mulder C (2011) Aggression and seclusion on acute psychiatric wards: effect of short-term risk assessment. Br J Psychiatry 199(6):473–478. https://doi.org/10.1192/bjp.bp.111.095141

Schöch H (2018) Rechtliche Grundlagen für die Anwendung von Zwang im Maßregelvollzug. In: Dudeck M, Steger F (Hrsg) Ethik in der Forensischen Psychiatrie und Psychotherapie. Medizinisch Wissenschaftliche Verlagsgesellschaft, Berlin, S 123–138

Scholten M, Vollmann J (2017) Patientenselbstbestimmung und Selbstbestimmungsfähigkeit. In: Vollmann J (Hrsg) Ethik in der Psychiatrie. Ein Praxisbuch. Psychiatrie, Köln, S 26–34

Schori D, Jaeger M, Elmer T, Jaeger S, Mahlke C, Heumann K et al (2018) Knowledge on types of treatment pressure. A cross-sectional study among mental health professionals. Arch Psychiatr Nurs 32(5):662–669. https://doi.org/10.1016/j.apnu.2018.03.005

Schramme T (2017) Interactive paternalism in psychiatry. In: Gather J, Henking T, Nossek A, Vollmann J (Hrsg) Beneficial coercion in psychiatry? Foundations and challenges. Mentis, Münster, S 39–55

Schweizerische Akademie für Medizinische Wissenschaften (SAMW) (2015) Zwangsmaßnahmen in der Medizin. https://www.samw.ch/de/Ethik/Themen-A-bis-Z/Zwangsmassnahmen-in-der-Medizin.html. Zugegriffen am 24.04.2021

Short R, Woods-Nyce K, Cross S, Hurst M, Gordish L, Raia J (2012) The impact of forensic peer support specialists on risk reduction and discharge readiness in a psychiatric facility: A five-year perspective. Int J Psychosoc Rehabil 16(2):3–10

Soininen P, Kontio R, Joffe G, Putkonen H (2016) Patient experience of coercive measures. In: Völlm B, Nedopil N (Hrsg) The use of coercive measures in forensic psychiatric care. Springer, S 285–314

Steinert T (2018) Zwangsbehandlung, Isolieren oder Festbinden? Ein ethisch-rechtliches Dilemma. In: Dudeck M, Steger F (Hrsg) Ethik in der Forensischen Psychiatrie und Psychotherapie. Medizinisch Wissenschaftliche Verlagsgesellschaft, Berlin, S 117–122

Steinert T, Hirsch S (2020) S3-Leitlinie Verhinderung von Zwang: Prävention und Therapie aggressiven Verhaltens bei Erwachsenen. Nervenarzt 91:611–616. https://doi.org/10.1007/s00115-019-00801-2

Szmukler G (2010) ‚Coercive' measures. In: Helmchen H, Sartorius N (Hrsg) Ethics in psychiatry. Springer, Dordrecht, S 321–340

Szmukler G, Appelbaum PS (2008) Treatment pressures, leverage, coercion, and compulsion in mental healthcare. J Ment Health 17:233–244. https://doi.org/10.1080/09638230802052203

Tronto JC (2013) Caring democracy: markets, equality, and justice. NYU Press, New York

Valenti E, Banks C, Calcedo-Barba A, Bensimon CM, Hoffmann K, Pelto-Piri V et al (2015) Informal coercion in psychiatry: a focus group study of attitudes and experiences of mental health professionals in ten countries. Soc Psychiatry Psychiatr Epidemiol 50(8):1297–1308. https://doi.org/10.1007/s00127-015-1032-3

Völlm B, Nedopil N (2016) Introduction. In: Völlm B, Nedopil N (Hrsg) The use of coercive measures in forensic psychiatric care. Springer, S 285–314

Voskes Y, Kemper M, Landeweer EGM, Widdershoven GAM (2014) Preventing seclusion in psychiatry: a care ethics perspective on the first five minutes at admission. Nurs Ethics 21(7):766–773. https://doi.org/10.1177/0969733013493217

Voskes Y, van Melle A, Widdershoven G, Mierlo A, Bovenberg F, Mulder C (2021) High and intensive care in psychiatry: a new model for acute inpatient care in the Netherlands. Psychiatr Serv 72:475–477. https://doi.org/10.1176/appi.ps.201800440

Yeeles K (2016) Informal coercion: current evidence. In: Molodynski A, Rugkasa J, Burns T (Hrsg) Coercion in community mental health care: international perspectives. Oxford University Press, Oxford, S 95–116

Zentrale Ethikkommission bei der Bundesärztekammer (ZEKO) (2013) Zwangsbehandlung bei psychischen Erkrankungen. Dtsch Ärztebl 110(26):A1334–A1338. https://www.zentrale-ethikkommission.de/stellungnahmen/zwangsbehandlung-bei-psychischen-erkrankungen/. Zugegriffen am 10.08.2023

Zinkler M (2021) Psychiatrie ohne Zwang. Ein Versorgungsmodell für die Zukunft. Kerbe 1:28–30

Zinkler M, von Peter S (2019) Ohne Zwang – ein Konzept für eine ausschließlich unterstützende Psychiatrie. R&P 37:203–209

Forschung in der forensischen Psychiatrie

Birgit Völlm und Boris Schiffer

Inhaltsverzeichnis

B. Völlm, B. Schiffer (Hrsg.), *Forensische Psychiatrie*, https://doi.org/10.1007/978-3-662-64465-2_39

> Im Gegensatz zum zufälligen Entdecken handelt es sich bei Forschung um eine gezielte methodische Herangehensweise mit dem Ziel des Erkenntnisgewinns sowie um die systematische Dokumentation und Dissemination der Ergebnisse.

Medizinischer Fortschritt beruht auf Wissenschaft, nur durch sie können Zusammenhänge zwischen ursächlichen Faktoren und Erkrankungsentstehung und -verlauf festgestellt und geeignete Interventionen entwickelt werden. Medikamente z. B. bedürfen eines wissenschaftlichen Wirksamkeitsnachweises, bevor sie zugelassen werden. Dadurch wird zum einen sichergestellt, dass die für medizinische Behandlungen zur Verfügung stehenden Ressourcen nur für wirksame Interventionen eingesetzt werden, zum anderen auch, dass diese sicher sind (also der Nutzen die möglichen negativen Konsequenzen, z. B. durch Nebenwirkungen, überwiegt).

Patient*innen im Maßregelvollzug sind für oft lange Zeit gegen ihren Willen in restriktiven Bedingungen untergebracht. Aufgrund der langen Behandlungsdauer, der komplexen klinischen Präsentationen sowie des Sicherungsbedarfs ist die Behandlung im Maßregelvollzug ressourcenintensiv. Prognosebegutachtungen können das Leben des*der Beurteilten maßgeblich beeinflussen, also etwa über Unterbringung im Maßregelvollzug oder Strafvollzug entscheiden. Aus all diesen Besonderheiten des Fachgebietes sollte sich ergeben, dass die Wirksamkeit der im Maßregelvollzug angebotenen Interventionen und die langfristigen Ergebnisse intensiv erforscht werden, um unnötig lange Unterbringungen zu vermeiden. Tatsächlich aber ist die forensische Psychiatrie im Vergleich zu anderen Bereichen der Psychiatrie eher weniger forschungsaktiv. Dies resultiert darin, dass wichtige Fragen unbeantwortet bleiben. Howner et al. (2018) stellten eine Übersicht aller für die forensische Psychiatrie relevanten systematischen Reviews vor, um Wissenslücken und weitere Forschungsbedarfe zu identifizieren. Die Autor*innen konnten 38 systematische Reviews aus den Bereichen Diagnose und Risikobeurteilung, pharmakologische Behandlung, psychologische Behandlung, Rehabilitation sowie Zwang identifizieren. Allerdings war die Studienqualität der in die systematischen Reviews eingeschlossenen Primärstudien so mangelhaft, dass nur vier der identifizieren Reviews die gesetzten Qualitätskriterien erfüllten und in keinem der fünf Bereiche eindeutige Schlussfolgerungen gezogen werden konnten. Die Autor*innen beklagen einen Mangel an wissenschaftlich fundierten Erkenntnissen im Bereich der forensischen Psychiatrie und rufen zu intensivierten Forschungsaktivitäten auf. Laut Duggan (2019) erhöht der Mangel an wissenschaftlich fundierten Erkenntnissen im Bereich der forensischen Psychiatrie auch die Gefahr von politisch motivierten Kurzschlussreaktionen nach katastrophalen Ereignissen.

In Deutschland gibt es elf universitäre Institute bzw. Lehrstuhlinhaber*innen für forensische Psychiatrie, was – auch im internationalen Vergleich – eher positiv zu bewerten ist. Allerdings ist die personelle und finanzielle Ausstattung der entsprechenden Lehrstühle gering (s. z. B. Briken et al. undatiert); zudem werden von den Instituten oft eine große Anzahl an Gutachten angefertigt bzw. hat der*die Lehrstuhlinhaber*in zusätzliche Aufgaben in der Krankenversorgung, sodass die Ressourcen für Forschung und Lehre begrenzt sind.

Eine Durchsicht zweier gängiger allgemeinpsychiatrischer Zeitschriften im deutschsprachigen Raum (*Nervenarzt; Psychiatrische Praxis*) der letzten 3 Jahre zeigt, dass Beiträge aus dem Bereich der forensischen Psychiatrie hier durchaus vertreten sind. Die Themen sind weit gefächert mit einem Schwerpunkt auf Sexualdelikten/Missbrauch sowie Verlaufsstudien im Bereich der § 64 StGB-Behandlung. In den beiden wichtigsten forensisch-psychiatrischen Fachzeitschriften (*Forensische Psychiatrie, Psychologie, Kriminologie; Recht & Psychiatrie*) überwiegen rechtliche Fragen, Gutachten, Zwang sowie die Evaluation von Interventionen als Themen. Auffallend ist, dass hier kaum Veröffentlichungen existieren, die sich mit den nach § 63 StGB Untergebrachten befassen, auch qualitative Studien, z. B. zum Erleben der Patient*innen oder auch des Personals, fehlen. Evaluationen von Interventionen folgen keiner robusten Methodologie wie etwa randomisierte kontrollierte Studien.

Eine Durchsicht dreier internationaler Zeitschriften im Bereich der forensischen Psychiatrie (*Criminal Behaviour and Mental Health; International Journal of Forensic Mental Health Services; Journal of Forensic Psychiatry and Psychotherapy*) zeigt, dass hier deutsche Beiträge ebenfalls vertreten sind, inhaltlich mit einem Schwerpunkt in der Versorgungsforschung. Auch hier fällt die Abwesenheit robuster Wirksamkeitsstudien und qualitativer Studien auf. Auffallend ist weiterhin, dass nur sehr wenige der Beiträge aus Kooperationen zwischen deutschen und internationalen Instituten resultierten.

39.1 Besondere Herausforderungen der Forschung im Bereich der forensischen Psychiatrie

Forschung im Bereich der forensischen Psychiatrie ist mit verschiedenen methodischen und ethischen Herausforderungen konfrontiert.

39.1.1 Ethische Herausforderungen

> Die Einwilligung zur Teilnahme an einer wissenschaftlichen Studie beruht, wie auch die Einwilligung in eine medizinische Behandlung, auf Freiwilligkeit ("informed consent" oder Einwilligung nach Aufklärung).

Das heißt, der*die Betroffene muss verstehen, was eine Studie umfasst, insbesondere die Vor- und Nachteile bzw. Risiken für sie*ihn selbst, und sich dann frei von Druck entscheiden können, ob sie*er daran teilnehmen möchte oder nicht. Hierzu muss er*sie von den Forschenden entsprechend aufgeklärt werden und die Gelegenheit haben, Fragen zu stellen. In der Psychiatrie stoßen diese fundamentalen Prinzipien teilweise dadurch an Grenzen, dass die psychische Erkrankung ja gerade die Einsichts- und Einwilligungsfähigkeit einschränkt. Verschiedene Ansätze, Forschung auch mit nicht einwilligungsfähigen Personen zu ermöglichen (z. B. über Vorausverfügungen), sind ethisch bedenklich und kontrovers, vor allem, wenn kein direkter Nutzen für die Betroffenen zu erwarten ist (s. z. B. Helmchen 2019).

Vor diesen Herausforderungen steht auch die Forschung in der forensischen Psychiatrie. Hier besteht zudem ein im Vergleich zu anderen, auf Freiwilligkeit beruhenden Behandlungssettings deutlich ausgeprägteres Machtgefälle zwischen Behandlern und Behandelten, sodass die Gefahr besteht, dass Patient*innen sich trotz gegenteiliger Beteuerungen vonseiten der Studienleiter*innen unter Druck gesetzt fühlen, an Studien teilzunehmen, weil sie z. B. ihren Therapeuten oder ihre Therapeutin nicht enttäuschen wollen oder sich eben doch bestimmte Vorteile durch die Teilnahme versprechen.

In Deutschland hat der Gesetzgeber, um sicherzustellen, dass die Zustimmung nicht durch dieses Machtgefälle beeinflusst wird, ein Verbot jedweder Forschung mit Arzneimitteln an Personen, die "auf gerichtliche oder behördliche Anordnung in einer Anstalt untergebracht" sind, erlassen (§ 40a Arzneimittelgesetz). Problematisch ist hierbei zum einen der paternalistische Ansatz, der dieser Regelung zugrunde liegt, d. h., den entsprechend untergebrachten Personen wird von vornherein die Fähigkeit abgesprochen, selbstbestimmt über die Teilnahme an Forschungsprojekten entscheiden zu können. So kommt es durch diesen vermeintlichen Schutz nicht nur dazu, dass den Betroffenen Handlungsoptionen, die anderen zur Verfügung stehen, vorenthalten werden, sondern möglicherweise auch zu fehlendem medizinischem Fortschritt und damit einhergehend zu einer fehlenden Entlassperspektive für bestimmte Gruppen (z. B. Personen mit Sexualdelinquenz, s. hierzu auch Briken et al. 2017).

Dem Datenschutz kommt im Bereich der forensisch-psychiatrischen Forschung eine besondere Bedeutung zu. Selbstverständlich gelten hier dieselben Grundsätze wie in anderen Bereichen der medizinischen Forschung im Hinblick auf Datensicherheit, z. B. Pseudonymisierung bzw. Anonymisierung, Zugangsbeschränkungen etc. Allerdings sind diesen Methoden teilweise aufgrund der kleinen Fallzahlen und der Besonderheiten einzelner Patient*innen Grenzen gesetzt. So würde die Kombination von Geschlecht, Mehrfachmord, Jahr der Verurteilung und Bundesland auch ohne die Angabe personenbezogener Daten wie Name oder Geburtsdatum möglicherweise zur Identifikation der entsprechenden Person führen. Hier ist daher besondere Sorgfalt geboten; ggf. müssen einzelne Personen von dem Forschungsprojekt ausgeschlossen bzw. Merkmale von Gruppen mit sehr kleiner Probandenzahl zu übergeordneten Kategorien zusammenfasst werden.

39.1.2 Methodische Herausforderungen

Weitere Herausforderungen forensisch-psychiatrischer Forschung sind methodischer Natur.

Hier sind zunächst die relativ kleinen Fallzahlen zu erwähnen, die Studiendesigns, die einer größeren Anzahl von Studienteilnehmer*innen bedürfen, um einen Effekt nachzuweisen, im Wege stehen. Zudem ist die Gruppe der untergebrachten bzw. auch der ambulant weiter betreuten Patient*innen sehr heterogen. Komorbiditäten, z. B. zwischen psychotischen Erkrankungen und Persönlichkeitsstörungen bzw. Substanzgebrauchsstörungen, sind häufig. Aus methodischer Sicht wären jedoch homogene Gruppen wünschenswert. Diese entsprechen andererseits nicht der klinischen Realität, sodass – selbst wenn es gelingt (z. B. durch Einschluss einer großen Anzahl teilnehmender Einrichtung), homogene Gruppen zu bilden – die Übertragbarkeit der Ergebnisse auf die im klinischen Setting üblicherweise behandelten Patient*innen fraglich ist.

Eine weitere Herausforderung besteht darin, dass gängige Erhebungsinstrumente oft nicht für die Population der Patient*innen im Maßregelvollzug validiert sind. Sowohl im Forschungskontext als auch im klinischen Alltag wird eine Vielzahl von Fragebögen eingesetzt. Ryland et al. (2021) fand in einem systematischen Review 435 eingesetzte Instrumente. Von den zehn am häufigsten angewandten erfüllte keines alle psychometrischen Qualitätskriterien. Instrumente, die im nichtforensischen Kontext entwickelt wurden, beinhalten zudem bisweilen Fragen oder Konstrukte, die für untergebrachte Patient*innen nur eingeschränkt zutreffen (z. B. Fragen nach der Nutzung öffentlicher Verkehrsmittel, Hobbys etc.). Hinzu kommt, dass die meisten Instrumente nur in englischer Sprache vorliegen. Eine Anpassung bzw. Übersetzung von Instrumenten setzt vor Anwendung streng genommen eine erneute Validierung voraus, was aber oft nicht gemacht wird.

Bei Outcome-Studien ergibt sich die Problematik, dass Outcomes wie Re-Delinquenz aufgrund der niedrigen Basisraten einer langen Follow-up-Dauer bedürfen. Dies ist aus organisatorischen Gründen komplex. Zudem bedarf es bei größer angelegten Studien externer Geldgeber. Hier ist die Forschung in der forensischen Psychiatrie aufgrund der kleinen Fallzahlen und der "unattraktiven" Patient*innenklientel benachteiligt. Auch ergeben sich oft Schwierigkeiten bei der Identifikation geeigneter Programme (Psychiatrie, Kriminologie etc.). Weitere praktische Schwierigkeiten in der Forschung in der forensischen Psychiatrie liegen in settingimmanenten Restriktionen, z. B. in Bezug auf Ausgang zur Teilnahme an bildgebenden Verfahren, Empfang monetärer Entschädigung etc.

39.2 Forschungsschwerpunkte

39.2.1 Biologische Forschung

Die biologische Forschung im Bereich der forensischen Psychiatrie gewinnt in den letzten beiden Jahrzehnten v. a. international zunehmend an Bedeutung. Sie verfolgt dabei verschiedene Fragestellungen und Ziele und nutzt unterschiedliche Methoden. Diese reichen von grundlegenden Arbeiten zur Aggressionsgenese über die Analyse hirnstrukutureller, -funktioneller, sowie endokrinologischer und (epi-)genetischer Auffälligkeiten bzw. Mechanismen, die in Zusammenhang mit unterschiedlichen Arten delinquenten Verhaltens (oder auch mit bestimmten risikorelevanten Persönlichkeitsmerkmalen wie etwa Impulsivität, Empathiemangel oder moralischem Urteilsvermögen) bei psychisch "gesunden" und psychisch kranken straffällig gewordenen Personen stehen, bis hin zur Neuroprädiktion zukünftigen kriminellen Verhaltens.

Gerade im Bereich der sexuellen Deviationen wie etwa der Pädophilie, von deren valider Diagnose das Rückfallrisiko von Missbrauchstätern maßgelblich bestimmt wird, hat es in den vergangenen 15 Jahren enorme Anstrengungen gegeben, mithilfe neurowissenschaftlicher Methoden zum einen Biomarker der Präferenzstörung an sich und zum anderen Biomarker für das Risiko von Hands-on-Delikten zu identifizieren (s. z. B. ► http://www.nemup.de). Auch wurden verschiedene biologische Verfahren (funktionelle Bildgebung, Eye Tracking u. a.) sowie verschiedene implizite Verfahren in Kombination mit funktioneller Bildgebung daraufhin untersucht, ob sich damit eine möglichst objektive und "Faking"-sichere Diagnostik ermöglichen lässt. So konnten etwa Ponseti et al. (2012) mittels funktionellen MRTs eine Klassifikationsgenauigkeit von 98 % für die Vorhersage erreichen, ob es sich bei dem Probanden um einen solchen mit einer pädophilen Störung handelte oder nicht (s. Beispiel). Ob das Verfahren jedoch unter "Faking"-Bedingungen ähnlich gute Resultate erreicht, ist derzeit noch unbeantwortet. Ansonsten liegen die Klassifikationsgenauigkeiten mithilfe derartiger Verfahren i. d. R. (nur) um etwa 80 % und damit etwa auf demselben Niveau der v. a. im angloamerikanischen Raum verbreiteten und als "Goldstandard" angesehenen Phallometrie (= Messung der Penisreaktion auf sexuelle Stimuli). Insofern eignen sich derartige Ansätze derzeit für die forensische Einzelfalldiagnostik nur sehr bedingt bzw. sollten nur mit großer Vorsicht und Zurückhaltung genutzt werden, weil mit derartigen Einschätzungen meist weitreichende Konsequenzen verbunden sind.

▶ Beispiel

Als Beispiel einer funktionellen MRT-Untersuchung sei die Studie von Ponseti et al. (2012) dargestellt. Die Autor*innen untersuchten 24 Probanden mit einer Diagnose einer Pädophilie von zwei Dunkelfeldprojekten in Deutschland; 11 fühlten sich zu präpubertären Mädchen und 13 zu Jungen hingezogen. Die Vergleichsgruppe bildeten 32 gesunde Männer, 18 mit einer Sexualpräferenz für Frauen und 14 für Männer. Die beiden Gruppen waren vergleichbar in Alter und IQ. Den Versuchspersonen wurden Bilder von männlichen und weiblichen nackten Kindern und Erwachsenen gezeigt, während sie einer funktionellen kranialen Bildgebung unterzogen wurden. Nach der MRT-Aufnahme bewerteten die Teilnehmer die einzelnen Bilder im Hinblick auf deren Attraktivität; hierdurch wurde die zuvor in Fragebogen und diagnostischen Verfahren bestimmte sexuelle Orientierung bestätigt. Es zeigten sich signifikante Unterschiede im Aktivierungsmuster verschiedener Gehirnareale zwischen den beiden Gruppen beim Vergleich der Aktivierung zu Stimuli mit Bildern von Erwachsenen und Kindern. Die Autor*innen nutzten diese charakteristischen Muster dann zur Zuordnung aller Probanden als pädophil bzw. nichtpädophil. Dabei lagen sie nur bei drei pädophilen Probanden falsch, alle drei waren nichtexklusive Pädophile. ◀

Im angloamerikanischen Raum hat man sich in den letzten 20 Jahren neurowissenschaftlich v. a. mit der Psychopathy nach Hare (1991) beschäftigt (eine aktuelle Übersicht hierzu findet sich bei De Brito et al. 2021). Zahlreiche Arbeiten existieren hier zu strukturellen und funktionellen Markern einer psychopathischen Persönlichkeit, die z. T. auch bereits in foro Verwendung fanden. Insbesondere dort wird auch an Methoden zur Neuroprädiktion zukünftigen kriminellen Verhaltens geforscht (z. B. Aharoni et al. 2013), ein Ansatz, der zukünftig einen erheblichen Einfluss auf die bisherige Praxis der Risikoprognose und damit auch juristische Entscheidungen gewinnen könnte. Ob diese Methoden vor dem Hintergrund der derzeit noch zahlreichen damit verbundenen methodischen Problemen dieses Potenzial jedoch jemals wird nutzen können, ist eine offene Frage (Poldrack et al. 2018).

Dasselbe gilt im Übrigen für die Neuroprädiktion der Ansprechbarkeit auf interventionelle Strategien. Auch hier steht ein enormes (hypothetisches) Potenzial vielen methodischen Schwierigkeiten bzw. bislang ungelösten Problemen gegenüber.

39.2.2 Versorgungsforschung

Versorgungsforschung bezeichnet im weitesten Sinne die Erforschung der Organisation der (medizinischen und psychosozialen) Versorgung von Patient*innen. Dies umfasst die Aufnahme (z. B. Kriterien für eine solche in bestimmten Settings) von Patient*innen, Entscheidungen bezüglich angewandter Behandlungsverfahren, Aufenthaltsdauer, Entlasskriterien und Follow-up. Auch Unterschiede in der Qualität der Versorgung zwischen Regionen, Trägern etc. können ins Visier genommen werden. Bespiele von relevanten Fragestellungen im Bereich der forensischen Psychiatrie sind z. B.: Welche Maßregelvollzugskliniken bieten eine Opiatsubstitution an? Wie und warum unterscheidet sich die Aufenthaltsdauer von Patient*innen in verschiedenen Bundesländern und Kliniken? Welche patient*innen- und behandlerspezifischen Merkmale führen zu einer positiven Legalbewährung? Welche Faktoren unterstützen die rasche Umsetzung klinischer Guidelines im Maßregelvollzug?

Wie diese Auflistung zeigt, ist die Versorgungsforschung in der forensischen Psychiatrie von zentraler Bedeutung, gleichzeitig aber auch mit zahlreichen Herausforderungen verbunden. Derzeit liegen auf Bundesebene noch nicht einmal Daten zur Art und Anzahl der im Maßregelvollzug untergebrachten Patient*innen vor, noch viel weniger Informationen zu Outcomes sowie Prädiktoren derselben. Studien zu diesen Fragestellungen sind auf Initiativen von einzelnen Bundesländern, Kliniken oder Forschenden zurückzuführen (als Bespiele seien hier die Stichtagserhebung zu nach § 64 StGB untergebrachten Patient*innen [z. B. von der Haar (2016)], die "FoDoBa" in Baden-Württemberg [z. B. Bulla et al. 2016] und die Rückfallstudien des Instituts für Qualitätsmanagement in Bayern [s. ► Kap. 40 in diesem Band] genannt). Diese Einzelinitiativen sind naturgemäß der Gefahr der Diskontinuität durch sich verändernde Konstellationen und Prioritäten ausgesetzt. So wurden langjährig durchgeführte Studien im Maßregelvollzug, zuletzt die sogenannte Leipziger-Erhebung mit der Pensionierung des Hauptakteurs nicht weitergeführt. Zudem leiden diese auf Einzelinitiativen beruhenden Studien oft an einer geringen Anzahl teilnehmender Kliniken (für einen Überblick dieser Initiativen s. Querengässer et al. 2017).

Einer bundesweiten langfristig angelegten Erhebung, wie sie derzeit für den Bereich der § 63StGB-Unterbringung von der Universität Rostock in Kooperation mit verschiedenen Kliniken und Universitäten erneut geplant wird (s. Tomlin et al. 2022), stehen zahlreiche Hindernisse im Wege. Durch die föderalistische Struktur der Bundesrepublik Deutschland sind die Versorgungsstrukturen und Zuständigkeiten von Bundesland zu Bundesland unterschiedlich, was auch komplexe Genehmigungsverfahren (z. B. im Hinblick auf den Datenschutz) nach sich zieht. Zudem scheitert die Vergleichbarkeit und Zusammenfassung von Daten schon an der fehlenden Einheitlichkeit in der Operationalisierung bestimmter Parameter, sodass hier erhebliche Vorarbeiten notwendig sind. Die oft noch fehlende Digitalisierung von Krankenakten verkompliziert die Datenerhebung zusätzlich.

39.2.3 Klinische Wirksamkeitsstudien

In klinischen Wirksamkeitsstudien wird die Wirksamkeit eines bestimmten Medikamentes (oder auch einer anderen, z. B. psychologischen, Intervention) getestet. Dabei bilden randomisierte kontrollierte Studien (RCTs) den methodischen Goldstandard.

> In RCTs werden Patient*innen nach dem Zufallsprinzip einer aktiven Behandlungsgruppe bzw. einer Kontrollgruppe zugeordnet. Dabei sollten weder der*die Patient*in noch der*die Versuchsleiter*in wissen, wer welcher Gruppe zugeordnet wurde (Doppelblindheit), sodass ein Einfluss durch die Versuchsleitung bzw. durch die Erwartung eines bestimmten Effektes auf Seiten der Patient*innen ausgeschlossen werden kann.

Im Bereich der forensischen Psychiatrie gibt es praktisch keine RCTs (wie z. B. in einem Review von Interventionen in der forensischen Psychiatrie deutlich wird: MacInnes und Masino 2019). Im Hinblick auf Medikamentenstudien ist dies in Deutschland auch auf die oben dargestellte restriktive rechtliche Situation zurückzuführen. Es werden aber zudem verschiedene Argumente vorgebracht, die der Durchführung von RCTs in unserem Bereich entgegenstehen (sollen). Zum einen wird mit ethischen Bedenken argumentiert. Es sei unethisch, einem Teil der Patient*innen eine Behandlung vorzuenthalten, die (möglicherweise) wirksam ist, im forensischen Kontext insbesondere auch deshalb, weil sich dadurch die Behandlungsdauer verlängern könnte. Dieser Argumentation liegt ein logischer Fehler zugrunde: Die Studie wird ja gerade deshalb durchgeführt, weil man nicht weiß, ob eine Behandlung wirksam ist oder nicht, daher ergibt sich hierdurch kein Nachteil für die Beteiligten. Zudem kann als Kontrollkondition, wie dies auch meist der Fall ist, eine andere Intervention – also nicht keine Intervention – gewählt werden, sodass beiden Gruppe eine Behandlung zukommt, aber man eben (noch) nicht weiß, welche wirksamer ist.

Abgesehen von diesen grundsätzlichen Bedenken gegenüber der Durchführung von RCTs gibt es sicherlich zahlreiche praktische Hürden (kleine Fallzahlen, heterogene Gruppen, Einwilligungsfähigkeit etc.). Grundsätzlich sollten aber auch im Bereich der Forensik RCTs als Goldstandard angestrebt werden, wie dies im Übrigen auch für den Bereich der seltenen Erkrankungen argumentiert wird (s. z. B. Grouven et al. 2015).

39.2.4 Sonstige Themen

Weitere Themen von besonderer Relevanz in der Forschung im forensisch-psychiatrischen Kontext bilden die Erforschung der Gutachtenqualität, Risikofaktoren für delinquentes Verhalten und damit in Zusammenhang die Prognose- und Rückfallforschung. Alle diese Themen werden an anderer Stelle in diesem Band vertieft.

Ein eher weniger prominentes, aber gleichwohl wichtiges Thema stellt die Übersetzung und Validierung von Erhebungsinstrumenten dar. Nur wenn entsprechend validierte Instrumente vorliegen, hat die Forschung das Werkzeug, das sie braucht, um Studien durchzuführen und Ergebnisse auch im internationalen Kontext vergleichen zu können.

Wie oben erwähnt, sind qualitative Untersuchungen auch nur wenig vertreten. Zwar können solche Studien keinen Wirksamkeitsnachweis oder statistisch robuste Zusammenhänge zwischen Parametern erbringen, gleichwohl bleibt die tiefergründige Auseinandersetzung mit dem Erleben von Patient*innen und Mitarbeiter*innen ein wichtiger Aspekt auch für die Generierung von Hypothesen, die dann wiederum in quantitativ ausgerichteten Studien überprüft werden können.

39.3 Patient*innenbeteiligung in der Forschung

Partizipative Forschung beschreibt Forschungsansätze, die Nicht-Wissenschaftler*innen als Partner*innen im Forschungsprozess verstehen. Dies können zum einen interessierte Bürger*innen sein, zum anderen aber vor allem auch Patient*innen. Diese werden hier nicht nur als "zu erforschendes Objekt", sondern als Kollaborator*innen gesehen. Dieser Ansatz geht davon aus, dass Patient*innen ihre Situation selbst am besten verstehen und daher einen wichtigen Beitrag im Forschungsprozess leisten können. So können Patient*innen in die Priorisierung von Forschungsthemen und -zielen, die Auswahl von Outcome-Variablen, das Erstellen von Informationsmaterial, die Rekrutierung von Patient*innen zu Studien sowie in die Interpretation und Dissemination von Forschungsergebnissen einbezogen werden.

Nach dem Stufenmodell von Wright et al. (2010) können dabei verschiedene Stufen des Einbezugs in den Forschungsprozess unterschieden werden. Bei den ersten zwei Stufen (Instrumentalisierung, Anweisung) handelt es sich um Nicht-Partizipation. Die Stufen 3–5 – Information, Anhörung und Einbeziehung – stellen Vorstufen der Partizipation dar. In den Stufen 6–8 schließlich haben Menschen, die beforscht werden, einen unmittelbaren Einfluss auf das Forschungsprojekt. Bei Stufe 6 handelt es sich um Forschungskooperation, z. B. zwischen einer Selbsthilfegruppe und einer wissenschaftlichen Einrichtung. Die teilweise Übertragung von Entscheidungsmacht (Stufe 7) wird z. B. so umgesetzt, dass ein Teil der Studie unter Regie der beforschten Menschen realisiert wird (z. B. Rekrutierung, Ergebnisverwertung). Bei der Entscheidungsmacht (Stufe 8) bestimmen Menschen aus der Gruppe der Beforschten alle wesentlichen Bestandteile der Forschung mit, d. h., sie sind gleichberechtigte Mitglieder des Forschungsteams. Bei der Selbstorganisation (Stufe 9) handelt es sich um Forschungsvorhaben, die von beforschten Menschen selbst konzipiert und durchgeführt werden.

Während die Rolle von Patient*innen in ihrer eigenen Behandlung, aber auch in der Planung von medizinischen Angeboten auch im deutschsprachigen Raum mehr und mehr an Bedeutung gewinnt, hinkt die Partizipation im Forschungsprozess auch im internationalen Vergleich noch deutlich hinterher. Dies trifft für die Forschung im Maßregelvollzug in besonderem Maße zu, sind doch hier zusätzliche Hürden, z. B. im Hinblick auf die Sicherheit, zu nehmen. Der Einbezug von Patient*innen ist aber auch in diesem Kontext möglich und notwendig. Völlm et al. (2017) gaben hierzu in ihrem Literaturreview folgende Empfehlungen: Forscher*innen sollten besonders sensibel bezüglich des Machtgefälles in forensischen Settings sein und sich auf eine möglicherweise länger andauernde Phase der Vertrauensbildung einstellen. Durch die kleinen Patient*innenzahlen könne es zu einer Überstrapazierung und Ermüdung weniger geeigneter Patient*innen kommen. Der Aufbau positiver Beziehungen mit dem Personal sei in forensischen Settings auch aus praktischen Gründen von besonderer Bedeutung (z. B. Suche nach geeigneten Räumlichkeiten, zusätzliche Aufgaben durch Begleitung von Patient*innen zu Treffen etc.). Andere praktische Herausforderungen könnten sich durch Einschränkungen im Hinblick auf Zugang zu Computern und zum Internet, im Umgang zwischen verschiedenen Patient*innen, in Bezug auf Bezahlung von Aufwandsentschädigungen etc. ergeben. Zusammengefasst empfehlen die Autor*innen, mehr finanzielle und personelle Ressourcen für die Partizipation dieser Patient*innengruppe einzuplanen.

Fazit

Es steht außer Zweifel, dass die Forschung im Bereich der forensischen Psychiatrie ausgebaut werden muss, um auch diesen Patient*innen eine evidenzbasierte und damit auch effiziente Behandlung zu ermöglichen. Um dies zu erreichen, müssen zum einen die rechtlichen Rahmenbedingungen, zum anderen die entsprechenden Ressourcen geschaffen bzw. zur Verfügung gestellt werden.

Im Hinblick auf die rechtlichen Rahmenbedingungen schlagen wir vor, Patient*innengruppen nicht aufgrund ihres Unterbringungsstatus systematisch von bestimmten Forschungsprojekten auszuschließen. Auch hier bietet sich die Patient*innenpartizipation an: Was sagen die Betroffenen selbst zu ihrer Vulnerabilität und Kapazität zur freien Entscheidung? Ist eine (wohlmeinende) Bevormundung hier tatsächlich die Lösung, oder sollte nicht vielmehr an Methoden gearbeitet werden, die Einwilligungsfähigkeit zuverlässiger einzuschätzen, wie dies ja auch in anderen Bereichen der Medizin notwendig ist?

Zusätzlich zu den rechtlichen Rahmenbedingungen bedarf es aus unserer Sicht einer bundesweiten, auch politisch gewollten und somit unterstützten, Initiative zur einheitlichen Erfassung von soziodemografischen, medizinischen, Delinquenz- und Verlaufsparametern, um hier auf einen größeren Pool an vergleichbaren Daten zurückgreifen zu können. Diesen Vorschlag machten bereits Querengässer et al. (2017). Wie die Autor*innen beschreiben, käme ein einheitliches Erhebungsinstrument für den Maßregelvollzug administrativen, politischen sowie forschungs- und behandlungspraktischen Zwecken zugute.

Schließlich sollte gerade die Interventionsforschung als Teil der medizinischen Versorgung und nicht als eine separate, an Universitäten angesiedelte Aktivität verstanden werden. Jede Behandlung sollte die Evaluation des Behandlungserfolgs mit einschließen. Hierzu ist zum einen eine Ausbildung der im Maßregelvollzug beschäftigten Personen in der Interpretation von Forschungsergebnissen und der Durchführung von Forschungsprojekten notwendig. Zum anderen müssen im Budget der Kliniken bzw. der Trägerorganisationen finanzielle und personelle Ressourcen zur Evaluation zur Verfügung gestellt werden.

Literatur

Aharoni E, Vincent GM, Harenski C, Calhoun VD, Sinnott-Armstrong W, Gazzangia MS, Kiehl K (2013) Neuroprediction of future rearrest. PNAS 110(15):6223–6228

Briken P, Müller JL, Berner W, Bödeker R-H, Vollmann J, Kasperk C, Koller M (2017) Vom Scheitern einer Studie in Maßregelvollzugskrankenhäusern. Nervenarzt 88:480–485

Briken P, Dudeck M, Kröber H-L, Leygraf N, Müller JL, Nedopil N, Osterheider M, Retz W, Rösler M (undatiert) Memorandum Stärkung und Ausbau der Forensischen Psychiatrie an den Universitäten! Download von DGPPN-Website Memorandum (dgppn.de). Zugegriffen am 21.08.2022

Bulla J, Ross T, Querengässer J, Hoffmann K (2016) Forensic Documentation Baden-Württemberg for outpatient Departments (Ambulanz-FoDoBa). Part I: Methodological considerations and implementation process. Forens Psychiatr Psychother 2016:2

De Brito SA, Forth AE, Baskin-Summers AR, Brazil IA, Kimonis ER, Pardini D, Frick PJ, Blair RJR, Viding E (2021) Psychopathy. Nat Rev Dis Primers 7:49

Duggan C (2019) Looking from the outside: no substitute for rigorous evaluation. Crim Behav Ment Health 2019:1–7

Grouven U, Siering U, Bender R, Vervölgyi V, Lange S (2015) Seltene Erkrankungen: Randomisierte kontrollierte Studien auch hier Goldstandard. Dtsch Arztebl 112:A326–A328

von der Haar M (2016) Stichtagserhebung im Maßregelvollzug nach § 64 StGB Jahrgang 2015. Eigenverlag Fachabteilung BadRehburg, Rehburg-Loccum

Hare RD (1991) The Hare Psychopathy Checklist-Revised (PCL-R). Multi-Health Systems, Toronto

Helmchen H (2019) Die Entwicklung des Konzepts der Einwilligung nach Aufklärung in der psychiatrischen Forschung. Ethik Medizin 31:207–220

Howner K, Andiné P, Bertilsson G, Hultcrantz M, Lindström E, Mowafi F, Snellman A, Hofvander B (2018) Mapping systematic reviews on forensic psychiatric care: a systematic review identifying knowledge gaps. Front Psychiatry 9:452

MacInnes D, Masino S (2019) Psychological and psychosocial interventions offered to forensic mental health inpatients: a systematic review. BMJ Open 9:e024351

Poldrack RA, Monahan J, Imrey PB, Reyna V, Raichle M, Faigman D, Buckholtz JW (2018) Predicting violent behavior: what can neuroscience add? Trends Cogn Sci 22(2):111–123

Ponseti J, Granert O, Jansen O, Wolff S, Beier K, Neutze J, Deuschl G, Mehdorn H, Siebner H, Bosinski H (2012) Assessment of pedophilia using hemodynamic brain response to sexual stimuli. Arch Gen Psychiatry 69(2):187–194

Querengässer J, Bezzel A, Hoffmann K, Mache W, Schiffer B (2017) Versorgungsforschung im Maßregelvollzug oder das Stochern im Nebel. Nervenarzt 88:1292–1298

Ryland H, Cook J, Yukhnenko D, Fitzpatrick R, Fazel S (2021) Outcome measures in forensic mental health services: a systematic review of instruments and qualitative evidence synthesis. Eur Psychiatry 64:e37, 1–11

Tomlin J, Walde P, Völlm B (2022) Protocol for the CONNECT study: a national database and prospective follow-up study of forensic mental health patients in Germany. Front Psychiatry 13:827272

Völlm B, Foster S, Bates P, Huband N (2017) How best to engage users of forensic services in research: literature review and recommendations. Int J Forens Mental Health Serv 16:1–13

Wright MT, von Unger H, Block M (2010) Partizipation der Zielgruppen in der Gesundheitsförderung und Prävention. In: Wright MT (Hrsg) Partizipative Qualitätsentwicklung in der Gesundheitsförderung und Prävention. Hans Huber, Bern, S 35–52

Rückfallstudien

Adelheid Bezzel

Inhaltsverzeichnis

B. Völlm, B. Schiffer (Hrsg.), *Forensische Psychiatrie*, https://doi.org/10.1007/978-3-662-64465-2_40

40.1 Impetus

40.1.1 MRV-Auftrag

Eine Behandlung ist dann zu beenden, wenn „die Erwartung, dass die untergebrachte Person außerhalb des Maßregelvollzugs keine rechtswidrigen Taten mehr begehen wird (§ 67d Abs. 2 Satz 1 StGB)“, gerechtfertigt scheint (Müller et al. 2017, S. 3). Hierauf basiert auch der Hinweis eines Richters: „Die Therapie ist kein Gnadenerweis, sie dient dem Schutz der Bevölkerung“ (MZ, 27.01.2021). Ob dieser Auftrag erfüllbar ist, kann die Ergebnisqualität einer MRV-Behandlung zeigen. Zwei Ergebnisstufen müssen unterschieden werden (Schalast et al. 2013): (Wieder-)Eingliederung und Legalbewährung.

40.1.2 Forschungsperspektiven

Mit der Rückfall- bzw. Verlaufsforschung werden nicht nur Daten zur Re-Delinquenz erhoben, auch Hinweise auf die Leistungsfähigkeit können datenbasiert extrahiert werden (Müller et al. 2017). Der Forschungsimpetus variiert: Die Strafrechtswissenschaft hat v. a. die spezialpräventive Wirkung im Blick (Heinz 2019), klinische Forscher*innen untersuchen Entwicklungsprozesse und Determinanten (Seifert et al. 2003), und nicht nur Verantwortungsträger*innen wünschen Qualitätsnachweise und QM-Indikatoren (Bezzel 2013).

40.2 Methodische Herausforderung

40.2.1 Vorüberlegungen

Die Straftäter*innenrückfallstatistiken sind als Personenstatistik von entscheidungsbezogener Strafverfolgungsstatistik zu trennen. Die Methoden sind vielfältig (Walde und Lungwitz 2020). Kriteriendefinition, Stichprobendesign, Datenquelle, Time-at-Risk (beobachtete Lebenszeit unter Legalbewährungsbedingungen) etc. variieren. In die Methodendiskussion müssen kritische Aspekte Eingang finden: Verzerrungspotenzial von Wertungsentscheidungen (alle Delikte oder nur einschlägige, jegliches strafrechtlich relevante Verhalten oder nur sanktioniertes), Rechts- und Therapiepraxisunterschiede, Vorhandensein von Datenquellen und deren Qualität (Berner und Karlick-Bolten 1986; Dahle 2006; Bezzel 2013). Heinz (2004) weist auf ein weiteres kriminologisches Phänomen hin: das Dunkelfeldproblem (keine behördliche Bekanntheit bzw. Erfassung). Was verborgen bleibt, ist delikt- und anzeigeabhängig, von Rechtssprechungsänderungen oder Erfassungsgrundsätzen beeinflusst. Das Hellfeld ist kein quantitativ reduzierter Ausschnitt der „Kriminalitätswirklichkeit“ (Heinz 2004, S. 5). Dunkelfeldstudien (z. B. Täter*innen-, Opferbefragungen) wären sinnvoll, sind aber ob des methodischen Aufwandes die Ausnahme.

40.2.2 Terminus „Rückfälligkeit“

Rückfallstudien beschäftigen sich mit Rückfällen – doch was bedeutet das aber konkret? Im forensischen Kontext steht die Legalbewährung (Straftatenfreiheit) im Fokus. Eine Rückfallrate beschreibt somit den Anteil erneut Straffälliger. Oft werden nur einschlägige Taten (gleiche Deliktlinie wie Anlasstat) oder das erste Re-Delikt nach Entlassung gewertet (Schalast 2019), ob der polytropen Delinquenz forensischer Patient*innen ist dies zumindest diskutabel (Dimmek et al. 2010; Heinz 2019). Auch bildet eine binäre Betrachtung die Deliktschwere nicht ab, ein straftatrahmenorientierter, differenzierter Ansatz wäre eine Lösung (Lauchs et al. 2020). Grundsätzlich ist zu überlegen, ob Straftatenfreiheit als Untersuchungsgegenstand ausreicht oder Resozialisierung facettenreich zu analysieren ist (Heinz 2019). Für Kliniker*innen sind als Erfolgsindizes bzw. Risikofaktoren Abstinenz, Psychopathologie und soziale Integration relevant (Dimmek et al. 2010; Bezzel 2013).

40.2.3 Datenerfassung zwischen Wunsch und Wirklichkeit

Personenbezogene Forschung ist restriktiv geregelt. Untergebrachte werden u. a. ob des Abhängigkeitsverhältnisses als „vulnerable Zielgruppe" (Prüter-Schwarte 2019, S. 235) bezeichnet. Ist die Datenerfassung nicht gesetzlich abgedeckt (z. B. Hamburger MRV-G) gilt der Erlaubnisvorbehalt; Patient*inneneinverständnis, Teilnahmemotivation etc. sind ubiquitär bekannte Schwellen, die nur mit spezifischen und ressourcenfordernden Maßnahmen zu überwinden sind (Bezzel 2013). Eine angepasste Time-at-Risk wäre z. B. ein Kompromiss, umfangreiche Patient*innenaufklärungen wären eine Strategie. Ist ein Patient*innenkontakt hergestellt, können Betroffeneninterviews erkenntniserweiternd eingesetzt werden (Bezzel 2008). Oft wird der Aufwand allerdings gescheut (Günthner 2001) und auf reine Aktenanalyse ausgewichen. Als Limitation dabei müssen erwähnt werden: Qualitätsunterschiede, divergierende Erfassungssystematik, Reliabilitätseinbußen (Gretenkord 2001; Seifert 2007; Seifert und Landwehr 2018). Dimmek u. a. (2010) beklagen zudem einen niedrigen Rücklauf bei Aktenanfragen (27 %); Motivationssteigerungsmaßnahmen sind somit nicht nur bei Patient*innen, sondern auch Mitarbeitenden angezeigt.

Zur Evaluation von Maßnahmen sind Kontrollgruppendesigns (RCTs) Goldstandard, aber mit einem Dilemma behaftet: Behandlungsausschluss behandlungsbedürftiger Personen vs. Recht bzw. Moral (Endrass et al. 2012). Auch die Positivselektion durch Reduktion auf entlassbare Proband*innen ist problematisch (Endrass et al. 2012). Und nicht zuletzt verweisen Methodiker*innen auf die Schwierigkeiten angesichts hoher Prävalenz des Untersuchungsgegenstandes (Bortz und Döring 2006) wie z. B. eine fast 100 %ige Nachbetreuungsquote (Sauter et al. 2017; Schröder und Bezzel 2020). Lösungsansätze werden u. a. in einer Differenzierung der Stichproben gesucht: Bedingt Entlassene (Bewährungsentlassung) werden mit sogenannten Erlediger*innen nach § 67d Abs. 5, 6 StGB (Hartl 2012) oder Regelvollzugsentlassenen (Seifert und Landwehr 2018) verglichen. Die Gruppenspezifika sind durch Matching (Zwillingspartner*innen mit ähnlichen Risikofaktoren, s. Schalast 2019) relativierbar, auch die Konsequenzen divergierender Resozialisierungsbedingungen (Haft/MRV) müssen kontrolliert werden (Freese und Schmidt-Quernheim 2014; Bezzel 2020). Täter*innenpersönlichkeitsfacetten, Aspekte des sozialen Empfangsraumes, aber auch die therapeutische Beziehung (stationär/ambulant) sind potenzielle Einflussvariablen, Beziehungs- oder Zufriedenheitsaspekte werden dennoch kaum systematisch erfasst (Asay und Lambert 1999; Buchholz 2007; Bezzel et al. 2016). Objektiver und ökonomischer scheinen Analysen des Bundeszentralregisterauszuges (BZR). Allerdings ist „die Aussagekraft … von der Vollständigkeit, Differenziertheit und Zuverlässigkeit der BZR-Eintragungen abhängig" (Heinz 2019, S. 1663), die Reliabilität wird auch hier diskutiert (Schalast et al. 2013). Tilgungsvorschriften, Umgehen der Eintragungspflicht, fehlende Informationen über Straftatbestände (Mittäter*innenschaft, Tatversuche etc.), Einbeziehen früherer Entscheidungen etc. sind einige Kritikpunkte (Jehle et al. 2016; Schalast 2019). Auch steht nicht hinter jedem Eintrag eine Straftat, da alle rechtskräftigen Gerichtsentscheidungen enthalten sind. Ritzel (1978) und ähnlich Hartl (2013) schätzen nicht nur aus diesen Limitationen direkte Patient*innenbefragungen: Sie schreiben ihnen einen quantitativen und qualitativen Zugewinn zu.

40.3 Stand der forensischen Rückfallforschung

40.3.1 Studienauswahl

Mit den Studien – orientiert an Relevanz, Aktualität und Qualität – wird ein erster Eindruck vermittelt. Der Schwerpunkt liegt auf jüngeren Studien, exklusiv werden neueste Ergebnisse der Regensburger Katamnese-AG mit Auswertungen ab Entlassungen 2001 bis 2020 vorgestellt (zur Methodik: Bezzel 2008). Unterbringung, Entlassung, Bewährungsbedingungen (sekundäre Prävention mit Führungsaufsicht und Weisungen, Baur und Kinzig 2014) sowie strafrechtliche Reaktionen sind im deutschen Rechtssystem verankert bzw. dort als Sonderweg geregelt (§ 64 StGB), daher werden nur deutsche Studien herangezogen.

40.3.2 Unterbringung gemäß § 63 StGB

Time-at-Risk: 1–17 Jahre

Auffallend ist die große Variation der Beobachtungszeit, aber auch der Datenquellen bzw. Erfolgsdefinitionen. Bereits 1978 hat Ritzel niedersächsische Patient*innen (Entlassjahre 1955–1974) befragt. Dimmek und Duncker (1996) untersuchen, ohne Verlaufsparameter und klinische Daten, eine gemischt-forensische Klientel in NRW. Gretenkord (2001) bezieht sich dagegen auf Krankengeschichte und BZR, hier fehlen Kontextvariablen; Limitationen ergeben sich durch fehlerhafte BZR-Auszüge sowie quantitative und qualitative Aktenunterschiede. Eine Nachsorgestudie mit gematchten Stichproben stellt Schmidt-Quernheim (2011) vor. Einschränkungen macht er wegen Patient*innenreduktion (Ambulanz) und geringer Teilnahmebereitschaft (49,6 %). Hiervon ist Veismann (2018) nicht betroffen, seine retrospektive Vollerhebung ist gesetzlich gedeckt (Hamburger MRV-G). Zu Beginn werden verschiedene Quellen genutzt, mit Ende der Führungsaufsicht nach 7–8 Jahren nur BZR-Daten. Eine bundesweite prospektive Studie legt die Seifert-Arbeitsgruppe vor (Seifert und Landwehr 2018), der Beobachtungszeitraum ist auf 16,5 Jahre angewachsen. Die Forscher*innen nutzen unterschiedliche Quellen zur Erfassung des Entwicklungsverlaufes. Dunkelfeldproblem, BZR-Lücken und Kontrollgruppendilemma sind wichtige Limitationen. Aus Bayern werden Ergebnisse aus der seit 2010 an allen Einrichtungen prospektiv durchgeführten Ergebnisqualitätsmessung des IfQM berichtet. Der Schwerpunkt liegt auf Interviews (Probst et al. 2020; Bezzel und Schlögl 2021). Auf BZR-Informationen wird zugunsten der Verankerung im fortlaufenden QM-System verzichtet. Validitätskontrollen erfolgen durch Quellenabgleich (mind. 90 % Übereinstimmung liegt vor). Ein Informations-Vergleich (BZR & Interview) im Rahmen der Regensburger Katamneseerhebung – Vorläufer- und Begleitprojekt des IfQM (Bezzel 2008; Hartl 2010) – ermittelt eine 95 %ige Übereinstimmung (Hartl 2013); d. h., Limitationen ergeben sich eher aufgrund datenschutzrechtlicher Einschränkungen (Erlaubnisvorbehalt) sowie des Beobachtungszeitraums (in Bayern 1-Jahres-Follow-up). Die Regensburger Katamnese-AG hat daher auf bis zu 5 Jahre gedehnt und beobachtet 112 ehemalige Patient*innen (▫ Tab. 40.1).

Hohe Legalbewährungsquoten

Die erste Zeit nach Entlassung ist hoch riskant. In einigen Studien gipfelt die Rückfallquote nach 1–1½ Jahren (Schmidt-Quernheim 2011; Veismann 2018), im Schnitt werden Patient*innen nach 2½ Jahren straffällig (Dimmek und Duncker 1996). Die in der eigenen Analyse der Katamnese-AG ermittelte Spannweite der Rückfallzeit reicht im 5-Jahres-Zeitraum von 2 bis 60 Monate (Ø 29,9 Mon., +/– 15,433),

Tab. 40.1 Rückfallstudien, § 63 StGB

	Design und Quelle	Time-at-Risk	STICHPROBE	Legalbewährung
Ritzel (1978)	- Aktenanalyse (KD[1]) - FB[2] (mit Pb) - BZR	Ø 9,48 Jahre	N = 443	52,8 % Def.: weder Straffälligkeit noch erneute Unterbringung im MRV
Dimmek und Duncker (1996)	Aktenanalyse (BW/FA[3])	≤ 4 Jahre	N = 126	79 % Def.: keine aktenkundlichen bzw. sanktionierten Straftaten
Gretenkord (2001)	- Aktenanalyse (KD[1]) - BZR	Ø 4–12 Jahre	N = 196	57,1 % Def.: kein Eintrag
Schmidt-Quernheim (2011)	- Aktenanalyse (KD[1]) - FB[2] (ambulante Mitarbeiter, 21 Ambulanzen NRW) - BZR	Ø 4,4 Jahre	N = 115 (n = 100 aus MRV; n = 15 ohne vorang. MRV)	80 % Def.: kein Eintrag
Veismann (2018)	- Aktenanalyse (KD1, BW/FA[3]) - BZR	Ø 10,7 Jahre	N = 73 (n = 48 aus MRV; n = 25 ohne vorang. MRV: § 67 b StGB)	67,1 % Def.: kein Eintrag
Seifert und Landwehr (2018)	- Aktenanalyse (BW[3]): 23 Kliniken (7 Bundesländer) - BZR	3 Ø Katamnese-Zeiträume:		Def.: kein Eintrag
		3,9 Jahre	N = 255	83,5 %
		7,5 Jahre	N = 321	74,8 %
		16,5 Jahre	N = 321	64,8 %
Probst et al. (2020) IfQM	- Aktenanalyse (KD[1]) - FB-IfQM[5] - Interview (Pb)	Ø 12,6 Monate	N = 249	94 % Def.: keinerlei Auffälligkeiten[4]
Bezzel und Schlögl (2021) IfQM	- Aktenanalyse (KD[1]) - FB-IfQM[5]: 13 Kliniken (Bayern) - Interview (Pb)	12 Monate	N = 495	93 % Def.: keinerlei Auffälligkeiten[4]

[1] Klinikdokumentation
[2] Fragebogen
[3] Bewährungshilfe/Führungsaufsicht
[4] kein strafrechtlich relevantes Verhalten unabhängig von behördl. Erfassung/Sanktionierung (quellenübergreifend, konservativ berechnet)
[5] Fragebogen IfQM für Behandler*innen, Bewährungshilfe/Führungsaufsicht, Betreuer*innen etc.

die Legalbewährungsquote insgesamt liegt bei 68,8 %. Studien mit sehr langen Untersuchungszeiträumen können einen sukzessive abschwellenden Verlauf beschreiben (Seifert und Landwehr 2018): hohe Rückfallgeschwindigkeit zu Beginn, danach verlangsamt, kurz nach Führungsaufsichtsende leicht ansteigend, in Folge wieder sinkend. Das Rückfalltempo ist zur Einschätzung des weiteren Verlaufes relevant: „Je länger der rückfallfreie Zeitraum andauert, desto geringer ist das Rückfallrisiko insgesamt" (Veismann 2018, S. 60).

> Die erste Zeit nach der Entlassung ist im Hinblick auf die Rückfälligkeit am riskantesten. Die Rückfallgeschwindigkeit verlangsamt sich im Verlauf mit einem leichten Anstieg nach Führungsaufsichtsende.

Geringe Wiederverurteilungsraten sind nicht nur ein Hinweis auf eine gelungene Legalbewährung, sondern sind auch auf ein niedriges Deliktqualitätsniveau zurückzuführen (Schmidt-Quernheim 2011). Die Differenzierung von Sanktionsart bzw. Deliktschwere ermöglicht eine Gefahreneinschätzung, beeinflusst aber auch die Legalbewährungsquote (Seifert und Landwehr 2018). Je nachdem, welche Tatdefinition man wählt, steigen oder sinken die Erfolgsquoten (Schmidt-Quernheim 2011): von 80 % Legalbewährung (jedes Delikt) auf 90,4 % (einschlägige; s. a. Abb. 40.1). Die geringe Quote von einschlägigen Re-Delikten ist, da Gewaltdelikte vor der Unterbringung eine dominierende Rolle spielen, ein Erfolg an sich (Probst et al. 2020). Quantitativ kann ebenso eine positive Veränderung beschrieben werden: Rückfälle bleiben singulär. Bei Veismann (2018) begehen 16 Rückfällige (von 24) nur eine einzige Tat im gesamten Beobachtungszeitraum.

Delinquenz und Deliktart werden von Risikofaktoren beeinflusst (Tab. 40.2). Hafterfahrene begehen z. B. schwerere bzw. einschlägige Taten (Veismann 2018). Auch Sexualstraftäter haben eine vergleichsweise hohe Rückfallquote (Seifert und Landwehr 2018): 57,4 %, bei etwa 50 % einschlägig.

Quantitativ und qualitativ kann man Unterschiede bei Schizophrenie, Persönlichkeitsstörung und Intelligenzminderung feststellen (Seifert und Landwehr 2018): Schizophrene haben die besten Legalbewährungschancen (76,9 %, Seifert und Landwehr 2018) bzw. mit geringerer Deliktschwere, gefolgt von Intelligenzgeminderten und Persönlichkeitsgestörten (besonders mit dissozialen Anteilen). Kommt Suchtmittel-

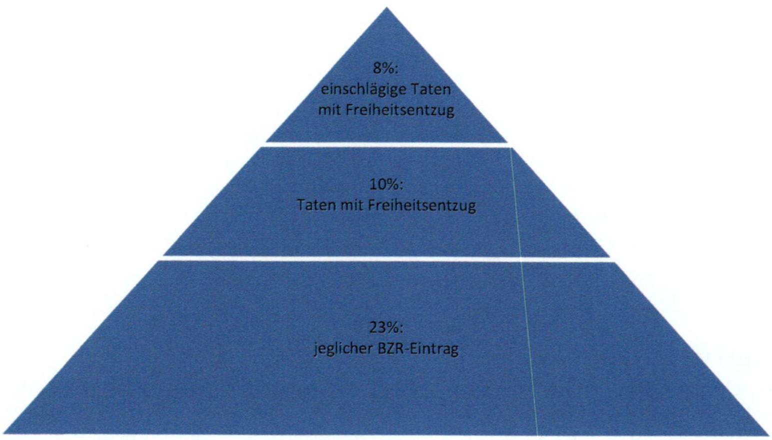

Abb. 40.1 Definitionsabhängige Veränderung der Straffälligenquote. (Nach Veismann 2018)

Tab. 40.2 Diskutierte Risikofaktoren, § 63 StGB

Anamnese	**Therapie**	**Nach dem MRV**
Schwierige Entwicklungsverläufe/-bedingungen	Niedriges Aufnahmealter	Verschlechterung des psychopathologischen Zustandes
Drogenkonsum	Diagnose: Persönlichkeit/Intelligenzminderung	Fehlen einer (spezifischen) ambulanten Nachsorge
Frühe strafrechtliche Auffälligkeit bzw. Hafterfahrung	Gewalt- oder Eigentumsdelikte beim Anlassdelikt	Schlechte medikamentöse Adhärenz
Geringe schulische und berufliche Qualifikation	Wechselhafter Therapieverlauf mit einigen Zwischenfällen (Entweichungen, Alkoholrückfälle etc.)	(Konfliktbehaftete) Partnerschaften
MRV-Erfahrung		Fehlen einer für sinnvoll erachteten Freizeitgestaltung
		Finanzielle Probleme
		Keine Arbeit
		Suchtmittelkonsum

abusus hinzu, verschlechtern sich die Erfolgsaussichten (Probst et al. 2020). Das Rückfallrisiko von Schizophrenen steigt auf 45,8 %, von Patient*innen mit schizoaffektiver Störung sogar auf 83,3 % (Veismann 2018). Unabhängig von der Diagnose begleitet Suchtmittelkonsum oft ein Abrutschen in die Delinquenz: 72,7 % der Bewährungsversager*innen einer Nachsorgestudie konsumieren (Schmidt-Quernheim 2011). Der Autor diskutiert, ob Suchtmittelkonsum in der Ambulanzarbeit mehr thematisiert werden muss. Die Regensburg-Studie der Katamnese-AG fragt Patient*innen und Ambulanzmitarbeitende mit unterschiedlichen Resultaten: Ein Viertel der Befragten offenbart eigenen Konsum – 8 % mehr als Fremdquellen (z. B. Nachsorgetherapeut*innen) bekannt.

Entwicklungen in Legalbewährung und Gesundheit laufen parallel, u. U. wechselseitig beeinflussend, aber unterschiedlich dynamisch, wie die jüngsten Auswertungen der Katamnese-AG zeigen (Abb. 40.2). Bei Proband*innen, von denen Re-Delikte bekannt sind bzw. die davon berichten (n = 29), wird ein wechselhafter (31 %) bzw. problematischer Verlauf (44,8 %) im 5-Jahres-Zeitraum beschrieben. Legalbewährte (n = 77) dagegen leben zu über zwei Drittel weitgehend stabil (K^+ = ,436, p < ,001). Stationäre Behandlungen sind in der bewährten Gruppe eher selten, ambulante Kontakte niederfrequent (Schmidt-Quernheim 2011). Präventiv kann Nachsorge eine große Rolle spielen, aber der Erfolg scheint abhängig von der Art. Bei Veismann (2018) haben von einem Nervenarzt bzw. einer Nervenärztin Behandelte die höchsten Rückfallquoten, gefolgt von Institutsambulanzpatient*innen und denen mit forensisch-spezialisierter Nachsorge: 41,7 vs. 38,5 vs. 26,5 %.

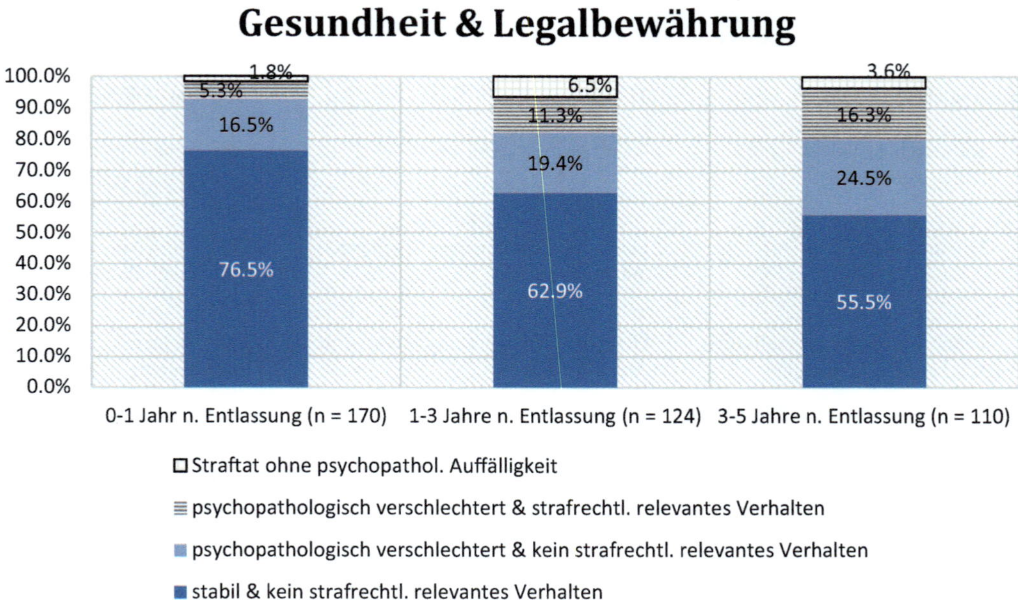

Abb. 40.2 Gesundheit und Legalbewährung (keine Auffälligkeit), Katamnese-AG (eigene Auswertung bis Entlassjahr 2020), § 63 StGB

40.3.3 Unterbringung gemäß § 64 StGB

Materialauswahl

Die älteste hier zitierte Studie untersucht Akten und BZR-Auszüge niedersächsischer Patient*innen (Meier und Metrikat 2003; Tab. 40.3). Aus Baden-Württemberg wird eine Outcome-Studie mit Proband*innen aus zwei Entlassjahrgängen vorgestellt (Querengässer et al. 2017a). Die prospektive Katamnesestudie greift auf eine klinische Vollerhebung (Basisdokumentation) zurück, beim Follow-up können nur bei 83,1 % aussagekräftige BZR-Auszüge analysiert werden. Eine Besonderheit liegt im Einschluss der sogenannten Erlediger*innen nach Haftentlassung. Ähnlich arbeitet die Katamnese-AG Regensburg, allerdings quellenübergreifend (Fremd- und Proband*innenquellen auch beim Follow-up). Kontextvariablen und nicht behördlich Erfasstes können somit analysiert werden. Die prospektive Evaluationsstudie von Schalast beschränkt sich ebenfalls nicht auf Bewährungsentlassene, seit 2009 können ohne Restriktionen (Patient*inneneinverständnis) Daten eingeholt werden (Schalast et al. 2013; Schalast 2019). Ab 2010 untersucht Frey (2019) Patientinnen, die Stichprobe ist klein (27 Patientinnen, 28 JVA-Entlassene). Das Evaluationsvorhaben wird durch eine gematchte (kriminologischer Hintergrund/Risikoprofil) Vergleichsgruppe von suchtaffinen Strafgefangenen ermöglicht. Limitierend sehen die Autor*innen neben Fehlerquellen der BZR-Auszüge die Abhängigkeit von Mitarbeiter*innenunterstützung sowie der Dokumentationsgüte. In NRW (Dimmek et al. 2010) wie Bayern (u. a. Bezzel und Schlögl 2021) werden Verläufe untersucht. Von Interesse sind Legalbewährung, Suchtmittelkonsum und Faktoren aus dem sozialen Bezugssystem. Während in NRW Berichte der Bewährungshilfe lückenhaft waren, besteht in der bayerischen Ergebnisqualitätsmessung seit Erhebungsbeginn 2010 (bzw. in Regensburg, Kata-

Tab. 40.3 Rückfallstudien, § 64 StGB

	Design und Quelle	Time-at-Risk	STICHPROBE	Legalbewährung
Meier und Metrikat (2003)	- Aktenanalyse (KD[1]) - BZR	2 Jahre (vor und nach Gesetzgebungsänderung 1994)	N = 201	53,1 % bzw. 41,9 % Def.: keine erneute Verurteilung BZR
Dimmek et al. (2010)	- Aktenanalyse (KD[1], BW[3]) - BZR	3 Jahre	N = 155	54,8 % Def: keine erneute Verurteilung BZR
Querengässer et al. (2017a)	- Klinische Basisdokumentation - BZR	Individuell ermittelt ≤5 Jahre	N = 261	34 % Def.: kein BZR-Eintrag (inkl. Haftbefehle/Suchvermerke); ohne Widerrufe bzw. Eintragungen früherer Delikte
			n = 110 (§ 67 d Abs. 2 StGB)	Regulär: 41,8 %
			n = 15 1 (§ 67 d Abs. 6 StGB)	Abbruch/Erlediger*innen: 33,5 %
Schalast (2019)	- Aktenanalyse (KD[1], Strafhaft) - FB[2]/spezif. Instrumentarien - BZR	Individuell ermittelt Median 1464 Tage	N = 315 MRV	69 % Def.: kein Eintrag mit erneuter Freiheitsstrafe (1000-Tage Zeitpunkt)
			n = 171 (§ 67d Abs. 2 StGB)	Regulär: 71 %
			n = 144 (§ 67d Abs. 6 StGB)	Abbruch/Erlediger*innen: 32 %
			N = 315 Strafhaft (Kontrollgruppe)	*53 %*

(Fortsetzung)

Tab. 40.3 (Fortsetzung)

	Design und Quelle	Time-at-Risk	STICHPROBE	Legalbewährung
Bezzel und Schlögl (2021) IfQM	- Aktenanalyse (KD[1]) - FB-IfQM[5]: 14 Kliniken (Bayern) - Interview (Pb)	12 Monate	N = 1803	80 % Def.: keinerlei Auffälligkeiten[4]
Katamnese-AG Regensburg	- Aktenanalyse (KD[1]) - FB-IfQM[5] - Interview (Pb)	12 Monate nach Entlassung aus Haft oder MRV (Entlassungen 2001 bis 2020)	N = 1108	67,8 % Def.: keinerlei Auffälligkeiten[4]
			n = 782 (§ 67 d Abs. 2 StGB)	Regulär: 77,6 %
			n = 326 (§ 67 d Abs. 6 StGB)	Abbruch: 44,2 %

[1] Klinikdokumentation
[2] Fragebogen
[3] Bewährungshilfe/Führungsaufsicht
[4] kein strafrechtlich relevantes Verhalten unabhängig von behördl. Erfassung/Sanktionierung (quellenübergreifend, konservativ berechnet)
[5] Fragebogen IfQM für Behandler*innen, Bewährungshilfe/Führungsaufsicht, Betreuer*innen etc.

mnese-AG, 2001) ein guter Kontakt zu nachsorgenden Stellen, Daten können zuverlässig im Interview abgeschöpft werden, auch die Teilnahmemotivation der Proband*innen ist mittlerweile auf gutem Niveau (Bezzel 2013; Bezzel und Schlögl 2021).

Gutes Rüstzeug bei beendeter Therapie

Je nach Beobachtungszeitraum und Stichprobenzusammensetzung liegen die Erfolgsquoten bei über 50 bis 80 % (▣ Tab. 40.3). Werden sogenannte Erlediger*innen nach Haftentlassung inkludiert, wirkt sich das auf die Erfolgsquote nachteilig aus (Querengässer et al. 2017a; Schalast 2019). In der aktuellen Regensburg-Auswertung haben bedingt Entlassene eine um über 30 % bessere Quote als Proband*innen, deren Therapie nicht regulär beendet wurde (K^{+} = ,310, $p <$,001). Eine rein weibliche Stichprobe ermittelt bei 30-monatiger Time-at-Risk ein ähnliches Verhältnis von 71,4 vs. 53,8 % (Frey 2019). Bei den Rückfalltaten handelt es sich meist um Eigentums- oder BtM-Delikte, Gewaltdeliktanteile liegen bei 10 % vor (Dimmek et al. 2010). Wie auch bei psychiatrischen Patient*innen sind Rückfalltaten eher singuläre Ereignisse (Dimmek et al. 2010). Die Rückfallgeschwindigkeit ist hoch, im Mittel bei über einem Jahr (Dimmek et al. 2010). Danach flacht das Tempo ab (▣ Abb. 40.3).

Die Befundlage zum Einfluss der Diagnose ist uneinheitlich (Bezzel 2008; Hartl 2012; Querengässer et al. 2017a). Zumindest tendenziell kann eine stärkere Gefährdung für Drogenabhängige angenommen werden (Meier und Metrikat 2003; Bezzel 2008). Auch sind unterschiedliche Rückfallspitzen möglich: Drogenabhängige werden durchschnittlich etwas später (12 Monate) als Alkoholabhängige (10 Monate) straffällig (Dimmek et al. 2010). Auch wenn das Risikopotenzial einiger Faktoren unterschiedlich diskutiert wird (z. B. Migration oder Partnerschaften), kann die Auflistung einen Eindruck potenziell bedeutsamer Determinanten geben (▣ Tab. 40.4).

Zwischenfälle im Behandlungsverlauf sind prognostisch ungünstig (z. B. Meier und Metrikat 2003), jeder Vorfall erhöht das Rückfallrisiko um 8,6 %, gültig aber nur für Suchtmittelrückfall und begrenzten Zeitraum (Querengässer et al. 2017a). Oft münden Zwischenfälle in einen Therapieabbruch mit legalprognostisch negativen Folgen. Querengässer et al. (2017a) analysieren, dass Erlediger*innen nicht nur häufiger, sondern auch früher straffällig werden: 750 vs. 1401 Tage. Allerdings unterscheiden sich Re-Delikte Bewährungsentlassener und Erlediger*innen qualitativ nicht. Der Anteil derer mit mindestens einer Gewalttat (Körperverletzung, Tötungsdelikt, Raub, Sexualdelikt) liegt in beiden Gruppen bei 15,8 % (Katamnese-AG-Auswertung).

Sucht ist vor und nach dem MRV ein Risikofaktor (Dimmek et al. 2010). In der Regensburg-Analyse leben 54,9 % der 628 Legalbewährten im ersten Jahr nach MRV bzw. Haft abstinent (Def.: kein Konsum von Substanzen, die in der Therapie als riskant eingestuft bzw. deren Konsum per Weisung gerichtlich untersagt wurden) vs. 9,3 % der 321 Straftatrückfälligen (K^{+} = ,471, $p <$,001). Beide Rückfallereignisse folgen knapp auf-

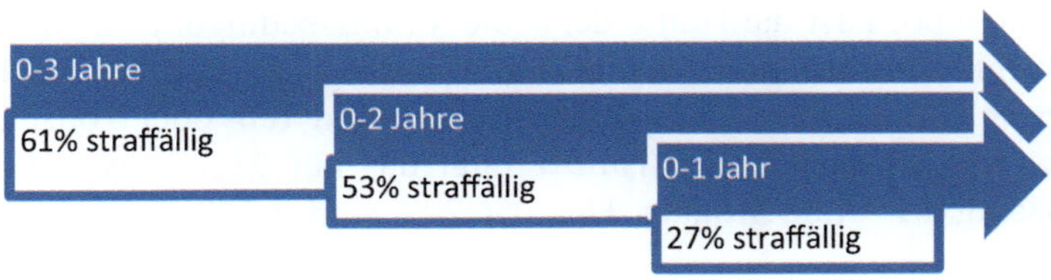

▣ **Abb. 40.3** Entwicklung der Straftat-Rückfallquote. (Nach Querengässer et al. 2017a)

Tab. 40.4 Diskutierte Risikofaktoren, § 64 StGB

Anamnese	Therapie	Nach dem MRV
Drogenabhängigkeit	*Verlauf in vorangehender Therapie:* Zwischenfälle, insb. Suchtmittelrückfälle und Entweichungen	Erwerbslosigkeit
Männliches Geschlecht	Abbruch/Erledigung	*Partnerschaft:* keine bzw. konfliktbehaftet
Niedriges Alter	Fehlende schrittweise erprobte Resozialisierungsmaßnahmen (Arbeit, Wohnen)	Erneuter Suchtmittelkonsum
Niedrige schulische/berufliche Qualifikation		*Kinder im Haushalt:* keine bzw. größere Anzahl
Intensität strafrechtlicher Vorbelastung: BZR-Eintragungen, Hafterfahrung, Deliktart		*Erneute Behandlung außerhalb einer gerichtlich auferlegten Weisung:* stationär (z. B. Entgiftung, Krisenintervention), ambulant (z. B. niedergelassene*r Psychiater*in)
Migrationserfahrung		
Kurze parallele Haftstrafen		
Gewaltfreies Indexdelikt bzw. BtM als Nebendelikt[1]		
Entgiftungen (Anzahl)		
Entwöhnungsbehandlungen (Anzahl)		

[1] bei Querengässer et al. 2017a; Schalast 2019; Bezzel und Schlögl 2021 sind BtM-Täter*innen (Hauptdelikt) nicht per se weniger legalbewährt.

einander: Durchschnittlich konsumieren Proband*innen erstmalig nach 2,73 Monaten (+/– 3,099), straffällig werden sie nach 5,15 Monaten (+/– 3,718). Analog zum Querengässer-Befund (Re-Delikttempo) unterscheiden sich Erlediger*innen und Bewährungsentlassene ($F(576) = ,906$, $p < ,001$) auch im Rückfalltempo: Fast die Hälfte der Erlediger*innen mit Konsum setzen ein oft in Haft wieder aufgenommenes Konsummuster fort bzw. werden schnell nach Haftentlassung rückfällig (M = 1,82 Monate; +/– 3,271), Therapieabschließer*innen dagegen sind etwas länger auch außerhalb der Mauern abstinent (M = 3,15 Monate; +/– 2,923).

Der Unterschied zwischen MRV- und Haft-Entlassenen wird bei kombinierter Darstellung beider Erfolgsmaße besonders deutlich (Abb. 40.4). Relevant dabei sind die Entlassbedingungen: Während 48,9 % der bedingt Entlassenen nach einem Jahr weiterhin in Teil- oder Vollzeit arbeiten, gelingt das nur 28,3 % der Haftentlassenen. 56,2 % sind z. T. seit Haft erwerbslos (vs.

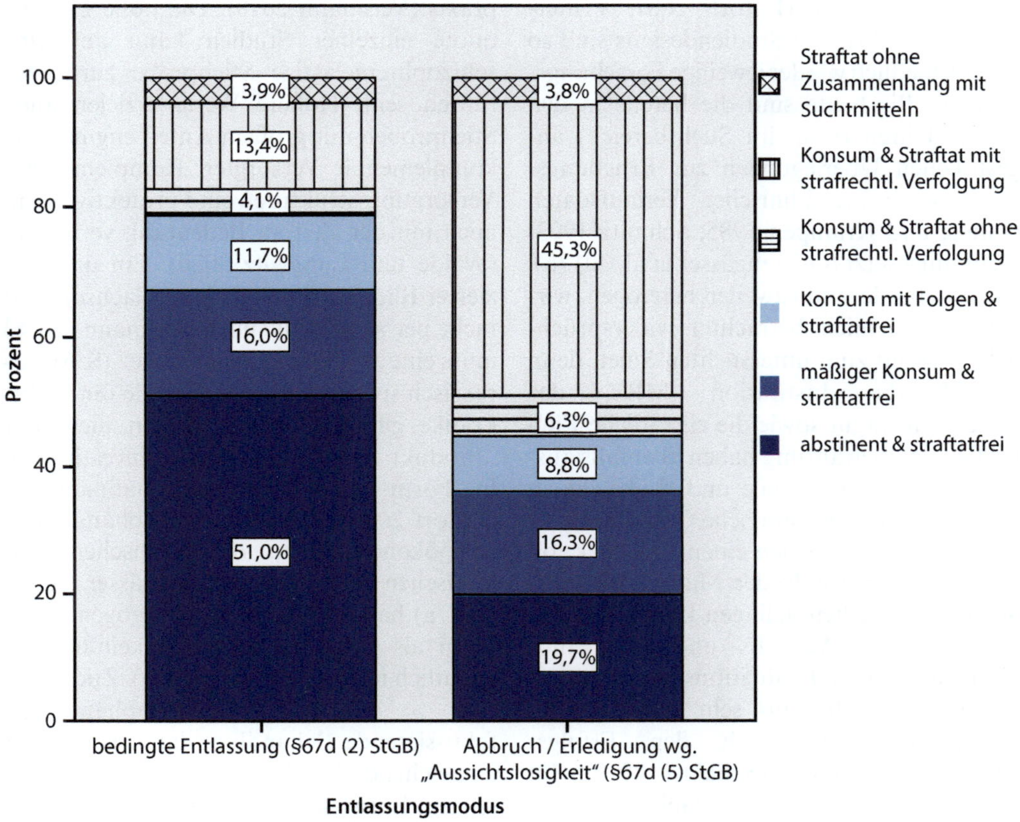

Abb. 40.4 Kombiniertes Erfolgsmaß und Entlassmodus, Katamnese-AG (eigene Auswertung bis 2021), § 64 StGB

28,6 % bei bedingt Entl.; $K^{+} = ,269$, $p < ,001$; eigene Auswertung).

Schalast (2019) vergleicht MRV-Entlassene (unabhängig vom Entlassmodus) mit einer gematchten Straftäter*innenstichprobe und zeigt, dass Erstere eine um ein Drittel bessere Quote aufweisen, unabhängig von der Erfolgsdefinition; dies gilt auch für die Subgruppe der Frauen (Frey 2019). Schalast sieht hierin einen Beleg für die Leistungsfähigkeit des MRV, nach Dimmek und Kollegen haben MRV-Patient*innen auch im Vergleich mit einer Fachklinikklientel bessere Erfolgschancen (2010).

40.4 Diskussion

Klinische und v. a. forensische Forschung ist einigen Beschränkungen unterworfen. Eine andere Perspektive, die nicht nur die Schutzbedürftigkeit der Patient*innen sieht, wäre desiderabel. Die Versorgungsforschung „steht unter dem Anspruch, auch die für die Gesellschaft relevanten Fragen zu beantworten" (Prüter-Schwarte 2019, S. 239). Solange gesetzliche Regelungen zum Vorteil valider Qualitätsmessungen im MRV nicht vorliegen, gilt es, (kompromisshafte) Lösungen für die Bearbeitung der Forschungsfragen zu finden (Entorf 2007; Prüter-Schwarte 2019). Die Studiendesigns sind so unterschiedlich wie der jeweilige Forschungsimpetus. Bis heute sind die bereits in den 1980er-Jahren (v. a. im Suchtbereich) angestoßenen Überlegungen zur Erhebungsstandardisierung klinischer Verlaufsdaten (Funke und Krampen 1985; Schmitz 1993) nicht umgesetzt (Querengässer et al. 2017b). Auch Befunde sind zuweilen heterogen, wirken oberflächlich betrachtet widersprüchlich, passend zum untersuchten Sujet, denn sowohl die Institution MRV, das Patient*innengut sowie die eigentliche Zielgröße Legalbewährung haben allenfalls ausgewählte Kernmerkmale und bleiben doch komplexe und facettenreiche Gebilde. Rückfallstudien ermöglichen einen Eindruck, ob das Leben außerhalb der Mauern ohne erneutes Abrutschen gelingen kann. Mit den tiefer gehenden Verlaufs- und den methodisch ausgefeilten Evaluationsstudien untermauern die guten bis sehr guten Legalbewährungsquoten auch den Erfolgsanspruch des MRV (Schalast 2019). Im Zusammenspiel mit dem nachgewiesenen niedrigeren Re-Delikt-Niveau wird deutlich: Straftäter*innenbehandlung wirkt, der gesellschaftliche Schutzanspruch ist erfüllbar. Verwiesen wird auch auf die bundesweite BZR-Rückfallstatistik mit mehrjähriger Time-at-Risk: Bei der dem MRV ähnlichen Subgruppe knapp 40.000 inhaftierter Personen (Bezugsjahr 2010) mit Strafrestaussetzung und Bewährungsaufsicht bleiben zwei Drittel rückfallfrei (Jehle et al. 2016).

Eine Differenzierung nach Rechtsgrundlage ist angesichts unterschiedlicher Rahmenbedingungen und Patient*innenmerkmalen geboten. Variierende Befunde im § 63 StGB-Bereich können mit regional unterschiedlichen Unterbringungszeiten zusammenhängen (Traub und Schalast 2017) oder auch mit der heterogenen Diagnosepraxis (Veismann 2018): Die hohe Erfolgsquote einzelner Studien kann auf eine schizophrenielastige Stichprobe zurückzuführen sein. Höhere Werte erzielen auch Stichproben mit großem Anteil engmaschig komplementär Versorgter. Komplementäre Versorgungsstrukturen sind protektiv, wenn auch mit der Zeit an Bedeutung verlierend (Walde und Lungwitz 2020). Ein differenzierter Blick ist sinnvoll, denn Nachsorge ist nicht per se effektiv, nach Veismann (2018) muss eine „suffiziente Nachsorge" (S. 61) forensisch spezialisiert sein. Gerade für Suchtkranke gilt, dass Rückfälligkeit nicht nur „Produkt der durchlaufenen Investitionen in Form von Behandlungsmaßnahmen" (Entorf 2007, 23) ist, sondern abhängig von sozioökonomischen, demografischen und klinischen Faktoren. Querengässer et al. (2017a) halten v. a. personenbezogene Faktoren als gewichtig, der Klinikeinfluss sei „deutlich nachgeordnet" (S. 145). Zudem sei eine die Suchtmittelabhängigkeit fokussierende Behandlung langfristig nicht ausreichend: Erarbeitung sozialer Kompetenzen, Entwicklung realistischer Zukunftsperspektiven, Aufbau geeigneter und stabiler Resozialisierungsbedingungen sind gleichwertig (s. auch Schalast 2019). Hierin besteht ein Nachteil für Erlediger*innen, bei denen die Gestaltung des Empfangsraumes (nach Haft) weniger zugeschnitten und kaum erprobt ist (Bezzel 2020). Suchtkranke Frauen haben mehr Ressourcen als Männer (Frey 2019), die Patientinnen in der bayerischen Erhebung (Bezzel 2020) erreichen eine um 10 % bessere Legalbewährungsquote, Unterschiede in Deliktart bzw. Sanktionsqualität und -quantität sind deutlich. Der Suchtmitteleinfluss nimmt eine hervorgehobene Stellung für alle Gruppen ein (Walde und Lungwitz 2020). Suchtprobleme können nicht nur als Ausstiegshindernis der jugendlichen Delinquenzentwicklung (Schalast 2019), sondern auch als Einstiegshilfe in eine erneute Delinquenz wirken. Ob dies auch für andere Faktoren gilt bzw. ob Risiko- und Schutzfaktoren einer Legalbewährung (2. Erfolgsstufe MRV) auch einen regulären Therapieabschluss (1. Erfolgsstufe) determinieren, ist fraglich (Querengässer et al. 2017a). Pointiert nach Schalast (2019): Das Leben und Scheitern im MRV ist anders als in Freiheit.

Unabhängig von Bedingungen und Störvariablen sind die Erfolgsquoten stabil hoch (Seifert und Landwehr 2018), d. h., seit Jahren können wiederkeherend gute Erfolgsquoten berichtet werden (Bezzel und Schlögl 2021).

Fazit

Aus Rückfallstudien sind niedrige Re-Deliktraten bekannt, vergleichende Studien untermauern die Leistungsfähigkeit des MRV. Ein „lähmender Pessimismus„ (Bock 2018, S. 68) ist nicht angezeigt. Reguläre Therapieabschlüsse mit adäquaten Erprobungsphasen erhöhen die Chancen der MRV-Patient*innen, die erste sensible Zeit nach Entlassung zu meistern, Resozialisierungswege weiter auszubauen und Erfolge mit spezialisierter Nachsorgeunterstützung zu sichern: Je länger rückfallfrei, desto geringer das Risiko für erneute Straftaten. Das dient nicht nur Verantwortungsträger*innen und dem Gesetzgeber als Bestätigung, sondern kann auch Betroffenen und nicht zuletzt Kliniker*innen Zuversicht vermitteln und motivieren. Schalast (2019) empfiehlt einer erfolgreichen Therapie die Orientierung an realisierbaren Zielperspektiven. Im erweiterten Sinne ist dies auch auf den MRV und seine Entwicklung übertragbar. Rückfallstudien können, insbesondere wenn sie ganzheitlich Informationen sammeln und nicht nur Rückfälle zählen, die Grundlage dafür geben.

Literatur

Asay TP & Lambert MJ (1999) The empirical case for the common factors in therapy: quantitative findings. In: Hubble MA, Duncan BL, Miller SD (Hrsg) The heart and soul of change: what works in therapy. American Psychological Association, S 23–55. https://doi.org/10.1037/11132-001. Zugegriffen am 08.02.2021

Baur A, Kinzig J (2014) Rechtspolitische Perspektiven der Führungsaufsicht. Eine Zusammenfassung der bundesweiten Evaluation der Führungsaufsicht. Institut für Kriminologie der Eberhard-Karls-Universität, Tübingen. http://www.bmjv.de/SharedDocs/Downloads/DE/PDF/Kurzbericht%20Evaluation%20Fuehrungsaufsicht.pdf. Zugegriffen am 31.01.2021

Berner W, Karlick-Bolten E (1986) Verlaufsformen der Sexualkriminalität. Enke, Stuttgart

Bezzel A (2008) Therapie im Maßregelvollzug – und dann? Eine Verlaufsuntersuchung an forensischen Patienten (§§ 63 und 64 StGB). Dissertation, Universität Regensburg

Bezzel A (2013) Der Blick in den Spiegel … Standardisierte Erhebung der Ergebnisqualität im bayerischen Maßregelvollzug. Recht Psychiatr 31:123–128

Bezzel A (2020) Der MRV als Brückenbauer – aus der Ergebnisqualitätsmessung Bayern. In: Müller JL, Koller M (Hrsg) Reformansätze zur Unterbringung nach § 64 StGB. Kohlhammer, Stuttgart, S 42–56

Bezzel A, Schlögl C (2021) Eine Retrospektive zum bayerischen Maßregelvollzug: „Alles bewegt sich fort und nichts bleibt"? Forens Psychiatr Psychother 2:151–172

Bezzel A, Zeininger R, Mache W (2016) Betroffene zu Wort kommen lassen. Ein praxiserprobter Weg der Patientenbefragung im Maßregelvollzug. Sozialpsychiatrische Informationen 3(46):28–31

Bock M (2018) Wenn die "Welt" zur "Anstalt" schrumpft. Ein Beitrag zur kriminalprognostischen Bedeutung des Haftverhaltens. Forens Psychiatr Psychol Kriminol 12:61–72

Bortz J, Döring N (2006) Forschungsmethoden und Evaluation für Human- und Sozialwissenschaftler. Springer Medizin, Heidelberg

Buchholz MB (2007) Entwicklungsdynamik psychotherapeutischer Kompetenzen. Psychotherapeutenjournal 4:373–382

Dahle K-P (2006) Grundlagen und Methoden der Kriminalprognose. In: Kröber H-L, Dölling D, Leygraf N, Saß H (Hrsg) Handbuch der Forensischen Psychiatrie. Band 3: Kriminalprognose und Kriminaltherapie. Steinkopff, Darmstadt, S 1–68

Dimmek B, Duncker H (1996) Zur Rückfallgefährdung durch Patienten des Maßregelvollzugs. Recht Psychiatrie 14:50–56
Dimmek B, Brunn D, Meier S, Stremmel M, Suer P, Westendarp A, Westendarp H (2010) Bewährungsverlauf und Wiedereingliederung suchtkranker Rechtsbrecher. Pabst, Lengerich
Endrass J, Rossegger A, Braunschweig M (2012) Wirksamkeit von Behandlungsprogrammen. In: Endrass J, Rossegger A, Urbaniok F, Borchard B (Hrsg) Interventionen bei Gewalt- und Sexualstraftätern. Medizinisch Wissenschaftliche Verlagsgesellschaft, Berlin, S 45–69
Entorf H (2007) Evaluation des Maßregelvollzugs: Grundzüge einer Kosten-Nutzen-Analyse. Darmstadt Discussion Papers in Economics, No. 183, Technische Universität Darmstadt
Freese R, Schmidt-Quernheim F (2014) Mindeststandards forensischer Nachsorge. Forens Psychiatr Psychol Kriminol 8(3):191–198
Frey M (2019) Die Essener Evaluationsstudie: Patientinnen und weibliche Gefangene. In: Schalast N (Hrsg) Straffällige mit Suchtproblemen. Pabst, Lengerich, S 151–163
Funke J, Krampen G (1985) Kann und soll man die Durchführung von Katamnesen standardisieren? Bemerkungen zum Entwurf der "Deutschen Gesellschaft für Suchtforschung und Suchttherapie" über "Standards für die Durchführung von Katamnesen bei Abhängigen". Suchtgefahren 31:246–250
Gretenkord L (2001) Empirisch fundierte Prognosestellung im Maßregelvollzug nach § 63 StGB: EFP-63. Deutscher Psychologen Verlag, Bonn
Günthner A (2001) Psychotherapie der Sucht. Psycho 27:611–614
Hartl C (2010) Forensische Patienten lügen nicht! Wie glaubhaft sind die Aussagen entlassener Patienten? In: Saimeh N (Hrsg) Kriminalität als biografisches Scheitern. Psychiatrie, Bonn, S 237–247
Hartl C (2012) Wie erfolgreich ist die Behandlung im Maßregelvollzug nach §§ 63 und 64 StGB? Dissertation, Universität Regensburg
Hartl C (2013) Wie glaubhaft sind die Angaben von ehemaligen Maßregelvollzugspatienten zu ihrem poststationären Verlauf? Forens Psychiatr Psychol Kriminol 7:290–295
Heinz W (2004) Kriminalität von Deutschen nach Alter und Geschlecht im Spiegel von Polizeilicher Kriminalstatistik und Strafverfolgungsstatistik. Konstanz Internet-Publikation. http://www.uni-konstanz.de/rtf/kik Stand 6/2004. Zugegriffen am 01.02.2021
Heinz W (2019) Sekundäranalyse empirischer Untersuchungen zu jugendkriminalrechtlichen Maßnahmen, deren Anwendungspraxis, Ausgestaltung und Erfolg. Gutachten im Auftrag des Bundesministeriums für Justiz und Verbraucherschutz. Konstanz. https://krimpub.krimz.de/frontdoor/deliver/index/docId/142/file/Gutachten_JGG_Heinz_Kap_IV_JgdKrim.pdf. Zugegriffen am 07.12.2020
Jehle JM, Albrecht HJ, Hohmann-Fricke S, Tetal C (2016) Legalbewährung nach strafrechtlichen Sanktionen. Eine bundesweite Rückfalluntersuchung 2010 bis 2013 und 2004. bis, Bd. 2013. Bundesministerium der Justiz und für Verbraucherschutz, Berlin
Lauchs L, Link E, Lösel F (2020) Die Erfassung der Deliktschwere in Evaluationsstudien zur Straftäterbehandlung: Entwicklung und Anwendung eines strafrahmenorientierten Ansatzes. Monatsschr Kriminol Strafrechtsreform 1(ahead-of-print). https://doi.org/10.1515/mks-2020-2060. Zugegriffen am 01.02.2021
Meier B-D, Metrikat I (2003) Verbessert, aber nicht umgestaltet. Zu den Auswirkungen der Bundesverfassungsgerichtsentscheidung vom 16. März 1994 (BverfGE 91, 1) für die Maßregel nach § 64 StGB. Monatsschr Kriminol 86(2):117–126
Müller JL, Saimeh N, Briken P, Eucker S, Hoffmann K, Koller M, Wolf T, Dudeck M et al (2017) Standards für die Behandlung im Maßregelvollzug nach §§ 63 und 64 StGB. Interdisziplinäre Task-Force der DGPPN. Nervenarzt 88(Suppl 1):1–29
Probst T, Bezzel A, Hochstadt M, Pieh C, Mache W (2020) Criminal recidivism after forensic psychiatric treatment. A multicenter study on the role of pretreatment, treatment-related, and follow-up variables. J Forens Sci. https://doi.org/10.1111/1556-4029.14281
Prüter-Schwarte C (2019) Warum es fachlich und ethisch geboten ist, Versorgungs- und Prognoseforschung in der forensischen Psychiatrie durchzuführen. Ethik Med 31:231–243. https://doi.org/10.1007/s00481-019-00534-5. Zugegriffen am 01.02.2021
Querengässer J, Bulla J, Hoffmann K, Ross T (2017a) Outcomeprädiktoren forensischer Suchtbehandlungen Teil II Zum Zusammenhang von personen- und nicht personenbezogenen Faktoren mit der Legalbewährung nach Entlassung aus einer Unterbringung nach § 64 StGB. Recht Psychiatrie 35:139–146
Querengässer J, Bezzel A, Hoffmann K, Mache W, Schiffer B (2017b) Versorgungsforschung im Maßregelvollzug oder das Stochern im Nebel – ein Konsenspapier zur Notwendigkeit einheitlicher und besserer Daten. Recht Psychiatrie 35:262–267
Ritzel G (1978) Unterbringung und Wiedereingliederung psychisch kranker Rechtsbrecher. Georg-August-Universität Göttingen, Habilitationsschrift

Sauter J, Seewald K, Dahle K-P (2017) Wirksamkeit ambulanter forensicher Nachsorge – was wissen wir wirklich? Übersichtsarbeit über den aktuellen Forschungsstand in der Bundesrepublik Deutschland. Bewährungshilfe 2:146–161

Schalast N (2019) Ergebnisse der Essener Evaluationsstudie. In: Schalast N (Hrsg) Straffällige mit Suchtproblemen. Pabst, Lengerich, S 29–150

Schalast N, Steffen M, Boateng S (2013) Essener Evaluation der Unterbringung in der Entziehungsanstalt. Forens Psychiatr Psychol Kriminol 7:94–104. https://doi.org/10.1007/s11757-013-0208-5. Zugegriffen am 01.02.2021

Schmidt-Quernheim (2011) Evaluation der ambulanten Nachsorge forensischer Patienten (§ 63 StGB) in Nordrhein-Westfalen. Dissertation, Universität Duisburg-Essen

Schmitz K (1993) Dokumentations- und Katamnesesystem für suchtkranke Maßregelpatienten in Westfalen-Lippe – Systemdarstellung und erste Ergebnisse. Sucht 3:172–176

Schröder J, Bezzel A (2020) Weisungen. Wem wird welche Weisung erteilt? Kriminologische und klinische Faktoren der Weisungsvergabe bei bedingter Entlassung aus dem bayerischen Maßregelvollzug. Recht Psychiatrie 38:144–149

Seifert D (2007) Gefährlichkeitsprognosen. Eine empirische Untersuchung über Patienten des psychiatrischen Maßregelvollzugs. Steinkopff, Darmstadt

Seifert D, Landwehr S (2018) Rückfalldaten behandelter Patienten im Maßregelvollzug nach §63 StGB. Forens Psychiatr Psychol Kriminol 12:136–148. https://doi.org/10.1007/s11757-018-0471-6. Zugegriffen am 01.02.2021

Seifert D, Bolten S, Möller-Mussavi S (2003) Gescheiterte Wiedereingliederung nach Behandlung im Maßregelvollzug (§ 63 StGB) oder wie lassen sich Rückfälle verhindern? Monatsschr Kriminol 86(2):127–137

Traub H-J, Schalast N (2017) Ansteigende Verweildauer im Maßregelvollzug. Recht Psychiatrie 35:147–155

Veismann S (2018) Legalbewährung bei aus dem Hamburger Maßregelvollzug (§ 63 StGB) entlassenen Patienten. Dissertation, Universität Hamburg

Walde P, Lungwitz V (2020) Rückfallbegünstigende und rückfallprotektive Faktoren nach der Entlassung aus dem Maßregelvollzug. Forens Psychiatr Psychol Kriminol 14:344–353. https://doi.org/10.1007/s11757-020-00615-y. Zugegriffen am 29.01.2021

Genesungsbegleitung

Peggy Walde und Kai Gerullis

Inhaltsverzeichnis

Ergänzende Information Die elektronische Version dieses Kapitels enthält Zusatzmaterial, auf das über folgenden Link zugegriffen werden kann [https://doi.org/10.1007/978-3-662-64465-2_41]. Die Videos lassen sich durch Anklicken des DOI-Links in der Legende einer entsprechenden Abbildung abspielen, oder indem Sie diesen Link mit der SN More Media App scannen.

B. Völlm, B. Schiffer (Hrsg.), *Forensische Psychiatrie*, https://doi.org/10.1007/978-3-662-64465-2_41

Gesundheitsorganisationen und Fachgesellschaften sprechen sich in den letzten Jahren zunehmend für den Einsatz von Genesungsbegleiter*innen im Gesundheitswesen aus. Als Genesungsbegleiter*in (auch Expert*innen aus Erfahrung genannt) werden Personen eingesetzt, die dieselbe oder eine ähnliche somatische oder psychiatrische Erkrankung bzw. psychische Störung durchlebt haben und ihr Leben mit dieser Störung erfolgreich meistern. Sie sollen akut erkrankten Menschen Unterstützung bieten. Die besondere Eignung von Genesungsbegleiter*innen ergibt sich aus der geteilten Erfahrung derselben Krankheit, welche zu einem tieferen Verständnis der Situation der Betroffenen führt (Repper und Carter 2011). Der Einsatz von Genesungsbegleitung in der psychiatrischen Versorgung steigt langsam. Mittlerweile wurden auch erste Leitlinien zur Implementierung erarbeitet (Heumann et al. 2015). Der Einsatz von Genesungsbegleiter*innen in der forensischen Psychiatrie ist dagegen noch eine Seltenheit (Nolan 2015). Dementsprechend fehlen Erfahrungen und Forschung in diesem Bereich, welche auf die Besonderheiten dieses Settings eingehen (z. B. die Rolle des strafrechtlichen Hintergrundes auf die Interaktion zwischen Genesungsbegleiter*innen und Patient*innen bzw. Mitarbeiter*innen der Einrichtung).

Das vorliegende Kapitel soll ein praktisch orientiertes Bild der Genesungsbegleitung in Deutschland vermitteln. Beleuchtet werden zunächst die allgemeine Definition von Genesungsbegleitung, ihre Abgrenzung zu anderen Berufsgruppen und mögliche Tätigkeitsfelder von Genesungsbegleiter*innen in der psychiatrischen Versorgung sowie die wissenschaftliche Fundierung. Für eine Maßregelvollzugsklinik mit Behandlungsschwerpunkt Substanzgebrauchsstörungen werden anschließend ein typischer Arbeitstag durch einen Genesungsbegleiter beschrieben und wünschenswerte Fähigkeiten für die Arbeit im Maßregelvollzug beschrieben. Ein letzter Abschnitt geht auf die Implementierung von Genesungsbegleitung und die Besonderheiten des Maßregelvollzuges ein.

41.1 Was ist Genesungsbegleitung?

41.1.1 Hintergrund

Im Zusammenhang mit Genesungsbegleitung wird häufig der übergeordnete Begriff „Recovery" (Genesung) verwendet. Der Recovery-Begriff beschreibt nicht (nur) die Freiheit eines Menschen von Symptomen, sondern fasst den Begriff der Genesung ganzheitlicher auf. Verschiedene Definitionen beschreiben Recovery im Wesentlichen als einen persönlichen Prozess, in dem von (psychischer) Krankheit Betroffene für sich selbst zu einem erfüllten, selbstbestimmten und sozial eingebundenen Leben finden und dieses innerhalb krankheitsbedingter Grenzen gestalten. Dies schließt insbesondere auch schwerwiegende Erkrankungsverläufe ein, bei denen eine (vollständige) Genesung bestenfalls unsicher ist. Dieser Prozess geht von den Betroffenen selber aus und kann durch das Gesundheitssystem bestenfalls unterstützt werden (DGPPN 2019). Die Recovery-Bewegung nahm Ende der 1980er-Jahre von den Vereinigten Staaten und Neuseeland aus ihren Beginn und findet mittlerweile auch Eingang in die deutschen Behandlungsleitlinien (z. B. DGPPN 2019; Zuaboni et al. 2012). Genesungsbegleiter*innen gelten seitdem als wichtiger Bestandteil einer Recovery-orientierten Behandlung (Mahlke et al. 2019).

Genesungsbegleitung ist die deutsche Übersetzung des englischen Begriffs Peer Support. Peer Support oder Peer Support Work kann im Englischen sehr breit interpretiert werden, als gegenseitige praktische und/oder emotionale Unterstützung jeder Art. Dazu zählen die informelle, natürlich auftretende Unterstützung durch Freund*innen ebenso wie die gezielte, organisierte Unterstützung z. B. in Selbsthilfegruppen oder auch die formalisierte und bezahlte Form der Genesungsbegleitung in Organisationen (Shaw 2014). In Deutschland ist mit Genesungsbegleitung i. d. R. Letzteres gemeint. Im Rahmen der psychiatrischen Versorgung beschreibt Genesungsbegleitung jegliche Form der Unterstützung von Menschen mit psychischen bzw. psychiatrischen Krisen durch Menschen, welche dieselben oder ähnliche Krisen bereits erlebt und erfolgreich überwunden haben (Mahlke et al. 2019). Die besondere Rolle der Genesungsbegleitung entsteht durch den gemeinsamen Erfahrungshintergrund von Patient*innen und Genesungsbegleiter*innen. Er ermöglicht, anders als der Kontakt zu anderen Mitarbeiter*innen der psychiatrischen Versorgung, einen Austausch von Erfahrungen und dadurch einen anderen Zugang zueinander. Verschiedene Autor*innen beschreiben diesen Zugang als lebensorientiert, nicht wertend oder stigmatisierend und die Interaktion als empathisch, akzeptierend und verständnisvoll. Genesungsbegleiter*innen vermitteln Betroffenen zudem Hoffnung und unterstützen sie darin, ihre Belange selbst in die Hand zu nehmen (z. B. Repper et al. 2013; Utschakowski 2015). Genesungsbegleitende unterscheiden sich von anderen Mitarbeiter*innen psychiatrischer Einrichtungen, auch wenn diese ebenfalls eine psychische Erkrankung erlebt haben. Repper et al. (2013) beschreibt beispielsweise ein permanent unterschwellig vorhandenes Machtungleichgewicht zwischen Patient*innen und z. B. Psychiater*innen oder Psycholog*innen, welche auch vor dem Hintergrund etwaiger eigener psychischer Krankheitserfahrungen vorrangig in ihrer fachlichen Rolle agieren und wahrgenommen werden und innerhalb dieser vergleichsweise wenig von ihrer Geschichte preisgeben. Die Ausbildung zum*r Genesungsbegleiter*in unterliegt in Deutschland einem standardisierten Curriculum. In diesem lernen die Teilnehmenden unter anderem, ihre eigenen Erfahrungen zu reflektieren und zielführend kontrolliert zu teilen. Diese Fähigkeiten unterscheiden Genesungsbegleitende von Selbsthilfegruppen.

Neben der Tätigkeit in ambulanten und stationären psychiatrischen Einrichtungen haben Genesungsbegleiter*innen ein breites Einsatzfeld. Dazu zählen z. B. die externe Beratung von Einrichtungen, Schulung von Mitarbeiter*innen, Fallsupervisionen, Angebot von eigenen Gruppen (z. B. zu Recovery-orientierten Themen), Fürsprecher*innenrollen in Organisationen oder auch die Mitarbeit in Organisationsentwicklung und Qualitätsmanagement (Utschakowski 2015). Gelegentlich führt der Einsatz von Genesungsbegleiter*innen zu Sorgen von Mitarbeiter*innen um ihre Stelle. Die Angst, Genesungsbegleitende könnten gezielt eingesetzt werden, um Personalkosten einzusparen, ist jedoch unbegründet. Die Tätigkeit von Genesungsbegleiter*innen stellt ein ergänzendes Angebot dar. Genesungsbegleitende ergänzen das Wissen, die Kompetenzen und Befugnisse der etablierten Professionen um den Aspekt der gelebten Erfahrung, welcher zur ganzheitlichen Unterstützung Betroffener wertvoll für alle Beteiligten sein kann (Repper et al. 2013).

41.1.2 Evidenzlage

Der Einfluss von Genesungsbegleitung auf Patient*innen mit unterschiedlichen Diagnosen und in unterschiedlichen psychiatrischen Settings wurde vielfach untersucht. Verschiedene Metaanalysen und Reviews finden durchwachsene Effekte von Genesungsbegleitung auf klassische medizinische Outcomes wie Einweisungsraten, Aufenthaltsdauer in stationären Kliniken oder Symptomstärke. Die Rate erneuter Hospitalisierungen scheint durch Genesungsbegleitung geringfügig positiv beeinflusst zu werden (Chinman et al. 2014; White et al. 2020).

Neben klinischen Standard-Outcomes fokussieren einige Studien psychosoziale Outcomes. Burke et al. (2019) konnten in einer Metaanalyse kleine, aber signifikante Effekte auf Empowerment und Selbstwirksamkeitserleben der Patient*innen feststellen, White et al. 2020 in einer weiteren Metaanalyse für Recovery und Empowerment.

Vergleichsweise wenige methodisch hochwertige Studien gab es im forensischen Setting. In der Untersuchung von Livingston et al. 2013 zeigte sich jedoch, dass Patient*innen, die an einem Programm mit Genesungsbegleitung teilgenommen hatten, von stärker ausgeprägten Recovery-Effekten berichteten als jene, die stattdessen an einer anderen Intervention ohne Genesungsbegleitung teilgenommen hatten.

Die Autor*innen aller (Meta-)Studien machten verschiedene Einschränkungen im Hinblick auf die Verallgemeinerbarkeit ihrer Ergebnisse geltend. Beispielhaft genannt werden soll an dieser Stelle, dass die Mehrheit der Studien nicht in Deutschland durchgeführt wurde und dass aufgrund der Unterschiede in den Gesundheitssystemen der Länder Ergebnisse ggf. nur eingeschränkt übertragbar sind. Des Weiteren wiesen viele Studien eine Reihe methodischer Schwächen auf, z. B. kleine Stichproben, fehlende Vergleichsstichproben oder eine hohe Rate an Studienteilnehmenden, die im Verlauf der Studie unvorhergesehen ausscheiden (sog. Drop-out, Burke et al. 2019). Zusammenfassend legt die aktuelle Studienlage jedoch nahe, dass die positiven Effekte von Genesungsbegleitung weniger auf klinischer als vielmehr auf psychosozialer Ebene nachweisbar sind.

Effekte von Genesungsbegleitung auf andere Personengruppen als Patient*innen wurden bisher relativ selten untersucht. Eine Metaanalyse berichtet von positiven Effekten von Genesungsbegleitung auf die Genesungsbegleiter*innen selbst, z. B. im Hinblick auf deren Selbstwertgefühl (Repper und Carter 2011). Die Autor*innen stellten ebenfalls fest, dass der Einsatz von Genesungsbegleiter*innen die Kommunikation zwischen Patient*innen und Behandler*innenteam förderte. Auch trugen Genesungsbegleiter*innen direkt oder indirekt zur Entlastung des Teams bei, indem sie den Patient*innen z. B. verschiedene sinnvolle Fähigkeiten der Lebensführung zeigten oder sie im Umgang mit dem Hilfesystem unterstützten.

41.1.3 Genesungsbegleitung im Maßregelvollzug

Genesungsbegleiter*innen im Maßregelvollzug sind in Deutschland aktuell noch die Ausnahme. In einer Umfrage, an der sich 61 der 76 Maßregelkliniken beteiligten, hatten nur vier Einrichtungen Erfahrungen mit Genesungsbegleitung, z. B. in Form aktueller oder vergangener Anstellungen oder Praktika im Rahmen der Ausbildung (Walde und Völlm 2020). Die Anzahl der Einrichtungen, die eine Implementierung planen, war ebenso gering. Auch in der Literatur finden sich kaum Publikationen, die explizit auf Genesungsbegleitung in der forensischen Psychiatrie eingehen. Eine der wenigen Publikationen deutet jedoch darauf hin, dass Patient*innen der forensischen Psychiatrie ein nahezu identisches Verständnis von Peer Support haben wie Patient*innen der Allgemeinpsychiatrie (Repper et al. 2013; Shaw 2014).

Unterschiede zur Allgemeinpsychiatrie ergeben sich vor allem aus organisatorischen Gegebenheiten und Sicherungsansprüchen der Maßregelkliniken. Shaw (2014) beschreibt in diesem Zusammenhang zum einen Spannungen, die sich aus einer stark hierarchisch aufgebauten und risikovermeidenden Organisation auf der einen Seite und der mehr auf Augenhöhe agierenden Genesungsbegleitung auf der anderen Seite ergeben. Daraus abgeleitet unterscheiden sich ggf. auch die Interaktionen mit Patient*innen, Erwartungen und Einstellungen von Mitarbeiter*innen der Einrichtung und Genesungsbegleiter*innen möglicherweise deutlicher als im allgemeinpsychiatrischen Setting. Walde und Völlm (2020, 2021) fanden in diesem Zusammenhang heraus, dass vorhandene Vorstrafen von Genesungsbegleiter*innen zusätzlichen Anlass für Misstrauen vonseiten der Klinikmitarbeiter*innen bieten können. Derartige Spannungen und Umstände müssen bei der Umsetzung von Genesungsbegleitung im forensischen Setting zusätzlich bedacht werden.

Die Aufgaben von Genesungsbegleiter*innen im Maßregelvollzug unterscheiden sich von denen der Allgemeinpsychiatrie nur bedingt. Je nachdem, um welche Aufgaben es sich handelt, können begrenzte Ressourcen oder andere Einschränkungen die Aufgabengestaltung beeinflussen. Ein einfaches Beispiel kann die Auswahl des Gesprächsortes sein, welche im Maßregelvollzug naturgemäß begrenzter ist, wenn Patient*innen die Klinik nicht verlassen dürfen. Die persönlichen Anforderungen an die Genesungsbegleiter*innen können ggf. – auch hier wieder in Abhängigkeit von der Aufgabe – abweichen. Ein Genesungsbegleiter, der hauptsächlich mit Patient*innen des Maßregelvollzuges nach § 64 StGB arbeitet, beschreibt seine Tätigkeit und die damit verbundenen Anforderungen wie folgt:

▶ Meine Aufgaben als Genesungsbegleiter in der Forensik

Zu meinen Aufgaben gehört es, Gespräche mit den Patient*innen zu führen und mich dabei in die Lage der Patientin oder des Patienten zu versetzen, sowie Vermittlung und Fürsprache. Ich dolmetsche zwischen Patient*innen, Profis und Pflegepersonal. Damit ist gemeint, Zusammenhänge, die einem bzw. einer Süchtigen klar sind, in verständliche Worte für die anderen Beteiligten zu fassen. Die Vorbildfunktion ist ebenfalls wichtig, damit die Patient*innen sehen, dass es einen Weg gibt. Eigene Gruppen anbieten, um zu informieren und zu sensibilisieren. Ferner dokumentiere ich alle Gespräche und Gruppen. Das ist notwendig, um die Übersicht zu behalten und um auf jede Patientin und jeden Patienten individuell einzugehen.

Typischer Arbeitsalltag

Ich habe einen geregelten Arbeitsalltag. Das ist wichtig für mich, da ich so feste Zeiten für bestimmte Aktivitäten und Gruppen einplanen kann. Bei Arbeitsbeginn informiere ich mich über das aktuelle Tagesgeschehen und eventuelle Vorfälle. Ich nenne das Patient*innenupdate. Daraus geht hervor, wie ich die Prioritäten bei den Patient*innen setze. Anschließend überprüfe ich, ob Anfragen oder Informationen das Tagesgeschehen betreffend zu bearbeiten sind. Danach gehe ich durch die Stationen und suche den Kontakt zu Patient*innen. Wenn sich daraus ein Gespräch ergibt, findet es statt oder wird zu verabredeter Zeit fortgesetzt. Oftmals werde ich auf dem Weg durch das Haus angesprochen und ich verabrede mich dabei mit den Patient*innen. Bevor ich in ein Gespräch gehe, informiere ich mich über eventuelle Schwierigkeiten oder Vorfälle. Da die Teams jeden Tag mit den Patient*innen zu tun haben, bekomme ich schon mal wichtige Vorabinformationen.

Ich bin hauptsächlich auf der Aufnahme- und Motivationsstation eingesetzt und nehme dort am Tagesgeschehen teil. Ein wichtiger Aspekt ist die tägliche Dienstübergabe. Bei den Visiten auf meinen Hauptstationen bin ich ebenfalls aktiv dabei. Ebenso spiele ich mit den Patient*innen und biete auch Aktivitäten wie Kochen, Backen, Filme anschauen oder Hilfe bei Schreibsachen aller Art an. Zwischendurch, wenn ich keine Gespräche habe, dokumentiere ich die gesamten Tätigkeiten des Tages und bereite Themen für die Gruppen vor.

Eine weitere Hauptaufgabe sind Gruppen. Ich biete auf verschiedenen Stationen eigene Gruppen an, z. B. Recovery-Gruppen.

Ebenso bin ich als Co-Moderator aktiv, z. B. zusammen mit einer Psychologin in Sucht- und Basisgruppen.

Recovery = Wiederherstellen, Erholen, Wiedererstarken, Genesen

Diese Dinge vermittle ich anhand von Beispielen aus meinem Leben. Beispielsweise, warum ich glücklich abstinent bin und was ich alles unternehme, damit es so bleibt. Oder wie ich mein Suchtgedächtnis durch Wiedererlerntes auffrische und dabei durch neue Erfahrungen ergänze. Ebenfalls zeige ich Filme mit besonderen Schwerpunkten, um anschließend darüber zu diskutieren. In der Basisgruppe sind die aktuellen Probleme und Sorgen sowie die Befindlichkeit und der Umgang miteinander die Themen der Patient*innen.

Selbstfürsorge

Da ich sehr reflektiert bin, weiß ich um meine Stärken und Schwächen und überfordere mich daher nicht. Für mich ist wichtig, diese Arbeit gerne zu verrichten und Spaß daran zu haben. Dies ist für mich eine Garantie dafür, dass sie gut wird.

Wichtig sind die Ruhephasen zwischendurch. Bei der Arbeit nutze ich die Zeit bei der Dokumentation oder in den Pausen. Um abschalten zu können, habe ich die Wochenenden frei. Ich achte auf mich, überfordere mich nicht und höre auf das, was mir mein Körper sagt. Des Weiteren nutze ich Supervisionen, eine Selbsthilfegruppe und ständige Reflexion mit Teammitgliedern, meiner Familie sowie anderen Genesungsbegleiter*innen.

Voraussetzungen einer Genesungsbegleiter*in der Forensik

Aus meiner Sicht sind die folgenden Voraussetzungen für die Arbeit in der Forensik wichtig:

Flexibilität

Nicht jeder Tag ist gleich. Oft ergibt sich ein Gespräch sehr spontan oder ich springe bei Gruppen ein, wenn jemand verhindert ist.

Teamfähigkeit

Ohne Zusammenarbeit auf Augenhöhe klappt es nicht. Ich bin fester Bestandteil des Teams auf meinen beiden Stationen.

Kommunikative Fähigkeiten

Der Hauptteil meiner Arbeit besteht in Kommunikation. Einerseits mit Patient*innen, andererseits mit allen in meinem Arbeitsumfeld vorhandenen Kolleg*innen oder Vorgesetzten. Da nicht jeder gleich tickt, muss ich mich auf mein Gegenüber einstellen können.

Klare Kommunikation ist wichtig; hier gilt mein Motto: Je klarer und eindeutiger ich mich verhalte, desto kleiner sind die Versuche zu tricksen.

Empathie

Empathie ist notwendig, um sich in die Lage der Patient*in versetzen zu können. Da ich einen Großteil der Dinge, die die Patient*innen erlebt haben, selbst erlebt habe, fällt es mir nicht schwer, mich in sie hineinzuversetzen. Ebenso unterscheide ich nicht nach Straftaten, für wen ich da bin oder mit wem ich rede, sondern danach, wer mich braucht und/oder nach mir fragt.

Drogen- und Hafterfahrung

Eigene Erfahrungen sind wichtig, um zu wissen, wie diese „andere Welt" funktioniert und nach welchen Regeln hier gespielt wird. Dies hilft auch, um nicht ausgespielt zu werden.

Stabilität

Weil mich eventuelle Schwachstellen sehr schnell angreifbar machen.

Authentizität

Was ich erzähle, muss ich auch vorleben können, und es muss vor allem der Wahrheit entsprechen. Generell bin ich überall authentisch und ehrlich, dann brauche ich mich nur zu erinnern. Ich sehe mich als Beispiel dafür, dass es möglich ist, ein Leben ohne Substanzen glücklich hinzubekommen. Das lebe ich vor.

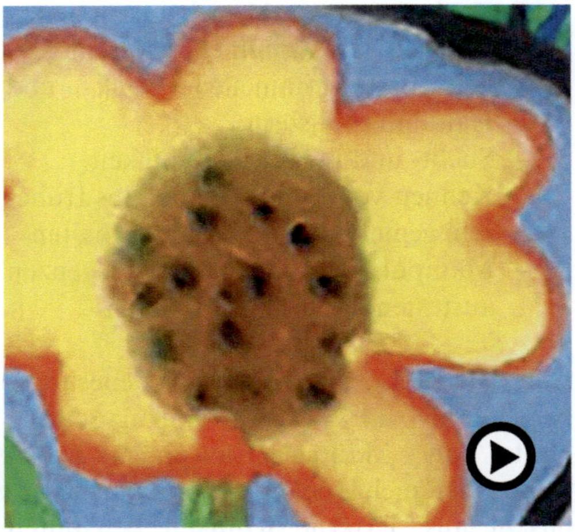

Abb. 41.1 Video 41.1 Interview zur Genesungsbegleitung im Maßregelvollzug (Foto: Universitätsmedizin Rostock) (▶ https://doi.org/10.1007/000-bcy)

Reflektiert sein

Um Klarheit zu finden und Zusammenhänge erkennen zu können. Insbesondere dafür, dass meine Eindrücke oder Gefühle ungefähr mit denen übereinstimmen, die meine Reflexionspartner*innen dazu haben. Manchmal sind mehrere Betrachtungsweisen nötig, um Klarheit zu bekommen. Der Austausch ist für mich sehr wichtig und hilfreich. ◀

Für einen vertieften Einblick in die Tätigkeit als Genesungsbegleiter*in im Maßregelvollzug nutzen Sie gerne das Interview (Abb. 41.1).

41.2 Implementierung von Genesungsbegleitung

41.2.1 Erkenntnisse aus der Allgemeinpsychiatrie

Erste Leitfäden zur Implementierung von Genesungsbegleitung in (psychiatrische) Organisationen wurden bereits im In- und Ausland entwickelt und ähneln sich in vielen Punkten. Insbesondere in Organisationen, in denen es bisher keine Genesungsbegleitung gab, kann die Einführung für mehr Bewegung sorgen als die bloße Einstellung neuer Kolleg*innen. Daher ist eine gute Vorbereitung der Implementierung essenziell. Gegebenenfalls kann es hilfreich sein, sich externe Beratung zu holen von Organisationen, die Genesungsbegleitung bereits erfolgreich implementiert haben, oder auch durch den EX-IN-Verband des jeweiligen Bundeslandes. Konkrete Maßnahmen zur Vorbereitung von Organisation und Teams sowie zum Prozess der Personalauswahl und der praktischen Einführung von Genesungsbegleiter*innen als neue Kolleg*innen beschreiben z. B. Repper et al. (2013) und Utschakowski (2015). Insgesamt sollte Implementierung als ein Prozess verstanden werden, der über einen längeren Zeitraum stattfindet. Die Dauer für die erfolgreiche Implementierung neuer Prozesse wird, abhängig von deren Komplexität, mit 2–4 Jahren veranschlagt (z. B. Vincent et al. 2012).

Mit zunehmender Implementierung von Genesungsbegleitung in die psychiatrische Versorgung stieg auch die Forschung zu fördernden und hemmenden Faktoren für einen erfolgreichen Implementierungsprozess. Eine Metaanalyse identifizierte acht Themenbereiche, aus denen sich sowohl fördernde als auch hemmende Faktoren ergeben können (Ibrahim et al. 2019):

1. Organisationskultur
2. Ausbildung der Genesungsbegleiter*innen
3. Definition der Rollen, die Genesungsbegleiter*innen einnehmen (sollen)
4. Wille und Vermögen der Mitarbeiter*innen, mit Genesungsbegleiter*innen zu arbeiten
5. Zugang zu den Ressourcen des Unternehmens
6. Finanzielle Gegebenheiten
7. Unterstützung der Gesundheit der Genesungsbegleiter*innen
8. Zugang der Genesungsbegleiter*innen zu einem Peer-Netzwerk

41.2.2 Implementierung von Genesungsbegleitung im Maßregelvollzug

Literatur zur Implementierung von Genesungsbegleitung in den Maßregelvollzug und zu eventuellen Besonderheiten existiert bisher wenig. Entsprechend auf sich selbst gestellt sind Einrichtungen, die das Konzept der Genesungsbegleitung implementieren wollen. Einige Erkenntnisse finden sich in zwei bisher unveröffentlichten Abschlussberichten von Walde und Völlm (2020) bzw. Walde und Völlm (2021). In den vom Landesamt für Gesundheit und Soziales Mecklenburg-Vorpommern geförderten Projekten wurden Vorbereitung und Verlauf der Implementierung eines Genesungsbegleiters in eine Maßregelklinik mit Behandlungsschwerpunkt auf suchtkranken Rechtsbrecher*innen evaluiert. Im Rahmen der Implementierung wurden im Vorfeld Gespräche mit anderen Maßregelkliniken geführt, die bereits Erfahrung mit Genesungsbegleitung in unterschiedlicher Form gemacht hatten, sowie mit entsprechenden Genesungsbegleiter*innen. Zusätzlich wurden die Mitarbeiter*innen und Patient*innen der eigenen Klinik in Fokusgruppen und Einzelgesprächen entlang der Einführung der Genesungsbegleitung befragt. Der Prozess der Implementierung orientierte sich an den Leitlinien für die Allgemeinpsychiatrie. Die Ergebnisse zeigen, dass sich sowohl der Prozess selbst als auch die in der Literatur beschriebenen fördernden und hemmenden Faktoren relativ gut vom allgemeinpsychiatrischen Setting auf den Maßregelvollzug übertragen lassen. Es wurden jedoch auch Themen identifiziert, die für den Maßregelvollzug von besonderer Relevanz sein könnten:

- Bewerber*innen mit Vorstrafen
  - Frage nach der Relevanz für die Tätigkeit
  - Mögliche Schwierigkeiten beim Einstellungsprozess
- Befürchtungen von Mitarbeiter*innen
  - Ablegen von krimineller Vergangenheit und kriminellen Denk- und Handlungsmustern
  - Sucht- und Deliktrückfälligkeit
  - Kennen von Patient*innen aus früheren, gemeinsamen Haftaufenthalten
  - Manipulatives Verhalten, Grenzen austesten durch Patient*innen

Auf die Frage, ob ein*e Genesungsbegleiter*in im Maßregelvollzug eigene Haft- oder Maßregelerfahrungen haben sollte oder nicht, fielen die Antworten gemischt aus. Externe Kliniken benannten Vor- und Nachteile für beides und diskutierten auch die Möglichkeit, ehemalige Patient*innen auszubilden bzw. einzustellen. Auch unter den Patient*innen des Maßregelvollzuges fielen die Meinungen gemischt aus. Einige Patient*innen waren der Meinung, dass auch der Freiheitsentzug eine prägende Erfahrung sei und eine Person mit eigener Hafterfahrung sie besser verstehen könne als eine ohne. Andere Patient*innen brachten an, dass sie mit dem*der Genesungsbegleiter*in und auch untereinander eher wenig über ihre Zeit in Haft sprechen würden, und bewerteten die Hafterfahrung des Genesungsbegleiter*in eher als hintergründig. In jedem Fall beeinflussen vorhandene Vorstrafen den formalen Einstellungsprozess. Auch wenn es rechtlich keine Gründe gibt, welche die Einstellung von Menschen mit Vorstrafen verbieten, haben viele Einrichtungen interne Regelungen. Es wird daher empfohlen, schon vor der Ausschreibung einer Stelle Kontakt mit der eigenen Personalabteilung aufzunehmen und sich nach der hausinternen Haltung gegenüber Bewerber*innen mit Vorstrafen zu erkundigen. Allgemein lässt sich sagen, dass diese Bewerbungen als unproblematischer angesehen werden, je mehr Zeit seit der letzten Strafverbüßung vergangen ist und je geringer die Schwere und die Anzahl der Straftaten waren.

Die Befürchtungen der Mitarbeiter*innen im Vorfeld bezogen sich auf verschiedene Bereiche. Einige davon deckten sich mit denen der Allgemeinpsychiatrie, z. B. die gesundheitliche Stabilität der Genesungsbegleiter*innen betreffend. Weiterhin wurde kritisch hinterfragt, ob Bewerber*innen mit langer Sucht- bzw. krimineller Karriere ein antisoziales „Mindset" mit entsprechenden Denk- und Verhaltensweisen wirklich komplett abgelegt hätten und dieses auch im Kontakt mit den Patient*innen der Einrichtung nicht wieder aufnehmen würden. Gefahren für die Sicherheit der Klinik wurden auch vor dem Hintergrund eines möglichen Suchtrückfalls geäußert, z. B. durch mögliches Einschmuggeln von Suchtmitteln oder das Entwenden von Medikamenten. Ferner stellte sich die Frage, ob ein*e Genesungsbegleiter*in möglicherweise in der Klinik auf alte Bekannte treffen könnte und wie in diesem Fall zu verfahren sei. Geäußert wurde insbesondere die Furcht vor „offenen Rechnungen", welche zu Erpressbarkeit des Genesungsbegleiters bzw. der Genesungsbegleiterin und zu nicht kalkulierbaren Sicherheitsrisiken für die Klinik führen könnten. Auch jenseits von Milieubekanntschaften bestand die Befürchtung, dass ein*e Genesungsbegleiter*in aufgrund fehlender Ausbildung und Erfahrung möglicherweise von den Patient*innen manipuliert und für deren Zwecke missbraucht werden könnte.

Derartige Befürchtungen legten sich zum Teil durch Information. Dazu wurde vor der Einstellung des Genesungsbegleiters ein halbtägiger Workshop mit einer erfahrenen Genesungsbegleiterin mit ähnlichem Hintergrund wie dem des Bewerbers durchgeführt, bei dem die Mitarbeiter*innen die Möglichkeit hatten, Fragen zu stellen. Weiteres Vertrauen baute sich auf, nachdem die Mitarbeiter*innen die Gelegenheit hatten, den neu eingestellten Genesungsbegleiter persönlich kennenzulernen. Das konkrete Vorgehen zur Erhaltung der Sicherheit der Klinik und ggf. die Ausarbeitung eines entsprechenden Konzeptes obliegen der Klinikleitung.

Literatur

Burke E, Pyle M, Machin K et al (2019) The effects of peer support on empowerment, self-efficacy, and internalized stigma: a narrative synthesis and meta-analysis. Stigma Heal 4:337–356. https://doi.org/10.1037/sah0000148

Chinman M, George P, Dougherty RH et al (2014) Peer support services for individuals with serious mental illnesses: assessing the evidence. Psychiatr Serv 65:429–441. https://doi.org/10.1176/appi.ps.201300244

DGPPN (2019) S3-Leitlinie Psychosoziale Therapien bei schweren psychischen Erkrankungen, 2. Aufl. Springer, Berlin/Heidelberg

Ibrahim N, Thompson D, Nixdorf R et al (2019) A systematic review of influences on implementation of peer support work for adults with mental health problems. Soc Psychiatry Psychiatr Epidemiol Int J Res Soc Genet Epidemiol Ment Health Serv No-Specified. https://doi.org/10.1007/s00127-019-01739-1

Heumann K, Utschakowski J, Mahlke C, Bock T (2015) Implementierung von Peer-Arbeit. Nervenheilkunde 34:275–278. https://doi.org/10.1055/s-0038-1627581

Livingston JD, Nijdam-Jones A, Lapsley S et al (2013) Supporting recovery by improving patient engagement in a forensic mental health hospital: results from a demonstration project. J Am Psychiatr Nurses Assoc 19:132–145. https://doi.org/10.1177/1078390313489730

Mahlke C, Schulz G, Sielaff G et al (2019) Einsatzmöglichkeiten von Peerbegleitung in der psychiatrischen Versorgung. Bundesgesundheitsbl Gesundheitsforsch Gesundheitsschutz 62:214–221. https://doi.org/10.1007/s00103-018-2875-z

Nolan C (2015) Arbeiten mit Peers im forensischen Setting – Wie wirkt sich die Mitarbeit von Betroffenen auf die Patienten aus? Bielefeld: Fachhochschule der Diakonie

Repper J, Carter T (2011) A review of the literature on peer support in mental health services. J Ment Heal 20:392–411. https://doi.org/10.3109/09638237.2011.583947

Repper J, Aldridge B, Gilfoyle S et al (2013) Peer Support Workers: a practical guide to implementation. ImROC briefing paper, London

Shaw C (2014) Peer support in secure services. Final Report. Togehter for Mental Wellbeing, London

Utschakowski J (2015) Mit Peers arbeiten. Leitfaden für die Beschäftigung von Experten aus Erfahrung. Psychiatrie, Köln

Vincent GM, Paiva-Salisbury ML, Cook NE et al (2012) Impact of risk/needs assessment on juvenile probation officers' decision making: importance of implementation. Psychol Public Policy Law 18:549–576. https://doi.org/10.1037/a0027186

Walde P, Völlm B (2020) Evaluation der Implementierung eines Peer Support Workers in der Klinik für forensische Psychiatrie Rostock. Abschlussbericht 2019. Rostock

Walde P, Völlm B (2021) Evaluation der Implementierung eines Peer Support Workers in der Klinik für forensische Psychiatrie Rostock. Abschlussbericht 2020. Rostock.

White S, Foster R, Marks J et al (2020) The effectiveness of one-to-one peer support in mental health services: a systematic review and meta-analysis. BMC Psychiatry 20. https://doi.org/10.1186/s12888-020-02923-3

Zuaboni G, Abderhalden C, Schulz M, Winter A (Hrsg) (2012) Recovery praktisch! Universitäre Psychiatrische Dienste, Bern

Die Rolle der Angehörigen in der Forensik

Gerwald Meesmann

Inhaltsverzeichnis

B. Völlm, B. Schiffer (Hrsg.), *Forensische Psychiatrie*, https://doi.org/10.1007/978-3-662-64465-2_42

> „Die Frage nach den Angehörigen ist bei jeder Begegnung in der Psychiatrie zu stellen. Denn die Angehörigen sind – auf welche Weise auch immer – selbst Betroffene. Man muss die Begegnung suchen" (Dörner 2013).

42.1 Einleitung

Angehörige haben eine wichtige Rolle in der Psychiatrie insgesamt, in der Forensik erhält die Rolle der Angehörigen jedoch eine weitergehende Bedeutung aufgrund der i. d. R. nicht nach Wochen, sondern nach Jahren bemessenen Dauer des Klinikaufenthalts des Patienten bzw. der Patientin und auch dadurch, dass für ihn*sie die Angehörigen oft der allein verbleibende Bezug zur Außenwelt sind.

In der Forensik spielen die Angehörigen immer eine Rolle. Sie gehören zum Umfeld, aus dem der*die Patient*in kommt und in das er*sie oft auch wieder entlassen wird. Sie sind dem Therapeuten bzw der Therapeutin wichtige Informant*innen zur familiären Vorgeschichte und zum bisherigen Krankheitsverlauf. Sie begleiten die Behandlung (unterstützend oder störend). Ihr Verhältnis zu dem Patienten oder der Patientin beeinflusst die Entlassungsvorbereitung, Nachsorge und Wiedereingliederung.

Und doch wurden die Angehörigen von Forensikpatient*innen lange Zeit sich selbst überlassen, wurden, wenn überhaupt, nur im Zusammenhang mit der Anamnese oder der Entlassung und Wiedereingliederung angesprochen. Statt sie als mögliche Ressource für die Behandlung zu sehen und daher auf sie zuzugehen, überließ man es ihrer Initiative, den Kontakt und das Gespräch mit der Klinik zu suchen. Dabei wurde ihnen, wenn sie überhaupt den Mut und die Kraft dazu aufbringen konnten, oft von den Therapeut*innen und Pflegekräften das Gefühl vermittelt, nicht willkommen, sondern lästig zu sein.

In der Forensikliteratur fanden die Angehörigen kaum Erwähnung (eine Ausnahme bietet hier der wohl erste Bericht von N. Konrad über ein Angehörigenprojekt im Berliner Maßregelvollzug, Konrad 1988), in den Kliniken und auf deren Internetseiten suchte man vergebens Informationen oder Angebote für Angehörige. Und wenn sie Hausordnungen oder Besucher*innen-informationen erhielten, beschränkten sie sich auf die Aufzählung dessen, was dem*der Besucher*in alles nicht erlaubt ist.

42.2 Zum Stand der Angehörigenarbeit („Initiative Forensik")

Um dies zu ändern, fanden sich 2010 Angehörige aus Bayern und Baden-Württemberg zur „Initiative Forensik" zusammen, die heute im Bundesverband der Angehörigen psychisch kranker Menschen fortgeführt wird (► http://www.bapk.de, forensik-angeh@psychiatrie.de). Ziele der Initiative waren und sind neben dem Erfahrungsaustausch der Angehörigen untereinander die Sensibilisierung der Kliniken für die Rolle der Angehörigen und für die Notwendigkeit, sie in die Behandlung einzubeziehen.

Nach anfänglicher Zurückhaltung griff nach und nach eine Reihe von Kliniken das Thema „Angehörigenarbeit" in vielfältiger Weise auf: z. B. mit Informationsmaterial für Angehörige, regelmäßigen Informationsveranstaltungen, Angehörigengruppen und aus dem Internet abrufbaren Filmen zum Geschehen in der Forensik. Besonders erfreulich war die Resonanz im Landschaftsverband Westfalen-Lippe (LWL); die sechs angeschlossenen forensischen Kliniken entwickelten verschiedene Konzepte zur Angehörigenarbeit (Ergebnisse sind u. a. die anschaulich bebilderte Informationsschrift „Kuchen nur originalverpackt“ der Wilfried-Rasch-Klinik Dortmund, ▶ http://www.lwl-forensik-dortmund.de und das Projekt „Familienbande“ der Maßregelvollzugsklinik Schloss Haldem, ▶ http://www.lwl-forensik-schlosshaldem.de).

Die Angehörigenarbeit wurde Thema von Aus- und Weiterbildung und einer ganzen Reihe von Bachelor- und Masterarbeiten (hervorzuheben ist hier die Arbeit von Kowaschik/Theis, „Wegweiser für Angehörige von Forensik-Patienten“).

So erfreulich diese Entwicklung ist, in vielen Kliniken wird noch nicht oder zu wenig beachtet, welche Rolle die Angehörigen in den verschiedenen Phasen des Maßregelvollzugs spielen und dass eine aktive, auf die Angehörigen zugehende Angehörigenarbeit auch im Interesse der Kliniken liegt, ja eine Selbstverständlichkeit sein muss. Denn nur informierte Angehörige können Vertrauen und Verständnis für die Gegebenheiten des Maßregelvollzugs gewinnen; und nur der*die den Therapeut*innen und Pflegekräften bekannte Angehörige kann von ihnen in seinem*ihrem Einfluss auf den Patienten bzw. die Patientin und dessen*deren Behandlung beurteilt werden.

42.3 Die Situation der Angehörigen (Perspektivwechsel)[1]

Kliniken berichten immer wieder, in der Vergangenheit Angebote für Angehörige gestartet zu haben, die jedoch wegen fehlender Resonanz bei den Angehörigen wieder aufgegeben wurden. In anderen Fällen verliefen von einzelnen engagierten Mitarbeiter*innen initiierte Angebote für Angehörige im Sande, wenn der*die entsprechende Mitarbeiter*in seinen*ihren Arbeitsplatz wechselte oder weil seine*ihre Initiative von der Klinikleitung nicht unterstützt und von den Kolleg*innen nicht mitgetragen wurde. Kliniken wie München-Haar (Dr. Steinböck) und Hamburg-Ochsenzoll (Dr. Knecht), die schon seit vielen Jahren kontinuierlich unter anderem Informations- bzw. Gruppenabende für Angehörige anbieten, berichten über sehr schwankende Teilnehmer*innenzahlen.

Statt hier zu resignieren, muss gefragt werden, warum Angehörige Angebote der Kliniken nicht annehmen bzw. ihnen mit Vorbehalten begegnen. Antworten findet man durch einen Perspektivwechsel, d. h., wenn man versucht, sich in die Situation der Angehörigen zu versetzen:

1. Die Tat und deren unmittelbare Folgen (polizeiliche Festnahme, vorläufige Unterbringung, Reaktionen des familiären Umfelds und der Medien) versetzen die Angehörigen in Schock und Verzweiflung. Sie sind verunsichert, weil sie nicht wissen, was auf sie und auf ihre*n untergebrachte*n Angehörige*n zukommt und an wen sie sich mit ihren vielen Fragen wenden können.
2. Scham über die Tat, Schuldgefühle und fehlendes Verständnis im sozialen Umfeld (Verwandte, Freund*innen, Kolleg*innen, Nachbar*innen) führen zu Rückzug und Isolation. Die Angehörigen scheuen sich – ganz besonders, wenn sie selbst das Opfer der Tat waren –, über das Geschehene zu sprechen, sich anderen gegenüber, die helfen wollen, zu öffnen. Das gilt ganz besonders auch gegenüber Hilfsangeboten der Klinik; hier spielen nicht verarbeitete Schuldgefühle und Scham eine große Rolle.
3. Der erste Besuch in der forensischen Klinik findet oft im hoch gesicherten Bereich der Aufnahmestation statt. Eine Klinik erwartend stehen die Angehörigen vor einer Hochsicherheitsanlage („Das ist ja schlimmer als Gefängnis!“). Hohe Mauern, Stacheldraht, Zugang über eine Schleuse, Taschen-, unter u. U. auch

1 s. hierzu auch Meesmann 2016

Personenkontrolle, Abgabe von Personalausweis und Handy, das alles ist bedrückend und wirkt alles andere als einladend. Dieser Eindruck wird auf die hier Beschäftigten übertragen. Der*die Angehörige sieht sie als Teil des Systems, das ihn*sie ängstigt und abstößt, er*sie fühlt sich in eine Frontstellung versetzt.
4. Aus dieser Frontstellung wächst Misstrauen, selbst Hilfsangebote der Klinik werden beargwöhnt. Die Angehörigen fühlen sich dem für sie nicht durchschaubaren System „Maßregelvollzug" und den hier Beschäftigten ausgeliefert.
5. Unkenntnis ist Ursache für Vorurteile und Misstrauen. Wenn Angehörige überhaupt Vorstellungen von den Aufgaben und der Arbeit im Maßregelvollzug haben, sind es durch skandalisierende Medienberichte geweckte Vorurteile und Zerrbilder von den Zuständen in den Kliniken sowie von den Patient*innen, Therapeut*innen und Gutachter*innen.

> Die Situation der Angehörigen zusammengefasst: Mangels Information und Gesprächsmöglichkeit sind sie verunsichert, Vorurteile sowie Schuldgefühle und Scham führen zu Rückzug, Isolation (Selbststigmatisierung) und Abwehrverhalten gegenüber der Klinik und den hier Beschäftigten.

42.4 Folgerungen für den Umgang mit Angehörigen

> „Die Angehörigen sind von mir dort emotional und räumlich abzuholen, wo sie sind. Denn die Erwartung, dass sie sich von sich aus bewegen, berücksichtigt nicht das Ausmaß ihres Leidens" (Dörner 2013).

Angehörigenarbeit muss an der Situation ansetzen, in der sich die Angehörigen befinden. Ihnen muss die Scheu gegenüber der Klinik genommen und sie müssen aus ihrer Isolation herausgeholt werden.

Den Mitarbeiter*innen muss bewusst sein, in welch hilfsbedürftiger und emotional angespannter Lage sich die Angehörigen befinden. Die Klinik muss auf die Angehörigen so früh wie möglich mit Informationen (Begrüßungsschreiben) und einem Gesprächsangebot (Erstgespräch) zugehen, um Vorbehalte auszuräumen und Vertrauen zu wecken. Den Angehörigen ist so das Gefühl zu vermitteln, dass sie willkommen sind, ihre Mitarbeit als selbstverständlich erwartet wird und sie in die Behandlung einbezogen werden.

In der *Anfangsphase* geht es um eine einfühlsame Ansprache und umfassende Information, um ein freundliches Empfangsklima (schon an der Pforte) und die Besuchsgestaltung (Begleitung zum Besuchszimmer, dessen Ausstattung). Im Erstgespräch mit dem Therapeuten bzw. der Therapeutin können Vorurteile, Ängste und Misstrauen ausgeräumt werden; wichtig ist es dabei, auf das Mitteilungs- und Gesprächsbedürfnis des*der Angehörigen einzugehen und ihm*ihr dadurch zu zeigen, dass er*sie „angehört" wird.

In der *Folgezeit* verfolgt der*die Angehörige kritisch die Behandlungsfortschritte. Je besser er*sie in die Behandlung einbezogen wird, desto sachlicher wird er*sie sie beurteilen. Dem entspricht es, dass einige Bundesländer in ihren Maßregelvollzugsgesetzen ausdrücklich vorsehen, dass Angehörige auf Wunsch bzw. mit Zustimmung des Patienten bzw. der Patientin in die Behandlungsplanung und in die eine Anhörung vorbereitenden Gespräche einzubeziehen sind (so z. B. §§ 13 und 17 MRV-G Rheinland-Pfalz).

Neben dieser *individuellen* Arbeit mit den Angehörigen können Angebote der *allgemeinen* Angehörigenarbeit (wie Informationsveranstaltungen, Angehörigentage, psychoedukative und trialogische Gruppen) Vertrauen und Verständnis der

Angehörigen fördern. Für Angehörige wichtig ist die Transparenz dessen, was „hinter der Mauer“ geschieht (wie sieht es auf der Station aus, wie verläuft der Tag). Daher bieten sich auch Führungen durch die Klinik und in Abstimmung mit den Patient*innen durch die Stationen an.

Den Pflegekräften kommt für das Verhältnis zwischen Klinik und Angehörigen eine Schlüsselrolle zu. Sie haben nicht nur zu dem Patienten bzw. der Patientin, sondern auch zu den anrufenden und besuchenden Angehörigen den meisten Kontakt. Wie sie mit den Angehörigen umgehen, ob sie ihnen das Gefühl vermitteln, willkommen oder lästig zu sein, bestimmt das „Klima“ zwischen der Klinik und den Angehörigen.

42.5 „Verborgene“ und „schwierige“ Angehörige

Angehörige brauchen oft Zeit, um sich der durch die Straftat und Einweisung entstandene Situation zu stellen. Fehlende Krankheitseinsicht, Verharmlosung der Tat bzw. der Schuld des Täters bzw. der Täterin, aber auch Vorurteile und Misstrauen gegenüber dem System Maßregelvollzug und den Mitarbeiter*innen der Klinik machen es oft schwer, den Kontakt zu ihnen zu finden. Oft ist auch das Verhältnis zu dem Patienten bzw. der Patientin gestört; diese*r lehnt den Kontakt ab und will auch nicht, dass die Mitarbeiter*innen mit den Angehörigen sprechen (Schweigepflicht).

Auch hier ist nach den Gründen zu fragen, warum sich die Angehörigen gegenüber der Klinik ablehnend verhalten oder den Patienten bzw. die Patientin nicht besuchen und warum der*die Patient*in die Entbindung von der Schweigepflicht verweigert. Oft sind es unbegründete Ängste und Vorurteile, die durch Informationen und Gespräche ausgeräumt werden können. Wenn ein*e Patient*in dies unter Hinweis auf die Schweigepflicht nicht zulässt, kann ein trialogisches Vorgehen helfen; denn oft geht es dem Patienten oder der Patientin nur darum, dass nicht „hinter seinem*ihrem Rücken“ über ihn*sie gesprochen wird. Die Schweigepflicht bezieht sich zwar nur auf patient*innenbezogene Aussagen, hindert also keine Gespräche mit Angehörigen über allgemeine Fragen und zu deren Entlastung. Doch auch dann ist in geeigneten Fällen der Trialog vorzuziehen.

Wichtig ist, die Hilfsangebote immer wieder an die Angehörigen heranzutragen. Denn viele lernen erst mit der Zeit, ihre Situation zu akzeptieren und zu realisieren, dass sie eher durch Kooperation als durch Konfrontation dem Patienten bzw. der Patientin helfen und sich selbst entlasten können. Bei entsprechender Einsicht der Patientin bzw. des Patienten kann auch über sie*ihn ein Weg gefunden werden, bestehende Hemmschwellen der Angehörigen zu überwinden; daran hat der*die Betroffene oft selbst ein Interesse, um den Kontakt zur Außenwelt nicht ganz zu verlieren.

42.6 Angehörigenarbeit braucht System und Beständigkeit

Wenn man sich bewusst macht, welche Rolle die Angehörigen für die Patientin bzw. den Patienten und ihre*seine Behandlung spielen und dass sie in diese Rolle völlig unvorbereitet geraten, mit Schuld- und Schamgefühlen belastet und durch die Reaktionen der Umwelt sich selbst überlassen sind, sich einem sie bedrückenden und für sie nicht durchschaubaren System ausgeliefert fühlen, erkennt man, wie wichtig es ist, auf sie zuzugehen. Das liegt umso näher, als beide, die Klinik wie die Angehörigen, dasselbe Ziel verfolgen.

Ziel des Maßregelvollzugs ist – verkürzt umschrieben – die möglichst baldige Entlassung des Patienten oder der Patientin. Die Klinik ist diesem Ziel verpflichtet, den

Angehörigen ist es die stete Hoffnung. Das gemeinsame Ziel miteinander und nicht gegeneinander zu verfolgen setzt wechselseitiges Vertrauen voraus. Dies bei den Angehörigen zu wecken ist Aufgabe einer systematischen Angehörigenarbeit der Klinik. Sie muss an der Situation der Angehörigen ansetzen und diesen auch bewusst machen, unter welchen rechtlichen Vorgaben und unter welchem gesellschaftlichen Druck die Mitarbeiter*innen in ihrer Arbeit stehen. Der – wechselseitige – Perspektivwechsel kann helfen, das so nötige wechselseitige Verständnis und Vertrauen zu schaffen und zu fördern.

Wie die bereits erwähnten gescheiterten Anläufe zeigen, braucht professionelle Angehörigenarbeit System und „langen Atem", unabhängig von der jeweiligen bzw. schwankenden Resonanz bei den Angehörigen. „Systematische" Angehörigenarbeit heißt, dass sie nicht der Initiative einzelner engagierter Mitarbeiter*innen überlassen bleiben darf. Vielmehr muss die Angehörigenarbeit von der Leitung gewollt und unterstützt werden (Bestandteil des Leitbildes der Klinik), ihre Grundsätze müssen mit den Mitarbeiter*innen entwickelt und formuliert werden (Konzept), die Mitarbeiter*innen müssen zur Beachtung dieser Grundsätze sensibilisiert (Aus- und Fortbildung) und verpflichtet werden (Arbeitsplatzbeschreibung).

> Angehörigenarbeit spielt sich auf zwei ineinandergreifenden Ebenen ab: Die *allgemeine* Angehörigenarbeit zielt auf vom Einzelfall unabhängige Information und Aufklärung; *individuelle* Angehörigenarbeit bezieht sich auf den einzelnen Patienten bzw. die einzelne Patientin und dessen*deren Behandlung, meint also die Einbeziehung der Angehörigen in allen Phasen des Maßregelvollzugs.

42.7 Wesentliche Punkte für ein Konzept zur Angehörigenarbeit

1. **Erste Informationen** zur Klinik und zu den Besuchsbedingungen **so früh wie möglich** (etwa in einem Einladungsschreiben), um auf die baulichen und sonstigen Sicherheitsmaßnahmen vorzubereiten und konfliktträchtige Situationen (z. B. Zurückweisung des selbst gebackenen Kuchens) beim ersten Besuch zu vermeiden
2. **Erstgespräch** mit Therapeut*innen und Bezugspflege als vertrauensbildende Maßnahme, Beachtung des Mitteilungsbedürfnisses der Angehörigen, Kooperation als selbstverständlich und wichtig für den Erfolg der Behandlung darstellen
3. **Besuchsgestaltung** – freundliches „Empfangsklima" (von der Pforte bis zu der Chefarztärztin bzw. dem Chefarzt); Begleitung auf dem Weg zum Besuchszimmer; Gestaltung des Besuchszimmers; flexible Besuchszeiten; Nachgespräch mit der Pflege
4. **Kompetenzregelung** für den Umgang mit Angehörigen (Gespräche, Auskünfte), vor allem für die Pflegekräfte, die den unmittelbaren Kontakt zu dem Patienten bzw. der Patientin und den besuchenden/anrufenden Angehörigen haben
5. **Transparenz** („Was geschieht hinter der Mauer") – Informationen über Tagesablauf, Therapieangebote, Führung durch die Station und Therapieräume
6. Frühzeitige **Einbeziehung** in Behandlung und Rehabilitation, Angehörigenvisiten
7. **Ansprechpartner*innen** in der Klinik für allgemeine Fragen (Entlastung der Station), z. B. im sozialen Dienst (Angehörigenbeauftragte*r)

8. Vermittlung **allgemeiner Informationen** zu medizinischen und rechtlichen Fragen (Infoabende, Angehörigentage, Psychoedukation)
9. Auf **„verborgene“ Angehörige** zugehen; sie wie auch **„schwierige“ Angehörige** dürfen nicht abgeschrieben werden; stetes Bemühen um Kontakt, u. U. auch über den Patienten bzw. die Patientin
10. **Aus- und Fortbildung** muss Angehörigenarbeit einschließen; Sensibilisierung aller Mitarbeiter*innen (auch Pforte und Telefonzentrale), die Kontakt mit Angehörigen haben

42.8 Weniger Einweisungen (§ 63 StGB) und mehr Prävention

> „Bereits die Grundentscheidung des Gesetzgebers ist problematisch, weil er es unternimmt, psychisch behinderte Menschen mit abweichendem Verhalten durch ‚Ausgliederung wieder eingliedern‘ zu wollen“ (Volckart und Grünebaum 1983).

Die zweifache Zielsetzung des Maßregelvollzugs nach § 63 StGB – den*die Täter*in „ausgliedern“ (Sicherung), um ihn*sie später wieder „einzugliedern“ (Besserung) – ist an sich schon widersprüchlich. Hinzu kommt, dass verschiedene Gesetzesänderungen seit den 1990er-Jahren den Sicherungszweck der Maßregel immer mehr in den Vordergrund rückten, was zu einem deutlichen Anstieg der Unterbringungszahlen und der Dauer der Unterbringung führte.

Die Angehörigen erleben die Folgen der i. d. R. mehrjährigen Hospitalisierung: Der*die Patient*in, weitgehend fremdbestimmt in der Klinik lebend, verliert an Selbstständigkeit und Eigeninitiative. Mangels Perspektiven entwickelt er*sie Ängste vor Veränderungen und vor dem Leben in Freiheit.

Wie kann dieser Entwicklung entgegengewirkt werden? Zwei Ansätze bieten sich hier an: Die „Ambulantisierung“ des Maßregelvollzugs, d. h. Anordnung ambulanter Maßnahmen statt der Unterbringung, wo immer vertretbar; und Hilfsangebote für krankheitsbedingt zu Gewalt neigende Menschen, um sie vor Straffälligkeit zu bewahren (Gewaltprävention, s. entsprechendes ▶ Kap. 22 in diesem Band).

- **1. „Ambulantisierung“ des Maßregelvollzugs (§ 63 StGB)**

„Ambulant vor stationär“ muss auch im Maßregelvollzug gelten. Und zwar, im Unterschied zur Allgemeinpsychiatrie, nicht nur aus Kostengründen, sondern vor allem aus verfassungsrechtlichen Gründen. Wiederholt hat das Bundesverfassungsgericht darauf hingewiesen, dass der präventive Freiheitsentzug – und das ist die Unterbringung nach § 63 StGB, die ja nicht wegen der begangenen Tat, sondern zur Vermeidung befürchteter künftiger Straftaten erfolgt – nur nach Ausschöpfung aller weniger einschneidenden Maßnahmen als letztes Mittel erfolgen darf.

Diesem „Ultima-Ratio-Gebot“ entspricht § 63 StGB nicht, weil er ausschließlich die Unterbringung des als gefährlich eingestuften Täters bzw. der Täterin vorsieht. Hier fehlt ein ausdrücklicher Hinweis, dass neben der Unterbringung auch andere Maßregeln, wie etwa in § 7 Abs. 1 JGG die Führungsaufsicht, möglich sind. § 63 StGB sollte dahingehend geändert werden, dass das Gericht bei einer Einweisung in den stationären Maßregelvollzug im Urteil zu begründen hat, warum nicht eine weniger einschneidende, ambulante Maßnahme (wie z. B. Behandlungsauflagen, fachärztliche Betreuung durch eine forensische Ambulanz, Führungsaufsicht, Bewährungshilfe) ausreicht. Dieser Frage muss auch in dem die Entscheidung des Gerichts vorbereitenden Gutachten besonderes Gewicht zukommen.

Die guten Erfahrungen in der forensischen Nachsorge, insbesondere die erfolgreiche Arbeit der erst in den letzten Jahren bundesweit eingeführten forensischen Ambulanzen, sollten genutzt werden. Die geringe Rückfallquote bei den aus dem Maßregelvollzug entlassenen Patient*innen zeigt, dass in vielen Fällen entsprechende Auflagen des Gerichts genügen können, um den gebotenen Sicherungszweck zu erfüllen.

2. Die Erfahrungen der Forensik zur Gewaltprävention nutzen

Die Angehörigen erleben in ihren Familien immer wieder, wie schmal der Grat zwischen noch tolerierbarem und in die Forensik führendem Verhalten sein kann. Dies gilt auch für die Kliniken der Allgemeinpsychiatrie. Hier zeichnet sich in den letzten Jahren eine Tendenz ab, dass die Toleranz gegenüber problematischen Patient*innen sinkt, Patient*innenübergriffe eher angezeigt werden und so zur Einweisung in die Forensik führen („Forensifizierung").

Bis zu 80 % der Forensikpatient*innen waren vor der zur Einweisung in den Maßregelvollzug führenden Straftat (Anlasstat) bereits in stationärer Behandlung, ein großer Anteil sogar mehrfach. Bei den Anlasstaten handelt es sich ganz überwiegend um Gewalt- und Sexualdelikte. Die weitaus häufigsten Krankheitsbilder der Maßregelvollzugspatient*innen sind Psychosen und Persönlichkeitsstörungen. Diese Fakten legen es nahe, Wege zu suchen, wie zu Gewalt neigende Patient*innen der Allgemeinpsychiatrie rechtzeitig erkannt und davor bewahrt werden können, straffällig zu werden. Sicher ist dies nicht in allen Fällen möglich, doch wo es gelingt, bewahrt es Opfer, Betroffene und deren Familien vor viel Leid.

In der Forensik sind diese Krankheitsbilder und die Frage, ob und in welchem Grade die Patient*innen gefährlich sind, Gegenstand der Behandlung und der Prognose, die Gefährlichkeitsprognosen werden von den Therapeut*innen und den vom Gericht beauftragten Gutachter*innen getroffen. Die hierbei gewonnenen Erfahrungen und Kenntnisse müssen auch der Allgemeinpsychiatrie zugänglich gemacht und genutzt werden, damit zu Gewalt neigende Patient*innen eher erkannt und ihnen präventive Hilfen angeboten werden kann (Gewaltprävention).

Es gibt bereits einzelne Projekte, die gewaltgeneigten Menschen in sich anbahnenden Krisen Hilfe anbieten. So z. B. die Präventionsambulanz am Bezirkskrankenhaus Ansbach mit dem Projekt „Stopp die Gewalt in Dir" (► http://www.stopp-die-gewalt-in-dir.de), das an verschiedenen Standorten vertretene Netzwerk „Kein Täter werden" für pädophil veranlagte Menschen (► http://www.kein-taeter-werden.de) und das Projekt „Keine Gewalt- und Sexualstraftaten begehen" der Behandlungsinitiative Opferschutz e. V. (BIOS, ► http://www.bios-bw.de) in Karlsruhe. Diese Angebote können kostenlos von den Betroffenen selbst oder durch Vermittlung z. B. einer Behörde oder einer Ärztin bzw. eines Arztes in Anspruch genommen werden und können den Betroffenen helfen, ihre Triebe zu beherrschen und keine Straftaten zu begehen.

Es bleibt zu hoffen, dass diese Beispiele Schule machen!

Literatur

Dörner K (2013) Irren ist menschlich, 22. Aufl. Psychiatrie, Köln, S 52–252

Konrad N (1988) Angehörigenarbeit in der forensischen Psychiatrie. Psychiatr Prax 15:43–47

Meesmann G (2016) Und wo bleiben die Angehörigen? Zur Situation, den Erfahrungen und Reformanliegen von Angehörigen der im Maßregelvollzug untergebrachten Patienten. Soziale Psychiatr 1:12–15

Theis A, Kowaschik A (2016) Wegweiser für Angehörige von Forensik-Patienten. http://www.psychiatrie.de/bapk/forensik. Zugegriffen am 10.05.2021

Volckart B, Grünebaum R (1983) Maßregelvollzug, 1. Aufl., Vorwort (inzwischen ist das Buch in 7. Aufl. 2009 erschienen). Carl Heymanns, Köln

Internationale Aspekte der forensischen Psychiatrie

Jack Tomlin

Inhaltsverzeichnis

B. Völlm, B. Schiffer (Hrsg.), *Forensische Psychiatrie*, https://doi.org/10.1007/978-3-662-64465-2_43

43.1 Einleitung

Überall ist der forensischen Psychiatrie gemein, Individuen, die auf die ein oder andere Weise mit der Justiz in Berührung gekommen sind, eine Behandlung zu bieten. Die sozialen, wirtschaftlichen, kulturellen und medizinischen Landschaften, innerhalb derer die forensische Psychiatrie agiert, unterscheiden sich jedoch beträchtlich (Salize und Dreßing 2005). Manche Länder haben eine hoch spezialisierte forensische Psychiatrie, andere dagegen sehr wenige bis gar keine ausgewiesenen psychiatrischen Dienste für Personen, die in Kontakt mit der Justiz geraten sind (Roesch u. a. 2018). Dies führt unausweichlich zu Unterschieden zwischen den Diensten und Konsequenzen für die Patient*innen. Die Gründe für diese Abweichungen sind vielfältig und komplex und Interessenvertreter*innen und Ideologien kämpfen lokal um begrenzte Ressourcen.

Es können jedoch wichtige Erkenntnisse daraus gezogen werden, forensisch-psychiatrische Systeme anderer Länder und des eigenen Landes unter die Lupe zu nehmen. Dieses Kapitel soll dazu anregen, kritisch über die forensische Psychiatrie des eigenen Landes und ihre Vor- und Nachteile im internationalen Vergleich nachzudenken. Es werden Fallstudien und internationale vergleichende Forschungsprojekte vorgestellt und die sozialen, wirtschaftlichen und politischen Eigenheiten, die den Maßregelvollzug prägen, besprochen.

43.2 Die Schwierigkeiten des Vergleichs verschiedener Systeme

Systeme der Strafjustiz und der psychischen Gesundheitsversorgung spiegeln die komplexen historischen, rechtlichen, wirtschaftlichen und kulturellen Eigenheiten eines Landes wider und können davon nur schwer für einen internationalen Vergleich losgelöst werden. Beispielsweise kann der unverhältnismäßig hohe Anteil von Afroamerikaner*innen im Justizsystem in den USA mit der US-amerikanischen Geschichte der Sklaverei, Rassentrennung und den diskriminierenden "Jim Crow"-Gesetzen der Phase der Reconstruction von 1865–1877 in Verbindung gebracht werden (Payne und Payne 2020). Das pakistanische Strafrecht wiederum ist aus dem einzigartigen Zusammentreffen der Rechtstraditionen des Mogulreichs, der Briten und der Scharia entstanden (Hassan u. a. 2017). Irlands (vergleichsweise) enge geografische Grenzen und niedrige Einwohner*innenzahl haben zu stark zentralisierten forensischen Diensten geführt. Der hohe Anteil von inhaftierten Aborigines und Torres-Strait-Insulaner*innen in Australien (2 % der Gesamtbevölkerung, 30 % der Gefangenenpopulation) ist weitgehend ein Erbe des Kolonialismus (Wright et al. 2017). Erklärungsversuche für Unterschiede in der forensischen Psychiatrie dürfen den sozialen Kontext nicht außer Acht lassen.

Seit Längerem betonen Forscher*innen auch die methodologischen Schwierigkeiten, die valide Vergleichsstudien behindern. Rechtsbegriffe weichen voneinander ab, teilweise mit Überschneidungen, teilweise ohne: Beispielsweise sind die Kriterien zur Beschreibung der Art und Schwere einer psychischen Störung, die eine forensische Behandlung rechtfertigen, nicht harmonisiert. Sprache beeinträchtigt einen eindeutigen Vergleich zwangsläufig, wie auch Unterschiede in Berufskulturen, Routinen und Annahmen. Darüber hinaus sind datenbasierte Vergleichsstudien mit Problemen der Reliabilität und Validität behaftet – wurden tatsächlich Daten gesammelt, stellt sich die Frage, wer sie von welchen Quellen wie gesammelt hat, wie Definitionen operationalisiert wurden etc. Diese methodologischen Schwierigkeiten sollten jedoch nicht von vergleichender Forschung abhalten, da es sehr sinnvoll ist, sich über andere Maßregelvollzugssysteme zu informieren und das eigene zu reflektieren. Wir werden uns nun der forensischen Psychiatrie Europas im Detail zuwenden.

43.3 Forensische Psychiatrie in Europa

Die Systeme der forensischen Psychiatrie in Europa unterscheiden sich beträchtlich. Nationales Recht, klinische Leitlinien, fachliche Normen, klinische Disziplinen und örtliche Kulturen und Einstellungen zur forensischen Psychiatrie führen zu unterschiedlichen Behandlungserfahrungen und Wegen der Patient*innen durch das System. Rechtliche Konzepte und Verfahren, Behandlungssettings, die Rolle forensischer Gutachter*innen und deren Ausbildung, Rechte der Patient*innen sowie Entlassungsbedingungen unterscheiden sich von Land zu Land, teilweise auch innerhalb eines Landes (Roesch u. a. 2018).

Verlässliche und valide Daten sind schwer zu erheben, allerdings zeigt eine kürzliche Studie, wie sehr sich Länder in wesentlichen Merkmalen unterscheiden können. Tomlin et al. (2020) stellten die Ergebnisse einer 2013 in 17 Mitgliedstaaten der Europäischen Union (EU) durchgeführten Untersuchung vor. Die Prävalenzrate von Patient*innen in stationärer forensischer Behandlung pro 100.000 Einwohner*innen erstreckte sich von 1,4 in Spanien bis hin zu 23,9 in den Niederlanden. Dazwischen lagen beispielsweise Finnland mit 10,1 und Polen mit 5,7 pro 100.000 Einwohner*innen. Das Geschlechterverhältnis unter den Patient*innen war ebenfalls nicht einheitlich: In England und Wales waren 18 % der stationären Patient*innen weiblich, verglichen mit 8 % in Italien und 5 % in Slowenien. In Schottland blieben die Patient*innen durchschnittlich für 8 Jahre in Behandlung, in Irland für 7 Jahre, in Nordmazedonien für 2,6 Jahre und in Slowenien für 1 Jahr. Diese grob umrissenen Ergebnisse weisen darauf hin, dass sich die Behandlungserfahrungen der Patient*innen in den verschiedenen europäischen Ländern sehr unterscheiden.

Salize und Dreßing (2005) haben sich tiefergehend mit den verschiedenen Systemen auseinandergesetzt und die bis dato ausführlichste Vergleichsstudie vorgenommen. Die Autoren konnten bestimmte Gemeinsamkeiten feststellen: Kein Rechtssystem verletzte systematisch Menschenrechte, alle gaben den Betroffenen die Möglichkeit der Urteilsberufung, Behandlung wurde in verschiedenen Settings angeboten (z. B. Gefängnis, forensisch-psychiatrische Kliniken, gemeindepsychiatrische Einrichtungen), alle boten Behandlung für Patient*innen mit psychotischen und affektiven Störungen an, und nur sehr wenige hatten eindeutige Entlassungskriterien gesetzlich verankert. Die bemerkenswerteren Erkenntnisse jedoch bezogen sich auf die Unterschiede zwischen den Ländern.

Grundlegende Rechtsbegriffe unterschieden sich. Die jeweiligen Rechtsbestimmungen über die Unterbringung und Behandlung forensischer Patient*innen waren in Strafgesetzbüchern, Psychiatriegesetzen oder im allgemeinen Gesundheitsrecht festgehalten, entweder auf nationaler Ebene oder durch eine Kombination von Regelungen auf nationaler und regionaler (z. B. Bundesland) Ebene. Nur fünf der Mitgliedstaaten hatten eine maximale Dauer für den Verbleib in einstweiliger Unterbringung (von 28 Tagen in Irland bis 12 Monaten in Deutschland) festgelegt; in anderen Mitgliedstaaten konnten Patient*innen auf unbestimmte Zeit einstweilig untergebracht werden. Ein anderes Beispiel ist der Entzug des Wahlrechts von Patient*innen in nationalen Wahlen. In Österreich verlieren Strafgefangene und psychisch erkrankte Straftäter*innen, die für schuldfähig oder eingeschränkt schuldfähig erklärt wurden, ihr Wahlrecht. Dies trifft auch auf forensische Patient*innen sowie Straftäter*innen in Gefängnissen in England und Wales zu. Hingegen dürfen in Österreich Patient*innen, die schuldunfähig sind, weiterhin wählen.

Auch unterschieden sich Länder dahingehend, wer für eine Unterbringung in einer forensisch-psychiatrischen Klinik infrage kommt. Während ein Großteil Individuen mit Psychosen und anderen schweren psychischen Erkrankungen akzeptiert, wichen die Ansätze hinsichtlich Suchterkrankungen, Persönlichkeitsstörungen (PS) sowie Paraphilien stark voneinander ab. Suchterkrankungen stellten keine ausreichende Basis für eine forensische Unterbringung in England und Wales, aber durchaus in Deutschland und Österreich dar. Patient*innen mit PS waren nur teils berücksichtigt, wobei die Niederlande einen deutlich höheren Anteil an Patient*innen mit PS einwiesen als andere Länder.

In über zwei Drittel der Länder ist es gesetzlich vorgeschrieben, dass ein*e Psychiater*in die mutmaßlich psychisch erkrankte Person begutachtet. Manche Staaten, so wie Schweden, beziehen andere geschulte Fachkräfte wie Psycholog*innen, Sozialarbeiter*innen und Pfleger*innen mit ein. Der Großteil der Staaten setzt einen gewissen Grad verminderter oder fehlender Schuldfähigkeit vor der Anordnung forensischer Behandlung voraus. Die Niederlande nutzen einen stufenweisen Ansatz mit den folgenden Graden der Schuldfähigkeit: fehlend, erheblich vermindert, vermindert, leicht vermindert und uneingeschränkt (Edworthy et al. 2016). In England und Wales ist es nicht nötig, dass ein*e Gutachter*in zu einer psychischen Störung des*der Angeklagten zur Tatzeit Stellung nimmt, da der Fokus hier auf der psychischen Gesundheit während des Gerichtsverfahrens liegt. Dies steht im klaren Gegensatz zu anderen Mitgliedstaaten, in denen dies eine – wenn nicht *die* – entscheidende rechtliche Frage darstellt. Eine Beurteilung als schuldunfähig existiert allerdings in Schweden überhaupt nicht; auch psychisch kranke Angeklagte werden dort für schuldig befunden, aber es wird eine forensisch-psychiatrische Behandlung angeordnet.

Tab. 43.1 gibt einen Überblick zur Schuldfähigkeit in verschiedenen Staaten.

Auch unterschied sich die Häufigkeit der durchgeführten regelmäßigen Begutachtungen. Diese erneuten Begutachtungen eingewiesener Patient*innen wurden in manchen Mitgliedstaaten alle 6 Monate durchgeführt (z. B. Finnland, Frankreich, Irland), jedes oder jedes zweite Jahr (z. B. Portugal und Luxemburg) oder in einer Kombination aus zunächst langen Phasen, gefolgt von regelmäßigeren Intervallen (z. B. Dänemark: Bei denjenigen mit einer Unterbringungsanordnung [eine strengere Maßnahme als eine Behandlungsanordnung] wird die Neubeurteilung mindestens 5 Jahre nach dem Urteil und daraufhin alle 2 Jahre vorgenommen).

Die Erkenntnisse von Salize und Dreßing (2005) stellen das Ausmaß der Unterschiede zwischen den forensischen Diensten in Europa anschaulich dar. Im nächsten Abschnitt werden die Unterschiede mithilfe mehrerer Fallstudien eingehend beleuchtet.

Tab. 43.1 Abstufungen von Schuldfähigkeit in europäischen Staaten

Schuldfähigkeit entweder uneingeschränkt oder fehlend (dichotomes Konzept)	Fehlende, verminderte oder uneingeschränkte Schuldfähigkeit (Stufenkonzept)	Schuldfähigkeit nicht als Rechtsbegriff verwendet bzw. nicht Voraussetzung für Unterbringung
Österreich	Finnland	England und Wales*
Dänemark	Frankreich	Irland*
	Deutschland	Schweden
	Griechenland	
	Italien	
	Luxemburg	
	Niederlande	
	Portugal	
	Spanien	

* England & Wales, Irland: Verminderte oder aufgehobene Schuldfähigkeit ist nicht Voraussetzung für forensisch-psychiatrische Unterbringung. Der Begriff der verminderten Schuldfähigkeit wird nur bei Tötungsdelikten verwendet (aus Salize und Dreßing 2005, S. 42).

43.4 Fallstudien

Dieser Abschnitt stellt zunächst die forensischen Systeme Pakistans und Tschechiens vor. Diese Länder wurden ausgewählt, da sie andere Rechtstraditionen haben, deutschen Leser*innen möglicherweise nicht vertraut sind und momentan strukturelle Reformen durchlaufen. Daraufhin wird untersucht, wie Reaktionen aus Öffentlichkeit und Politik auf schutzbedürftige Straftäter*innen durch politische, mediale und kulturelle Einstellungen bedingt werden. Dazu schauen wir uns die Todesfälle von James Bulger in England und Silje Redergård in Norwegen an.

43.4.1 Pakistan

Das pakistanische Rechtssystem stellt eine interessante Vermischung verschiedener Traditionen dar (Hassan et al. 2015). Ab dem 11. Jahrhundert wurde das Gebiet des heutigen Pakistan von muslimischen Herrschern regiert. Während dieser Zeit und über den Übergang in die Mogul-Dynastie 1526 hinaus wurden zivil- wie strafrechtliche Auseinandersetzungen gemäß den Gesetzen des Islam beigelegt. Dies änderte sich mit der Ankunft der Briten und der Britischen Ostindien-Kompanie im frühen 17. Jahrhundert. Die Britische Ostindien-Kompanie etablierte 1623 ihre eigenen Gerichte für Rechtsstreitigkeiten, in die ihre Angestellten verwickelt waren. 40 Jahre später fielen auch andere, nicht dort angestellte Personen aus britischen Siedlungen in ihre Zuständigkeit. Pakistan wurde 1947 von Großbritannien unabhängig und trennte sich von Indien, entwickelte seine eigene Verfassung und etablierte in den 1980er-Jahren ein Scharia-Gericht, um die Vereinbarkeit bestimmter Gesetze mit dem Islam zu überprüfen.

Eine straffällig gewordene Person, die schuldig gesprochen wird, wird in der Regel in den Strafvollzug überführt. Wenn eine solche verurteilte Person psychisch erkrankt ist oder während des Gefängnisaufenthaltes eine psychische Erkrankung entwickelt, besteht die Möglichkeit einer Verlegung in ein psychiatrisches Setting. Wenn der*die Angeklagte die Tat begangen hat, aber "aufgrund von Unzurechnungsfähigkeit" freigesprochen wird, kann der Richter oder das Gericht anordnen, dass diese Person "an einem Ort und auf eine Weise im Ermessen des Richters oder des Gerichts in sicherem Gewahrsam gehalten" wird (Art. 471 Strafprozessordnung, 1898). Dies kann eine Justizvollzugsanstalt, eine psychiatrische Klinik oder die Obhut von Freund*innen und Verwandten sein.

Einige psychiatrische Kliniken haben gesonderte "Gefängniszellen" für psychisch erkrankte Straftäter*innen. Diese Räume, die sich mehrere Patient*innen teilen, haben normalerweise Gitter, werden von Sicherheitsbeamt*innen bewacht und unterliegen der Verantwortung und Leitung der Justiz. Manche Gefängnisse haben bestimmte Bereiche für forensische Patient*innen. Epidemiologische Daten sind rar, jedoch bleiben etwa 75 % der forensischen Patient*innen weniger als ein Jahr in Behandlung, während die restlichen Patient*innen zwischen 1 und 4 Jahren bleiben und nur einige weitere noch darüber hinaus (Hassan u. a. 2017).

Bei Behandlung in einem allgemeinpsychiatrischen Krankenhaus erhalten die Patient*innen eine multidisziplinär orientierte Behandlung. Diese Behandlung ist jedoch nicht forensisch ausgerichtet. Beispielsweise ist es unwahrscheinlich, dass die Patient*innen eine Beurteilung hinsichtlich Straftat und Risiko erhalten. Psychosoziale Unterstützung wird geboten, jedoch nicht von in forensischer Psychiatrie ausgebildeten Spezialist*innen (Rana 2015). Psychische Gesundheitsdienste – z. B. psychiatrische Gutachten für die Gerichte –, die im Gefängnis angeboten werden, werden von externen Expert*innen durchgeführt, nicht durch ein internes Team von Fachkräften für psychische Gesundheit. Vereinzelte Berichte weisen darauf hin, dass sich die psychische Gesundheit in den Gefängnissen verschlechtert, was manche der steten Überbelegung zuschreiben. Im September 2019 hatten die pakistanischen Gefängnisse eine Kapazität von 57.742 Gefangenen; 77.275 waren inhaftiert (Institute for Crime & Justice Policy Research 2019). Eine große Herausforderung für die forensische Psychiatrie Pakistans ist der Mangel an psychiatrisch geschulten Fachkräften. Hasan und Kollegen (2017) berichten, dass es für die gesamte Bevölkerung von 180 Mio. 300 Psychiater*innen, 125 Psychiatriepfleger*innen, 480 klinische Psycholog*innen und 600 medizinische Sozialarbeiter*innen gibt.

43.4.2 Tschechische Republik

Tschechien nutzt ein Stufensystem der Schuldfähigkeit: "nicht erheblich verminderte, erheblich verminderte oder fehlende Schuldfähigkeit resultierend in bedingungslosem Freispruch" (Páv u. a. 2020, S. 3). Das Konzept der Schuldfähigkeit ist ein Schlüsselbegriff des tschechischen Rechtssystems, dessen Wurzeln im römisch-germanischen Rechtskreis liegen. Uneingeschränkte Schuldfähigkeit kann nur auf Personen über 18 Jahre angewendet werden, verminderte Schuldfähigkeit auf Personen ab 15 Jahren, forensische Behandlungen können für Personen über 15 Jahren angeordnet werden.

Es gibt zwei wesentliche richterliche forensisch-psychiatrische Anordnungen: *forensische Behandlung* und *Sicherheitsunterbringung*. Patient*innen erhalten eine Behandlungsanordnung, wenn ihre Schuldfähigkeit aufgrund schwerer psychischer Erkrankungen vermindert oder aufgehoben ist oder wenn ihre Taten im Zusammenhang mit Drogenmissbrauch stehen und sie als gefährlich eingeschätzt werden, wenn sie sich nicht in einer Form der staatlichen Überwachung befinden. Diese Anordnung kann bei verminderter Schuldfähigkeit unabhängig von oder in Kombination mit einer Gefängnisstrafe auferlegt werden, die Behandlung kann stationär oder ambulant erfolgen.

Meistens werden Behandlungsanordnungen in vier Fällen vergeben: psychiatrische Behandlung, Behandlung von Sexualstraftäter*innen, Drogenmissbrauch und pathologisches Spielen. Sie werden in allgemeinpsychiatrischen Kliniken oder in gemeindepsychiatrischen Settings umgesetzt, zunächst für eine Dauer von 2 Jahren und danach auf unbestimmte Zeit. 2018 gab es 950 stationäre Patient*innen mit einer solchen Anordnung, von denen 30 % länger als 2 Jahre in Behandlung waren. Jährlich werden etwa 600 Patient*innen in stationäre und 350 Patient*innen in ambulante Behandlung aufgenommen. Spezielle forensische Behandlung wird einem geringen Teil der Patient*innen auf dafür bestimmten Stationen geboten. Das anordnende Gericht beaufsichtigt den Verlauf der Behandlung für alle Patient*innen. Forensische Behandlung wird auch im Gefängnis denjenigen zuteil, die zu einer Haftstrafe mit gleichzeitiger forensischer Behandlung verurteilt wurden.

Die Sicherheitsunterbringung ist eine strengere Auflage, die auf den Schutz der Öffentlichkeit abzielt. Diese Patient*innen haben typischerweise eine Diagnose einer dissozialen (antisozialen) Persönlichkeitsstörung, einer Psychopathie oder Psychose und bergen ein besonders hohes Risiko für Gewalt und sexuelle Aggression. Sie haben schwere Straftaten begangen und sind nicht voll schuldfähig. Diese Anordnungen werden jährlich überprüft und können in eine Behandlungsanordnung umgewandelt werden (und, wenn nötig, umgekehrt). Die Sicherheitsunterbringung wurde 2009 eingeführt. Sie bietet Behandlung unter Hochsicherheitsbedingungen an zwei gesonderten Standorten, die durch den Justizvollzugsdienst verwaltet werden. Zwischen 2009 und 2019 wurde diese Unterbringung 173-mal angeordnet; im Januar 2019 waren 85 der 95 Betten belegt. Eine aktuelle Herausforderung für das tschechische System ist der Anspruch, mehr Behandlung in der Gemeinde zu bieten und Recovery-Prinzipien zu übernehmen.

43.4.3 James Bulger und Silje Redergård: Die Rolle von Politik, Medien und sozialen Konstruktionen von Kindheit

Vergleichende Fallstudien können dabei helfen, zu verstehen, wie politische, mediale und kulturelle Einstellungen die Reaktionen auf schutzbedürftige Straftäter*innen (einschließlich forensischer Patient*innen) bedingen. Aufschlussreich sind hier die Fälle von James Bulger in England und Silje Redergård in Norwegen und die sehr unterschiedlichen Reaktionen der beiden Länder auf ähnliche Ereignisse (Green 2008). Der 2-jährige James Bulger wurde am 12. Februar 1993 in Liverpool von zwei 10-Jährigen von seiner Mutter fortgelockt. Die Jungen schlugen Bulger zu Tode und legten seine Leiche auf Bahnschienen ab. Am 15. Oktober 1994 spielte Silje Redergård mit zwei Kindern im norwegischen Trondheim. Die 5-jährige Redergård wurde geschlagen, getreten, nackt ausgezogen und von zwei Jungen im Alter von 5 und 6 Jahren im Schnee zurückgelassen. Sie starb an Hypothermie. In den darauffolgenden Jahren gerieten die Jungen aus dem Bulger-Fall ins Auge der medialen Öffentlichkeit und erhielten neue Identitäten. Einer von ihnen verbüßte/verbüßt noch weitere Haftstrafen wegen des Besitzes kinderpornografischen Materials. Die Identitäten der Jungen im Fall Redergård sind unbekannt geblieben und es ist nur wenig über ihr heutiges Leben bekannt.

Die beiden Länder unterschieden sich deutlich in der Art ihrer Reaktion. England reagierte mit strengen strafrechtlichen Mitteln, sandte die Jungen in den geschlossenen Vollzug. Inmitten der öffentlichen Verurteilung der Tat wurden die Namen der

Jungen preisgegeben. Im Gegensatz dazu folgte Norwegen einem rehabilitativen, verzeihenden Ansatz. Die Jungen blieben in der Grundschule, erhielten psychologische Unterstützung, ihre Identitäten blieben geheim.

Green (2008) schlägt mehrere soziologische Gründe für diese Unterschiede vor: Zunächst begrenzte oder erweiterte das Ausmaß, in welchem die Länder "Kindheit" definierten und schützten, das Spektrum der möglichen strafrechtlichen Konsequenzen: Kinder als schutzbedürftige Opfer oder bösartige Straftäter*innen. In Norwegen schien es undenkbar, ein Kind für eine solche Tat anzuklagen; die Jungen wurden nicht vor Gericht gestellt. In England wurden die Jungen in manchen Medien als böse Quasierwachsene dargestellt, die die sozialen Normen von Kindheit überschritten hatten; sie wurden zu den jüngsten verurteilten Mörder*innen des 20. Jahrhunderts. In den Jahren darauf wurde das Alter der uneingeschränkten Schuldfähigkeit von 14 auf 10 Jahre herabgesenkt.[1]

Weiterhin schenkten die beiden Länder unterschiedlichen Quellen unterschiedlich viel Gehör. Norwegische Medien veröffentlichten häufiger die Einschätzungen von Expert*innen (Polizei, Psycholog*innen, Sozialarbeiter*innen) als die von Mitgliedern der Öffentlichkeit, während die öffentliche Meinung in England genauso häufig oder häufiger kommuniziert wurde. Dies spiegelte ein größeres Vertrauen in Expert*innen in Norwegen wider, was die Überzeugung stützte, dass diese angemessen auf den Fall reagieren würden. Hier finden sich Unterschiede darin, wie die Öffentlichkeit in Diskussionen über Strafjustiz einbezogen wird, besonders, wenn schutzbedürftige Gruppen in die Taten verwickelt sind.

Zuletzt führten die unterschiedlichen politischen Systeme und Kulturen zu unterschiedlichen Reaktionen. Das Vereinigte Königreich hat ein Zweiparteiensystem. Dies fördert den Wettbewerb, was sich häufig in der Erzeugung sozialer Krisen mit Lösungsbedarf äußert. Dagegen basiert das politische System Norwegens auf Koalitionen und Machtteilung. Das Herbeiführen sozialer Krisen durch Parteien ist politisch inopportun, wenn sich diese Parteien die Macht teilen. Der Fall Redergård war nicht mit größeren sozialen Krisen verbunden, die die politischen Akteur*innen dazu bewegt hätten, ihnen offen kritisch oder reaktiv zu begegnen. Dieses Beispiel zeigt, wie das politische System Ansätze der Strafrechtspolitik beeinflusst.

43.5 Wirtschaft, allgemeine Gesundheitsversorgung und -politik

Dieser Abschnitt bietet weitere Erklärungen für die Abweichungen zwischen forensischen Behandlungssystemen. Unterschiede zwischen verschiedenen Ländern spiegeln Muster der generellen psychischen Gesundheitsversorgung wider und finden sich nicht nur im forensischen Bereich. Im Vergleich zu Ländern, die bei der Behandlung psychischer Erkrankungen schnell zu staatlicher Intervention greifen, bauen manche Länder stärker auf die Einbeziehung der Familie. Dies kann in der Verfügbarkeit entsprechender Dienste oder im Maß an Vertrauen in die Dienstleistenden begründet sein. Die Verfügbarkeit nationaler wirtschaftlicher Mittel und politische Entscheidungen über ihre Verteilung können den Spielraum forensischer Dienste einschränken. Soziale und politische Kulturen, die von einer sozialen Wohlfahrtsmentalität

1 Dies verfestigte eine Tendenz, die bereits im Gesetz vorhanden war. Zuvor konnten Personen von 10 bis 14 Jahren in England und Wales einer Straftat schuldig befunden werden, wenn zusätzlich gezeigt werden konnte, dass sich das Kind hinreichend der Unrechtmäßigkeit seiner Tat bewusst war (doli incapax).

geprägt sind, unterstützen Personen mit psychischen Erkrankungen anders als solche, die dies nicht sind.

International lassen sich Beweise für den Zusammenhang zwischen dem Wohlstand eines Landes und dem Umfang seiner psychischen Gesundheitsleistungen finden. Forscher zeigten an Daten des Project Atlas der Weltgesundheitsorganisation, dass einkommensschwache Länder im Durchschnitt 0,24 Psychiatriebetten, 0,06 Psychiater*innen, 0,16 Psychiatriepfleger*innen, 0,04 Psycholog*innen und 0,03 Sozialarbeiter*innen pro 100.000 Einwohner*innen hatten (Saxena und Maulik 2003). Einkommensstarke Länder hatten dagegen 8,7 Psychiatriebetten, 9,0 Psychiater*innen, 35,5 Pfleger*innen, 26,7 Psycholog*innen und 25,5 Sozialarbeiter*innen pro 100.000 Einwohner*innen. Das bedeutet, dass es in einkommensstarken Ländern 850-mal so viele Sozialarbeiter*innen gibt. Diese Daten weisen darauf hin, dass der Wohlstand eines Landes (häufig als Bruttoinlandsprodukt [BIP] gemessen) eine Rolle für die Erklärung der globalen Unterschiede in den Diensten spielt.

Dieser Zusammenhang wurde auch im forensischen Kontext sichtbar. Salize und Dreßing (2005) konnten einen Unterschied in der Bettenkapazität der Forensik zwischen "nördlichen" und "südlichen" europäischen Ländern feststellen. Letztere hatten tendenziell weniger forensische Betten und eine geringere Prävalenzrate an Patient*innen. Angesichts der relativen wirtschaftlichen Unterschiede zwischen den Ländern dieser beiden Regionen (Alcidi et al. 2018) erscheint die Vermutung wahrscheinlich, dass eine positive Korrelation zwischen Dienst- und Ressourcenverfügbarkeit besteht. Darüber hinaus haben Chow und Priebe (2016) das Verhältnis von Gefängnis-, forensischen und allgemeinpsychiatrischen Betten in elf europäischen Ländern zwischen 1990 und 2021 beschrieben. Eine Regressionsanalyse wies auf eine signifikante negative Beziehung zwischen dem Anteil an psychiatrischen Betten und der Gefängnispopulation hin, jedoch verlor diese Beziehung die Signifikanz, wenn auf BIP kontrolliert wurde.

Angesichts des Zusammenhangs zwischen der Bereitstellung psychiatrischer Dienste und Wohlstand (oder zumindest BIP) können sozialpolitische Prioritäten in Bezug auf die breitere (Um-)Verteilung von Mitteln eine weitere Erklärung darstellen. Kriminologische Studien haben einen engen Zusammenhang zwischen der Höhe der Mittel, die ein Land in das Sozialwesen investiert, seiner Gefängnispopulation und dem Maß an Vertrauen und wahrgenommener Legitimität einer Bevölkerung in ihre eigene Regierung festgestellt (Snacken 2010). Höhere Investitionen in die Sozialfürsorge gehen konstant mit niedrigeren Gefängnispopulationen einher (Downes und Hansen 2006). Politische Entscheidungsfindung, insbesondere in Bezug auf soziale Investitionen, kann wichtige Konsequenzen für den Umfang und Zweck (forensisch-)psychiatrischer Gesundheitsdienste haben.

> Höhere Investitionen in das Sozialwesen gehen mit einer niedrigeren Gefängnispopulation und einem höheren Maß an Vertrauen der Bevölkerung in ihre Regierung einher.

Laut Garland (2020) war und ist der Trend der Masseninhaftierung beispielsweise in den USA auf das niedrige Niveau der Investitionen in öffentliche Dienste und das Sozialwesen zurückzuführen. Diese Dienste bieten psychische Gesundheitsvorsorge, Unterkunft und Beschäftigungsförderung für Personen, die andernfalls im Straf- oder forensisch-psychiatrischen System landen würden. Da es eine politische Entscheidung ist, Mittel an öffentliche Dienste zu verteilen, um Bedingungsfaktoren von Kriminalität anzugehen (Coid 2003), ist die allgemeine Sozial-, Justiz- und Gesundheitspolitik eines Landes eine weitere Erklärung für die Unterschiede in der forensischen Psychiatrie.

43

Fazit
Dieses Kapitel sollte Lesende dazu anzuregen, darüber nachzudenken, wie ihr eigenes forensisches Psychiatriesystem im Vergleich zu anderen auf der Welt dasteht. Fallstudien zeigen, wie forensische Systeme sich deutlich unterscheiden und dennoch einige grundsätzliche Ziele teilen können. Die inhärenten Schwierigkeiten internationaler Vergleiche wurden diskutiert, bevor soziale, kulturelle und politische Erklärungen für die Heterogenität der Systeme vorgestellt wurden. Forensische Psychiatrie ist das Produkt historischer und lokal gebundener Entwicklungen. Es ist nicht immer möglich, Best Practices aus den Systemen anderer Länder direkt zu übernehmen, aber es ist immer wertvoll, darüber nachzudenken, wie die Dinge anderswo gehandhabt werden, und zu lernen, was im eigenen System verbessert werden kann.

■■ **Danksagung**
Der Autor möchte Dr. Tariq M. Hassan, Divisional Chair of Forensic Psychiatry im Department of Psychiatry an der Queen's University, Kanada, für seine wertvollen Einblicke in die forensische Psychiatrie Pakistans danken.

Literatur

Alcidi C, Núñez Ferrer J, Di Salvo M, Musmeci R, Pilati M (2018) Income convergence in the EU: a tale of two speeds. Brussels. https://www.ceps.eu/ceps-publications/income-convergence-eu-tale-two-speeds/. Zugegriffen am 22.07.2023
Chow WS, Priebe S (2016) How has the extent of institutional mental healthcare changed in Western Europe? Analysis of data since 1990. BMJ Open 6. https://doi.org/10.1136/bmjopen-2015-010188
Coid JW (2003) Formulating strategies for the primary prevention of adult antisocial behaviour: ‚high risk' or ‚population' strategies? In: Early prevention of adult antisocial behaviour. Cambridge University Press, S 32–78. https://doi.org/10.1017/CBO9780511489259.003
Downes D, Hansen K (2006) Welfare and punishment in comparative perspective. In: Armstrong S, McAra L (Hrsg) Perspectives on punishment: the contours of control. Oxford University Press, Oxford, UK, S 133–154. http://eprints.lse.ac.uk/9309/
Edworthy R, Sampson S, Völlm B (2016) Inpatient forensic-psychiatric care: legal frameworks and service provision in three European countries. Int J Law Psychiatry 47:18–27. https://doi.org/10.1016/j.ijlp.2016.02.027
Garland D (2020) Roots of injustice: the structural sources of America's penal state. In: University of Alberta's Centre for Criminological Research's first annual conference: prisons and punishment. https://www.youtube.com/watch?v=yNOychu12iY. Zugegriffen am 22.07.2023
Green DA (2008) Suitable vehicles: framing blame and justice when children kill a child. Crime Media Cult Int J 4(2):197–220. https://doi.org/10.1177/1741659008092328
Hassan T, Nizami AT, Hirji S (2015) Forensic psychiatry in Pakistan. Int J Law Psychiatry 41:95–104. https://doi.org/10.1016/j.ijlp.2015.05.001
Hassan T, Nizami AT, Asmer MS (2017) Forensic psychiatric service provision in Pakistan and its challenges. BJPsych Int 14(2):40–44. https://doi.org/10.1192/s205647400000177x
Institute for Crime & Justice Policy Research (2019) Pakistan | World Prison Brief. World Prison Brief. https://www.prisonstudies.org/country/pakistan. Zugegriffen am 22.07.2023
Páv M, Skřivánková P, Wiseman C, Vňuková M, Blatníková S, Hollý M (2020) Forensic treatment services in the Czech Republic: current state and future challenges. Int J Forens Mental Health 19(3):269–282. https://doi.org/10.1080/14999013.2020.1732505
Payne L, Payne T (2020) The dead are arising: the life of Malcolm X. W. W. Norton & Company, New York
Rana MH (2015) Forensic psychiatry: a yawning gap in mental health care in Pakistan. J Pak Psychiatr Soc 12(2). http://www.jpps.com.pk/article/forensicpsychiatryayawninggapinmentalhealthcareinpakistan_2469.html. Zugegriffen am 22.07.2023
Roesch R, Cook AN, Crocker AG, Livingston JD, Leclair MC (2018) Forensic mental health systems internationally. In: Handbook of forensic mental health services. Routledge, S 3–76. https://doi.org/10.4324/9781315627823-2
Salize H, Dreßing H (2005) Placement and treatment of mentally ill offenders – legislation and practice in EU member states. Mannheim. http://www.krim.dk/undersider/straffuldbyrdelse/forvaring/

psykisk-afvigende-indsatte-placering-europa-eu2006.pdf. Zugegriffen am 22.07.2023
Saxena S, Maulik PK (2003) Mental health services in low- and middle-income countries: an overview. Curr Opin Psychiatry 16(4):437–442. https://doi.org/10.1097/01.yco.0000079213.36371.89
Snacken S (2010) Resisting punitiveness in Europe? Theor Criminol 14(3):273–292. https://doi.org/10.1177/1362480610370165
Tomlin J, Lega I, Braun P, Kennedy HG, Herrando VT, Barroso R, Castelletti L et al (2020) Forensic mental health in Europe: some key figures. Soc Psychiatry Psychiatr Epidemiol 1:3. https://doi.org/10.1007/s00127-020-01909-6
Wright M, Davison S, Petch E (2017) Making visible the invisible: aboriginal forensic mental health. Lancet Psychiatry 4(12):895–896. https://doi.org/10.1016/S2215-0366(17)30234-1

Ethische Aspekte der forensischen Psychiatrie

Irina Franke

Inhaltsverzeichnis

B. Völlm, B. Schiffer (Hrsg.), *Forensische Psychiatrie*, https://doi.org/10.1007/978-3-662-64465-2_44

44.1 Braucht die forensische Psychiatrie eine eigene Ethik?

Definition

Ethik ist definiert als systematisches Nachdenken über richtiges und falsches Handeln und soll dazu dienen, Orientierung in Konfliktsituationen zu bieten, indem rationale, verallgemeinerbare und verbindliche Handlungsgrundsätze aufgestellt werden; durch ethische Reflexion können darüber hinaus bestehende Normen hinterfragt werden (Steger und Rubeis 2018).

Ethische Überlegungen können nicht durch gesetzliche Grundlagen oder störungsspezifische Behandlungsleitlinien ersetzt werden, sondern sollen dabei helfen, deren Anwendung im klinischen Einzelfall zu begründen bzw. eine Entscheidungsfindung bei konkurrierenden Interessen zu ermöglichen. In allen Bereichen der forensischen Psychiatrie – Begutachtung, Behandlung und Forschung – können durch die unterschiedlichen Perspektiven bzw. Rollen und die zum Teil gegensätzlichen Interessen der involvierten (Fach-)Personen ethische Konflikte entstehen. Interessengruppen sind neben den untergebrachten Personen auch deren Angehörige, medizinische und juristische Fachpersonen sowie Politik und Gesellschaft. Die schwächste Gruppe ist fraglos die der untergebrachten Personen, weshalb es ethisch legitimiert ist, diese unter besonderen Schutz zu stellen. Dieser Schutz sollte aber keine Bevormundung darstellen und muss zudem in ein Verhältnis zu den Interessen der anderen beteiligten Gruppen gesetzt werden.

Vor dem Hintergrund dieser Besonderheiten stellt sich die Frage, ob in der forensischen Psychiatrie die etablierten medizinethischen Prinzipien genauso anwendbar sind wie in anderen Bereichen der Medizin.

Medizinethische Prinzipien (nach Beauchamp und Childress 2013)

- Respekt vor dem Selbstbestimmungsrecht des Patienten bzw. der Patientin
- Vermeidung von Schaden für den Patienten bzw. die Patientin
- Förderung des Wohls der Patient*innen
- (Soziale) Gerechtigkeit

Die forensische Psychiatrie folgt denselben medizinethischen Prinzipien, die jedoch der Spezifizierung und ggf. Ergänzung bedürfen.

Die interdisziplinäre Task-Force Forensik der DGPPN hat die Einhaltung dieser Grundprinzipien in ihre im Jahr 2017 veröffentlichten „Standards zur Behandlung im Maßregelvollzug" aufgenommen (Müller et al. 2017). Auch wenn ihre Relevanz für die klinische Entscheidungsfindung unstrittig ist, ergibt sich in der Praxis immer wieder Diskussionsbedarf in Bezug auf die konkrete Auslegung und die Abwägung der einzelnen Prinzipien: Bedeutet Respekt vor dem Selbstbestimmungsrecht der Patientin bzw. des Patienten, dass die psychische Gesundheit durch einen Eingriff in die Autonomie wiederhergestellt werden darf, soll, oder gar muss, oder bedeutet es, dass auf eine Zwangsbehandlung verzichtet wird und irreversible psychische Folgeschäden und/oder eine dauerhafte Unterbringung in Kauf genommen werden? Wie wird Einwilligungsunfähigkeit festgestellt und von wem? Bei diesen ethischen Konflikten bestehen große Überschneidungen zwischen forensischer und allgemeiner Psychiatrie, was sich auch daran zeigt, dass die Fragestellungen, die in den entsprechenden Einrichtungen im Rahmen klinischer Ethikberatungen diskutiert werden, kaum voneinander abweichen (Franke et al. 2020). Das dürfte vor allem dadurch begründet sein, dass bis auf wenige Ausnahmen (insbesondere Sexualstraftäter*innen und Langzeitbehandlung von Persönlichkeitsstörungen) weitgehend die gleichen Krankheitsbilder behandelt werden.

Darüber hinaus gibt es spezifische forensisch-psychiatrische ethische Konfliktfelder, die durch die Anwendung individualethischer Prinzipien nur unbefriedigend gelöst werden können. Dazu gehören beispielsweise die Verknüpfung von Therapieerfolg mit Lockerungs- und Entlassungsentscheidungen, die auf gutachterliche Prognosen gestützte Anordnung freiheitsentziehender Maßnahmen, die suboptimalen Lebensbedingungen in Vollzugseinrichtungen und die Auswirkungen langjähriger Unterbringung auf die psychische Gesundheit. Hier werden individuelle Freiheitseinschränkungen und deren Folgen durch die Sicherheitsinteressen der Allgemeinheit legitimiert. Womit diese Sicherheitsüberlegungen begründet sind und wie diese im Verhältnis zu dem Patient*inneninteresse gewichtet werden, hängt wiederum sehr stark mit dem jeweiligen politischen System und gesamtgesellschaftlichen Einstellungen in Bezug auf Risikotoleranz, Kriminalität und psychische Krankheit zusammen. Für die ethische Reflexion bedeutet das, dass neben der Ebene „Behandler*in und Patient*in“ auch die Ebenen „Patient*in und Gesellschaft“, „Behandler*in und Gesellschaft“ und „Behandler*in und Auftraggeber*in“ einbezogen werden müssen. Diese mehrdimensionale Betrachtungsweise kann durch eine kontextabhängige Spezifizierung der medizinethischen Prinzipien erfolgen oder aber durch eine Ergänzung der individualethischen um eine sozialethische Perspektive, wie sie für die ethische Begründbarkeit forensisch-psychiatrischer Forschung bereits vorgeschlagen wurde (Prüter-Schwarte 2019). Mit einer kontextabhängigen Spezifizierung wäre die forensische Psychiatrie nicht alleine: Auch für Ärzt*innen in der klinischen Forschung ist der Konflikt zwischen individuellem Risiko (für den*die einzelne*n Studienteilnehmer*in) und gesellschaftlichem Nutzen (durch wissenschaftlichen Fortschritt) zentral; der forschende Arzt bzw. die forschende Ärztin gewichtet dieselben Prinzipien anders als der behandelnde Arzt und die behandelnde Ärztin, weil er*sie ein anderes Ziel verfolgt. Trotzdem darf er*sie keines der Prinzipien komplett vernachlässigen. Die sozialethische Perspektive beschäftigt sich mit der Frage, ob gegebene institutionelle Gebilde gerecht sind, d. h., wie soziale Ordnungen, Verhältnisse, Strukturen und Regelsysteme aufgrund moralischer Kriterien bezüglich ihrer Gerechtigkeit zu beurteilen sind und wie sie beschaffen sein müssen, um die Freiheit und Selbstentfaltung des Menschen zu ermöglichen und zu fördern (Anzenbacher 2002). Im Sinne dieser Definition sind forensisch-psychiatrische Kliniken ein solches institutionelles Gebilde. Das heißt, dass Fragen der Gerechtigkeit, des Anspruchs der untergebrachten Person auf die bestmögliche Behandlung und der Anspruch der Gesellschaft auf eine sichere Prognose nicht nur auf individualethischer Ebene gelöst werden können; die Erreichung dieser Ziele dient dem Gemeinwohl und nutzt sowohl dem einzelnen Patienten bzw. der Patientin als auch der Allgemeinheit (Prüter-Schwarte 2019).

In der Praxis können Fallbesprechungen unter Einbezug klinischer Ethikberatung bei der Lösung ethischer Konflikte helfen und in der Diskussion über unterschiedliche Haltungen in Behandlungsteams Orientierung bieten. Fallbesprechungen oder Weiterbildungen mit klinisch-ethischem Schwerpunkt haben sich in der forensischen Psychiatrie bis jetzt noch nicht in vergleichbarer Form etabliert wie in der Allgemeinpsychiatrie (Franke et al. 2020). Bislang nur wenig untersucht ist zudem, ob sich durch die verbesserte Implementierung klinischer Ethik in den Behandlungskontext für die untergebrachten Personen Verbesserungen in der subjektiven Behandlungsqualität einstellen und welche Auswirkungen dies auf die Behandlungsteams hat.

Zusammengefasst benötigt die forensische Psychiatrie keine eigene Ethik, aber möglicherweise eine Spezifizierung und ggf. Ergänzung der allgemeinen medizinethischen Prinzipien. Ethik und ethische Grundprinzipien sind Leitplanken für professionelles Handeln. Sie können weder eine fundierte Ausbildung der Fachpersonen noch die Einhaltung fachspezifischer Standards ersetzen. Die ethische Reflexion sollte wesentlicher Bestandteil von beidem sein und entsprechende Berücksichtigung in Ausbildung und klinischer Tätigkeit finden.

44.2 Begutachtung

44.2.1 Ethische Konfliktfelder

Gutachten verursachen hohe direkte und indirekte Kosten, können gravierende Konsequenzen für das weitere Leben der zu begutachtenden Person haben und prägen das öffentliche Bild von der forensischen Psychiatrie. Eine falsch positive Beurteilung des Rückfallrisikos kann dazu führen, dass eine Person ungerechtfertigterweise im Freiheitsentzug bleibt, eine falsch negative Beurteilung dazu, dass sich nach einer Lockerung oder Entlassung ein folgenschwerer Rückfall ereignet. Die Anforderungen an den*die Gutachter*in, sich innerhalb dieses Spannungsfeldes möglichst wenig durch emotionale und ökonomische Motive, sondern durch fachliche Überlegungen leiten zu lassen, sind hoch. Das gilt nicht nur für Strafverfahren, in denen es um Schuld, Strafe und Freiheitsentzug geht, sondern auch für Zivil- und Sozialversicherungsverfahren, mit deren Ausgang häufig die weitere Existenzsicherung bzw. selbstständige Lebensführung einer Person verbunden ist.

Ein*e Gutachter*in handelt nicht als Therapeut*in, d. h., sein*ihr Ziel ist es nicht, der untersuchten Person zu helfen, sie zu einer Therapie zu motivieren oder einen Krankheitszustand zu beheben – von Notfällen abgesehen. Er*sie handelt auch nicht als Ermittler*in, der*die versucht, einen Tathergang oder juristischen Sachverhalt mit kriminologisch-investigativen Methoden aufzuklären. Seine*ihre Untersuchungen müssen vielmehr ausschließlich von der Frage nach einer psychischen Erkrankung und deren Auswirkungen geleitet sein. Die Feststellungen sollen dem*der Auftraggeber*in helfen, eine Rechtsfrage zu beantworten, für die ihm*ihr selbst die fachliche Expertise fehlt. Auch wenn der*die Gutachter*in die daraus folgenden Entscheidungen nicht selbst trifft, hat seine*ihre Einschätzung ein erhebliches Gewicht. Damit unterscheidet sich die gutachterliche Tätigkeit stark von der klinischen Tätigkeit als Arzt*Ärztin oder Psycholog*in. Wie eine ausreichende Qualität von Gutachten sichergestellt werden kann, ist trotz Ausbildungscurricula und Mindestanforderungen ungelöst. Während der praktische Weg in die Gutachter*innentätigkeit neben grundsätzlichem Sachinteresse auch über eine fristgerechte Erstattung führt, findet man in die dazugehörige Rolle und fachliche Kompetenz häufig über „Versuch und Irrtum“. Die Mindestanforderungen für Schuldfähigkeits- und Prognosebegutachtungen (Boetticher et al. 2007, 2019) adressieren über Qualitätsaspekte letztlich auch ethische Anforderungen. Untersuchungen zur Gutachtenqualität haben aber wiederholt gezeigt, dass die Gutachtenqualität nach wie vor sehr heterogen ist und eine große Anzahl die Mindestanforderungen nicht erfüllt (Kunzl et al. 2009; Wertz et al. 2018).

44.2.2 Aufklärung

Während es Proband*innen gibt, die sich – mit oder ohne anwaltliche Unterstützung – sehr versiert im Begutachtungskontext bewegen, gibt es auch solche, die keinerlei Erfahrung mit solchen Untersuchungssituationen haben. Wenn Letztere in einer Begutachtungssituation einer ärztlichen oder psychologischen Fachperson gegenübersitzen, ist es möglich, dass sie die Funktion des Gutachters oder der Gutachterin falsch einschätzen und davon ausgehen, dass wie gegenüber anderen Ärzt*innen und Psycholog*innen ein besonderes Vertrauensverhältnis besteht. Es liegt daher in der Verantwortung des Gutachters bzw. der Gutachterin, die Proband*innen vor Beginn der Untersuchung (wenn es erforderlich erscheint, auch wiederholt während der Untersuchung) darauf aufmerksam zu machen, dass der*die Untersucher*in nicht in therapeutischem Auftrag handelt, dass er*sie im Zusammenhang mit dem gutachterlichen Auftrag nicht an die ärztliche Schweigepflicht gebunden ist und dass alle Angaben, die der*die Proband*in macht, der jeweiligen auftraggebenden Behörde zur Verfügung gestellt werden. Die zu begutachtende Person sollte außerdem darüber in Kenntnis gesetzt werden, welche Fragestellungen mit der Begutachtung beantwortet werden sollen und was die möglichen Konsequenzen sind. Sie muss also nach einer verständlichen Aufklärung in der Lage sein, zu entscheiden, ob sie an der Begutachtung teilnehmen möchte oder nicht. Dies setzt voraus, dass der*die Proband*in einwilligungsfähig ist. Falls an der Einwilligungsfähigkeit Zweifel bestehen, sollte diese abgeklärt werden, und bei fehlender Einwilligungsfähigkeit sollte mit dem*der Auftraggeber*in geklärt werden, wer in Vertretung entscheidungsberechtigt ist.

44.2.3 Erstattung des Gutachtens

Laut Kröber (2018) gibt es für den*die psychiatrischen Gutachter*in verschiedene Versuchungen: Faulheit, Eitelkeit, Streben nach juristischer Nestwärme und Feigheit. Der*die faule Gutachter*in formuliert sinngemäß jedes Gutachten nach einem vorgefertigten Schema ohne Anzeichen individueller Fallkonzeption – es geht ihm*ihr um die Optimierung des Verhältnisses von Aufwand und finanziellem Ertrag. Der*die eitle Gutachter*in „gibt sich richtig Mühe, er will glänzen mit seinen Theorien, mit seinem hochartifiziellen Jargon, und seinen grandiosen Deutungen. Er macht es selten unter 100 Seiten. … Ob die dabei behaupteten Ereignisse wahr sind, die frühen Traumata, die unbewussten Strebungen und die berichteten Lebensereignisse, das muss nicht erörtert werden: Hauptsache, es passt theoretisch alles gut zusammen“ (Kröber 2018, S. 19). Der*die Gutachter*in auf der Suche nach juristischer Nestwärme befindet sich – weil er*sie am liebsten die Hoffnungen aller Parteien erfüllen will, aber nicht kann – in der Versuchung, Aussagen zu liefern, die die Sache nicht hergibt. Der*die feige Gutachter*in spürt zwar, was fachlich geboten wäre, scheut aber die Verantwortung (z. B. für eine positive Lockerungsprognose) und verweist auf die Notwendigkeit einer Verlaufsuntersuchung zu einem späteren Zeitpunkt (Kröber 2018).

Diesen Versuchungen müssen bei Weitem nicht nur Anfänger*innen widerstehen. Auch der*die erfahrene Gutachter*in muss sich immer wieder der Funktion des Gutachtens im Verfahren und der eigenen Rolle bewusst werden. Gutachten sollen dabei helfen, zu erkennen, ob psychopathologische Auffälligkeiten zu einer für die Beurteilung der Schuldfähigkeit relevanten Einschränkung der psychischen Funktionen geführt haben, ob diese Einschränkungen weiter bestehen und ob sich daraus ein erhöhtes Rückfallrisiko ableiten lässt. Gutachten sollen außerdem die erforderliche fachliche Begründung für fortbestehende Gefährlichkeit bzw. Veränderungen der Legalprognose bieten. Sie sind Voraussetzung dafür, dass Menschen, die aufgrund des Einflusses von schweren psychopathologischen Symptomen straffällig wurden, nicht bestraft werden. Sie dienen nicht dazu, möglichst vielen Straftäter*innen eine Behandlung zu ermöglichen bzw. möglichst viele psychisch kranke Menschen gegen ihren Willen zu behandeln. Sie dienen auch nicht dazu, im Sinne einer Nulltoleranz gegenüber jeglichen Risiken alle psychisch kranken Personen, die eine Straftat begangen haben, unterzubringen.

Sowohl bei der diagnostischen als auch bei der prognostischen Beurteilung besteht die Gefahr, dass der*die Gutachter*in von einer subjektiv präferierten Hypothese in Bezug auf Diagnose, Prognose und Maßnahmen ausgeht und in der Ausarbeitung nur noch diejenigen Informationen verwertet, die diese Hypothese unterstützen (Confirmation Bias). Dadurch entfällt die erforderliche Prüfung von Alternativhypothesen und Diskrepanzen und es entsteht eine vermeintlich hohe Beurteilungssicherheit, die die Grenzen der psychiatrischen Diagnostik und Prognostik ausblendet.

Die Entwicklung standardisierter Prognoseinstrumente hat die forensische Psychiatrie in den letzten Jahrzehnten maßgeblich geprägt. Dadurch sollten Prognosen wissenschaftlich begründbar und qualitativ besser werden. Für den*die Gutachter*in, der*die mit diesen Instrumenten arbeitet, bedeutet das, dass er*sie mit deren Aufbau und Methodik vertraut sein muss und zudem die Ergebnisse richtig verstehen, interpretieren und kommunizieren können muss. Bei statistischen (aktuarischen) Instrumenten ist beispielsweise der Hinweis erforderlich, dass es sich bei den errechneten Rückfallquoten um Gruppeneigenschaften, nicht um ein individuelles Risiko des Probanden oder der Probandin handelt. Zudem muss überprüft werden, ob das eingesetzte Instrument für den Einzelfall anwendbar ist und zu welchem Mehrwert die Ergebnisse führen. Diagnostische und prognostische Beurteilungen sollten deshalb immer auch die transparente Darstellung des Ausmaßes der Beurteilungs(un-)sicherheit und allfälliger Diskrepanzen zwischen Diagnose und Befund bzw. Vorgeschichte umfassen.

44.3 Behandlung

44.3.1 Freiwilligkeit der Behandlung

Die freiwillige Zustimmung zu einer Behandlung nach angemessener Aufklärung im Zustand der Einwilligungsfähigkeit ist die Legitimation jeder medizinischen Behandlung („informed consent"). Die Aufklärung muss in verständlicher Form Informationen über Art, Durchführung und Umfang der therapeutischen Maßnahme, ihre Erfolgsaussichten und Risiken sowie über die Folgen ausbleibender Behandlung und mögliche Alternativen vermitteln (Schöch 2018).

Einwilligung

Erfolgt die Behandlung ohne wirksame Zustimmung, liegt ein strafbarer Eingriff in die körperliche Integrität vor. Je schwerwiegender eine therapeutische Maßnahme ist, desto höher sind die Anforderungen, die an die Einwilligungsfähigkeit gestellt werden müssen. Bei Einwilligungsunfähigkeit ist der*die gesetzliche Betreuer*in beizuziehen, um bei der Entscheidungsfindung zu unterstützen oder um der Behandlung rechtswirksam zuzustimmen, falls sich die einwilligungsunfähige Person Kraft natürlichen Willens mit der vorgesehenen Behandlung einverstanden erklärt hat (Jakovljević und Wiesemann 2016). Sofern vorhanden, ist auch eine im Zustand der Einwilligungsfähigkeit verfasste, gültige Patientenverfügung zu berücksichtigen (Jakovljević et al. 2016). Ärztlichen Maßnahmen gegen den natürlichen Willen der betroffenen Person kann der*die Betreuer*in nicht zustimmen. Diese betreffen in der Praxis vor allem Zwangsmedikationen und sind außerhalb von Notfallsituationen nur als Ultima Ratio und im Rahmen der geltenden Gesetze zulässig (Müller et al. 2017).

Damit ist eines der zentralen ethischen und fachlichen Dilemmata der forensischen (aber auch allgemeinen) Psychiatrie bereits umrissen: Viele psychiatrischen Krankheitsbilder führen vorübergehend oder dauerhaft zu einer Einschränkung derjenigen psychischen Funktionen, die Voraussetzung für eine Willensbildung und damit für die Einwilligungsfähigkeit sind. Zudem haben Patient*innen mit bestimmten Erkrankungen auch in remittiertem Zustand häufig Schwierigkeiten, ein angemessenes Bewusstsein für das Vorliegen eines krankhaften Zustandes und für das Ausmaß der damit einhergehenden Eigen- und Fremdgefährdung zu entwickeln. Bei chronisch progredient verlaufenden Erkrankungen, die mit einer zunehmenden Destruktion des Persönlichkeitsgefüges einhergehen, kann es sehr schwierig sein, den mutmaßlichen Willen des Patienten bzw. der Patientin zu eruieren. Die in den letzten Jahren zunehmend höher gewichtete Patient*innenautonomie, die Abkehr von einer paternalistischen Arzt*Ärztinnenrolle und die Entwicklung hin zu offener Psychiatrie haben zu einer weiteren Akzentuierung der Frage der Freiwilligkeit in forensisch-psychiatrischen Behandlungen geführt – einerseits, weil das Selbstbestimmungsrecht dort bereits durch die in aller Regel unfreiwillige Einweisung massiv tangiert ist, und andererseits, weil die damit verbundenen Behandlungskonzepte oft nicht analog umgesetzt werden können.

Zu Eingriffen in die körperliche Unversehrtheit werden in der Psychiatrie vorwiegend biologische Therapieverfahren wie medikamentöse Behandlung, Elektrokrampftherapie oder andere apparative Interventionen (z. B. transkranielle Magnetstimulation) gezählt. Auf die ethischen Aspekte von Zwangsmaßnahmen (inkl. medikamentöser Zwangsbehandlung) wird an dieser Stelle nicht eingegangen, sondern auf ▶ Kap. 38 verwiesen.

Inwieweit psychotherapeutische Maßnahmen Eingriffe in die *körperliche* Integrität darstellen, ist zumindest in Bezug auf die strafrechtlichen Konsequenzen (Körperverletzung gem. § 223 StGB) juristisch strittig: Wenn durch die Psychotherapie rein psychische Veränderungen von Zuständen angestrebt werden, die noch nicht die Qualität eines pathologischen, objektivierbaren Zustands erreichen, liege keine Körperverletzung vor, weshalb sich die Erfordernis eines „informed consent“ nicht begründen lasse (Rosenau 2018). Allerdings folgt aus dem verfassungsrechtlich geschützten Selbstbestimmungsrecht (Artikel 2 Abs. 1 Grundgesetz), dass der*die Patient*in selbstbestimmt über seinen*ihren Körper und seine*ihre Psyche entscheiden soll und deshalb grundsätzlich nicht ohne seine*ihre Einwilligung behandelt werden darf (Gründel 2002). Die Musterberufsordnungen in Deutschland regeln, dass psychotherapeutische Maßnahmen nur nach vollständiger und angemessener Aufklärung und Einwilligung des einwilligungsfähigen Patienten bzw. der einwilligungsfähigen Patientin erfolgen dürfen (Bundespsychotherapeutenkammer 2007; Bundesärztekammer 2021). Aus § 136 des Strafvollzugsgesetzes („Die Behandlung des Untergebrachten in einem psychiatrischen Krankenhaus richtet sich nach ärztlichen Gesichtspunkten“) folgt, dass der Patient*innenwille und das Selbstbestimmungsrecht auch in der forensisch-psychotherapeutischen Behandlung bindend sind. Eine Psychotherapie gegen den Willen eines einwilligungsfähigen Patienten bzw. einer einwilligungsfähigen Patientin ist deshalb nicht zulässig. Darüber hinaus gibt es kein anerkanntes Psychotherapieverfahren, das davon ausgeht, dass es möglich ist, mit einer Behandlung gegen den erklärten Willen einer Person positive Effekte zu erzielen.

> Grundsätzlich ist die Einwilligung des Patienten bzw. der Patientin auch bei psychotherapeutischen Maßnahmen erforderlich und bedarf einer Aufklärung bzgl. der geplanten Interventionen.

Forensische Psychotherapien zielen vor allem bei Personen mit Persönlichkeitsstörungen bzw. Gewalt- und Sexualstraftäter*innen auf die Veränderung von als rückfallrelevant definierten Persönlichkeitseigenschaften und Verhaltensweisen – sie greifen somit in die psychische Integrität ein, was durch die dadurch postulierte Besserung, d. h. Senkung des Rückfallrisikos, legitimiert wird. Die Grenzen zwischen pathologischen und normalpsychologischen Eigenschaften sind dabei deutlich unschärfer als beispielsweise bei schweren psychischen Störungen wie Schizophrenien. Aus der allgemeinen Psychotherapieforschung ist zudem bekannt, dass Psychotherapie auch unerwünschte Wirkungen haben kann (z. B. Strauß und Linden 2018), entsprechende Untersuchungen fehlen für den forensischen Bereich. Es ist deshalb auch und gerade bei forensischen Psychotherapien von zentraler Wichtigkeit, das Selbstbestimmungsrecht zu respektieren, wozu eine transparente Aufklärung über Indikation, Methode, realistische Therapieziele und allfällige unerwünschte Wirkungen gehören sollte. Ein Graubereich ergibt sich in der Praxis vor allem in der Anfangsphase von forensisch-psychotherapeutischen Behandlungsaufträgen, weil die Ablehnung von Therapie im Zwangskontext eher ein häufiges Phänomen ist. Es kann deshalb gerechtfertigt sein, mit geeigneten Methoden motivationsfördernd zu arbeiten, wenn eine grundsätzliche Gesprächsbereitschaft seitens der Patienten bzw. des Patienten besteht. Motivationsarbeit sollte regelmäßig evaluiert werden und kann nicht über Jahre als Ziel und Begründung von Psychotherapie dienen.

Zusammengefasst wird im Vollzug gerichtlich angeordneter Therapien bereits durch die Zuweisungsmodalitäten in das Selbstbestimmungsrecht eingegriffen, was mit dem staatlichen Anspruch der Gefahrenabwehr begründet wird. Vollständig autonome Therapieentscheidungen können daher auch von einwilligungsfähigen Personen nicht in der gleichen Qualität getroffen werden wie unter Bedingungen der Freiheit. Eine noch weitgehend ungelöste Herausforderung ist der Umgang mit der Gruppe von untergebrachten Personen, bei denen keine Behandlung möglich ist – sei es aufgrund von Ablehnung oder fehlender Wirksamkeit der Therapie – und gleichzeitig von weiterer Gefährlichkeit außerhalb der Vollzugseinrichtung ausgegangen wird. Diese Patient*innen profitieren offensichtlich nicht so von einer klinischen Unterbringung, dass sich ihre Legalprognose relevant verbessert würde. Sie sind über Jahre und teilweise Jahrzehnte massiven Einschränkungen der persönlichen Freiheitsrechte ausgesetzt. Für die forensische Psychiatrie besteht hier die Gefahr, vor dem Hintergrund eines steigenden gesellschaftlichen Sicherheitsbedürfnisses in zunehmendem Ausmaß sichernde Funktionen wahrzunehmen, die außerhalb ärztlicher bzw. therapeutischer Zuständigkeit liegen (s. auch Völlm et al. 2016).

44.3.2 Die duale Rolle forensischer Psychotherapeut*innen

Auch Ärzt*innen und Psycholog*innen, die in der forensischen Psychiatrie therapeutisch tätig sind, verfolgen entsprechend ihrer Ausbildung das Ziel, psychische Störungen zu behandeln und dadurch die Symptombelastung zu reduzieren und die Partizipationsfähigkeit des Patienten bzw. der Patientin zu erhöhen. Der*die forensische Psychotherapeut*in fokussiert dabei in der Therapieplanung auf die rückfallrelevanten Erkrankungen bzw. Symptome und muss darüber hinaus regelmäßig beurteilen, ob die erreichten Veränderungen auf Symptom- und Verhaltensebene auch zu einer Verbesserung der Legalprognose führen. Dabei handeln sie im Gegensatz zu nicht-forensischen Therapeut*innen nicht nur im Interesse des Patienten bzw. der Patientin – und in manchen Fällen auch konträr dazu –, weil sie zugleich Aspekte der öffentlichen Sicherheit und der Sicherheit in der Institution berücksichtigen müssen.

Diese Doppelfunktion der Therapeutin bzw. des Therapeuten muss dem Patienten bzw. der Patientin zu Beginn der Behandlung transparent gemacht werden, da es ansonsten zu erheblichen Irritationen kommen kann, beispielsweise wenn der erste Therapiebericht geschrieben wurde. Auch im Sinne der Gestaltung der therapeutischen Beziehung ist es unbedingt erforderlich, dass der*die forensisch-psychiatrische/psychotherapeutische Patient*in über die Funktionen des Therapeuten bzw. der Therapeutin, die Regelungen bezüglich Schweigepflicht und Erstattung von Verlaufsberichten informiert ist.

Es gibt bisher nur wenige wissenschaftliche Untersuchungen zur Qualität der therapeutischen Beziehung in forensisch-psychiatrischen Behandlungen. In einer Befragung von deutschen Maßregelvollzugspatient*innen zeigte sich überraschenderweise, dass forensisch-psychiatrische Patient*innen die therapeutische Beziehung nicht schlechter beurteilten als die Vergleichsgruppe von allgemeinpsychiatrischen Patient*innen (Otte et al. 2018). Eine mögliche Erklärung dafür kann sein, dass gerade durch die langen Aufenthalte eine intensivere Beziehungsarbeit geleistet werden kann, bei der allfällige Vorbehalte abgebaut werden können und dadurch vielleicht sogar eine tragfähigere therapeutische Beziehung erreicht werden kann als im allgemeinpsychiatrischen Kontext.

Inwieweit es sinnvoll und fachlich möglich ist, dass sich Therapeut*innen zur Prognose ihrer eigenen Patient*innen äußern, kann und sollte kritisch diskutiert werden. Auch für erfahrene Therapeut*innen ist es mitunter schwierig, eine möglichst ausgewogene Einschätzung abzugeben, gerade wenn es sich um eine langjährige Therapie handelt. Auch wenn sich der*die Therapeut*in in der Regel auf eine bestehende prognostische Einschätzung, meist aus dem Einweisungsgutachten, stützen kann, läuft es dennoch darauf hinaus, dass er den Erfolg seiner eigenen Arbeit kritisch beurteilen muss. Ein stationärer Behandlungskontext, in dem die Beobachtungen verschiedener Berufsgruppen in die Beurteilung einbezogen werden können, hat diesbezüglich deutliche Vorteile gegenüber Therapien, die vorwiegend im Einzelsetting durchgeführt werden.

Ein weiterer Faktor mit Einfluss auf die therapeutische Beziehung in der forensischen Psychiatrie ist, dass die Vertraulichkeit der Information und die Schweigepflicht im forensischen Behandlungskontext nicht uneingeschränkt gelten. Für die Weitergabe vertraulicher Informationen, d. h. für Einschränkungen der Schweigepflicht, bedarf es prinzipiell auch hier der Einwilligung des Patienten bzw. der Patientin oder einer anderen gesetzlichen Grundlage, beispielsweise im Rahmen der Berichterstattungspflicht (§ 463 Absatz 4 Satz 1 StPO) oder in Form des Einsichtsrechts in die Krankenakte für externe psychiatrische Gutachter*innen (§ 463 Abs. 4 Satz 6 StPO).

> Auch wenn er*sie sich innerhalb der gesetzlichen Grundlagen bewegt, sollte sich der*die Therapeut*in bei der Auskunftserteilung stets darüber im Klaren sein, welche Informationen für wen relevant sind. Beispielsweise kann der Hinweis auf Traumatisierungen in der Biografie erfolgen, wenn es für die Behandlung von Relevanz ist, ohne dass diese Erfahrungen im Detail schriftlich wiedergegeben werden müssen. Für den Therapeuten bzw. die Therapeutin besteht ein Handlungsspielraum zur Wahrung der Vertraulichkeit, gleichzeitig darf er*sie aber wichtige Informationen nicht unterschlagen.

44.3.3 Unprofessionelles Verhalten und Missbrauch

Der Weltärztebund hat in der Deklaration von Genf die mit dem ärztlichen Beruf verbundenen Pflichten und Verhaltensweisen festgelegt. In Deutschland sind diese Rahmenbedingungen in der Musterberufsordnung für Ärzte (Bundesärztekammer 2021) bzw. für psychologische Psychotherapeut*innen in der Musterberufsordnung für Psycholog*innen (Bundespsychotherapeutenkammer 2007) zu finden. Die Definition von Berufspflichten hat unter anderem zum Ziel, das besondere Vertrauensverhältnis in der Beziehung zwischen Arzt*Ärztin und Patient*in zu schützen, die medizinische Versorgungsqualität für die Öffentlichkeit sicherzustellen und berufsunwürdiges Verhalten zu verhindern. Das Machtgefälle zwischen Behandler*in und Patient*in ist in der forensischen Psychiatrie durch bauliche und strukturelle Sicherheitsmaßnahmen, die Doppelrolle des Therapeuten bzw. der Therapeutin und die unterschiedlichen Sanktionierungsmöglichkeiten viel stärker wirksam als in anderen Behandlungskontexten. Die eingewiesenen Patient*innen weisen zudem häufig Krankheitsbilder auf, die mit aggressivem oder manipulativem Verhalten und schweren Störungen in der Beziehungsfähigkeit einhergehen. Dadurch besteht das Risiko, dass psychopathologischen Symptomen und Verhaltensauffälligkeiten nicht mehr mit medizinisch-therapeutischen Überlegungen, sondern mit direkter oder indirekter institutioneller Gewalt begegnet wird. Um das zu verhindern, muss die Einhaltung beruflicher Standards und Verpflichtungen mit besonderer Sorgfalt überwacht werden.

Eine der schwerwiegendsten Formen von unprofessionellem Verhalten ist der Missbrauch der therapeutischen Beziehung durch die Fachperson, um persönliche Bedürfnisse jeglicher Art zu befriedigen. Im Gegensatz zu Therapiefehlern oder -nebenwirkungen handelt es sich bei Missbrauch um ein bewusstes Verlassen der professionellen Rolle. Untersuchungen haben wiederholt gezeigt, dass Psychiater*innen und Psychotherapeut*innen überproportional häufiger als andere medizinische Disziplinen wegen (sexuellen) Missbrauchs belangt werden (z. B. Alam et al. 2012). Als Gründe dafür kommen bestimmte Besonderheiten des Fachgebiets – unter anderem die relativ langen Behandlungsdauern, das spezifische Behandlungssetting im 1:1-Kontakt und ungenügend geklärte Übertragungs- und Gegenübertragungsphänomene – in Betracht, aber auch mögliche Defizite in der Ausbildung und die relativ milden Sanktionen, wenn überhaupt ein straf- oder berufsrechtliches Verfahren eingeleitet wird. Ob es aufgrund des deutlich größeren Machtgefälles in der forensischen Psychiatrie häufiger zu Fällen von Missbrauch kommt, ist nicht untersucht.

Missbrauch in therapeutischen Beziehungen hat verschiedene Formen und kann unterschiedlich schwere Folgen für Täter*innen, Opfer und Institution haben.

Gegenüber sexuellem Missbrauch muss eine Null-Toleranz-Haltung vertreten und durchgesetzt werden. (Sexuelle) Beziehungen zwischen Mitarbeitenden und eingewiesenen Personen sind nicht nur unter professionellen Gesichtspunkten indiskutabel, sondern stellen in der forensischen Psychiatrie auch ein Sicherheitsrisiko dar. Emotionaler Missbrauch liegt vor, wenn die therapeutische Beziehung dazu dient, emotionale Bedürfnisse der Therapeutin bzw. des Therapeuten zu befriedigen – im Mittelpunkt steht dabei die Bedürftigkeit des Therapeuten bzw. der Therapeutin, nicht der Bedarf des Patienten bzw. der Patientin. Das kann unter anderem dazu führen, dass der*die Therapeut*in nicht mehr in der Lage ist, Risiken zu erkennen, entweder weil er*sie – bei entsprechender persönlichkeitsstruktureller Disposition der Patientin bzw. des Patienten – manipuliert wird oder weil er*sie den Patienten bzw. die Patientin „entpathologisiert", um die (dysfunktionale) therapeutische Beziehung aufrechtzuerhalten und eventuelle kognitive Dissonanzen aufzulösen. Weitere Formen von Missbrauch und unprofessionellem Verhalten sind die aktive oder passive physische und psychische Schädigung des Patienten bzw. der Patientin. Dazu gehören neben erniedrigender Behandlung und Beleidigungen auch Drohungen oder körperliche Misshandlungen, sowohl in Form von unmittelbarer Gewalt als auch in Form von bewusster Vernachlässigung, z. B. durch Vorenthalten der Unterstützung bei der persönlichen Hygiene und der Nahrungsaufnahme.

> Finanzieller oder ökonomischer Missbrauch bezieht sich in der forensischen Psychiatrie weniger auf den individuellen als auf den institutionellen Kontext: Dazu gehört beispielsweise, dass Produkte, die im Rahmen von Arbeitstherapien hergestellt werden, gewinnbringend für die Institution veräußert werden, die Patient*innen aber nicht oder nicht angemessen bezahlt werden. Außerdem kann unprofessionelles Verhalten vorliegen, wenn Entlassungs- und Unterbringungsempfehlungen vor dem Hintergrund der jeweiligen Belegungssituation ausgesprochen werden.

Abgesehen von Einzelfällen, die oft eine gewisse Medienwirksamkeit haben und dadurch das Bild von der forensischen Psychiatrie – meist negativ – prägen, gibt es keine systematisierten Erhebungen über den Umgang mit Missbrauch und unprofessionellem Verhalten in der forensischen Psychiatrie. Da es sich bei Patient*innen in forensisch-psychiatrischen Einrichtungen um eine besonders vulnerable Population handelt, sind eine hohe Sensibilisierung für unprofessionelles und missbräuchliches Verhalten sowie eine konsequente Sanktionierung erforderlich, um ein institutionelles Klima zu schaffen und aufrechtzuerhalten, in dem professionelles therapeutisches Arbeiten möglich ist.

44.3.4 Gefängnispsychiatrie

Psychische Belastungen, Störungen und Abhängigkeitserkrankungen treten in Gefängnispopulationen deutlich häufiger auf als in der Allgemeinbevölkerung, gleichzeitig bestehen sehr heterogene Versorgungsstrukturen, die weder den diagnostischen noch den therapeutischen Bedarf decken (Salize und Dressing 2008; Kopp et al. 2011; Fazel et al. 2016). Insbesondere Frauen in Haft weisen eine hohe Belastung mit Traumafolgesymptomen auf, die spezifische Behandlung benötigen (Cabeldue et al. 2018). Die Frage, ob psychisch kranke Menschen in Haftanstalten untergebracht oder in klinischen Einrichtungen behandelt werden, scheint nicht nur von den jeweiligen rechtlichen Rahmenbedingungen abzuhängen, sondern auch von gesellschaftspolitischen Strömungen geprägt zu sein. Bereits vor fast 100 Jahren wurde beschrieben, dass sich die Anzahl an Gefängnisinsassen in einem Land indirekt proportional zu der Anzahl an Psychiatriebetten entwickelt (Penrose 1939). Diese und spätere Beobachtungen (Priebe et al. 2005) sprechen dafür, dass es sich zumindest teilweise um die gleiche Population handelt, die entweder sanktionsorientiert oder therapieorientiert behandelt wird. Aus therapeutischer Sicht ist die Behandlung von psychischen Krankheiten und Abhängigkeitserkrankungen in Haftanstalten in der Regel mit deutlich geringeren Erfolgsaussichten verknüpft.

> Personen im Freiheitsentzug haben aufgrund des Äquivalenzprinzips das Anrecht auf eine medizinische Behandlung, die qualitativ mit einer Behandlung unter Bedingungen der Freiheit vereinbar ist (Enggist et al. 2014).

Jedoch fehlt es im Strafvollzug häufig an Fachkräften, die eine korrekte Diagnostik und Behandlung durchführen können. Darüber hinaus existieren kaum störungsspezifische Konzepte für Therapien unter Bedingungen des Freiheitsentzugs. Medizinische Dienste von Gefängnissen sind außerdem in der Regel nicht innerhalb der psychiatrischen Versorgungsstrukturen vernetzt, sodass eine wirksame ambulante Nachsorge nicht angemessen sichergestellt werden kann.

Neben der hohen Anzahl psychisch kranker Menschen im Strafvollzug kommt in vielen Ländern hinzu, dass die Population der Inhaftierten immer älter wird (Fellner und Vinck 2012; Ginn 2012). Ursächlich werden verschiedene Gründe angenommen: zum einen die allgemeine soziodemografische Entwicklung, zum anderen eine restriktivere Entlassungspraxis und möglicherweise auch eine steigende Anzahl von Ersttäter*innen in höherem Lebensalter (Glamser und Cabana 2003). Wenn immer mehr ältere Menschen langfristig im Freiheitsentzug untergebracht sind, erhalten dadurch auch Themen des höheren Lebensalters Eingang in das Strafvollzugssystem. Dazu gehören neben körperlicher Krankheit auch Themen wie Sterben und Tod, Palliativmedizin und – in Ländern, wo es gesetzlich erlaubt ist – assistierter Suizid. Eine Untersuchung aus der Schweiz zeigte, dass die Institutionen des Justizvollzugs auf diese Themen nicht genügend vorbereitet sind und ihnen z. T. auch ablehnend gegenüberstehen (Shaw und Elger 2016). Mit Bezug auf das Äquivalenzprinzip haben terminal kranke Menschen im Freiheitsentzug das gleiche Recht auf die Inanspruchnahme von Sterbebegleitung, Palliativmedizin und gegebenenfalls auch assistierten Suizid. Hierfür wären sowohl einheitliche Richtlinien zum Vorgehen wünschenswert als auch medizinische Abteilungen in Vollzugseinrichtungen, die entsprechende palliative Kompetenzen aufweisen, sofern die betroffene Person auch angesichts eines terminalen Krankheitsprozesses nicht in eine Einrichtung der Allgemeinversorgung entlassen werden kann.

Die Thematik des assistierten Suizids für inhaftierte Personen beinhaltet komplexe ethische Herausforderungen, insbesondere wenn nicht eine terminale körperliche Krankheit der Grund für den Sterbewunsch ist.

▶ Beispiel

Vor einigen Jahren wurde ein Fall aus Belgien öffentlich, in dem sich ein verurteilter Sexualstraftäter, der sich mit einer ungünstigen Legalprognose in Sicherungsverwahrung befand, das Recht auf assistierten Suizid aufgrund unerträglichen psychischen Leidens erstritt. Kurz vor der geplanten Durchführung änderte der involvierte Arzt seine Einschätzung insofern, als das individuelle psychische Leiden durch eine Änderung der Unterbringungsbedingungen gelindert werden könne. Der betroffene Mann wurde in eine psychiatrische Einrichtung verlegt. ◀

Hier stellen sich vielschichtige Fragen, die nicht nur die forensische Psychiatrie betreffen, sondern auch die Justiz und die gesamte Gesellschaft: Wenn eine Null-Risiko-Politik bei der Verhinderung von kriminellen Rückfällen verfolgt wird, wird die Anzahl von inhaftierten Menschen ohne Hoffnung auf Entlassung zunehmen. Wie diese Personen menschenwürdig und ihrem psychischen und physischen Gesundheitszustand angemessen betreut werden können, ist eine noch ungelöste Herausforderung, ebenso wie die Frage, ob sie – in Ländern mit entsprechender gesetzlicher Grundlage – das Recht auf assistierten Suizid in Anspruch nehmen dürfen.

44.4 Forschung

Für die Durchführung von Forschungsprojekten unter Einbezug von forensisch-psychiatrischen Patient*innen ist zunächst zu berücksichtigen, dass sie schon aufgrund der vorliegenden psychischen Störungen als besonders vulnerable Gruppe im Sinne der Deklaration von Helsinki (World Medical Association 2013) gelten. Außerdem stellt sich die Frage, ob unfreiwillig untergebrachte Personen überhaupt eine selbstbestimmte Entscheidung über die Teilnahme an Forschungsprojekten treffen können (Duttge und Steuer 2019). Diese Frage wird durch den Gesetzgeber in Deutschland zumindest in Bezug auf Arzneimittel- und Medizinprodukteprüfungen klar verneint. Das Arzneimittelgesetz (AMG) verbietet in § 40 Abs. 1 S. 3 Nr. 4 Arzneimittelprüfungen an Personen, bei denen aufgrund von „besonderen Gewaltverhältnissen" innerhalb von freiheitsentziehenden Institutionen (Haft-, geschlossenen Erziehungs- oder psychiatrische Krankenhäuser) davon ausgegangen werden muss, dass die notwendige Freiheit zur selbstbestimmten Entscheidung für oder gegen eine Studienteilnahme nicht gegeben ist (Duttge und Steuer 2019). Dadurch ergibt sich insofern ein gewisses Paradoxon, als der Gesetzgeber mit der Verbotslösung – vor dem einschlägigen historischen Hintergrund der Forschung an Menschen während des Nationalsozialismus – der Instrumentalisierung und dem Missbrauch von gegen ihren Willen untergebrachten Personen durch staatliche Institutionen vorbeugen will, damit aber den untergebrachten Personen ihr Selbstbestimmungsrecht abspricht. Das resultierende Dilemma spitzt sich insbesondere dort zu, wo es um die Evaluation von medikamentösen Behandlungsmöglichkeiten von Krankheitsbildern geht, die praktisch nur in der forensischen Psychiatrie behandelt werden und bei denen der Therapieerfolg ganz maßgeblich in einer Senkung des Rückfallrisikos für erneute Straftaten besteht, wie es für die medikamentöse Behandlung von Sexualstraftätern zutrifft (s. auch: Briken et al. 2017).

Darüber hinaus besteht die Gefahr, die kategorische Verneinung der Zulässigkeit von Forschung mit forensischen Patient*innen aus dem Bereich der Arzneimittel- und Medizinprodukteprüfung auf die gesamte forensisch-psychiatrische Forschung zu generalisieren (Prüter-Schwarte 2019) und die Fähigkeit der untergebrachten Personen zu einer selbstbestimmten Entscheidung ebenso wie ihr Interesse an Forschung systematisch zu unterschätzen (Mosbach et al. 2015). Es kann aber weder aus ethischen noch aus fachlichen und gesamtgesellschaftlichen Aspekten wünschenswert sein, die forensische Psychiatrie als „forschungsfreie Zone" zu deklarieren. Wenn man nicht untersucht, mit welchen Methoden Besserung (und auch Sicherung) im Sinne des Strafgesetzbuches erreicht werden kann, besteht das Risiko einer doppelte Ungleichbehandlung von in der forensischen Psychiatrie untergebrachten Personen, indem man sie nicht nur von der Teilnahme an Fortschritten durch klinische Forschung ausschließt, sondern auch im Unklaren darüber lässt, ob die Behandlungen, denen sie sich unterziehen müssen, evidenzbasiert sind.

Forschung in der forensischen Psychiatrie sollte deshalb nicht grundsätzlich verunmöglicht werden, aber es ist geboten, für unterschiedliche Studientypen unterschiedliche Maßstäbe anzulegen, eine angemessene Überwachung des gesamten Forschungsvorhabens sicherzustellen und die Studiendesigns so gestalten, dass das dem Behandlungskontext immanente Machtgefälle nicht auf den Forschungskontext übertragen wird. Dazu gehört insbesondere die strikte Trennung von Behandlungs- und Forschungsteam (sowohl bezüglich Aufklärung und Durchführung der Studie als auch bezüglich Vertraulichkeit der Informationen), um zu verhindern, dass sich eine Studienteilnahme positiv oder negativ auf den Behandlungsverlauf auswirkt, aber auch die Einsetzung von unabhängigen Ombudspersonen und Kontrollinstanzen (Briken et al. 2017; Querengässer et al. 2017; Prüter-Schwarte 2019).

Literatur

Alam A, Kurdyak P, Klemensberg J, Griesman J, Bell CM (2012) The characteristics of psychiatrists disciplined by professional colleges in Canada. PLoS One 7:e50558

Anzenbacher A (2002) Sozialethik als Naturrechtsethik. Jahrb Christliche Sozialwissen 43:14–32

Beauchamp T, Childress J (2013) Principles of biomedical ethics. Oxford University Press, New York

Boetticher A, Nedopil N, Bosinski HA, Saß H (2007) Mindestanforderungen für Schuldfähigkeitsgutachten. Forens Psychiatr Psychol Kriminol 1:3–9

Boetticher A, Koller M, Böhm KM, Brettel H, Dölling D, Höffler K, Müller-Metz R, Pfister W, Schneider U, Schöch H (2019) Empfehlungen für Prognosegutachten: Rechtliche Rahmenbedingungen für Prognosen im Strafverfahren. Forens Psychiatr Psychol Kriminol 13:305–333

Briken P, Müller JL, Berner W, Bödeker R-H, Vollmann J, Kasperk C, Koller M (2017) Vom Scheitern einer Studie in Maßregelvollzugskrankenhäusern. Nervenarzt 88:480–485

Bundesärztekammer (2021) Musterberufsordnung für Ärzte [Online]. https://www.bundesaerztekammer.de/fileadmin/user_upload/downloads/pdf-Ordner/Recht/_Bek_BAEK_MBO-AE_Online_final.pdf. Zugegriffen am 25.07.2021

Bundespsychotherapeutenkammer (2007) https://www.bptk.de/wp-content/uploads/2019/01/20060113_musterberufsordnung.pdf. Zugegriffen am 25.07.2021

Cabeldue M, Blackburn A, Mullings JL (2018) Mental health among incarcerated women: an examination of factors impacting depression and PTSD Symptomology. Women Crim Just 29(1):1–21

Duttge G, Steuer M (2019) Ist die Arzneimittelforschung an zwangsweise Untergebrachten auf Basis einer Forschungsverfügung rechtlich erlaubt? Ethik Med 31:221–230

Enggist S, Møller L, Galea G, Udesen C (2014) Prisons and health [Online]. WHO Regional Office for Europe. https://apps.who.int/iris/bitstream/handle/10665/128603/Prisons%20?sequence=1. Zugegriffen am 25.07.2021

Fazel S, Hayes AJ, Bartellas K, Clerici M, Trestman R (2016) Mental health of prisoners: prevalence, adverse outcomes, and interventions. Lancet Psychiatry 3:871–881

Fellner J, Vinck P (2012) Old behind bars: the aging prison population in the United States. Human Rights Watch, New York

Franke I, Speiser O, Dudeck M, Streb J (2020) Clinical ethics support services are not as well-established in forensic psychiatry as in general psychiatry. Front Psychiatry 11:186

Ginn S (2012) Elderly prisoners. BMJ 345:e6263

Glamser F, Cabana D (2003) Dying in a total institution: the case of death in prison. In: Handbook on death and dying. SAGE, Thousand Oaks, S 495–501

Gründel M (2002) Einwilligung und Aufklärung bei psychotherapeutischen Behandlungsmaßnahmen. NJW 55:2987–2992

Jakovljević A-K, Wiesemann C (2016) Zwangsmaßnahmen in der forensischen Psychiatrie. Nervenarzt 87:780–786

Jakovljević A-K, Hesse D, Wiesemann C (2016) Patientenverfügung und Behandlungsvereinbarung als Instrumente der Vorausplanung in der forensischen Psychiatrie. Ethik Med 28:223–238

Kopp D, Drenkhahn K, Dünkel F, Freyberger H, Spitzer C, Barnow S, Dudeck M (2011) Psychische Symptombelastung bei Kurz-und Langzeitgefangenen in Deutschland. Nervenarzt 82: 880–885

Kröber H-L (2018) Der psychotherapeutische Umgang mit Gefangenen – ethische Probleme. In: Steger F, Dudeck M (Hrsg) Ethik in der Forensischen Psychiatrie und Psychotherapie. Medizinisch Wissenschaftliche Verlagsgesellschaft, Berlin

Kunzl F, Eher R, Lamott F, Mörtl K, Modica C, Rosenow T, Pfäfflin F (2009) Qualitätsanalyse forensisch-psychiatrischer Zurechnungsfähigkeits- und Prognosegutachten über Sexualstraftäter. Psychother Psychosom Med Psychol 59:A051

Mosbach F, Hesse D, Müller J, Wiesemann C (2015) Ausschluss von Patienten der Forensischen Psychiatrie von medizinischer Forschung – berechtigt aus Sicht der Betroffenen, Ethik der Psyche. Normative Fragen im Umgang mit psychischer Abweichung. Campus, Frankfurt/New York

Müller JL, Saimeh N, Briken P, Eucker S, Hoffmann K, Koller M, Wolf T, Dudeck M, Hartl C, Jakovljevic A-K (2017) Standards für die Behandlung im Maßregelvollzug nach §§ 63 und 64 StGB. Nervenarzt 88:1–29

Otte S, Streb J, Rasche K, Franke I, Nigel S, Segmiller F, Sosic-Vasic Z, Vasic N, Dudeck M (2018) Die therapeutische Beziehung im forensischen und allgemeinpsychiatrischen Setting. Fortschr Neurol Psychiatr 87(08):421–428

Penrose LS (1939) Mental disease and crime: outline of a comparative study of European statistics. Br J Med Psychol 18:1–15

Priebe S, Badesconyi A, Fioritti A, Hansson L, Kilian R, Torres-Gonzales F, Turner T, Wiersma D (2005) Reinstitutionalisation in mental health care: comparison of data on service provision from six European countries. Br Med J 330:123–126

Prüter-Schwarte C (2019) Warum es fachlich und ethisch geboten ist, Versorgungs- und Prognoseforschung in der forensischen Psychiatrie durchzuführen. Ethik Med 31:231–243

Querengässer J, Bezzel A, Hoffmann K, Mache W, Schiffer B (2017) Versorgungsforschung im Maßregelvollzug oder das Stochern im Nebel. Nervenarzt 88:1292–1297

Rosenau H (2018) Aufklärung und Einwilligung. In: Steger F, Dudeck M (Hrsg) Ethik in der Forensischen Psychiatrie und Psychotherapie. Medizinisch Wissenschaftliche Verlagsgesellschaft, Berlin

Salize HJ, Dressing H (2008) Epidemiologie und Versorgung psychischer Störungen im europäischen Strafvollzug. Psychiatr Prax 35:353–360

Schöch H (2018) Rechtliche Grundlagen für die Anwendung von Zwang im Maßregelvollzug. In: Dudeck M, Steger F (Hrsg) Ethik in der Forensischen Psychiatrie und Psychotherapie. Medizinisch Wissenschaftliche Verlagsgesellschaft, Berlin

Shaw DM, Elger BS (2016) Assisted suicide for prisoners? Stakeholder and prisoner perspectives. Death Stud 40:479–485

Steger F, Rubeis G (2018) Kann Therapie besser machen? Ethische Besserung und therapeutische Besserung im Maßregelvollzug. In: Steger F, Dudeck M (Hrsg) Ethik in der Forensischen Psychiatrie und Psychotherapie. Medizinisch Wissenschaftliche Verlagsgesellschaft, Berlin

Strauß B, Linden M (2018) Risiken und Nebenwirkungen von Psychotherapie. Psychother Psychosom Med Psychol 68:375–376

Völlm B, Bartlett P, McDonald R (2016) Ethical issues of long-term forensic psychiatric care. Ethics Med Public Health 2:36–44

Wertz M, Kury H, Rettenberger M (2018) Umsetzung von Mindestanforderungen für Prognosegutachten in der Praxis. Forens Psychiatr Psychol Kriminol 12:51–60

World Medical Association (2013) Declaration of Helsinki: ethical principles for medical research involving human subjects. J Am Med Assoc 310:2191–2194

Serviceteil

B. Völlm, B. Schiffer (Hrsg.), *Forensische Psychiatrie*, https://doi.org/10.1007/978-3-662-64465-2

Stichwortverzeichnis

A

B

C

D

E

F

G

H

I

J

K

L

M

N

O

P

Q

R

S

T

U

V

GPSR Compliance

The European Union's (EU) General Product Safety Regulation (GPSR) is a set of rules that requires consumer products to be safe and our obligations to ensure this.

If you have any concerns about our products, you can contact us on ProductSafety@springernature.com

In case Publisher is established outside the EU, the EU authorized representative is:

Springer Nature Customer Service Center GmbH
Europaplatz 3
69115 Heidelberg, Germany

Batch number: 10614970

Printed by Printforce, the Netherlands